Tratado de
Saúde Mental da Mulher
UMA ABORDAGEM MULTIDISCIPLINAR

Tratado de **Saúde Mental da Mulher**

UMA ABORDAGEM MULTIDISCIPLINAR

COORDENADOR E
EDITOR CHEFE
Joel Rennó Jr.

EDITORES DE ÁREA
Alexandre Okanobo Azuma, Arianne Monteiro Melo Angelelli,
Christiane Carvalho Ribeiro, Hewdy Lobo Ribeiro,
Igor Emanuel Vasconcelos e Martins Gomes

manole
editora

A edição desta obra foi financiada com recursos da Editora Manole Ltda., um projeto de iniciativa da Fundação Faculdade de Medicina em conjunto e com a anuência da Faculdade de Medicina da Universidade de São Paulo – FMUSP.

Produção editorial: Rosana Arruda da Silva
Projeto gráfico: Departamento de arte da Editora Manole
Editoração eletrônica e ilustrações: Estúdio Castellani
Capa: Ricardo Yoshiaki Nitta Rodrigues
Imagem da capa: freepik.com

CIP-BRASIL. CATALOGAÇÃO NA PUBLICAÇÃO
SINDICATO NACIONAL DOS EDITORES DE LIVROS, RJ

T698

Tratado de saúde mental da mulher : uma abordagem multidisciplinar / coordenador Joel Rennó Jr. ; editores Alexandre Okanobo Azuma ... [et al.] – 1. ed. – Santana de Parnaíba [SP] : Manole, 2024.
600 p.

ISBN 978-65-5576-929-6

1. Psiquiatria. 2. Mulheres – Saúde mental. 3. Mulheres – Psicologia. 4. Doenças mentais. I. Rennó Jr., Joel. II. Azuma, Alexandre Okanobo.

23-86164 CDD: 616.890082
CDU: 616.89-055.2

Gabriela Faray Ferreira Lopes – Bibliotecária – CRB-7/6643

Editora Manole Ltda.
Alameda América, 876
06543-315 – Santana de Parnaíba – SP – Brasil
Tel.: (11) 4196-6000
www.manole.com.br
https://atendimento.manole.com.br

Impresso no Brasil
Printed in Brazil

Coordenador e Editor chefe

Joel Rennó Jr.

Ph.D em Ciências pela Faculdade de Medicina da Universidade de São Paulo (FMUSP). Professor colaborador médico do Departamento de Psiquiatria da FMUSP. Diretor do Programa Saúde Mental da Mulher (ProMulher) do Instituto & Departamento de Psiquiatria da FMUSP. Coordenador da Comissão de Estudos e Pesquisa da Saúde Mental da Mulher da Associação Brasileira de Psiquiatria (ABP). Organizador/editor dos livros médicos: *Women's mental health* (Springer, 2020); *Tratado de saúde mental da mulher* (Atheneu, 2012); *Transtornos psiquiátricos na mulher* (Artmed, 2023); *Depressão & menopausa* (Lemos Editorial, 2004). Autor de *Mentes femininas* (Ediouro, 2008), voltado ao público leigo e sucesso de vendas. Autor de diversos artigos científicos em revistas indexadas nacionais e internacionais, além de inúmeros capítulos de livros nas áreas de Psicologia, Psiquiatria e Ginecologia e Obstetrícia. Membro Fundador da International Association for Women's Mental Health – EUA.

Editores de Área

Alexandre Okanobo Azuma
Psiquiatra graduado pelo Instituto de Psiquiatria do Hospital das Clínicas da Faculdade de Medicina da Universidade de São Paulo (IPq-HCFMUSP). Colaborador do Programa Saúde Mental da Mulher (ProMulher) do IPq-HCFMUSP. Preceptor da Residência em Psiquiatria e coordenador da equipe médica no Centro de Atenção Integrada em Saúde Mental (CAISM) Philippe Pinel.

Arianne Monteiro Melo Angelelli
Psiquiatra com atuação na área de Perinatalidade. Especialista em Psiquiatria da Infância e Adolescência, colaboradora do Programa Saúde Mental da Mulher (ProMulher) do Instituto de Psiquiatria do Hospital das Clínicas da Faculdade de Medicina da Universidade de São Paulo (IPq-HCFUMSP). Membro do Núcleo de Saúde Mental da Sociedade de Pediatria de São Paulo (SPSP). Mestre em Psicologia Clínica pela Pontifícia Universidade Católica de São Paulo (PUC-SP).

Christiane Carvalho Ribeiro
Médica psiquiatra graduada em medicina pela Universidade Federal de Minas Gerais (UFMG). Mestre em Medicina Molecular pela UFMG na área de Depressão Perinatal, em dissertação com o título *A relação entre as formas de nascimento, a percepção de trauma durante o parto, a escolha materna e a depressão pós-parto* (2018). Doutoranda pela UFMG, em projeto sobre alterações estruturais e cognitivas em mulheres com depressão gestacional. Faz parte do Grupo de Pesquisa de Transtornos Psiquiátricos Perinatais e Preceptora da Residência Médica de Psiquiatria do Hospital das Clínicas (HC) da UFMG. Membro da Comissão de Estudos e Pesquisa em Saúde Mental da Mulher da Associação Brasileira de Psiquiatria (ABP). Pós-graduanda em Terapia Cognitivo-Comportamental pelo Instituto Cognitivo.

Hewdy Lobo Ribeiro
Médico psiquiatra forense, psicogeriatra, psicoterapeuta da infância e adolescência com titulações pela Associação Brasileira de Psiquiatria (ABP) e Conselho Federal de Medicina (CFM). Membro da Comissão de Saúde Mental da Mulher da ABP. Ex-médico colaborador no Programa Saúde Mental da Mulher (ProMulher) do Instituto de Psiquiatria do Hospital das Clínicas da Faculdade de Medicina da Universidade de São Paulo (IPq-HCFMUSP). Ex-perito

convidado no Conselho Regional de Medicina de São Paulo. Ex-conselheiro no Conselho Penitenciário do Estado de São Paulo. Ex-perito do Tribunal de Justiça de São Paulo. Diretor da Vida Mental Serviços Médicos e Psicológicos de Perícias. Diretor da Clínica Rara, Goiânia, GO. Diretor da Faculdade Fractal, Goiânia, GO.

Igor Emanuel Vasconcelos e Martins Gomes
Médico psiquiatra. Coordenador do livro *Saúde mental da mulher: da gestação ao pós-parto*. Fundador da I Psi Clinic, clínica em saúde mental da mulher. Membro da Comissão de Estudos e Pesquisa da Saúde Mental da Mulher da Associação Brasileira de Psiquiatria (ABP). Pós-graduado em Terapia Cognitivo-Comportamental pela Pontifícia Universidade Católica do Rio Grande do Sul (PUC-RS). Ex-coordenador e ex-preceptor do programa Psicomater da Maternidade-Escola Assis Chateaubriand (MEAC) da Universidade Federal do Ceará/Empresa Brasileira de Serviços Hospitalares (UFC)/EBSERH.

Autores

Adriana Trejger Kachani

Nutricionista, mestre e doutora pela Faculdade de Medicina da Universidade de São Paulo (FMUSP). Especialista em Nutrição Funcional e em Fitoterapia. Coordenadora da equipe de nutrição do Programa da Mulher Dependente Química do Instituto de Psiquiatria do Hospital das Clínicas da Faculdade de Medicina da Universidade de São Paulo (Promud - IPq - HCFMUSP). Autora de vários artigos, livros e capítulos de livros. Pertence ao time de autores da Editora Manole e da Editora Hogrefe.

Alcina Juliana Soares Barros

Médica psiquiatra forense titulada pela Associação Brasileira de Psiquiatria/Associação Médica Brasileira (ABP/AMB). Médica psiquiatra judiciária do Tribunal de Justiça do Rio Grande do Sul (TJRS). Doutora em Psiquiatria e Ciências do Comportamento pela Universidade Federal do Rio Grande do Sul (UFRGS) e membro da American Academy of Psychiatry and the Law (AAPL).

Alcina de Cássia Meirelles

Psicoterapeuta integrativa no Hospital Pérola Byington (Centro de Referência de Saúde da Mulher/Secretaria de Estado da Saúde, São Paulo, SP), onde foi chefe da Psicologia e Fisioterapia (1998/2001) e diretora técnica (2003/2013). Especialização em Psico-Oncologia. Especializada nas áreas de reprodução assistida, câncer de mama e violência sexual. Implantou, atuou e coordenou desde 1996 o Programa de Assistência Psicológica ao Casal Infértil. Homenageada em 2012, pelo Serviço de Psicologia da Santa Casa de Misericórdia de São Paulo, pelos serviços prestados à psicologia como ciência e profissão. Coordenadora (no processo de implantação) do Núcleo de Pesquisas em Oncologia Integrativa do A.C. Camargo Cancer Center, juntamente com o Prof. Dr. José Claudio Casali da Rocha, *head* da Oncogenética.

Alessandra Diehl

Psiquiatra. Mestre e doutora pela Universidade Federal de São Paulo (Unifesp). Pós-doutorado pela Escola de Enfermagem de Ribeirão Preto da Universidade de São Paulo (EERP-USP). Membro do conselho consultivo da Associação Brasileira de Estudos do Álcool e outras Drogas (Abead).

Alexandre Okanobo Azuma

Psiquiatra graduado pelo Instituto de Psiquiatria do Hospital das Clínicas da

Faculdade de Medicina da Universidade de São Paulo (IPq-HCFMUSP). Colaborador do Programa Saúde Mental da Mulher (ProMulher) do IPq-HCFMUSP. Preceptor da Residência em Psiquiatria e coordenador da equipe médica no Centro de Atenção Integrada em Saúde Mental (CAISM) Philippe Pinel.

Alexandrina Maria Augusto da Silva Meleiro
Doutora em Medicina – Departamento de Psiquiatria da Faculdade de Medicina da Universidade de São Paulo (FMUSP). Médica psiquiatra pela Associação Brasileira de Psiquiatria (ABP). Coordenadora da Comissão de Atenção à Saúde Mental do Médico – ABP. Membro da Associação Brasileira de Estudo e Prevenção de Suicídio (ABEPS). Membro do Conselho Científico da Associação Brasileira de Familiares, Amigos e Portadores de Transtornos Afetivos (ABRATA).

Aline Siqueira de Souza
Médica pela Faculdade de Ciências Médicas de Minas Gerais (CMMG). Psiquiatra pelo Hospital das Clínicas da Universidade Federal de Minas Gerais (HC-UFMG). Psicogeriatra pelo Instituto de Psiquiatria do Hospital das Clínicas da Faculdade de Medicina da Universidade de São Paulo (IPq-HCFMUSP). Colaboradora do Ambulatório de Comprometimento Cognitivo Leve e do Programa de Extensão em Psiquiatria e Psicologia de Idosos (PROEPSI) do HC-UFMG.

Aline Villalobo Correia
Ambulatório de Interconsultas em Gestantes e Puérperas do Instituto de Psiquiatria do Hospital das Clínicas da Faculdade de Medicina da Universidade de São Paulo (IPq -HCFUMSP). Ambulatório de Impulso Sexual Excessivo e de Prevenção aos Desfechos Negativos Associados ao Comportamento Sexual (AISEP), IPq-HCFMUSP.

Ana Carolina Schmidt de Oliveira
Psicóloga pela Pontifícia Universidade Católica de Campinas (PUC-Campinas) e Universidade Internacional de La Rioja (UNIR, Espanha). Especialista em dependência química pela Universidade Federal de São Paulo (Unifesp). Mestre em Psicologia Legal e Forense pela Universidad Nacional de Educación a Distancia (UNED, Espanha). Mestranda em Psicologia Sanitária pela Universidad a Distancia de Madrid (UDIMA, Espanha). Atuação em psicoterapia e psicologia jurídica na Vida Mental Serviços Médicos.

Ana Clara Gomes Braga
Psicóloga pela Universidade Federal de Minas Gerais (UFMG) e mestranda na mesma instituição. Especialista em terapia cognitivo-comportamental pela Pontifícia Universidade Católica do Rio Grande so Sul (PUC-RS). Possui formações em sexologia, terapia cognitiva sexual e psicologia perinatal. É instrutora de *mindfulness* certificada pelo Núcleo de Mindfulness (NUMI), Belo Horizonte.

Ana Paula Rechden
Advogada atuante na advocacia especializada em Direito das Famílias e Sucessões. Sócia-fundadora de Maria Berenice Dias Advogados. Membro do Instituto Brasileiro de Direito de Família (IBDFAM) e da Comissão da Diversidade Sexual da Ordem dos Advogados do Brasil, seccional do Rio Grande do Sul. Associada efetiva do Instituto dos Advogados do Rio Grande do Sul (IARGS). Pós-graduada em Direito Processual Civil pela Academia Brasileira de Direito Processual Civil e em Direito Contratual Civil e Responsabilidade Civil pela Universidade Federal do Rio Grande do Sul (UFRGS).

Antonio de Pádua Serafim
Neuropsicólogo. Mestre e doutor pela Universidade de São Paulo (USP). Professor do Instituto de Psicologia da Universidade de São Paulo (IPUSP) no Departamento de Psicologia da Aprendizagem, do Desenvolvimento e da Personalidade e do Programa de Pós-graduação em Neurociências e Comportamento. Coordenador do Laboratório de Estudos e Pesquisas em Avaliação Psicológica e Neuropsicológica (LEANPSI) no IPUSP. Supervisor colaborador do Programa de Psiquiatria e Psicologia Forense (NUFOR) no Instituto de Psiquiatria do Hospital das Clínicas da Faculdade de Medicina da USP (IPq-HCFMUSP). Membro do GT 35 – Pesquisa em Avaliação Psicológica da Associação Nacional de Pesquisa e Pós-graduação em Psicologia (ANPEPP).

Arianne Monteiro Melo Angelelli
Psiquiatra com atuação na área de Perinatalidade. Especialista em Psiquiatria da Infância e Adolescência, colaboradora do Programa Saúde Mental da Mulher (ProMulher) do Instituto de Psiquiatria do Hospital das Clínicas da Faculdade de Medicina da Universidade de São Paulo (IPq-HCFUMSP). Membro do Núcleo de Saúde Mental da Sociedade de Pediatria de São Paulo (SPSP). Mestre em Psicologia Clínica pela Pontifícia Universidade Católica de São Paulo (PUC-SP).

Arthur Hirschfeld Danila
Médico formado e com residência em Psiquiatria pela Faculdade de Medicina da Universidade de São Paulo (FMUSP). Formação em Medicina do Estilo de Vida pela Harvard Medical School. Certificação em Medicina do Estilo de Vida pelo International Board of Lifestyle Medicine. Coordenador do Programa de Mudança de Hábito e Estilo de Vida do Instituto de Psiquiatria do Hospital das Clínicas da Faculdade de Medicina da Universidade de São Paulo (IPq-HCFMUSP). Vice-presidente do Colégio Brasileiro de Medicina do Estilo de Vida (CBMEV).

Artur Dzik
Mestre e doutor em Ginecologia pela Faculdade de Medicina da Universidade de São Paulo (FMUSP). Diretor do Serviço de Esterilidade Conjugal do Hospital Da Mulher (Centro de Referência de Saúde da Mulher/ Secretaria de Estado da Saúde – Hospital Pérola Byington, São Paulo, SP). Especialista em Medicina Reprodutiva pelo Hospital Antoine Béclère, Universidade Paris IV, França. Presidente da Sociedade Brasileira de Reprodução Humana – SBRH (2010-2012). Coordenador do curso de pós-graduação em Reprodução Humana do Hospital Sírio-Libanês.

Bruno Luiz Avelino Cardoso
Psicólogo. Doutor em Psicologia pela Universidade Federal de São Carlos (UFSCar) com período sanduíche na The Pennsylvania State University. Especialista em terapia cognitivo-comportamental (TCC) e sexualidade humana. Professor adjunto do Departamento de Psicologia da Universidade Federal de Minas Gerais (UFMG). Autor de livros e recursos sobre Terapia do Esquema e TCC.

Bruno P. C. Smirmaul
Consultor científico em Medicina do Estilo de Vida. Professor e pesquisador. Graduado em educação física e em nutrição, com mestrado e doutorado. Experiência como *lifestyle advisor*, *chief science officer* e consultor em *startups* e *healthtechs* na Alemanha, Finlândia e no Brasil. Atualmente é: revisor científico do *American Journal of Lifestyle Medicine*; integrante da rede de pesquisa Healthy Living for Pandemic Event Protection Network (HL-PIVOT); professor convidado da Pós-Graduação em Medicina do Estilo de Vida do Instituto Israelita

de Ensino e Pesquisa Albert Einstein; fundador da MEV University.

Camila Magalhães Silveira
Médica psiquiatra e psicoterapeuta, com doutorado pelo Instituto de Psiquiatria do Hospital das Clínicas da Faculdade de Medicina da Universidade de São Paulo (IPq-HCFMUSP). Pesquisadora do Núcleo de Epidemiologia Psiquiátrica do IPq-HCMFUSP. Membro do Alcohol Medical Scholar Program da Universidade de San Diego. Cofundadora da Caliandra Saúde Mental.

Camila Martins de Carvalho
Médica pela Universidade Federal de Minas Gerais (UFMG). Ginecologista e obstetra pelo Instituto de Previdência dos Servidores do Estado de Minas Gerais (IPSEMG). Mestre em Saúde da Mulher pela UFMG.

Camila Muniz de Souza Pedro
Psiquiatra, psicogeriatra, supervisora do Ambulatório do Programa da Terceira Idade do Hospital das Clínicas da Faculdade de Medicina da Universidade de São Paulo (Proter).

Camila Saboia de Almada Lima Boulanger
Doutora em Psicopatologia e Psicanálise pela Paris VII e pós-doutorado em Psicologia do Desenvolvimento pelo Instituto de Psicologia da Universidade de São Paulo (IP-USP). Fundadora do Entelacer – Psicanálise & Infância. Membro diretivo da Coordenação Internacional de Psicoterapeutas Psicanalistas que se ocupam de pessoas com autismo (Cippa).

Carla Fonseca Zambaldi
Psiquiatra. Mestre e doutora em Neuropsiquiatria e Ciências do Comportamento pela Universidade Federal de Pernambuco (UFPE). Pós-doutoranda na Universidade de Lisboa. Professora adjunta da área acadêmica Neuropsiquiatria da UFPE. Docente responsável pelo Ambulatório de Sexualidade e Psiquiatria Perinatal da Residência de Psiquiatria do Hospital das Clínicas da UFPE. Membro fundadora do SIG Saúde Mental Perinatal no Brasil. Graduada em Letras-Português pela UFPE. *Trained teacher* do programa Mindful Self-Compassion (MSC). Formada em Terapia Focada na Compaixão.

Carmita H. N. Abdo
Psiquiatra. Professora associada do Departamento de Psiquiatria da Faculdade de Medicina da Universidade de São Paulo (FMUSP). Coordenadora do Programa de Estudos em Sexualidade (ProSex) do Instituto de Psiquiatria do Hospital das Clínicas da FMUSP (IPq-HCFMUSP).

Carolina C. D. Campaña Maia
Psicoterapeuta, psicanalista, mestre em Psicologia Clínica (Pontifícia Universidade Católica de São Paulo), membro do Instituto Brasileiro de Psicanálise Winnicottiana (IBPW), especialista em atendimento de mulheres no Brasil e na Europa.

Caroline Louise Mesquita Uchôa
Ambulatório para o Desenvolvimento dos Relacionamentos e das Emoções (ADRE) do Instituto de Psiquiatria do Hospital das Clínicas da Faculdade de Medicina da Universidade de São Paulo (IPq-HCFMUSP). Ambulatório de Interconsultas em Gestantes e Puérperas, IPq-HCFMUSP.

Caroline Oliveira Romão
Medicina na Universidade Atenas, Paracatu, MG. Residência em Psiquiatria no Hospital Odilon Bherens. Residência em Psiquiatria da Infância e Adolescência no Hospital das Clínicas da Universidade Federal de Minas Gerais (UFMG). Estágio extracurricular no Departamento de Psiquiatria da

Universidade de Yale no Project of Recovery and Community.

Catarina de Moraes Braga
Psiquiatra. Mestre em Neuropsiquiatria e Ciências do Comportamento pela Universidade Federal de Pernambuco (UFPE). Professora da UFPE Campus Agreste e coordenadora do Ambulatório de Sexualidade Humana do Hospital das Clínicas da UFPE (HC-UFPE). Aperfeiçoamento em Sexualidade Humana pelo Instituto de Psiquiatria do Hospital das Clínicas da FMUSP (IPq-HCFMUSP).

Christiane Carvalho Ribeiro
Médica psiquiatra graduada em medicina pela Universidade Federal de Minas Gerais (UFMG). Mestre em Medicina Molecular pela UFMG na área de Depressão Perinatal, em dissertação com o título *A relação entre as formas de nascimento, a percepção de trauma durante o parto, a escolha materna e a depressão pós-parto* (2018). Doutoranda pela UFMG, em projeto sobre alterações estruturais e cognitivas em mulheres com depressão gestacional. Faz parte do Grupo de Pesquisa de Transtornos Psiquiátricos Perinatais e Preceptora da Residência Médica de Psiquiatria do Hospital das Clínicas (HC) da UFMG. Membro da Comissão de Estudos e Pesquisa em Saúde Mental da Mulher da Associação Brasileira de Psiquiatria (ABP). Pós-graduanda em Terapia Cognitivo-Comportamental pelo Instituto Cognitivo.

Cibele Carina Souza Silva
Médica pela Universidade Federal do Piauí. Psiquiatra pelo Hospital Metropolitano Odilon Behrens.

Daniel Guilherme Suzuki Borges
Médico psiquiatra especialista em Medicina do Sono. Médico assistente do Ambulatório de Sono (ASONO) do Instituto de Psiquiatria do Hospital das Clínicas da Faculdade de Medicina da Universidade de São Paulo (IPq-HCFMUSP).

Denise de Sousa Feliciano
Psicóloga, psicanalista, mestre e doutora pelo Instituto de Psicologia da Universidade de São Paulo (IP-USP). Membro associado na Sociedade Brasileira de Psicanálise de São Paulo (SBPSP) e membro do Departamento de Psicanálise com Crianças do Instituto Sedes Sapientiae. Presidente do Departamento de Saúde Mental e membro do Departamento de Aleitamento Materno da Sociedade de Pediatria de São Paulo (SPSP).

Denise Mendes Gomes
Psicóloga, terapeuta de famílias e casais, doutora em Psicologia Social pelo Instituto de Psicologia da Universidade de São Paulo (IP-USP). Sócia fundadora e formadora de terapeutas de famílias e casais no Instituto Sistemas Humanos.

Desirée Bragon
Psicóloga graduada pela Universidade de Brasília (UnB). Especialista em avaliação psicológica reconhecida pelo Conselho Federal de Psicologia (CFP). Mestranda em Psicologia da Justiça: Vítimas da Violência e de Crime pela Universidade Fernando Pessoa (Portugal).

Eduardo Martinho Jr.
Ambulatório para o Desenvolvimento dos Relacionamentos e das Emoções (ADRE), Instituto de Psiquiatria do Hospital das Clínicas da Faculdade de Medicina da Universidade de São Paulo (IPq-HCFMUSP).

Elisa Maria de Ulhoa Cintra
Psicanalista, doutora em Psicologia Clínica pela Pontifícia Universidade Católica de São Paulo (PUC-SP). Docente do Programa de Pós-Graduação em Psicologia Clínica

da PUC-SP e coordenadora do Laboratório Interinstitucional de Estudos da Intersubjetividade e Psicanálise Contemporânea (LipSic IP-USP/PUC-SP).

Elise Karam Trindade
Psicóloga especialista em Psicologia Forense pelo Instituto de Medicina, Estudos e Desenvolvimento (Imed). Neuropsicóloga (Hospital Albert Einstein – São Paulo). Membro da Sociedade Brasileira de Psicologia Jurídica (SBPJ) e coordenadora da equipe de Psicologia Jurídica da Vida Mental.

Erica Rosanna Siu
Biomédica, com mestrado e doutorado em Ciências pela Universidade Federal de São Paulo (Unifesp), com período sanduíche na Rockefeller University, NY, EUA. Especialista em Dependência Química pela Faculdade de Medicina da USP (FMUSP). É pesquisadora do Núcleo de Epidemiologia Psiquiátrica do Instituto de Psiquiatria do Hospital das Clínicas da Faculdade de Medicina da Universidade de São Paulo (IPq-HC-FMUSP) e CEO da Caliandra Saúde Mental.

Erika de Sá Vieira Abuchaim
Psicóloga hospitalar. Pós-doutorado pela Escola de Enfermagem da Universidade São Paulo (EE-USP). Especialização em Psicanálise Perinatal e Parentalidade pelo Instituto Gerar e em Educação Sexual pela Sociedade Brasileira de Sexualidade Humana/ Faculdade de Medicina do ABC. Professora associada da Escola Paulista de Enfermagem da Universidade Federal de São Paulo (Unifesp), Departamento de Enfermagem em Saúde da Mulher. Vice-presidente do Portuguese Spaking Group Marcé Society for Perinatal Mental Health. Coordenadora do Ambulatório Alínea Saúde Mental Perinatal – Unifesp. Orientadora do Programa de Pós-Graduação do Departamento de Obstetrícia da Escola Paulista de Medicina/Universidade Federal de São Paulo (EPM/Unifesp).

Fabio Carezzato
Médico e psiquiatra pela Universidade de São Paulo. Foi parte da equipe do Programa da Mulher Dependente Química (Promud) entre 2014 e 2022 e hoje coordena o ambulatório de cuidados a mulheres com problemas relacionados ao uso de substâncias no Instituto Perdizes do Hospital das Clínicas. Também coordena o Núcleo de Cuidado à Comunidade LGBTQIAPN+ em abuso de substâncias psicoativas (NUCASP) do mesmo instituto. É membro da Associação Brasileira Multidisciplinar de Estudos sobre Drogas e editor da revista *Quimera*, dessa instituição.

Fábio Henrique Queiroz Pereira
Médico psiquiatra especialista em Medicina do Sono. Médico assistente da Prefeitura Municipal de Fortaleza e da Universidade Federal do Ceará (UFC).

Fernanda Lopes Sanchez Derballe
Psicóloga clínica, psicanalista, palestrante, *podcaster* e escritora. Pós-graduada em Psicanálise da Parentalidade e da Perinatalidade pelo Instituto Gerar, Psicologia e Relações Étnico-Raciais pelo Instituto Amma Psique e Negritude, Psicanálise da Criança pelo Instituto Sedes Sapientiae e Psicologia Aplicada à Nutrição pela Universidade Federal de São Paulo (Unifesp). É uma das idealizadoras da I Semana de Apoio à Amamentação Negra (@amamentacaoonegra) e do *podcast* Psy(co).

Frederico Navas Demetrio
Doutor em Medicina pela Faculdade de Medicina da Universidade de São Paulo (FMUSP). Coordenador do Ambulatório Didático do Grupo de Estudos de Doenças

Afetivas (GRUDA) do Instituto de Psiquiatria do Hospital das Clínicas da Faculdade de Medicina da Universidade de São Paulo (IPq-HCFMUSP). Supervisor da Enfermaria de Ansiedade e Depressão (EAND) do IPq-HCFMUSP.

Gabriel Henrique Beraldi
Psiquiatra graduado pelo Instituto de Psiquiatria do Hospital das Clínicas da Faculdade de Medicina da Universidade de São Paulo (IPq-HCFMUSP). Preceptor do Departamento de Psiquiatria da FMUSP entre os anos de 2018 e 2020. Atualmente é membro do Programa de Esquizofrenia (PROJESP) do IPq-HCFMUSP.

Gabriel Sato Ikuhara Cavalcanti Picos
Médico perito especialista em Medicina Legal e Perícia Médica; Ortopedia e Traumatologia. Membro titular da Sociedade Brasileira de Ortopedia e Traumatologia/Associação Médica Brasileira (SBOT/AMB). Membro da Associação Brasileira de Medicina Legal e Perícia Médica/Associação Médica Brasileira (ABMLPM/AMB). Graduado em Medicina pela Faculdade de Medicina de Presidente Prudente da Universidade do Oeste Paulista (FAMEPP-Unoeste). Especialização em Saúde da Família pela Universidade Federal de São Paulo (Unifesp). Residência Médica em Ortopedia e Traumatologia no Hospital Regional de Presidente Prudente, Associação Lar São Francisco de Assis na Providência de Deus. Pós-graduado em Perícias Médicas/Medicina Legal pela Faculdade de Ciências Médicas da Santa Casa de São Paulo (FCMSCSP). Pós-graduado em Medicina do Trabalho, Perícia Médica, Medicina Legal, Saúde do Idoso e Gerontologia. Pós-graduado em Ergonomia pela Universidade Estadual de Londrina (UEL). Mestrando em Direito da Saúde pela Universidade Santa Cecília (Unisanta).

Gilberto da Costa Freitas
Doutor em Ginecologia pela Faculdade de Medicina da Universidade de São Paulo (FMUSP). Coordenador do Serviço de Reprodução Humana do Hospital Pérola Byington e na Maternidade Vila Nova Cachoeirinha (São Paulo, SP). Especialista em Medicina Reprodutiva pela King's College School, Londres.

Helio Elkis
Graduação em Medicina pela Pontifícia Universidade Católica de São Paulo (1972). Mestre (1982), doutor (1988) e livre-docência (1996) pela Faculdade de Medicina da Universidade de São Paulo (FMUSP). Realizou pós-doutorado na Case Western Reserve University, EUA (1992-1994). Atualmente é professor sênior do Departamento de Psiquiatria da FMUSP, coordenador do Programa de Esquizofrenia (PROJESQ) e vice-presidente do Centro de Apoio à Pesquisa (CAPPesq) do Instituto de Psiquiatria do Hospital das Clínicas da Faculdade de Medicina da Universidade de São Paulo (IPq-HCFMUSP). Psiquiatra com título de especialista pela Associação Brasileira de Psiquiatria (ABP) e suas áreas de pesquisa concentram-se nos campos da Esquizofrenia e da Psiquiatria Baseada em Evidências.

Henrique Soares Paiva
Psiquiatra graduado pela Universidade Estadual de Campinas (Unicamp). Residência Médica em Psiquiatria Forense no Instituto de Psiquiatria do Hospital das Clínicas da Faculdade de Medicina da Universidade de São Paulo (IPq-HCFMUSP). Professor da Pós-Graduação em Psiquiatria Forense da FMUSP. Professor convidado da Disciplina de Psiquiatria da Faculdade de Medicina do ABC (FMABC). Coordenador do Ambulatório Didático de Substâncias Psicoativas da FMABC. Preceptor dos residentes em

Psiquiatria e dos alunos do terceiro ano do curso de medicina da FMABC, no Hospital de Emergências Albert Sabin (São Caetano do Sul, SP). Coordenador da Residência Médica em Psiquiatria de São Bernardo do Campo.

Hewdy Lobo Ribeiro

Médico psiquiatra forense, psicogeriatra, psicoterapeuta da infância e adolescência com titulações pela Associação Brasileira de Psiquiatria (ABP) e Conselho Federal de Medicina (CFM). Membro da Comissão de Saúde Mental da Mulher da ABP. Ex-médico colaborador no Programa Saúde Mental da Mulher (ProMulher) do Instituto de Psiquiatria do Hospital das Clínicas da Faculdade de Medicina da Universidade de São Paulo (IPq-HCFMUSP). Ex-perito convidado no Conselho Regional de Medicina de São Paulo. Ex-conselheiro no Conselho Penitenciário do Estado de São Paulo. Ex-perito do Tribunal de Justiça de São Paulo. Diretor da Vida Mental Serviços Médicos e Psicológicos de Perícias. Diretor da Clínica Rara, Goiânia, GO. Diretor da Faculdade Fractal, Goiânia, GO.

Humberto Correa

Pós-doutorado na Université Paris-Decartes, França. Doutor pela Universidade Federal de Minas Gerais (UFMG). Mestre pela Université Louis Pasteur, França.

Igor Emanuel Vasconcelos e Martins Gomes

Médico psiquiatra. Coordenador do livro *Saúde mental da mulher: da gestação ao pós-parto*. Fundador da I Psi Clinic, clínica em saúde mental da mulher. Membro da Comissão de Estudos e Pesquisa da Saúde Mental da Mulher da Associação Brasileira de Psiquiatria (ABP). Pós-graduado em Terapia Cognitivo-Comportamental pela Pontifícia Universidade Católica do Rio Grande do Sul (PUC-RS). Ex-coordenador e ex-preceptor do programa Psicomater da Maternidade-Escola Assis Chateaubriand (MEAC) da Universidade Federal do Ceará/Empresa Brasileira de Serviços Hospitalares (UFC)/EBSERH.

Ilana Shavitt

Psicóloga, mestre em Psiquiatria e Psicologia Médica pela Universidade Federal de São Paulo (Unifesp). Realizou Aprimoramento em Clínica Analítico-Comportamental: orientação de pais e intervenções com crianças e adolescentes no Instituto Par – Ciências do Comportamento, e é docente e supervisora clínica do curso de Qualificação em Clínica Infantil e Parentalidade do mesmo instituto. Pesquisadora colaboradora do Programa de Apoio à Primeira Infância da Unidade de Psiquiatria da Infância e Adolescência (Upia-Unifesp). Orientadora parental pelo programa The Incredible Years.

João Paulo Santanna Pinto

Médico graduado pela Faculdade de Medicina da Universidade de São Paulo (FMUSP). Residência em Medicina Esportiva pelo Hospital das Clínicas da Faculdade de Medicina da Universidade de São Paulo (HCFMUSP). Especialista em Fisiologia e Biomecânica do Aparelho Locomotor: Reabilitação e Treinamento pelo Instituto de Ortopedia da FMUSP. Formação em Medicina do Estilo de Vida (MEV) pelo American College of Lifestyle Medicine e American College of Preventive Medicine. Atualmente é colaborador do Programa de Mudança de Hábito e Estilo de Vida (PROMEV) do Instituto de Psiquiatria do Hospital das Clínicas da Faculdade de Medicina da Universidade de São Paulo (IPq-HCFMUSP).

Joel Rennó Jr.

Ph.D em Ciências pela Faculdade de Medicina da Universidade de São Paulo

(FMUSP). Professor colaborador médico do Departamento de Psiquiatria da FMUSP. Diretor do Programa Saúde Mental da Mulher (ProMulher) do Instituto & Departamento de Psiquiatria da FMUSP. Coordenador da Comissão de Estudos e Pesquisa da Saúde Mental da Mulher da Associação Brasileira de Psiquiatria (ABP). Organizador/editor dos livros médicos: *Women's mental health* (Springer, 2020); *Tratado de saúde mental da mulher* (Atheneu, 2012); *Transtornos psiquiátricos na mulher* (Artmed, 2023); *Depressão & menopausa* (Lemos Editorial, 2004). Autor de *Mentes femininas* (Ediouro, 2008), voltado ao público leigo e sucesso de vendas. Autor de diversos artigos científicos em revistas indexadas nacionais e internacionais, além de inúmeros capítulos de livros nas áreas de Psicologia, Psiquiatria e Ginecologia e Obstetrícia. Membro Fundador da International Association for Women's Mental Health – EUA.

Jorge Trindade

Pós-doutorado em Psicologia Forense e do Testemunho. Doutorado em Psicologia Clínica. Doutorado em Ciências Sociais. Livre-docente em Psicologia Jurídica. Advogado e psicólogo. Parecerista.

Júlia Weiss

Psicóloga, mestre em Análise do Comportamento Aplicada pelo Instituto Par. Possui qualificação avançada em Clínica Analítico-Comportamental e aprimoramento em Clínica Infantil, Adolescente e Orientação de Pais pelo Instituto Par. Doula formada pelo Grupo de Apoio à Maternidade Ativa (Gama).

Juliana Emy Yokomizo

Psicóloga, doutora em Ciências pela Faculdade de Medicina da Universidade de São Paulo (FMUSP). Neuropsicóloga pelo Instituto de Psiquiatria do Hospital das Clínicas da Universidade de São Paulo (IPq-HCFMUSP). Colaboradora no Programa da Terceira Idade do Hospital das Clínicas da Faculdade de Medicina da USP (Proter).

Juliana Pires Cavalzan

Formada em Medicina pela Faculdade de Medicina do ABC em 2008 e em Psiquiatria, pela mesma instituição, em 2012. Médica voluntária do Programa de Saúde Mental da Mulher do Instituto de Psiquiatria do Hospital das Clínicas da Faculdade de Medicina da Universidade de São Paulo (IPq-HCFMUSP) entre 2012 e 2017.

Julianne Castiglioni Giacomino

Psicóloga clínica, graduada pela Universidade São Marcos (2008). Especializações em Terapia Cognitivo-comportamental e Psicoterapia Psicodinâmica Breve. Pós-graduação em Gestão de Recursos Humanos (Fundação Escola de Comércio Álvares Penteado – Fecap, 2013). Atuação em consultório particular, consultoria e elaboração de projetos em Saúde Mental. Curso em Psicoterapia Psicodinâmica Breve (Ciclo Ceap, 2019). Curso de Psicologia do Desenvolvimento e Aprendizagem (Centro Universitário das Faculdades Metropolitanas Unidas, FMU, 2020). Curso em Terapia Cognitivo-comportamental (Ciclo Centro de Estudos Avançados de Psicologia – Ceap, 2021).

Kelly Paim

Psicóloga clínica. Terapeuta do esquema certificada pela International Society of Schema Therapy (ISST). Formação em Terapia do Esquema pela Wainer Psicologia Cognitiva – NYC Institute for Schema Therapy. Especialista em Terapia Cognitivo-comportamental pela WP/Centro de Psicoterapia Cognitivo-comportamental e em Psicoterapia de Casal e Família pela Universidade do Vale do Rio dos Sinos (Unisinos). Mestra em Psicologia Clínica pela Unisinos. Sócia-fundadora da Associação Brasileira de Terapia do Esquema (ABTE). Membro da ISST.

Laura Helena Silveira Guerra de Andrade
Psiquiatra do Instituto de Psiquiatria do Hospital das Clínicas da Faculdade de Medicina da Universidade de São Paulo (IPq-HCFMUSP). Graduação e doutorado pela Faculdade de Medicina da Universidade de São Paulo (FMUSP). Pós-doutorado na Universidade Johns Hopkins. Coordenadora do Núcleo de Epidemiologia Psiquiátrica do IPq-HCFMUSP.

Lígia Silveira Novaes
Psicóloga clínica e especialista em dor pelo Hospital Israelita Albert Einstein.

Lívia Maria Horta Rodrigues
Médica pela Universidade de Vassouras. Residente em Psiquiatria pelo Hospital Público Regional de Betim. Pós-graduanda em Terapia Cognitivo-Comportamental pela Wainer Psicologia.

Luana Meller Manosso
Nutricionista. Mestre em Neurociências e doutora em Bioquímica. Pós-doutorado no Laboratório de Psiquiatria Translacional. Coordenadora do curso de Pós-Graduação em Nutrição Funcional na Saúde da Mulher e Estética da Faculdade VP. Consultora científica do curso de Pós-Graduação em Nutrição em Saúde Mental e Comportamento Alimentar da Faculdade VP. Docente de graduação e sete cursos de pós-graduação. Atendimento em consultório.

Luciana Leis
Psicóloga especialista em Psicologia Hospitalar. Psicóloga e pesquisadora do Projeto Alfa (Medicina Reprodutiva). Coordenadora da Jornada Paulista de Psicologia em Reprodução Assistida. Coordenadora do curso Infertilidade e Reprodução Assistida – Temas Contemporâneos, do Instituto Sedes Sapientiae.

Luiz Felipe Rigonatti
Médico psiquiatra com título de especialista em Psiquiatria Clínica e Forense pela Associação Brasileira de Psiquiatria (ABP). Pós-graduado em Medicina Legal e Medicina do Trabalho pela Faculdade de Medicina da Universidade de São Paulo (FMUSP). Membro do Sampo – Grupo de Saúde Mental e Psiquiatria do Trabalho. Diretor do Núcleo de Psiquiatria e perito do Instituto de Medicina Social e de Criminologia de São Paulo (Imesc). Perito do Juizado Especial Federal de São Paulo (JEF-SP). Conselheiro do Conselho Penitenciário de São Paulo.

Maíra Pinheiro Maux Lessa
Médica psiquiatra pelo Hospital Santa Marcelina. Colaboradora do Ambulatório de Saúde Mental da Mulher (ProMulher) do Instituto de Psiquiatria do Hospital das Clínicas da Faculdade de Medicina da Universidade de São Paulo (IPq-HC-FMUSP) de 2019 a 2022. Mestranda em ciências pela FMUSP.

Marcela Helena de Freitas Clementino
Psicóloga pela Universidade de Fortaleza. Mestrado em Saúde Coletiva pela Universidade Estadual do Ceará (UECE). Especialista em Terapia Cognitivo-Comportamental e Transtornos Alimentares. Formada em Terapia do Esquema e Terapia de Aceitação e Compromisso.

Marcelo José Abduch Adas Brañas
Médico e psiquiatra pela Faculdade de Medicina da Universidade de São Paulo (FMUSP). Cocoordenador e cofundador do

Ambulatório para o Desenvolvimento dos Relacionamentos e das Emoções (ADRE) do Serviço de Psiquiatria da Infância e Adolescência (SEPIA) do Instituto de Psiquiatria do Hospital das Clínicas da Faculdade de Medicina da Universidade de São Paulo (IPq-HCFMUSP). *Research fellowship* no McLean Hospital, Harvard University. Treinador oficial de *Good Psychiatric Management* pelo Gunderson Personality Disorders Institute (McLean Hospital).

Marcelo Demarzo
Especialista em *Mindfulness*, Promoção da Saúde e *Self-Care*. Professor da Escola Paulista de Medicina/Universidade Federal de São Paulo (EPM/Unifesp). Professor visitante na University of Technology Sydney. Médico e doutor pela Faculdade de Medicina de Ribeirão Preto da Universidade de São Paulo (FMRP-USP). Pós-doutorado pela Universidad de Zaragoza. *Senior Fellow* do International Primary Care Research Leadership Programme (University of Oxford). Coordenador do Mente Aberta – Centro Brasileiro de Mindfulness e Promoção da Saúde.

Marcia L. Baldisserotto
Psicóloga perinatal, pós-doutorado em Epidemiologia em Saúde Pública pela Fundação Oswaldo Cruz (Fiocruz). Coordenadora adjunta da Pesquisa em Saúde Mental Perinatal do Nascer no Brasil II. Coordenadora do Grupo de Trabalho de Saúde Mental Perinatal da Secretaria de Estado de Saúde do Rio de Janeiro (SES/RJ) e do Fórum de Saúde Mental Perinatal.

Marcos Signoretti Croci
Médico e psiquiatra pela Faculdade de Medicina da Universidade de São Paulo (FMUSP). Cocoordenador do Ambulatório para o Desenvolvimento dos Relacionamentos e das Emoções (ADRE) do Serviço de Psiquiatria da Infância e Adolescência do Instituto de Psiquiatria do Hospital das Clínicas da Faculdade de Medicina da Universidade de São Paulo (SEPIA-IPq-HCFMUSP). *Research fellowship* no McLean Hospital, Harvard University. Treinador oficial de *Good Psychiatric Management* pelo Gunderson Personality Disorders Institute (McLean Hospital).

Maria Luiza Corrêa Cordeiro
Psicóloga coordenadora do Serviço de Psicologia do Hospital Estadual da Mulher Heloneida Studart. Especialista em Psicologia do Trabalho e em Psicologia Perinatal pela Faculdade Unyleya. Tutora do método canguru e multiplicadora da Iniciativa Hospital Amigo da Criança (IHAC) pela Secretaria de Estado de Saúde do Rio de Janeiro (SES/RJ). Membro do Grupo Técnico Interdisciplinar de Aleitamento (GTIAM) da SES/RJ.

Mario R. Louzã
Doutor em Medicina pela Universidade de Würzburg, Alemanha. Médico assistente e coordenador do Programa de Esquizofrenia (Projesq) e do Programa de Déficit de Atenção e Hiperatividade no Adulto (Prodath) do Instituto de Psiquiatria do Hospital das Clínicas da Faculdade de Medicina da Universidade de São Paulo (IPq-HCFMUSP). Título de especialista em Psiquiatria Geral pela Associação Brasileira de Psiquiatria (ABP).

Mario Cavagna (*in memoriam*)
Professor livre-docente de Ginecologia e Fisiologia da Reprodução pela Universidade Estadual Paulista (Unesp). Diretor da Divisão de Reprodução Humana do Hospital Pérola Byington (São Paulo, SP). Médico do Centro de Reprodução Humana Professor Franco Júnior (Ribeirão Preto, SP).

Mayra Yara Martins Brancaglion
Psicóloga formada pela Universidade Federal de Minas Gerais (UFMG). Terapeuta

clínica de Terapia Cognitivo-comportamental e *eye movement dessensitization and reprocessing* (EMDR). Doutora em Medicina Molecular e especialista em Gestalt-terapia e Existencialismo pela UFMG.

Michelle Medeiros Lima Salione
Médica psiquiatra. Graduação e Residência Médica pela Universidade do Oeste Paulista (Unoeste). Título de especialista em Psiquiatria pela Associação Brasileira de Psiquiatria/Associação Médica Brasileira (ABP/AMB).

Mirella Ferreira de Souza Panucci
Graduação em Medicina pela Pontifícia Universidade Católica do Paraná (PUC-PR) no ano de 2015. Residência em Psiquiatria no Centro de Atenção Integrada à Saúde Mental (CAISM) Philippe Pinel de São Paulo, concluída em 2019. Médica colaboradora voluntária do Programa Saúde Mental da Mulher do Instituto de Psiquiatria do Hospital das Clínicas da Faculdade de Medicina da Universidade de São Paulo (IPq-HCFMUSP) durante 2021 e 2022.

Nilka Fernandes Donadio
Doutora em medicina pela Faculdade de Ciências Médicas da Santa Casa de Misericórdia de São Paulo. Presidente de Sociedade Brasileira de Reprodução Humana no biênio 2020-2021. Médica responsável técnica pelo laboratório de Reprodução Assistida do Hospital da Mulher (Centro de Referência de Saúde da Mulher/Secretaria de Estado da Saúde – Hospital Pérola Byington).

Patricia Brunfentrinker Hochgraf
Médica graduada pela Faculdade de Medicina da Universidade de São Paulo (FMUSP). Residência em Psiquiatria pelo Departamento e Instituto de Psiquiatria do Hospital das Clínicas da Faculdade de Medicina da Universidade de São Paulo (IPq-HCFMUSP). Médica assistente do IPq-HCFMUSP. Coordenadora do Programa da Mulher Dependente Química (Promud) do IPq-HCFMUSP. Doutora em Medicina na área de Psiquiatria pela FMUSP. Professora colaboradora da FMUSP. Sócia-fundadora da Associação Brasileira Multidisciplinar de Estudos sobre Drogas (ABRAMD). Autora de diversos artigos e capítulos de livros. Coautora do livro *Álcool e drogas: uma questão feminina.*

Patrícia Cantisani Schaffer Pires
Psicóloga. Mestre em Psicologia e Saúde pela Universidade Federal de Ciências da Saúde de Porto Alegre (UFCSPA). Especialista em Psicologia Clínica pelo Instituto Brasileiro de Gestão e Negócios (IBGEN) com titulação reconhecida pelo Conselho Regional de Psicologia do Rio Grande do Sul. Formação em Psicologia Forense pela Sociedade Brasileira de Psicologia Jurídica (SBPJ). Extensão em Aconselhamento de Carreira pela Universidade Federal do Rio Grande do Sul (UFRGS) e Direitos Humanos, Prevenção da Violência e Mediação de Conflitos pela UFCSPA. Administradora de Empresas pela Pontifícia Universidade Católica do Rio Grande do Sul (PUC-RS) e especialista em Finanças e Marketing pela mesma instituição. Sócia no Instituto de Psicologia Prof. Jorge Trindade, onde atua como assistente técnica em diversos âmbitos do Direito.

Patricia Porchat Pereira da Silva Knudsen
Psicóloga e Psicanalista. Professora do Departamento de Psicologia da Universidade Estadual Paulista (Unesp) em Bauru. Coordenadora do Programa de Pós-graduação em Educação Sexual da Unesp em Araraquara. Membro do Grupo de Trabalho Psicologia e Estudos de Gênero da Associação Nacional de Pesquisa e Pós-graduação em

Psicologia (Anpepp). Autora do livro *Psicanálise e transexualismo: desconstruindo patologias com Judith Butler* (Juruá, 2014).

Rachel Santos Nery
Médica pela Faculdade de Ciências Médicas de Minas Gerais (FCM-MG). Psiquiatra pela Associação de Psiquiatria Cyro Martins (CCYM). Membro da Associação Brasileira de Psiquiatria (ABP) e da Associação de Psiquiatria do Rio Grande do Sul (APRS).

Rachelle da Silva Ferrari
Psicóloga, psicanalista, doutora em Psicologia Clínica pelo Instituto de Psicologia da Universidade de São Paulo (IP-USP). Pesquisadora sobre o tema da Maternidade no Laboratório Interinstitucional de Estudos da Intersubjetividade e Psicanálise Contemporânea (LipSic – IP-USP/PUC-SP). Docente no Centro de Formação e Assistência à Saúde (Cefas – Campinas e no Espaço Psicanalítico (Epsi – João Pessoa). Autora do livro *Maternidades, assombro e elaboração: uma perspectiva psicanalítica* (Artes e Ecos, 2023).

Ritele Hernandez da Silva
Médica psiquiatra pela Universidade Federal de Pelotas (UFPel). Mestre e doutora em Ciências da Saúde pela Universidade do Extremo Sul Catarinense (Unesc). Professora do curso de medicina da Universidade Federal de Santa Catarina (UFSC), campus Araranguá. Secretária científica da Associação Catarinense de Psiquiatria (ACP), 2023-2025. Secretária sul adjunta da Comissão de Estudo e Pesquisa da Saúde Mental da Mulher – Associação Brasileira de Psiquiatria (ABP), 2023.

Rodrigo Darouche Gimenez
Médico psiquiatra pela Faculdade de Medicina da Universidade de São Paulo (FMUSP). Bacharel em Filosofia pela Universidade Cruzeiro do Sul. Pós-graduando do programa de Fisiopatologia Experimental da FMUSP. Colaborador do Programa de Saúde Mental da Mulher (ProMulher) do Instituto de Psiquiatria do Hospital das Clínicas da Faculdade de Medicina da Universidade de São Paulo (IPq-HCFMUSP).

Rogério Adriano Bosso
Psicólogo. Doutorando do Departamento de Psiquiatria da Escola de Enfermagem de Ribeirão Preto da Universidade de São Paulo (EERP-USP). Mestre em Ciências pelo Departamento de Psiquiatria e Psicologia Médica da Universidade Federal de São Paulo (Unifesp). Especialista em Dependência Química pela Unifesp. Especialista em Saúde Mental pelas Faculdades Integradas Espírita (Unibem). Realizou treinamento de avaliação psicológica e é psicólogo voluntário na Enfermaria de Psiquiatria da Universidade Estadual de Campinas (Unicamp).

Rosa Hasan
Graduada pela Faculdade de Medicina do ABC e Residência no Hospital das Clínicas da Faculdade de Medicina da Universidade de São Paulo (FMUSP). Doutoranda em Medicina pela FMUSP. Médica neurologista especialista em Medicina do Sono. Coordenadora do Laboratório de Sono e do Ambulatório de Sono (ASONO) do Instituto de Psiquiatria do Hospital das Clínicas da Faculdade de Medicina da Universidade de São Paulo (IPq-HCFMUSP).

Sami Abder Rahim Jbara El Jundi
Médico. Especialista em Medicina Legal e Perícia Médica e mestre em Medicina Forense. Professor da Faculdade de Direito da Universidade Federal do Rio Grande do Sul (UFRGS). Atuou como perito médico-legista e perito criminal no Instituto Geral de Perícias do Rio Grande do Sul (IGP/RS) e patologista forense no Escritório do Alto Comissariado para os Direitos Humanos da ONU (OHCHR/UN).

Sarah Cristina Zanghellini Rückl
Médica psiquiatra. Pós-graduada em psicologia clínica pela Pontifícia Universidade Católica do Paraná (PUC-PR). Doutora em medicina pela Universidade de Heidelberg (Alemanha). Professora do Departamento de Medicina Forense e Psiquiatria da Universidade Federal do Paraná (UFPR). Professora do Departamento de Pós-graduação em Tocoginecologia da UFPR.

Sarah de Morais Bispo Fidelis
Psiquiatra e psiquiatra da infância e adolescência pelo Hospital das Clínicas da Universidade Federal de Minas Gerais (UFMG). Mestre em Neurociências pela UFMG.

Silvia Brasiliano
Psicóloga. Psicanalista. Doutora em Ciências pela Faculdade de Medicina da Universidade de São Paulo. Coordenadora do Programa da Mulher Dependente Química (Promud) do Hospital das Clínicas da Faculdade de Medicina da Universidade de São Paulo (IPq-HCFMUSP). Coautora do livro *Álcool e drogas: uma questão feminina* (Red Publicações, 2023).

Silvia Stahl Merlin
Médica psiquiatra e neurologista formada pela Universidade Estadual de Campinas (UNICAMP). Doutora em Ciências pelo Departamento de Neurologia da Faculdade de Medicina da Universidade de São Paulo (FMUSP). Integrante do Grupo de Neurologia Cognitiva e do Comportamento da FMUSP e Médica assistente do Serviço de Psiquiatria do Hospital das Clínicas da Faculdade de Medicina da Universidade de São Paulo (HCFMUSP).

Solange Frid
Psicanalista, formada em psicologia e filosofia. Doutora em Saúde Coletiva pelo Instituto Fernandes Figueira da Fundação Oswaldo Cruz (IFF/Fiocruz). Pós-doutorado em Saúde Pública pela Escola Nacional de Saúde Pública Sérgio Arouca (ENSP/Fiocruz). Diretora e coordenadora do Instituto Maternelle – Núcleo de Estudo e Atenção às Famílias no Período Gravídico-puerperal até os dois anos da criança.

Tania Correa de Toledo Ferraz Alves
Doutorado pela Faculdade de Medicina da Universidade de São Paulo (FMUSP). Diretora de unidades de internação do Instituto de Psiquiatria do Hospital das Clínicas da Faculdade de Medicina da Universidade de São Paulo (IPq-HCFMUSP). Vice-diretora do corpo clínico do IPq-HCFMUSP.

Thais Carreiro de Morais
Médica graduada pela Faculdade de Medicina de Ipatinga (Univaço). Psiquiatra formada pelo Hospital Público Regional de Betim. Psiquiatra da infância e adolescência pelo Centro Psíquico da Adolescência e Infância/Fundação Hospitalar do Estado de Minas Gerais (Cepai/Fhemig). Preceptora de psiquiatria da infância e adolescência no Hospital Público Regional de Betim (HPRB). Curso de Atualização em Psicogeriatria pelo Hospital das Clínicas da Universidade Federal de Minas Gerais (HC-UFMG), 2022.

Vera Ferrari Rego Barros
Psicanalista. Especialista em Psicologia Clínica e Psicologia Hospitalar (CRP). Membro do Núcleo de Saúde Mental da Sociedade de Pediatria de São Paulo (SPSP).

Vera Tess
Mestre em Medicina pela Faculdade de Medicina da Universidade de São Paulo (FMUSP). Assistente do Instituto de Psiquiatria do Hospital das Clínicas da Faculdade de Medicina da Universidade de São

Paulo (IPq-HCFMUSP). Coordenadora do Ambulatório de Gestantes do Serviço de Interconsultas do IPq-HCFMUSP.

Víviam Vargas de Barros

Sócia do Centro de Promoção de Mindfulness. Psicóloga, mestre em Psicologia pela Universidade Federal de Juiz de Fora (UFJF). Doutora em Ciências pela Universidade Federal de São Paulo (Unifesp). Formações em Mindfulness-Based Relapse Prevention (MBRP – UC San Diego), Compassion Cultivation Training (Instituto Nirakara), Mindfulness-Based Cognitive Therapy (Mente Aberta/Oxford Mindfulness Centre). Terapia Focada na Compaixão (Compassionate Mind Foundation). Treinamento Avançado para Professores em MBRP (Centre for Addiction Treatment Studies).

Dedicatória

Ao ProMulher do IPq-HCFMUSP, pelos seus 30 anos de fundação, e aos inúmeros médicos residentes e voluntários que estagiaram conosco, além das queridas pacientes que estiveram ou estão conosco em tratamento.

Joel Rennó Jr.

Agradecimentos

A toda a direção do IPq-HCFMUSP, pelo apoio nesses 30 anos de ProMulher.

Aos queridos editores de área temática que foram essenciais para a confecção desta obra: Alexandre Okanobo Azuma, Arianne Monteiro Melo Angelelli, Christiane Ribeiro Carvalho, Hewdy Lobo Ribeiro e Igor Emanuel Vasconcelos e Martins Gomes.

Às mulheres que me inspiram pelas suas lutas e resiliência no sofrimento, afeto irrestrito e generosidade sensível, em especial minha mãe, Roza, minha esposa, Teresa, e minha filha amada, Letícia, para a qual desejo um mundo equânime e sem desigualdades de gênero.

"Acredito nos jovens à procura de caminhos novos, abrindo espaços largos na vida. Creio na superação das incertezas deste fim de século."
Cora Coralina

Joel Rennó Jr.

Sumário

Prefácio

Ser convidado para prefaciar um livro é sempre um motivo de muita honra e, ao mesmo tempo, de muita responsabilidade. Temos a primazia de, em primeira mão, ter acesso ao seu conteúdo, às suas mensagens e apreciar o seu verdadeiro significado. Temos também a possibilidade de imaginar como será a sua vida real nas mãos e nas mentes de tantos quantos forem os seus leitores. Somos invadidos por um sentimento, suponho, semelhante ao de um maestro no prelúdio que antecede a verdadeira apresentação ao público. Esta sim, definitiva e verdadeira. Esta sim, com a capacidade de oferecer a correta dimensão da obra.

Foi com esse sentimento de satisfação e responsabilidade, que, para cumprir com a honraria recebida, tive o prazer de ler com a devida atenção este, agora de todos nós, *Tratado de saúde mental da mulher*.

Nos dias atuais, uma reflexão se faz presente sempre que apreciamos uma nova obra que tenha como propósito tratar um tema em sua inteireza, como aqui o faz este laborioso trabalho. Nessas circunstâncias, nos perguntamos acerca da sua real necessidade diante da magnitude de informações disponíveis e acessáveis nas diferentes plataformas de busca, acadêmicas e leigas, disponíveis atualmente. Além disso, no momento presente, graças às facilidades oferecidas pela informática, o desenvolvimento da medicina baseada em evidências se sobrepôs e proporcionou uma verdadeira revolução nos conhecimentos médicos. As amplas revisões sistematizadas, aliadas à força dos estudos clínicos randomizados, têm derrubado conceitos sedimentados há tempos no exercício das diferentes especialidades médicas, sobretudo no âmbito das doenças mentais.

Nessa conjuntura, vale ressaltar que os conteúdos da literatura médica oferecidos nos periódicos científicos são, muitas vezes, multidisciplinares, mesclando, em um mesmo artigo, nuances de biologia molecular, genética ou bioquímica, aos aspectos clínicos das doenças. Embora essa mescla de conhecimentos possa enriquecer um artigo científico e trazer grande contribuição para a comunidade acadêmica, muitas vezes as informações nele contidas podem ser complexas para o entendimento de profissionais não acadêmicos, que exercem seu mister cotidianamente, sem contribuir efetivamente para a sua competente atuação em prol dos seus pacientes. Ademais, esse emaranhado de informes e narrativas facilmente acessíveis não se fazem, no mais das vezes, acompanhar de análise crítica suficiente e isenta para dar a exata dimensão e importância às informações disponibilizadas.

Pelos motivos considerados, fica claro que novos conhecimentos nas áreas de pesquisa básica e aplicação clínica, assim como os avanços céleres no conhecimento das doenças, desde os seus aspectos etiológicos, fisiopatológicos e terapêuticos, justificam por inteiro uma obra com o propósito de compilar e condensar os conhecimentos vigentes em áreas de interesse específico, como é o caso aqui presente. Assim, se fazem plenas as justificativas para o lançamento de compêndios como o *Tratado de saúde mental da mulher*.

Nesse enquadramento, ao tomar conhecimento do conteúdo da presente obra, vê-se, desde logo, a preocupação do seu organizador, professor doutor Joel Rennó Jr., em contemplar todos os aspectos relevantes que envolvem o cenário da saúde mental do universo feminino. Inicia-se pela epidemiologia dos transtornos psiquiátricos, em que, claramente, é possível dimensionar a importância do tema e os fatores de risco envolvidos nos distúrbios psiquiátricos. A seguir, adentra pelas inter-relações entre estilo de vida e saúde mental que se postam de maneira proeminente para desfechos clínicos psiquiátricos, pelo seu agravamento e pelas suas implicações na profilaxia e no tratamento das morbidades psiquiátricas.

Nos capítulos subsequentes, aborda o valor da psicoterapia em diferentes situações clínicas e diferentes momentos da vida da mulher, sem esquecer a relevância do atendimento à população transgênero. Ressalta as diferentes doenças emocionais que podem acometer as mulheres em suas distintas etapas de existência com relação aos seus aspectos e o valor da psicofarmacologia que se constitui em acervo terapêutico de grande valor no tratamento de cada uma dessas entidades nosológicas. Do mesmo modo, considera o valor terapêutico das interconsultas psicológicas e psiquiátricas em doenças ginecológicas desafiadoras quanto ao seu tratamento e prognóstico e que, por conseguinte, se fazem acompanhar de grande sofrimento e agravos emocionais. Ao final, discorre sobre a significância da psiquiatria forense e psicologia jurídica, com vista às suas especificidades com respeito à saúde mental da mulher.

Por todas as considerações apontadas, me sinto absolutamente convencido da magnificência e da grandeza do livro ora publicado. Assim, só me resta, ao cumprir com a honrosa missão de prefaciar este *Tratado de saúde mental da mulher*, parabenizar, na figura do organizador desta importante obra, todos os demais colaboradores que emprestaram a sua inteligência e experiência para que a comunidade de profissionais dedicados aos cuidados com a saúde da mulher tivesse acesso a esta edição elaborada com tanto zelo e qualidade. Quem ganha com isso somos todos nós, profissionais de saúde, e as mulheres que são assistidas em condições clínicas, por vezes extremamente aflitivas e desafiadoras, sobre as quais versa este fundamental e indispensável compêndio.

César Eduardo Fernandes
Professor titular de Ginecologia da Faculdade de Medicina do ABC (FMABC), Santo André – SP.
Diretor científico da Federação Brasileira das Associações de Ginecologia e Obstetrícia (Febrasgo).
Presidente da Associação Médica Brasileira (AMB).

Apresentação

As mulheres frequentemente são motivo de chacota quando não estão bem emocionalmente. Estão com transtorno alimentar na adolescência? Elas ouvem: "Ai, que frescura, menina que não tem o que fazer...". Estão com depressão perinatal? Elas ouvem: "Como assim você está triste? Que péssima mãe... você tem a obrigação de estar feliz!".

Está enfrentando alguma doença mental na menopausa? Vai ouvir: "Você está velha, é assim mesmo, para de ser louca". Desabada sobre a exaustão materna, a privação de sono e a falta de apoio, ouve: "Você está de de TPM? Está chata hoje...". Somos tachadas de histéricas com uma facilidade impressionante e, em geral, poucas pessoas se dispõem a ouvir o que uma mulher está sentindo.

Fiquei maravilhada quando entrevistei o Dr. Joel Rennó Jr. pela primeira vez, em setembro de 2017. Naquela gravação, ouvi explicações sobre a saúde mental da mulher com tanto respeito, acolhimento e responsabilidade que me emocionei e me transformei. O Dr. Joel me ensinou a validar as minhas dores e, desde então, procuro ajudar outras mulheres a buscarem um caminho de cura para os sofrimentos que vivem no silêncio e na negação.

Não podemos curar aquilo que não nos permitimos sentir. Por isso, é com grande entusiasmo e comprometimento que apresento ao leitor o livro *Tratado de saúde mental da mulher*, organizado pelo Dr. Joel Rennó Jr. Como mãe, jornalista, escritora e palestrante, é uma honra contribuir com estas palavras que refletem a necessidade premente de um livro com essa abordagem em nosso cenário de cuidado médico da saúde mental.

Este tratado multidisciplinar, dividido em cinco áreas temáticas, destaca a importância de reconhecer a saúde mental da mulher como uma preocupação fundamental na prática clínica. Afinal, a saúde mental não é apenas ausência de doença, mas também a promoção do bem-estar psicológico e emocional. Os desafios que os profissionais enfrentam no atendimento às mulheres são vastos e complexos.

Ao abranger desde a epidemiologia dos transtornos psiquiátricos nas mulheres até questões específicas, como a transição adolescente, a menopausa, a maternidade e situações de violência, este livro trata de uma grande quantidade de assuntos relevantes. Além disso, explora as interfaces entre a saúde mental e outros aspectos da vida, como exercícios físicos, nutrição, *mindfulness* e relacionamentos interpessoais.

Sabemos que as mulheres enfrentam desafios únicos em suas jornadas de saúde mental, que vão desde questões hormonais até papéis sociais e pressões culturais. Portanto, os médicos, psicólogos, psiquiatras e terapeutas da área da saúde devem estar equipados com o conhecimento e as ferramentas necessárias para proporcionar um atendimento eficaz e compassivo.

Este livro representa um marco crucial nesse esforço, oferecendo orientação clara e atualizada que beneficiará tanto os profissionais de saúde quanto as mulheres que buscam cuidar de sua saúde mental. Em um mundo que muitas vezes desafia a capacidade das mulheres de equilibrar múltiplos papéis e expectativas, é dever coletivo fornecer o apoio necessário a elas.

Que este livro inspire avanços na melhoria da saúde mental das mulheres, para que possamos criar um mundo onde cada mulher possa ser respeitada em suas dores, acolhida em suas vulnerabilidades e receba um tratamento digno e respeitoso.

Com carinho,

Daiana Garbin
Jornalista, escritora e criadora do
Canal de saúde mental EuVejoVocê

SEÇÃO 1

EPIDEMIOLOGIA

CAPÍTULO 1

Epidemiologia dos transtornos mentais na mulher

Camila Magalhães Silveira
Erica Rosanna Siu
Julianne Castiglioni Giacomino
Lígia Silveira Novaes
Laura Helena Silveira Guerra de Andrade

PONTOS-CHAVE

- Epidemiologia e prevalência de transtornos mentais entre as mulheres, fatores de risco, fatores ambientais, psicofármacos, desigualdade social e gênero.

INTRODUÇÃO

Este capítulo aborda a epidemiologia psiquiátrica dos transtornos mentais em mulheres a partir da revisão da literatura científica, com destaque para dados brasileiros, e evidências científicas atuais. Com este texto, esperamos proporcionar uma visão ampla do cenário epidemiológico, além de incentivar a reflexão acerca dos aspectos sociais e culturais que têm impactos e levam ao processo de sofrimento emocional, bem como fatores de risco que acentuam a desigualdade de gênero.

É importante ressaltar que alguns aspectos específicos e relevantes da mulher, como o período perinatal, a menopausa, a saúde reprodutiva, a violência de gênero e o ambiente de trabalho, são abordados de forma mais detalhada em outros capítulos. A visão aprofundada de cada um desses aspectos, combinada com o olhar amplo epidemiológico, contribui para a melhor compreensão das diferentes realidades vivenciadas pelas mulheres e seus atuais desafios que permeiam a saúde mental. Dessa forma, torna-se importante reforçar que a leitura dos demais capítulos é fundamental para uma compreensão mais completa desse contexto da mulher.

ESTUDOS EPIDEMIOLÓGICOS

No início da década de 1980, grandes pesquisas sobre transtornos mentais em adultos e na população geral foram desenvolvidas pelo Epidemiologic Catchment Area (ECA) em diversos países. Esses estudos abriram precedentes para a epidemiologia psiquiátrica descritiva e analítica com a premissa de que, a partir de critérios diagnósticos válidos e confiáveis, seria possível obter estimativas de prevalências dos transtornos mentais em um determinado grupo.[1]

Em 1990, em São Paulo e Minas Gerais, foram realizados estudos que se destacaram por utilizarem as primeiras versões da Composite International Diagnostic

Interview (CIDI) 1.0, com base nos critérios da 10ª revisão da Classificação Internacional de Doenças (CID-10).[2] Em São Paulo, o estudo foi realizado na área de captação do Hospital das Clínicas da Faculdade de Medicina da Universidade de São Paulo (HC-FMUSP), Estudo de Área de Captação Epidemiológica São Paulo (ECA-SP), com o propósito de compreender a prevalência dos transtornos psiquiátricos na população adulta residente na região e a associação de fatores de risco para tais transtornos.[1] O estudo contou com a participação de 1.464 pessoas, e a prevalência encontrada foi de pelo menos um transtorno psiquiátrico ao longo da vida e, no último ano, de 33,1 e 18,5%, respectivamente. Excluindo a dependência de nicotina, as mulheres apresentaram uma chance 1,5 vez maior que os homens de ter um transtorno mental na vida (IC 95%: 1,2-1,9).[1] As mulheres também apresentaram mais transtornos de humor que os homens (com exceção de transtorno afetivo bipolar e distimia, para os quais não houve diferença entre os sexos), transtornos de ansiedade (com exceção de transtorno obsessivo-compulsivo, fobia social e transtorno de ansiedade generalizada [TAG]) e bulimia nervosa (RC: 9,4; IC 95%: 2,7-32,4). No ECA-SP, homens apresentaram maiores prevalências para abuso de álcool, nicotina ou outras drogas. Não houve diferença entre homens e mulheres para as prevalências de psicose não afetiva, transtornos somatoformes e prejuízo cognitivo, ou para a presença de dois ou mais transtornos comórbidos.[1]

Em Minas Gerais, o Bambuí Health and Aging Study avaliou 1.041 adultos, e nele foi constatada uma alta prevalência de depressão maior, de 12,8% (17% entre mulheres e 7,3% em homens). Vale ressaltar que os resultados não se estenderam para a população em geral, visto que o estudo do ECA-SP se limitou a bairros de São Paulo com níveis socioeconômicos médio e alto, e a pesquisa de Bambuí ocorreu na área rural de uma cidade pequena.[1]

Em 1997, foi criado o Consórcio Internacional em Epidemiologia Psiquiátrica (ICPE), com o apoio da Organização Mundial da Saúde (OMS), para coordenar a análise comparativa de dados de levantamentos que utilizaram o CIDI.[3] Dez países integraram esse consórcio, entre eles o Brasil, com o ECA-SP. Nos diversos estudos publicados, evidenciou-se a alta prevalência de depressão ao longo da vida, que variou entre 8 e 12%. Entretanto, as projeções e estimativas foram baseadas em estudos isolados.[3]

No mesmo ano, um novo consórcio foi criado, o World Mental Health Survey Initiative (WMHS), reunindo pesquisadores do ICPE e de diversos países interessados em estudos de maior abrangência, a partir da aplicação de uma versão ampla e atualizada do CIDI, denominada WMH-CIDI.[4] Nesse consórcio, o Brasil participou com um importante inquérito epidemiológico, o São Paulo Megacity Mental Health Survey (SPMHS), com uma amostra de 5.037 indivíduos da população adulta residente na Região Metropolitana de São Paulo (RMSP), avaliada entre 2005 e 2007.[5] Os propósitos da pesquisa incluíram os seguintes aspectos: fornecer estimativas de prevalência ao longo da vida e dos últimos 12 meses para uma ampla gama de transtornos mentais na população geral adulta; identificar correlatos de morbidade psiquiátrica, possível gravidade e prejuízo; determinar padrões de uso dos serviços de saúde e estimar a carga global de transtornos mentais na cidade. Informações abrangentes foram coletadas sobre cada transtorno analisado, como idade de início, duração e número de episódios, sintomas e sua gravidade, tratamentos, fatores de risco, histórico familiar e investigação sociodemográfica, como adversidades vividas na infância, migração, reconhecimento de barreiras e custos do tratamento, exposição a eventos traumáticos e à violência. Outro ponto importante foi avaliar a questão do impacto socioeconômico e da vulnerabilidade social para fundamentar propostas para os problemas locais.[6]

A análise dos resultados coletados no SPMHS demonstrou que cerca de 30% dos entrevistados apresentaram algum transtorno mental no ano anterior à pesquisa; desses, 70% eram moderados e graves. Em uma comparação a 14 países do WMHS, a prevalência de casos ativos foi maior que em outros países, onde as taxas variaram de 4,3% em Xangai a 26,4% nos Estados Unidos. Em São Paulo, uma pequena parcela dos casos graves (apenas 30%) recebeu tratamento nos últimos 12 meses, taxa similar à de países de renda média, porém muito pequena se comparada a países de alta renda que participaram do consórcio. Os transtornos mais prevalentes foram: transtornos de ansiedade (20%), transtornos de humor (11%) e transtornos relacionados ao uso de álcool e outras drogas (3,65%).[7] Além disso, a presença de comorbidades se mostrou comum nesse contexto. Segundo um estudo que analisou dados de 27 países do WMHS,[8] ter apresentado um transtorno mental na vida está associado a um risco aumentado de surgimento de outro transtorno mental no último ano. As associações foram mais frequentes entre transtornos intimamente relacionados, por exemplo, bulimia nervosa e transtorno de compulsão alimentar subsequente. Apesar de o risco de comorbidade subsequente permanecer elevado por um período de pelo menos 15 anos, ele é mais frequente no período de 1 a 2 anos após o início do transtorno, o que fortalece a hipótese de fatores de risco comuns, tanto genéticos quanto não genéticos, serem compartilhados entre transtornos comórbidos.[5]

PREVALÊNCIAS DE TRANSTORNOS PSIQUIÁTRICOS MAIS COMUNS ENTRE AS MULHERES

Depressão

Segundo o estudo SP Megacity,[9] a depressão foi o transtorno mental mais frequente, com prevalências entre 18,3% ao longo da vida, 10,4% no ano anterior e 4,7% nos 30 dias anteriores à entrevista. Esses cálculos equivalem a aproximadamente 1,1-1,4 milhão de indivíduos com um episódio de depressão ativa nos últimos 12 meses. As mulheres tiveram uma probabilidade de duas vezes maior de apresentarem um episódio depressivo ao longo da vida e no ano anterior e quase três vezes maior no mês anterior à entrevista em comparação aos homens. A prevalência de transtorno depressivo nos últimos 12 meses e a prevalência ao longo da vida foram similares para ambos os gêneros, com uma razão de 57%, sugerindo que a depressão é um transtorno persistente na população estudada.[9]

A comorbidade com transtornos de ansiedade, especialmente TAG, foi a mais frequente, com razão de chances (RC) de 7,8 e intervalo de confiança de 95% (IC 95%) de 5,2 a 11,7. Embora a prevalência de comorbidades relacionadas a transtornos pelo uso de substâncias e controle de impulsos seja menor, a relação é forte, com RC em torno de 3 para qualquer substância e 5 para transtornos de controle de impulsos. Entre todas as condições físicas estudadas, doenças cardiovasculares e dor crônica foram as mais frequentes entre as pessoas com transtorno depressivo. Daqueles que relataram depressão nos últimos 12 meses, 15% apresentaram ideação suicida, 5,7% planejaram o ato e 2,9% tentaram o suicídio em algum momento de suas vidas. A gravidade dos casos, avaliada pela Escala de

Incapacidade de Sheehan, indicou que cerca de um terço foi classificada como grave ou muito grave (entre 32,4 e 36,6% em todos os quatro domínios), sem diferenças entre os gêneros.[9]

A literatura em geral é consistente em relação à maior prevalência de depressão entre mulheres em relação aos homens (quase o dobro) e pode surgir em qualquer fase da vida. Embora as mudanças hormonais sejam fatores de risco, fatores biológicos, características hereditárias, vivências pessoais e situações traumáticas também estão associados à probabilidade maior de depressão. Alguns eventos que também podem contribuir para a depressão em mulheres são: adolescência, problemas pré-menstruais, gestação e pós-parto (aspectos aprofundados nos capítulos 17 e 18 deste livro), perimenopausa e menopausa, assim como aspectos culturais e circunstanciais que terão de ser estudados com maior rigor a partir do processo de subjetivação do feminino.[9]

Ansiedade

Os transtornos de ansiedade representam 3,9% da ocorrência de todas as enfermidades globais, conforme a última edição da Carga Global de Morbidade (GBD, do inglês Global Burden of Disease) em 2016. Os países com maior incidência de transtornos ansiosos foram: Holanda (6.823 casos/100 mil indivíduos), Irã (6.403/100 mil indivíduos), Nova Zelândia (6.390/100 mil indivíduos), Brasil (6.212/100 mil indivíduos) e Noruega (6.141/100 mil indivíduos).[10]

Ainda que os transtornos mentais em geral e os transtornos de ansiedade em particular não sejam letais, essas condições são debilitantes e contribuem de maneira considerável para a carga global de anos de vida perdidos ajustados por incapacidade (DALY, do inglês *disability-adjusted life years*). Na escala global, a ansiedade ocupa o segundo lugar como o transtorno mental mais incapacitante, representando 3,3% dos anos de vida saudável perdidos por incapacidade (YLD, do inglês *years lost due to disability*), ficando atrás apenas dos transtornos de humor. Desse modo, uma parcela significativa das doenças em todo o mundo pode ser atribuída aos transtornos de ansiedade. Essa constatação é reforçada por diversos estudos epidemiológicos realizados no Brasil (599,9 DALY/100 mil habitantes) que identificaram os transtornos de ansiedade como condições prevalentes e debilitantes.[5]

Dados do SPMHS revelaram que os transtornos de ansiedade são os mais prevalentes na população em geral, com taxas de 28,1% ao longo da vida e 19,9% no ano anterior à entrevista. As mulheres têm uma possibilidade de duas vezes maior que os homens de apresentar transtornos ansiosos (RC: 2,2).[5]

Transtorno por uso de álcool

Em geral, os homens apresentam maior ingestão de álcool e são responsáveis por mais prejuízos associados ao uso nocivo dessa substância, tanto para si próprios quanto para terceiros, do que as mulheres. A OMS estima que, em 2018, o álcool foi responsável por cerca de 3 milhões de óbitos (equivalente a 5% de todos os óbitos), 2,3 milhões de homens (8% de todas as mortes) e 0,7 milhão de mulheres (3% de todas as mortes). Apesar das diferenças no consumo de álcool entre homens e mulheres parecerem universais, o tamanho dessas diferenças varia bastante entre países e culturas, indo de uma proporção de consumo atual de 1:1 entre homens e mulheres na Noruega e na Nova Zelândia a 12:1 na Índia. Além disso, em diversos países, principalmente na última década, tem ocorrido a convergência do uso de álcool entre homens e mulheres, em especial pelo aumento do consumo de álcool entre o sexo feminino.[11]

No Brasil, o consumo excessivo de álcool em um curto período tem se mostrado especialmente problemático. O beber pesado episódico (BPE) é caracterizado pelo consumo de cinco ou mais doses de bebidas alcoólicas em cerca de duas horas para homens e quatro ou mais doses para mulheres; uma dose de bebida alcoólica no Brasil contém 14 g de álcool, o equivalente a uma lata de cerveja de 350 mL (5%), uma taça de vinho de até 150 mL (12%) ou uma dose de destilado de até 45 mL (40%).[11] Esse padrão de consumo, que leva à intoxicação, está ligado a diversas consequências negativas, como relações sexuais desprotegidas, acidentes, brigas, quedas e comportamento suicida, bem como doenças crônicas, como infarto agudo do miocárdio, esofagites, hepatites, dependência do álcool ou de outras drogas.[11]

No SPMHS, não houve diferenças entre os gêneros em relação aos padrões de maior consumo de álcool, BPBF (padrão pesado de baixa frequência, até 3 vezes por mês) e BPF (padrão pesado e frequente, 3 vezes ou mais por mês), assim como no montante de álcool ingerido. No que se refere aos fatores sociodemográficos, os homens com idade entre 18 e 35 anos tiveram mais probabilidade de consumir álcool no padrão BPE e serem diagnosticados com abuso de álcool. Foi observado que, quanto menor a renda, maior o consumo de álcool no modelo BPBF. Por outro lado, mulheres com ampla faixa etária, ou seja, de 18 a 53 anos, apresentaram maior risco de BPAF (beber pesado de alta frequência). Pessoas com menor renda e sem emprego apresentaram maior probabilidade de consumir álcool no padrão BPBF.[12] O diagnóstico de dependência foi mais frequente em mulheres com níveis educacionais inferiores. Na análise da privação social, foi constatado que homens residentes em áreas com médio grau de privação social tiveram duas vezes mais chance de BPAF e dependência em relação a outros homens. Por outro lado, mulheres residentes em regiões de médio grau de privação social apresentaram duas vezes maior probabilidade de BPAF. As mulheres que vivem em áreas de alta ou muito alta privação social apresentaram o triplo de chance de BPAF e abuso de álcool. Tais achados são importantes para pensarmos que as mulheres periféricas estão em risco aumentado para adoecimento por diversas causas e provavelmente estão fazendo um consumo elevado do álcool como forma de enfrentamento para tantas adversidades e violências sofridas.[12]

Os dados são consistentes com os índices de BPE obtidos pelo Sistema de Vigilância de Fatores de Risco e Proteção para Doenças Crônicas por Inquérito Telefônico (Vigitel).[13] No período entre 2006 e 2020, houve aumento do consumo de álcool de 15,7 a 20,9% na população adulta. Entre as mulheres, esse aumento foi notável, variando de 7,8% em 2006 para 16,0% em 2020 (0,44 ponto percentual por ano).[13]

Cabe destacar que as mulheres são biologicamente mais vulneráveis aos efeitos prejudiciais do álcool, podendo ter problemas decorrentes do uso dessa substância a partir de níveis de consumo mais baixos e/ou em idade mais precoce. Portanto, o aumento do consumo entre elas faz com que o cenário seja mais preocupante ao potencializar riscos à saúde, incluindo doenças hepáticas, cardiovasculares e câncer. Além disso, o consumo excessivo de álcool pode afetar negativamente a saúde mental, aumentando o risco de desenvolver ou piorar outros quadros de transtornos mentais, como depressão e ansiedade.

Transtorno por uso de drogas

No Brasil, de acordo com as estimativas do GBD 2019, foi constatado que o consumo de substâncias psicotrópicas representou 2,32% de todos os DALY.[14] Pesquisas recentes destacaram o uso de drogas como um problema social e de saúde significativo no país, especialmente entre os jovens. Verificou-se que a incidência de transtornos relacionados ao uso de substâncias nos últimos 12 meses na RMSP foi de 3,6%, conforme definido pela 4ª edição do *Manual Diagnóstico e Estatístico de Transtornos Mentais* (DSM-IV), com 0,6% de taxa de abuso de drogas e 0,5% de taxa de dependência.[14]

Em junho de 2022, foi apresentado o relatório mundial sobre drogas do Escritório das Nações Unidas sobre Drogas e Crime (UNODC). Esse estudo revela aumento recorde na fabricação de cocaína, aumento de drogas sintéticas e dificuldades em proporcionar tratamento, especialmente para mulheres usuárias de drogas.[15] Cerca de 284 milhões de pessoas na faixa de 15 a 64 anos utilizaram drogas em 2020, um crescimento de 26% se comparado há 10 anos. Indivíduos abaixo dos 35 anos representam a maioria em tratamento por transtornos associados ao uso de drogas, principalmente na América Latina e África.[15]

Atualmente as mulheres são minoria dos usuários de drogas, porém são suscetíveis a desenvolver transtornos relacionados ao uso. Mulheres representam cerca de 45 a 49% dos usuários de anfetaminas, estimulantes farmacêuticos, sedativos/tranquilizantes e opioides. As dificuldades de tratamento têm grandes impactos; embora as mulheres representem uma em cada dois usuários de anfetaminas, apenas uma em cada cinco está em tratamento para transtorno associado.[15]

Transtorno de personalidade

Em uma avaliação que envolveu indivíduos adultos de 13 nações com distintos níveis de renda (baixa, média e alta), representando todas as áreas geográficas da OMS, estimou-se que a taxa de prevalência de transtornos de personalidade (TP) foi de 6,1%.[16] O *cluster* A (transtornos esquizoide, paranoide, esquizotípico) foi o mais comum, com uma prevalência de 3,6%, seguido pelos *clusters* C (transtornos de ansiedade, alterações de personalidade: dependentes, obsessivo-compulsivas e esquivas) e B (transtornos de personalidade histriônica, *borderline*, narcisista e antissocial), com 2,7 e 1,5%, respectivamente. Houve uma associação significativa entre o sexo masculino e uma maior probabilidade de TP, bem como de apresentar os *clusters* A e C.[17]

A frequência relatada dos transtornos de personalidade *borderline* (TPB) nos Estados Unidos é variável. Acredita-se que a prevalência média seja de 1,6%, no entanto, pode chegar a 5,9%. Quando se trata de pacientes hospitalizados para tratamento de transtornos mentais, a frequência é de cerca de 20%.[18] Aproximadamente 75% dos indivíduos diagnosticados com esse transtorno são do sexo feminino, embora na população em geral dos Estados Unidos a proporção entre os sexos seja de 1:1.[18]

Uma revisão de escopo apontou que homens com TPB tendem a apresentar sintomas externalizantes, como agressividade e impulsividade, enquanto mulheres com TPB tendem a apresentar sintomas internalizantes, como instabilidade afetiva.[19] Os homens também foram mais propensos a apresentar transtornos por uso de substâncias, enquanto as mulheres, transtornos alimentares e de ansiedade. Os autores sugerem que tais diferenças podem ser explicadas pelas diferenças sexuais na expressão de emoções e na propensão a externalizar ou internalizar o sofrimento.[19]

Transtorno do controle de impulsos

O SPMHS foi um dos primeiros levantamentos populacionais no Brasil a oferecer informações a respeito do transtorno de controle de impulsos. O transtorno explosivo intermitente (TEI), um tipo de transtorno caracterizado por explosões súbitas e não planejadas de agressão, que pode incluir atos de vandalismo desproporcionais à causa do estresse, apresentou a prevalência mais alta, com uma taxa de 4,9% (episódio prévio: 0,3) ao longo da vida e de 3,1% (EP: 0,3) nos últimos 12 meses anteriores à entrevista. Em contraste com pesquisas realizadas em outras populações, a maioria dos indivíduos com TEI era do sexo feminino (57,5%).[20]

Na análise do SPMHS, foram identificadas algumas indicações de que o conjunto de mulheres originárias e criadas na RMSP apresenta três vezes mais chance de ser impactada por este transtorno, principalmente as que estão inseridas em um contexto de elevada vulnerabilidade social.[20]

PRINCIPAIS FATORES DE RISCO: ADVERSIDADES VIVIDAS NA INFÂNCIA, TRANSTORNOS MENTAIS E SUICIDALIDADE

O estudo SPMHS verificou que adversidades vividas na infância foram comuns entre os adultos residentes na RMSP. Cerca de mais da metade (53,6%) da amostra relatou ter passado por pelo menos uma das experiências a seguir: óbito de um dos pais (16,1%); agressão física (16%); violência doméstica (12,1%); algum dos pais com diagnóstico de transtorno mental (11,8%); e negligência (11,3%). Quase metade da população entrevistada mencionou ter vivenciado duas ou mais dessas experiências negativas (48,4%), e as mais recorrentes foram abuso sexual, dificuldades financeiras e crimes cometidos pelos pais.[21] Além de frequentes, essas vivências negativas comumente se manifestam em conjunto, sugerindo a existência de contextos familiares e sociais abusivos e predispõem a transtornos mentais e suicidalidade em todas as fases da vida.[21] O abuso físico esteve relacionado com ideação suicida e tentativas de suicídio (RC: 2,2 e 2,1, respectivamente). Adversidade financeira e violência doméstica aumentam o risco de ideação suicida (RC: 3,8 e 1,7, respectivamente). Entre os indivíduos que apresentaram ideação suicida, a possibilidade de ter planos de suicídio esteve fortemente ligada ao abuso sexual (RC: 3,7). Por fim, para as pessoas com 30 anos ou mais, abuso sexual, violência familiar e adversidades financeiras (RC: 2,1 a 9,8) foram associados à ideação suicida; a presença de doenças físicas e adversidades econômicas estiveram relacionadas a maior chance de tentativa de suicídio (RC: 7,1 e 5,7, respectivamente).[22]

Os transtornos depressivos foram responsáveis pela maior parte dos anos vividos com incapacitação para ambos os sexos, com taxas mais elevadas entre as mulheres, assim como outros transtornos mentais, enquanto os transtornos relacionados ao uso de substâncias, por exemplo, apresentaram taxas mais altas de incapacitação entre os homens. Nos últimos dez anos houve um aumento da carga dos transtornos mentais, em parte pela baixa identificação de casos, baixa procura por tratamento ou procura tardia quando o caso se encontra em um nível de maior gravidade. No início da pandemia de Covid-19, a frequência mundial de transtornos ansiosos e depressivos cresceu 25%, segundo uma revisão publicada pela OMS. O estudo sugere que as mulheres e jovens foram impactadas importantemente, e que aquelas com histórico de condições de saúde física preexistentes, como câncer, asma e enfermidades cardíacas, foram propensas a manifestar sinais de transtornos psicológicos. Em relação à mortalidade, embora os transtornos relacionados ao uso de substâncias não estejam especificamente listados entre as principais causas de morte, eles têm uma conexão significativa com a mortalidade por lesões e outras doenças crônicas, apesar de o impacto desses transtornos na saúde global ainda ser subestimado.[23]

É verdade que os transtornos mentais têm um impacto significativo na sociedade e na economia, por seus efeitos sobre a capacidade de trabalho e a produtividade. Esses transtornos podem levar ao absenteísmo, ao presenteísmo e até ao desemprego. Além disso, há uma associação bidirecional entre transtornos mentais e perda ou ausência de um vínculo laboral. Por isso, é importante reconhecer e tratar os transtornos psiquiátricos de forma adequada, não apenas para melhorar a qualidade de vida dos indivíduos, mas também para reduzir os custos sociais e econômicos associados a esses transtornos. Isso inclui o acesso a tratamentos adequados, como terapias e medicações, bem como ações de prevenção, como programas de promoção da saúde mental no ambiente de trabalho.

A maior parte dos custos adicionais de saúde está relacionada a questões de saúde mental e deriva da administração de remédios. A depressão se correlacionou de forma independente a maiores custos adicionais de saúde que as enfermidades crônicas mais comumente identificadas (hipertensão e diabetes).[24] É notável que as pessoas com transtornos mentais regularmente incorram em maiores custos de saúde, mesmo considerando que o Brasil ofereça um sistema de saúde universal e dispensação gratuita de medicamentos. Esses fatos destacam que os transtornos mentais representam um custo considerável para a sociedade como um todo e podem acarretar uma variedade complexa de obstáculos para os pacientes no âmbito do trabalho. Diante disso, é crucial que sejam consideradas prioridades no Brasil em relação à implementação de medidas para a redução dos custos, como detecção precoce e acesso a tratamentos apropriados.[8,24,25]

EPIDEMIOLOGIA DO TRATAMENTO DOS TRANSTORNOS MENTAIS

Apenas uma pequena parte dos indivíduos diagnosticados com transtornos mentais é submetida a tratamento, em decorrência da deficiência de recursos e profissionais na área da saúde, restrições para a obtenção de tratamentos ou descontinuação deles, em virtude de fatores pessoais, como preconceito, estigma e escassa percepção da necessidade de assistência. De acordo com informações fornecidas pelo WMHS, ainda em países desenvolvidos, uma parcela ínfima dos indivíduos que apresentam transtornos mentais ativos está em tratamento.[7]

A dificuldade de acesso ao tratamento, a falta de adesão e o abandono do tratamento são frequentemente observados em indivíduos com transtornos mentais ativos. Muitos pacientes não reconhecem a necessidade de tratamento, o que é a principal barreira para procurar ajuda em todo o mundo, independentemente do nível socioeconômico do país. Em âmbito global, a falta de reconhecimento da necessidade de tratamento foi a barreira mais relatada, variando entre 56,4 e 99,3%, sendo mais comum em indivíduos com transtornos moderados ou leves que em pacientes com transtornos graves. Fatores culturais, estigma e crenças sobre transtornos mentais e seus tratamentos estão entre as principais causas para essa baixa percepção da necessidade de tratamento.[26]

Para aqueles que perceberam a existência de sofrimento emocional, o motivo mais frequentemente citado para não buscar atendimento foi o desejo de solucionar o problema de forma autônoma, razão mencionada por 63,8% das pessoas no geral (variando entre 57,9 e 66,5% em subgrupos definidos pela gravidade do transtorno).[27] O desejo de enfrentar a situação por conta própria era um pouco menos comum nos indivíduos que tinham transtornos mentais graves que naqueles que apresentavam quadros moderados ou leves. Nesse contexto, a questão do estigma e o receio de ser discriminado no ambiente profissional são frequentemente apontados como motivos para não buscar ajuda. Como os transtornos mentais ainda são alvo de forte estigmatização, fatores socioculturais podem contribuir para percepções distorcidas das necessidades e para um julgamento enviesado em relação aos próprios transtornos.

A escassa percepção da necessidade de cuidados foi mais prevalente em faixas etárias mais avançadas, entre o sexo masculino e entre as ocorrências menos graves.[26] Conforme constatado no SPMHS, houve baixa prevalência do uso de serviços por parte daqueles com transtornos mentais ativos (constatados nos 12 meses precedentes à entrevista), com menos de 10% da amostra sendo submetida a algum tipo de terapia nesse período. Isso significa que apenas 28% daqueles que tinham transtornos ativos e 4,8% daqueles que não possuíam diagnóstico psiquiátrico receberam cuidados para transtornos mentais nos 12 meses anteriores à entrevista.[26]

Como verificado em estudos internacionais, a principal razão para a ausência de tratamento no Brasil foi a percepção de baixa necessidade de cuidados pelos entrevistados (56%).[26] Essa prevalência foi consideravelmente mais alta nos casos leves em comparação aos moderados e graves (70,1% *vs.* 52,3%), mas não houve diferença entre os últimos (40,3%). As "barreiras psicológicas" (39,7%) foram as mais comumente citadas como impedimento para procurar tratamento. A mais frequente entre elas foi o "desejo de lidar com o transtorno por conta própria" (29,4%). Observou-se uma relação de dose-resposta entre a frequência de relatos de "barreiras estruturais" (14,2%) e a gravidade, sendo mais comuns nos casos graves, seguidos pelos moderados. As "barreiras financeiras" (10,9%) e as "de disponibilidade de serviços" (9,9%) foram as mais relatadas pelos que apresentavam transtornos mentais graves. Entre os que reconhecem a necessidade de tratamento, as principais razões para não buscar ajuda foram as "barreiras psicológicas" (90,2%). Embora a baixa percepção de necessidade para o tratamento seja esperada em casos leves, um número substancial de casos graves não acredita que precisa de ajuda para se tratar. Os principais motivos para não buscar tratamento foram o "desejo de lidar com o transtorno por conta própria" (66,7%) e a "percepção da ineficácia do tratamento" (16,3%), ambos sem diferença entre os níveis de gravidade. As "barreiras financeiras" (24,7%) e as "de disponibilidade" (22,5%) foram as "barreiras estruturais" mais comuns (32,3%) nesses indivíduos. Em relação aos fatores associados à ausência de procura de tratamento, a gravidade do transtorno foi relacionada com todos os grupos de barreiras, sendo negativamente associada à "barreira de necessidade" (RC: 0,4) e positivamente associada às "barreiras estruturais" (RC: 2,5) e às "barreiras psicológicas" (RC: 2,5). O gênero feminino esteve positivamente associado apenas às "barreiras estruturais" (RC: 2,1). No que diz respeito aos fatores demográficos relacionados à interrupção do tratamento em casos de qualquer gravidade, idade (RC: 1,1) e escolaridade (RC: 1,5) foram associadas às "barreiras psicológicas".[26]

FATORES INDIVIDUAIS E AMBIENTAIS QUE INFLUENCIAM A UTILIZAÇÃO DO SERVIÇO

As pessoas do sexo feminino, os indivíduos mais velhos, aqueles com maior nível de educação, que possuem seguro saúde e sofrem de doenças cardiovasculares apresentaram maior correlação com a presença de um médico de referência nos modelos multivariados avaliados.[28] Entre os fatores preditivos para receber tratamento adequado, sexo feminino, seguro saúde, presença de transtornos de ansiedade ou do humor e níveis mais graves de transtornos foram associados a uma maior utilização de qualquer tipo de tratamento (RC entre 1,5 e 6,4).[28]

A possibilidade de receber tratamento adequado esteve associada à disponibilidade de seguro saúde, transtornos de ansiedade e do humor, e transtornos graves (RC entre 1,8 e 7). Deve-se realizar uma reflexão mais ampla sobre que tipos de serviços poderiam ser prestados e como o tema da saúde mental poderia ser abordado a partir de outra lógica, mais adaptada culturalmente e alinhada com as crenças e visões de mundo da população em geral.[29]

A pandemia de Covid-19 foi um elemento estressor significativo, como indicado por uma pesquisa conduzida pelo ELSA-Brasil, que analisou a prevalência dos transtornos mentais em duas fases: pré-pandemia (2008-2010 e 2016-2018) e início da pandemia (maio-julho de 2020).[30] O estudo incluiu 2.117 participantes, com idade média de 62,3 anos, dos quais 58,2% eram mulheres. Os resultados mostraram uma ligeira flutuação nas taxas de transtornos mentais comuns (de 23,5 a 21,1%) e depressão (de 3,3 a 2,8%). No entanto, a taxa de ansiedade e depressão diminuiu ao longo da avaliação. É evidente que sexo feminino, etnia não branca e baixa escolaridade foram identificados como fatores de risco para transtornos mentais comuns.[30] Esses múltiplos fatores resultam em desvantagens, além do isolamento social, restrições de trabalho, solidão, medo e preocupações financeiras, o que afeta diretamente a saúde mental.[31]

Em 2020, a Organização das Nações Unidas (ONU) apresentou um relatório chamado *Whose time to care?* (ONU Mulheres).[32] O relatório menciona o retrocesso na igualdade de gênero diante da pandemia, visto que as mulheres tiveram aumento significativo de trabalho não remunerado e uma carga maior relacionada ao cuidado. A pesquisa contemplou 50 países, nos quais 60% das mulheres e 54% dos homens relataram aumento das tarefas. Além disso, as mulheres assumiram mais tarefas domésticas, em uma estimativa de 30 horas por semana, o que representa o tempo médio gasto em um emprego de tempo integral. Ao longo da pandemia, 321 milhões de mulheres e 182 milhões de homens estavam desempregados, o que corresponde a 76% do sexo feminino fora do mercado de trabalho. O estudo pressupõe que as mulheres assumiram três vezes mais responsabilidades e tarefas domésticas que os homens. Um levantamento da Organização Internacional do Trabalho (OIT) estimou que 16,4 bilhões de horas foram destinadas nessas tarefas de cuidado, o que equivale a 2 bilhões de pessoas trabalhando diariamente por oito horas diárias, sem remuneração.[32]

A discrepância no que se refere a aspectos sociais, políticos e financeiros entre homens e mulheres é uma questão que foi identificada por 78% dos indivíduos pesquisados no Brasil para o estudo International Women's Day, conduzido pela Ipsos em colaboração com o Instituto Global de Liderança Feminina – King's College London, juntamente com outros 31 países.[32] Foram 22.508 entrevistados, sendo mil brasileiros com idade entre 16 e 74 anos. A pesquisa mostrou que 36% presenciaram comentários sexistas, 23% testemunharam preconceito contra mulheres no trabalho e 21% foram testemunhas de assédio sexual. Para resolver esse problema, todos devem tomar medidas, incluindo os homens, já que 70% dos brasileiros acreditam que as mulheres não alcançarão a igualdade sem a ajuda deles, enquanto 74% acreditam que podem tomar ações para promover a igualdade de gênero no país.[32]

Diante do exposto, é importante levar em consideração medidas específicas de acordo com a necessidade das mulheres, compreendendo que elas estão prestando cuidados vitais, que sustentam famílias, comunidades e sociedades. Além disso, o tempo e os recursos também são limitados. É necessário expandir estudos que contemplem a disparidade de gênero, tempo e carga de trabalho, bem como o bem-estar físico e emocional, incluindo a saúde mental. É primordial reconstruir, por meio de investimentos em ações de reconhecimento, valorização e políticas de proteção social inclusiva.

EPIDEMIOLOGIA DA UTILIZAÇÃO DE PSICOFÁRMACOS PRESCRITOS

A ocorrência do uso de remédios psicotrópicos para tratamento dos transtornos mentais na população do SPMHS, no ano anterior à pesquisa, foi de 6,2%,[33] valor semelhante ao de Holanda e Alemanha, porém menor do que em diversos outros países, como Espanha, Itália, França e Bélgica. As mulheres utilizam mais medicamentos psiquiátricos que os homens (52,8 *vs.* 47,2%), assim como os casados em relação aos solteiros ou divorciados/viúvos (59,8 *vs.* 16,4 e 23,9%, respectivamente) e os empregados/estudantes (66,3%) em comparação com desempregados/aposentados (8,5%) e donas/donos de casa (13,2%). As mulheres apresentaram maior probabilidade de receber prescrição (RC: 3), principalmente de antidepressivos (RC: 4) e hipnóticos/benzodiazepínicos (RC: 3,7). Em relação à idade, a chance de receber prescrição aumenta com o avançar dos anos, sendo a RC: 4,8 no grupo com mais de 64 anos.[34]

Os desfechos ratificam a existência de demandas não satisfeitas no que tange ao atendimento psiquiátrico e à disponibilidade de psicofármacos. São imprescindíveis ações governamentais que viabilizem o acesso adequado a medicamentos para aqueles com maiores necessidades.[34]

CONCLUSÃO

Indubitavelmente, a epidemiologia psiquiátrica tem desempenhado um papel significativo nas últimas décadas, ampliando a compreensão sobre a distribuição de transtornos mentais em várias populações, especialmente no que tange às maiores prevalências de transtornos mentais entre as mulheres, elevada taxa de casos moderados e graves e, ainda, uma baixa procura para o tratamento.

As mulheres são mais suscetíveis a alguns transtornos mentais do que os homens, o que pode ser agravado em contextos de desigualdade social, por exemplo. Durante a pandemia de Covid-19, isso se tornou ainda mais evidente, uma vez que muitas mulheres perderam empregos ou tiveram de reduzir a jornada de trabalho para se dedicar às atividades domésticas e aos cuidados dos filhos ou familiares idosos, com aumento do nível de estresse e agravamento de condições de saúde mental. No Brasil, o impacto da pandemia foi preocupante, uma vez que a crise econômica e política se aprofundou, expondo muitas mulheres a situações de maior vulnerabilidade.

Ao fornecer suporte metodológico para várias áreas de pesquisa, a epidemiologia psiquiátrica tem contribuído para avanços significativos no entendimento do sofrimento humano e feminino, desde o aspecto biológico até o social, da comunidade à clínica, e da descrição à intervenção terapêutica. Apesar da consolidação da epidemiologia psiquiátrica como disciplina voltada à identificação, ao processo evolutivo e à promoção da saúde mental global, as limitações do método epidemiológico na psiquiatria têm levado pesquisadores a se aproximar de outro campo de conhecimento: a antropologia. Somente a interdisciplinaridade entre essas duas disciplinas pode nos levar a um maior entendimento da disparidade de gênero no adoecer psiquiátrico.

REFERÊNCIAS

1. Andrade L, Walters EE, Gentil V, Laurenti R. Prevalence of ICD-10 mental disorders in a catchment area in the city of São Paulo, Brazil. Soc Psychiatry Psychiatr Epidemiol. 2002;37(7):316-25.
2. Nelson C. The Composite International Diagnostic Interview (CIDI). Bull World Health Org. 1999; 77(7):614.
3. Andrade L, Caraveo-Anduaga JJ, Berglund P, Bijl RV, De Graaf R, Vollebergh W, et al. The epidemiology of major depressive episodes: results from the International Consortium of Psychiatric Epidemiology (ICPE) surveys. Int J Methods Psychiatr Res. 2003;12(1):3-21.
4. Harvard Medical School. The world mental health survey initiative [Internet]. Boston: Harvard Medical School; 2005 [citado em 20 jun. 2023]. Disponível em: https://www.hcp.med.harvard.edu/wmh/.
5. Andrade LH, Wang YP, Andreoni S, Silveira CM, Alexandrino-Silva C, Siu ER, et al. Mental disorders in megacities: findings from the São Paulo megacity mental health survey, Brazil. PLoS One. 2012;7(2): e31879.
6. Viana MC, Teixeira MG, Beraldi F, Bassani IS, Andrade LH. São Paulo Megacity Mental Health Survey – a population-based epidemiological study of psychiatric morbidity in the São Paulo metropolitan area: aims, design and field implementation. Braz J Psychiatry. 2009;31(4):375-86.
7. Demyttenaere K, Bruffaerts R, Posada-Villa J, Gasquet I, Kovess V, Lepine JP, et al. Prevalence, severity, and unmet need for treatment of mental disorders in the World Health Organization World Mental Health Surveys. JAMA. 2004;291(21):2581-90.
8. Chiavegatto Filho ADP, Wang YP, Campino ACC, Malik AM, Viana MC, Andrade LH. Incremental health expenditure and lost days of normal activity for individuals with mental disorders: results from the São Paulo megacity study. BMC Public Health. 2015;15:745.
9. Bromet E, Andrade LH, Hwang I, Sampson NA, Alonso J, Girolamo G, et al. Cross-national epidemiology of DSM-IV major depressive episode. BMC Med. 2011;9:90.
10. World Health Organization. Depression and other common mental disorders: global health estimates. Geneva: WHO; 2017.
11. Andrade AG, organizador. Álcool e a Saúde dos Brasileiros: Panorama 2022. São Paulo: Centro de Informações sobre Saúde e Álcool – CISA; 2022. p.23-24.
12. Silveira CM, Siu ER, Anthony JC, Saito LP, Andrade AG, Kutschenko A, et al. Drinking patterns and alcohol use disorders in São Paulo, Brazil: the role of neighborhood social deprivation and socioeconomic status. PLoS One. 2014;9(10):e108355.
13. Brasil. Ministério da Saúde. Vigitel Brasil 2006-2020 – Tabagismo e Consumo Abusivo de Álcool [Internet]. 2022 [citado em 20 jun. 2023]. Disponível em: https://www.gov.br/saude/pt-br/centrais-de-conteudo/publicacoes/svsa/vigitel/vigitel-brasil-2006-2020-e-tabagismo-e-consumo-abusivo-de-alcool.pdf/view
14. Institute for Health Metrics and Evaluation. GBD compare [Internet]. Seattle: University of Washington; 2021 [citado em 20 jun. 2023]. Disponível em: https://vizhub.healthdata.org/gbd-compare/.
15. United Nations Office on Drugs and Crime (UNODC) [Internet]. Relatório Mundial sobre Drogas 2022 do UNODC destaca as tendências da pós-legalização da cannabis, os impactos ambientais das drogas ilícitas e o uso de drogas por mulheres e jovens [citado em 20 jun. 2023]. Disponível em: https://www.unodc.org/lpo-brazil/pt/frontpage/2022/06/relatorio-mundial-sobre-drogas-2022-do-unodc-destaca-as-tendencias-da-pos-legalizacao-da-cannabis-os-impactos-ambientais-das-drogas-ilicitas-e-o-uso-de-drogas-por-mulheres-e-jovens.html
16. Huang Y, Kotov R, Girolamo G, Preti A, Angermeyer M, Benjet C, et al. DSM-IV personality disorders in the WHO World Mental Health Surveys. Br J Psychiatry. 2009;195(1):46-53.
17. Santana GL, Coelho BM, Wang YP, Chiavegatto Filho ADP, Viana MC, Andrade LH. The epidemiology of personality disorders in the Sao Paulo megacity general population. PLoS One. 2018;13(4): e0195581.
18. Gunderson JG, Herpertz SC, Skodol AE, Torgersen S, Zanarini MC. Borderline personality disorder. Nat Rev Dis Primers. 2018;4:18029.
19. Qian X, Townsend ML, Tan WJ, Grenyer BFS. Sex differences in borderline personality disorder: A scoping review. PLoS One. 2022;17(12):e0279015.
20. Pereira DCS, Coutinho ESF, Corassa RB, Andrade LH, Viana MC. Prevalence and psychiatric comorbidities of intermittent explosive disorders in me-

tropolitan São Paulo, Brazil. Soc Psychiatry Psychiatr Epidemiol. 2021;56(4):687-94.

21. Coêlho BM, Andrade LH, Santana GL, Viana MC, Wang YP. Association between childhood adversities and psychopathology onset throughout the lifespan: findings from a large metropolitan population. J Psychiatr Res. 2021;135:8-14.
22. Coêlho BM, Andrade LH, Borges G, Santana GL, Viana MC, Wang YP. Do childhood adversities predict suicidality? Findings from the general population of the metropolitan area of São Paulo, Brazil. PLoS One. 2016;11(5):e0155639.
23. Rehm J, Shield KD. Global burden of disease and the impact of mental and addictive disorders. Curr Psychiatry Rep. 2019;21(2):10.
24. Baptista MC, Burton WN, Nahas AK, Wang YP, Viana MC, Andrade LH. Absenteeism and presenteeism associated with common health conditions in Brazilian workers. J Occup Environ Med. 2019;61(4):303-13.
25. França MH, Barreto SM, Pereira FG, Andrade LHSG, Paiva MCA, Viana MC. Mental disorders and employment status in the São Paulo metropolitan area, Brazil: gender differences and use of health services. Cad Saúde Pública. 2017;33(9):e00154116.
26. Coêlho BM, Santana GL, Viana MC, Wang YP, Andrade LH. I don't need any treatment: barriers to mental health treatment in the general population of a megacity. Braz J Psychiatry. 2021:1-9.
27. Andrade LH, Alonso J, Mneimneh Z, Wells JE, Al-Hamzawi A, Borges G, et al. Barriers to mental health treatment: results from the WHO World Mental Health surveys. Psychol Med. 2014;44(6): 1303-17.
28. Wang YP, Chiavegatto Filho ADP, Campanha AM, Malik AM, Mogadouro MA, Cambraia M, et al. Patterns and predictors of health service use among people with mental disorders in São Paulo metropolitan area, Brazil. Epidemiol Psychiatr Sci. 2017;26(1):89-101.
29. Dua T, Barbui C, Clark N, Fleischmann A, Poznyak V, van Ommeren M, et al. Evidence-based guidelines for mental, neurological, and substance use disorders in low- and middle-income countries: summary of WHO recommendations. PLoS Med. 2011;8(11): e1001122.
30. Brunoni AR, Suen PJC, Bacchi PS, Razza LB, Klein I, Dos Santos LA, et al. Prevalence and risk factors of psychiatric symptoms and diagnoses before and during the COVID-19 pandemic: findings from the ELSA-Brasil COVID-19 mental health cohort. Psychol Med. 2021:1-12.
31. Xiong J, Lipsitz O, Nasri F, Lui LMW, Gill H, Phan L, et al. Impact of COVID-19 pandemic on mental health in the general population: a systematic review. J Affect Disord. 2020;277:55-64.
32. UN Women [Internet]. Whose time to care: unpaid care and domestic work during COVID-19. 25 nov. 2020 [citado em 20 jun. 2023]. Disponível em: https://data.unwomen.org/publications/whose-time-care-unpaid-care-and-domestic-work-during-covid-19
33. Campanha AM, Siu ER, Milhorança IA, Viana MC, Wang YP, Andrade LH. Use of psychotropic medications in São Paulo metropolitan area, Brazil: pattern of healthcare provision to general population. Pharmacoepidemiol Drug Saf. 2015;24(11): 1207-14.
34. Mari JJ, Almeida Filho N, Coutinho E, Andreoli SB, Miranda CT, Streiner D. The epidemiology of psychotropic use in the city of Sao Paulo. Psychol Med. 1993;23(2):46774.

BIBLIOGRAFIA CONSULTADA

Chiavegatto Filho ADP, Wang YP, Malik AM, Takaoka J, Viana MC, Andrade LH. Determinants of the use of health csare services: multilevel analysis in the metropolitan region of Sao Paulo. Rev Saúde Pública. 2015;49(1):1-12.

Kessler RC, Ustün TB. The World Mental Health (WMH) Survey Initiative version of the World Health Organization (WHO) Composite International Diagnostic Interview (CIDI). Int J Methods Psychiatr Res. 2004;13(2):93-121.

Malta DC, Silva AG, Prates EJS, Alves FTA, Cristo EB, Machado IE. Convergence in alcohol abuse in Brazilian capitals between genders, 2006 to 2019: what population surveys show. Rev Bras Epidemiol. 2021;24.

OMS. Global status report on alcohol and health 2018. Geneva: Organização Mundial da Saúde; 2018.

SEÇÃO 2

SAÚDE MENTAL DO ESTILO DE VIDA

CAPÍTULO 2

Saúde mental da mulher e a prática de atividade física

Arthur Hirschfeld Danila
Bruno P. C. Smirmaul
João Paulo Santanna Pinto

PONTOS-CHAVE

- A saúde mental é uma questão crítica para as mulheres em todo o mundo, pois elas enfrentam riscos e desafios únicos em relação à sua saúde mental e são mais propensas que os homens a tentar suicídio, sofrer de algum transtorno e ser hospitalizadas por problemas de saúde mental.
- Um crescente e robusto corpo de pesquisa sugere que a atividade física é uma intervenção eficaz para melhorar a saúde mental das mulheres, sendo considerada uma intervenção "transdiagnóstica".
- A inatividade física é muito prevalente na população brasileira e maior entre as mulheres.
- A atividade física é definida como qualquer movimento corporal que requer gasto energético acima dos níveis de repouso e o exercício é conceituado como uma atividade física estruturada que visa manter ou melhorar a aptidão física.
- A inatividade física é um nível de atividade física insuficiente para atingir as atuais recomendações (150 minutos por semana).
- Comportamento sedentário é qualquer comportamento em estado de vigília que seja sentado, reclinado ou deitado, caracterizado por um gasto energético muito baixo (≤ 1,5 equivalentes metabólicos – MET).
- As mais recentes diretrizes da Organização Mundial da Saúde sobre atividade física e comportamento sedentário destacam que a atividade física pode reduzir os sintomas de depressão e ansiedade, além de melhorar o pensamento, a aprendizagem e o bem-estar geral.
- A atividade física tem uma relação bidirecional com o transtorno depressivo maior (TDM); pessoas com TDM têm níveis reduzidos de atividade física e indivíduos inativos são mais propensos a ficar deprimidos.
- O exercício aeróbico demonstrou ser tão eficaz quanto a medicação antidepressiva (p. ex., a sertralina) na redução dos sintomas depressivos em adultos.
- Vários tipos de exercícios melhoram os sintomas depressivos (exercícios aeróbicos e treinamento de resistência, como a musculação).

- As associações observadas entre a atividade física e a redução do risco de depressão podem ser explicadas por mais de um mecanismo, como regulação de neurotransmissores e hormônios relacionados ao estresse, inflamação crônica, estresse oxidativo e saúde intestinal.
- Explicações psicossociais e comportamentais também são sugeridas, como autopercepção física melhorada e imagem corporal, mais interações sociais e desenvolvimento pessoal de estratégias de enfrentamento.
- O exercício físico possui efeitos ansiolíticos em pessoas com e sem transtornos de ansiedade.
- As mulheres apresentam risco aumentado de início ou reaparecimento de doenças mentais no período da gestação ou pós-parto.
- Existe considerável prevalência de depressão e estresse no período pós-parto.
- A atividade física durante a gestação, parto e puerpério apresenta benefícios significativos para a saúde mental e física das mulheres. Entre eles, destacam-se a redução dos sintomas de depressão pós-parto, a melhoria da qualidade de vida e a diminuição da fadiga em mães jovens.
- Apesar de a atividade física ser uma boa opção de intervenção, com efeito comprovado na melhora da saúde mental, ela costuma ser pouco indicada por profissionais que trabalham na reabilitação psicossocial.
- O exercício aeróbico é o tipo mais estudado na área, porém outras modalidades, como o treinamento resistido (treinamento com pesos), o treinamento intervalado de alta intensidade e modalidades de exercício chamadas "corpo-mente" (ioga, *tai chi chuan*, *qigong* etc.) também apresentam evidência de bom efeito no tratamento de transtornos de saúde mental.
- Visto que diversos tipos de atividade física apresentam efeito positivo na saúde mental (sem um tipo específico que demonstre efeitos superiores), devem-se priorizar atividades nas quais a pessoa se sinta engajada em realizar, respeitando-se autonomia, competência e relações sociais positivas, que também demonstram ter efeito protetor na saúde mental.
- É importante identificar o estágio de prontidão da mudança com base no modelo transteórico da mudança e adaptar a abordagem de acordo com o estágio de cada paciente.
- Na prática clínica, devem-se usar ferramentas de avaliação de atividade física como o "sinal vital da atividade física", proposto pela iniciativa Exercise is Medicine.
- Equipamentos como *smartwatches* também auxiliam na mensuração e apoio à promoção de atividade física, mas não devem ser vistos como estratégia única.

INTRODUÇÃO

De acordo com a Organização Mundial da Saúde (OMS), a saúde mental é um direito humano básico e pode ser definido como um "estado de bem-estar mental que nos permite lidar com o estresse da vida, colocar em prática nossas habilidades, aprender bem e trabalhar bem, e contribuir para a nossa comunidade. É um componente integral da saúde e do bem-estar que sustenta nossas habilidades individuais e coletivas para tomar decisões, construir relacionamentos e moldar o mundo em que vivemos".[1]

Os determinantes de nossa saúde mental são múltiplos e complexos, compreendendo fatores individuais, sociais e estruturais que podem nos impactar ao longo de nossas vidas. Diversos fatores fisiológicos e psicológicos podem nos tornar mais – ou menos – vulneráveis a problemas de saúde mental, como nossas habilidades emocionais, fatores genéticos e uso de substâncias tóxicas, além de fatores do nosso estilo de vida, como a prática de atividades físicas.[1]

A saúde mental é uma questão crítica para as mulheres em todo o mundo. As mulheres enfrentam riscos e desafios únicos em relação à sua saúde mental por uma variedade de fatores, como discriminação baseada em gênero, sobrejornada com a maternidade e acesso desigual aos cuidados de saúde. Além disso, na maioria dos países do mundo, incluindo o Brasil, as mulheres possuem maiores níveis de inatividade física que os homens. Assim, é essencial compreender as particularidades da saúde mental da mulher para desenvolver estratégias adequadas de prevenção e intervenção.

A saúde mental é uma preocupação crescente para as mulheres hoje, com uma em cada cinco mulheres (19%) experimentando um transtorno mental comum durante a vida, em comparação com um em cada oito homens (12%).[2] Depressão, ansiedade e transtorno de estresse pós-traumático (TEPT) são apenas alguns dos problemas de saúde mental com os quais muitas mulheres lutam, com taxas substancialmente maiores que as dos homens. A depressão, por exemplo, é diagnosticada duas vezes mais em mulheres (20-25%) que em homens (7-12%),[3] assim como os transtornos de ansiedade, totalizando prevalência mundial de 33,7%, com impacto duplamente maior em mulheres quando comparadas aos homens.[4]

De acordo com o relatório Physical Activity Profile 2022 da OMS, a inatividade física é altamente prevalente em adolescentes brasileiros com idade entre 11 e 17 anos, com 78% dos adolescentes do sexo masculino e 89% das adolescentes do sexo feminino dessa faixa etária sendo fisicamente inativos. Adicionalmente, a inatividade física também acomete grande parte da população adulta brasileira, com 40% dos homens e 53% das mulheres entre 18 e 69 anos sendo fisicamente inativos. Já entre a população idosa brasileira, a inatividade física acomete 56% dos homens e 69% das mulheres. Esses dados alarmantes reforçam a necessidade de ações de prevenção e promoção da atividade física, especialmente entre as mulheres, para a melhoria da saúde física e mental da população brasileira.[5]

Um crescente e robusto corpo de pesquisa sugere que a atividade física pode ser uma intervenção eficaz para melhorar a saúde mental das mulheres.[6] Este capítulo explorará as evidências científicas da atividade física como meio de melhorar a saúde mental das mulheres, bem como as implicações, ferramentas, estratégias e recomendações para a prática clínica.

ESTADO DA SAÚDE MENTAL DA MULHER

Há uma série de fatores específicos de gênero que influenciam a saúde mental das mulheres. Tanto em países de renda alta quanto em países de renda baixa e média, as mulheres são mais propensas que os homens, nos últimos 12 meses, a sofrer de algum transtorno de humor (7,3 *vs.* 4,0%) e ansiedade (8,7 *vs.* 4,3%), enquanto os homens são mais propensos a ter um transtorno por uso de álcool ou outras substâncias (2,0 *vs.* 7,5%).[7] Elas também são mais propensas a tentar suicídio e serem hospitalizadas por problemas de saúde mental.[8] Além disso, as mulheres são mais propensas a ter problemas de saúde mental de longo prazo, como depressão crônica, transtorno bipolar do tipo II, depressão bipolar e mania mista, e correm maior risco de comorbidades clínicas e psiquiátricas, como doenças da tireoide, obesidade induzida por medicamentos e enxaquecas.[9]

Além disso, fatores biológicos e psicossociais, como hormônios reprodutivos, eventos estressores da vida e papéis de gênero, podem influenciar a ocorrência desses transtornos nas mulheres.[10] Estes incluem discriminação com base no gênero, exclusão social e acesso desigual aos cuidados de saúde. As mulheres são mais propensas que os homens a sofrer discriminação baseada em gênero, o que pode levar a sentimentos de baixa autoestima e depressão. Além disso, são mais propensas a serem socialmente excluídas ou isoladas, o que pode levar a sentimentos de solidão e depressão.

Finalmente, as mulheres geralmente têm menos acesso aos cuidados de saúde mental que os homens por barreiras culturais e financeiras. Em relação ao tratamento, a literatura aponta que as mulheres tendem a buscar ajuda profissional com mais frequência[11] – exceto durante a gestação e o puerpério[12] –, porém podem enfrentar mais barreiras para o acesso a tratamentos especializados.[13]

A prevenção e a promoção da saúde mental das mulheres são fundamentais para a redução da incidência e da gravidade dos transtornos mentais. Dentre as estratégias preventivas, destacam-se a identificação e o manejo precoce dos fatores de risco para transtornos mentais, a promoção de hábitos de vida saudáveis, como a prática regular de atividade física e a alimentação equilibrada, e a promoção de uma cultura de valorização da saúde mental. Ações específicas voltadas para as mulheres, como o cuidado com a saúde reprodutiva e a promoção da igualdade de gênero, também são importantes para a prevenção e a promoção da saúde mental.[14]

ATIVIDADE FÍSICA: CONCEITOS E MENSAGENS IMPORTANTES

Atividade física e exercício físico, inatividade física e sedentarismo: seriam esses termos sinônimos ou fenômenos diferentes com suas particularidades específicas? À primeira vista, o conhecimento dos conceitos relacionados à atividade física pode parecer um puro exercício de semântica, algo superficial e sem muita importância. Porém, em uma análise mais profunda, o entendimento desses conceitos tem estreita relação com a compreensão das diversas facetas do fenômeno "atividade física" e seus impactos na saúde, cujos determinantes multifatoriais se encontram descritos na Figura 1. Ainda mais importante, essa diferenciação conceitual tem relação direta com a prática clínica, influenciando quais componentes da atividade física o profissional de saúde vai avaliar, e quais estratégias e intervenções de prevenção e cuidado vai utilizar.

Por exemplo, enquanto a atividade física é definida como qualquer movimento corporal que requer gasto energético, e o exercício é definido como atividade física estruturada que visa manter ou melhorar a aptidão física.[16] Na Tabela 1 encontram-se os principais conceitos, de acordo com as diretrizes da OMS.

É muito comum o entendimento sobre o tema (até mesmo entre profissionais da saúde) limitado ao conceito de "exercício físico". Porém, como se pode interpretar dos conceitos da Tabela 1, o exercício físico é apenas uma parte do fenômeno completo. Vale ressaltar que, para uma pessoa que pratica 30 minutos de exercícios físicos todos os dias (e considerando uma média de 16 horas por dia que estamos acordados), o "exercício físico" representa apenas pouco mais de 3% do dia todo. Como seriam os padrões de atividade

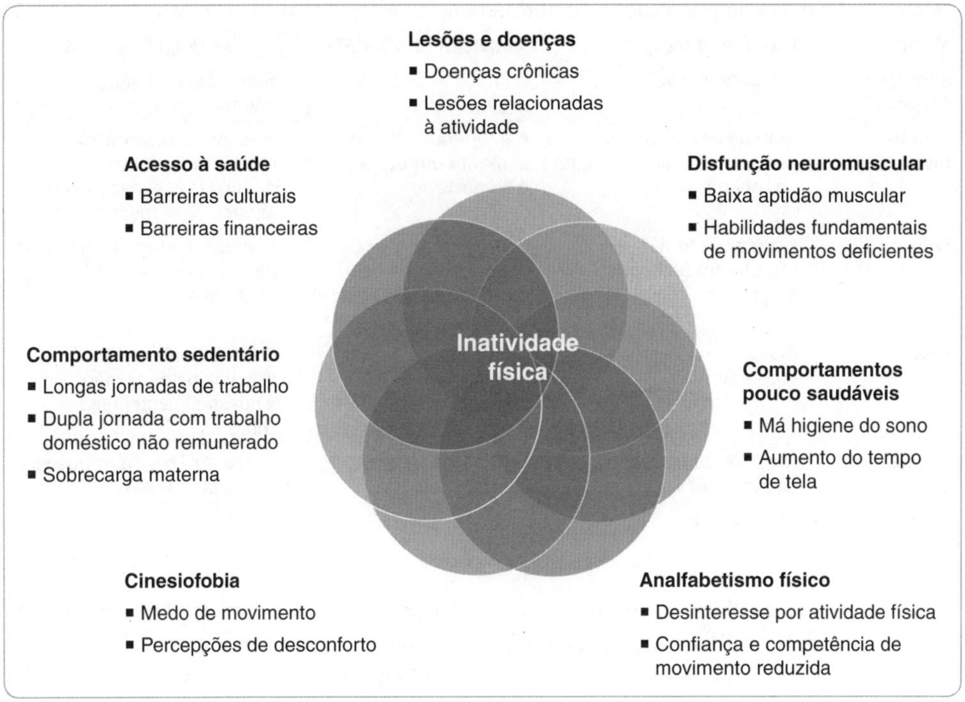
Lesões e doenças
Doenças crônicas
Lesões relacionadas à atividade
Acesso à saúde
Barreiras culturais
Barreiras financeiras
Disfunção neuromuscular
Baixa aptidão muscular
Habilidades fundamentais de movimentos deficientes
Inatividade física
Comportamento sedentário
Longas jornadas de trabalho
Dupla jornada com trabalho doméstico não remunerado
Sobrecarga materna
Comportamentos pouco saudáveis
Má higiene do sono
Aumento do tempo de tela
Cinesiofobia
Medo de movimento
Percepções de desconforto
Analfabetismo físico
Desinteresse por atividade física
Confiança e competência de movimento reduzida

FIGURA 1. Modelo multifatorial da inatividade física.
Fonte: adaptada de Faigenbaum et al., 2020.[15]

TABELA 1 Conceitos envolvendo movimento e inatividade corporal, segundo diretrizes da OMS

Atividade física	Qualquer movimento corporal produzido pelos músculos esqueléticos que requer gasto energético.
Exercício físico	Uma subcategoria da atividade física que é planejada, estruturada, repetitiva e com o propósito de manter ou melhorar a aptidão física, o desempenho físico ou a saúde.
Inatividade física	Um nível de atividade física insuficiente para atingir as atuais recomendações de atividade física.
Comportamento sedentário	Qualquer comportamento em estado de vigília que seja sentado, reclinado ou deitado, caracterizado por um gasto energético muito baixo (≤ 1,5 equivalentes metabólicos – MET).

Fonte: adaptada de WHO, 2020.[17]

física (movimento) e comportamento sedentário nos outros 97% do dia dessa pessoa? O entendimento do significado dos conceitos e fenômenos nos permite entender e avaliar os níveis de atividade física e comportamento sedentário dos indivíduos por completo, permitindo intervenções mais efetivas.

É importante também saber classificar a atividade física de acordo com sua intensidade. Para isso, podem-se usar alguns parâmetros mostrados na Tabela 2.

Ainda de acordo com as mesmas diretrizes da OMS[17] e utilizando-se diretamente as aplicações práticas dos conceitos de "atividade física × exercício" e "inatividade física × comportamento sedentário", já estudados, há seis mensagens importantes que devemos sempre ter em mente sobre a relação e os benefícios da atividade física

TABELA 2 Medidas de intensidade de atividade física e repercussões clínicas

Medida	Leve (até 3 MET)	Moderada (3,1-6 MET)	Intensa (> 6 MET)
Sensação subjetiva	Atividade é leve	Começa a perceber algum esforço	Sensação de esforço intenso
Padrão respiratório	Quase sem mudança no padrão, praticamente igual ao repouso	A frequência respiratória aumenta um pouco, mas é confortável	Frequência respiratória rápida, respirações profundas e sensação de esforço para respirar
Suor	Praticamente não sua (exceto em ambiente úmido)	Começa a suar após alguns minutos de atividade física. Pouco suor	Começa a suar logo no início da atividade física e há muito suor
Fala	Consegue conversar sem problemas	Consegue conversar, mas não consegue cantar	Consegue falar apenas algumas palavras, não é possível manter uma conversa
Frequência cardíaca	Até 60% da frequência cardíaca máxima	60-75% da frequência cardíaca máxima	Acima de 75% da frequência cardíaca máxima

Fonte: adaptada de WHO, 2020.[17]

para a saúde. Além disso, é um ótimo "resumo" a ser compartilhado com pacientes, clientes, alunos, familiares etc.:

1. A atividade física é boa para o coração, o corpo e a mente.
2. Qualquer quantidade de atividade física é melhor do que nenhuma, e quanto mais, melhor.
3. Toda atividade física conta.
4. O fortalecimento muscular beneficia a todos.
5. Muito comportamento sedentário pode ser prejudicial à saúde.
6. Todos podem se beneficiar com o aumento da atividade física e a redução do comportamento sedentário.

EVIDÊNCIAS PARA ATIVIDADE FÍSICA E SAÚDE MENTAL

As mais recentes diretrizes da OMS sobre atividade física e comportamento sedentário já trazem que a atividade física é boa não somente para o corpo (incluindo o coração e diversos outros órgãos e sistemas corporais), mas também para a mente. As diretrizes destacam que a atividade física também pode "reduzir os sintomas de depressão e ansiedade, e melhorar o pensamento, a aprendizagem e o bem-estar geral".[17] A atividade física é, na verdade, considerada uma intervenção de saúde mental "transdiagnóstica"[18] e epigenética.[19]

Do ponto de vista genético, um maior nível de atividade física está associado a menor risco de depressão para todos os níveis, incluindo entre os indivíduos com maior risco genético.[20] Investigando a conexão entre atividade física, saúde mental e a arquitetura neural e genética compartilhada, descobriu-se que estão associadas à conectividade de redes neurais específicas e apresentam correlação genética positiva, sugerindo que são geneticamente relacionadas.[21] É possível afirmar, portanto, que a atividade física é benéfica para a saúde mental de toda a população, independentemente da variabilidade genética.

Do ponto de vista ambiental, apesar de comumente associarmos os benefícios do movimento para a saúde de uma forma geral, pesquisadores da área categorizam e

TABELA 3 Efeitos da atividade física na saúde mental

Efeitos da atividade física na saúde mental	Tamanho do efeito/magnitude	Estudo(s) de suporte
Redução do risco de desenvolver depressão e recuperação de sintomas depressivos	Moderado a alto	Schuch et al., 2016[24] Schuch et al., 2018[25] Dishman et al., 2021[26] Pearce et al., 2022[27] Heissel et al., 2022[28] Blumenthal et al., 2023[18]
Melhora dos sintomas de ansiedade e estresse	Moderado	Jayakody et al., 2014[29] Stubbs et al., 2017[30] Shimura et al., 2023[31]
Aumento da sensação de bem-estar e humor	Pequeno a moderado	Reed e Ones, 2006[32] Mahindru et al., 2023[33] Ligeza et al., 2023[34]
Melhora da cognição e função cognitiva	Pequeno a moderado	Smith et al., 2010[35] Quigley et al., 2020[36] Wang et al., 2022[37]
Redução do risco de declínio cognitivo	Moderado a grande	Blondell et al., 2014[38] Cheval et al., 2023[39]
Melhora da qualidade do sono	Moderado	Kredlow et al., 2015[40] Huang et al., 2023[41]

distinguem a atividade física em seus quatro domínios: no lazer, no transporte, no trabalho e em casa (doméstico). Especificamente em relação a seus efeitos para a saúde mental, hoje já sabemos que os maiores benefícios estão associados à prática de atividades físicas no lazer, com possíveis benefícios também no domínio do transporte.[22,23] Porém, a atividade física nos momentos de trabalho e doméstico parecem não oferecer benefícios e, em alguns casos, podem causar até prejuízos, principalmente se realizada de forma exaustiva e repetitiva.

Um aprendizado que se pode tirar analisando os efeitos da atividade física realizados em diferentes domínios para a saúde mental é que o contexto importa. A Tabela 3 resume os principais benefícios da atividade física no que se refere à saúde mental.

ATIVIDADE FÍSICA E DEPRESSÃO

A atividade física tem uma relação bidirecional com o transtorno depressivo maior (TDM).[42-45] Evidência meta-analítica demonstra que, em comparação com a população em geral, as pessoas com TDM têm níveis reduzidos de atividade física e são menos propensas a atingir as recomendações de saúde pública de 150 minutos de atividade física moderada ou 75 minutos de treinamento intenso por semana.[46]

Da mesma forma, indivíduos inativos estão mais propensos a ficar deprimidos.[43,44] Embora o TDM provavelmente esteja associado à redução da atividade física, há um crescente corpo de evidências que apoia o exercício e a atividade física como uma intervenção para reduzir os sintomas depressivos e prevenir o desenvolvimento do TDM ou o agravamento da sintomatologia depressiva.[42,45] Um estudo recente de randomização mendeliana (evidência genética) em grande escala descobriu que níveis mais altos de atividade baseada em acelerômetro eram causalmente protetores contra TDM.[47] Além disso, a pesquisa de randomização mendeliana demonstrou que as pessoas mais ativas e geneticamente predispostas ao TDM são menos propensas a desenvolver TDM que pessoas de igual risco genético para TDM e baixos níveis de atividade física.[20] Os mecanismos subjacentes ao potencial efeito antidepressivo do exercício são complexos e não totalmente compreendidos. Os efeitos benéficos podem incluir uma combinação de mecanismos neurobiológicos (p. ex., estimulação do fator neurotrófico derivado do cérebro - *brain-derived neurotrophic fator* - BDNF,[48] inflamação reduzida, estimulação do córtex pré-frontal e hipocampo,[49] incluindo alterações volumétricas) e fatores psicossociais (p. ex., aumento da autoeficácia, apoio social e melhora da autoestima).[50]

Em uma série de ensaios controlados randomizados, o exercício aeróbico demonstrou ser tão eficaz quanto a medicação antidepressiva (p. ex., inibidores seletivos da recaptação da serotonina - ISRS - como a sertralina) na redução dos sintomas depressivos em adultos com TDM[42,51] e em indivíduos com doença coronariana e TDM ou sintomas depressivos elevados.[52] No entanto, a presença de depressão e ansiedade comórbida pode atenuar os efeitos benéficos do exercício sobre os sintomas depressivos.[53,54]

Os estudos geralmente têm sido bem-sucedidos no recrutamento de pessoas com TDM para estudos randomizados controlados com taxas de abandono, em alguns casos, inferiores a 20%.[55-57] Isto é comparável às taxas de abandono encontradas em ensaios de exercícios em indivíduos não deprimidos e naqueles que receberam medicamentos antidepressivos[55-57] e menor em comparação aos controles de cuidados habituais.[56-58] Pode-se levantar a questão sobre eventos adversos relacionados com atividade física, porém a taxa de eventos adversos parece ser baixa e não pior que medicamentos antidepressivos ou condições de controle.[58] Além disso, metanálises de ensaios clínicos controlados descobriram que vários modos de exercício melhoram os sintomas depressivos em pessoas com TDM, incluindo exercícios aeróbicos (p. ex., corrida, remo)[24] e treinamento de resistência (p. ex., levantamento de peso),[59] bem como uma base de evidências menor que apoia ioga[60] e Pilates[61] (para definições formais de diferentes modalidades de exercícios, consultar Howley[62]). Metanálises de estudos controlados randomizados também demonstraram que o exercício pode ter melhorias significativas em outras funções psicológicas e comportamentais, incluindo autoestima, vários aspectos da qualidade de vida e sono.[43,63]

Grandes estudos de revisão concluíram que a atividade física pode prevenir a depressão futura. Duas metanálises, uma de 49 estudos prospectivos,[25] incluindo mais de 260 mil participantes, e outra de 111 coortes prospectivas,[26] demonstraram que maior nível de atividade física está associado com menor risco (17[25] a 21%[26]) de desenvolver depressão.

Em relação à curva dose-resposta usando estimativas de exposição harmonizadas, uma revisão e metanálise envolvendo 191.130 participantes, dos quais 64% eram mulheres, encontrou dados que apoiam a atividade física como fator protetor para o risco de desenvolvimento de depressão. De acordo com a recomendação da OMS, aqueles que realizaram metade da quantidade de atividade física recomendada (4,4 mMET-h/semana) tiveram um risco 18% menor (IC 95%: 13-23%) de desenvolver depressão em comparação aos sedentários. Por sua vez, os indivíduos que praticaram a quantidade completa recomendada pela OMS (8,8 mMET-h/semana) tiveram uma redução de 25% (IC 95%: 18-32%) no risco de desenvolver depressão. O estudo também indicou que a relação entre atividade física e saúde mental apresenta ganhos proporcionalmente menores para doses maiores de atividade física, gerando incertezas observadas para práticas além da dose de atividade física recomendada pela OMS.[27] A curva de dose-resposta entre atividade física e depressão é representada na Figura 2.

De acordo com os resultados obtidos, a proporção de depressão incidente que poderia ter sido evitada caso todos os adultos tivessem alcançado a recomendação mínima de atividade física semanal preconizada pela OMS, correspondente a 8,8 mMET horas por semana, é de 11,5% (IC 95%: 7,7-15,4%).[27]

Os impactos potenciais foram cerca de duas vezes maiores para sintomas depressivos elevados que para o TDM em níveis de atividade física de 8,8 e 17,5 mMET-h/semana, e aproximadamente três vezes maiores em um nível de atividade física de 4,4 mMET-h/semana, demonstrando seu potencial na prevenção da caracterização diagnóstica formal de depressão.[27]

As associações observadas entre a atividade física e a redução do risco de depressão podem ser explicadas por mais de um mecanismo. Tais mecanismos incluem respostas neuroendócrinas e inflamatórias agudas à atividade física, como ativação do sistema endocanabinoide[64] e adaptações de longo prazo, incluindo alterações na arquitetura neural do cérebro.[50] Explicações psicossociais e comportamentais também foram sugeridas, como autopercepção física melhorada e imagem corporal, mais interações sociais e o desenvolvimento pessoal de estratégias de enfrentamento.[50] O papel do ambiente como potencial moderador da associação entre atividade física e depressão também deve ser considerado.[65-69]

Ademais, um dos pontos importantes no que se refere ao exercício físico é a contribuição na melhoria do aspecto cognitivo, com metanálise demonstrando ganho modesto em algumas funções cognitivas, a saber: atenção; velocidade de processamento; função executiva e memória (com efeitos específicos em memórias de trabalho menos consistentes).[35] No que se refere à população idosa, estudos apontam que os exercícios físicos promovem melhoria cognitiva em

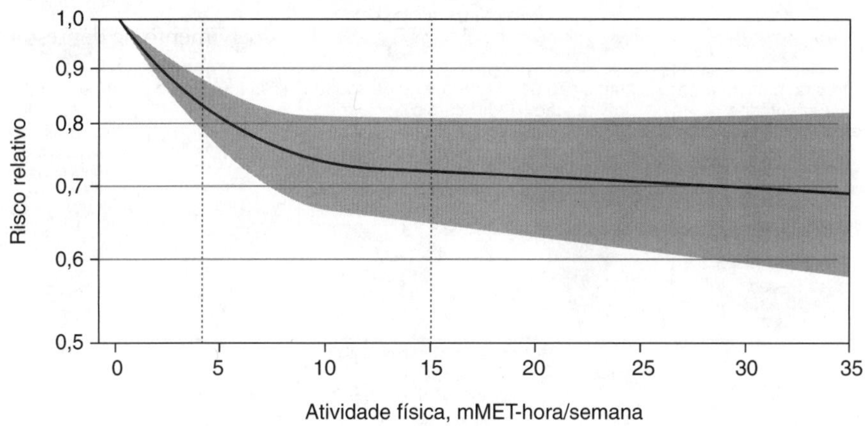

FIGURA 2 Dose-resposta entre atividade física e depressão. A linha escura representa a curva de dose-resposta metanalítica. A área sombreada exibe o IC 95%. As linhas pontilhadas verticais indicam os percentis 37,5 e 75 de pessoas-ano. I2: 73,7%; $p < 0,001$.

Fonte: Pearce et al., 2022.[27]

indivíduos saudáveis, havendo predominância de mulheres nos estudos e evidência de ganhos cognitivos superiores nas mulheres em relação aos homens.[36] Também há evidência de metanálises demonstrando que mulheres têm benefícios superiores no que concerne ao aumento do BDNF, quando comparadas aos homens.[37] Os mecanismos neurobiológicos referentes aos ganhos cognitivos são resumidos na Figura 3.

ATIVIDADE FÍSICA E ANSIEDADE

Inúmeros ensaios clínicos randomizados têm demonstrado que o exercício físico – a forma estruturada e planejada de atividade física – possui efeitos ansiolíticos em pessoas com e sem transtornos de ansiedade. Revisões sistemáticas também demonstraram que uma única sessão de exercício pode ajudar a aliviar sintomas em pessoas com transtornos de ansiedade e sugeriram que níveis mais elevados de atividade física estão relacionados a um risco reduzido de futuros transtornos de ansiedade.[70]

Embora diversos estudos transversais indiquem que pessoas com transtornos de ansiedade ou níveis mais elevados de sintomas de ansiedade são mais propensas a se envolver em níveis mais baixos de atividade física (22,9 *vs.* 16,6%) e a passar mais tempo em atividades sedentárias em comparação com pessoas sem ansiedade, a atividade física nem sempre está inversamente associada aos sintomas de ansiedade.[70]

Em uma metanálise de 14 coortes de 13 estudos prospectivos únicos com mais de 75 mil participantes seguidos por 357.424 pessoas-ano, encontrou-se que pessoas com níveis mais elevados de atividade física autorreferida têm um risco 26% menor de desenvolver ansiedade quando comparadas com pessoas com níveis mais baixos de atividade física autorreferida. Esse efeito

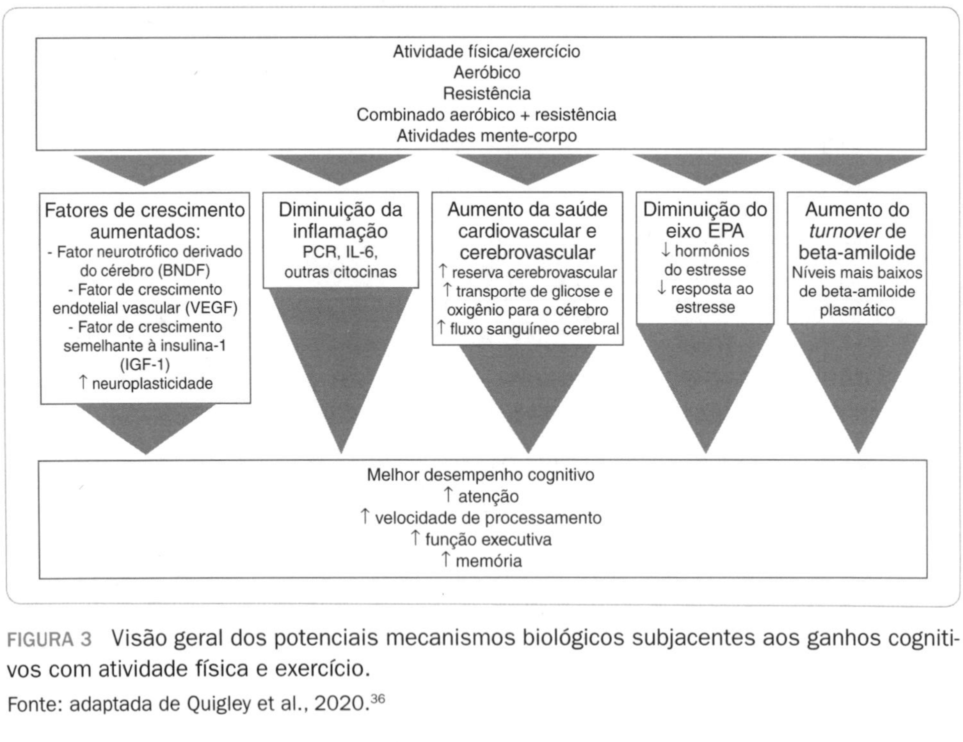

FIGURA 3 Visão geral dos potenciais mecanismos biológicos subjacentes aos ganhos cognitivos com atividade física e exercício.

Fonte: adaptada de Quigley et al., 2020.[36]

protetor da atividade física autorreferida foi evidente, independentemente de como a atividade física autorreferida foi capturada e após o ajuste para viés de publicação, além de outros fatores de confusão.

Outra metanálise realizada para esclarecer o efeito do exercício programado sobre sintomas de ansiedade leves a moderados em 1.463 mulheres de meia-idade e idosas encontrou intervenções de exercício de médio prazo (de 12 semanas a 4 meses) associadas a uma redução moderada a grande dos sintomas de ansiedade (diferença média padronizada: –0,42), em comparação aos controles.[71]

Por fim, uma revisão sistemática objetivou avaliar intervenções de exercício físico para transtornos de ansiedade na meia-idade e na terceira idade. Nessa pesquisa foram identificados quatro ensaios clínicos randomizados que empregaram exercícios aeróbicos ou treinamento de resistência em adultos com 40 anos ou mais, diagnosticados com transtornos de ansiedade, em ambientes residenciais ou de saúde. Três desses ensaios evidenciaram maiores reduções da ansiedade no grupo de intervenção quando comparado ao grupo controle. Conclui-se que existem evidências limitadas, mas sugestivas, de que as intervenções de exercício podem ser eficazes, viáveis e seguras como intervenções não farmacológicas para transtornos de ansiedade na meia-idade e na terceira idade.[72]

ATIVIDADE FÍSICA E ESTRESSE

Estudos prospectivos frequentemente indicam que o estresse tem um efeito negativo sobre a atividade física, conforme evidências de marcadores objetivos de estresse. Uma revisão de 168 estudos sobre a influência do estresse na atividade física e exercício revelou que o estresse psicológico pode predizer 76,4% menor atividade física e/ou exercício, aumentando o risco de comportamento sedentário, por meio da inibição comportamental. Por outro lado, em 18,2% dos estudos prospectivos, observou-se uma relação inversa mediada pela ativação comportamental, demonstrando evidências de que a atividade física foi impactada positivamente pelo estresse, já que alguns indivíduos utilizam o exercício como forma de lidar com ele. Alguns fatores podem modular essa relação, como os estágios de mudança para o exercício. Indivíduos habitualmente ativos se exercitam mais quando enfrentam o estresse, enquanto aqueles em estágios iniciais se exercitam menos.[73]

Um estudo de intervenção aeróbica randomizada controlada, realizada em mulheres de 18 a 30 anos, mostrou que níveis mais altos de estresse percebido e sintomas depressivos correlacionaram-se com mais eventos de vida e que a participação em atividade física estruturada pode ajudar a reduzir os sintomas depressivos em relação aos eventos de vida, mas não em relação ao estresse percebido.[74]

Uma metanálise de ensaios randomizados para avaliar o efeito do exercício programado na percepção do estresse em mulheres de meia-idade e idosas não encontrou efeito significativo nos escores de estresse percebido.[75]

ATIVIDADE FÍSICA E SAÚDE MENTAL NA GESTAÇÃO

Existe um considerável conjunto de evidências científicas que apontam benefícios da atividade física na gestação, como redução no risco de hipertensão e pré-eclâmpsia, diabetes gestacional, ganho de peso excessivo e dor lombar.[76] Neste capítulo, o foco será na relação entre atividade física e saúde mental.

As mulheres apresentam risco aumentado de início ou reaparecimento de transtornos mentais no período da gestação ou pós-parto por motivos relacionados a esse período, como estresse elevado, falta de suporte social e redução da resiliência. As principais condições incidentes são depressão e ansiedade, de modo que aproximadamente 12 a 22% das mulheres grávidas apresentam depressão e 15 a 33%, ansiedade durante a gestação e o puerpério.[77]

A atividade física durante a gravidez pode beneficiar a saúde mental das mulheres gestantes. Entre os mecanismos psicossociais que medeiam a relação positiva entre a atividade física e a redução dos sintomas psíquicos durante a gestação, destaca-se o aumento da autoestima e da autoeficácia. Já em relação aos mecanismos biológicos, a atividade física influencia uma série de processos que estão implicados na fisiopatologia dos transtornos mentais comuns, incluindo a regulação de neurotransmissores e hormônios relacionados ao estresse, a inflamação crônica, o estresse oxidativo e a saúde intestinal. A prática de atividade física pode promover neuroplasticidade, com aumento da liberação de BDNF, e bem-estar, com o aumento de neurotransmissores como dopamina e serotonina, bem como diminuir a liberação do hormônio cortisol relacionado ao estresse e atuar contra a inflamação crônica de baixo grau e o estresse oxidativo. Além disso, o exercício é capaz de melhorar a diversidade de microflora intestinal e o desenvolvimento de bactérias comensais, o que pode contribuir para a melhoria da saúde mental da mãe. Os mecanismos potenciais para o impacto da atividade física na saúde mental na gestação se encontram na Figura 4.

Antes de apresentar os resultados conhecidos da atividade física na saúde mental, é prudente listar as contraindicações para atividade física relacionadas com a

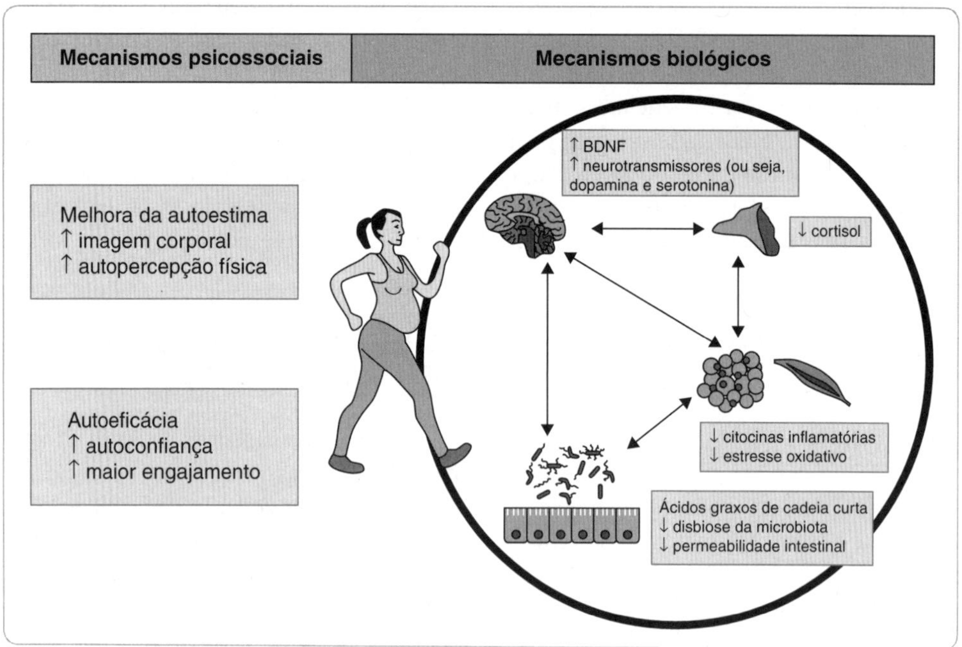

FIGURA 4 Mecanismos potenciais para o impacto da atividade física na saúde mental na gestação.

Fonte: adaptada de Cai et al., 2022.[78]

gestação, listadas na Tabela 4. Existem contraindicações absolutas, quando não se deve realizar atividade física. Existem também as contraindicações relativas, as quais são casos em que se deve discutir individualmente com o profissional de saúde.

Alguns estudos apontam que altos níveis de atividade física estão relacionados com redução do risco de depressão, ansiedade e estresse, além de melhora do humor e maior média de emoções positivas durante a gestação. O nível de evidência da relação da atividade física com estresse, humor e emoções positivas ainda é baixo, pois existem poucos estudos que investigaram essa associação. Uma metanálise examinou a influência da atividade física antes e durante a gravidez nos resultados de saúde mental materna de 132.399 participantes e revelou que altos níveis de atividade física durante a gravidez, em comparação com baixos níveis, estão associados a uma redução nas chances de desenvolver depressão e ansiedade pré-natais de 32 e 33%, respectivamente. Altos níveis de atividade física estiveram associados a uma redução na gravidade dos sintomas de depressão (diferença média padronizada: −0,37), ansiedade pré-natal (diferença média padronizada: −0,45) e estresse pré-natal (diferença média padronizada: −0,33), além de uma melhora na qualidade de vida (diferença média padronizada: 0,38). Não foi encontrada relação entre níveis de atividade física antes da concepção e depressão na gestação. Com relação à depressão pós-parto, os estudos não demonstraram relação entre níveis de atividade física e seu surgimento ou intensidade dos sintomas.[78]

Em um estudo com 114 mulheres, verificou-se uma associação significativa entre a frequência de exercícios e níveis mais baixos de estresse. Apesar de muitas mulheres reconhecerem a importância do controle do estresse e dos benefícios do exercício, essa estratégia de enfrentamento foi menos utilizada por diversas barreiras, como a sensação de cansaço, que impediu a prática de exercícios.[79]

Lamentavelmente, mesmo diante de diversas recomendações e diretrizes favoráveis à prática de atividade física durante a gestação, menos de 15% das gestantes são fisicamente ativas por, no mínimo, 150 minutos semanais.[77]

TABELA 4 Contraindicações absolutas e relativas de prática de atividade física na gestação

Contraindicações absolutas	
Ruptura de membranas	Pré-eclâmpsia
Trabalho de parto prematuro	Doença cardiovascular, respiratória ou sistêmica não controlada
Sangramento vaginal persistente sem causa definida	RCIU
Placenta prévia após 28 semanas de gestação	Gestação múltipla (trigêmeos ou mais)
Incompetência cervical	Diabetes tipo 1, hipertensão e doença da tireoide não controlados
Contraindicações relativas	
Histórico de nascimento prematuro, abortos de repetição ou RCIU	Convulsões não controladas
Gestação gemelar após a 28ª semana	Anemia sintomática
Doença cardiovascular ou respiratória leve ou moderada e hipertensão gestacional	Desnutrição ou transtorno alimentar

RCIU: restrição de crescimento intrauterino.
Fonte: adaptada de Mottola et al., 2018.[77]

ATIVIDADE FÍSICA E SAÚDE MENTAL NO PÓS-PARTO E PUERPÉRIO

No período pós-parto, as mães podem vivenciar muitas mudanças físicas e emocionais. Aproximadamente 13 a 19% das mulheres experimentam depressão pós-parto e a maioria relata pelo menos algum estresse durante essa fase. Intervenções tradicionais, como psicoterapia e medicamentos antidepressivos, muitas vezes não são viáveis ou desejáveis.[80]

A evidência demonstra que a atividade física durante a gravidez pode estar inversamente associada à depressão pós-parto. A evidência de uma metanálise com 93.676 mulheres sobre atividade física durante a gravidez mostrou redução significativa nos escores de depressão pós-parto (diferença média padronizada: −0,22) para mulheres fisicamente ativas durante a gravidez em relação às que não eram ativas. Para estudos de intervenção, observou-se uma relação inversa ainda mais significativa entre qualquer atividade física durante a gravidez e a depressão pós-parto, com efeito ainda maior quando a intensidade foi de moderada a alta (diferença média padronizada: 0,58 e 0,70, respectivamente).[81]

Mulheres com depressão perinatal apresentam baixo nível de atividade física, apesar de seu potencial em reduzir a gravidade dos sintomas. Um estudo analisou as barreiras percebidas para a prática de atividade física em mulheres com depressão perinatal, que incluíram humor ruim, medo de julgamento social e desânimo. Os resultados destacaram a importância de abordar não apenas as barreiras práticas, mas também as emocionais e sociais, na intervenção de atividade física para mulheres com depressão perinatal.[82]

Com base na revisão de literatura, pode-se concluir que a prática de atividade física durante a gestação, parto e puerpério apresenta benefícios significativos para a saúde mental e física das mulheres. Entre eles, destacam-se a redução dos sintomas de depressão pós-parto, a melhoria da qualidade de vida e a diminuição da fadiga em mães jovens. O treinamento físico supervisionado, o exercício em meio aquático e a atividade física realizada em casa são práticas que têm impacto positivo na saúde mental de mulheres no puerpério. Contudo, é importante lembrar que toda atividade física deve ser iniciada após consulta prévia com um especialista e instrução adequada. Assim, é fundamental informar às mães sobre o nível recomendado de atividade física para garantir não só a saúde mental e física da mulher, mas também o desenvolvimento adequado da criança.[83]

ATIVIDADE FÍSICA NA PERIMENOPAUSA

A eficácia da intervenção de exercícios na melhoria da qualidade do sono e dos sintomas de insônia em mulheres na perimenopausa foi comprovada com tamanho de efeito moderado a grande (diferença média padronizada: −0,44) em uma metanálise envolvendo 1.493 participantes submetidas a intervenções de exercício como ioga, caminhada, *qigong fitness* e exercício aeróbico.[84]

IMPLICAÇÕES PARA A PRÁTICA CLÍNICA

A avaliação de 73 profissionais de saúde mental (psiquiatras, clínicos gerais, psicólogos, enfermeiros, assistentes sociais, fisioterapeutas e profissionais de educação física) trabalhando em centros de reabilitação psicossocial na região metropolitana de Porto Alegre demonstrou que mais de 40% "nunca" e 22% "ocasionalmente" prescrevem ou recomendam atividades físicas aos pacientes.

Apenas cerca de 35% "usualmente" ou "sempre" as prescrevem ou recomendam.[85]

As evidências sugerem que a atividade física pode ser uma intervenção eficaz para melhorar a saúde mental feminina. Assim, deve-se considerar a incorporação de atividade física em seus planos de tratamento para mulheres com problemas de saúde mental. A atividade física pode ser adaptada ao nível de funcionamento de um indivíduo e pode ser ajustada conforme necessário.[36,37,76-84]

Apesar de o exercício aeróbico ser o mais estudado na área, nos últimos anos diversas revisões têm fornecido uma base sólida de evidências demonstrando que diversos tipos de exercícios são eficazes e recomendados para a saúde mental, como o treinamento resistido (treinamento com pesos), o treinamento intervalado de alta intensidade e modalidades de exercício chamadas "corpo-mente" (ioga, *tai chi chuan*, *qigong* etc.).[59,60,86-88]

Por exemplo, uma metanálise de 16 ensaios clínicos randomizados envolvendo um total de 922 participantes demonstrou que o treinamento resistido reduziu os níveis de ansiedade de forma significativa, independentemente da duração do programa de treinamento, da duração das sessões, da frequência de treinamento ou da intensidade.[86] Além disso, outra metanálise de 33 ensaios clínicos randomizados envolvendo um total de 1.877 participantes também demonstrou que o treinamento resistido foi eficaz na redução de sintomas depressivos.[59] Outro tipo de exercício ainda menos estudado, mas que já demonstra potencial, é o treinamento intervalado de alta intensidade. Uma revisão sistemática incluindo 12 estudos de intervenção demonstrou que o treinamento intervalado de alta intensidade não só parece ser seguro, mas também resultou em melhoria da aptidão cardiorrespiratória, variáveis antropométricas e variáveis de saúde mental, como sintomas de depressão.[87] Vale ressaltar que cuidados especiais podem ser necessários nesse tipo de exercício em particular, por sua característica de maior intensidade. Por fim, revisões sistemáticas e metanálises também demonstram a efetividade de práticas "corpo-mente", como ioga, atenção plena (*mindfulness*), *tai chi chuan* e *qigong*, para uma variedade de aspectos da saúde mental.[60,88]

Assim, os resultados de dezenas de estudos demonstram que, além das formas tradicionais de exercícios (como a caminhada ou a corrida), devem-se considerar as possibilidades de incorporação de uma variada gama de atividades, conforme sejam mais agradáveis para as mulheres. Exemplos dessas atividades incluem treinamento resistido como musculação ou Pilates, atividades como ioga, exercícios aeróbicos como caminhada, corrida, dança etc. Além disso, devem-se encorajar os pacientes a praticar atividades físicas com outras pessoas, pois o apoio social é benéfico para a saúde mental.[88,89]

A Sports Medicine Australia e a Australian Psychological Society recomendam que, para otimizar os benefícios da atividade física para a saúde mental, devem ser selecionadas atividades guiadas por fatores associados à adesão e ao prazer, facilitadas em sessões organizadas com foco na autonomia, competência e conexão social dos indivíduos, se possível com a participação de outras pessoas e ao ar livre, em ambientes naturais agradáveis sempre que possível e apropriado, durante o tempo livre ou por meio de viagem ativa, priorizando atividades escolhidas pelo próprio paciente.[89] Representados na Figura 5, esses fatores contextuais, como tipo, domínio, ambiente físico e social da atividade física, bem como a forma como é entregue, determinarão os resultados na saúde mental. Os profissionais deverão usar essas recomendações para otimizar os efeitos da atividade física na saúde mental, mais bem detalhados na Tabela 5.

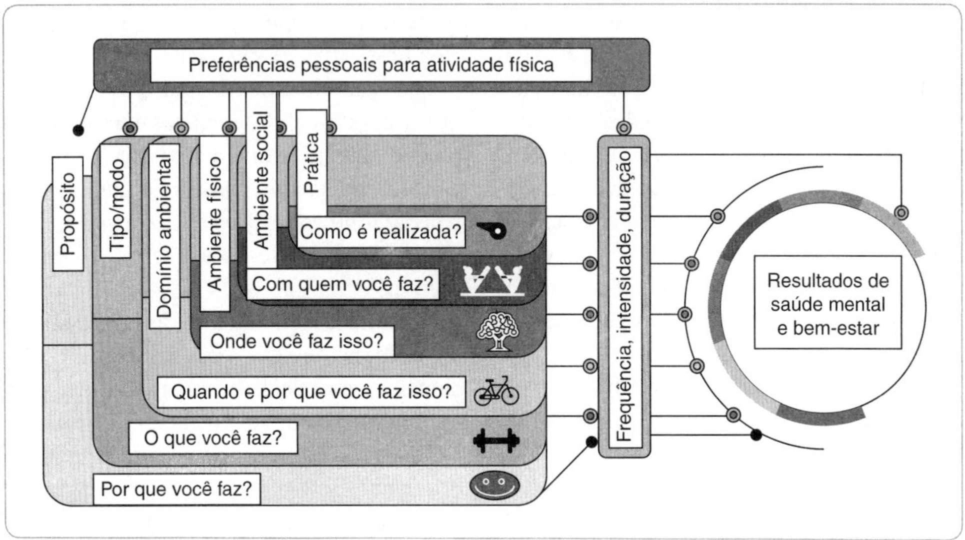

FIGURA 5 Modelo descritivo da influência de fatores contextuais na saúde mental e no bem-estar.
Fonte: adaptada de Vella et al., 2023.[89]

TABELA 5 Recomendações para a otimização dos efeitos da atividade física na saúde mental e no bem-estar

Fator contextual	Recomendação
Tipo	A seleção de atividades é guiada por fatores associados à adesão e ao prazer, em oposição a qualquer tipo específico.
Execução	Os facilitadores (ou seja, professores, treinadores, instrutores, praticantes) ministram sessões de atividade física organizadas usando um estilo de instrução que satisfaça as necessidades psicológicas básicas dos indivíduos. Também é recomendado o uso de sessões de atividade física supervisionadas para populações clínicas, que parecem ser mais benéficas que sessões não supervisionadas.
Ambiente social	Algumas atividades físicas podem ser realizadas com outras pessoas que fornecem apoio, facilitam interações positivas ou fazem as pessoas se sentirem valorizadas, desde que não prejudiquem a preferência de serem ativas sozinhas.
Ambiente físico	Sempre que possível e apropriado, alguma atividade física deve ser realizada ao ar livre em ambientes naturais agradáveis (p. ex., espaços verdes ou azuis).
Domínio	Pelo menos alguma atividade física deve ser realizada durante o tempo de lazer ou por meio de viagens ativas, sempre que possível priorizando as atividades que a pessoa gosta ou pessoalmente escolhe realizar.

Fonte: adaptada de Vella et al., 2023.[89]

FERRAMENTAS PARA PRÁTICA CLÍNICA

Na prática clínica, há diversas ferramentas muito úteis que o profissional de saúde pode utilizar para realizar avaliações, abordagens e estratégias sobre atividade física de forma sistematizada e baseada em evidências. Uma delas é o "sinal vital da atividade física" (*physical activity vital sign*),[90] um instrumento apoiado pela iniciativa Exercise is Medicine e que tem como objetivo quantificar o nível de atividade física do paciente em "minutos por semana", de acordo com as recomendações da OMS. O instrumento é prático, possui validação científica[91] e demora cerca de 1 minuto para ser respondido, sendo as questões que o compõem evidenciadas a seguir:

Sinal vital da atividade física	
1. Em média, quantos dias por semana você pratica atividades físicas moderadas a vigorosas (como uma caminhada rápida)?	___ dias
2. Em média, quantos minutos você pratica atividades físicas nessa intensidade?	___ minutos
Total (1 × 2)	___ minutos por semana

Adicionalmente às duas questões do instrumento "sinal vital da atividade física", há a possibilidade de adicionar uma pergunta referente ao treinamento resistido (fortalecimento muscular), conforme sugerido pela Exercise is Medicine. Assim, de uma só vez pode-se avaliar e ter um bom panorama do perfil de atividades físicas do paciente.

Fortalecimento muscular	
Quantos dias por semana você realiza exercícios de fortalecimento muscular, como exercícios com o peso corporal ou treinamento resistido?	___ dias

Outra ferramenta interessante para assistência é o Questionário de Atividade Física Simples (Simpaq, do inglês *Simple Physical Activity Questionnaire*),[92] que pode ser preenchido em 3 a 7 minutos. O Simpaq contendo cinco itens foi desenvolvido por um grupo de trabalho multidisciplinar e internacional[93] como uma ferramenta clínica para avaliar a atividade física e o comportamento sedentário em pessoas com transtornos mentais, apresentando boa confiabilidade teste-reteste.[94]

ESTRATÉGIAS DE ABORDAGEM

Dada a complexidade do comportamento humano, o que não é diferente para o comportamento em relação à atividade física e ao movimento, sugere-se que teorias embasadas em evidências científicas sejam utilizadas para aumentar as chances de sucesso nas abordagens. Uma dessas possibilidades é a utilização do modelo transteórico da mudança de comportamento, em que os chamados "estágios de mudança" são utilizados. Assim, consegue-se avaliar em qual estágio de mudança o paciente se encontra e utilizar as estratégias e recursos mais adequados àquele determinado momento.

Atualmente, uma forma interessante de usar a tecnologia a nosso favor em termos de atividade física, número de passos dados e comportamento sedentário são os *smartwatches*, que mensuram esses e outros parâmetros de forma automática. Além disso, muitas vezes já fornecem avisos, lembretes e estratégias que podem auxiliar o paciente. Enquanto evidências apontam que o automonitoramento dos níveis de atividade física, número de passos dados e comportamento sedentário podem ser benéficos ao paciente, principalmente no curto prazo, uma estratégia de acompanhamento mais "robusta", realizada por um profissional de saúde, parece ser ainda mais efetiva e sustentável.[91]

Existem diversas possibilidades de estratégias que o profissional de saúde pode utilizar em sua prática clínica. Vale ressaltar que todo encontro com o paciente é uma oportunidade em potencial para abordar o tema da atividade física. Assim, embora o próprio encontro seja um momento para educação e aconselhamento, também é válido possuir uma série de estratégias na "caixa de ferramentas", como a realização de encaminhamentos para locais especializados, como academias, profissionais de Educação Física, *personal trainers*, programas comunitários de exercícios, Programa Academia da Saúde, centros de lazer, programas/centros da terceira idade etc.[95]

Vale ressaltar que as abordagens e estratégias utilizadas para promoção de atividade física tendem a ser mais efetivas, de acordo com as evidências,[91] quando o profissional de saúde realiza o chamado *walk the talk*, ou seja, possui experiência e coloca em prática em sua própria vida os conceitos e aconselhamentos que dá a seus pacientes. "Ingredientes" adicionais que podem tornar as estratégias mais efetivas e com maior aderência são a promoção do "senso de autonomia",[96] com menos aderência às intervenções que sejam muito prescritivas e deixem pouco espaço para a livre escolha do paciente; ademais, promove a adesão definir níveis de responsabilidade (*accountability*) com o próprio profissional de saúde ou com algum amigo/familiar.[96] Por fim, há diversas linhas de evidências apontando que o contato próximo e frequente com a natureza é benéfico para a saúde, em especial a saúde mental. Assim, são muito interessantes as práticas realizadas ao ar livre em praças, parques e praias, combinando as estratégias de atividade física com as de exposição e contato com a natureza.[97]

RECOMENDAÇÕES CLÍNICAS

Ressalta-se que o atual estado de saúde mental da mulher pode ser tanto uma barreira como um facilitador para a prática de atividades físicas. Nesse sentido, é importante notar que os efeitos positivos de um estilo de vida ativo já são aparentes mesmo em volumes de atividade física menores que os 150 minutos por semana recomendados pela OMS. Assim, mesmo em estados de saúde mental subótimos e com maior dificuldade de engajamento em atividades físicas, estratégias de aconselhamento e intervenção podem ser efetivas.[18]

CONCLUSÃO

Conclui-se que a saúde mental da mulher é uma questão crítica e que requer atenção. Diversos fatores específicos de gênero influenciam a saúde mental das mulheres, incluindo a discriminação de gênero, a exclusão social e o acesso desigual aos serviços de saúde. É essencial priorizar a prevenção e as estratégias de intervenção precoce para melhorar os resultados da saúde mental feminina. Isso inclui garantir o acesso das mulheres aos serviços de saúde mental, educá-las sobre questões relacionadas à saúde mental e criar um sistema de saúde mais equitativo, que garanta igualdade de acesso aos serviços de saúde mental.

A prática de atividade física é uma intervenção "transdiagnóstica" efetiva para melhorar a saúde mental das mulheres. Estudos comprovam que a atividade física está associada a uma variedade de resultados positivos para a saúde mental feminina, como a redução da depressão, ansiedade, sintomas de estresse e melhora no bem-estar geral, incluindo-se os períodos gestacional e perimenopausa. É importante ressaltar que pequenas quantidades de atividade física já trazem benefícios significativos para a saúde mental, reforçando a ideia de que pequenos e progressivos aumentos são efetivos.[27] Os profissionais da saúde devem considerar a incorporação da avaliação da atividade física e estratégias de intervenção em seus planos de tratamento para mulheres com problemas de saúde mental, além de incentivar a prática de atividades prazerosas e que envolvam apoio social.

É importante lembrar que a atividade física é apenas uma das diversas estratégias que podem ser utilizadas para a promoção da saúde mental das mulheres. É fundamental enfatizar a relevância dos outros fatores e a necessidade de considerá-los no cuidado integral à saúde mental das mulheres.

REFERÊNCIAS

1. World Health Organization [Internet]. Mental health. Key facts. 17 jun. 2022 [citado em 21 jun. 2023]. Disponível em: https://www.who.int/news-room/fact-sheets/detail/mental-health-strengthening-our-response.
2. McManus S, Bebbington P, Jenkins R, Brugha T, editores. Mental health and wellbeing in England: adult psychiatric morbidity survey 2014. Leeds: NHS Digital; 2016.
3. Wang J, Wu X, Lai W, Long E, Zhang X, Li W, et al. Prevalence of depression and depressive symptoms among outpatients: a systematic review and meta-analysis. BMJ Open. 2017;7(8):e017173.
4. Bandelow B, Michaelis S. Epidemiology of anxiety disorders in the 21st century. Dialogues Clin Neurosci. 2015;17(3):327-35.
5. Global status report on physical activity 2022: country profiles. Geneva: World Health Organization; 2022.
6. Gustafsson MK, Stafne SN, Romundstad PR, Mørkved S, Salvesen K, Helvik AS. The effects of an exercise programme during pregnancy on health-related quality of life in pregnant women: a Norwegian randomised controlled trial. BJOG. 2016; 123(7):1152-60.
7. Steel Z, Marnane C, Iranpour C, Chey T, Jackson JW, Patel V, et al. The global prevalence of common mental disorders: a systematic review and meta-analysis 1980-2013. Int J Epidemiol. 2014;43(2):476-93.
8. Bommersbach TJ, Rosenheck RA, Petrakis IL, Rhee TG. Why are women more likely to attempt suicide than men? Analysis of lifetime suicide attempts among US adults in a nationally representative sample. J Affect Disord. 2022;311:157-64.
9. Sit D. Women and bipolar disorder across the life span. J Am Med Womens Assoc (1972). 2004;59(2):91-100.
10. Pavlidi P, Kokras N, Dalla C. Sex differences in depression and anxiety. Curr Top Behav Neurosci. 2023;62:103-32.
11. Mojtabai R. Use of specialty substance abuse and mental health services in adults with substance use disorders in the community. Drug Alcohol Depend. 2005;78(3):345-54.
12. Webb R, Uddin N, Ford E, Easter A, Shakespeare J, Roberts N, et al. Barriers and facilitators to implementing perinatal mental health care in health and social care settings: a systematic review. Lancet Psychiatry. 2021;8(6):521-34.
13. Mojtabai R, Olfson M, Sampson NA, Jin R, Druss B, Wang PS, et al. Barriers to mental health treatment: results from the National Comorbidity Survey Replication. Psychol Med. 2011;41(8):1751-61.
14. Patel V, Saxena S, Lund C, Thornicroft G, Baingana F, Bolton P, et al. The Lancet Commission on global mental health and sustainable development. Lancet. 2018;392(10157):1553-98. Erratum in: Lancet. 2018; 392(10157):1518.
15. Faigenbaum AD, MacDonald JP, Stracciolini A, Rebullido TR. Making a strong case for prioritizing muscular fitness in youth physical activity guidelines. Curr Sports Med Rep. 2020;19(12):530-6.
16. Caspersen CJ, Powell KE, Christenson GM. Physical activity, exercise, and physical fitness: definitions and distinctions for health-related research. Public Health Rep. 1985;100(2):126-31.
17. WHO Guidelines on Physical Activity and Sedentary Behaviour. Geneva: World Health Organization; 2020.
18. Blumenthal JA, Rozanski A. Exercise as a therapeutic modality for the prevention and treatment of depression. Prog Cardiovasc Dis. 2023;S0033-0620(23)00014-2.
19. Denham J, O'Brien BJ, Harvey JT, Charchar FJ. Genome-wide sperm DNA methylation changes after 3 months of exercise training in humans. Epigenomics. 2015;7(5):717-31. Erratum in: Epigenomics. 2016; 8(2):307-8.
20. Choi KW, Zheutlin AB, Karlson RA, Wang MJ, Dunn EC, Stein MB, et al. Physical activity offsets genetic risk for incident depression assessed via electronic health records in a biobank cohort study. Depress Anxiety. 2020;37(2):106-14.
21. Zhang W, Paul SE, Winkler A, Bogdan R, Bijsterbosch JD. Shared brain and genetic architectures between mental health and physical activity. Transl Psychiatry. 2022;12(1):428.
22. White RL, Babic MJ, Parker PD, Lubans DR, Astell-Burt T, Lonsdale C. Domain-specific physical activity and mental health: a meta-analysis. Am J Prev Med. 2017;52(5):653-66.
23. Werneck AO, Schuch FB, Vancampfort D, Stubbs B, Lotufo PA, Benseñor I, et al. Physical activity domains and incident clinical depression: a 4-year follow-up analysis from the ELSA-Brasil cohort. J Affect Disord. 2023;329:385-93.
24. Schuch FB, Vancampfort D, Richards J, Rosenbaum S, Ward PB, Stubbs B. Exercise as a treatment for depression: a meta-analysis adjusting for publication bias. J Psychiatr Res. 2016;77:42-51.
25. Schuch FB, Vancampfort D, Firth J, Rosenbaum S, Ward PB, Silva ES, et al. Physical activity and incident depression: a meta-analysis of prospective cohort studies. Am J Psychiatry. 2018;175(7):631-48.
26. Dishman RK, McDowell CP, Herring MP. Customary physical activity and odds of depression: a systematic review and meta-analysis of 111 prospective cohort studies. Br J Sports Med. 2021;55(16):926-34.
27. Pearce M, Garcia L, Abbas A, Strain T, Schuch FB, Golubic R, et al. Association between physical activity

and risk of depression: a systematic review and meta-analysis. JAMA Psychiatry. 2022;79(6):550-9.
28. Heissel A, Heinen D, Brokmeier LL, Skarabis N, Kangas M, Vancampfort D, et al. Exercise as medicine for depressive symptoms? A systematic review and meta-analysis with meta-regression. Br J Sports Med. 2023;bjsports-2022-106282.
29. Jayakody K, Gunadasa S, Hosker C. Exercise for anxiety disorders: systematic review. Br J Sports Med. 2014;48(3):187-96.
30. Stubbs B, Vancampfort D, Rosenbaum S, Firth J, Cosco T, Veronese N, et al. An examination of the anxiolytic effects of exercise for people with anxiety and stress-related disorders: a meta-analysis. Psychiatry Res. 2017;249:102-8.
31. Shimura A, Masuya J, Yokoi K, Morishita C, Kikkawa M, Nakajima K, et al. Too much is too little: Estimating the optimal physical activity level for a healthy mental state. Front Psychol. 2023;13:1044988.
32. Reed J, Ones DS. The effect of acute aerobic exercise on positive activated affect: a meta-analysis. Psychol Sport Exerc. 2006;7(5):477-514.
33. Mahindru A, Patil P, Agrawal V. Role of physical activity on mental health and well-being: a review. Cureus. 2023;15(1):e33475.
34. Ligeza TS, Maciejczyk M, Wyczesany M, Junghofer M. The effects of a single aerobic exercise session on mood and neural emotional reactivity in depressed and healthy young adults: a late positive potential study. Psychophysiology. 2023;60(1):e14137.
35. Smith PJ, Blumenthal JA, Hoffman BM, Cooper H, Strauman TA, Welsh-Bohmer K, et al. Aerobic exercise and neurocognitive performance: a meta-analytic review of randomized controlled trials. Psychosom Med. 2010;72(3):239-52.
36. Quigley A, MacKay-Lyons M, Eskes G. Effects of exercise on cognitive performance in older adults: a narrative review of the evidence, possible biological mechanisms, and recommendations for exercise prescription. J Aging Res. 2020;2020:1407896.
37. Wang YH, Zhou HH, Luo Q, Cui S. The effect of physical exercise on circulating brain-derived neurotrophic factor in healthy subjects: a meta-analysis of randomized controlled trials. Brain Behav. 2022;12(4):e2544.
38. Blondell SJ, Hammersley-Mather R, Veerman JL. Does physical activity prevent cognitive decline and dementia?: A systematic review and meta-analysis of longitudinal studies. BMC Public Health. 2014;14:510.
39. Cheval B, Darrous L, Choi KW, Klimentidis YC, Raichlen DA, Alexander GE, et al. Genetic insights into the causal relationship between physical activity and cognitive functioning. Sci Rep. 2023;13(1):5310.
40. Kredlow MA, Capozzoli MC, Hearon BA, Calkins AW, Otto MW. The effects of physical activity on sleep: a meta-analytic review. J Behav Med. 2015;38(3):427-49.
41. Huang HH, Stubbs B, Chen LJ, Ku PW, Hsu TY, Lin CW, et al. The effect of physical activity on sleep disturbance in various populations: a scoping review of randomized clinical trials. Int J Behav Nutr Phys Act. 2023;20(1):44.
42. Blumenthal JA, Babyak MA, Moore KA, Craighead WE, Herman S, Khatri P, et al. Effects of exercise training on older patients with major depression. Arch Intern Med. 1999;159(19):2349-56.
43. Schuch F, Vancampfort D, Firth J, Rosenbaum S, Ward P, Reichert T, et al. Physical activity and sedentary behavior in people with major depressive disorder: a systematic review and meta-analysis. J Affect Disord. 2017;210:139-50.
44. Vancampfort D, Firth J, Schuch FB, Rosenbaum S, Mugisha J, Hallgren M, et al. Sedentary behavior and physical activity levels in people with schizophrenia, bipolar disorder and major depressive disorder: a global systematic review and meta-analysis. World Psychiatry. 2017;16(3):308-15.
45. Ashdown-Franks G, Firth J, Carney R, Carvalho AF, Hallgren M, Koyanagi A, et al. Exercise as medicine for mental and substance use disorders: a meta-review of the benefits for neuropsychiatric and cognitive outcomes. Sports Med. 2020;50(1):151-70.
46. World Health Organization [Internet]. Physical activity and adults: recommended levels of physical activity for adults aged 18–64 years [citado em 11 set. 2023]. Disponível em: https://www.who.int/news-room/fact-sheets/detail/physical-activity
47. Choi KW, Chen CY, Stein MB, Klimentidis YC, Wang MJ, Koenen KC, et al. Assessment of bidirectional relationships between physical activity and depression among adults: a 2-sample Mendelian randomization study. JAMA Psychiatry. 2019;76(4):399-408.
48. Kerling A, Kück M, Tegtbur U, Grams L, Weber-Spickschen S, Hanke A, et al. Exercise increases serum brain-derived neurotrophic factor in patients with major depressive disorder. J Affect Disord. 2017;215:152-5.
49. Breen MS, Bierer LM, Daskalakis NP, Bader HN, Makotkine I, Chattopadhyay M, et al. Correction: Differential transcriptional response following glucocorticoid activation in cultured blood immune cells: a novel approach to PTSD biomarker development. Transl Psychiatry. 2020;10(1):1.
50. Kandola A, Ashdown-Franks G, Hendrikse J, Sabiston CM, Stubbs B. Physical activity and depression: towards understanding the antidepressant mechanisms of physical activity. Neurosci Biobehav Rev. 2019;107:525-39.
51. Blumenthal JA, Babyak MA, Doraiswamy PM, Watkins L, Hoffman BM, Barbour KA, et al. Exercise and pharmacotherapy in the treatment of major depressive disorder. Psychosom Med. 2007;69(7):587-96.
52. Blumenthal JA, Sherwood A, Babyak MA, Watkins LL, Smith PJ, Hoffman BM, et al. Exercise and pharmacological treatment of depressive symptoms in

patients with coronary heart disease: results from the UPBEAT (Understanding the Prognostic Benefits of Exercise and Antidepressant Therapy) study. J Am Coll Cardiol. 2012;60(12):1053-63.

53. Rebar AL, Stanton R, Geard D, Short C, Duncan MJ, Vandelanotte C. A meta-meta-analysis of the effect of physical activity on depression and anxiety in non-clinical adult populations. Health Psychol Rev. 2015;9(3):366-78.
54. Blumenthal JA, Babyak MA, Craighead WE, Davidson J, Hinderliter A, Hoffman B, et al. The role of comorbid anxiety in exercise and depression trials: secondary analysis of the SMILE-II randomized clinical trial. Depress Anxiety. 2021;38(2):124-33.
55. Schuch FB, Vancampfort D, Rosenbaum S, Richards J, Ward PB, Veronese N, et al. Exercise for depression in older adults: a meta-analysis of randomized controlled trials adjusting for publication bias. Braz J Psychiatry. 2016;38(3):247-54.
56. Stubbs B, Vancampfort D, Rosenbaum S, Ward PB, Richards J, Soundy A, et al. Dropout from exercise randomized controlled trials among people with depression: a meta-analysis and meta regression. J Affect Disord. 2016;190:457-66.
57. Krogh J, Hjorthøj C, Speyer H, Gluud C, Nordentoft M. Exercise for patients with major depression: a systematic review with meta-analysis and trial sequential analysis. BMJ Open. 2017;7(9):e014820.
58. Stubbs B, Vancampfort D, Hallgren M, Firth J, Veronese N, Solmi M, et al. EPA guidance on physical activity as a treatment for severe mental illness: a meta-review of the evidence and Position Statement from the European Psychiatric Association (EPA), supported by the International Organization of Physical Therapists in Mental Health (IOPTMH). Eur Psychiatry. 2018;54:124-44.
59. Gordon BR, McDowell CP, Hallgren M, Meyer JD, Lyons M, Herring MP. Association of efficacy of resistance exercise training with depressive symptoms: meta-analysis and meta-regression analysis of randomized clinical trials. JAMA Psychiatry. 2018; 75(6):566-76.
60. Brinsley J, Schuch F, Lederman O, Girard D, Smout M, Immink MA, et al. Effects of yoga on depressive symptoms in people with mental disorders: a systematic review and meta-analysis. Br J Sports Med. 2021;55(17):992-1000.
61. Fleming KM, Herring MP. The effects of pilates on mental health outcomes: a meta-analysis of controlled trials. Complement Ther Med. 2018;37:80-95.
62. Howley ET. Type of activity: resistance, aerobic and leisure versus occupational physical activity. Med Sci Sports Exerc. 2001;33(6 Suppl):S364-S420.
63. Lederman O, Ward PB, Firth J, Maloney C, Carney R, Vancampfort D, et al. Does exercise improve sleep quality in individuals with mental illness? A systematic review and meta-analysis. J Psychiatr Res. 2019;109:96-106.
64. Brellenthin AG, Crombie KM, Hillard CJ, Koltyn KF. Endocannabinoid and mood responses to exercise in adults with varying activity levels. Med Sci Sports Exerc. 2017;49(8):1688-96.
65. Dzhambov AM, Hartig T, Tilov B, Atanasova V, Makakova DR, Dimitrova DD. Residential greenspace is associated with mental health via intertwined capacity-building and capacity-restoring pathways. Environ Res. 2019;178:108708.
66. van den Berg MM, van Poppel M, van Kamp I, Ruijsbroek A, Triguero-Mas M, Gidlow C, et al. Do physical activity, social cohesion, and loneliness mediate the association between time spent visiting green space and mental health? Environ Behav. 2019;51(2):144-66.
67. Dzhambov AM, Lercher P. Road traffic noise exposure and depression/anxiety: an updated systematic review and meta-analysis. Int J Environ Res Public Health. 2019;16(21):4134.
68. Wickham S, Taylor P, Shevlin M, Bentall RP. The impact of social deprivation on paranoia, hallucinations, mania and depression: the role of discrimination social support, stress and trust. PLoS One. 2014;9(8):e105140.
69. Lubans D, Richards J, Hillman C, Faulkner G, Beauchamp M, Nilsson M, et al. Physical activity for cognitive and mental health in youth: a systematic review of mechanisms. Pediatrics. 2016;138(3): e20161642.
70. Schuch FB, Stubbs B, Meyer J, Heissel A, Zech P, Vancampfort D, et al. Physical activity protects from incident anxiety: a meta-analysis of prospective cohort studies. Depress Anxiety. 2019;36(9):846-58.
71. Martínez-Domínguez SJ, Lajusticia H, Chedraui P, Pérez-López FR; Health Outcomes and Systematic Analyses (HOUSSAY) Project. The effect of programmed exercise over anxiety symptoms in midlife and older women: a meta-analysis of randomized controlled trials. Climacteric. 2018;21(2):123-31.
72. Chong TWH, Kootar S, Wilding H, Berriman S, Curran E, Cox KL, et al. Exercise interventions to reduce anxiety in mid-life and late-life anxiety disorders and subthreshold anxiety disorder: a systematic review. Ther Adv Psychopharmacol. 2022;12: 20451253221104958.
73. Stults-Kolehmainen MA, Sinha R. The effects of stress on physical activity and exercise. Sports Med. 2014;44(1):81-121.
74. O'Dougherty M, Hearst MO, Syed M, Kurzer MS, Schmitz KH. Life events, perceived stress and depressive symptoms in a physical activity intervention with young adult women. Ment Health Phys Act. 2012;5(2):148-54.

75. Nigdelis MP, Martínez-Domínguez SJ, Goulis DG, Pérez-López FR. Effect of programmed exercise on perceived stress in middle-aged and old women: a meta-analysis of randomized trials. Maturitas. 2018;114:1-8.
76. Dipietro L, Evenson KR, Bloodgood B, Sprow K, Troiano RP, Piercy KL, Vaux-Bjerke A, Powell KE; 2018 Physical Activity Guidelines Advisory Committee*. Benefits of physical activity during pregnancy and postpartum: an umbrella review. Med Sci Sports Exerc. 2019;51(6):1292-302.
77. Mottola MF, Davenport MH, Ruchat SM, Davies GA, Poitras VJ, Gray CE, et al. 2019 Canadian guideline for physical activity throughout pregnancy. Br J Sports Med. 2018;52(21):1339-46.
78. Cai C, Busch S, Wang R, Sivak A, Davenport MH. Physical activity before and during pregnancy and maternal mental health: a systematic review and meta-analysis of observational studies. J Affect Disord. 2022;309:393-403.
79. Guo Y, Kehoe P, Pimentel P, Rousseau J, Axelin A, Rahmani AM, et al. Exercise and stress in at-risk women during pregnancy and postpartum. MCN Am J Matern Child Nurs. 2021;46(4):217-22.
80. Lewis BA, Schuver K, Dunsiger S, Samson L, Frayeh AL, Terrell CA, et al. Randomized trial examining the effect of exercise and wellness interventions on preventing postpartum depression and perceived stress. BMC Pregnancy Childbirth. 2021;21(1):785.
81. Nakamura A, van der Waerden J, Melchior M, Bolze C, El-Khoury F, Pryor L. Physical activity during pregnancy and postpartum depression: systematic review and meta-analysis. J Affect Disord. 2019;246:29-41.
82. Badon SE, Iturralde E, Nkemere L, Nance N, Avalos LA. Perceived barriers and motivators for physical activity in women with perinatal depression. J Phys Act Health. 2021;18(7):801-10.
83. Kołomańska-Bogucka D, Mazur-Bialy AI. Physical activity and the occurrence of postnatal depression-a systematic review. Medicina (Kaunas). 2019;55(9):560.
84. Zhao M, Sun M, Zhao R, Chen P, Li S. Effects of exercise on sleep in perimenopausal women: a meta-analysis of randomized controlled trials. Explore (NY). 2023;S1550-8307(23)00030-7.
85. Kleemann E, Bracht CG, Stanton R, Schuch FB. Exercise prescription for people with mental illness: an evaluation of mental health professionals' knowledge, beliefs, barriers, and behaviors. Braz J Psychiatry. 2020;42(3):271-7.
86. Gordon BR, McDowell CP, Lyons M, Herring MP. The effects of resistance exercise training on anxiety: a meta-analysis and meta-regression analysis of randomized controlled trials. Sports Med. 2017;47(12): 2521-32.
87. Martland R, Mondelli V, Gaughran F, Stubbs B. Can high intensity interval training improve health outcomes among people with mental illness? A systematic review and preliminary meta-analysis of intervention studies across a range of mental illnesses. J Affect Disord. 2020;263:629-60.
88. Vancampfort D, Stubbs B, Van Damme T, Smith L, Hallgren M, Schuch F, et al. The efficacy of meditation-based mind-body interventions for mental disorders: a meta-review of 17 meta-analyses of randomized controlled trials. J Psychiatr Res. 2021;134:181-91.
89. Vella SA, Aidman E, Teychenne M, Smith JJ, Swann C, Rosenbaum S, et al. Optimising the effects of physical activity on mental health and wellbeing: a joint consensus statement from Sports Medicine Australia and the Australian Psychological Society. J Sci Med Sport. 2023;26(2):132-9.
90. Exercise is Medicine. Physical Activity Vital Sign, 2021 [citado em 21 jun. 2023]. Disponível em: https://exerciseismedicine.org/wp-content/uploads/2021/04/EIM-Physical-Activity-Vital-Sign.pdf.
91. Lobelo F, Rohm Young D, Sallis R, Garber MD, Billinger SA, Duperly J, et al. Routine assessment and promotion of physical activity in healthcare settings: a scientific statement from the American Heart Association. Circulation. 2018;137(18):e495-e522.
92. Simple Physical Activity Questionnaire. SIMPAQ, 2016 [citado em 21 jun. 2023]. Disponível em: http://www.simpaq.org/wp-content/uploads/2016/07/Simple-Physical-Activity-Questionnaire-4.2.pdf.
93. Rosenbaum S, Ward PB; International Working Group. The Simple Physical Activity Questionnaire. Lancet Psychiatry. 2016;3(1):e1.
94. Rosenbaum S, Morell R, Abdel-Baki A, Ahmadpanah M, Anilkumar TV, Baie L, et al. Assessing physical activity in people with mental illness: 23-country reliability and validity of the simple physical activity questionnaire (SIMPAQ). BMC Psychiatry. 2020;20(1):108.
95. Tomlinson-Perez S, Machaczek KK, Firth J, Pollard N, Meda G, Keddie E, et al. Evaluation of the uptake, retention and effectiveness of exercise referral schemes for the management of mental health conditions in primary care: a systematic review. BMC Public Health. 2022;22(1):249.
96. Teychenne M, White RL, Richards J, Schuch FB, Rosenbaum S, Bennie JA. Do we need physical activity guidelines for mental health: what does the evidence tell us? Ment Health Phys Act. 2020;18: 100315.
97. Marx W, Manger SH, Blencowe M, Murray G, Ho FY, Lawn S, et al. Clinical guidelines for the use of lifestyle-based mental health care in major depressive disorder: World Federation of Societies for Biological Psychiatry (WFSBP) and Australasian Society of Lifestyle Medicine (ASLM) taskforce. World J Biol Psychiatry. 2022;1-54.

CAPÍTULO 3

Nutrição na saúde mental da mulher: o papel dos alimentos, nutracêuticos e fitoterápicos

Igor Emanuel Vasconcelos e Martins Gomes
Luana Meller Manosso

PONTOS-CHAVE

- Melhorar o padrão alimentar pode ser interessante na prevenção ou redução de sintomas mentais em mulheres, incluindo síndrome pré-menstrual, transtorno disfórico pré-menstrual e depressão perinatal.
- O padrão alimentar que mais traz benefícios para a saúde mental das mulheres é baseado em um maior consumo de frutas, verduras, grãos integrais, leguminosas, oleaginosas, azeite de oliva e peixes.
- O padrão alimentar que está associado à piora da saúde mental das mulheres é baseado em um maior consumo de industrializados e ultraprocessados, maior consumo de açúcar, gorduras saturadas e trans, sal, carnes vermelhas e aditivos alimentares.
- Por meio de um bom padrão alimentar, é possível adequar macronutrientes e micronutrientes que são essenciais para a saúde mental das mulheres.
- Melhorar a alimentação pode influenciar diversos mecanismos de ação envolvidos na saúde mental, incluindo diminuição da inflamação e do estresse oxidativo, modulação da microbiota intestinal, de neurotransmissores e do eixo hipotálamo-hipófise-adrenal (HPA), aumento de fator neurotrófico derivado do cérebro (BDNF) e regulação do ciclo de um carbono, bem como controle do peso.
- Os ácidos graxos poli-insaturados ômega-3 têm bom nível de evidência científica para o tratamento da depressão feminina, inclusive na que ocorre na gestação e no pós-parto, sobretudo nesta última.
- O ácido fólico e o L-metilfolato podem ser utilizados para a depressão feminina de modo geral, embora os estudos apontando benefícios no período perinatal sejam limitados.
- A vitamina D é um nutracêutico bastante estudado na população em geral, mas ainda há poucos estudos durante o período perinatal, apesar de alguns resultados promissores.
- Cálcio e vitamina B6 podem trazer benefícios nos sintomas pré-menstruais, contudo, a maior parte das pesquisas endereça o tratamento da síndrome pré-menstrual e não dos casos mais graves de transtorno disfórico pré-menstrual.

- Alguns fitoterápicos contam com bom nível de evidência científica para o tratamento da depressão, a saber: erva-de-são-joão (*Hypericum perforatum*), cúrcuma (*Curcuma longa*) e açafrão (*Crocus sativus*).
- Destaca-se a escassez de estudos específicos em transtornos psiquiátricos específicos da saúde mental da mulher, com exceção notável da vitex (*Vitex agnus castus*) para sintomas da síndrome pré-menstrual e transtorno disfórico pré-menstrual.
- De modo geral, o uso de fitoterápicos durante a gravidez e no pós-parto devem ser evitados, haja vista a escassez de dados de segurança e eficácia.

INTRODUÇÃO

Após a puberdade, mulheres apresentam mais risco de desenvolver transtornos mentais quando comparadas aos homens. Ao longo do ciclo da mulher, alguns momentos são mais propícios para o aparecimento de sintomas mentais, incluindo o período pré-menstrual e o período perinatal (gestação e pós-parto).[1,2]

Ter sintomas durante o período pré-menstrual é considerado normal. Porém, quando os sintomas são muito graves, com perda de qualidade de vida e impacto físico, psicológico e psicossomático, eles deixam de ser normais e passam a ter diagnóstico psiquiátrico de síndrome pré-menstrual (SPM) e, nos casos mais graves, de transtorno disfórico pré-menstrual (TDPM). Embora a fisiopatologia desses distúrbios pré-menstruais permaneça incerta, é levantada a hipótese de que a sensibilidade às flutuações hormonais durante a fase lútea do ciclo menstrual (tanto em relação ao estradiol quanto em relação à progesterona), atividade serotoninérgica anormal e alterações na neurotransmissão do ácido gama-aminobutírico (GABA) podem desempenhar um papel importante nesses distúrbios.[1,3]

Outro momento em que é comum as mulheres apresentarem sintomas mentais é durante o período perinatal, em especial no pós-parto. Nesse período, ocorrem oscilações dos hormônios esteroidais e de outros hormônios como a prolactina, além de alteração no eixo do estresse (eixo hipotálamo-hipófise-adrenal – HPA), aumento de inflamação, alteração em neurotransmissores como serotonina e GABA, alteração da microbiota intestinal, entre outros fatores que podem contribuir de forma direta ou indireta para o aparecimento de sintomas depressivos.[2,3]

Além de intervenções psicológicas e farmacológicas, cada vez mais estudos evidenciam a importância de mudanças de hábitos de vida para melhorar a saúde mental de mulheres, incluindo a prática de exercício físico e a melhora da alimentação.[3]

Diferentes aspectos nutricionais podem estar associados com o maior/menor risco no desenvolvimento ou piora/melhora de sintomas mentais durante o ciclo da vida da mulher, incluindo os períodos pré-menstrual e perinatal. Um desses aspectos é a ingestão de macronutrientes (carboidrato total, proteína, gordura total, gordura saturada, gordura poli-insaturada) e de micronutrientes (cálcio, magnésio, complexo B, vitamina D, zinco, sódio, entre outros). De acordo com a quantidade ingerida (se está adequada, deficiente ou em excesso), isso pode contribuir de forma benéfica ou maléfica para a saúde mental das mulheres. Porém, a relação vai além da quantidade de macronutrientes e micronutrientes ingerida. A qualidade do alimento e a presença de outros constituintes ou nutrientes também é importante.[3] Alguns exemplos:

- Os alimentos que estão sendo consumidos como fontes de carboidratos são alimentos com alto ou baixo índice glicêmico e carga glicêmica? Possuem açúcar de adição? Possuem fibras?

- Qual o tipo de proteína ingerida? Animal ou vegetal? O alimento é preparado de que forma? Assado, cozido ou frito?
- Quais os tipos e a proporção entre as gorduras ingeridas? Qual a quantidade de ácidos graxos poli-insaturados da família do ômega-6 e qual a quantidade dos ácidos graxos poli-insaturados da família do ômega-3?
- Os alimentos ingeridos para adequar os micronutrientes possuem muitos aditivos químicos?

Além disso, aspectos indiretos envolvendo os alimentos também são importantes. De acordo com a alimentação, a mulher pode desenvolver obesidade e inflamação de baixo grau, que contribuem para a piora de sintomas mentais nessas mulheres. Além disso, a alimentação tem impacto direto no funcionamento intestinal e no tipo de microbiota intestinal. Uma alteração na microbiota intestinal, como a presença de uma disbiose (quando se tem uma alteração no número ou na qualidade de micro-organismos no intestino) pode afetar a função cerebral por diversos mecanismos de ação, piorando sintomas preestabelecidos.[3]

A importância do uso de nutracêuticos e fitoterápicos para a saúde mental da mulher é de grande relevo, haja vista ampla aceitação por parte desse público das assim denominadas intervenções complementares e alternativas,[4] notadamente durante a gestação e o pós-parto, em que muitas mulheres preferem diminuir ou mesmo suspender os psicofármacos prescritos.[5]

Apesar de essas intervenções serem, em muitos estudos, incluídas sob conceitos em terminologias mais amplas, como tratamentos "complementares", "alternativos" e "integrativos", esses termos podem causar certa confusão na acepção, pois poderiam transparecer a percepção de serem intervenções com pouca base em evidência científica ou que nunca poderiam ser utilizados em monoterapia, o que não é preciso para diversos tipos de tratamentos.[5]

Em contraposição a essa equivocada interpretação, o corpo técnico de pesquisas sobre o tema tem se avolumado, inclusive com a existência de diretrizes clínicas sobre a prescrição de nutracêuticos e fitoterápicos em transtornos mentais, capitaneadas por uma força-tarefa conjunta do Canadian Network for Mood and Anxiety Treatments (CANMAT) e da World Federation of Societies of Biological Psychiatry (WFSBP).[5]

Ressalta-se que, apesar da evidência científica crescente e aceitação ampla por parte do público feminino, ainda não há diretrizes clínicas ou consensos de *experts* promovendo, com base científica sólida, o uso de nutracêuticos e fitoterápicos especificamente nessa população. Nesse contexto, propõem-se nesta seção conhecimentos balizados em evidência científica para a prescrição desses suplementos na prática clínica.

Com base no exposto, o objetivo deste capítulo será abordar aspectos importantes da alimentação, bem como nutracêuticos e fitoterápicos, que podem auxiliar na prevenção ou melhora de sintomas mentais em mulheres com SPM ou TDPM ou em mulheres com depressão perinatal.

ALIMENTAÇÃO NA SAÚDE MENTAL DA MULHER

O primeiro ponto que deve ser levado em consideração quando se pensa em alimentação para melhorar a saúde mental na mulher é o padrão alimentar como um todo. Não existe nenhum alimento ou nutracêutico que faça "milagre" sozinho. Para alcançar melhor efetividade no tratamento nutricional, é de extrema importância melhorar o padrão alimentar de mulheres com SPM, TDPM e depressão perinatal.[3,6]

De acordo com as evidências científicas, o padrão alimentar para melhorar a saúde mental deve ser baseado em uma dieta estilo mediterrânea. Esse padrão alimentar é baseado em um maior consumo de frutas, verduras, legumes, leguminosas e grãos integrais. Em relação às proteínas, existe um maior consumo de peixes e carnes brancas e um menor consumo de carnes vermelhas. Das gorduras, a maior ingestão é de gorduras monoinsaturadas, vindas em especial do azeite de oliva extravirgem e das oleaginosas, com um consumo adequado de ácidos graxos ômega-6 e ômega-3 e um baixo consumo de gorduras saturadas e trans. Outro ponto importante nesse padrão alimentar é o baixo consumo de alimentos industrializados e ultraprocessados, em especial aqueles com alta quantidade de açúcar de adição, carboidratos refinados, gorduras trans e saturadas, excesso de sódio e de aditivos químicos.[7-10]

Esse padrão alimentar baseado em maior consumo de alimentos frescos e minimamente processados, além do menor consumo de industrializados e ultraprocessados, é o padrão com maior consenso de melhora dos sintomas mentais associados a SPM, TDPM e depressão perinatal. Os artigos evidenciam que as mulheres com melhor qualidade de dieta apresentam menos sintomas depressivos, menos ansiedade e menos alteração de sono. Por outro lado, as mulheres com um padrão alimentar ruim, também chamado de padrão alimentar ocidental (que é oposto do padrão anteriormente citado, com alto consumo de industrializados e ultraprocessados, além de açúcar, gorduras saturadas e trans e carnes vermelhas, e baixo consumo de frutas, verduras e grãos integrais), apresentam mais risco de desenvolver SPM, TDPM ou depressão perinatal, além de piorar os sintomas já estabelecidos.[3,7-10]

A Figura 1 exemplifica como é um padrão alimentar que beneficia a saúde mental de mulheres, diminuindo o risco e/ou a gravidade de sintomas depressivos nesse público, e o padrão alimentar que contribui para aumentar o risco ou a gravidade de sintomas mentais femininos.

Dentre os constituintes presentes nesse padrão alimentar mais saudável e que podem, pelo menos em parte, justificar os benefícios na saúde mental, destacam-se: fibras alimentares, vitaminas (como D, E, C e complexo B), minerais (como cálcio, zinco, ferro, magnésio, selênio), ácidos graxos ômega-3, aportes de aminoácidos, como o triptofano, e a presença de inúmeros fitoquímicos, em especial os polifenóis. Fisiologicamente, existem vários mecanismos plausíveis pelos quais esses constituintes podem influenciar direta ou indiretamente os sintomas mentais,[3,6,11] destacando-se entre eles:

- **Diminuição de inflamação e de estresse oxidativo:** o aumento da inflamação periférica pode gerar uma neuroinflamação. A presença de citocinas inflamatórias no cérebro estimula a produção de espécies reativas de oxigênio, que por sua vez aumentam ainda mais a produção de marcadores inflamatórios. Na presença de inflamação e estresse oxidativo, pode ocorrer piora de vários mecanismos fisiopatológicos envolvidos nos transtornos de humor. Por outro lado, o consumo de frutas, verduras, especiarias e temperos auxilia na redução de citocinas inflamatórias e de espécies reativas de oxigênio, tanto pelas fibras alimentares (presentes nos grãos integrais, frutas, vegetais e leguminosas), quanto pela vitamina C (presente em frutas e vegetais) e pelos fitoquímicos (presentes em frutas, vegetais, especiarias e temperos). Além

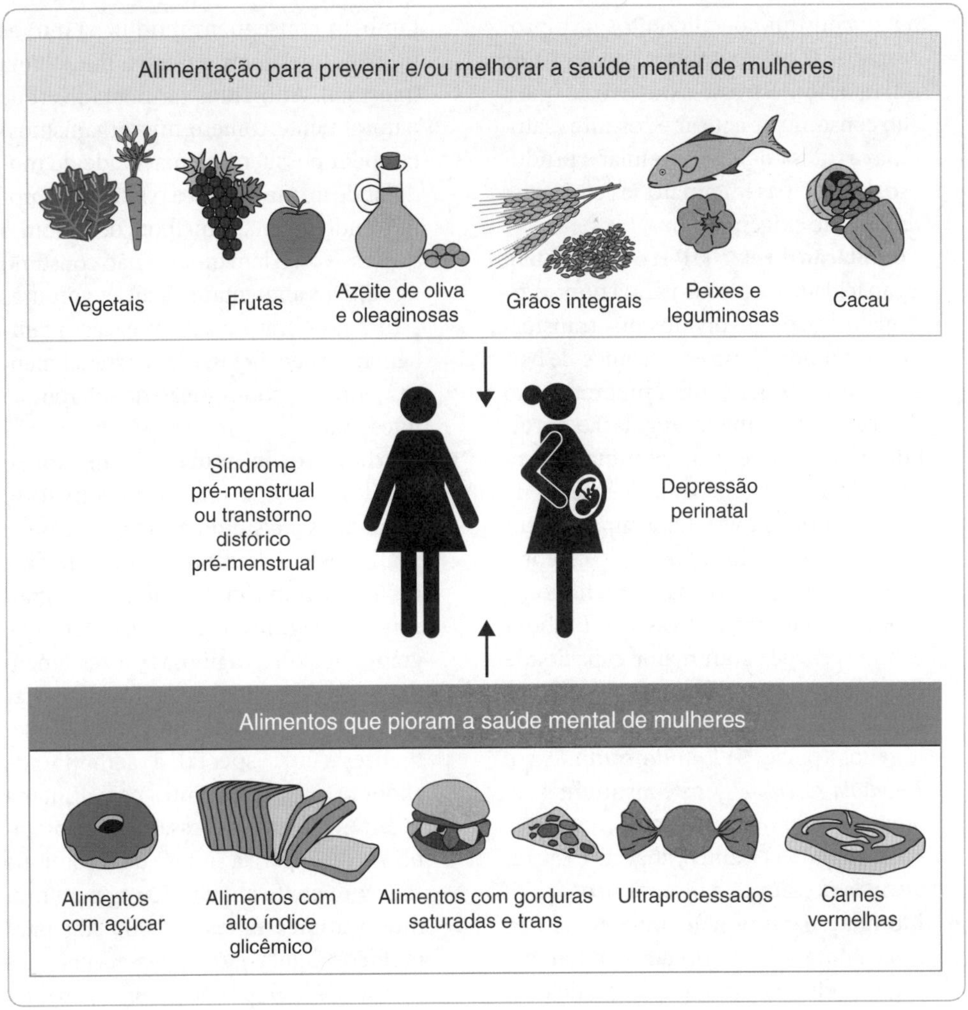

FIGURA 1 Alimentos que melhoram ou que pioram a saúde mental de mulheres.

disso, o consumo de alimentos fontes de ômega-3 (presente em semente de linhaça, chia e alguns peixes) também auxilia na redução da inflamação. O zinco (presente nas sementes, oleaginosas, ostras, ovos, carnes) e o selênio (presente em especial na castanha-do-brasil) também possuem efeitos anti-inflamatórios (no caso do zinco) e antioxidantes (no caso do zinco e selênio). A vitamina D também exerce uma ação antioxidante e anti-inflamatória, porém sua quantidade em alimentos é bem limitada, sendo necessária a exposição solar ou a suplementação para conseguir níveis adequados. Por outro lado, existem vários alimentos ricos em polifenóis que contribuem para a redução de inflamação e estresse oxidativo, podendo desempenhar um papel benéfico na saúde mental, incluindo cacau, frutas roxas/vermelhas, vegetais verde-escuros e temperos como o açafrão-da-terra, também conhecido como cúrcuma (*Curcuma longa*). Além disso, o não consumo de alimentos ultraprocessados também ajuda na redução de inflamação e estresse oxidativo, já que o alto consumo de açúcar e gorduras saturadas e trans poderia estimular a produção de citocinas inflamatórias e espécies reativas de oxigênio.[3,6,11]

- **Modulação do eixo HPA:** o estresse tem a capacidade de piorar vários pontos fisiopatológicos envolvidos nos transtornos de humor. O estresse crônico de baixo grau pode gerar uma hiperativação do eixo HPA e uma desregulação em alguns pontos desse eixo, culminando em um aumento de cortisol. O excesso de cortisol, por sua vez, tem impactos em vários processos fisiológicos do cérebro, contribuindo para o aparecimento ou a piora de sintomas depressivos. Embora as intervenções com maior capacidade de modular o eixo HPA, nutricionalmente falando, sejam os fitoterápicos adaptógenos (p. ex., *Withania somnifera* e *Rhodiola rosea*), alguns constituintes da alimentação podem ajudar, como ômega-3, vitamina D, zinco, abacate e cacau, além da presença de fitoquímicos.[3,11]
- **Modulação das funções intestinais e da microbiota intestinal:** cada vez mais estudos evidenciam a importância do eixo microbiota-intestino-cérebro para a saúde cerebral e intestinal. O intestino e o cérebro se comunicam por diversas formas e um acaba tendo impactos no funcionamento do outro. Dessa forma, melhorar as funções intestinais e modular a microbiota são pontos importantes para auxiliar na saúde mental das mulheres. A presença de fibras alimentares auxilia na modulação do intestino e da microbiota intestinal. A ingestão de micronutrientes também será importante para a função adequada do trato gastrointestinal, incluindo as vitaminas lipossolúveis e o zinco. Os polifenóis dos alimentos também conseguem modular tanto as funções intestinais quanto a microbiota intestinal. Alimentos fermentados (que naturalmente contêm microrganismos) também possuem a capacidade de modular de forma benéfica o intestino, promovendo potencial melhora de sintomas depressivos. Além disso, o não consumo de aditivos alimentares, açúcar, gorduras saturadas e trans e sal em excesso também trará benefícios, já que esses alimentos pioram a composição da microbiota intestinal.[3,6,11]
- **Modulação de neurotransmissores:** um dos principais neurotransmissores envolvidos em sintomas depressivos em mulheres é a serotonina, produzida a partir do aminoácido triptofano. O consumo de leguminosas (feijão, lentilha, grão-de-bico), oleaginosas (nozes, amêndoas, avelã, castanha-do-brasil, castanha-de-caju, macadâmia, pistache) e sementes (em especial a semente de abóbora) são importantes para atingir a ingestão mínima necessária de triptofano via dieta para a síntese de serotonina (que gira em torno de 750 mg para mulheres adolescentes e 1.000 mg para mulheres adultas). Além disso, vitaminas do complexo B (presentes em grãos integrais, vegetais, oleaginosas, proteínas), ferro (presente em especial em carnes e leguminosas) e magnésio (presente em vegetais verdes, oleaginosas, sementes, aveia) são coenzimas e cofatores importantes para que o triptofano se converta em serotonina. Outro neurotransmissor importante na mulher com depressão perinatal ou TDPM é o glutamato, substância cujo excesso está implicado em piora dos sintomas depressivos. Nesse sentido, nutrientes como zinco e magnésio são importantes para diminuir a ativação de um dos receptores do glutamato, o N-metil-D-aspartato (NMDA).[3,11]

- **Aumento do fator neurotrófico derivado do encéfalo (BDNF):** o BDNF é um fator neurotrófico importante para o processo de neurogênese e plasticidade sináptica. Diminuição nos níveis de BDNF está associada à depressão e a outros sintomas mentais, como a ansiedade. Dessa forma, o aumento nos níveis de BDNF pode contribuir para a saúde mental de mulheres. De modo interessante, o consumo de frutas, de polifenóis totais na dieta e de polifenóis do cacau são algumas das estratégias alimentares que possuem a capacidade de aumentar os níveis de BDNF. Além disso, ômega-3, zinco, vitamina D, curcumina (presente no açafrão-da-terra), probióticos e simbióticos (probióticos + prebióticos) também são estratégias nutricionais que melhoram os níveis de BDNF.[3,11]
- **Regulação do ciclo de um carbono e mecanismos epigenéticos:** controlar o ciclo de um carbono será importante para a produção de S-adenosil-metionina (SAMe), um dos principais doadores de grupo metil no nosso corpo (importante tanto para a síntese de neurotransmissores quanto para mecanismos epigenéticos), além de modular os níveis de homocisteína. Embora inúmeros micronutrientes sejam importantes para o funcionamento adequado do ciclo de um carbono, um destaque deve ser feito para as vitaminas do complexo B, em especial o ácido fólico (B9) e as vitaminas B12, B2, B6 e B3.[3,11]
- **Controle do peso:** por fim, uma dieta equilibrada auxiliará no controle do peso. Se a mulher for obesa, isso aumenta inflamação e estresse oxidativo, piora o funcionamento intestinal e a microbiota intestinal e gera uma hiperativação do eixo HPA, entre outros fatores que podem piorar a saúde mental dessas mulheres.[10,11]

PRINCIPAIS NUTRACÊUTICOS E AS PARTICULARIDADES NA SAÚDE MENTAL DA MULHER

Ômega-3

Dentre os nutracêuticos, entendidos como produtos naturais baseados em nutrientes e que são produzidos de forma padronizada, os ácidos graxos poli-insaturados ômega-3 (sigla n-3 PUFA, conforme o termo em inglês *ω-3 polyunsaturated fatty acids*), provavelmente são os compostos com maior número de evidências científicas publicadas. Foram propostos diversos mecanismos para os benefícios do ômega-3 em nível de sistema nervoso central, como aumento da plasticidade neuronal e neurogênese, melhora da desregulação de neurotransmissores e diminuição da neuroinflamação.[5,12]

Ademais, dando ênfase ao amplo corpo de evidência, há diretrizes práticas específicas sobre a prescrição de ácidos graxos ômega-3 no transtorno depressivo maior, conforme publicação da International Society for Nutritional Psychiatry Research (ISNPR).[12] No âmbito da saúde mental da mulher, essa diretriz contempla os aspectos perinatais na seção de "populações especiais". Nesse contexto, conclui que os clínicos devem interpretar a pesquisa perinatal sobre uso de n-3 PUFA com cuidado, pois há estudos com tamanhos amostrais pequenos e certa inconsistência nos resultados apresentados. Ainda assim, apontam que o ômega-3 tem papel potencial na depressão em gestantes e no pós-parto.

Somando-se a esses dados, evidenciam-se duas revisões sistemáticas com metanálises de ensaios clínicos randomizados para trazer luz a essa temática.[13,14] Um dos estudos[13] demonstrou eficácia na depressão perinatal leve a moderada, com tamanho de efeito moderado a alto (SMD = −0,84) nessa gravidade de depressão, tanto no período gestacional quanto no pós-natal. Os benefícios ocorreram quando a prescrição respeitou a razão de ácido eicosapentaenoico (EPA) e ácido docosa-hexaenoico (DHA) ≥ 1,5. Ademais, advoga-se papel prioritário do EPA no efeito de melhora do humor, haja vista ser esse precípuo nos efeitos anti-inflamatórios com potencial antidepressivo. Nessa pesquisa houve também uma baixa incidência de efeitos adversos, o que se evidencia especialmente importante para mulheres durante o período perinatal.

No que se refere à outra revisão sistemática,[14] foi encontrada eficácia com tamanho de efeito pequeno (SMD = –0,236), mas com diferenciação entre dois grupos nas subanálises: o efeito do ômega-3 foi significativo apenas na depressão pós-parto, com tamanho de efeito moderado a alto (g = –0,656), mas não durante o período gestacional (SMD = –0,071). Ademais, o tamanho de efeito foi médio nas mulheres com depressão clínica (g = –0,545), enquanto não houve resultados em mulheres sem depressão (g = –0,073). Nessa pesquisa formaliza-se a recomendação, conforme a evidência disponível fora do período perinatal, de uma composição com predominância de EPA e em doses mais altas (pelo menos 50% de EPA, totalizando 2.200 mg/dia especificamente desse ácido graxo ômega-3), posologia essa habitualmente maior que a prescrita na prática clínica obstétrica.

Além das dificuldades metodológicas já citadas (p. ex., amostras pequenas), é necessário ressaltar também a importante heterogeneidade nas doses e combinações dos ácidos graxos presentes em composições diversas. Ademais, o tipo de pacientes incluído nas amostras investigadas também poderia dar ensejo aos resultados divergentes apontados na literatura, pois há fortes evidências de que indivíduos com sobrepeso/obesidade, além do aumento de marcadores inflamatórios, têm uma melhor resposta ao uso de ácidos graxos poli-insaturados do tipo ômega-3.[5,12]

Ressaltando-se a importância do uso dos n-3 PUFA como suplementos em mulheres, resumem-se os parâmetros gerais de prescrição na Tabela 1, conforme adaptação dos *guidelines* da ISNPR.

Folato

Sabe-se que o folato (vitamina B9), na forma de ácido fólico e especialmente na sua forma metabolicamente ativa e que cruza a barreira hematoencefálica, o 5-metiltetra-hidrofolato (também conhecido como 5-MTHF, metilfolato, L-metilfolato, L-5-metilfolato e ácido levomefólico), são importantes na formação de monoaminas (p. ex., serotonina e norepinefrina), sobretudo a partir da produção de tetra-hidrobiopterina (BH4), importante cofator para a gênese de neurotransmissores. Evidências indicam que o déficit de ácido fólico está relacionado a aumento do risco de depressão, sintomas afetivos mais graves, duração prolongada de episódios depressivos, risco aumentado de recaída e resposta limitada ao uso de antidepressivos.[15]

Ressalta-se que o uso de ácido fólico ou L-metilfolato como suplementação na população geral, adjuvante ao uso de antidepressivos da classe dos inibidores seletivos da recaptação de serotonina (ISRS) ou inibidores da recaptação de serotonina e noradrenalina (IRSN), promoveu um aumento de 36% na taxa de resposta e de 39% na de remissão.[15] Há estudos, contudo, sugerindo o uso apenas da forma ativa L-metilfolato, na dose de 15 mg/dia, e com recomendação de evitar o emprego do ácido fólico, haja vista ausência de eficácia clara e dose heterogênea nos estudos.[5]

Na gestação ocorre uma demanda aumentada por folato, o que leva a um decréscimo gradual do folato sérico, sobretudo

TABELA 1 Diretrizes de prescrição de n-3 PUFAS, segundo a ISNPR

Categorias	Recomendações clínicas
Conceitos gerais	▪ Os clínicos que usam tratamentos com n-3 PUFA no transtorno depressivo maior devem fazê-lo somente após uma entrevista clínica para confirmar o diagnóstico e avaliar o estado mental e as condições físicas relevantes, incluindo hipersensibilidade a peixes ▪ Os n-3 PUFA são mais bem usados como tratamento adjuvante do que a monoterapia para transtorno depressivo maior em adultos ▪ Os n-3 PUFA podem ser eficazes e seguros tanto para aceleração quanto para potencialização (aceleração = adição de n-3 PUFA, no início do tratamento concomitantemente com outro antidepressivo; potencialização = adição de n-3 PUFA quando o efeito de um antidepressivo anterior é inadequado) ▪ Ambas as combinações de EPA puro e EPA/DHA (proporção > 2:1) são eficazes como um tratamento potencial de depressão maior ▪ Os n-3 PUFA são considerados eficazes como tratamento adjuvante para episódios depressivos maiores agudos, porém mais evidências são necessárias para episódios em depressão maior recorrente
Estratégia de tratamento agudo	▪ As dosagens terapêuticas recomendadas devem ser entre 1-2 g/dia de EPA, oriundas de composto com EPA puro, ou 1-2 g/dia de uma combinação de EPA/DHA (>2:1) ▪ Recomenda-se que a dose seja aumentada em 2 semanas para não respondedores ou respondedores parciais, com titulação até a dose máxima em 4 a 6 semanas, se tolerável ▪ Para não respondedores, recomenda-se avaliar a qualidade dos produtos n-3 PUFA
Estratégias de prevenção	▪ Os n-3 PUFA podem ser recomendados como um potencial tratamento profilático para populações de alto risco (juntamente com cuidados médicos padrão) ▪ A duração do tratamento agudo com n-3 PUFA pode ser estendida para incluir o tratamento de manutenção para potencialmente prevenir a recorrência
Segurança	▪ Recomenda-se monitorar sistematicamente os efeitos adversos, incluindo as condições gastrointestinais e dermatológicas, bem como obter exames abrangentes, incluindo painel metabólico, em pacientes que recebem doses mais altas de n-3 PUFA
Populações especiais	▪ Os n-3 PUFA podem ser prescritos para indivíduos com depressão maior e excesso de peso (IMC > 25) e/ou níveis elevados de marcadores inflamatórios; eles também podem ter um papel relevante em mulheres com depressão perinatal, idosos, crianças e adolescentes com depressão maior

Fonte: adaptada de Guu et al., 2019.[12]

após o 5º mês, o que pode persistir vários meses após o parto. A despeito do referido, ainda há um número escasso de pesquisas investigando o impacto dessa substância e do L-metilfolato para o tratamento das condições psiquiátricas em saúde mental perinatal. Um estudo de coorte, que investigou prospectivamente 6.809 mulheres com autorrelatada suplementação de ácido fólico durante a gravidez, apontou que não houve diminuição do risco de depressão na gestação e até 8 meses do pós-parto; houve, contudo, diminuição desse risco 21 semanas após o parto, conforme escore da Escala de Depressão Pós-Parto de Edimburgo (Edinburgh Postnatal Depression Scale – EPDS). Esse efeito foi mais pronunciado nas mulheres portadoras do genótipo C677T TT (homozigose), um polimorfismo que diminui a função da metilenotetra-hidrofolato redutase (MTFHR), enzima responsável pela conversão do 5,10-MTHF em 5-MTHF. Ressalta-se, ademais, que não foi relatada a dose média dos suplementos utilizados pelas mães nas avaliações de autorrelato.[16]

Além disso, um ensaio clínico aberto investigou pequena amostra de mulheres (n = 17) com histórico de transtorno depressivo maior, as quais estavam planejando engravidar ou se encontravam gestantes (com menos de 28 semanas). Essas mulheres foram divididas em dois grupos: no primeiro, as pacientes não estavam com depressão ativa e pretendiam parar o antidepressivo na gestação (n = 11); no segundo grupo, as mulheres estavam com depressão. Ambos os grupos tiveram reposição de L-metilfolato na dose de 5,23 mg/dia e, após 12 semanas do início da reposição, observou-se que 83,3% das mulheres que estavam com sintomas depressivos evoluíram com resposta acima de 50% no escore da Montgomery-Åsberg Depression Rating Scale (MADRS). Nas grávidas que não estavam com depressão e descontinuaram os antidepressivos, mas com reposição do L-metilfolato, o risco de recaída foi de 23%, menor que o esperado na literatura (67,7%).[17]

Vitamina D e cálcio

A vitamina D, nas suas formas ergocalciferol (D2, derivada de planta) e colecalciferol (D3, derivada de animais), trata-se na verdade de um hormônio neuroativo com amplas funções em sistema nervoso central, apesar de ser amplamente reconhecida como uma "vitamina". A deficiência de vitamina D pode levar a um aumento do Ca^{2+} neuronal, o que favoreceria depressão, enquanto a própria vitamina D desempenha um papel anti-inflamatório, na neuroimunomodulação e neuroplasticidade, os quais são mecanismos propostos para o efeito observado no humor. Ademais, a vitamina D também já esteve relacionada com síntese de monoaminas e modulação da atividade de receptores GABA-A.[18] Ressalta-se que os efeitos de regulação inflamatória propostos para a vitamina D estariam também implicados na melhora da inflamação relacionada a quadros depressivos.[19]

Há ampla evidência científica de que a vitamina D, sobretudo na forma de colecalciferol, tem eficácia tanto em sintomas depressivos como na depressão maior em populações clínicas, quer em monoterapia, quer em associação com o uso de antidepressivos; as doses utilizadas usualmente figuram entre 1.500 e 4.000 UI/dia e sugere-se um período mínimo de 8 semanas na reposição.[5,20] Vale ressaltar que não parece haver benefícios com antidepressivos em doses mais altas e a evidência da eficácia do tratamento seria mais contundente em pessoas com baixa exposição solar, peles mais pigmentadas, baixa ingestão de vitamina D, transtorno depressivo maior e nas pessoas com baixos níveis de 25-hidroxivitamina D, 25(OH)D, metabólito sérico avaliado nos exames de vitamina D (≤ 20 ng/mL, equivalente a 50 nmol/L).

Especificamente na população feminina, conforme revisão sistemática,[20] o uso de vitamina D em mulheres não se mostrou eficaz na maior parte dos estudos, inclusive naquelas na pós-menopausa, idosas e com níveis baixos de 25(OH)D. Imperativo evidenciar, entretanto, que a maioria dos ensaios falhos ocorreu com suplementação em doses abaixo das recomendadas. Em contraposição, um ensaio clínico randomizado incluído na revisão demonstrou que o uso de 2.000 UI/dia de vitamina D durante a gestação foi capaz de reduzir o nível de depressão tanto no período pré-natal como no pós-parto, conforme avaliação na EPDS. Todavia, esse estudo ocorreu em mulheres durante o período perinatal sem depressão maior ou escores mais altos de sintomas depressivos.

Complementando a pesquisa anterior, mais recentemente foi publicado um estudo iraniano,[21] com metodologia de ensaio clínico randomizado, envolvendo 81 mulheres com depressão clínica (EPDS acima de 12 pontos). As mulheres foram randomizadas para três grupos, a saber: 1) vitamina D 50.000 UI quinzenalmente + 500 mg de carbonato de cálcio/dia; 2) vitamina D

50.000 UI quinzenalmente + placebo de carbonato de cálcio; 3) placebo de ambos os compostos. As pacientes foram acompanhadas por 8 semanas durante o estudo e os dois primeiros grupos foram superiores ao placebo, mas com maior redução nos escores depressivos no grupo 2 (vitamina D em monoterapia) comparado ao grupo 1 (vitamina D e cálcio). Nessa pesquisa não houve relação entre a resposta antidepressiva nos dois grupos de intervenção e a diminuição de dois marcadores inflamatórios, interleucina-6 (IL-6) e fator de necrose tumoral (TNF-α), bem como mudança nos níveis do estradiol.

Revisão sistemática, englobando especificamente a população perinatal, incluiu 14 estudos que avaliaram a relação entre níveis de vitamina D e depressão gestacional e pós-parto.[19] Cinco de sete estudos (71%) direcionados à depressão gestacional mostraram uma associação significativa entre níveis baixos de vitamina D e a depressão nesse período; por sua vez, cinco de nove estudos (55%) pesquisando a depressão pós-parto demonstraram essa associação. Porém, a heterogeneidade dos estudos não permitiu que fosse realizada uma metanálise.[19]

Fora do período perinatal, há indicativos de que o uso de vitamina D, em combinação com probióticos, ajudou mulheres com síndrome do ovário policístico na diminuição de sintomas depressivos e ansiosos.[3] O cálcio, apesar de não ter indicação clássica como nutracêutico para sintomas depressivos (tanto no público perinatal como não perinatal), demonstrou eficácia superior ao placebo na suplementação para SPM em 466 mulheres, na dose de 1.200 mg/dia, em duas tomadas. A melhora sintomática ocorreu na sintomatologia tanto física como emocional e em todos os sintomas avaliados, exceto fadiga e insônia; a resposta foi estatisticamente significativa entre o 2º e o 3º mês pós-intervenção. Apesar desse ensaio positivo, há dados demonstrando inferioridade da suplementação com cálcio comparativamente ao uso da fluoxetina ou a tratamentos hormonais (p. ex., etinilestradiol e drospirenona, tratamento aprovado pela Food and Drug Administration – FDA – para o TDPM).[22]

Vitamina B6

A vitamina B6 foi avaliada em uma revisão sistemática indicando benefício da suplementação na dose de 100 mg/dia (e possivelmente 50 mg/dia) em sintomas pré-menstruais. Houve uma razão de chance (*odds ratio*) de 2,32 na resposta aos sintomas em geral (físicos e psíquicos) e de 1,69 para sintomas depressivos, mas as conclusões são limitadas por falhas metodológicas nos estudos incluídos. Importante salientar também que, tanto em relação ao cálcio como à vitamina B6, a maior parte da evidência é limitada ao tratamento da SPM e não propriamente do TDPM, definido mais recentemente e de forma mais restrita em seus critérios diagnósticos, conforme descrito na quinta edição do *Manual Diagnóstico e Estatístico de Transtornos Mentais* (DSM-5).[22]

Ressalta-se ainda que, em relação a outros suplementos para o TDPM, há evidências mistas e menos consistentes no que se refere ao uso de vitaminas D e E, magnésio, isoflavonas de soja, triptofano e germe do trigo.[22]

Probióticos

Pesquisas têm demonstrado o potencial do uso de probióticos na regulação da microbiota, a qual, quando em desequilíbrio (disbiose), pode favorecer ativação imune, alterações na modulação do nervo vago, modificações no metabolismo do triptofano e nas substâncias neuroativas produzidas pelas próprias bactérias. Existem evidências de que a diminuição da diversidade da microbiota poderia estar relacionada a quadros de depressão e ansiedade nas mães e nos filhos.[23] Ressalta-se que, apesar de ainda haver poucas pesquisas no público perinatal, há um corpo maior de evidência científica demonstrando eficácia dos probióticos para sintomas depressivos na população geral. O uso deles, sobretudo de cepas dos *Lactobacillus* e *Bifidobacterium* spp, parece ser eficaz, notadamente como adjuvantes ao uso de fármacos antidepressivos. A monoterapia, por sua vez, é mais fracamente recomendada. Ressalta-se que há ampla variedade de cepas utilizadas nos estudos e que, desse modo, não se sabe exatamente qual o tipo mais adequado de probiótico para depressão.[5]

Uma revisão sistemática publicada em 2022[23] compilou todos os estudos envolvendo o uso de probióticos para ansiedade e depressão perinatal e consolidou os achados de sete estudos, os quais poderiam ser resumidos da seguinte forma:

1. Duas pesquisas avaliaram a melhora da saúde mental materna no pós-parto indiretamente, por meio do uso de probióticos administrados aos bebês com o objetivo de diminuir cólicas, sendo um estudo positivo nos dois desfechos e o outro negativo em ambos.
2. Duas pesquisas tiveram resultados positivos nos desfechos de saúde mental durante a gestação e no pós-parto, ambas com a mesma espécie de probiótico, embora com identificação alfanumérica/cepas diferentes, o *Lacticaseibacillus rhamnosus* HN001 e o GG (antes denominados *Lactobacillus rhamnosus* HN001 e *Lactobacillus rhamosus* GG, respectivamente); 3) três estudos avaliaram os desfechos de saúde mental como secundários e incluíram apenas mulheres grávidas, demonstrando ausência de eficácia dos probióticos, com cepas diversas, na saúde mental materna.[23]

Quanto ao uso da cepa HN001, a intervenção foi realizada em 438 gestantes acima do peso, com menos de 18 semanas de idade gestacional, em ensaio clínico randomizado controlado por placebo. Ressalta-se ainda que o probiótico foi associado com outra cepa, a *Bifidobacterium animalis* subsp. *lactis* 420. Essa intervenção com probiótico, também associada a óleo de peixe, trouxe diminuição modesta, porém superior ao placebo, nos sintomas depressivos durante a gestação. Não houve significância estatística de potenciais benefícios no acompanhamento 12 meses após o parto. De relevância, nessa pesquisa houve associação entre pior dieta, eventos obstétricos negativos e cólicas com maiores níveis de ansiedade e depressão.[23]

Já a intervenção com o *Lacticaseibacillus rhamnosus* GG foi realizada em ensaio clínico randomizado, controlado por placebo, o qual avaliou 380 gestantes entre 14 e 16 semanas e fez o acompanhamento até o pós-parto. Nessa pesquisa foram avaliados os níveis de depressão e de ansiedade, respectivamente conforme os instrumentos EPDS e Inventário Traço-Estado de Spielberger, versão resumida de seis itens (6-Item Spielberger's State-Trait Anxiety Inventory – STAI-6). Essa intervenção promoveu diminuição tanto nos níveis de depressão como de ansiedade com o uso exclusivo do probiótico *Lacticaseibacillus rhamnosus* GG, sem associações.[23]

Além dos estudos no público perinatal, ressalta-se evidência de ensaio clínico randomizado, controlado por placebo, apontando que mulheres com síndrome do ovário policístico com prescrição de probióticos (*Lactobacillus acidophilus*, *Lactobacillus reuteri*, *Lactobacillus fermentum* e *Bifidobacterium bifidum*), juntamente com selênio, evoluíram com melhora nos escores de questionários em saúde mental. Além disso, tiveram maior capacidade antioxidante e diminuição de marcadores inflamatórios, como a proteína C-reativa (PCR).[3]

Outros nutracêuticos

Vários outros nutracêuticos já foram estudados na saúde mental da mulher, mas com menor nível de evidência nesse público. A seguir, são brevemente citados alguns agentes promissores, conforme discorrido em revisão sobre o tema:[3]

- **Zinco:** evidência de redução nos escores de sintomas de raiva, depressão e desânimo em mulheres jovens (junto com outros suplementos).
- **Sulfato de magnésio:** diminuição nos escores de sintomas de depressão pós-parto em gestantes que fizeram uso.
- **SAMe:** evidência apontando divergência entre os sexos, com mulheres sem resposta antidepressiva superior ao placebo, mas homens com eficácia da intervenção.
- **Creatina:** ensaio clínico duplo-cego, randomizado, controlado por placebo, demonstrando melhoria de sintomas na depressão maior feminina e aumento da conexão entre redes neurais nas áreas hipoativas.
- **Flavonoides:** fitoestrógenos promovendo melhora de depressão em mulheres na menopausa.
- **Cafeína:** menor risco de depressão em mulheres consumindo maior quantidade de cafeína.

PRINCIPAIS FITOTERÁPICOS E AS PECULIARIDADES NA SAÚDE MENTAL DA MULHER

Uso de fitoterápicos fora do período perinatal

A prescrição de agentes fitoterápicos é amplamente aceita pelas mulheres na prática clínica diária, apesar de muitos deles carecerem de evidência científica robusta. Os fitocêuticos usados na população geral, não especificamente feminina, com base mais sólida de evidência para os transtornos mentais, conforme diretriz de prescrição recentemente publicada,[5] são:

1. Erva-de-são-joão (*Hypericum perforatum*; principais fitoquímicos: hipericina e hiperforina), no uso apenas em monoterapia para depressão leve a moderada, nas formas de extratos das flores da erva-de-são-joão, nas doses de 600 mg a 1.800 mg/dia (extrato de 3:1-7:1, dependendo do produto), padronizado para uma dose de aproximadamente 0,2 a 0,3% de hipericina e/ou 5 a 6% de hiperforina (de 1 a 3 vezes por dia, dependendo do extrato).
2. Cúrcuma (*Curcuma longa*; principal fitoquímico: curcumina), planta que pode ser utilizada para depressões leves a moderadas, tanto em monoterapia como em associação, na forma do extrato de curcumina em doses de 500 a 1.000 mg/dia.
3. Açafrão (*Crocus sativus*; principais fitoquímicos: safranal e crocina), empregado em depressões leves a moderadas, tanto em monoterapia como em associação, nas doses de aproximadamente 30 mg do estigma, ou padronizado para os isômeros safranal ou crocina, com uma a três tomadas por dia, a depender do extrato.

Ressalta-se a importância da padronização com níveis adequados de compostos bioativos para a eficácia dos fitoterápicos de modo geral (p. ex., *Crocus sativus* cápsulas com padronização de pelo menos 3,5% de lepticrosalides, uma medida de compostos bioativos presentes no açafrão, incluindo safranal e crocina, duas vezes ao dia, ou cápsulas padronizadas com crocina 1,65-1,75 mg, duas vezes ao dia). Ademais, é relevante apontar que o *Crocus sativus* conta com número reduzido de estudos demonstrando eficácia específica na diminuição de sintomas em mulheres com síndrome pré-menstrual, depressão pós-parto, depressão/fogachos na pós-menopausa e melhora da sexualidade em mulheres usando fluoxetina.[24] Evidencia-se ainda que o *Hypericum perforatum* é um fitoterápico de prescrição médica exclusiva no Brasil, pois há riscos mais substanciais à saúde envolvidos, como a possibilidade de causar síndrome serotoninérgica se associado com ISRS ou ISRN, além de diminuir a eficácia dos anticoncepcionais orais.[5]

Já para os transtornos de ansiedade, temos menos agentes com boa base de evidência, segundo essa diretriz, sendo os principais:

1. Lavanda (*Lavandula officinalis*; principais fitoquímicos: linalool e acetato de linalila), podendo ser usada em monoterapia ou em associação para transtorno de ansiedade generalizada (TAG), com benefícios também nas queixas de insônia, em doses de 80 a 160 mg/dia na forma de óleo especializado em cápsulas ou 500 a 1,5 g de flor seca (de preferência na forma de formulações padronizadas), duas vezes/dia.
2. Ashwagandha (*Withania somnifera;* principais fitoquímicos: witanolídeos), com evidência em monoterapia e associação para o TAG, com boa atuação em queixas de fadiga e insônia, na doses entre 300 e 600 mg/dia, padronizado no extrato com 5% de witanolídeos.[5]

Quanto a agentes estudados especificamente em condições que acometem a saúde mental da mulher, salienta-se que há relativamente poucos estudos nessa população. Além dos fitocêuticos mencionados no parágrafo anterior, urge ressaltar a importância da planta conhecida popularmente como vitex ou árvore-da-castidade (nome científico: *Vitex agnus castus*, VAC), utilizada no tratamento de sintomas afetivos pré-menstruais. Uma revisão sistemática,[25] realizada por um grupo brasileiro, compilou um total de oito ensaios clínicos randomizados, sendo seis deles direcionados para SPM e apenas dois para TDPM. Foram utilizadas três preparações diferentes de VAC, o que dificulta a generalização dos achados em uma padronização específica. Ademais, houve variabilidade nos instrumentos utilizados para avaliar sintomas entre os estudos, o que confere heterogeneidade aos desfechos avaliados.

Ressalta-se, além disso, que dois estudos compararam o fitoterápico com fluoxetina, um deles sem cegamento do prescritor e o outro sendo um ensaio clínico randomizado. O primeiro estudo demonstrou eficácia comparável à fluoxetina do extrato de VAC BNO 1095 (cada comprimido com 4 mg de extrato etanólico seco a 70%, correspondendo a 40 mg/dia de fitoterápico). O segundo estudo evidenciou uma superioridade estatisticamente significativa do VAC 40 mg/dia em termos de disforia, perda de interesse, impacto nas atividades, ansiedade psíquica e sintomas físicos gerais. Não houve efeitos colaterais significativos no grupo de intervenção com VAC nessa pesquisa. A revisão conclui que o uso do extrato de VAC é uma alternativa válida e segura para sintomas de SPM e TDPM no curto prazo, especialmente para o alívio de sintomas somáticos da SPM, em que há maior nível de evidência.[25]

Uso de fitoterápicos no período perinatal

Apesar de diversas intervenções com preparos e extratos de plantas serem bastante utilizadas e algumas serem consideradas seguras durante o período perinatal, conforme linhas da medicina tradicional

(p. ex., na medicina tradicional chinesa), há importante escassez de estudos em humanos quanto à segurança e à eficácia nesse público, de modo que, em geral, há apenas estudos pré-clínicos em animais guiando as prescrições desses agentes.[26]

Por exemplo, é comum no pós-parto o uso do chá (infusão) de duas plantas popularmente conhecidas como camomila (*Matricaria recutita*, denominada camomila alemã, e *Chamaemelum nobile*, reconhecida como camomila romana). Ambas têm grupos de compostos semelhantes, como sesquiterpenos, sesquiterpenolactonas, flavonoides e óleos voláteis; tais fitoterápicos são tradicionalmente empregados para estímulo da lactação (galactogo), tratamento de fissuras e mastite. Ademais, também há corriqueiramente o uso para alívio de cólicas nos bebês, com alguns dados apontando eficácia e segurança nessa administração, o que sugeriria, *a priori*, uma suposta segurança no uso desses agentes.[27]

Em contraposição, os dados de segurança no aleitamento são limitados: por exemplo, não há estudos indicando qual a passagem dos fitoquímicos da mãe para o bebê, conforme evidenciado em índices como a dose relativa do lactente – *relative infant dose* (RID) – ou até mesmo qual a proporção do fitoterápico que passa da mãe para o leite (relação leite-plasma; *milk/plasma ratio*).[27] Ademais, apesar de um dos compostos flavonoides ativos da *Matricaria recutita*, a apigenina, ter demonstrado atuação em receptores GABA e decorrente potencial de atividade ansiolítica, não é possível indicar esse agente para o tratamento dos transtornos de ansiedade, haja vista a ausência clara de eficácia, bem como de dados de segurança na população perinatal.[5,25,26]

Ressalta-se ainda o risco de sedação excessiva quando em combinação com outros agentes sedativos (p. ex., álcool e benzodiazepínicos). Reações cutâneas com camomila tópica já foram descritas e o chá de camomila também foi relatado como potencializador das lesões cutâneas de dermatite de contato.[26,27] Durante a gestação o uso é mais problemático, pois se trata de um fitoterápico ocitocítico (que estimula a contração uterina), de modo que já foi relacionado com ameaça de abortamento e parto pré-termo em humanos.[26]

Outro exemplo é a valeriana (*Valeriana officinalis L.*, cujos principais compostos bioativos são os valepotriatos e o ácido valerênico), tradicionalmente contraindicada na gestação, pois há indicativos de que pode causar deficiência de zinco nos estudos em animais, o que favoreceria alterações neurodesenvolvimentais (p. ex., déficits atencionais e de memória).[26] Além disso, há estudos *in vitro* indicando potencial teratogenicidade e mutagenicidade dos valepotriatos e baldrinais, compostos presentes na valeriana, de modo que se recomenda evitar o uso tanto na gestação como na lactação. É de relevância que não há estudos em humanos corroborando a hipótese de teratogênese comportamental ou morfológica até o presente momento.[27]

A própria VAC, antes já apontada como promissora para o tratamento de TDPM e SPM,[25] tem potencial para hiperestimulação ovariana, o que poderia favorecer risco aumentado de abortamento. Existe relato de caso de mulher que utilizou VAC enquanto passou por um processo de fertilização *in vitro* e sofreu uma desregulação significativa dos níveis de gonadotrofinas e estrógenos durante esse procedimento.[26]

Assim, enquanto alguns agentes fitoterápicos têm eficácia comprovada nos transtornos mentais da população não perinatal, de modo geral, no tocante às mulheres gestantes ou lactantes, essas prescrições devem ser evitadas, pois há ausência de evidência científica clara que permita a segurança na prescrição. Assim, a limitação nos dados impede uma criteriosa análise de custo-benefício compartilhada com a mãe.

CONCLUSÃO

Com base no exposto, fica clara a importância de estratégias complementares para auxiliarem na prevenção ou na redução de sintomas mentais nas mulheres. Dessas estratégias, modular o padrão alimentar é um ponto importante. Um padrão alimentar saudável é baseado no consumo de frutas, verduras, grãos integrais, leguminosas, oleaginosas, azeite de oliva e peixes. Além disso, evitar o consumo de industrializados e ultraprocessados, açúcar, gorduras saturadas e trans, sal, carnes vermelhas e aditivos alimentares tem se demonstrado importante para a melhora da saúde mental de mulheres.

Além de melhorar o padrão alimentar, a suplementação com nutracêuticos também é de relevância na saúde mental da mulher, nos aspectos ansiosos e sobretudo na depressão, sendo o uso de ômega-3, L-metilfolato, vitamina D, cálcio, vitamina B6 e probióticos as intervenções com potencial terapêutico nessa população. Há algumas indicações específicas para o uso durante o período perinatal e fora dele, bem como particularidades do uso em cada um dos transtornos mentais das mulheres.

Por sua vez, os fitoterápicos ainda requerem um número maior de estudos específicos na população feminina e suas condições psicopatológicas, apesar de alguns fitocêuticos contarem com boa evidência na população geral para transtornos depressivos e ansiosos (p. ex., *Hypericum perforatum*, *Curcuma longa*, *Crocus sativus*, *Lavandula officinalis* e *Withania somnifera*). Assim, essas intervenções são promissoras em mulheres portadoras dessas condições. Especial atenção deve ser dada ao uso de fitoterápicos no período perinatal, pois de forma geral carecem de base de evidência sólida quanto à eficácia e tolerância em gestantes e no pós-parto.

Por fim, vale destacar que a melhora da alimentação, bem como o uso dos nutracêuticos e fitoterápicos, pode atuar por diversos mecanismos de ação envolvidos na saúde mental, incluindo diminuição de inflamação e do estresse oxidativo, modulação da microbiota intestinal, de neurotransmissores e do eixo HPA, aumento de BDNF e regulação do ciclo de um carbono, bem como controle de peso.

REFERÊNCIAS

1. Takeda T. Premenstrual disorders: Premenstrual syndrome and premenstrual dysphoric disorder. J Obstet Gynaecol Res [Internet]. 2022 [citado em 29 jan. 2023]. Disponível em: https://pubmed.ncbi.nlm.nih.gov/36317488/
2. Stewart DE, Vigod SN. Postpartum depression: pathophysiology, treatment, and emerging therapeutics. Annu Rev Med [Internet]. 2019 [citado em 29 jan. 2023];70:183-96. Disponível em: https://pubmed.ncbi.nlm.nih.gov/30691372/
3. García-Montero C, Ortega MA, Alvarez-Mon MA, Fraile-Martinez O, Romero-Bazán A, Lahera G, et al. The problem of malnutrition associated with major depressive disorder from a sex-gender perspective. Nutrients [Internet]. 2022 [citado em 29 jan. 2023];14(5):1107. Disponível em: https://pubmed.ncbi.nlm.nih.gov/35268082/
4. Frass M, Strassl RP, Friehs H, Müllner M, Kundi M, Kaye AD. Use and acceptance of complementary and alternative medicine among the general population and medical personnel: a systematic review. Ochsner J [Internet]. 2012 [citado em 29 jan. 2023]; 12(1):45-56. Disponível em: https://pubmed.ncbi.nlm.nih.gov/22438782/
5. Sarris J, Ravindran A, Yatham LN, Marx W, Rucklidge JJ, McIntyre RS, et al. Clinician guidelines for the treatment of psychiatric disorders with nutraceuticals and phytoceuticals: the World Federation of Societies of Biological Psychiatry (WFSBP) and Canadian Network for Mood and Anxiety Treatments (CANMAT) Taskforce. World J Biol Psychiatry [Internet]. 2022 [citado em 29 jan. 2023];23(6):424-55. Disponível em: https://pubmed.ncbi.nlm.nih.gov/35311615/

6. Bear TLK, Dalziel JE, Coad J, Roy NC, Butts CA, Gopal PK. The role of the gut microbiota in dietary interventions for depression and anxiety. Adv Nutr. 2020;1-18.
7. Isgin-Atici K, Kanbur N, Akgül S, Buyuktuncer Z. Diet quality in adolescents with premenstrual syndrome: a cross-sectional study. Nutr Diet [Internet]. 2020 [citado em 29 jan. 2023];77(3):351-8. Disponível em: https://pubmed.ncbi.nlm.nih.gov/30729645/
8. Opie RS, Uldrich AC, Ball K. Maternal postpartum diet and postpartum depression: a systematic review. Matern Child Health J [Internet]. 2020 [citado em 29 jan. 2023];24(8):966-78. Disponível em: https://pubmed.ncbi.nlm.nih.gov/32367245/
9. Flor-Alemany M, Migueles JH, Alemany-Arrebola I, Aparicio VA, Baena-García L. Exercise, Mediterranean diet adherence or both during pregnancy to prevent postpartum depression-GESTAFIT trial secondary analyses. Int J Environ Res Public Health [Internet]. 2022 [citado em 29 jan. 2023];19(21):14450. Disponível em: https://pubmed.ncbi.nlm.nih.gov/36361335/
10. Khan R, Waqas A, Bilal A, Mustehsan ZH, Omar J, Rahman A. Association of maternal depression with diet: a systematic review. Asian J Psychiatr [Internet]. 2020 [citado em 29 jan. 2023];52:102098. Disponível em: https://pubmed.ncbi.nlm.nih.gov/32403029/
11. Marx W, Lane M, Hockey M, Aslam H, Berk M, Walder K, et al. Diet and depression: exploring the biological mechanisms of action. Mol Psychiatry [Internet]. 2020 [citado em 29 jan. 2023];26(1):134-50. Disponível em: https://www.nature.com/articles/s41380-020-00925-x
12. Guu TW, Mischoulon D, Sarris J, Hibbeln J, McNamara RK, Hamazaki K, et al. International Society for Nutritional Psychiatry Research practice guidelines for omega-3 fatty acids in the treatment of major depressive disorder. Psychother Psychosom [Internet]. 2019 [citado em 29 jan. 2023];88(5):263-73. Disponível em: https://pubmed.ncbi.nlm.nih.gov/31480057/
13. Zhang MM, Zou Y, Li SM, Wang L, Sun YH, Shi L, et al. The efficacy and safety of omega-3 fatty acids on depressive symptoms in perinatal women: a meta-analysis of randomized placebo-controlled trials. Transl Psychiatry [Internet]. 2020 [citado em 29 jan. 2023];10(1):193. Disponível em: https://pubmed.ncbi.nlm.nih.gov/32555188/
14. Mocking RJT, Steijn K, Roos C, Assies J, Bergink V, Ruhé HG, et al. Omega-3 fatty acid supplementation for perinatal depression: a meta-analysis. J Clin Psychiatry [Internet]. 2020 [citado em 29 jan. 2023]; 81(5):19r13106. Disponível em: https://pubmed.ncbi.nlm.nih.gov/32898343/
15. Altaf R, Gonzalez I, Rubino K, Nemec EC. Folate as adjunct therapy to SSRI/SNRI for major depressive disorder: systematic review & meta-analysis. Complement Ther Med [Internet]. 2021 [citado em 29 jan. 2023];61:102770. Disponível em: https://pubmed.ncbi.nlm.nih.gov/34450256/
16. Lewis SJ, Araya R, Leary S, Smith GD, Ness A. Folic acid supplementation during pregnancy may protect against depression 21 months after pregnancy, an effect modified by MTHFR C677T genotype. Eur J Clin Nutr [Internet]. 2012 [citado em 29 jan. 2023];66(1):97-103. Disponível em: https://pubmed.ncbi.nlm.nih.gov/21772318/
17. Freeman MP, Savella GM, Church TR, Goéz-Mogollón L, Sosinsky AZ, Noe OB, et al. A prenatal supplement with methylfolate for the treatment and prevention of depression in women trying to conceive and during pregnancy. Ann Clin Psychiatry [Internet]. 2019 [citado em 29 jan. 2023];31(1):4-16. Disponível em: https://europepmc.org/article/med/30699214
18. Cheng HY, Ning MX, Chen DK, Ma WT. Interactions between the gut microbiota and the host innate immune response against pathogens. Front Immunol [Internet]. 2019 [citado em 29 jan. 2023];10(MAR):607. Disponível em: https://pubmed.ncbi.nlm.nih.gov/30984184/
19. Aghajafari F, Letourneau N, Mahinpey N, Cosic N, Giesbrecht G. Vitamin D deficiency and antenatal and postpartum depression: a systematic review. Nutrients [Internet]. 2018 [citado em 29 jan. 2023]; 10(4):478. Disponível em: https://pubmed.ncbi.nlm.nih.gov/29649128/
20. Cheng YC, Huang YC, Huang WL. The effect of vitamin D supplement on negative emotions: a systematic review and meta-analysis. Depress Anxiety [Internet]. 2020 [citado em 29 jan. 2023];37(6):549-64. Disponível em: https://pubmed.ncbi.nlm.nih.gov/32365423/
21. Amini S, Amani R, Jafarirad S, Cheraghian B, Sayyah M, Hemmati AA. The effect of vitamin D and calcium supplementation on inflammatory biomarkers, estradiol levels and severity of symptoms in women with postpartum depression: a randomized double-blind clinical trial. Nutr Neurosci [Internet]. 2022 [citado em 29 jan. 2023];25(1):22-32. Disponível em: https://pubmed.ncbi.nlm.nih.gov/31900080/
22. Lanza di Scalea T, Pearlstein T. Premenstrual dysphoric disorder. Med Clin North Am [Internet]. 2019 [citado em 29 jan. 2023];103(4):613-28. Disponivel em: https://pubmed.ncbi.nlm.nih.gov/31078196/
23. Trifkovič KČ, Mičetić-Turk D, Kmetec S, Strauss M, Dahlen HG, Foster JP, et al. Efficacy of direct or

indirect use of probiotics for the improvement of maternal depression during pregnancy and in the postnatal period: a systematic review and meta-analysis. Healthcare (Basel) [Internet]. 2022 [citado em 29 jan. 2023];10(6):970. Disponível em: https://pubmed.ncbi.nlm.nih.gov/35742022/

24. Marx W, Lane M, Rocks T, Ruusunen A, Loughman A, Lopresti A, et al. Effect of saffron supplementation on symptoms of depression and anxiety: a systematic review and meta-analysis. Nutr Rev [Internet]. 2019 [citado em 29 jan. 2023];77(8):557-71. Disponível em: https://academic.oup.com/nutritionreviews/article/77/8/557/5499264
25. Cerqueira RO, Frey BN, Leclerc E, Brietzke E. Vitex agnus castus for premenstrual syndrome and premenstrual dysphoric disorder: a systematic review. Arch Womens Ment Health [Internet]. 2017 [citado em 29 jan. 2023];20(6):713-9. Disponível em: https://pubmed.ncbi.nlm.nih.gov/29063202/
26. Bernstein N, Akram M, Yaniv-Bachrach Z, Daniyal M. Is it safe to consume traditional medicinal plants during pregnancy? Phytotherapy research [Internet]. 2021 [citado em 29 jan. 2023];35(4):1908-24. Disponível em: https://pubmed.ncbi.nlm.nih.gov/33164294/
27. LactMed. Drugs and Lactation Database (LactMed®) [Internet]. National Institute of Child Health and Human Development; 2006 [citado em 29 jan. 2023]. Disponível em: https://www.ncbi.nlm.nih.gov/books/NBK501922/

CAPÍTULO 4

Mindfulness e redução do estresse na mulher

Igor Emanuel Vasconcelos e Martins Gomes
Marcelo Demarzo
Víviam Vargas de Barros

PONTOS-CHAVE

- As práticas contemplativas, como a meditação de atenção plena/*mindfulness*, têm sido cada vez mais integradas na sociedade contemporânea de forma secular e científica, influenciando diversas áreas como a saúde, a educação e as organizações públicas e privadas.
- Diferentes intervenções baseadas em *mindfulness* (IBM) surgiram desde o programa Redução do Estresse Baseada em *Mindfulness* (MBSR, do inglês *Mindfulness-Based Stress Reduction*), porém todas compartilham elementos essenciais, como práticas formais de meditação, atividades psicoeducativas e discussões em grupo, com indicação de práticas diárias a serem feitas em casa, além do aprendizado baseado na experiência direta.
- Em relação aos efeitos das IBM para mulheres, os principais resultados da meditação de atenção plena estão relacionados a menopausa, acometimento por câncer, disfunções na sexualidade e período perinatal.
- Há efeito positivo de *mindfulness* para o estresse e a qualidade de vida em mulheres na menopausa, porém os efeitos para ansiedade e depressão são inconclusivos nessa população. Além disso, *mindfulness* contribui para a redução dos sintomas físicos e vasomotores relacionados à menopausa.
- Participar de uma IBM promove melhoras em aspectos das disfunções sexuais femininas em geral, porém não demonstrou efeito para a redução da dor associada a essas condições.
- *Mindfulness* reduz fadiga, ansiedade e depressão em mulheres com câncer.
- Há evidência de eficácia dos protocolos de meditação de atenção plena na melhora dos sintomas de ansiedade, estresse e depressão perinatais, embora com tamanhos de efeitos pequenos.
- Quando se avaliam somente as mulheres no período perinatal portadoras de depressão, estresse e transtornos de ansiedade, as IBM mostram eficácia, com tamanho de efeito moderado a grande.
- Já quanto à prevenção de depressão, estresse e ansiedade perinatais, há evidências menos robustas para *mindfulness*, com dados negativos, limitados ou conflitantes.

- As IBM na modalidade *on-line* para o público perinatal são formas viáveis; no entanto, os estudos a respeito ainda são incipientes.
- Outras medidas não farmacológicas (p. ex., musicoterapia, relaxamento, aromaterapia e massagem) podem ser benéficas para lidar com a ansiedade perinatal, mas são necessários mais estudos.
- A ioga é uma terapia promissora para o tratamento da ansiedade, estresse e depressão perinatais; no entanto, tem menos estudos que a meditação de atenção plena.

INTRODUÇÃO

As práticas contemplativas no contexto científico

Encontradas em diversas tradições culturais, religiosas e filosóficas, como no budismo, hinduísmo e estoicismo, as práticas contemplativas, como a meditação, têm sido cada vez mais integradas na sociedade contemporânea de forma secular e científica, influenciando diversas áreas, como a saúde, a educação e as organizações públicas e privadas.[1]

Apesar de essas práticas já existirem há pelo menos 3 mil anos e serem parte integrante do arsenal terapêutico de alguns sistemas tradicionais de medicina, como a medicina chinesa e ayurvédica, apenas recentemente têm ocorrido esforços sistemáticos para sua integração nas práticas clínicas baseadas em evidência científica mais contemporâneas.[1]

Podem-se definir as práticas contemplativas como práticas de integração "mente-corpo", baseadas, de maneira geral e didática, em um dos três aspectos a seguir (ou na integração deles): 1) técnicas ou exercícios que desenvolvem a atenção plena (*mindfulness*); 2) técnicas que desenvolvem bem-estar e compaixão; ou 3) técnicas que desenvolvem uma autopercepção menos egoica (meditações de *insight*). Todas essas três vertentes têm sido cada vez mais estudadas pela ciência contemporânea, em especial as técnicas de atenção plena, com mais de 16 mil estudos publicados nas últimas quatro décadas.[1]

As práticas contemplativas (em especial as de *mindfulness* e compaixão) podem ser usadas, com benefícios cientificamente comprovados, para o bem-estar em geral e para sintomas de transtornos de ansiedade, depressão, dor crônica, dependência de álcool e outras drogas, transtornos alimentares (como obesidade, bulimia e anorexia), bem como para doenças ou condições crônicas em geral (como diabetes e hipertensão).[1]

No campo da educação e das organizações/empresas, podemos falar em benefícios baseados em evidência científica para a prevenção e o tratamento do *burnout* (esgotamento profissional), promoção da liderança empática, sustentabilidade e saúde do planeta.[1]

Com base nos estudos científicos e na experiência acumulada nas últimas décadas, o Reino Unido tem, desde 2004, uma política pública de implementação de *mindfulness* no sistema público de saúde (National Health Service – NHS), a qual foi expandida em 2015 para educação e segurança públicas.[1] No Brasil, a Política Nacional de Práticas Integrativas e Complementares (PNPIC) incluiu a meditação entre suas práticas, o que permite e facilita a implementação das práticas contemplativas como estratégia preventiva e complementar dentro do Sistema Único de Saúde (SUS).[1]

Conceito de *mindfulness* e seus principais programas

Uma das principais e mais utilizadas definições de *mindfulness* foi concebida por Jon

Kabat-Zinn, que o considera como uma habilidade metacognitiva universal, portanto um traço, definida por: "prestar atenção intencionalmente, no momento presente e sem julgamentos".[2] *Mindfulness* é considerado uma habilidade metacognitiva, uma vez que favorece a observação consciente de nossas próprias percepções, em vez de nos deixar arrastar por um turbilhão de emoções e pensamentos. Dessa maneira, *mindfulness* favorece o reconhecimento dos pensamentos e emoções como eventos mentais e não como a realidade dos fatos por meio da leitura e interpretação que fazemos deles.

A prática de *mindfulness* foi inicialmente incorporada à medicina ocidental como um tratamento complementar para ajudar as pessoas a lidarem melhor com estresse e dor crônica, entre outras condições clínicas.[2] Nos programas de intervenções baseadas em *mindfulness* (IBM), muitas vezes os praticantes iniciantes se utilizam de estímulos como sensações corporais, sons, pensamentos, formas ou a própria respiração, como forma de suporte para a meditação, ou seja, um ponto para o qual podem voltar uma vez que tenham se perdido em sentimentos ou pensamentos. A utilização desses estímulos facilita o desenvolvimento da habilidade de monitoramento da mente, principal habilidade requerida para a prática de *mindfulness*.

Assim, as práticas foram estruturadas em programas específicos de treinamento, geralmente constituídos por oito encontros semanais, com duração de aproximadamente duas horas e meia, que favorecem paulatinamente o aprendizado experiencial das práticas e o desenvolvimento de *mindfulness*. O programa pioneiro com esse formato foi idealizado por Jon Kabat-Zinn em 1979 e denominado Redução do Estresse Baseada em *Mindfulness* (MBSR, do inglês *Mindfulness-Based Stress Reduction*). Para o desenvolvimento desse programa, Kabat-Zinn criou a Clínica de Redução do Estresse, no Centro Médico da Universidade de Massachusetts, localizada em Worcester. Esse programa integra a filosofia e a prática budistas às abordagens da medicina e da psicologia, utilizando-se da paciência, da autoconfiança e da aceitação psicológica, criando uma base estável para a exploração interna. A MBSR foi originalmente desenvolvida para manejo da dor crônica e de doenças relacionadas ao estresse, consistindo em oito sessões de grupo de duas horas por semana, em que são ensinadas práticas de meditação formais (meditação sentada, caminhada meditativa, escaneamento corporal e ioga) e maneiras de incluir a prática de *mindfulness* no cotidiano.[2]

Após a criação da MBSR, muitos programas de intervenção similares com base em *mindfulness* têm sido criados na área de saúde, gerando uma enorme variedade de intervenções para diversos outros transtornos. Entre esses programas, alguns têm sido mais amplamente estudados, recebendo maior destaque que os demais, juntamente com a MBSR: 1) Terapia Cognitiva Baseada em *Mindfulness* (MBCT, do inglês *Mindfulness-Based Cognitive Therapy*); 2) Prevenção de Recaída Baseada em *Mindfulness* (MBRP, do inglês *Mindfulness-Based Relapse Prevention*); 3) Manejo da Dor Baseado em *Mindfulness* (MBPM, do inglês *Mindfulness-Based Pain Management*); e 4) Promoção da Saúde Baseada em *Mindfulness* (MBHP, do inglês *Mindfulness-Based Health Promotion*).[1,2]

A MBCT foi desenvolvida por Segal, Williams e Teasdale em 2002 e combina o ensino de práticas formais de meditação, como meditação sentada, escaneamento corporal, hatha yoga e caminhada meditativa com estratégias tradicionais da terapia cognitiva, especialmente para prevenir recaída na depressão recorrente. Além disso, há outra prática formal, chamada espaço de respiração de três minutos, a qual é uma forma de integrar a prática formal à vida diária. Inicialmente é utilizada em momentos específicos a cada dia, mas com o tempo pode ser utilizada sempre que os sentimentos desagradáveis forem percebidos, como uma forma de reconhecê-los, acolhê-los e escolher como agir a partir daí. Também acontece em oito semanas, com reuniões semanais de duas horas de duração, no formato de grupo.[3]

A MBCT é um dos programas com maior corpo de evidências científicas. O estudo mais robusto realizado com esse programa até hoje foi o PREVENT, um ensaio clínico randomizado realizado no Reino Unido, com uma amostra representativa da população com três ou mais episódios de depressão, em uso de antidepressivos na dose de manutenção. Os pacientes foram randomizados para o grupo MBCT com incentivo para descontinuação do antidepressivo ou tratamento com antidepressivo de manutenção. Apesar de os pacientes saberem para qual grupo haviam sido randomizados, os pesquisadores eram cegos. O estudo acompanhou os pacientes por 24 meses e teve como principais resultados que a participação na MBCT teve eficácia e custo-efetividade equiparadas ao uso de antidepressivo no que se refere à prevenção de recaídas na depressão e ao tempo para a recaída, especialmente em pacientes com histórico de abuso infantil e com três ou mais episódios prévios de depressão maior. Além disso, os dois tratamentos não diferiram em termos de sintomas residuais de depressão e na qualidade de vida. É importante ressaltar que esses resultados se mantiveram após acompanhamento de dois anos.[3]

A MBRP foi baseada no modelo da MBCT, porém desenvolvida para pacientes usuários de substâncias que estejam tentando se manter abstinentes ou mudar comportamentos de uso e relacionados a ele. É uma intervenção contemplativa que integra práticas de *mindfulness* com componentes da Prevenção de Recaída (PR) com eficácia comprovada e superior à prevenção de recaídas para pessoas que estão em recuperação do uso de substâncias e outras dependências e tem o objetivo de ajudá-las a evitar o retorno ao uso de substâncias. É uma combinação de duas abordagens relacionadas, mas distintas, que tem o objetivo de agir sinergicamente para manter a abstinência (ou as metas do tratamento) e promover o bem-estar. Também é realizada em oito semanas com uma sessão semanal de duas horas. São combinadas práticas de meditação formais, como escaneamento corporal, meditação sentada, caminhada meditativa e movimentos com atenção plena, com elementos da terapia cognitiva baseados em estratégias de prevenção de recaída, que têm demonstrado eficácia para transtornos por uso de substâncias e outros comportamentos aditivos.[4]

O MBPM, desenvolvido pela Breathworks, também compartilha a mesma estrutura dos programas citados anteriormente, sendo composto por sessões semanais de duas horas, práticas meditativas formais, dinâmicas psicoeducativas e orientação para a prática diária em casa, porém seu foco principal é contribuir para que as pessoas aprendam a reconhecer a dor, abrindo-se para lidar com ela, em vez de serem dominadas por ela. O programa advém da experiência pessoal de Vidyamala Burch, cofundadora da Breathworks, que convive com uma severa dor na coluna desde 1976 e prática *mindfulness* desde 1985. Esse programa tem uma ênfase importante em *mindfulness* na vida diária e oferece um programa específico de práticas em movimento.[1]

O MBHP, ou Promoção da Saúde Baseada em *Mindfulness* (PSBM), é um protocolo de treinamento laico e científico de *mindfulness*, criado e adotado pelo Mente Aberta – Centro Brasileiro de *Mindfulness* e Promoção da Saúde, vinculado à Escola

Paulista de Medicina, da Universidade Federal de São Paulo (Unifesp). O MBHP é inspirado no modelo original de Jon Kabat-Zinn (MBSR), mas adaptado ao contexto da Promoção da Saúde e Qualidade de Vida. O MBHP/PSBM foi criado e pensado para o contexto cultural brasileiro e ibero-americano, em especial para sua aplicação nas políticas públicas nas áreas da saúde, educação e organizações. Tem como princípios a acessibilidade, a didática e a simplicidade, além de buscar como objetivo o desenvolvimento laico e científico de *awareness* (consciência metacognitiva), propiciando uma vida mais consciente e saudável, além de promover autonomia e autoeficácia em saúde. Além da população adulta em geral, profissionais, pacientes (em especial com condições crônicas e de maneira transdiagnóstica), professores, estudantes, policiais e outros agentes da área de segurança pública são beneficiários potenciais do MBHP.[1]

Efeitos neurobiológicos de *mindfulness*

Os efeitos positivos da prática regular de *mindfulness* vão além dos benefícios clínicos ou psicológicos, havendo muitos estudos sobre seus efeitos fisiológicos e neurobiológicos, demonstrando, por exemplo, impactos positivos nas funções cognitivas e executivas do cérebro.[5-8]

Nas últimas décadas, as técnicas de neuroimagem nos permitem conhecer em maiores detalhes o funcionamento de nosso cérebro. No caso de *mindfulness*, ao longo dos últimos anos, houve um grande crescimento de pesquisas que estudam quais mudanças neurobiológicas se produzem a partir da prática regular, tanto no nível funcional como anatômico-estrutural. Três estruturas cerebrais fundamentais têm se mostrado mais relacionadas ao treinamento da atenção plena: 1) o córtex cingulado anterior (CCA) e sua implicação na atenção; 2) a ínsula (INS), relacionada com a interocepção e a consciência do próprio corpo; e 3) o córtex pré-frontal (CPF), vinculado tanto às funções cognitivas e executivas como também, junto com a INS, à regulação das emoções.[5-8]

Aparentemente, o CCA e sua relação com a atenção (enquanto função cerebral) desempenham um papel central em *mindfulness*. Alguns exercícios de atenção plena buscam desenvolver uma atenção mais focalizada, enquanto outros expandem o foco de observação para objetos mais amplos (incluindo a própria observação da mente e pensamentos). Embora a atenção inclua muitos aspectos, quatro áreas estariam mais associadas à prática de *mindfulness*: atenção sustentada (capacidade de se manter vigilante e alerta), atenção seletiva (habilidade de selecionar determinada informação para um processamento cognitivo adicional), mudança de foco (capacidade para alternar de um objeto de atenção para outro) e capacidade de monitoramento (habilidade para detectar se a mente está divagando). Vários estudos têm indicado uma correlação entre um maior nível de treinamento atencional por meio da prática regular de *mindfulness* e maior ativação do CCA.[5-8]

A capacidade de perceber sensações corporais, incluindo a interocepção, ou seja, de prestar atenção ao próprio corpo, tem sido descrita como uma das principais características da prática de *mindfulness*. De fato, em grande parte dos exercícios incluídos nas práticas de *mindfulness*, o objeto de atenção – seja focal, seja mais amplo – é uma sensação física, como a respiração. Em vários estudos mais recentes, a INS foi destacada como uma das principais estruturas desenvolvidas a partir da prática regular de atenção plena, sendo uma das áreas cerebrais fundamentais responsáveis pela interocepção. Consequentemente, a INS também está implicada na regulação emocional, já que o desenvolvimento da interocepção é uma maneira como se podem acessar as emoções com mais consciência, permitindo uma melhor gestão delas, com respostas comportamentais mais adequadas e funcionais.[5-8]

Junto com a INS, diversos autores também demonstraram o papel do CPF diante dos vários aspectos envolvidos na regulação emocional das emoções. Por exemplo, os praticantes regulares de *mindfulness* tendem a tratar os estados emocionais como "objetos ou eventos transitórios" na mente e no corpo. Tratar tais estados como produtos mentais e corporais temporários permite a esses praticantes manter maior grau de distanciamento da experiência emocional, permitindo respostas menos impulsivas.[5-8]

Por fim, uma das áreas que recentemente têm sido objeto de estudos neurocientíficos relacionados à prática regular de *mindfulness* é a rede neural de modo padrão (DMN, do inglês *default mode network*). A DMN compreende uma série de regiões cerebrais interconectadas, localizadas no córtex frontal ventromedial e dorsomedial, cíngulo anterior e posterior, pré-cúneo, córtex parietal lateral e hipocampo. Essa rede estaria ativada em estados de repouso, enquanto o sujeito realiza *mind-wandering* (divagação mental), ou seja, sem focar sua atenção em estímulos externos particulares. Paralelamente, haveria outra rede neural, denominada *task positive network* (TPN), que se correlacionaria negativamente com a DMN e se ativaria quando o sujeito se expõe a estímulos externos, por exemplo, ao realizar uma tarefa cognitiva.[5-8]

Vários estudos têm indicado que o treinamento de atenção plena leva a uma menor ativação de dois dos principais nodos da DMN (córtex cingulado posterior – CCP; córtex pré-frontal medial – CPFm), sugerindo que a prática de *mindfulness* está associada a alterações funcionais em áreas da DMN, inclusive quando não se está praticando os exercícios. Isso levaria a um estado de divagação mental reduzido, promovendo maior consciência nas tarefas cotidianas.[5-8]

BENEFÍCIOS DE *MINDFULNESS* EM MULHERES FORA DO PERÍODO PERINATAL

No que se refere aos efeitos de *mindfulness* especificamente para as mulheres, a prática de atenção plena tem se mostrado benéfica para diferentes esferas da vida, incluindo a saúde física e mental. As principais evidências, que serão descritas adiante, estão relacionadas à: melhora da qualidade de vida e redução dos sintomas físicos e psicológicos decorrentes da menopausa; melhora de diversos aspectos da sexualidade; e diminuição de fadiga, ansiedade e depressão em mulheres com câncer. As considerações sobre meditação de atenção plena no período perinatal serão realizadas na seção subsequente.

Em relação ao estresse, ansiedade e depressão em mulheres após a menopausa, uma metanálise incluindo 13 estudos considerando um total de 1.138 mulheres que participaram de intervenções baseadas em *mindfulness* (IBM) tiveram uma redução significativa em seus níveis de estresse (*standardized mean difference* – SMD: –0,84; IC 95%: –1,64 a –0,05; p = 0,04), porém essa redução não se mostrou significativa para depressão (SMD: –0,19; IC 95%: –0,45-0,07; p = 0,16) e ansiedade (SMD: –0,40; IC 95%: –0,81-0,01; p = 0,06). Nas análises de subgrupos, as IBM tiveram efeito significativo na redução de ansiedade na população asiática (SMD: –0,55; IC 95%: –0,91 a –0,18; p = 0,003), mas não na europeia (SMD: 0,39; IC 95%: –0,24-1,02;

p = 0,23). A justificativa encontrada pelos autores foi que a compreensão das práticas e conceitos de *mindfulness* pode ser maior entre a população asiática em razão da grande influência das tradições budistas advindas desse continente. Houve grande heterogeneidade nas pesquisas incluídas por diversos fatores: diferenças no tamanho das amostras, que variou de 27 a 197 participantes; diversos tipos de intervenções; duração das horas semanais das intervenções, a qual variou de 30 a 300 minutos/semana; tempo das intervenções entre 18 e 16 semanas; diferentes instrumentos de medida; diversos contextos culturais dos participantes e outros fatores confundidores.[9]

Ainda com relação à menopausa, uma metanálise recente de cinco estudos com o total de 475 mulheres avaliou o impacto das IBM nos sintomas menopausais. As intervenções utilizadas nesses estudos foram MBSR (n = 3), MBCT (n = 1) e treinamento de *mindfulness* e relaxamento para insônia (n = 1). Os resultados indicaram que participar de uma intervenção em *mindfulness* contribuiu para a melhora da qualidade de vida geral (SMD: –0,48; IC 95%: –0,89-0,08; p = 0,02), com tamanho de efeito médio; para a diminuição de sintomas vasomotores (ondas de calor, sudorese noturna e palpitações) (SMD: –0,60; IC 95%: –0,95-0,25; p = 0,0009), com tamanho de efeito médio, além de diminuir o desconforto e incômodo associados às ondas de calor da menopausa. Os sintomas físicos, como sintomas do trato urinário, secura vaginal, dor durante a relação sexual, coceira, dor nos músculos e articulações, sintomas de fadiga, sintomas relacionados ao sono e sintomas gastrointestinais também foram afetados positivamente pela participação em uma IBM (SMD: –0,68; IC 95%: –1,32 a –0,03; p = 0,04), com tamanho de efeito médio. Não foram encontradas diferenças significativas em sintomas psicológicos entre os grupos que receberam uma IBM e o grupo controle (SMD: –0,54; IC 95%: –1,26 a –0,18; p = 0,14).[10]

Embora os mecanismos de ação de *mindfulness* para os sintomas da menopausa ainda estejam sendo explorados, a prática de *mindfulness* contribui para uma atitude aberta de observador, contribuindo para uma flexibilidade cognitiva e comportamental, para o aumento da tolerância emocional, para a interrupção da ruminação relativa a eventos passados ou futuros e para uma melhor estratégia de enfrentamento diante de emoções desafiadoras. Isso tudo contribui para que as pessoas possam decidir mais efetivamente como responder a problemas mentais, emocionais e comportamentais. Os resultados encontrados nessas metanálises são clinicamente muito relevantes, em razão do impacto da menopausa na qualidade de vida geral das mulheres, influenciando o estado de humor e a libido, as relações interpessoais (especialmente as relações conjugais, uma vez que em muitos casos o impacto dos sintomas não é adequadamente percebido pelos cônjuges como real), além de influenciar negativamente a vida sexual.[10]

Em se tratando da vida sexual, os efeitos das IBM também foram avaliados para a disfunção sexual feminina. Em uma revisão sistemática incluindo 15 estudos, dentre os quais 14 tinham amostras femininas sofrendo com diferentes disfunções sexuais, houve uma melhora significativa na excitação e desejo subjetivos, além de uma redução do medo associado à relação sexual e maior lubrificação, inclusive em mulheres que passaram por histerossalpingo-ooforectomia, histerectomia e abusos sexuais. Houve também aprimoramento na satisfação sexual, na consistência entre a excitação subjetiva percebida e na resposta genital. Alguns estudos demonstraram que participar da intervenção contribuiu para um aumento na consciência sexual, maior aceitação do corpo e habilidade de se concentrar em suas próprias sensações, além de aumento nos orgasmos. O aprimoramento da satisfação com a relação e da qualidade de vida subjetiva também foi observado.[11]

Conforme a mesma literatura anterior,[11] as intervenções não trouxeram os resultados esperados na melhora da dor nas relações sexuais, mas uma melhora no estresse e na sensibilidade à dor associados à relação sexual. Nos acompanhamentos de 12 a 18 meses, as participantes relataram redução da dor relacionada ao ato sexual, melhora nas habilidades de reconhecimento de pensamentos desafiadores relacionados à dor, melhora na autoestima e autoconfiança, além de ganhos na relação com seus parceiros.

Algumas limitações dos estudos avaliados nessa revisão é que a maioria deles incluía outra intervenção associada a *mindfulness*, como terapia cognitivo-comportamental (TCC) e psicoeducação, além de muitos estudos não terem grupo controle. Em alguns estudos, os pesquisadores questionaram subjetivamente quais abordagens as beneficiaram mais e a atenção plena foi relatada como sendo mais útil. Por se tratar de uma revisão sistemática e não uma metanálise, não foi possível descrever aqui os resultados gerais, considerando-se todos os estudos envolvidos.[11]

Mindfulness também tem sido bastante estudado como uma terapia complementar para mulheres que enfrentam o câncer. Em uma metanálise recente, foram compreendidos 21 estudos, com o total de 2.326 mulheres, 97% delas portadoras de neoplasias mamárias, tendo como principal intervenção utilizada a MBSR (8 estudos). Na maioria dos estudos (n = 15), a duração da intervenção foi maior que oito semanas, e os resultados indicaram que a atenção plena contribuiu para a diminuição da fadiga relacionada ao câncer (SMD: –0,81), da ansiedade (SMD: –0,92) e da depressão (SMD: –0,74), com tamanhos de efeito grandes, embora não tenha tido resultados significativos para a melhora da qualidade de vida geral e do sono. Após a análise de sensibilidade e a remoção dos estudos *outliers*, o tamanho de efeito passou de grande para entre moderado e pequeno, porém não houve alteração quanto aos desfechos para os quais *mindfulness* trouxe impacto positivo.[12]

Nessa mesma metanálise, foram feitas análises de subgrupos para avaliar se haveria diferenças nos resultados ao comparar os estudos que se utilizaram do programa MBSR ou outras IBM, incluindo MBCT, Arteterapia Baseada em *Mindfulness* (MBAT, do inglês *Mindfulness-Based Art Therapy*), MBCR, Flow e Terapia Cognitiva Baseada em Compaixão (CBCT, do inglês *Compassion-Based Cognitive Therapy*) e não foram encontradas diferenças estatisticamente significativas nos resultados em geral (para MBSR, SMD: –0,62; para outras intervenções, SMD: –0,93). Em relação à ansiedade e à depressão, contudo, as intervenções não MBSR mostraram maior efeito. Além disso, as análises comparando intervenções de oito semanas com intervenções mais curtas, de seis ou sete semanas, não resultaram em diferenças significativas nos resultados, indicando que as intervenções um pouco mais curtas também foram eficazes para fadiga, ansiedade e depressão entre as pacientes com câncer (SMD: –0,56 a –1,03). Apenas 12 estudos apresentaram dados de acompanhamento que puderam ser incluídos nas análises. Os resultados indicaram que *mindfulness* continuou tendo efeito significativo para a diminuição da fadiga relacionada ao câncer (SMD: –0,55), depressão (SMD: –0,28) e ansiedade (SMD: –0,59). Para a qualidade de vida e para o sono, os resultados se mantiveram não significativos no acompanhamento. Os períodos de acompanhamento nos estudos variaram de quatro semanas a seis meses.[12]

Resumindo, estudos recentes sugerem que as IBM são eficazes para reduzir sintomas psicológicos em pacientes com câncer, incluindo mulheres com câncer de mama. A prática de *mindfulness* pode melhorar a fadiga, reduzir a ansiedade, a depressão e o estresse, além de aumentar a resiliência emocional. Esses achados têm uma importância clínica relevante, uma vez que as IBM possuem pouco ou nenhum efeito colateral, de modo que normalmente é bem recebida e adaptável à rotina das pessoas com câncer, podendo ser uma intervenção transferível e escalável também em contextos clínicos de tratamento.

Um ponto que merece ser ressaltado com relação aos estudos mencionados é a qualidade das pesquisas consideradas nas revisões e metanálises que vêm apresentando riscos de viés baixos na maioria dos aspectos avaliados, como viés de seleção, alocação, retenção de dados (dados incompletos) e viés de relato. Esse é um ponto relevante, uma vez que a ciência da meditação de atenção plena, embora seja recente, tem avançado de maneira consistente.

MEDITAÇÃO DE ATENÇÃO PLENA NO PERÍODO PERINATAL

Introdução

O período perinatal, conceituado como aquele entre a gestação e o primeiro ano de pós-parto, figura como um período crítico de vulnerabilidade para a saúde mental da mulher, porquanto é acompanhado de estressores sociais, psicológicos e mudanças fisiológicas diversas. Estima-se que em torno de 20% das mulheres grávidas sofram de depressão e que a prevalência no pós-parto seja por volta de 12%. No que concerne à ansiedade, a prevalência na gestação é de 15% e no pós-parto, de 10%. O estresse, por sua vez, encontra-se presente de forma acentuada em 58% das mulheres grávidas.[13]

Dado o referido anteriormente, o *mindfulness*, como treinamento de cultivo de consciência não reativa, promovendo a aceitação de situações adversas, pode ser de grande valia no período gravídico-puerperal, permeado de grandes transições e potenciais psicoestressores no âmbito da saúde mental feminina. A despeito da ampla evidência científica dos benefícios da meditação de atenção plena na população em geral, há ainda – comparativamente – um número reduzido de estudos no que se refere à população perinatal.[14]

Há de se ressaltar, *a priori*, algumas controvérsias metodológicas nas pesquisas sobre os benefícios do *mindfulness* nesse público, porquanto há estudos divergentes e que não fazem discriminação de potenciais efeitos da meditação de atenção plena em depressão, ansiedade e estresse – entre outros desfechos em saúde mental perinatal – entre as mulheres com transtornos mentais prévios ou anteriormente hígidas e aquelas com um transtorno mental em curso. Nesse contexto, revisões sistemáticas mais recentes têm endereçado a investigação das IBM, separando-se as mulheres com transtornos mentais ativos que requerem tratamento para a fase aguda daquelas sem psicopatologia atual, sendo então a prevenção o foco da intervenção.[13,14]

Protocolos de meditação de atenção plena e os benefícios perinatais

É imperativo ressaltar a existência de protocolos específicos com adaptações perinatais, como o programa Nascimento e Parentalidade Baseados em Atenção Plena (MBCP, do inglês *Mindfulness-Based*

Childbirth and Parenting). Esse formato de intervenção foi desenvolvido por Nancy Bardacke nos Estados Unidos, sendo originalmente implementado a partir de grupos entre 24 e 30 participantes, os quais participam de nove encontros de três horas, além de um retiro de um dia e uma reunião posterior. No MBCP, além de práticas tradicionais de *mindfulness* (escaneamento corporal, movimentos com atenção plena, meditação sentada etc.), há algumas particularidades e adaptações, a saber: escuta e fala com atenção plena, objetivando melhoria na relação interpessoal do casal; práticas destinadas a aumentar a consciência ao bebê, além de foco no treino para lidar com a dor referente ao trabalho de parto.[14,15]

Um estudo sueco tentou avaliar resultados no estresse perinatal e no risco de depressão pós-parto a partir de uma adaptação do protocolo MBCP, composta de apenas oito encontros de 2 horas e 15 minutos, além de grupos menores (entre 8-14 pessoas). Nessa pesquisa, que avaliou 197 primíparas com risco de depressão pós-parto, as participantes foram randomizadas para um grupo de MBCP ou um controle ativo. Relevante destacar que o grupo controle se deu a partir de um curso baseado no método Lamaze, uma intervenção francesa amplamente disponível em Estocolmo, o qual tem como foco o aprendizado de técnicas para promover o enfrentamento ao estresse e à dor durante o trabalho de parto. Importante salientar que o método Lamaze foi aplicado nessa pesquisa através de três reuniões de grupo, cada uma com três horas de duração, para ensino das técnicas antes expostas; ademais, também houve aplicação de técnicas de respiração e relaxamento.[15]

Nessa pesquisa,[15] o MBCP diminuiu significativamente o estresse em relação ao grupo de controle ativo, conforme mensuração pela escala *Perceived Stress Scale* (PSS) ($p = 0{,}038$; $d = 0{,}30$). Também houve eficácia nos sintomas depressivos ($p = 0{,}004$; $d = 0{,}42$), além de melhora nos estados positivos da mente ($p = 0{,}005$; $d = 0{,}41$) e nos níveis de atenção plena ($p = 0{,}039$; $d = 0{,}30$). A pesquisa aponta que, possivelmente, as mudanças no *status* de atenção plena ao longo da intervenção podem ter exercido efeito mediador nos efeitos observados. Como limitação principal, ressalta-se que os pacientes não estavam cegados para as condições de tratamento.

Apesar de ainda haver poucos estudos com o protocolo descrito, várias outras IBM foram investigadas, como o protocolo de MBSR e a MBCT, ambas modalidades de atenção plena com robusta base empírica de evidência fora do período perinatal. A limitação na pesquisa de atenção plena na fase da gravidez e do pós-parto é, contudo, que há heterogeneidade das intervenções, de modo que muitas vezes não há aplicação de protocolos já consagrados pela literatura científica fora do período perinatal.[13,14]

Uma revisão sistemática com metanálise,[14] envolvendo mulheres no período perinatal sem diagnóstico atual de transtorno mental, incluiu 12 artigos, sendo 10 ensaios clínicos randomizados e dois não randomizados. Evidenciou-se nessa revisão tamanho de efeito pequeno, mas estatisticamente significativo, na prevenção de sintomas depressivos ($d = -0{,}20$), bem como no aumento da atenção plena ($d = -0{,}23$), ou seja, da capacidade de estar consciente/atenta de forma intencional, na experiência do presente momento, sem julgamento. Não houve diferença nos grupos de intervenção no que se refere à prevenção de estresse ($d = -0{,}21$; $p = 0{,}27$). Quanto a sintomas de ansiedade, houve apenas três estudos heterogêneos, de modo que não foi realizada metanálise; houve tamanhos de efeito diversos nas pesquisas incluídas (d = –0,04; –0,25; –1,23).

Nessa pesquisa[14] houve, ademais, ampla diversidade de IBM, desde as mais tradicionais (p. ex., MBSR e MBCT), até passando por adaptações diversas, a saber: MBCP; *Mind Baby Body*; *Mindful Motherhood*; *Mindful transition to parenthood*; *Mindfulness in pregnancy programme* (MIPP) e *Eastern-based meditation intervention*. Optou-se por não traduzir as intervenções anteriores, pois são protocolos ainda sem uma tradução formal e validação em língua portuguesa. Ressalta-se que foram incluídos três estudos com MBCP ou adaptações e dois com MBSR/MBCT ou adaptações. A maioria das outras intervenções teve tempo de sessões guiadas por instrutor ou foi feita em casa, aquém do recomendado em protocolos de MBSR ou MBCT. Assim, conforme exposto, evidenciou-se de fato que a maioria dos estudos não seguia os protocolos mais consolidados e com forte nível de evidência fora do período perinatal.

Outra revisão sistemática com metanálise mais recente[13] englobou 21 ensaios clínicos randomizados, com um total de 1.765 mulheres no período perinatal, tendo como diferencial em relação ao estudo anterior o fato de agrupar separadamente, em análises diferentes, mulheres portadoras de transtorno mental e aquelas sem transtornos mentais. Nessa pesquisa apontou-se que as IBM foram efetivas, nas mulheres que já eram portadoras de algum transtorno mental, em reduzir depressão (tamanho de efeito grande; SMD = –1,03), ansiedade (tamanho de efeito grande; SMD = –0,9) e estresse (tamanho de efeito moderado; SMD = –0,50), além de promover aumento dos níveis de atenção plena (tamanho de efeito moderado; SMD = –0,45).

Ademais, essa metanálise[13] mostrou que não houve superioridade das IBM na diminuição/prevenção dos sintomas de depressão em mulheres sem transtornos mentais. Assim, houve divergência em relação à metanálise anterior, a qual demonstrou especificamente pequeno tamanho de efeito para prevenir depressão. Em consonância com o estudo anterior, não houve benefícios na redução de ansiedade e estresse em mulheres sem sintomas. Ademais, heterogeneidade importante foi encontrada nos estudos de depressão e ansiedade em mulheres com condições mentais, bem como nos que avaliavam o estresse em mulheres sem transtornos mentais. Na Tabela 1 estão resumidos os principais achados ligados à meditação de atenção plena no período perinatal descritos anteriormente.

TABELA 1 Resumo dos achados de eficácia do *mindfulness* no período perinatal

Previne estresse?	Não (resultados negativos nas duas metanálises descritas)
Trata o estresse?	Sim (tamanho de efeito moderado em uma metanálise descrita)
Previne ansiedade?	Dados conflitantes (resultado negativo em uma metanálise descrita e na outra revisão houve poucos estudos para metanálise)
Trata a ansiedade?	Sim (tamanho de efeito grande em uma metanálise descrita)
Previne depressão?	Dados conflitantes (uma metanálise descrita mostra tamanho de efeito pequeno e outra mostra ausência de eficácia)
Trata depressão?	Sim (tamanho de efeito grande em uma metanálise descrita)

Fonte: adaptada de Yan et al., 2022;[13] e Corbally e Wilkinson, 2021.[14]

PROTOCOLOS DE ATENÇÃO PLENA E INTERFACES DIGITAIS NO PERÍODO PERINATAL

Uma questão de relevo, considerado o período da pandemia e o pós-pandemia, são as interfaces digitais para aplicação de IBM, as quais facilitariam o acesso às mulheres na gestação e pós-parto, muitas das quais com limitações de tempo ou logísticas para uma participação presencial em protocolos de atenção plena. O uso de plataformas *on-line* para a aplicação da meditação de atenção plena permite flexibilidade na entrega, além de serem métodos mais baratos, ampliando o acesso notadamente em países com escassez de recursos.

Neste contexto, uma revisão sistemática,[16] cujo objetivo era avaliar a eficácia da meditação de atenção plena realizada pela internet nos desfechos em saúde mental durante o período perinatal, compilou 11 estudos, sendo seis ensaios clínicos randomizados e cinco ensaios abertos. Os resultados apontaram melhora dos sintomas depressivos, além dos níveis de atenção plena e de autocompaixão; entretanto, os estudos demonstraram um alto risco de viés (p. ex., desvio das intervenções pretendidas, fugindo do protocolo originalmente proposto, e mensuração inadequada dos desfechos avaliados).

Mais uma vez ocorreu ampla heterogeneidade entre as intervenções de atenção plena implementadas na modalidade *on-line*, as quais foram divididas em dois grandes grupos: 1) apenas técnicas de meditação de atenção plena (45,5% dos estudos); 2) combinação de *mindfulness* e outras técnicas, como TCC; exercícios de imaginação guiada; autocompaixão e diário de gratidão (54,4% dos estudos). Seis estudos foram implementados a partir de *sites*; quatro usaram aplicativos para *smartphones* e um utilizou a plataforma WeChat. A maioria das intervenções foi exclusivamente autoguiada (72,7%), enquanto apenas 9,1% foram guiadas por enfermeiras e 9,1% por psicólogas.

A maioria das intervenções ocorreu durante a gestação (n = 7), sendo três estudos conduzidos no período do pós-parto e apenas um englobando o período perinatal de forma mais ampla. A duração das intervenções variou amplamente: a mais rápida foi de uma semana e a mais longa perdurou por três meses. A frequência de intervenções variou de três vezes na semana a uma vez por dia, sendo o tempo de implementação por sessão de alguns minutos a 45 minutos.

Um ponto relevante no que se refere ao uso de métodos *on-line* para a implementação da atenção plena é avaliar a adesão das pacientes aos protocolos. Nessa mesma revisão, entre os 11 estudos incluídos, oito consignaram a taxa de conclusão/abandono de tratamento. As taxas de *drop-out* pós-intervenção variaram de 8,2 a 61%, sendo quatro estudos com menos de 25% de abandono; três entre 30 e 50% e três com mais de 50%. Nos estudos que deram seguimento às pacientes, as quais foram acompanhadas entre quatro semanas e um ano, as taxas de abandono reportadas foram 36,4, 74 e 91%. De modo geral, percebe-se baixa adesão aos protocolos de meditação de atenção plena avaliados, inferior àquela dos métodos presenciais (taxa de abandono em torno de 20%). Assim, suscita-se a necessidade de estratégias que melhorem a adesão, talvez com incorporação de suporte de terapeutas em conjunto à modalidade *on-line*.

Sobre os desfechos avaliados, entre os 11 estudos incluídos, dez avaliaram sintomas de depressão, sete de ansiedade e cinco de estresse, além de outros a seguir narrados. Quanto à depressão, quatro dos seis ensaios clínicos randomizados mostraram redução de sintomas superior àquela observada dos grupos controles. No que se refere à ansiedade, apenas dois dos cinco ensaios clínicos randomizados mostraram resultados superiores ao controle; os mesmos números foram relatados para as pesquisas englobando sintomas de estresse. Em três ensaios clínicos randomizados, foi avaliado o nível de *mindfulness* e em apenas uma pesquisa houve superioridade em relação ao grupo controle. Dois ensaios clínicos randomizados mostraram melhorias em autocompaixão e três indicaram ganhos no bem-estar psicológico.

Em concordância com o exposto anteriormente, a pesquisa anteriormente descrita[16] concluiu que as investigações nesta área ainda são incipientes e, portanto, são necessários mais estudos, com maior tamanho amostral e metodologia mais bem estabelecida, para avaliar a real eficácia dessas intervenções. Novos estudos devem contemplar também quais os melhores formatos de entrega dos protocolos, além da duração e intensidade das intervenções.

TÉCNICAS DE RELAXAMENTO E OUTRAS INTERVENÇÕES PARA ESTRESSE E ANSIEDADE NA POPULAÇÃO PERINATAL

Apesar de a meditação de atenção plena não ser *stricto sensu* somente uma técnica de relaxamento, porquanto tem funções mais amplas, como o treino de não julgamento, aceitação e confiança,[14] é eficaz na redução do estresse/ansiedade perinatal, além de outros desfechos, conforme já demonstrado. Para além do *mindfulness*, outras técnicas também foram estudadas nesse público com a finalidade de redução da ansiedade, como ioga, musicoterapia e massagem, entre outros métodos não farmacológicos.[17]

Uma revisão sistemática com metanálise,[17] destinada a avaliar técnicas não farmacológicas para redução da ansiedade perinatal (sem inclusão de atenção plena), englobou 21 pesquisas contemplando mulheres saudáveis, com baixo risco obstétrico e com bebês a termo. Em 11 estudos a intervenção ocorreu durante a gestação, em três durante o trabalho de parto, em quatro no pós-parto e em três durante gestação e pós-parto. Há de se ressaltar também que a revisão incluiu algumas intervenções objetivando sintomas paternos (n = 3). A maioria das pesquisas ocorreu em hospitais (n = 10), seguidas por domicílio (n = 7), clínicas/centros de saúde (n = 3) ou em mais de um ambiente (n = 1).

Durante a gestação, a TCC foi usada em três estudos, musicoterapia em três pesquisas e ioga em duas. Outras técnicas utilizadas foram: ativação comportamental; massagens; treino com aconselhamento profissional; coparentalidade e leitura autoguiada de livro com assistência por telefone. Dos três estudos envolvendo o período do trabalho de parto, um envolveu treinamento respiratório, um utilizou aromaterapia e outro investigou três grupos intervenção, a saber: hidroterapia com banho quente; exercícios perineais com bola e uma combinação dos dois. Já no pós-parto, sete intervenções ocorreram exclusivamente nesse período e três iniciaram-se na gestação com continuidade no pós-parto. Os métodos pesquisados foram: massagem; canguru; musicoterapia; óleos essenciais; leitura autoguiada de livro com assistência por telefone; treinamento pré-natal; aconselhamento por telefone; coparentalidade; e psicoterapia.

Quando avaliadas de forma conjunta, demonstrou-se que há evidência moderada a alta para as intervenções não farmacológicas para reduzir a ansiedade perinatal. De forma mais específica, evidenciou-se que, durante a gravidez, as intervenções mais efetivas foram ativação comportamental, TCC, ioga, musicoterapia e relaxamento.

Já no trabalho de parto, que conta com menor número de estudos, aromaterapia foi a técnica mais eficaz. Por sua vez, na gestação e pós-parto, as principais intervenções para redução da ansiedade foram: treinamento pré-natal; massagem feita por parceiros; e leitura autoguiada de livro com a assistência de um profissional por telefone.

Apesar de a revisão sistemática anterior incluir apenas dois estudos com ioga, outra revisão mais recente,[18] com metanálise incluindo 13 estudos com 379 grávidas, apontou que as técnicas trouxeram benefícios em depressão e ansiedade. Na análise de subgrupos, houve eficácia da ioga em termos de escores depressivos nos estudos com mulheres portadoras de depressão (n = 5; SMD: –1,93; tamanho de efeito grande), mas não naqueles envolvendo grávidas sem diagnóstico da doença (n = 2). Ademais, essa pesquisa investigou se havia benefícios em grávidas com ansiedade, mas sem depressão (n = 7), e naquelas com este diagnóstico (n = 2). Em ambos os grupos houve melhora da ansiedade, com tamanho de efeito grande (SMD: –0,91 e SMD: –0,86, respectivamente); no entanto, na análise de sensibilidade os resultados não foram consistentes nas mulheres com sintomas ansiosos, mas sem depressão. Ressalta-se ainda que houve apenas um estudo avaliando segurança, não mostrando lesões nas grávidas, de modo que a revisão sugere a possibilidade de adaptar as posturas/exercícios da ioga sem maiores dificuldades.

Todas as metanálises no estudo anterior[18] demonstraram heterogeneidade, com exceção do subgrupo de ansiedade em grávidas sem depressão. Houve diversos instrumentos diferentes de autorrelato para avaliar os sintomas, alguns com baixa adequação para uso durante o período perinatal (p. ex., SCID; CES-D), por incluírem sintomas como fatigabilidade/falta de energia, presentes muitas vezes na gravidez fisiológica. Ademais, as intervenções de ioga foram bastante variadas, algumas usando técnicas baseadas em *mindfulness*, enquanto outras não, reforçando a heterogeneidade descrita. Assim, apesar dos potenciais benefícios relatados nesse estudo, considerou-se que o nível de evidência não foi alto e que são necessários mais estudos para consolidar a eficácia da ioga durante a gestação.

CONCLUSÃO

Em conclusão, os principais resultados de *mindfulness*/meditação de atenção plena para a população feminina estão relacionados a menopausa, acometimento por câncer, disfunções na sexualidade e período perinatal, somados aos efeitos gerais de *mindfulness* na melhora qualidade de vida e em sintomas de estresse crônico, ansiedade, depressão e dor crônica.

Com relação ao período menopausal, *mindfulness* contribui para a qualidade de vida e para o estresse, porém os efeitos para ansiedade e depressão são inconclusivos para mulheres nessa fase da vida. Em relação aos demais sintomas da menopausa, a atenção plena também contribui para a redução dos sintomas físicos e vasomotores.

Estudos recentes também sugerem que as IBM são eficazes para reduzir sintomas psicológicos em pacientes com câncer, incluindo mulheres com câncer de mama. A prática de *mindfulness* pode melhorar a fadiga, reduzir a ansiedade, a depressão e o estresse, além de aumentar a resiliência emocional. Estes achados têm uma importância clínica relevante, uma vez que as IBM possuem pouco ou nenhum efeito colateral, de modo que normalmente são bem recebidas e adaptáveis à rotina das pessoas com câncer, podendo ser uma intervenção transferível e escalável também em contextos clínicos de tratamento.

Quanto à população perinatal, há evidência de eficácia dos protocolos de meditação de atenção plena para o tratamento da ansiedade, estresse e depressão nas mulheres gestantes e no pós-parto, embora com tamanhos de efeitos pequenos quando são consideradas mulheres com e sem transtornos mentais. Por sua vez, quando consideradas apenas mulheres com sintomas ativos de estresse, ansiedade e depressão, os tamanhos de efeitos são moderados a grandes.

No que se refere à prevenção das três condições, os benefícios são mais questionáveis, com dados negativos, limitados ou conflitantes. Outras intervenções, como musicoterapia, relaxamento, aromaterapia e massagem, entre outras, podem ser benéficas para lidar com a ansiedade perinatal.

Apesar de promissores, esses formatos de tratamento contam com menor número de estudos que o *mindfulness*, de tal forma que se sugerem protocolos como MBSR, MBCT ou MBCP como as intervenções mais importantes na população perinatal, entre aquelas que foram abordadas no presente capítulo.

A ioga é uma intervenção viável para o tratamento de ansiedade e depressão perinatais, com metanálise apontando eficácia; no entanto, a qualidade dos estudos ainda é limitada.

REFERÊNCIAS

1. Demarzo MMP. Meditação e mindfulness. In: Caldeira S, Esperandio MRG, organizadoras. Espiritualidade e saúde: fundamentos e práticas em perspectiva luso-brasileira. Curitiba: PUCPRESS; 2022. v. 2. p.184-95.
2. Kabat-Zinn J. Full catastrophe living: using the wisdom of your body and mind to face stress, pain, and illness. New York: Delacorte; 2013.
3. Kuyken W, Hayes R, Barrett B, Byng R, Dalgleish T, Kessler D, et al. Effectiveness and cost-effectiveness of mindfulness-based cognitive therapy compared with maintenance antidepressant treatment in the prevention of depressive relapse or recurrence (PREVENT): a randomised controlled trial. Lancet. 2015;386(9988):63-73.
4. Bowen S, Witkiewitz K, Clifasefi SL, Grow J, Chawla N, Hsu SH, et al. Relative efficacy of mindfulness-based relapse prevention, standard relapse prevention, and treatment as usual for substance use disorders: a randomized clinical trial. JAMA Psychiatry. 2014;71(5):547-56.
5. Schuman-Olivier Z, Trombka M, Lovas DA, Brewer JA, Vago DR, Gawande R, et al. Mindfulness and Behavior Change. Harv Rev Psychiatry. 2020;28(6):371-94.
6. Whitfield T, Barnhofer T, Acabchuk R, Cohen A, Lee M, Schlosser M, et al. The effect of mindfulness-based programs on cognitive function in adults: a systematic review and meta-analysis. Neuropsychol Rev. 2022;32(3):677-702.
7. Berkovich-Ohana A, Jennings PA, Lavy S. Contemplative neuroscience, self-awareness, and education. Prog Brain Res. 2019;244:355-85.
8. Guendelman S, Medeiros S, Rampes H. Mindfulness and emotion regulation: insights from neurobiological, psychological, and clinical studies. Front Psychol. 2017;8:220.
9. Liu H, Cai K, Wang J, Zhang H. The effects of mindfulness-based interventions on anxiety, depression, stress, and mindfulness in menopausal women: a systematic review and meta-analysis. Front Public Health. 2023;10:1045642.
10. Chen TL, Chang SC, Huang CY, Wang HH. Effectiveness of mindfulness-based interventions on quality of life and menopausal symptoms in menopausal women: a meta-analysis. J Psychosom Res. 2021;147:110515.
11. Jaderek I, Lew-Starowicz M. A systematic review on mindfulness meditation-based interventions for sexual dysfunctions. J Sex Med. 2019;16(10):1581-96.
12. McCloy K, Hughes C, Dunwoody L, Marley J, Gracey J. Effects of mindfulness-based interventions on fatigue and psychological wellbeing in women with cancer: a systematic review and meta-analysis of randomised control trials. Psychooncology. 2022; 31(11):1821-34.
13. Yan H, Wu Y, Li H. Effect of mindfulness-based interventions on mental health of perinatal women with or without current mental health issues: a systematic review and meta-analysis of randomized controlled trials. J Affect Disord. 2022;305: 102-14.
14. Corbally L, Wilkinson M. The effect of mindfulness-based interventions on stress, depression and anxiety during the perinatal period in women without pre-existing stress, depressive or anxiety disorders: a systematic review and meta-analysis of controlled trials. Mindfulness (N Y). 2021;12(10):2357-70.

15. Lönnberg G, Jonas W, Unternaehrer E, Bränström R, Nissen E, Niemi M. Effects of a mindfulness based childbirth and parenting program on pregnant women's perceived stress and risk of perinatal depression–results from a randomized controlled trial. J Affect Disord. 2020;262:133-42.
16. Mao F, Sun Y, Li Y, Cui N, Cao F. Internet-delivered mindfulness-based interventions for mental health outcomes among perinatal women: a systematic review. Asian J Psychiatr. 2023;80:103321.
17. Domínguez-Solís E, Lima-Serrano M, Lima-Rodríguez JS. Non-pharmacological interventions to reduce anxiety in pregnancy, labour and postpartum: a systematic review. Midwifery. 2021;102: 103126.
18. Lin IH, Huang CY, Chou SH, Shih CL. Efficacy of prenatal yoga in the treatment of depression and anxiety during pregnancy: a systematic review and meta-analysis. Int J Environ Res Public Health. 2022; 19(9):5368.

CAPÍTULO 5

Sono e suas interfaces com a saúde mental da mulher

Fábio Henrique Queiroz Pereira
Daniel Guilherme Suzuki Borges
Rosa Hasan

PONTOS-CHAVE

- As diferenças em características do sono relacionadas ao gênero feminino tornam-se mais evidentes após a menarca.
- Alterações de sono são bastante comuns durante a menacme, o período perinatal e a menopausa.
- Mulheres na menacme apresentam mais queixas relacionadas ao sono durante o período perimenstrual.
- As alterações hormonais e as mudanças psicossociais na gestação e no pós-parto contribuem para prejuízos no sono da mulher.
- Há um aumento da frequência de problemas de sono no terceiro trimestre da gestação e nas primeiras semanas após o parto.
- A insônia no período perinatal está associada a pior qualidade de vida, desfechos obstétricos adversos e surgimento de transtornos psiquiátricos.
- Outros distúrbios relacionados ao sono, como síndrome das pernas inquietas e apneia obstrutiva do sono, possuem repercussões importantes no período perinatal.
- Abordagens não farmacológicas, como a terapia cognitivo-comportamental e a higiene do sono, são a primeira escolha para o tratamento de insônia e outras condições relacionadas ao sono no período perinatal.
- O tratamento farmacológico no período perinatal pode ser considerado em casos de transtornos de sono mais severos e persistentes, quando as terapias não farmacológicas disponíveis não funcionam.
- Mulheres no climatério e após a menopausa tendem a sofrer prejuízos no sono por diversos fatores biopsicossociais, incluindo queda dos níveis de hormônios femininos, sintomas vasomotores, comorbidades clínicas e psiquiátricas, e mudanças de rotina.

INTRODUÇÃO

O sono é um estado psicofisiológico restaurador fundamental para a vida, sendo responsável por influenciar a regulação das emoções, do comportamento e da adaptação ao estresse. Sua perturbação está relacionada a inúmeros problemas de saúde física e mental na população geral, incluindo um risco aumentado de doenças cardiovasculares, endocrinológicas, imunológicas e psiquiátricas.[1-5]

As mulheres vivenciam o sono de forma diferente dos homens. Estudos recentes têm revelado o papel que os hormônios sexuais desempenham na regulação do sono na população feminina, indicando um risco aumentado para prejuízos do sono, como pior qualidade de sono, privação de sono, insônia e outros transtornos de sono, durante períodos de mudanças hormonais.[1,6]

Queixas relacionadas ao sono são muito frequentes na população feminina. Apesar de a apneia obstrutiva do sono (AOS) ser mais prevalente entre homens, as mulheres são mais propensas a sofrer de insônia em relação a eles, assim como apresentam duas vezes mais risco de apresentar síndrome das pernas inquietas (SPI). Elas também costumam relatar com maior frequência dificuldades para manter o sono, sensação de não revigoramento pela manhã, necessidade aumentada de sono e sonolência diurna excessiva.[6-8]

As diferenças de gênero, assim como ocorrem em relação à prevalência de queixas e de transtornos do sono, também devem ser consideradas na escolha do tratamento. Como exemplo disso, temos a recomendação da agência americana Food and Drug Administration (FDA) em 2013 para a redução em 50% da dose de zolpidem utilizada por mulheres em relação a homens, pelo fato de a metabolização do medicamento ser mais lenta no organismo feminino, o que poderia ocasionar mais prejuízos diurnos e acidentes.[8,9]

Fatores biopsicossociais e relacionados às fases reprodutivas da mulher, como desconforto durante a gestação, adaptação à amamentação e aos cuidados com o recém-nascido no pós-parto, bem como a presença de sintomas vasomotores noturnos na menopausa, também podem influenciar a avaliação e a abordagem das queixas de sono nessa população. Gestantes e puérperas, assim como mulheres no climatério e após a menopausa, apresentam mais queixas de sono quando comparadas à população geral de mulheres adultas.[9]

As alterações fisiológicas que ocorrem durante o ciclo menstrual, o período perinatal e o climatério tornam a avaliação do sono na mulher um importante tema de estudo. Cada fase da vida da mulher, da infância à menopausa, pode aumentar o risco de distúrbios de sono de forma diferente. A avaliação do sono na mulher deve investigar a associação entre as queixas de sono relatadas e a etapa da vida reprodutiva na qual ela se encontra. O manejo das queixas de sono a ser realizado deverá considerar as peculiaridades da mulher em cada uma de suas fases, conforme será abordado neste capítulo.[1,6]

INFÂNCIA E ADOLESCÊNCIA

Estudos com crianças maiores falharam em mostrar diferenças no sono de acordo com o sexo, com resultados conflitantes. Alguns resultados indicam que meninas teriam um sono de maior duração que meninos, com poucas diferenças na arquitetura do sono.[6]

Os distúrbios de sono, quando persistem durante a infância, podem aumentar o risco de alterações de comportamento, dificuldades de atenção/memória e prejuízos escolares. Além disso, em longo prazo podem aumentar o risco de uso inadequado de álcool e outras substâncias na adolescência, assim como transtornos de ansiedade e depressão na vida adulta.[3]

A adolescência é marcada por inúmeras mudanças biológicas e sociais que podem afetar o sono. Embora adolescentes de ambos os sexos tenham a tendência fisiológica de apresentar um padrão de sono mais vespertino, esse fenômeno parece ocorrer de forma mais precoce em meninas, ao passo que os meninos tendem a adormecer mais tarde que as meninas.[6]

O risco de desenvolver insônia é maior em meninas após a menarca, o que persiste durante toda a vida da mulher. Os hormônios sexuais têm sido considerados fatores de risco tanto para insônia como para transtornos de humor, visto que as diferenças entre os sexos em relação a essas condições parecem aumentar após a puberdade. Após a menarca há maior risco de depressão, o que também pode favorecer o surgimento de insônia.[1,6,10]

MENACME

As principais diferenças no sono entre os gêneros surgem após a menarca. Além de regular a função reprodutiva e outras funções homeostáticas importantes, as variações hormonais durante o ciclo menstrual também influenciam o sono. Receptores de estrogênio e progesterona são encontrados em várias regiões do sistema nervoso central que regulam o ciclo sono-vigília, como prosencéfalo basal, hipotálamo, núcleo dorsal da rafe e *locus coeruleus*. Durante a fase lútea, parece haver um aumento de fusos de sono (12 a 16 Hz) durante o sono não REM (NREM) e uma redução de sono REM. Além disso, alguns estudos relacionam a elevação de progesterona nessa fase com aumento do tempo acordado ao longo da noite.[1,6,9,11]

Estudos baseados em relatos subjetivos demonstram que mulheres na menacme queixam-se de mais problemas de sono durante a semana anterior e nos primeiros dias da menstruação, coincidindo com a queda dos níveis de estrogênio e progesterona. A elevação de progesterona na segunda metade do ciclo menstrual também poderia aumentar a temperatura corporal e levar à fragmentação do sono. Apesar dessas suposições, estudos que avaliaram a relação entre a função dos hormônios sexuais e desfechos no sono ainda apresentam evidências limitadas.[1,6,9,10]

O ciclo menstrual representa um dos fatores relacionados à maior vulnerabilidade da mulher a transtornos de humor e de sono. Ciclos menstruais irregulares estão relacionados a maior estresse psicológico, humor depressivo e risco de suicídio. Cólicas e outros sintomas pré-menstruais também parecem piorar a qualidade do sono nas mulheres. Mulheres que trabalham em turnos apresentam mais irregularidades no ciclo menstrual, mais dismenorreia e ciclos menstruais mais longos quando comparadas a outras mulheres.[6,10]

A AOS na mulher parece sofrer influências do ciclo menstrual, sendo mais severa na fase folicular. O diagnóstico pode ser mais difícil pela presença de sintomas inespecíficos e ausência dos sintomas clássicos como roncos e apneias presenciadas. As diferenças de distribuição da gordura corporal, anatomia da via aérea e perfil hormonal podem explicar a maior prevalência de AOS entre homens em relação às mulheres. O estrogênio e a progesterona parecem exercer efeitos protetores contra distúrbios respiratórios do sono na mulher. O momento do ciclo reprodutivo da mulher também influencia a prevalência de distúrbios respiratórios do sono, sendo mais evidentes durante a gestação e após a menopausa.[1,6]

Condições influenciadas pelo ciclo menstrual, como transtornos de humor, dismenorreia, endometriose e síndrome dos ovários policísticos (SOP), são comuns em mulheres na menacme e podem afetar o sono de diferentes formas. Mulheres que sofrem com tais condições têm de 2 a 3 vezes mais chance de relatar insônia ou sonolência diurna excessiva.[6]

Mulheres com SOP possuem risco aumentado para transtornos respiratórios do sono e mais queixas de sonolência diurna excessiva. Já a dismenorreia pode aumentar a gravidade das queixas de insônia e de despertares noturnos, piorando a qualidade subjetiva do sono e reduzindo sua eficiência. O sono prejudicado, por sua vez, pode reduzir o limiar para a percepção da dor. O uso de anti-inflamatórios não esteroides (AINE) pode aliviar a dor e restaurar a qualidade do sono em mulheres com dismenorreia.[6,11]

Mulheres com síndrome pré-menstrual (SPM) severa apresentam alterações no sono e ritmo circadiano que são evidenciadas durante o ciclo menstrual. Os critérios diagnósticos do transtorno disfórico pré-menstrual (TDPM) também contemplam as alterações do sono. É comum que mulheres com essas condições relatem ter mais despertares noturnos, sono não restaurador, sonhos desagradáveis e pesadelos, pior qualidade do sono, fadiga, sonolência diurna, desatenção e dificuldades de concentração no fim da fase lútea e nos primeiros dias da menstruação.[6,9,10]

Aumento de estágio 2 do sono NREM e redução do sono REM são descritos em mulheres com TDPM, assim como redução dos níveis de melatonina noturna e menor responsividade à luz matinal, dificultando a sincronização do ritmo circadiano com o ambiente. Os níveis de ansiedade e demais estados de humor relacionados à SPM e ao TDPM também influenciam a percepção e a satisfação em relação ao próprio sono nessas mulheres.[6,9,10]

A terapia cognitivo-comportamental para insônia (TCC-I) é recomendável na menacme e em condições disfuncionais associadas, apesar de a eficácia dessa abordagem em melhorar os sintomas de sono relacionados ao ciclo menstrual carecer de mais estudos.[6,9,10]

Os estudos sobre sono durante a menacme são limitados por dificuldades metodológicas como amostras pequenas, duração de ciclo menstrual variável, uso de anticoncepcionais e falta de marcadores da ovulação padronizados, o que favorece a persistência de muitos questionamentos sobre o sono nesse período. Os prejuízos no sono e no ritmo circadiano têm consequências que vão além das alterações na saúde mental da mulher, incluindo irregularidades na duração e intensidade do fluxo menstrual, infertilidade e desfechos desfavoráveis na gestação e no parto.[9,10]

PERÍODO PERINATAL

O período perinatal é marcado pelo aumento do risco de surgimento de problemas relacionados ao sono e à saúde mental da mulher. A mulher vivencia muitos desafios para manter um sono saudável durante o período perinatal em virtude da influência de fatores anatômicos, fisiológicos, psicológicos, socioeconômicos e culturais. Alterações no padrão de sono ocorrem durante a gestação e o puerpério, com um aumento na frequência de problemas de sono nas últimas semanas de gravidez e nas primeiras semanas após o parto.[3,5,12,13]

O reconhecimento da importância do sono na saúde perinatal é fundamental para que sejam atendidas as necessidades da mulher nesse período. Vários fatores intrínsecos ao período perinatal podem influenciar o sono, como os desfechos do parto, o desenvolvimento da criança, as mudanças nas relações interpessoais, a retenção de peso no pós-parto e os transtornos de humor perinatais.[6]

Estudos sugerem que distúrbios do sono durante o período perinatal levam a consequências significativas na saúde mental feminina. A maioria das mulheres no período perinatal apresenta queixas de insônia, que podem persistir e ser causa ou consequência de quadros ansiosos e depressivos perinatais. Características de personalidade, ruminações noturnas relacionadas a questões perinatais e obesidade são fatores de risco para insônia perinatal. Idade materna mais jovem, idade gestacional avançada e pressão arterial elevada são fatores de risco associados a sono de menor duração.[3,12-15]

Medidas subjetivas e objetivas de sono indicam uma duração de sono consistente ao longo da gestação, porém com aumento gradual de sua fragmentação ao longo dos trimestres. A duração do sono parece diminuir após o parto, voltando a aumentar após semanas a meses. Evidências indicam que o sono de má qualidade e de curta duração contribui para o aumento de respostas inflamatórias, elevando o risco de eventos adversos maternos e neonatais.[4,9,12,14]

A fragmentação excessiva do sono em gestantes e puérperas aumenta a chance de surgimento ou recidiva de transtornos de humor, assim como está associada a desfechos obstétricos desfavoráveis, como trabalho de parto prolongado, necessidade de parto cesáreo e prematuridade. O sono de curta duração parece favorecer a ocorrência de parto prematuro, trabalho de parto prolongado e doloroso, assim como o aumento de diabetes gestacional, pré-eclâmpsia, depressão perinatal, parto cesáreo e baixo peso ao nascer.[4,9,12,14]

O estudo da segurança e da eficácia dos tratamentos para distúrbios de sono durante a gestação e a amamentação é muito importante para a qualidade de vida das mulheres. A abordagem terapêutica no período perinatal deve contemplar os múltiplos fatores relacionados ao sono, incluindo redução do estresse, orientações de higiene do sono, intervenções focadas na família e nutrição adequada. Há evidências indicando que o tratamento de distúrbios do sono pode prevenir sintomas depressivos no pós-parto. Intervenções não farmacológicas, como massoterapia, exercícios físicos e TCC-I, podem melhorar a autopercepção do sono materno.[4,15]

O uso de intervenções farmacológicas para insônia e outros transtornos de sono no período perinatal deve considerar a limitação de estudos na gestação e amamentação, sempre optando por medicações com perfil mais seguro e considerando os potenciais riscos de anomalias congênitas, síndrome de abstinência neonatal e outros possíveis desfechos desfavoráveis relacionados ao uso de alguns psicofármacos.[4,15]

Gestação

A gestação é um período marcado por diversas mudanças anatômicas, metabólicas e psicológicas na mulher. Tais mudanças predispõem a mulher ao desenvolvimento de alterações de sono e humor temporárias, assim como podem piorar um transtorno preexistente. As flutuações nos níveis de progesterona, estrogênio, hormônios hipofisários, ocitocina, cortisol e melatonina, que ocorrem desde a concepção e ao longo da gestação saudável, contribuem para mudanças do ciclo sono-vigília e surgimento de queixas relacionadas ao sono. De forma reversa, as alterações de sono na gestação também influenciam os níveis desses hormônios.[1,6,9,16]

A progesterona e seus metabólitos parecem promover um aumento de sono NREM por sua ação em receptores do ácido gama-aminobutírico (GABA), além de influenciar o sono indiretamente pela elevação da temperatura corporal e alteração da atividade da musculatura lisa dos sistemas gastrintestinal e urinário. O estrogênio parece alterar a atividade de sono REM por ações na área pré-óptica ventrolateral no hipotálamo. Além de regular os padrões de sono, a melatonina participa da regulação dos ritmos circadianos dos hormônios sexuais. As concentrações de melatonina sofrem mudanças ao longo da gestação e parecem estar alteradas em gestantes e puérperas com depressão. A melatonina e a ocitocina participam do processo de parto e nascimento. Picos noturnos de ocitocina promovem contrações uterinas e fragmentação do sono.[6,17]

Estudos indicam que 66 a 97% das mulheres apresentam perturbações do sono durante a gestação, a maioria delas durante o terceiro trimestre. Há predomínio de estágios de sono mais superficiais na gestação, com redução do sono de ondas lentas. Medidas objetivas e subjetivas de sono indicam que a eficiência do sono diminui progressivamente, com maior frequência de despertares noturnos nas últimas semanas da gestação. Sintomas ansiosos relacionados ao parto e à maternidade podem surgir em diferentes momentos da gestação e influenciar a gravidade das queixas de sono.[1,5-7,17]

Cada trimestre da gestação apresenta razões diferentes para afetar o sono da mulher. Fatores como gravidez não planejada, nuliparidade, idade avançada, atividade profissional, uso de drogas e ausência de suporte psicossocial adequado estão relacionados a prejuízos no sono desde o início da gestação. No segundo semestre, os parâmetros de sono parecem melhorar. As mudanças anatômicas e os fatores psicossociais relacionados ao parto iminente influenciam o sono no terceiro trimestre.[2,3,6,9] A Tabela 1 dispõe sobre as principais características do sono e os fatores fisiológicos associados a perturbações no sono por trimestre.

As mudanças anatômicas e fisiológicas da gestação contribuem para o surgimento ou piora de transtornos de sono, com especial destaque para a insônia, a SPI e a AOS. Alterações de sono durante a gestação podem afetar o humor, o nível de energia para atividades laborais, o funcionamento interpessoal e a função cognitiva da mulher.[1,3,6,7,12,17]

Os transtornos de sono na gestação estão relacionados a vários desfechos perinatais adversos, como diabetes gestacional, doença hipertensiva da gestação, trabalho de parto prolongado, necessidade de parto por cesariana, parto prematuro, feto pequeno para a idade gestacional e depressão perinatal. O decúbito supino durante o sono no terceiro trimestre é relacionado a um pequeno aumento do risco de natimortalidade, estando relacionado à piora da perfusão placentária pela compressão da veia cava pelo útero gravídico.[1,2,9,17]

TABELA 1 Características do sono e fatores fisiológicos que afetam o sono na gestação

Trimestre	Características do sono	Fatores fisiológicos
Primeiro	Aumento do tempo total de sono e sonolência diurna; aumento de cochilos; redução da eficiência do sono	Náuseas; micção frequente; noctúria; fadiga; mastalgia; dor osteomuscular; alterações de humor
Segundo	Redução do tempo total de sono e menos sonolência diurna; sonhos vívidos; início de roncos e sintomas de síndrome das pernas inquietas	Movimentos fetais; contrações uterinas; dor osteomuscular; rinite e congestão nasal; pirose; câibras nas pernas
Terceiro	Aumento do tempo total de sono, sonolência diurna e prejuízo do estado de alerta; aumento de despertares e mais estágios de sono superficiais; aumento de cochilos; sonhos vívidos; pesadelos; roncos; sintomas de síndrome das pernas inquietas	Micção frequente; noctúria; fadiga; mastalgia; dor osteomuscular; prurido; movimentos fetais; contrações uterinas; pirose; ortopneia; dispneia; câibras nas pernas; rinite e congestão nasal; ganho ponderal; posição para dormir

Fonte: adaptada de Pengo et al., 2018;[1] Kryger e Roth, 2017.[6]

As evidências sobre intervenções farmacológicas e não farmacológicas em problemas de sono na gestação ainda são escassas, o que torna desafiadora a abordagem clínica dessas condições. Em geral, as abordagens não farmacológicas costumam ser a primeira escolha, especialmente em mulheres com queixas de sono relacionadas às mudanças fisiológicas esperadas na gestação. O tratamento dos transtornos de sono na gestação deve possibilitar um sono restaurador à mulher, considerando suas doenças atuais e pregressas, os possíveis efeitos adversos das intervenções e as alterações farmacocinéticas do período. A decisão sobre a melhor intervenção deve sempre ser individualizada, compartilhada e guiada pelos possíveis riscos e benefícios, a fim de promover o bem-estar da mãe e do feto.[2,7,12,14,16]

Insônia na gestante

O transtorno de insônia pode ser definido como uma dificuldade em adormecer, manter o sono e/ou despertar precocemente dele apesar de oportunidade e circunstâncias adequadas para dormir, acompanhada de consequências ou prejuízos diurnos (como fadiga, alterações de humor, dificuldades de concentração, sonolência diurna e preocupações com o sono), vivenciada por pelo menos três vezes na semana por um período mínimo de três meses.[6,12,13] O Quadro 1 apresenta os critérios diagnósticos do transtorno de insônia na população geral segundo a quinta edição do *Manual Diagnóstico e Estatístico de Transtornos Mentais* (DSM-5).[18]

A avaliação da insônia deve incluir uma história detalhada dos períodos de sono e vigília. As alterações fisiológicas relacionadas à gestação podem dificultar a utilização dos critérios diagnósticos do transtorno de insônia no período perinatal. A insônia pode continuar, iniciar ou piorar com o advento da gestação. Condições comórbidas, como transtornos psiquiátricos e uso de substâncias, devem ser lembradas, e outros transtornos de sono que possam justificar os sintomas de insônia devem ser excluídos.

QUADRO 1 Critérios diagnósticos de transtorno de insônia pelo DSM-5

A. Queixa principal de insatisfação com a qualidade ou quantidade de sono, associada a um ou mais dos sintomas:
   1. Dificuldade em iniciar o sono (em crianças: dificuldade de iniciar o sono sem a intervenção de um cuidador).
   2. Dificuldade em manter o sono, caracterizado por despertares frequentes, ou dificuldade de reiniciar o sono após despertares (em crianças: dificuldade em reiniciar o sono sem a intervenção de um cuidador).
   3. Despertar precoce com inabilidade de reiniciar o sono.

B. O transtorno do sono causa repercussão negativa sobre o funcionamento social, ocupacional, acadêmico, comportamental ou em outras áreas do funcionamento.

C. O transtorno do sono ocorre pelo menos 3 vezes por semana.

D. O transtorno do sono está presente há pelo menos 3 meses.

E. O transtorno do sono ocorre a despeito de oportunidade adequada para o sono.

F. A insônia não é mais bem explicada ou ocorre durante o curso de outro transtorno do sono (p. ex., narcolepsia, AOS, transtorno de ritmo circadiano e parassonia).

G. A insônia não pode ser atribuída ao uso de medicamento ou substância (p. ex., abuso de droga ou medicação).

H. A coexistência de doença mental ou médica não explica adequadamente a queixa de insônia.

Especificar:
- Comorbidade médica; presença de comorbidade psiquiátrica não relacionada ao sono; presença de outro transtorno do sono.
- Episódica: insônia por ao menos 1 mês e de duração inferior a 3 meses; persistente: insônia há mais de 3 meses; recorrente: 2 ou mais episódios no intervalo de 1 ano.

Fonte: adaptado de American Psychiatric Association, 2014.[18]

Instrumentos como diários de sono, escalas e questionários validados (como Índice de Gravidade de Insônia, o IGI, e Índice de Qualidade de Sono de Pittsburgh, o IQSP) podem auxiliar no acompanhamento. A actigrafia e a polissonografia não são recomendadas de rotina para a avaliação de insônia, sendo mais bem indicadas para descartar outros transtornos de sono que possam estar relacionados às queixas de insônia.[5,6]

A vulnerabilidade para insônia aumenta nos períodos reprodutivos de transição da mulher. Estudos indicam que a prevalência de sintomas e transtorno de insônia aumenta ao longo dos trimestres da gestação e no pós-parto imediato, sendo significativamente maior que na população geral de mulheres em idade fértil. Dados indicam que a insônia afeta mais de 50% das gestantes, atingindo até 80% delas no terceiro trimestre. A insônia na gestação está associada a piora da qualidade de vida e desfechos obstétricos desfavoráveis, sendo um fator de risco para condições psiquiátricas perinatais, como ansiedade, depressão unipolar e bipolar, psicose puerperal e suicídio.[5,12,13,17]

As alterações fisiológicas e anatômicas da gestação, assim como a privação de sono voluntária, os cochilos, o aumento do tempo na cama, o consumo excessivo de cafeína e o sofrimento psíquico relacionado ao período perinatal, contribuem para o desenvolvimento do transtorno de insônia. Outros fatores de risco descritos para insônia na gestação incluem nuliparidade, idade superior a 30 anos, ser mãe solteira, doença hipertensiva da gestação, transtorno de humor prévio ou perinatal, tabagismo e estressores psicossociais. Evidências recentes apontam que a atividade física e o *mindfulness* podem exercer efeitos protetores contra a insônia no período perinata.l[6,9,13]

O modelo dos 3 "Ps" de Spielman pode ser utilizado na identificação dos fatores predisponentes, precipitantes e perpetuantes que contribuem para a cronificação da insônia no contexto perinatal.[5,13] A Tabela 2 apresenta os principais fatores relacionados ao transtorno de insônia na gestação e puerpério.

Muitas gestantes não buscam tratamento para a insônia por acharem que essa condição se resolverá espontaneamente após o parto ou por não desejarem fazer uso de medicações nesse período pelo receio de riscos para o feto. O tratamento da insônia na gestação deve considerar os aspectos psicológicos e as comorbidades clínicas e psiquiátricas presentes. Assim como na população geral, as abordagens não farmacológicas devem ser inicialmente indicadas na insônia perinatal.[5,6,14]

O tratamento de primeira escolha reconhecido internacionalmente para a insônia e seus problemas relacionados é a TCC-I. Além de auxiliar nas queixas de insônia, a TCC-I contribui para a prevenção de desfechos negativos de saúde e para a melhoria de condições comórbidas, como alterações do humor e sintomas de ansiedade e fadiga.

TABELA 2 Modelo dos 3 Ps de Spielman no período perinatal

Fatores predisponentes	Fatores precipitantes	Fatores perpetuantes
Gênero feminino; traços de personalidade (neuroticismo ou amabilidade); hiperalerta cognitivo; ruminação noturna	Gestação; desconfortos físicos; noctúria; parto; demandas de cuidados da prole; depressão; ansiedade; alterações hormonais	Prolongar tempo acordado na cama; dormir mais tarde; cochilos diurnos; pouca exposição à luz durante o dia; exposição à luz artificial à noite; redução do ritmo das atividades habituais; outros transtornos de sono (AOS, SPI)

Fonte: adaptada de Palagini et al., 2022;[5] Swanson et al., 2020.[13]

A TCC-I pode ser aplicada em diferentes serviços de saúde, de forma individual, em grupos ou de forma remota, e seus efeitos costumam ser bastante efetivos, com taxas de remissão em longo prazo mais favoráveis que a terapia farmacológica. Atua melhorando a densidade do sono, extinguindo despertares condicionados, alterando cognições e comportamentos disfuncionais que perpetuam a insônia e prevenindo desfechos negativos de saúde. Estudos indicam que mulheres submetidas à TCC-I apresentaram melhorias na gravidade da insônia e remissão mais rápida, melhora de parâmetros subjetivos e objetivos de sono e menores níveis de sintomas depressivos.[2,4-6,17]

A TCC-I normalmente é uma intervenção breve, realizada em 4 a 8 sessões e direcionada aos fatores perpetuantes da insônia. Engloba estratégias cognitivas, como a reestruturação cognitiva relacionada ao sono, e estratégias comportamentais, que incluem a psicoeducação sobre a insônia com orientações de higiene do sono, o treinamento de técnicas de relaxamento, a terapia de controle de estímulos e a terapia de restrição do tempo de sono.[4,5,13]

A psicoeducação com orientações de higiene do sono busca identificar práticas de saúde e fatores ambientais que podem promover ou atrapalhar o sono. As técnicas de relaxamento buscam reduzir pensamentos intrusivos e sintomas somáticos no momento de dormir. A terapia de restrição de sono busca tornar o tempo deitado na cama equivalente ao tempo de sono necessário. E a terapia de controle de estímulos buscar restabelecer a associação do ambiente de dormir com o sono, promovendo um padrão de sono-vigília consistente.[5]

O tratamento da insônia na gestação também deve estimular mudanças de estilo de vida, como a prática de exercícios físicos regulares, mudanças na alimentação e abstinência de álcool, tabaco e outras substâncias psicoativas. Algumas evidências indicam que sintomas de insônia na gestação podem ser aliviados por meio de *mindfulness*/meditação de atenção plena, ioga, acupuntura e massoterapia. A abordagem com *mindfulness* pode auxiliar na redução do estresse e na regulação da reatividade emocional, na promoção do bem-estar na gestação e na atenuação de despertares relacionados à insônia. O ioga e o *tai chi* parecem melhorar a qualidade do sono e reduzir sintomas ansiosos e depressivos. Técnicas de relaxamento guiado e massoterapia também podem ser úteis na melhoria do sono e do humor. Outras terapias complementares, como suplementos alimentares, fitoterápicos, homeopatia e aromaterapia, necessitam de mais estudos que garantam a segurança na gestação.[2,4-6,17]

O tratamento farmacológico deve ser considerado em casos de insônia perinatal grave e persistente quando as terapias não farmacológicas disponíveis não funcionam. É recomendável que as medicações sejam utilizadas na menor dose efetiva e pelo menor tempo sempre que possível, considerando as comorbidades existentes e avaliando os potenciais riscos e benefícios em relação à saúde materno-fetal a curto e longo prazo. De maneira geral, os estudos sobre tratamento farmacológico na insônia no período perinatal apresentam evidências limitadas. O uso de algumas medicações no tratamento da insônia perinatal pode estar relacionado ao aumento de riscos de teratogenicidade e de complicações na gestação, no parto e na amamentação.[5-7,9,11,14]

A Tabela 3 apresenta as principais categorias e substâncias descritas em estudos de revisão sobre o tratamento farmacológico do transtorno de insônia no período perinatal e as principais evidências a favor ou contrárias a possíveis eventos adversos mencionados. Deve-se ressaltar que as

TABELA 3 Principais medicações utilizadas no tratamento da insônia perinatal

Categoria	Substância	Evidências
Antidepressivos sedativos	**Em geral**[14]	(**ED**) Possível aumento do risco de sintomas respiratórios, ligados à síndrome de adaptação neonatal; (**EF**) em geral, sem associação com risco teratogênico[14]
	Amitriptilina[7]	(**ED**) Aumenta risco de abstinência neonatal[7]; (**EF**) baixo risco teratogênico;[7] possível na lactação[7]
	Doxepina[5,7]	(**ED**) Estudos escassos;[7] deve ser evitada na lactação por risco de hipotonia e depressão respiratória[7]
	Mirtazapina[14]	(**ED**) Possível aumento do risco de aborto espontâneo[14]
	Trazodona[5,7,16]	(**ED**) Redução da viabilidade fetal nos estudos em ratos;[5,7] estudos escassos;[5] (**EF**) baixo risco teratogênico;[5,7,16] possível na lactação (baixa passagem no leite)[5]
Agonistas seletivos do receptor benzodiazepínico	**Em geral**[5,14,16,17]	(**ED**) Possível aumento do risco de aborto espontâneo,[5] de parto prematuro,[5,14] de baixo peso ao nascer[2,14,17] e bebês pequenos para a idade gestacional;[2,14,17] possível aumento do riso de malformação intestinal (aumento marginal em um estudo);[16] (**EF**) maioria dos estudos mostra baixo risco teratogênico[14,16]
	Zolpidem[2,5,7,12,16]	(**ED**) Atravessa a placenta;[7,16] alterações em feto animal (ciclos estrais irregulares e ossificação atrasada);[5,7] dados restritos na lactação;[5] potencial aumento do risco de cesariana;[2] aumento do risco de baixo peso ao nascer e parto prematuro;[7] abstinência neonatal;[7] (**EF**) baixo risco teratogênico em humanos (dados conflitantes);[7] possível na lactação (baixa passagem no leite materno[7,12]
	Eszopiclona[7] Zopiclona[5,7]	(**ED**) Atravessa a placenta;[7] abstinência neonatal[7] (**EF**) baixo risco teratogênico;[7] possível na lactação (baixa passagem no leite materno)[5]
Anti-histamínicos	**Em geral**[16]	(**ED**) Não são agentes de 1ª linha para insônia (poucos estudos);[16] (**EF**) baixo risco teratogênico da classe (agentes individuais com potencial aumento do risco);[16] benefícios em náuseas/vômitos[16]
	Difenidramina[7,14,16]	(**ED**) Potencial risco teratogênico;[7,16] dados controversos sobre possível aumento de parto prematuro;[16] evitar na lactação, sobretudo de prematuros;[7] (**EF**) baixo risco teratogênico em animais[7,14]
	Hidroxizina[14]	(**EF**) Baixo risco teratogênico[14]
	Prometazina[16]	(**ED**) Espinha bífida apontada em um estudo (com viés metodológico; não replicado)[16]
Antipsicóticos	**Atípicos**[14]	(**ED**) Possível aumento de natimortalidade;[14] aumento do risco de neonatal;[14] sintomas extrapiramidais neonatais;[14] (**EF**) baixo risco teratogênico[14]
	Olanzapina[14]	(**ED**) Passagem placentária alta[14]
	Quetiapina[14]	(**EF**) Passagem placentária baixa[14]
Agonistas do receptor de melatonina	Ramelteona[5,7]	(**ED**) Risco teratogênico em animais;[5,7] escassez de estudos[7]
	Melatonina exógena[5,7,14-16]	(**ED**) Atravessa a placenta;[5,7,15] alterações de desenvolvimento reprodutivo e ritmo circadiano em prole de animais;[7,14] baixo peso ao nascer e gravidez prolongada em animais;[15,16] dados escassos na lactação;[7] sangramento em lactente (relato de caso);[15] (**EF**) eficaz e seguro como antioxidante em condições obstétricas (hiperglicemia; pré-eclâmpsia; restrição do crescimento intrauterino);[15] possível neuroproteção em animais[5,14,15]

continua

TABELA 3 Principais medicações utilizadas no tratamento da insônia perinatal (*continuação*)

Categoria	Substância	Evidências
Antagonista do receptor de hipocretina	Suvorexanto[5,7]	(**ED**) Escassez de estudos;[5,7] níveis altos no leite em estudos com animais;[7] (**EF**) não provocou alterações em feto animal[5]
Benzodiazepínicos	**Em geral**[5,14,16,17]	(**ED**) Atravessa a placenta;[5,14,16] aumento do risco de aborto espontâneo,[5] parto prematuro,[5,14] baixo peso ao nascer,[14,16,17] bebês pequenos para a idade gestacional[17] e de cesariana;[16] aumento do risco de síndrome do bebê hipotônico (**floppy baby syndrome**[5,16]), abstinência neonatal[5,17] e desconforto respiratório neonatal;[16] (**EF**) baixo risco teratogênico;[5,14] baixo risco de atraso de desenvolvimento da linguagem em crianças;[16] lactação possível (especialmente com lorazepam)[5]
	Estazolam[6,7]	(**ED**) Escassez de estudos em animais e estudos[7]

EF: evidências favoráveis ao uso da substância; ED: evidências desfavoráveis ao uso da substância.

considerações na tabela não indicam ou contraindicam de forma absoluta o uso de determinado psicofármaco, mas servem como um guia para embasar a análise de custo-benefício nos casos de insônia perinatal, a qual deverá ser feita de forma individualizada e parcimoniosa.

A avaliação e o manejo adequado do transtorno de insônia e das condições associadas à perda de sono na gestação são essenciais para prevenir desfechos perinatais adversos e recorrência de sintomas. A insônia aumenta o risco de depressão perinatal, ansiedade, doenças cardiovasculares e complicações neonatais. Dessa forma, a avaliação do sono e das queixas de insônia deve ser incluída no acompanhamento de rotina de gestantes.[5,6,13]

Síndrome das pernas inquietas na gestante

A SPI é um transtorno do movimento relacionado ao sono comum, caracterizado pela necessidade urgente de movimentar as pernas para melhorar sensações desconfortáveis. Os sintomas são piores à noite em condições de repouso, aliviam com a movimentação e não são mais bem explicados por outras condições de saúde ou comportamentos, como câibras ou desconforto posicional. Frequentemente há prejuízo da capacidade de adormecer e do funcionamento diurno.[6,12] O Quadro 2 apresenta os critérios diagnósticos da SPI na população geral segundo o DSM-5.[18]

A gestação funciona como fator de risco para o surgimento ou piora de SPI ao longo da vida. Sintomas de SPI são relatados por cerca de um quarto das mulheres grávidas. Há um aumento da prevalência de SPI ao longo dos trimestres, com redução após o parto. Cerca de 60% das mulheres com SPI relacionada à gestação manifestam sintomas da síndrome em gestações posteriores. A SPI está relacionada ao aumento do risco para doença hipertensiva, transtornos psiquiátricos e outros transtornos do sono.[6,7,12,14,17]

A fisiopatologia da SPI é incerta, mas algumas evidências indicam que alterações no metabolismo do ferro são possíveis explicações para o aumento de sua prevalência na gestação. O aumento da demanda de ferro e as alterações hormonais da gestação parecem influenciar a disfunção da atividade dopaminérgica no sistema nervoso central relacionada à síndrome. História familiar de SPI, multiparidade, idade avançada, obesidade, tabagismo, distúrbio respiratório do sono, privação de sono, fadiga, ansiedade e depressão são outros fatores de risco para SPI na gestação. Antidepressivos, antipsicóticos, anti-histamínicos e antieméticos

QUADRO 2 Critérios diagnósticos de SPI pelo DSM-5

A. Necessidade de movimentar as pernas, em geral acompanhada por, ou em resposta a sensações desconfortáveis e desagradáveis nas pernas, que se caracteriza por todas as circunstâncias a seguir:
   1. A necessidade de movimentar as pernas inicia-se e agrava-se durante períodos de repouso ou de inatividade.
   2. A necessidade de movimentar as pernas é aliviada, completa ou parcialmente, pelo movimento.
   3. A necessidade de movimentar as pernas é maior no fim da tarde ou durante a noite do que durante o dia ou ocorre somente no fim da tarde ou à noite.

B. Os sintomas do Critério A ocorrem pelo menos três vezes por semana e persistiram durante no mínimo três meses.

C. Os sintomas do Critério A são acompanhados de sofrimento significativo ou prejuízo no funcionamento social, profissional, educacional, acadêmico, comportamental ou em outras áreas importantes da vida do indivíduo.

D. Os sintomas do Critério A não são atribuíveis a nenhum outro transtorno mental ou condição médica (p. ex., artrite, edema nas pernas, isquemia periférica, cãibras nas pernas) e não são mais bem explicados por uma condição comportamental (p. ex., desconforto postural, batida habitual dos pés).

E. Os sintomas não são atribuíveis aos efeitos fisiológicos do consumo de drogas ou do uso de medicamentos (p. ex., acatisia).

Fonte: adaptado de American Psychiatric Association, 2014.[18]

podem contribuir para o surgimento ou a piora de sintomas de SPI.[1,6,14,17]

O diagnóstico deve contemplar a investigação clínica dos sintomas de SPI e sua relação com a história gestacional e familiar da mulher. Movimentos periódicos de membros inferiores podem ser encontrados na polissonografia, mas não são obrigatórios para o diagnóstico. A dosagem sérica de ferritina e o exame da capacidade de ligação do ferro auxiliam na investigação. A ferritina sérica, mesmo quando em níveis normais na mulher com SPI, não descarta a deficiência de ferro no sistema nervoso central. Outras condições, como *diabetes mellitus*, doença renal crônica, doenças da tireoide, insuficiência vascular, neuropatias e ansiedade, fazem parte do diagnóstico diferencial de SPI na gestação.[6]

O tratamento da SPI na gestação deve considerar a possibilidade de melhora da sintomatologia após o parto. As estratégias não farmacológicas são a primeira escolha, especialmente nos quadros leves a moderados, e incluem orientações de higiene do sono, alongamentos musculares, exercícios físicos moderados, massagens, compressas locais, ioga e dieta livre de estimulantes. A suplementação oral de ferro é recomendada na presença de sintomas de SPI com nível sérico de ferritina menor que 75 ng/mL. Deve-se evitar a reposição de ferro por via venosa no primeiro trimestre de gestação.[6,14,17]

A abordagem farmacológica pode ser considerada em quadros graves e refratários de SPI; entretanto, os dados de segurança dos fármacos de primeira escolha, como os agonistas dopaminérgicos não ergolínicos no tratamento de SPI, são escassos na gestação, o que limita as opções terapêuticas. Deve-se evitar o uso de agonistas dopaminérgicos ergolínicos. As recomendações para tratamento farmacológico de SPI em gestantes incluem o uso de benzodiazepínicos, como o clonazepam em dose baixa (segundo e terceiro trimestres); combinações de levodopa com carbidopa (apenas durante a gestação, pois inibem lactação), oxicodona (após o primeiro trimestre) e clonidina (evidência insuficiente). As medicações escolhidas devem ser utilizadas na menor dose e durante o menor tempo necessário, considerando os riscos de síndrome de abstinência neonatal.[6,14,17]

Transtornos respiratórios do sono na gestante

Os transtornos respiratórios do sono incluem um grupo de condições caracterizadas por irregularidades do padrão respiratório e anormalidades do fluxo ventilatório durante o sono, sendo seu principal representante na gestação a AOS. Esta é caracterizada por perturbações respiratórias durante o sono, como roncos e pausas respiratórias, associadas a repercussões diurnas, como sonolência excessiva, fadiga e sono não restaurador.[12,17] O Quadro 3 apresenta os critérios diagnósticos de AOS na população geral segundo o DSM-5.[18]

A prevalência de transtornos respiratórios do sono em mulheres em idade fértil é estimada em 2 a 13%, enquanto em gestantes pode chegar a 4 a 70%, com aumento ao longo da gestação. A prevalência de AOS na gestação é incerta, mas parece ser maior do que em mulheres na menacme. Roncos podem afetar cerca de um quarto das gestantes no terceiro trimestre.[6,7,17]

Aspectos fisiológicos da gestação, como preferência pelo decúbito lateral e aumento do *drive* respiratório, funcionam como fatores de proteção. Assim como outros aspectos, como a redução da capacidade residual funcional e a congestão nasal, atuam como fatores de risco para distúrbios respiratórios do sono. Estudos com gestantes indicam que os transtornos respiratórios do sono estão relacionados a hipóxia placentária, parto cesáreo, doença hipertensiva gestacional, diabetes gestacional, hipertensão pulmonar e outras doenças cardiovasculares.[1,6,12,17]

As mudanças anatômicas e hormonais da gestação favorecem o acúmulo de fluidos intersticiais e o estreitamento da via aérea superior, e aumentam a resistência do sistema respiratório, o que pode explicar a maior prevalência de roncos ao longo dos trimestres. Os transtornos respiratórios de sono podem causar estresse oxidativo, aumento de respostas inflamatórias, disfunções endoteliais e desregulações hormonais, o que explicaria os desfechos perinatais desfavoráveis.[1,6,7]

A avaliação de transtornos respiratórios de sono na gestante deve contemplar anamnese e exame físico direcionado a queixas de sono, incluindo a investigação de roncos, sonolência diurna e outros sintomas sugestivos de AOS. Escalas e questionários validados (como o Questionário de Berlim e a Escala de Sonolência de Epworth) podem ser utilizados na prática clínica para auxiliar na triagem. A realização de polissonografia domiciliar ou em laboratório é recomendada.[6,12,17]

QUADRO 3 Critérios diagnósticos de AOS pelo DSM-5

Os critérios 1 ou 2 são preenchidos:

1. Evidências polissonográficas de pelo menos cinco apneias ou hipopneias obstrutivas por hora de sono e qualquer um entre os seguintes sintomas do sono:
   A. Perturbações na respiração noturna: ronco, respiração difícil/ofegante ou pausas respiratórias durante o sono.
   B. Sintomas como sonolência durante o dia, fadiga ou sono não reparador a despeito de oportunidades suficientes para dormir que não podem ser mais bem explicados por qualquer outro transtorno mental (incluindo um transtorno do sono) nem ser atribuídos a alguma outra condição médica.

OU

2. Evidências polissonográficas de 15 ou mais apneias e/ou hipopneias obstrutivas por hora de sono, independentemente da presença de sintomas.

Especificar a gravidade atual:

- Leve: o índice de apneia e hipopneia é menor que 15; Moderada: o índice de apneia e hipopneia varia de 15 a 30; Grave: o índice de apneia e hipopneia é maior que 30.

Fonte: adaptado de American Psychiatric Association, 2014.[18]

A literatura sobre os tratamentos de AOS e outros transtornos respiratórios do sono na gestação é limitada. Mulheres com transtornos respiratórios prévios devem manter o tratamento durante a gestação. A terapia com pressão positiva contínua nas vias aéreas (CPAP) pode ser iniciada na gestação, sendo considerada segura e efetiva nesse período. Terapia posicional, tratamento de congestão nasal, restrição do uso de sedativos e controle do peso são estratégias recomendadas de maneira geral.[6,7,17]

Outras condições que afetam o sono na gestação

Além das condições mencionadas anteriormente, outros distúrbios relacionados ao sono possuem repercussões importantes no período perinatal. Cãibras nas pernas relacionadas ao sono têm prevalência aumentada ao longo da gestação e podem provocar interrupções da continuidade do sono. Da mesma forma, perturbações do ritmo circadiano parecem ter efeitos negativos na gestação. Evidências indicam que o trabalho em turnos noturnos pode estar associado a aumento de perda fetal e incidência de baixo peso ao nascer.[6]

As alterações fisiológicas e psicológicas da gestação podem favorecer a fragmentação do sono, teoricamente facilitando a ocorrência de sonhos assustadores e parassonias em mulheres com predisposição. Entretanto, não há evidências que comprovem o aumento de parassonias na gestação. Deve-se garantir a segurança do ambiente em casos com atividade motora vigorosa. A polissonografia com registro de vídeo pode ser necessária para o diagnóstico. A psicoeducação sobre a condição e as orientações de higiene do sono são estratégias efetivas. O uso de clonazepam em doses baixas pode ser útil em casos graves.[6]

Embora seja uma condição rara, considerações sobre o manejo da narcolepsia no período perinatal merecem destaque, em virtude de questões relacionadas à segurança de seu tratamento e à influência de seus sintomas em desfechos obstétricos. O tratamento padrão da narcolepsia na população geral costuma incluir cochilos diurnos programados, medidas de higiene do sono, psicoeducação e o uso de psicoestimulantes (como modafinila, armodafinila e metilfenidato) e antidepressivos (como venlafaxina, fluoxetina e clomipramina). Entretanto, quando possível recomenda-se a suspensão das medicações na concepção e na gestação, pelos riscos teratogênicos potenciais e outros desfechos perinatais desfavoráveis. O parto cesáreo eletivo é preferido se houver histórico de cataplexia.[6,7,14]

Outras condições clínicas, como obesidade, hipertensão arterial sistêmica, pré-eclâmpsia, diabetes gestacional e doença do refluxo gastroesofágico, devem ser lembradas na avaliação da gestante como possíveis fatores de risco para distúrbios do sono. Os transtornos psiquiátricos no período perinatal também estão relacionados a maior vulnerabilidade a perturbações do sono e do ritmo circadiano na mulher.[1,6,13,16,17]

Puerpério e lactação

O período do puerpério e da lactação é caracterizado por alterações significativas nos padrões de sono habituais da mulher. O trabalho de parto e a recuperação do pós-parto imediato são marcados por privação de sono e muitas variações nas oportunidades de dormir. A irregularidade do sono do recém-nascido nos primeiros meses de desenvolvimento e suas demandas de cuidado também contribuem para privação do sono, redução da eficiência do sono e perturbações do ritmo circadiano da mulher nesse período, causando repercussões diurnas como fadiga e sonolência. A privação e a fragmentação do sono aumentam o risco de retenção de peso no pós-parto.[3,5,6,11,12]

As alterações hormonais intensas do puerpério parecem contribuir para mudanças no sono da mulher. A secreção de melatonina no pós-parto sofre influências da exposição aumentada à luz durante a noite, em razão dos cuidados com o recém-nascido, associada à menor exposição à luz natural durante o dia, em virtude da redução de atividades fora do lar nesse período. A eficiência do sono costuma ser pior e há maior frequência de despertares noturnos no pós-parto imediato, com predomínio de estágios superficiais de sono NREM. Alguns estudos indicam que o sono de ondas lentas parece aumentar após cerca de um mês do pós-parto.[6,9,12]

Após cerca de seis meses, a maioria dos recém-nascidos neurotípicos adquire a capacidade de adormecer continuamente por cerca de 8 horas e começa a estabelecer o próprio ritmo circadiano. Mulheres com privação de sono importante e mães de recém-nascidos com problemas de sono são mais suscetíveis a manifestar depressão pós-parto e dificuldades de vínculo com a criança. As mulheres tendem a compensar a perda de sono nesse período modificando seus horários de dormir, aumentando o número de cochilos ao longo do dia e atrasando o horário de despertar pela manhã.[3,6,9,12]

Primíparas apresentam mais distúrbios do sono quando comparadas àquelas mais experientes. A reação de ajustamento social quanto ao papel materno aumenta o estresse e a vulnerabilidade a problemas no sono. Algumas mulheres apresentam pensamentos catastróficos relacionados aos despertares do recém-nascido, o que contribui para um estado de hiperalerta prejudicial ao sono. Outros fatores com potencial impacto no sono após o parto incluem fatores socioculturais, idade materna, via do parto, forma de alimentação e temperamento do recém-nascido, questões relacionadas ao retorno ao trabalho, presença de outras crianças no lar, presença de suporte familiar e ambiente onde o recém-nascido dorme.[3,6,9]

Os estressores relacionados ao puerpério associados a comportamentos disfuncionais e hiperalerta condicionado favorecem o desenvolvimento do transtorno de insônia na mulher. A prevalência de insônia no puerpério permanece alta em relação à gestação, enquanto outras condições, como transtornos respiratórios relacionados ao sono e SPI, tendem a melhorar. Assim como na gestação, os transtornos de humor e de ansiedade permanecem estabelecendo uma relação bidirecional com o sono de má qualidade no pós-parto. Mulheres com mais sintomas depressivos no pós-parto parecem apresentar alterações do ciclo sono-vigília, redução do tempo total de sono e redução da latência de sono REM. A relação entre privação de sono, alterações do padrão de sono e psicose puerperal deve ser sempre lembrada, especialmente em mulheres com histórico de transtorno afetivo bipolar.[3,9,12,17]

Assim como acontece na gestação, muitas mulheres preferem recorrer a abordagens não farmacológicas para melhorar o sono durante o puerpério em decorrência de preocupações com as possíveis implicações negativas de medicações na lactação e com o risco de prejuízo da capacidade de despertar para atender às necessidades do recém-nascido.[6,9,12]

As intervenções não farmacológicas buscam melhorar a continuidade e a qualidade do sono materno no pós-parto, assim como tratar condições como fadiga, ansiedade e insônia. As estratégias comportamentais são a primeira escolha. Estudos indicam que a TCC-I também é eficaz nesse período. É medida bastante importante o aconselhamento parental sobre o sono normal do recém-nascido, assim como a prevenção de problemas de sono no bebê, por meio de estratégias que evitem associações de sono indesejáveis, promovam a capacidade do autoninar e facilitem um ciclo sono-vigília regular. O uso de fórmula infantil ou de aparelho para extração do leite materno permite que outras pessoas possam, temporariamente, fornecer assistência ao recém-nascido quando necessário.[4,6,9,12,13,16]

O tratamento farmacológico de transtornos de sono no puerpério e lactação deve considerar o potencial risco de danos ao recém-nascido. Nos primeiros dias de pós-parto, medicações podem apresentar maiores concentrações no leite materno e a melatonina endógena materna parece auxiliar na regulação do ritmo circadiano do recém-nascido. Alguns fármacos contraindicados durante a gestação podem apresentar um perfil de segurança mais favorável na lactação.[7,15]

CLIMATÉRIO E MENOPAUSA

Os transtornos do sono aumentam durante o climatério e após a menopausa, com relatos de prevalência de 40 a 60% nessa população, sendo a queixa mais comum o sono noturno fragmentado. Os fatores que podem estar implicados nessa condição incluem: queda dos níveis de hormônios femininos circulantes; presença de sintomas vasomotores; características intrínsecas do processo de envelhecimento; sono mais superficial e fragmentado; leve diminuição da necessidade de sono comparada à fase adulta; maior prevalência de comorbidades médicas e psiquiátricas; uso de medicações que podem interferir no sono; mudanças psicossociais após aposentadoria; rotina menos estruturada; tempo elevado de cama e queda na renda.[19]

Em um estudo, Ohayon reportou que cerca de 26% das mulheres após a menopausa fecham critérios para insônia crônica de acordo com o DSM-IV. Nesse trabalho, as chances de apresentar sintomas de insônia crônica aumentavam a intensidade de fogachos noturnos. Fatores como traços de neuroticismo, estresse crônico, história pregressa de depressão e de sintomas pré-menstruais graves foram fatores associados ao maior risco de insônia crônica nessa fase da vida.[20]

Vale ainda ressaltar que existe um aumento do risco de depressão durante o climatério, independentemente de outros fatores. Sabe-se que ocorre uma relação bidirecional entre transtornos do humor e distúrbios do sono, em relação ao seu curso, desenvolvimento e prognóstico.[19,21]

As abordagens não farmacológicas também são o tratamento de primeira linha para insônia nessa fase, assim como nas demais fases da vida da mulher. Os efeitos adversos de medicações hipnóticas com frequência podem ser significativos, em especial na pós-menopausa, e devem ser levados em consideração. São sintomas mais comumente relatados nessa população: sedação excessiva diurna, comprometimento cognitivo, *delirium*, agitação, alterações de equilíbrio e prejuízo do desempenho nas atividades diárias. Há também risco de quedas da própria altura com o uso de benzodiazepínicos ou agonistas do receptor GABA-A (como o zolpidem). Há carência de estudos de boa qualidade e de longo prazo para o tratamento farmacológico nessa faixa etária; além disso, os resultados têm sido modestos nos ensaios clínicos.[19,21]

Outro importante fator de fragmentação do sono que deve ser lembrado nessa fase da mulher é a AOS. Sua prevalência aumenta de maneira expressiva no climatério e tende a se aproximar àquela do sexo masculino. No estudo epidemiológico EPISONO, realizado na cidade de São Paulo, verificou-se que essa cifra passou de 18,5% para 43,9% da quarta para quinta década de vida dessas mulheres, chegando a atingir 85,8% após os setenta anos de idade.[22]

A hipótese de uma maior prevalência de AOS na peri e pós-menopausa tem sido atribuída à perda dos efeitos protetores dos hormônios sexuais femininos e pela mudança no perfil de distribuição de gordura corporal, como aumento da gordura visceral abdominal e em estruturas da via aérea superior. Outros fatores também implicados, em especial na pós-menopausa e senilidade, são: redução da atividade dos músculos dilatadores da via aérea superior, alterações estruturais da via aérea superior que favorecem o colapso da orofaringe e instabilidade do controle ventilatório.[6,19,23]

Estudos epidemiológicos indicam que a prevalência de SPI em adultos com mais de 65 anos varia de 9 a 20%. A prevalência de SPI é maior em mulheres e aumenta com o avançar da idade, sendo duas vezes mais frequente nelas em comparação aos homens em populações de adultos com mais de 40 anos. Dados sugerem que o aumento de prevalência da SPI após a menopausa pode estar mais relacionado à idade em si do que às alterações hormonais características desse período.[6,19,23]

Além das queixas de dificuldades com o sono, deve-se atentar às outras alterações que cursam com comportamento noturno anormal, pois essas são relativamente comuns e sempre devem ser investigadas. Na história clínica obtida pela parceria, deve-se atentar ao horário comum da manifestação, a frequência, a descrição detalhada do comportamento, a relação ou não com conteúdo dos sonhos, o grau de recordação dos eventos e a presença de ronco e/ou apneia do sono.[21]

A recomendação nesses casos é que se realize a videopolissonografia para possibilitar a correlação dos achados comportamentais relatados com os dados objetivos do exame. Nem sempre o comportamento noturno anormal é flagrado, mas achados como despertares abruptos de estágio 3 do sono NREM podem sugerir o diagnóstico de parassonia NREM, assim como a presença de sono REM sem atonia pode indicar um transtorno comportamental do sono REM (TCSREM). A presença de apneia do sono pode funcionar como um gatilho para a ocorrência de despertares confusionais.[21]

QUADRO 4 Critérios diagnósticos de parassonia de sono NREM pelo DSM-5

A. Episódios recorrentes de despertar parcial do sono, usualmente ocorrendo durante o primeiro terço do período principal de sono, acompanhados por pelo menos um dos seguintes:
   1. Sonambulismo: episódios repetidos de levantar da cama durante o sono e caminhar. Enquanto sonâmbulo, o indivíduo fica com a expressão facial atordoada, está relativamente irresponsivo à comunicação com terceiros e há extrema dificuldade em despertar.
   2. Terror noturno: episódios recorrentes de despertares abruptos com terror, usualmente iniciando com um grito. Há medo intenso e sinais de liberação autonômica, como midríase, taquicardia, respiração acelerada e sudorese durante o episódio. Não há responsividade ao esforço de confortar o indivíduo durante o episódio.

B. Ausência de relação com sonhos ou apenas uma imagem de sonho pode ser relembrada.
C. Amnésia dos episódios.
D. Os episódios causam embaraço ou limitações sociais, profissionais ou em outras áreas importantes do funcionamento.
E. O transtorno não pode ser atribuído a efeitos fisiológicos de substâncias (p. ex., abuso de drogas e medicamento).
F. Coexistência de doença clínica ou mental não explica os episódios de sonambulismo e terror noturno.

Especificar quando do tipo:

- Sonambulismo:
  - Com transtorno alimentar relacionado ao sono
  - Com parassonia sexual
- Terror noturno

Fonte: adaptado de American Psychiatric Association, 2014.[18]

Outras parassonias de sono NREM são incomuns nessa faixa etária e, quando presentes, deve-se atentar à história pregressa de parassonias, à presença de estressor recente e a fatores clínicos ou ambientais que estejam contribuindo para a fragmentação do sono.[21] O Quadro 4 apresenta os critérios diagnósticos de parassonias de sono NREM na população geral segundo o DSM-5.[18]

O TCSREM consiste em uma parassonia do sono REM em que há perda da atonia normalmente presente nessa fase do sono. Isso favorece a atuação do conteúdo dos sonhos. Muitos pacientes podem machucar a si mesmos ou à parceria de cama, motivo principal da busca por ajuda médica. Os homens tendem a ter comportamentos mais violentos e exuberantes que as mulheres, o que faz com que boa parte dos estudos superestime a prevalência na população masculina. No entanto, em 2018 o estudo epidemiológico HypnoLaus relatou uma prevalência de 1% na população entre 40 e 80 anos, com frequência similar entre os gêneros, o que sugere uma subestimação dessa condição em mulheres.[6,21,23] O Quadro 5 apresenta os critérios diagnósticos de parassonias de sono REM na população geral segundo o DSM-5.[18]

A primeira conduta em casos de alteração comportamental do sono consiste em avaliar e proporcionar um ambiente de sono seguro: separar parceiros de cama; afastar objetos perigosos do alcance; utilizar gradeados na cama; posicionar o colchão no chão; afastar a cama da parede e das janelas; e cuidado com portas, janelas e sacadas abertas. Dentre as principais escolhas de tratamento farmacológico para o TCSREM, temos o clonazepam em baixas doses (0,3 a 1 mg, uma hora antes de se deitar), contudo seu uso pode ser limitado em razão de seus efeitos adversos. A melatonina em doses relativamente altas (3 a 15 mg, uma hora antes de se deitar) também pode ser efetiva em associação ou nos casos em que, por alguma razão, o clonazepam não pode ser administrado.[21]

CONCLUSÃO

A avaliação do sono na mulher deve contemplar o reconhecimento das diferenças anatômicas e fisiológicas existentes em relação ao sexo masculino desde a infância, assim como a compreensão das mudanças biopsicossociais associadas a cada uma das fases da vida reprodutiva feminina.

QUADRO 5 Critérios diagnósticos de parassonia de sono REM pelo DSM-5

A. Episódios repetidos de despertar durante o sono associados a vocalização e/ou a comportamentos complexos.
B. Esses comportamentos surgem durante o sono REM, portanto, em geral, mais de 90 minutos depois do início do sono, são mais frequentes durante as porções finais do período de sono e raramente ocorrem durante os cochilos diurnos.
C. Ao acordar desses episódios, o indivíduo está completamente desperto, alerta e não permanece confuso nem desorientado.
D. Qualquer uma das seguintes situações:
   1. Sono REM sem atonia nos registros polissonográficos.
   2. História sugestiva de transtorno comportamental do sono REM e um diagnóstico estabelecido de sinucleinopatia (p. ex., doença de Parkinson, atrofias sistêmicas múltiplas).
E. Os comportamentos causam sofrimento clinicamente significativo ou prejuízo no funcionamento social, profissional ou em outras áreas importantes da vida do indivíduo (que poderão incluir lesão em si próprio[a] ou no[a] parceiro[a] no leito).
F. A perturbação não é atribuível aos efeitos fisiológicos de alguma substância (p. ex., drogas de abuso, medicamentos).
G. Coexistência de transtornos mentais e médicos que não explicam os episódios.

Fonte: adaptado de American Psychiatric Association, 2014.[18]

A menstruação, a gestação, a amamentação e a menopausa podem influenciar a prevalência de quadros clínicos, assim como em parâmetros objetivos e subjetivos do sono de forma diferente. O entendimento das peculiaridades de cada fase da vida da mulher permite que o manejo adequado das queixas de sono seja realizado.

As alterações de sono na mulher são bastante frequentes. Os distúrbios do sono apresentam uma relação bidirecional de causa e consequência com diversas condições psiquiátricas, especialmente os transtornos de humor. O sono prejudicado também está associado ao aumento de doenças crônicas, acidentes, absenteísmo, uso abusivo de substâncias e desfechos perinatais desfavoráveis. As estratégias não farmacológicas costumam ser a primeira escolha na maioria dos transtornos de sono, especialmente no período de gestação e lactação. Todavia, a decisão pelo uso de terapias farmacológicas pode ser necessária em quadros clínicos mais graves, sempre de forma compartilhada com a mulher e ponderando os riscos e benefícios para o feto.

Apesar da alta prevalência de distúrbios do sono ao longo da vida da mulher, os profissionais da saúde que prestam assistência à população feminina ainda carecem de mais conhecimentos relacionados à importância do sono nessa população. A avaliação clínica do sono mais detalhada não costuma fazer parte da rotina do acompanhamento pré-natal. Além disso, há uma carência de profissionais habilitados nos serviços de saúde capazes de manejar adequadamente os principais transtornos de sono nas diferentes fases da mulher.

Por fim, mais estudos são necessários para esclarecer a participação dos hormônios sexuais na fisiologia do sono normal ao longo da vida da mulher, assim como no desenvolvimento dos transtornos de sono mais prevalentes nessa população. Intervenções tanto não farmacológicas como farmacológicas, especialmente durante a gestação e a lactação, carecem de dados mais robustos que comprovem os possíveis desfechos positivos e negativos no sono e na saúde mental das mulheres a curto e longo prazo.

REFERÊNCIAS

1. Pengo MF, Won CH, Bourjeily G. Sleep in women across the life span. Chest. 2018;154(1):196-206.
2. Bacaro V, Benz F, Pappaccogli A, De Bartolo P, Johann AF, Palagini L, et al. Interventions for sleep problems during pregnancy: a systematic review. Sleep Med Rev. 2020;50:101234.
3. Christian LM, Carroll JE, Teti DM, Hall MH. Maternal sleep in pregnancy and postpartum part I: mental, physical, and interpersonal consequences. Curr Psychiatry Rep. 2019;21(3).
4. Carroll JE, Teti DM, Hall MH, Christian LM. Maternal sleep in pregnancy and postpartum part II: biomechanisms and intervention strategies. Curr Psychiatry Rep. 2019;21(3).
5. Palagini L, Bramante A, Baglioni C, Tang N, Grassi L, Altena E, et al. Insomnia evaluation and treatment during peripartum: a joint position paper from the European Insomnia Network task force "Sleep and Women," the Italian Marcè Society and international experts task force for perinatal mental health [Internet]. Arch Womens Ment Health. 2022;25(3):561-75.
6. Kryger MH, Roth T, editores. Principles and practice of sleep medicine. Philadelphia: Elsevier; 2017.
7. Miller MA, Mehta N, Clark-Bilodeau C, Bourjeily G. Sleep pharmacotherapy for common sleep disorders in pregnancy and lactation. Chest. 2020;157(1):184-97.
8. Dorsey A, de Lecea L, Jennings KJ. Neurobiological and hormonal mechanisms regulating women's sleep. Front Neurosci. 2021;14.
9. Nowakowski S, Meers JM. Cognitive behavioral therapy for insomnia and women's health. Sleep Med Clin. 2019;14(2):185-97.
10. Meers JM, Nowakowski S. Sleep, premenstrual mood disorder, and women's health. Curr Opin Psychol. 2020;34:43-9.
11. Bacelar A, Pinto Junior LR, coordenação geral. Insônia: do diagnóstico ao tratamento. São Caetano do Sul: Difusão Editora; 2019.
12. Wilkerson AK, Uhde TW. Perinatal sleep problems. Obstet Gynecol Clin North Am. 2018;45(3):483-94.

13. Swanson LM, Kalmbach DA, Raglan GB, O'Brien LM. Perinatal insomnia and mental health: a review of recent literature. Curr Psychiatry Rep. 2020;22(12).
14. McLafferty LP, Spada M, Gopalan P. Pharmacologic treatment of sleep disorders in pregnancy. Sleep Med Clin. 2018;13(2):243-50.
15. Vine T, Brown GM, Frey BN. Melatonin use during pregnancy and lactation: a scoping review of human studies. Braz J Psychiatry. 2022;44(3):342-8.
16. Chaudhry SK, Susser LC. Considerations in treating insomnia during pregnancy: a literature review. Psychosomatics. 2018;59(4):341-8.
17. Gupta R, Neubauer DN, Pandi-Perumal SR, editores. Sleep and neuropsychiatric disorders. Singapore: Springer Singapore; 2022.
18. American Psychiatric Association. Manual diagnóstico e estatístico de transtornos mentais: DSM-5. 5. ed. Porto Alegre: Artmed; 2014.
19. Baker FC, Lampio L, Saaresranta T, Polo-Kantola P. Sleep and sleep disorders in the menopausal transition. Sleep Med Clin. 2018;13(3):443-56.
20. Ohayon MM. Severe hot flashes are associated with chronic insomnia. Arch Intern Med. 2006;166(12):1262.
21. Miguel EC, Lafer B, Elkis H, Forlenza OV, editores. Clínica psiquiátrica volume 2: as grandes síndromes psiquiátricas. 2. ed. ampl. e atual. Barueri: Manole; 2021.
22. Tufik S, Santos-Silva R, Taddei JA, Bittencourt LR. Obstructive sleep apnea syndrome in the Sao Paulo Epidemiologic Sleep Study. Sleep Med. 2010;11(5):441-6.
23. Haba-Rubio J, Frauscher B, Marques-Vidal P, Toriel J, Tobback N, Andries D, et al. Prevalence and determinants of rapid eye movement sleep behavior disorder in the general population. Sleep. 2017;41(2).

CAPÍTULO 6

"É só uma questão de escolha?": como gênero, cultura e personalidade podem influenciar o início e a manutenção dos relacionamentos abusivos

Ana Clara Gomes Braga
Marcela Helena de Freitas Clementino
Bruno Luiz Avelino Cardoso
Kelly Paim

PONTOS-CHAVE

- Embora tenha havido grandes progressos em termos de políticas de igualdade de gênero nos últimos anos, as mulheres ainda são vulneráveis a relações abusivas que podem ter efeitos adversos em sua saúde.
- Fatores sociais, como a cultura, regras e comportamentos sociais, além de fatores psicológicos, como aspectos da personalidade, contribuem para que as mulheres sejam mais suscetíveis a viverem e manterem relações insatisfatórias.
- As regras e os comportamentos sociais que favorecem o surgimento de relacionamentos abusivos, elucidados neste capítulo, incluem: a objetificação feminina, a cultura do estupro, a "prateleira do amor", a rivalidade feminina, a teoria da heteronormatividade, a maternidade compulsória e o ciclo do abuso.
- O modelo de personalidade mais aceito pela comunidade científica atualmente é o dos Cinco Grandes Fatores de Personalidade (ou *Big Five*). De acordo com essa teoria, pessoas com maior conscienciosidade, amabilidade e extroversão tendem a ter desfechos mais positivos em suas relações interpessoais.
- Pessoas com maior nível de neuroticismo têm maior vulnerabilidade para desenvolver transtornos mentais e costumam ter menor satisfação na vida conjugal, o que pode afetar suas experiências amorosas.
- Considerando as propostas terapêuticas existentes, a Terapia do Esquema (TE) é relevante por estudar o complexo e multifatorial desenvolvimento da personalidade humana e por apresentar diversos estudos que associam o tipo de relacionamento amoroso vivenciado com a personalidade.
- Dentro da perspectiva da TE, a química esquemática contribui para que as escolhas amorosas não sejam tão racionais e conscientes. Esse processo ocorre a partir da interação dos esquemas iniciais desadaptativos (EID). Quando essa interação esquemática é

negativa, predispõe relacionamentos desadaptativos com padrões repetitivos, autoperpetuados e destrutivos.
- A associação entre os EID e a predisposição e vulnerabilidade da mulher para estar em relações abusivas é indicada por alguns estudos recentes.
- Entender sobre as relações abusivas é essencial para que profissionais de saúde possam avaliar, acolher e intervir adequadamente no *setting* clínico ao receberem uma mulher que pode estar sofrendo violências.

INTRODUÇÃO

Apesar dos grandes avanços em relação às políticas de igualdade de gênero, o Brasil ainda é considerado um país sexista em razão dos números alarmantes de violência doméstica e familiar contra as mulheres. No ano de 2021, o 16º Anuário Brasileiro da Segurança Pública registrou 370.209 medidas protetivas de urgência distribuídas e concedidas pelos tribunais de justiça, 230.861 casos de violência doméstica com lesão corporal dolosa, 2.028 tentativas de feminicídio e 1.341 feminicídios, e em 81,7% dos casos o companheiro ou ex-companheiro foi o principal perpetrador.[1]

A violência doméstica é uma das mais crescentes causas de morbidade e mortalidade do público feminino e corresponde a um dos principais problemas sociais e de saúde pública no mundo. Geralmente, a violência tem um curso lento, silencioso e progressivo, começando por agressões verbais, humilhações e constrangimentos até evoluir para agressões físicas e o feminicídio.[2] Além disso, se manifesta de várias formas e em vários níveis de gravidade. Dentre os tipos de violência doméstica e familiar, destacam-se a física, a psicológica, a moral, a sexual e a patrimonial.[3]

A violência física caracteriza-se por condutas que afetam a integridade ou a saúde corporal da mulher, como atirar coisas, sacudir ou causar lesões com objetos cortantes e espancamento[4]. A psicológica pode ser definida como a tentativa de abalar emocionalmente a vítima. Inclui os comportamentos de desacreditar a parceria, fazendo com que se sinta "louca", fazer críticas constantes (na tentativa de causar estresse e desesperança), manipular, mentir e enganar. Já a violência moral tem o objetivo de atacar a imagem da vítima, a desvalorizando em seu meio social. Pode incluir difamações e exposição indevida, dentre outros.[4]

Apesar da concepção errada do senso comum, a violência sexual inclui não apenas o estupro em si, que seria uma forma extrema de abuso, mas também o assédio, a coerção ou a diminuição da autoestima sexual da vítima. Também é qualquer ato realizado sem o consentimento da outra pessoa (ou quando ela não pode consentir ou é coagida a aceitar).[4] Por fim, a violência patrimonial inclui desde confiscar bens da vítima, para impedi-la de reagir ou fugir do abuso (como documentos de identidade ou telefones celulares), até ter total controle sobre o dinheiro da casa, o que impede que a mulher, em uma condição vulnerável, possa sair dessa situação. Em um nível mais sutil, também pode incluir a depredação do patrimônio da pessoa afetada, quebrando, em momentos de raiva, objetos pertencentes a ela.[4]

No Brasil, algumas medidas foram tomadas com o intuito de proteger as mulheres contra esses tipos de violações. A Lei Maria da Penha (Lei n.11.340/2006) foi uma delas, criada em 2006 com o objetivo de estipular punição adequada para os agressores e coibir tais violências. Outra lei desenvolvida em 2015 foi a do feminicídio (Lei n. 13.104/2015), que classifica o feminicídio como crime hediondo e com agravante, caso aconteça em situações de vulnerabilidade. E, no que se refere a políticas públicas, foi implementada a Política Nacional de Enfrentamento à Violência contra as Mulheres, em que as três esferas do governo se comprometem a planejar ações e estabelecer princípios e diretrizes para a prevenção e o combate à violência e garantia de direitos às mulheres.[2]

Entretanto, apesar dos esforços, o controle da violência doméstica contra a mulher ainda é um desafio de saúde pública mundial por seu nível de complexidade. Isso ocorre por se tratar de um problema culturalmente legitimado, em que a mulher representa uma figura social vulnerável a sofrer agressões físicas e verbais, em espaços públicos ou privados, culminando em consequências biológicas, sociais e psicológicas que retroalimentam o ciclo de abuso.[3] Desse modo, este capítulo tem por objetivo elucidar fatores sociais, como a cultura, regras e comportamentos sociais, e fatores psicológicos, como aspectos da personalidade, que contribuem para que as mulheres sejam mais suscetíveis a viverem e manterem relações infelizes e tóxicas.

CULTURA COMO FATOR PERPETUADOR DA DESIGUALDADE DE GÊNERO

Segundo Spencer-Oatey, a cultura pode ser compreendida como:

> um conjunto difuso de suposições e valores básicos, orientações para a vida, crenças, políticas, procedimentos e convenções comportamentais que são compartilhadas por um grupo de pessoas e que influenciam (mas não determinam) o comportamento de cada membro e suas atribuições de significado sobre o comportamento das outras pessoas.[5]

A cultura é um processo estabelecido historicamente que influencia diretamente a vida privada e pública dos indivíduos, unindo-os a partir de suas crenças, costumes, hábitos e valores em sociedade. Vale ressaltar que, apesar de essencial para a sobrevivência humana, nem sempre esses padrões culturais estão de acordo com os direitos humanos, o que tende ao desenvolvimento de problemas estruturais sociais, como é o caso da desigualdade de gênero.[6]

Desde o início das civilizações, a supremacia masculina é fortalecida culturalmente a partir dos papéis sociais reconhecidos como "do homem" ou "da mulher". A figura feminina foi por muito tempo considerada um símbolo de fragilidade, que deve depender e ser inferior ao homem. Essa hierarquização favoreceu não só o atraso econômico, político e educacional da mulher, mas também a colocou em uma posição vulnerável de estar em relacionamentos abusivos e sofrer violência doméstica, tendo em vista que há a naturalização da ideia de o feminino ser submisso e propriedade do masculino, aceita até os dias de hoje.[6]

No Brasil, a Política Nacional de Enfrentamento à Violência contra as Mulheres relaciona esse contexto e, por consequência, as violências sofridas pela mulher como uma grave violação dos direitos humanos, já que atinge premissas básicas como o direito à vida, à saúde e à integridade física. Evidencia-se, portanto, a importância da adoção de medidas com o intuito de minimizar esse problema tão grave e que afeta não só a mulher, mas também toda uma sociedade que sofre com a repercussão dessa violência em algum nível.[2]

Em virtude desse cenário, de uma sociedade construída a partir do dualismo entre o homem e a mulher e da nítida desigualdade, surgiram no século XIX e início do século XX movimentos feministas que estão presentes até os dias atuais. Esses são movimentos históricos, epistemológicos, filosóficos e políticos que lutam pela igualdade de gênero com o objetivo de aumentar o espaço para as mulheres e abrir outras possibilidades de vida, além da doméstica e da dependência ao homem.[7]

Tais movimentos apresentam relevância em virtude das opressões vividas diariamente pelas mulheres, como as desigualdades salariais, violência doméstica e baixa representação política. Dentre as conquistas, além das leis e políticas públicas já mencionadas, destacam-se o direito ao voto, a licença-maternidade, a criminalização do assédio sexual nas relações de trabalho e a legalização do aborto em situações específicas, como em casos de anencefalia do feto.[7]

Sendo assim, reconhecem-se os grandes avanços visando a diminuir a desigualdade de gênero e conquistar uma sociedade livre de preconceitos. Porém, ainda há uma longa trajetória para o alcance do cenário pretendido para este tema, requerendo foco e consistência de múltiplos atores e tomadores de decisão, uma vez que, apesar da implantação de medidas jurídicas importantes, ainda se objetiva a mudança de regras e comportamentos sociais que predominantemente mantêm a mulher nesse lugar de vulnerabilidade.

REGRAS E COMPORTAMENTOS SOCIAIS QUE NATURALIZAM RELACIONAMENTOS ABUSIVOS E A VIOLÊNCIA DOMÉSTICA

Como já mencionado, a cultura é um processo histórico capaz de favorecer o desenvolvimento de regras e comportamentos que, em níveis menores, podem influenciar um grupo de pessoas e, em níveis maiores, denominar valores de uma sociedade.[5] Assim, pelas marcas culturais de desigualdade de gênero, existem alguns aspectos sociais que favorecem o surgimento dos relacionamentos abusivos (RA), entre eles.[8,9]

- A objetificação feminina.
- A cultura do estupro.
- A "prateleira do amor".
- A rivalidade feminina.
- A teoria da heteronormatividade.
- A maternidade compulsória.
- O ciclo do abuso.

Em menor ou maior grau, todos esses conceitos versam sobre fatores culturais que têm impactos na vida das mulheres ao se relacionarem sexual ou afetivamente.

A **objetificação da mulher** pode ser descrita como a redução das qualidades de pessoas do gênero feminino apenas à aparência. Assim, suas características pessoais, morais e intelectuais são descartadas em prol do enfoque físico. Ela também tem um componente de sexualização. Ao desumanizar e descaracterizar as mulheres, elas são reduzidas à mera função de atrair, estando à disposição do olhar do outro. Com isso, perdem agência – é um processo de retirada da subjetividade e autonomia.[9] Uma forma mais simples de entender isso é pensar nas mídias de consumo.

A exposição *Guerrilla Girls*, realizada no ano de 2017 no Museu de Arte de São Paulo (Masp) por um coletivo de artistas feministas, levantou que, apesar de 60% dos nus expostos no acervo do museu naquele ano serem femininos, apenas 6% dos autores das obras eram mulheres.[10] Esse fenômeno existiu ao longo da História e se repete até hoje, nas redes sociais. Muitos dos espaços sociais só foram ou são acessíveis para as mulheres caso exponham seus corpos, ocupando um lugar de objeto de apreço, principalmente masculino.

Na Grécia antiga, as filósofas de destaque comumente eram profissionais do sexo, que precisavam impressionar seus clientes para ter a chance de estudar e aprender, financiadas por eles, não tendo o direito de buscar conhecimento sozinhas, já que não eram consideradas cidadãs.[11,12] Nos dias de hoje, embora essa tendência apareça de forma sutil, ainda é bastante visível. Cantoras, *influencers*, atrizes e outras figuras públicas precisam sexualizar a própria imagem para obter alcance e reconhecimento do próprio trabalho.

A **cultura do estupro**, por sua vez, pode ser conceituada como a crença que normaliza violências e abusos sexuais. Essa atitude social afeta principalmente as mulheres, que são estatisticamente as vítimas mais comuns de violência sexual, desde a infância – e esse abuso, na maioria das vezes, é praticado por uma pessoa que a vítima conhecia.[13] É comum que tenha intersecções com a objetificação, visto que a primeira visa a desumanizar e retirar a subjetividade da mulher, enquanto a cultura do estupro é uma consequência dessa desumanização. Se ela é vista como um objeto, seu sofrimento com um abuso é desconsiderado.

Essa normalização do estupro, juntamente à descaracterização das mulheres, pode ser uma armadilha importante que leva ao relacionamento abusivo. Às parcerias é ensinado que elas devem servir suas vontades e se moldar ao seu desejo. As mulheres aprendem que não têm valor para além de seu corpo e que não devem se revoltar mesmo quando são maltratadas. Esse conjunto de fatores pode influenciar a sua permanência em uma relação que não é saudável, assim como pode reforçar na parceria comportamentos de posse e violência.

O conceito de **prateleira do amor** casa bem com os outros já descritos. A pesquisadora Valeska Zanello cunhou esse termo para explicar o comportamento feminino de aguardar passivamente a escolha amorosa, partindo sempre das parcerias. Isso tira sua voz ativa e impede o poder de decisão dentro das relações, desde o seu início. Mesmo na paquera, as mulheres são postas em um lugar de espera e passividade.[9] Apesar de esse termo vir principalmente de estudos ligados à população heterossexual, podemos hipotetizar que o mesmo se aplica às diferentes orientações sexuais, visto que faz parte de um padrão social maior.

Estar nessa posição catalisa a **rivalidade feminina**. Entende-se que é ensinado às mulheres buscar afeto e amor romântico, principalmente dentro da lógica da monogamia (em uma única parceria), enquanto aos homens é ensinado o amor por diversas outras coisas, desde o trabalho até passatempos variados.[9] A rivalidade feminina nasce a partir daí. Mulheres se enxergam como adversárias, já que teriam o propósito único de agradar ao outro. Dessa forma, elas buscam ser escolhidas, focando sua revolta não na sociedade que as oprime, mas em outras mulheres que estejam vivendo o sucesso amoroso, financeiro ou pessoal.[9] Essa cultura impede a união entre elas, o que distancia esse grupo ainda mais de mudanças sociais efetivas. Tudo isso é um precipitador do isolamento social de mulheres e, também, de uma menor rede de apoio – um fator de risco importante para relações abusivas.[9]

No caso da **teoria da heteronormatividade**, postula-se que mulheres em relações heterossexuais vão ter baixa libido e insatisfação com a vida conjugal e sexual normatizadas, uma vez que a sociedade tende a focar mais no prazer masculino e no seu bem-estar e felicidade dentro dos relacionamentos amorosos. Logo, embora comportamentos estereotipadamente masculinos, como a falta de cuidados com a casa, o desinteresse pela alegria da parceira, a expectativa de que suas esposas o "maternem", dentre outros, causem desinteresse, diminuição da atração e emoções como tristeza e raiva nas mulheres, tudo isso é revertido por meio da culpabilização delas. A mulher acredita que essa é uma vivência natural de seu gênero, sem questionar ou reclamar. Esse padrão beneficia os homens e perpetua o desprazer e a insatisfação entre as mulheres.[8] É possível imaginar que esse tipo de estrutura se replique também em relações entre mulheres. Podem-se internalizar os papéis de gênero, ou seja, expectativas sociais a respeito do comportamento, mesmo que não se esteja em uma relação heterossexual.

Outro mecanismo social de manutenção das relações abusivas é a **maternidade compulsória**. Há uma cultura que cobra o papel de mãe, colocando isso como sinônimo de ser mulher. Aquelas que não desejam ter filhos podem sofrer críticas e cobranças extensas. Associa-se a maternidade a uma visão romantizada de felicidade e sucesso. Muitas se frustram e se isolam nesse processo, principalmente pela cultura que cria expectativas irrealistas sobre a maternidade, sem explicitar claramente os seus desafios.[14] Tudo isso aumenta a dependência na relação. Somando os baixos salários e opções de carreira femininas, já anteriormente mencionados, com o tempo e gastos despendidos com os filhos, é difícil romper um laço amoroso, mesmo que não esteja saudável, pela necessidade de apoio emocional, financeiro e estrutural. Ainda existe o próprio estigma social quanto às mães que trabalham, além do risco da demissão ou simplesmente não contratação por ter filhos. Permitir maior liberdade de escolha envolve não só falar sobre a opção de não ter filhos, mas também ter validação social para isso, assim como políticas adequadas para o cuidado infantil, no caso de quem decidir por conceber – como a extensão da licença-paternidade, maior número de creches, dentre outros.

Falando dos RA em si, podemos salientar o **ciclo do abuso** como um conceito relevante. Ele é caracterizado por três fases: o aumento da tensão, o ato de violência e o arrependimento. O primeiro pode ser definido como o escalonamento gradual da violência. O abusador mostra-se mais agressivo e tenso. A sensação é a de pisar em ovos, quando a vítima tenta a todo momento evitar o conflito e pode, inclusive, aceitar situações degradantes para tentar manter a balança dessa relação.[4] O ato de violência inevitavelmente chega, mesmo com os esforços da vítima – a relação está sob controle do abusador, existindo ali grande discrepância de poder. É aqui que o escalonamento alcança seu ápice, e o ato violento costuma ultrapassar os limites anteriormente impostos pela parceria. É comum que essa explosão gere o afastamento da vítima, que tende a procurar sua rede de apoio e até se distanciar do agressor. Talvez chegue a realizar algum tipo de denúncia.

Por fim, existe a fase de arrependimento. Como em uma "lua-de-mel", o perpetrador de violência tenta se mostrar mudado, realizando desejos e anseios da vítima. Quanto maior a agressão, maiores costumam ser os atos românticos, na tentativa de recuperar o relacionamento amoroso por meio do apelo emocional. Podem existir sentimentos de culpa e confusão, assim como uma retomada da ilusão sobre a parceria. É comum que o relacionamento seja reatado ou reafirmado nesta fase.[4]

Resumidamente, pode-se dizer que diversos aspectos culturais e sociais influenciam fortemente nos RA. Eles normalizam o abuso, objetificam as mulheres e tiram muito da sua subjetividade. Todo esse processo, que vem de uma cultura sexista e patriarcal, é internalizado por elas e influencia o desenvolvimento de sua personalidade. Isso pode ocorrer de maneira implícita, conforme será abordado com mais detalhes no decorrer deste capítulo. É possível hipotetizar que essas vivências aumentem a chance de mulheres serem acionadas em dores emocionais mais profundas e utilizem formas para lidar com essas ativações.

PERSONALIDADE COMO FATOR DE RISCO PARA O ENVOLVIMENTO E MANUTENÇÃO DE RELAÇÕES ABUSIVAS

A personalidade é constituída por aspectos mais inatos e duradouros, que interagem com o ambiente para formar adaptações características.[15] Desse modo, dependendo do contexto em que a mulher esteja, é possível que os fatores sociais e culturais influenciem mais ou menos o desenvolvimento de sua personalidade de modo que ela se torne mais ou menos vulnerável a estar em relações abusivas e viver a violência doméstica. Com essa afirmação, é importante salientar que as informações contidas neste capítulo têm como propósito fornecer elementos para identificar, prevenir, apoiar e acolher possíveis vítimas. Nenhum fator deve ser visto com o viés de culpabilização da mulher, mas sim como uma das peças para entender uma situação tão complexa como as relações abusivas.

Assim, complementando, o modelo de personalidade mais bem aceito pela comunidade científica hoje em dia é o dos Cinco Grandes Fatores de Personalidade (ou *Big Five*), que engloba cinco traços inerentes ao temperamento de cada um, e cada ser humano os terá em níveis variados. Essas dimensões são: abertura a experiências, conscienciosidade, extroversão, amabilidade e neuroticismo.[15] Cada um deles representa uma característica específica de personalidade e pode influenciar bastante a forma como são vivenciadas as emoções, as interações com outras pessoas e os relacionamentos íntimos.

Pessoas com maior conscienciosidade tendem a ter desfechos mais positivos em suas relações interpessoais. Isso acontece porque costumam ter um maior controle sobre seus comportamentos e são mais consistentes e íntimas em suas relações, buscando também maior disciplina e estruturação no seu estilo de vida, características importantes para um relacionamento duradouro. Níveis mais elevados de amabilidade (aspecto da personalidade muito ligado à compaixão e ao cuidado com o outro) e extroversão (a busca do contato e a energia e disposição para estar em companhia) também são possíveis preditores de satisfação marital.[16]

O contrário é verdadeiro para pessoas com neuroticismo mais alto. Geralmente, essas pessoas têm maior vulnerabilidade para desenvolver transtornos mentais, concentram-se mais nos eventos negativos de vida e sentem-se menos satisfeitas na vida conjugal de forma geral, o que pode interferir nas suas experiências amorosas.[16,17]

Considerando as propostas terapêuticas existentes, a Terapia do Esquema, criada por Young et al. em 1990,[18] amplia e explica o complexo e multifatorial desenvolvimento da personalidade humana. Nessa perspectiva, fatores genéticos, culturais, ambientais e, principalmente, o papel dos cuidadores, têm relevância para a formação de uma personalidade normal e funcional. Essa abordagem também apresenta diversos estudos que contemplam a associação da personalidade com o tipo de relacionamento amoroso vivenciado.[19]

Além disso, a TE relaciona o estresse precoce contínuo, que compreende a negligência, a violência e/ou o déficit nos cuidados das necessidades emocionais básicas na infância e adolescência, como o principal precursor de padrões cognitivos, afetivos e comportamentais problemáticos, chamados de esquemas iniciais desadaptativos (EID). Desse modo, identificar e compreender como cada EID se manifesta na vida do indivíduo é um caminho que amplia a visão sobre o motivo da manutenção de ciclos destrutivos, algo muito comum de se observar em casos de relacionamentos abusivos.[19] No próximo tópico, será dada mais ênfase em como os EID podem interferir na vulnerabilidade da mulher a vivenciar e manter tais relações.

IMPACTO DOS ESQUEMAS INICIAIS DESADAPTATIVOS NAS RELAÇÕES ABUSIVAS

Os EID caracterizam-se por serem padrões autoderrotistas persistentes do funcionamento do indivíduo, que se iniciam na infância e se perpetuam por toda a vida. Eles são compostos por memórias, emoções, sensações corporais e cognições que influenciam como o indivíduo pensa, sente e se comporta.[20] Esses esquemas auxiliam o ser humano a construir sua coerência cognitiva e, portanto, apesar de gerar sofrimento, eles lutam para sobreviver, o que significa que, mesmo quando adultos, os indivíduos tendem a buscar contextos que ativam tais esquemas e recriam condições que foram prejudiciais na infância ou adolescência.[20]

Há 18 EID agrupados em cinco domínios esquemáticos. Esses domínios têm relação direta com as cinco necessidades emocionais desenvolvimentais da criança. Nesse sentido, a interação entre o temperamento inato do indivíduo e seu primeiro ambiente pode resultar na frustração ou na gratificação dessas necessidades básicas, e os esquemas de cada domínio se originam a partir das necessidades emocionais não satisfeitas.[21] No Quadro 1, cada domínio é descrito de acordo com sua necessidade emocional não atendida, os padrões familiares (primeiro ambiente) típicos desse contexto e os EID específicos do domínio.

As relações sociais como um todo apresentam papel fundamental na construção, manutenção e/ou reparação desses EID.

QUADRO 1 Domínio esquemático, necessidade emocional não atendida, tipo familiar e EID

Domínio esquemático e necessidade emocional	Tipo familiar	EID
1º Desconexão e rejeição Necessidade emocional não atendida: vínculos seguros e estabilidade	Geralmente fria, rejeitadora, isoladora, imprevisível e/ou abusadora	Abandono/instabilidade Desconfiança/abuso Privação emocional Defectividade/vergonha Isolamento social/alienação
2º Autonomia e desempenho Necessidade emocional não atendida: autonomia e competência	Costuma ser superprotetora, emaranhada e/ou não incentivadora da autoconfiança da criança	Dependência/incompetência Vulnerabilidade ao dano ou à doença Emaranhamento/*self* subdesenvolvido Fracasso
3º Limites prejudicados Necessidade emocional não atendida: limites realistas e autocontrole	Exageradamente permissiva e/ou indulgente	Arrogo/grandiosidade Autocontrole/autodisciplina insuficientes
4º Orientação para o outro Necessidade emocional não atendida: liberdade de expressão e validação emocional	Relaciona-se com o indivíduo a partir da aceitação condicional	Subjugação Autossacrifício Busca por aprovação/reconhecimento
5º Supervigilância e inibição Necessidade emocional não atendida: espontaneidade e lazer	Geralmente é punitiva, perfeccionista e tende a evitar os "erros" decorrentes de atividades prazerosas	Negativismo/pessimismo Inibição emocional Padrões inflexíveis Postura punitiva

EID: esquemas iniciais desadaptativos.
Fonte: Young et al., 2008.[20]

Considerando especificamente os relacionamentos conjugais, eles podem favorecer a ativação desses esquemas, pois, ao formar um casal, cada sujeito leva para a relação os seus EID formados a partir de sua experiência com sua família de origem, que são ativados a partir dos gatilhos das vivências de outra relação íntima.

Por essa interação esquemática, o ser humano tende a ter atração por padrões conhecidos, com pessoas que reproduzem as sensações vivenciadas nas relações primárias. Esse processo é conhecido como química esquemática, que esclarece o fato de escolhas amorosas não serem tão racionais e conscientes, apresentando grande influência dos EID. Nesse contexto, quando negativa, essa interação predispõe relacionamentos mal adaptativos com padrões repetitivos, autoperpetuados e destrutivos.[22]

Alguns estudos recentes indicam a associação entre os EID e a predisposição e vulnerabilidade da mulher a estar em relações abusivas. Uma revisão sistemática publicada em 2022 buscou estudar a violência contra as mulheres em relacionamentos abusivos e esclarecer, à luz da Terapia do Esquema, sua permanência nessas relações.[18] A pesquisa concluiu que o ciclo de violência tanto para o público masculino como para o feminino teve início na infância, a partir de necessidades não atendidas pela existência de modelos parentais severos, abusivos e/ou negligentes, corroborando a teoria de Young. Também foi identificado que os EID que favorecem a permanência dessas mulheres são, nomeadamente, a subjugação, o autossacrifício, a privação emocional, o negativismo, o isolamento social/alienação e o abandono.[18]

Outra revisão sistemática com metanálise, publicada em 2021, apontou que a partir dos EID foi possível relacionar adversidades da infância com a violência por parceiro íntimo. Esse estudo também demonstrou associação moderada das vítimas com os EID do primeiro e segundo domínio, e uma associação pequena com o quarto domínio. Nessa revisão, as evidências sugeriram que a vítima desse tipo de violência geralmente pode ter uma expectativa de que suas necessidades emocionais de amor e segurança não serão atendidas, além de apresentar dúvidas a respeito da sua capacidade de lidar com as responsabilidades, de ter sucesso na vida e da possibilidade de conseguir funcionar de forma independente da parceria.[23] Ainda nesse estudo evidenciou-se a relação do ciclo de vitimização com os esquemas de desconfiança/abuso, vulnerabilidade ao dano e subjugação. Quanto ao ciclo de perpetração, apesar de poucos estudos na literatura, observou-se associação com os esquemas de desconfiança/abuso e vulnerabilidade ao dano, sublinhando que tanto os perpetradores quanto as vítimas podem se comportar a partir da ativação dos esquemas, seja por resignação, seja por evitação e/ou hipercompensação esquemática.[23]

Paim, Madalena e Falcke,[24] por sua vez, fizeram uma pesquisa com um delineamento correlacional com 163 sujeitos de ambos os sexos, casados ou em união estável. A ideia principal era investigar a correlação entre os EID, a violência conjugal e as habilidades de negociação. Assim, os resultados obtidos mostraram a associação da perpetração da violência aos EID de isolamento social, defectividade/vergonha e dependência/incompetência. Quanto à vitimização, houve relação com os EID de postura punitiva e padrões inflexíveis e, em ambas as situações (perpetração e vitimização), foram identificados os esquemas de desconfiança/abuso, emaranhamento/*self* subdesenvolvido, autossacrifício, arrogo/grandiosidade e autocontrole/autodisciplina insuficientes. Com relação às habilidades de negociação, os EID estiveram associados negativamente, o que potencializa estratégias negativas para a resolução de conflitos.[24]

Os estudos de Algarves[25] e de Paim e Falcke[26] encontraram que os esquemas que mais aparecem em pessoas vítimas de violência conjugal são os ligados ao primeiro domínio, "Desconexão e rejeição". Conforme já explicado, as necessidades emocionais básicas não supridas no início da vida são buscadas durante a fase adulta, porém nem sempre de forma adequada, e esses comportamentos podem perpetuar o sofrimento dos indivíduos. Pessoas com necessidades emocionais não satisfeitas nesse domínio geralmente costumam se sentir desligadas dos outros, sem uma base ou porto seguro, além de terem uma sensação de instabilidade em seus relacionamentos – muitas vezes, realmente vivenciaram essas experiências com seus cuidadores. As relações abusivas estariam associadas à repetição desses padrões, por meio de uma busca implícita e nem sempre clara para a própria pessoa (a química esquemática). Na Terapia do Esquema, a ideia da compreensão dos esquemas pelo terapeuta não tem a função de revitimizar, mas sim justamente desassociar a pessoa dos pensamentos, emoções e comportamentos que a fazem sofrer, permitindo mudança de padrões destrutivos e aquisição de comportamentos mais assertivos, bem como obtenção de relacionamentos mais saudáveis.[26]

Falando dos esquemas em si, mulheres que sofreram violência anteriormente em suas vidas costumam sentir que não são capazes de manter relações estáveis, têm medo de não serem aceitas e temem não dar conta de vivenciar o rompimento de uma relação, conforme já mencionado. Essa visão de si e do mundo advém geralmente da infância e adolescência. Os EID referentes a esse domínio, percebidos em situações de violência, são, segundo a literatura, abandono/instabilidade, privação emocional, desconfiança/abuso, defectividade/vergonha e isolamento social. Todos esses esquemas contribuem para sentimentos de inadequação e insuficiência. Pensando em uma situação de abuso, essa pessoa terá menores autoeficácia e autoconfiança, características necessárias para se defender, lutar pelos próprios direitos e se movimentar para sair da relação. Quando se associa essa tendência com o ciclo da violência, marcado pela manipulação psicológica e de criação de dependência, para impedir a saída da vítima do relacionamento, a emancipação dessas mulheres torna-se ainda mais desafiadora. A violência conjugal é complexa e tem muitas camadas.[4,25,26]

Um destaque aqui é o EID de desconfiança/abuso. Ele aparece nos achados da maior parte da literatura a respeito da violência conjugal. Pode-se observá-lo tanto em abusadores, que adotam uma estratégia de hipercompensação, quanto em vítimas, que adotam uma postura de resignação. Aparentemente, ele é uma peça central no quebra-cabeça que é a compreensão do abuso. Esse esquema diz da expectativa de que os demais poderão machucar, enganar, humilhar ou abusar da pessoa, de forma intencional ou como resultado de uma negligência injustificada.[27]

A Terapia do Esquema identifica três tipos de enfrentamento que as pessoas usam para lidar com seus esquemas disfuncionais: resignação, hipercompensação e evitação. A resignação envolve aceitar passivamente o EID, resultando em sentimentos de desamparo e desesperança. A hipercompensação envolve tentar supercompensar o esquema disfuncional por meio de comportamentos excessivos, que podem aliviar a dor temporariamente, mas que acabam por agravar o problema a longo prazo. A evitação trata-se de fugir e se esquivar de situações que ativam o EID, o que pode levar a uma redução temporária do desconforto, mas que também impede o enfrentamento efetivo do problema.[20] No início, na infância, o estilo de enfrentamento pode ser considerado um artifício de sobrevivência para lidar com esse primeiro ambiente. O problema ocorre quando, ao longo do tempo, essas estratégias tornam-se desadaptativas por auxiliar na perpetuação dos EID e reproduzir constantemente contextos prejudiciais da vida do indivíduo, como é o caso de relações abusivas. Parte essencial da Terapia do Esquema é o treinamento de novas estratégias de enfrentamento mais saudáveis e funcionais.[19]

É comum que mulheres se resignem mais, adotando uma postura mais passiva diante da violência na vida adulta. Essa situação pode ser explicada pelo esquema de autossacrifício presente em muitas delas. Ele explicaria a tendência a se culpabilizar e isentar o abusador da responsabilidade, uma forma mais rudimentar de lidar com o abuso, provavelmente aprendida durante a infância como uma estratégia de enfrentamento. Quanto essas mulheres adotam a postura de resignação quanto ao autossacrifício, seus parceiros causam menos danos físicos a elas e às suas propriedades. Logo, essa estratégia pode ser comumente adotada como uma forma de tentar resistir ao abuso, embora seja ineficaz a longo prazo. Os homens abusadores costumam hipercompensar, ou seja, repetem a violência que vivenciaram nos seus anos primários, outra estratégia simplista e desadaptativa para lidar com o abuso proveniente da infância e adolescência. A ideia de estudar os esquemas de abusadores e vítimas não é isentá-los da responsabilidade sobre suas ações nem achar justificativas sobre por que elas são violentadas. Entender esses padrões amplia os repertórios de terapeutas e órgãos de políticas públicas, esclarecendo pontos relevantes para se atentarem em seus campos de trabalho.[25]

É importante ainda ressaltar que, no Brasil, o perfil das mulheres que sofrem violência comumente é de baixa renda, dependência financeira do parceiro e baixa escolaridade. Pode-se supor que esse contexto agrave a possibilidade do desenvolvimento e manutenção desses EID. A formação dos esquemas é influenciada majoritariamente pelas experiências primárias com cuidadores e pares, mas padrões socioculturais também podem ter papel ativo no desenvolvimento dos EID. Viver em uma sociedade misógina e que reproduz sexismo, estando ainda em um contexto de vulnerabilidade socioeconômica, pode aumentar a predisposição a formar esquemas disfuncionais.[26]

É preciso cautela ao afirmar que os EID são causadores de abuso na vida adulta. Seu papel é mais adequadamente entendido como de mediadores. Embora ter experienciado violência no início da vida seja um possível preditor de violência posterior, a associação não é totalmente linear. Existem pessoas que vivenciam violência e não reproduzem o abuso ou que, por aspectos de seu temperamento ou de características psicológicas como a resiliência e a resistência à frustração, conseguem vivenciar modelos de relações saudáveis na maturidade. Logo, pode-se pressupor que a forma como uma pessoa internaliza a experiência de abuso infantil vai refletir mais na sua postura de vítima, perpetuador ou neutralidade na fase adulta, do que apenas ter vivenciado a violência por si só.[27]

Por fim, outros esquemas que ainda podem ser mencionados dentro desse tópico são vulnerabilidade ao dano/doença, negativismo/pessimismo e inibição emocional. O primeiro fala do medo exagerado de que alguma catástrofe possa acontecer, sem que se possa impedir. O segundo, do foco generalizado nos aspectos negativos, minimizando ou negligenciando os positivos. O último, da desconexão com as próprias emoções e sentimentos. Eles são relevantes, pois a pessoa com esses EID pode ter uma expectativa de sofrimento inevitável e menor esperança de mudanças em sua vida. Além disso, se expressando menos, terá mais dificuldade em acionar sua rede de apoio, mostrar desconforto ou pedir ajuda.[25]

Entende-se, então, que as relações sociais desempenham um papel crucial na construção e manutenção de esquemas desadaptativos. No caso de relacionamentos românticos, a ativação de EID é mais frequente, uma vez que cada um dos envolvidos traz para o relacionamento o conjunto de esquemas desenvolvidos a partir de suas experiências primárias. Os indivíduos tendem a ser atraídos por padrões conhecidos, o que influencia escolhas românticas. No entanto, quando a interação é negativa, ela predispõe essas pessoas a relacionamentos desadaptativos com padrões repetitivos, destrutivos e autoperpetuados. Esse efeito mantenedor pode explicar, em partes, as relações abusivas na vida adulta. Assim, a Terapia do Esquema é uma proposta terapêutica interessante para a compreensão e o tratamento de mulheres em situação de violência do ponto de vista da saúde pública e privada. Porém, é importante ressaltar que outros recursos precisam ser utilizados a fim de minimizar os índices de violência doméstica, já que existem contextos que podem agravar essa situação.[28]

CONCLUSÃO

Conforme discutido, existem diversos fatores que influenciam positiva e negativamente as experiências amorosas femininas. O fenômeno dos RA é bastante complexo, envolvendo desde aspectos culturais e sociais até as bases biológicas da personalidade. Esse tema é especialmente interessante por envolver questões de gênero, visto que afeta mais aquelas que se identificam como mulheres. Entender sobre as relações abusivas é essencial para a devida avaliação, acolhimento e intervenção no *setting* clínico, ao recebermos, como profissionais da saúde, uma mulher que pode estar passando por violências.

Pode-se identificar ainda que muitos mitos sociais sobre o abuso, representados por ideias como "em briga de marido e mulher não se mete a colher" até "se ela apanha e não termina é porque gosta", não são condizentes com o que a literatura nos apresenta a respeito desse tema. Essas simplificações são perigosas e destrutivas, pois muitas das vítimas costumeiramente estão presas no ciclo da violência, que cria diversas dependências e diminui as redes de apoio, dificultando muito a emancipação dessas mulheres. Não entender as várias facetas dos RA pode ser uma causa de intervenção iatrogênica, afastando as vítimas do apoio adequado.

Além disso, em nível de políticas públicas, é possível planejar de maneira efetiva ações sociais que de fato gerem mudança ao conhecermos as especificidades desse problema. Um último aspecto importante é compreender os vários atravessamentos dos RA. A categoria mulher é imensamente ampla, e uma visão interseccional é essencial ao abordar esse assunto, para não agrupar todas as vivências como uma só. Mulheres negras, mulheres trans, casais sádicos, grupos em vulnerabilidade financeira e pessoas com deficiências, por exemplo, não terão as mesmas experiências de mulheres brancas em relações heterossexuais.

Conclui-se que a compreensão multifatorial dos RA pode trazer diversos benefícios em níveis individuais e comunitários. A prevenção ao abuso pode e deve caminhar em conjunto com a ciência psicológica. A Terapia do Esquema, por exemplo, propõe que a satisfação das necessidades emocionais na formação da personalidade é um fator protetivo de relações abusivas na vida adulta. Apesar disso, mais estudos ainda são necessários para que se possa afirmar como tanto a cultura quanto os construtos psicológicos podem ser fatores de vulnerabilidade para mulheres, aumentando o risco de vivenciarem relacionamentos abusivos.

REFERÊNCIAS

1. Fórum Brasileiro de Segurança Pública. Anuário Brasileiro de Segurança Pública 2022 [Internet] [citado em 30 ago. 2023]. Disponível em: https://dssbr.ensp.fiocruz.br/wp-content/uploads/2022/06/anuario-2022.pdf.
2. Silva M, Santos B, Ferreira T, Lopes A. A violência e suas repercussões na vida da mulher contemporânea. Rev Enferm UFPE on line. 2017;11(8):3057-64.
3. Carneiro L, Silva V, Silva L, Valença A, Sampaio J, Coelho, H. O estado da arte da pesquisa acerca da violência doméstica contra a mulher no Brasil. Res Soc Dev. 2022;11(1).
4. Instituto Maria da Penha. Tipos de violência – Instituto Maria da Penha [Internet]. IMP. [citado em 10 jan. 2023]. Disponível em: https://www.institutomariadapenha.org.br/lei-11340/tipos-de-violencia.html
5. Spencer-Oatey H. Introduction. In: Spencer-Oatey H, organizadora. Culturally speaking: culture, communication and politeness theory. New York: Continuum International; 2008.
6. Santana G, Brandao I, Vieira L, Meireles A. Por que as mulheres ainda sofrem violência doméstica após 14 anos de aprovação da lei Maria da Penha? (Lei n 11340, de 7 de agosto de 2006). Rev Estudos Jurídicos. 2021;8(1).
7. Ferreira T, Cúnico S, Prata-Ferreira P, Gaspodini I, Patias N. "O que é feminismo? Percepções de adultas/os brasileiras/os. Res Soc Dev. 2022;11(7).
8. Van Anders SM, Herbenick D, Brotto LA, Harris EA, Chadwick SB. The heteronormativity theory of low sexual desire in women partnered with men. Arch Sex Behav. 2022;51(1):391-415.
9. Zanello V. Saúde mental, gênero e dispositivos: cultura e processos de subjetivação. Curitiba: Appris Editora; 2018.
10. Museu de Artes de São Paulo. Guerrilla Girls. MASP. 2017 [citado em 10 jan. 2023]. Disponível em: https://masp.org.br/acervo/busca?author=guerrilla+girls
11. Lins R. O livro do amor (v. 1): Da pré-história à renascença. 8. ed. Rio de Janeiro: Best Seller; 2012.
12. Carvalho A, Sardinha A. Terapia cognitiva sexual: uma proposta integrativa na psicoterapia da sexualidade. Rio de Janeiro: Cognitiva; 2018.
13. Fórum Brasileiro de Segurança Pública. Violência sexual infantil: os dados estão aqui, para quem quiser ver. Brasil: Anuário Brasileiro de Segurança Pública; 2022.
14. Pesce L, Lopes R. O lado B da maternidade: um estudo qualitativo a partir de blogs. Estudos e Pesquisas em Psicologia. 2020;20:205-30.
15. Costa P, McCrae R. A five-factor theory of personality. In: Pervin LA, John OP, editores. Handbook of personality: theory and research. New York: Guilford Press; 1999. p.139-53.
16. Sayehmiri K, Kareem K, Abdi K, Dalvand S, Gheshlagh RG. The relationship between personality traits and marital satisfaction: a systematic review and meta-analysis. BMC Psychol. 2020;8:15.
17. Lahey B. Public health significance of neuroticism. Am Psychol. 2009;64(4):241-56.
18. Young J, Klosko J. Reinvente sua vida: um programa avançado para ajudá-lo a acabar com comportamentos negativos e sentir-se bem novamente. Novo Hamburgo: Sinopsys; 2019.
19. Magalhaes R, Monteiro S, Azevedo R, Ferreira E. Relacionamentos abusivos à luz da terapia do esquema. Res Soc Dev. 2022;11(14).
20. Young J, Klosko J, Weishaar M. Terapia do esquema: guia de técnicas cognitivo-comportamentais inovadoras. Porto Alegre: Artmed; 2008.
21. Wainer R, Paim K, Erdos R, Androla R. Terapia cognitiva focada em esquemas: integração em psicoterapia. Porto Alegre: Artmed; 2016.
22. Paim K, Cardoso B. Terapia do esquema para casais: base teórica e intervenção. Porto Alegre: Artmed; 2019.
23. Pilkington P, Noonan C, May T, Younan R, Holt R. Early maladaptive schemas and intimate partner violence victimization and perpetration: a systematic review and meta-analysis. Clin Psychol Psychother. 2021(5):1030-42.
24. Paim K, Madalena M, Falcke D. Esquemas iniciais desadaptativos na violência conjugal. Rev Bras Ter Cogn. 2012;8(1).
25. Algarves C. Esquemas Iniciais Desadaptativos de mulheres em situação de violência perpetrada por parceiro íntimo. São Luís: Universidade Federal do Maranhão; 2018.
26. Paim KC, Falcke D. Perfil discriminante de sujeitos com histórico de violência conjugal: o papel dos Esquemas Iniciais Desadaptativos. Rev Bras Ter Comport Cogn. 2016;18(2).
27. Paim KC, Falcke D. Experiências na família de origem, esquemas iniciais desadaptativos e violência conjugal. Dissertação [mestrado]. São Leopoldo: PPG Psicologia, Universidade do Vale do Rio dos Sinos; 2014.
28. Cerqueira L, Mendes D. Os esquemas iniciais desadaptativos (EIDS) de mulheres em situação de violência conjugal e a terapia do esquema como estratégia de intervenção: uma revisão sistemática da literatura. Revista Perspectiva: Ciência e Saúde. 2022;7(1).

CAPÍTULO 7

Transtornos por uso de substâncias psicoativas em mulheres

Fabio Carezzato
Adriana Trejger Kachani
Silvia Brasiliano
Patricia Brunfentrinker Hochgraf

PONTOS-CHAVE

- A diferença na prevalência de transtornos por uso de substâncias psicoativas em homens e mulheres vem se estreitando nas últimas décadas.
- Existem especificidades orgânicas, psicológicas, epidemiológicas, sociodemográficas e de evolução na população feminina que sofre com esse transtorno.
- Apesar de a proporção de mulheres que sofrem com problemas relacionados ao uso de substâncias ser entre 2 e 3 vezes menor que a dos homens, sua presença em serviços de tratamento chega a ser 20 vezes menor. Isso se deve a barreiras de acesso que afetam esse grupo.
- Um tratamento voltado às mulheres deve estar atento às suas singularidades, como barreiras de acesso e necessidades específicas.
- Gestação e maternidade são motivadores importantes para o tratamento, sendo de extrema importância o esforço pela manutenção da proximidade mãe-bebê. A separação da mãe e criança deve ser a última opção e apenas após avaliação criteriosa e aprofundada do contexto familiar.

INTRODUÇÃO

O uso de drogas por mulheres* é um tema de difícil debate, porque, embora seja conhecido há muito que as mulheres também são consumidoras de drogas, esse hábito foi tratado até as últimas décadas como uma questão exclusivamente masculina.

Não por acaso, até a década de 1990, as mulheres dependentes foram consideradas pacientes mais graves que os homens, com a criação de uma série de mitos, como o de que as mulheres alcoolistas aderem menos, evoluem mal e têm pior prognóstico que os homens, ou ainda que elas têm graves transtornos de personalidade.[1]

Isso pode ser estreitamente correlacionado com a escassez de pesquisas sobre dependência química que incluíssem mulheres

*Neste capítulo, utilizamos o termo mulheres para pessoas cis do gênero feminino. Apesar de acreditarmos que muitas das informações também sejam correspondentes a mulheres trans, em especial às sob hormonioterapia, não temos experiência clínica nem conhecimento de dados sólidos de pesquisa sobre esse grupo de mulheres. Sabe-se, porém, que em geral essas pessoas, pela estigmatização, opressão social e outras condições, também estão mais vulneráveis a desenvolverem uma relação problemática com o uso de drogas e merecem maior visibilidade nos estudos e serviços de tratamento.

ou que se debruçassem sobre suas particularidades e necessidades. Sem essa preocupação, os serviços para tratamento de transtornos relacionados ao uso de substâncias foram se moldando para o público masculino, fazendo com que as pacientes que lhes eram encaminhadas fossem submetidas a um programa focado nas necessidades e especificidades dos homens. Como discutiremos neste capítulo, esse modelo de tratamento não é apropriado para uma parte significativa de mulheres, criando barreiras de acesso e dificuldades que as deixam propensas a abandonar o acompanhamento.[2]

Parte importante dessa invisibilidade da mulher usuária de drogas tem relação com o forte estigma que ela sofre, estigma ainda maior do que o dos homens usuários. Assim, a mulher que desenvolve uma relação problemática com a droga vai ser entendida antes como perversa e egoísta que como enferma.

Esse pensamento fez com que as mulheres fossem excluídas de pesquisas por diversas décadas, apesar de a Organização Mundial da Saúde considerar a inclusão equitativa de homens e mulheres um direito humano básico. Apenas em 1995 foi estabelecido, pelo National Institute on Drug Abuse (NIDA), um programa para estudar as diferenças entre os gêneros e aspectos específicos da dependência de álcool e outras drogas em mulheres. Essa investigação ganha importância ainda maior se considerarmos o crescente consumo de substâncias pela população feminina.[3]

EPIDEMIOLOGIA

Atualmente, estima-se que 43% da população mundial faz consumo de álcool e que 284 milhões de pessoas fizeram uso de drogas ilícitas ou medicações não prescritas em 2020.[4] Destas, uma menor parte vai desenvolver um transtorno relacionado ao uso de substâncias, caracterizado pela quinta edição do Manual Diagnóstico e Estatístico de Transtornos Mentais (DSM-5)[5] como um padrão de consumo que cause sofrimento ou comprometimento funcional, não sendo central a quantidade ou a frequência do uso. O manual define o transtorno pelos critérios listados no Quadro 1.[5]

QUADRO 1 Critérios do DSM-5 para transtornos por uso de substâncias psicoativas

Apresentar 2 ou mais dos critérios listados em um período de 12 meses:

- Usar a substância em quantidades maiores ou por um período mais longo do que o inicialmente previsto.
- Desejar parar ou reduzir o uso da substância.
- Passar tempo substancial obtendo, usando ou se recuperando dos efeitos da substância.
- Ter desejo intenso de usar a substância (fissura).
- Não conseguir cumprir obrigações importantes relativas ao seu papel no trabalho, na escola ou em casa.
- Continuar a usar a substância embora ela cause (ou piore) problemas sociais ou interpessoais.
- Renunciar ou reduzir atividades sociais, ocupacionais ou recreacionais importantes por causa do uso de substâncias.
- Usar a substância em situações fisicamente perigosas.
- Continuar a usar a substância apesar de saber que ela está piorando um problema médico ou psicológico.
- Tolerância.
- Sintomas de síndrome de abstinência.

Gravidade:

Leve: 2 a 3 critérios
Moderado: 4 a 5 critérios
Grave: mais de 5 critérios

Fonte: adaptado de American Psychiatric Association, 2014.[5]

No estudo Global Burden of Disease, o uso de álcool foi considerado o sétimo fator de risco para mortalidade e anos de vida perdidos (DALY, do inglês *disability-adjusted life years*) no mundo, levando a 2,2% de mortes em mulheres e 6,8% em homens. O consumo dessa substância também foi apontado como o principal fator de risco para mortalidade de jovens entre 15 e 49 anos. Parte significativa desse risco é atribuída ao aumento de outros problemas de saúde, como câncer, hepatite e acidentes.[6]

Nos Estados Unidos, a National Epidemiologic Survey on Alcohol and Related Conditions (NESARC) apontou uma prevalência de transtornos relacionados ao uso de álcool de 16,7% entre homens e 9% entre mulheres entre 2012 e 2013. Quando comparados aos dados da década anterior, observa-se um aumento de 35% em homens e de 84% em mulheres, indicando fortemente o estreitamento da diferença entre os dois grupos.[7]

Nas gerações mais jovens, a diferença de consumo de álcool passa a ser ainda menor. Uma revisão sistemática e metarregressão com 68 estudos aponta que homens nascidos na primeira metade do século XX tinham 3,6 vezes mais problemas associados com álcool do que mulheres. Nas gerações mais recentes (30 a 40 anos), essa diferença passa a ser de apenas 1,3 vez.[8]

No Brasil, os dados mais recentes são do III Levantamento Nacional sobre o Uso de Drogas na População Brasileira (LENAD). Observou-se que 59% das mulheres tinham feito uso de álcool na vida contra 74,3% dos homens, e nos 30 dias anteriores à entrevista 21,9% delas haviam consumido álcool, enquanto a proporção foi de 38,8% do grupo masculino.[9]

Já em relação ao uso problemático de outras drogas que não álcool e tabaco, o NESARC apontou prevalências em 12 meses de 4,9% nos homens e 3% nas mulheres[7]. No Brasil, o III LENAD apontou que 3,2% da população brasileira fez uso de alguma substância ilícita nos últimos 12 meses, sendo 1,51% das mulheres.[9]

GENÉTICA

Os fatores genéticos têm um papel significativo no risco de desenvolvimento dos transtornos por uso de substâncias. No passado, pensava-se que a transmissão genética era mais significativa para a população masculina, mas essa hipótese se embasava em artigos com amostras com número pequeno de mulheres. Na última década, apareceram evidências de que a herdabilidade para os transtornos por uso de álcool é de cerca de 50%, com influência muito próxima entre os dois gêneros. Esse valor sugere que a herdabilidade da dependência de álcool é maior que a herdabilidade da depressão, mas menor que a da esquizofrenia.[10]

Em relação às outras drogas, a herança genética parece ter influências semelhantes em homens e mulheres, apesar da escassez de evidências. Essas influências dependem do tipo de substância e da natureza de seu efeito, mantendo-se na faixa entre 40 e 50%.[11]

A influência genética pode se dar de algumas maneiras diferentes. Ela pode estar relacionada com a metabolização da substância e a vulnerabilidade do organismo àquela intoxicação, fatores que vão modular a tolerância do indivíduo à droga. Pessoas com maior tolerância a uma certa substância tendem a ter mais risco para desenvolver um transtorno relacionado ao seu uso.[11]

Outra possibilidade de influência dos genes é sobre traços de personalidade relacionados a maior risco de dependência, como impulsividade e busca por novidades.[5,11]

INÍCIO E EVOLUÇÃO

Ao contrário dos homens, que costumam indicar motivos vagos ou a simples busca pela intoxicação para o início do uso de drogas, em geral as mulheres relatam razões específicas. Para o uso de álcool, costumam apontar a ocorrência de eventos significativos em sua vida, como separação ou morte do cônjuge, ou saída dos filhos de casa. Já para outras substâncias, apontam controle do peso, auxílio para lidar com o estresse e automedicação para questões psíquicas como disparadores do uso. Ademais, mulheres tendem a iniciar o uso estimuladas pelo companheiro, enquanto os homens são impulsionados por amigos.[3,11]

O papel do parceiro na trajetória da mulher dependente é bastante marcado. O companheiro usuário não só introduz, como também reforça o uso da mulher, favorecendo a manutenção do comportamento. Para a mulher, o casamento e estresse conjugal também estão associados a risco de recaída, em especial para o álcool, ao passo que para os homens o casamento reduz esse risco. Isso talvez porque mulheres etilistas têm mais chance de estarem casadas com homens com uso problemático de álcool, dificultando a manutenção da abstinência.[11]

A escolha da droga também é um fator destoante entre ambos os sexos. Mulheres tendem a fazer abuso de substâncias lícitas e socialmente aceitas, como medicamentos (sedativos, benzodiazepínicos e anorexígenos) e álcool. Também tendem a fazer uso regular apenas de uma substância, enquanto os homens são mais propensos a fazer uso de múltiplas substâncias e de drogas ilícitas.[3,11]

Por outro lado, nas últimas décadas, com a aproximação dos papéis de mulheres e homens como resultado das reivindicações por igualdade de gênero, mulheres têm apresentado maior autonomia, independência e participação na vida pública. Associado a esse fenômeno, observa-se que as mulheres têm usado drogas antes vistas como masculinas e estão bebendo em maior quantidade.[2,11]

Em geral, mulheres costumam iniciar o uso de álcool e outras drogas mais tardiamente que os homens, porém apresentam uma progressão mais veloz, desenvolvendo sintomas e um transtorno relacionado ao consumo de substâncias em um intervalo mais curto a partir do início do uso. Esse fenômeno, batizado como *telescoping effect*, é bem estabelecido em relação ao álcool e existem evidências de que também acontece com outras drogas.[2,3]

Em relação à frequência, não há consenso, mas alguns estudos apontam que ela é menor entre mulheres. Em geral, elas consomem uma quantidade menor de drogas que os homens e, como consequência do estigma e da vulnerabilidade à violência, costumam utilizar em casa e sozinhas.[3,12]

ASPECTOS FÍSICOS E GINECOLÓGICOS

Os diferentes impactos físicos das drogas entre os homens e as mulheres se devem principalmente aos seguintes fatores:[12]

- As mulheres têm menos líquido e mais gordura corporal que os homens, portanto as drogas se diluem menos nelas, aumentando assim a concentração e o efeito sobre todos os órgãos.
- Por terem mais gordura corporal que os homens, as drogas, quando lipofílicas, se acumulam mais no tecido adiposo, formando um reservatório maior.
- Os hormônios femininos aumentam os efeitos de algumas drogas sobre os diferentes órgãos do corpo.

Especificamente em relação ao álcool, além dos mecanismos mencionados, a mulher tem menos álcool desidrogenase na parede gástrica que o homem. Como essa enzima gástrica é responsável pelo primeiro metabolismo do álcool logo na absorção, sua menor quantidade contribui para que as mulheres absorvam mais álcool que os homens com a mesma quantidade ingerida. Deve-se ressaltar que as mulheres apresentam mais precocemente e de forma mais grave todas as consequências físicas do álcool, como hepatite, cirrose, pancreatite, hipertensão arterial, miocardiopatia e neuropatias, dentre outros acometimentos. A maior lesão hepática também pode ser explicada por uma metabolização mais rápida do álcool em razão do estrogênio, liberando radicais livres em excesso no órgão.[12]

Em relação à cocaína, não há consenso sobre maior vulnerabilidade da mulher para lesões cardiovasculares ou ao sistema nervoso central (SNC). Alguns estudos apontam que a ação da cocaína é atenuada pela progesterona e exacerbada pelo estrogênio, enquanto outros não perceberam essa diferença. Apesar de mulheres com transtorno por uso de cocaína apresentarem uma perfusão cerebral melhor do que a dos homens, há algumas evidências de que tenham maior incidência de lesões no SNC e diminuição de volume da substância cinzenta.[12]

No caso do MDMA, as mulheres estão mais suscetíveis à rara hiponatremia que pode ser causada pela droga, por apresentarem maior sensibilidade ao hormônio antidiurético (ADH) e pela ação do estrogênio que potencializa a liberação desse hormônio.[12]

As mulheres dependentes de substâncias, de modo geral, apresentam maior mortalidade em relação aos homens com essa condição, chegando a ter um risco de morte cinco vezes superior ao da população geral. Em relação ao aparelho ginecológico, sabe-se que o uso de cocaína pode provocar interrupção do ciclo menstrual e hiperprolactinemia. Existe também uma associação entre consumo de opioides e amenorreia secundária.[12]

É importante salientar que o uso de substâncias pode afetar a tomada de decisões, inclusive as de cunho sexual. A intoxicação aguda aumenta o risco de exposição a infecções sexualmente transmissíveis (IST), tanto pela ocorrência de sexo desprotegido quanto de comércio sexual, quando drogas são trocadas por sexo. Se para os homens em geral o alcoolismo e o uso de cocaína estão ligados à disfunção sexual, para mulheres eles podem se associar tanto à diminuição de libido e lubrificação, como a um meio de lidar com a insatisfação sexual ou situações de violência ou prostituição.[12]

ASPECTOS OBSTÉTRICOS

As consequências do uso de drogas na gravidez devem ser cuidadosamente estudadas, dada a variedade de fatores biológicos e psicossociais que influenciam o resultado observado e que podem ser erroneamente atribuídos ao efeito direto da droga sobre o feto. Por exemplo, pobreza, abuso físico e/ou psicológico, comorbidades clínicas (IST, outras infecções etc.) e/ou psiquiátricas, além da falta de cuidados médicos adequados, são aspectos que têm forte influência no desenvolvimento do feto e do recém-nascido.[13]

Posto isso, é bem estabelecido que a droga de maior impacto sobre o feto é o álcool. Essa substância é responsável pela síndrome alcóolica fetal (SAF), que nos Estados Unidos é a terceira causa de retardo mental em recém-nascidos.[12] A SAF é uma combinação das seguintes características: baixo peso para a idade gestacional, malformações na estrutura facial, problemas cardíacos e malformações de mãos e pés (especialmente sindactilia), além de retardo mental de grau variável.[13,14]

Sabe-se que o uso de cocaína pode aumentar o risco materno de aumento de pressão arterial, crise hipertensiva, acidentes cerebrovasculares, infarto agudo do miocárdio, ruptura prematura de membrana e descolamento de placenta. Também há aumento do risco de aborto espontâneo, prematuridade e outras complicações no parto. Bebês cujas mães usaram cocaína na gestação têm maior risco de baixo peso ao nascer, menor perímetro cefálico e menor comprimento.[13,14]

O uso de maconha também foi associado ao baixo peso ao nascer de bebês cujas mães fumaram pelo menos uma vez por semana durante a gestação. Embora ainda faltem estudos definitivos, o uso pesado de maconha parece impactar negativamente o feto, podendo haver alterações logo ao nascimento e nos primeiros estágios de desenvolvimento.[13,14]

O feto é muito sensível ao tabaco, principalmente nos estágios iniciais da gestação, o que leva ao aumento do risco de parto prematuro, retardo de crescimento fetal, baixo peso e estatura ao nascer. No recém-nascido, o tabaco leva ao aumento do risco da síndrome da morte súbita infantil, hipóxia, doenças respiratórias e neurológicas, entre outras. Ressalta-se que a exposição ao fumo passivo durante a gravidez também aumenta o risco de abortamento.[13,14]

Deve-se tomar cuidado, pois inúmeros estudos com sérias limitações metodológicas e norteados mais por questões ideológicas que por parâmetros científicos levaram a um maior preconceito por parte dos profissionais da saúde. Atitudes preconceituosas e práticas punitivas, como separar os bebês de suas mães logo ao nascimento, não contribuem em nada para o cuidado dessas mulheres. Nesse contexto, muitas gestantes com transtorno por uso de substâncias não procuram cuidados pré-natais e evitam pedir ajuda ao entrarem em trabalho de parto, impossibilitando assim a ajuda necessária para elas e para seus filhos.[15]

Como o período da gravidez é um momento sensível, que facilita o engajamento da mulher no tratamento, orientar profissionais de saúde para um acolhimento empático sem preconceitos se torna fundamental.[16]

ASPECTOS PSICOSSOCIAIS

A relação de uma pessoa com seu uso de drogas é mediada não só por questões biológicas, mas também por fatores epigenéticos, ambientais, socioculturais e psicológicos. Dessa forma, pode-se entender que também há especificidades para o gênero feminino relacionadas a esses pontos.[12]

Como mencionado, é frequente que quem inicie ou motive a intensificação do uso de drogas por mulheres seja o parceiro. Ao contrário do que geralmente ocorre nas dependências químicas masculinas, em que a esposa ou namorada costuma se opor ao uso de drogas e motivar o homem a buscar tratamento, no caso das mulheres é comum que o companheiro seja um obstáculo à abstinência. Seja porque a convivência com ele reforce o consumo de substâncias, pois em geral é um usuário e fornece drogas para as mulheres, seja pelo medo de perder a relação afetiva se interromper o uso, ou mesmo pela minimização dos problemas associados ao abuso de substâncias por parte do parceiro.[12]

Outra consequência desse contexto é a falta de suporte social, já que geralmente esse companheiro se opõe ao tratamento. Isso se reflete também nas relações familiares, das quais a mulher é constantemente alijada. Esse isolamento é consequência do estigma que recai sobre ela, ao ser colocada como traidora de seu papel familiar e social de cuidadora. Isso afeta diretamente o acesso dos pacientes ao tratamento, visto que a admissão do problema está vinculada ao fantasma do abandono.[12]

Esses relacionamentos mais próximos têm forte influência na construção da identidade da mulher. Ao contrário da estratégia de tratamento dos homens, em que o afastamento do convívio com seus pares muitas vezes é um fator de abstinência, para as mulheres a terapêutica se concentra na reconstrução das relações interpessoais. Isso porque essa reconstrução está diretamente ligada à recuperação da autoestima da paciente, por esses relacionamentos serem centrais na imagem que a paciente tem de si mesma.[12]

Outra barreira importante para o acesso das mulheres aos serviços é sua responsabilidade em relação ao cuidado dos filhos. Embora a maternidade em si seja um fator motivador para a busca da abstinência, a dificuldade para encontrar alguém com quem deixar a prole, ou a escassez de estruturas assistenciais, creches ou mesmo algum recurso do próprio serviço de saúde para receber as crianças, pode impossibilitar o acesso ou a aderência ao tratamento. Um serviço que se proponha a receber essas pacientes deve estar atento a essas necessidades.[12]

Além disso, é preciso estar atento a situações de violência atuais e passadas. Estima-se que até 70% das mulheres que buscam serviços de cuidado para uso problemático de substâncias foram vítimas de abuso físico ou sexual durante a infância, com prevalência de histórico de incesto variando entre 12 e 31%. Foi demonstrado que a mulher com transtorno por uso de álcool tem maior probabilidade de ser vítima de violência por parceiro íntimo. Contudo, não está claro em que extensão o consumo de álcool é causa, efeito ou ambos quando se trata de violência doméstica. A consequência mais importante dessa situação é que a maior parte das mulheres dependentes sofre de isolamento social, apresentando profundos sentimentos de rejeição e solidão.[12]

ASPECTOS NUTRICIONAIS

As substâncias psicoativas provocam consequências nutricionais de acordo com o tipo, a quantidade, a frequência de uso e o tempo de dependência, podendo ter alteração na ingestão alimentar, absorção de nutrientes, metabolismo e peso. Em decorrência disso, além das alterações clínicas mais comuns em dependentes de álcool e outras drogas, as mulheres costumam ter duas condições nutricionais relevantes:[17]

- Comer caótico e risco de transtornos alimentares.
- Desnutrição clássica *versus* a fome oculta das mulheres com sobrepeso/obesidade.

A falta de padrões e o caos alimentar observado em mulheres dependentes de substâncias é praticamente regra e não exceção. Algumas drogas como cocaína e *crack* podem diminuir o apetite durante o uso e outras, como a maconha, estimular o consumo alimentar (chamado de "larica" no jargão dos usuários). Já o álcool sacia, apesar de ter calorias consideradas "vazias", ou seja, sem nutrientes. Quando mulheres dependentes estão abstinentes, o problema alimentar continua, uma vez que o espaço que a droga costumava preencher em suas vidas é muitas vezes substituído pela comida, ora na forma de compulsão alimentar, ora na forma de comer transtornado.[17]

O comer transtornado (*disordered eating*) é justamente o nome que se dá a essa desorganização alimentar, às vezes escassa, às vezes exagerada – e quase sempre desprovida de valor nutricional. Ou seja, é comum observar exagero na quantidade de comida ingerida e uma preferência por alimentos mais indulgentes ou do tipo *snacks* que, usualmente, são ricos em gorduras e açúcar, o que contribui para o ganho de peso. O comportamento em questão não é classificado como um transtorno alimentar, porém tem sido apontado como uma variante subclínica, que abrange problemas alimentares amplos, incluindo comportamentos de risco para transtornos alimentares.[18]

Mas não seria correto culpar a dependência de substâncias pelo comer transtornado ou até transtorno alimentar, uma vez que muitas pacientes afirmam ter iniciado o uso de álcool ou outras drogas com o intuito de perder peso. Conforme comentado anteriormente, muitas drogas estimulantes e perturbadoras do SNC (p. ex., cocaína, *crack*, anfetaminas, *ecstasy*) têm o efeito de inibir o apetite, além de causar náuseas e vômitos, o que para muitas mulheres com transtornos alimentares é uma interessante forma de controle corporal. Considerando que o tratamento muitas vezes restitui o peso – e nessas pacientes pode ser fator de recaída –, é necessário avaliar bem cada uma delas. Nessas situações fica evidente a necessidade de tratar o transtorno alimentar comórbido à dependência de forma diferenciada.[12,17]

Ainda dentro das questões relacionadas à desorganização alimentar, chama a atenção o aparecimento e crescente aumento de pacientes que procuram tratamento alguns anos após a realização de cirurgia bariátrica, quando desenvolveram transtorno por uso de substância, normalmente álcool. Na maioria das vezes, as pacientes relatam ter sido realizada cirurgia com a técnica de derivação gástrica em Y de Roux. Essa técnica, uma das pioneiras, reduz o estômago a um volume de 20 a 50 mL e, com menor capacidade estomacal, os pacientes tendem a substituir os alimentos sólidos por líquidos hipercalóricos.[19] Sabe-se que o álcool se enquadra nessa categoria, pois fornece 7,1 kcal/g, só perdendo em valor calórico para as gorduras, que fornecem 9 kcal/g.[17] A questão é que, com a retirada de boa parte do órgão, a álcool desidrogenase, enzima metabolizadora do álcool, que é fabricada ali, tem a produção diminuída. Paralelamente, o novo tamanho do estômago influencia a farmacocinética da absorção do álcool, seu pico plasmático fica mais rápido e maior e, segundo alguns estudos, tem meia-vida mais longa.[20] Além disso, os pacientes submetidos a cirurgia bariátrica, quando intoxicados por álcool, vivenciam a intoxicação de forma mais prazerosa.[21] Todos esses fatores, juntos, colaboram para a instauração da dependência, mesmo em pacientes que antes da cirurgia não costumavam consumir bebidas alcoólicas.

Outro problema comum observado em pacientes dependentes de algumas substâncias é a desnutrição decorrente do emagrecimento rápido, justificado pelo efeito inibidor de apetite citado anteriormente, sobrepondo-se às alterações metabólicas no caso da cocaína e do *crack*. Também não é incomum mulheres dependentes gastarem boa parte da renda com a compra de substâncias e acabarem passando longos períodos em jejum por não terem o que comer.[22] No caso de mulheres dependentes de álcool e maconha, o sobrepeso/obesidade é evidente, com características de fome oculta, ou seja, uma desnutrição que não é percebida por medidas antropométricas, mas sim por exames laboratoriais. Isso porque as escolhas alimentares frequentemente são de pouco valor nutricional, como alimentos do tipo *fast food*, pobres em vitaminas e minerais, além de ricos em gorduras e açúcares refinados.[22] A falta de nutrientes também repercute na formação de enzimas metabolizadoras das substâncias consumidas, o que aumenta o problema da tolerância e dependência. Sem contar, é claro, o risco de todas as doenças carenciais, como é o caso das hipovitaminoses, anemia ferropriva, hiper-homocisteinemia, entre outras.[12,22]

Por fim, a orientação alimentar está relacionada a um melhor prognóstico de comorbidades clínicas desencadeadas pela dependência (p. ex., diabetes e hipertensão), bem como à prevenção do efeito iatrogênico de algumas medicações usadas durante o tratamento – entre eles, o ganho de peso. Para as mulheres, a questão do peso é um tema muito delicado, pois está relacionado à autoestima, uma das condições envolvidas na recuperação de diversos transtornos psiquiátricos, como a dependência de substâncias. Dessa forma, o acompanhamento nutricional em mulheres dependentes tem o intuito de empoderá-las para que consigam fazer melhores escolhas alimentares no dia a dia e desmistificar conceitos equivocados sobre o autocuidado e, assim, garantir um melhor prognóstico.[15]

COMORBIDADES PSIQUIÁTRICAS

Apesar de comuns em todos os transtornos por uso de substância, as comorbidades psiquiátricas são encontradas mais frequentemente em mulheres do que em homens. As comorbidades mais comumente relacionadas com a dependência química em mulheres são transtornos de ansiedade, depressão, transtorno alimentar e transtorno do estresse pós-traumático (TEPT).[3,12]

A relação com TEPT é estreita, visto que até 52% das pacientes que apresentam esse diagnóstico desenvolvem problemas relacionados ao uso de substâncias, enquanto 42% daquelas que têm dependência química apresentam o TEPT como comorbidade.[23,24]

Há também uma forte relação com transtornos alimentares, principalmente bulimia nervosa e transtorno da compulsão alimentar. Mulheres com transtornos alimentares e dependência química apresentam prevalência maior de outras comorbidades psiquiátricas do que mulheres com apenas um desses transtornos isolado, sendo mais comuns transtornos de personalidade, instabilidade afetiva e impulsividade.[24]

Parte dessas pacientes com ambos os transtornos pertencem a um grupo de pessoas multi-impulsivas, com alta taxa de mortalidade e que merecem atenção especial. Programas de tratamento que atendem só mulheres dependentes ou só mulheres com transtornos alimentares devem estar atentos para a comorbidade e ter cuidado ao prescrever psicotrópicos, dietas e exercícios, procurando ativamente histórias de abuso/trauma, sendo fundamental a atenção para o outro transtorno, visto que o tratamento de uma condição pode desencadear ou piorar a outra. Assim, é importante monitorar ambas durante o tratamento. Intervenções que incluam treino de habilidades para lidar com emoções negativas ajudam a interromper o ciclo de automedicação tanto com comida quanto com álcool/drogas.[24]

As mulheres que apresentam transtornos relacionados ao uso de substâncias têm mais chance de tentar ou cometer suicídio do que os homens. Esse risco é bastante significativo, visto que a chance de morrer por suicídio é 17 vezes maior para mulheres alcoolistas e 84 vezes maior para mulheres usuárias de substâncias com tentativas prévias.[25]

A presença de distúrbios psiquiátricos concomitantemente a transtornos relacionados ao uso de substâncias pode ser justificada por meio da sobreposição de características neurobiológicas e comportamentais, porém uma possível relação causal entre elas ainda é obscura. Vale sublinhar a importância de investigar a presença dos transtornos mais relevantes e transtornos de impulso, cujo tratamento afeta diretamente o prognóstico do paciente em relação à sua dependência química.[12]

TRATAMENTO

O desenvolvimento de um uso problemático de drogas por uma pessoa é um fenômeno multifatorial e complexo, portanto a abordagem aos transtornos por uso de substância deve ser realizada de maneira interdisciplinar e com intervenções múltiplas. Estratégias de prevenção de recaída, associadas a uma psicofarmacoterapia voltada ao alívio de sintomas como síndrome de abstinência, impulsividade, fissura e instabilidade emocional, podem auxiliar na construção de períodos sem uso de drogas que, por sua vez, permitem ao paciente evoluir em direção às suas metas. Uma psicoterapia de linha psicodinâmica tem a função de trabalhar as questões que levaram o sujeito a ter problemas com seu uso de substâncias, além de ressignificar relações e eventos de sua história.[26]

No caso de serviços com proposta de tratamento para mulheres, é fundamental a atenção às suas necessidades específicas. Principalmente, deve-se estar atento às principais barreiras que afetam o acesso e a permanência dessa população nos serviços. Enquanto a proporção entre mulheres e homens com transtornos relacionados ao uso de álcool e outras drogas, segundo levantamentos epidemiológicos, está entre 1:2 e 1:3, a proporção em serviços de saúde chega a 1 mulher para cada 10 homens e se estima que apenas 15% das mulheres com transtornos relacionados ao uso de álcool procurem tratamento.[27,28]

Serviços mistos costumam priorizar os interesses dos homens, dificultando a abordagem de questões particulares femininas. Nos grupos exclusivamente femininos, os temas discutidos são diversos em relação àqueles em que homens estão presentes. Nestes, são debatidas principalmente questões em torno do uso de substâncias e dificuldades relacionadas à intoxicação e à manutenção da abstinência. Já nos grupos compostos por mulheres, temas das relações interpessoais, familiares e femininas estão mais presentes. Frequentemente elas citam preferir programas exclusivos para elas, nos quais se sentem mais seguras e acolhidas; esses grupos se mostram mais coesos e com maior aderência do que os mistos.[29]

Outras barreiras apontadas por estudos como principais para a participação feminina em serviços para o tratamento de transtornos relacionados ao uso de substância são o forte estigma social a que as mulheres estão submetidas, incluindo a repercussão do transtorno em questões relacionadas a: uma rede de suporte social frágil; falta de apoio à maternidade nos serviços de cuidado; falta de treinamento e atitude negativa das equipes de saúde; carência de serviços exclusivos para elas.[30]

Outro ponto influenciado por esse estigma é a questão relacionada à guarda de crianças. Usuárias de drogas têm frequente privação de contato com os filhos de forma compulsória por parte do Estado, sendo algo que as afasta de buscar ajuda, com medo da perda de seus filhos.[31]

É importante um treinamento que sensibilize os profissionais da equipe às questões femininas e atente aos preconceitos e estigma. Estes transparecem na atitude dos profissionais, prejudicando o tratamento e muitas vezes dificultando o diagnóstico em mulheres. Há evidências de que o diagnóstico de alcoolismo chega a ser ignorado em até 93% das pacientes, principalmente naquelas pertencentes às classes sociais mais elevadas, assim como serviços de psiquiatria tendem a identificar duas vezes mais o transtorno por uso de álcool nos homens em relação às mulheres.[12]

A presença de mulheres na equipe, apesar de não garantir um ambiente livre de preconceito, tem um impacto significativo em como as pacientes se sentem acolhidas no serviço.[12,31] Outro ponto importante é a atenção às questões corporais. Em geral, a relação com o corpo tem um peso significativo para a autoestima das mulheres e é necessária uma preocupação especial tanto nas escolhas de psicofármacos quanto em ter profissionais com um olhar para esse tema, como nutricionistas.[32]

Dessa maneira, a atuação em equipes multidisciplinares se faz fundamental, na medida em que pode prover: assistência social, principalmente sob a forma de auxílio no cuidado com os filhos e reinserção social; assistência jurídica, para informação sobre os direitos legais de mulheres e mães; orientação e atendimento a casais e famílias; educação sobre sexualidade, maternidade e planejamento familiar; profissionais que trabalhem questões ligadas à autoestima e ao corpo, como educadores físicos, terapeutas ocupacionais e nutricionistas; psicoterapia em grupo só para mulheres, em que possam ser abordadas questões afetivas e interpessoais, e não somente aquelas relacionadas ao álcool e às drogas.[24]

Também há evidências de que apenas o gênero não é preditor de aderência, existindo outros fatores que podem variar de acordo com o programa e que apontam para uma diferença entre subgrupos de mulheres. Em geral, mulheres com orientação sexual diversa, gestantes ou mães de crianças pequenas e vítimas de violência são mais bem acolhidas em serviços exclusivos.[2,12,24]

CONCLUSÃO

Tanto a prevalência do consumo de drogas quanto a de transtornos relacionados a esse uso entre homens e mulheres têm se equiparado, com uma estabilização das taxas na população masculina e um aumento na feminina. Por outro lado, ainda há uma relativa invisibilidade do uso por elas.

Dessa maneira, é clara a necessidade de manter e aumentar o investimento em pesquisas voltadas para o cuidado de mulheres com problemas relacionados ao uso de drogas. É preciso, hoje, além de persistir na investigação das diferenças de gênero, focar nas diferenças entre subgrupos de mulheres.

Um tratamento orientado para mulheres deve ser planejado a partir das singularidades dessa população. Não se pode simplesmente replicar o modelo masculino, dirigindo-o às mulheres, mas sim construir um programa que combata as barreiras de acesso e supra as necessidades específicas femininas.

Para atender a essas singularidades, é necessária uma abordagem multidisciplinar, focada nos temas femininos, na relação com o corpo, nos laços sociais e nas questões de maternidade.

O combate ao estigma associado à mulher usuária de drogas ainda é uma importante necessidade para avançarmos em todas essas frentes.

Neste capítulo, fornecemos informações sobre o uso de drogas por mulheres no mundo. Nas últimas décadas, temos observado um aumento do consumo de drogas pela população feminina, em contraposição a uma certa estabilização na população masculina. Consequentemente, há um estreitamento da diferença entre gêneros no que diz respeito ao uso de substâncias e a transtornos relacionados a ele.

Também abordamos suas características específicas concernentes a genética, fisiologia e vulnerabilidade aos efeitos das substâncias. As mulheres têm uma evolução mais rápida entre o início do consumo e do desenvolvimento de sintomas e dependência. Além disso, têm maior vulnerabilidade para lesões orgânicas e mortalidade em relação aos homens.

Foram levantadas as diferenças das mulheres em relação ao acesso, à aderência e à evolução no tratamento, sublinhando como o estigma afeta de maneira importante essas etapas. Por fim, indicamos as especificidades para as quais um serviço que recebe mulheres deve estar atento, principalmente voltadas a essas barreiras e singularidades.

REFERÊNCIAS

1. Hochgraf PB. Alcoolismo feminino: comparação das características sociodemográficas e padrão de evolução entre homens e mulheres alcoolistas [tese]. São Paulo: Faculdade de Medicina, Universidade de São Paulo; 1995.
2. Greenfield SF, Back SE, Lawson K, Brady KT. Substance abuse in women. Psychiatr Clin North Am. 2010;33:339-55.
3. National Institute on Drug Abuse (NIDA). Sex and gender differences in substance use [Internet]. 2015 [citado em 30 ago. 2023]. Disponível em: https://nida.nih.gov/publications/research-reports/substance-use-in-women/sex-gender-differences-in-substance-use
4. United Nations Office on Drugs and Crime (UNODC). World Drug Report 2022 [citado em 30 ago. 2023]. Disponível em: https://www.unodc.org/res/wdr2022/MS/WDR22_Booklet_2.pdf
5. American Psychiatric Association (APA). Manual diagnóstico e estatístico de transtornos mentais: DSM-5. 5. ed. Porto Alegre: Artmed; 2014.
6. GBD 2016 Alcohol Collaborators. Alcohol use and burden for 195 countries and territories, 1990–2016: a systematic analysis for the Global Burden of Disease Study 2016. Lancet. 2018;392(10152):1015-35.
7. Grant, BF, Goldstein RB, Saha TD, Chou SP, Jung J, Zhang H, et al. Prevalence of 12-month alcohol use, high-risk drinking, and DSM-IV Alcohol Use Disorder in the United States, 2001-2002 to 2012-2013: results from the National Epidemiologic Survey on Alcohol and Related Conditions. JAMA Psychiatr. 2017:74(9):911-23.
8. Slade, T, Chapman C, Swift W, Keys K, Tonks Z, Teesson M. Birth cohort trends in the global epidemiology of alcohol use and alcohol-related harms in men and women: systematic review and metaregression. BMJ Open. 2016;6(10):e011827.
9. Bastos FIPM, Vasconcellos MTLD, De Boni RB, Reis NBD, Coutinho CFDS, organizadores. III Levantamento Nacional sobre o Uso de Drogas pela População Brasileira. Rio de Janeiro: ICCT/FIOCRIUZ; 2017.
10. Ehlers CL, Gizer IR, Vieten C, Gilder A, Gilder DA, Stouffer GM, et al. Age at regular drinking, clinical course, and heritability of alcohol dependence in the San Francisco family study: a gender analysis. Am J Addict. 2010;19(2):101-10.
11. Carezzato F, Bachi PS, Cardoso F. Epidemiologia, diagnóstico e especificidade da mulher dependente química. In: Hochgraf PB, Brasiliano S. Álcool e drogas: uma questão feminina. São Paulo: Red Publicações; 2023. p.25-42.
12. Brasiliano S, Kachani AT, Carezzato F, Hochgraf PB. Alcohol and substance use disorders in women. In: Rennó Jr J, Valadares G, Cantilino A, Mendes-Ribeiro J, Rocha R, Geraldo da Silva A, editores. Women's mental health. Cham: Springer; 2020. p.191-214.
13. Jansson LM, Velez MJ. Infants of drug-dependents mothers. Pediatr Rev. 2011;32:5-13.
14. Brady KT, Randall CL. Gender differences in substance use disorders. Psychiatry Clin North Am. 1999;22:241-52.
15. Terplan M, Wright T. Effects of cocaine and amphetamine use during pregnancy on the newborn: myth versus reality. J Addict Disord. 2011;30:1-5.
16. Cardoso F, Misiuk SG, Matalon M, Hochgraf PB. Abuso de drogas na gestação e puerpério. In: Hochgraf PB, Brasiliano S. Álcool e drogas: uma questão feminina. São Paulo: Red Publicações; 2023. p.61-80.
17. Carezzato F, Kachani AT, Hochgraf PB. Uso problemático de álcool e outras drogas. In: Kachani AT, Cordás TA. Nutrição em psiquiatria. 2. ed. Barueri: Manole; 2021. p.247-59.
18. Dunker K, Alvarenga M, Romano E, Timerman F. Nutrição comportamental na prevenção conjunta de obesidade e comer transtornado. In: Alvarenga M, Antonaccio C, Timerman F, Figueiredo M. Nutrição comportamental. Barueri: Manole; 2015. p.445-55.
19. Blackburn AN, Hajnal A, Leggio L. The gut in the brain: the effects of bariatric surgery on alcohol consumption. Addict Biol. 2017;22:1540-53.
20. Muller A, Mitchell J, Sondag C, Zwaan M. Psychiatric aspects of bariatric surgery. Curr Psychiat Rep. 2013;15(10):397.
21. Engel SG, Schaefer LM, Kerver GA, Leone LM, Smith G, Mitchell JE, et al. The rewarding effects of alcohol after bariatric surgery: do they change and are they associated with pharmacokinetic changes? Sur Obes Relat Dis. 2021;18(2):190-5.
22. Basile G. The drug abuse scourge and food insecurity: outlining effective responses for an underestimated problem. Clin Ter. 2022:173(4):299-300.
23. Wilsnack SC, Wilsnack LW. Focus on women and the costs of alcohol use. Alcohol Rev. 2013;35:219-28.
24. Hochgraf PB, Kachani AT, Carezzato F, Cardoso F, Brasiliano S. Transtornos relacionados a abuso e dependência de drogas e fármacos na mulher. In: Miguel EC, Lafer B, Elkis H, Forlenza OV, editores. Clínica psiquiátrica volume 2: as grandes síndromes psiquiátricas. 2. ed. Barueri: Manole; 2021.
25. Wilcox HC, Conner KR, Caine ED. Association of alcohol and drug use disorders and completed suicide: an empirical review of cohort studies. Drug Alcohol Depend. 2004;76:S11-9.

26. Brito LA. Psicoterapia individual de orientação psicanalítica. In: Hochgraf PB, Brasiliano S. Álcool e drogas: uma questão feminina. São Paulo: Red Publicações; 2023. p.453-70.
27. Greenfield SF, Brooks AJ, Gordon SM, Green CA, Kropp F, McRugh RK, et al. Substance abuse treatment entry, retention, and outcome in women: a review of the literature. Drug Alcohol Depen. 2017; 86(1):1-21.
28. Health Canada. Best Practices – treatment and rehabilitation for women with substance use problems. Ontario: Publications Health Canadá; 2001.
29. Hochgraf PB, Brasiliano S. História da dependência de álcool e drogas nas mulheres no mundo e no Brasil. In: Hochgraf PB, Brasiliano S. Álcool e drogas: uma questão feminina. São Paulo: Red Publicações; 2023. p.3-24.
30. Santos AAM, Guimarães ABP, Violência intrafamiliar e estigma em mulheres dependentes químicas. In: Hochgraf PB, Brasiliano S. Álcool e drogas: uma questão feminina. São Paulo: Red Publicações; 2023. p.149-64.
31. Schweikert P. Consumo de substâncias psicoativas ilícitas por mulheres e a guarda dos(as) filhos(as). In: Hochgraf PB, Brasiliano S. Álcool e drogas: uma questão feminina. São Paulo: Red Publicações; 2023. p.177-98.
32. Brasiliano S, Kachani AT. Transtornos alimentares. In: Hochgraf PB, Brasiliano S. Álcool e drogas: uma questão feminina. São Paulo: Red Publicações; 2023. p.297-320.

SEÇÃO 3

PSICOTERAPIAS

CAPÍTULO 8

O que pode a palavra: intervenções psicoterapêuticas em saúde mental da mulher

Arianne Monteiro Melo Angelelli
Elisa Maria de Ulhoa Cintra
Solange Frid

PONTOS-CHAVE

- A realidade psíquica liga-se às representações mentais e à apropriação subjetiva do que é vivido e percebido. A longa tradição das psicoterapias baseia-se no reconhecimento da realidade psíquica e do valor da narrativa para a construção da subjetividade humana.
- Em suas diversas modalidades, as psicoterapias se valem da experiência intersubjetiva, do vínculo e das trocas entre o paciente e o terapeuta para facilitar a simbolização e a transformação das experiências emocionais.
- Pensar uma ética do cuidado implica em levar em conta a responsabilidade do psicoterapeuta em relação ao vínculo com seu paciente, o qual pode ser considerado um dos dispositivos mais potentes para facilitar as transformações psíquicas.
- No contexto do cuidado à mulher, precisamos rever a conotação negativa das representações sociais sobre o feminino, de modo a acolher o sofrimento psíquico de nossas pacientes.

INTRODUÇÃO

> "Titia, fale comigo!
> Estou com medo porque está muito escuro".
> E a tia respondeu: "De que lhe adianta isso?
> Você não pode mesmo me ver".
> "Não faz mal", respondeu o menino, "quando alguém fala fica mais claro".[1]

A situação acima, relatada por Freud, nos leva a pensar na importância da presença afetiva do adulto para a pequena criança: **quando alguém fala, tudo fica mais claro**. De certa forma, em todas as idades, precisamos falar e ser ouvidos; ouvidos verdadeiramente. Ao longo dos capítulos seguintes, vamos explorar situações particulares do contexto feminino, desde a chegada da adolescência à experiência transformadora da maternidade; desde a fase da menopausa, até a experiência complexa da não conformidade de gênero. Em todos esses momentos, em que a clareza parece se perder no horizonte identitário da mulher, ela vai se perguntar: quem sou eu? O que quero? O que esperam de mim? E sairá em busca de respostas.

Vejamos então o que pode a palavra na psicoterapia, sem desconsiderar também seus limites, isto é, o que a palavra não pode.

Para isso, buscamos decantar, das diversas modalidades de psicoterapia, o que elas têm em comum: a potência do encontro humano e da troca intersubjetiva. A psicoterapia é um dispositivo que pode variar em suas formas. A multiplicidade de abordagens apoia-se em diferentes princípios e bases epistemológicas, pois não existe uma maneira única de compreender a psique humana. Algumas psicoterapias vão além da palavra: pensemos nos dispositivos grupais, no trabalho corporal realizado no pré-natal psicológico, na dança materna que resgata o ritmo e o prazer compartilhado da comunicação mãe-bebê. Não somente as palavras, mas também o **silêncio** e as mensagens corporais entram em jogo na comunicação entre paciente e terapeuta. Os momentos de silêncio compartilhado muitas vezes dizem mais do que mil palavras.

Nesse sentido, o que há em comum a todas as psicoterapias é a troca intersubjetiva e a busca de comunicação, em um processo em que o terapeuta se dispõe a escutar o paciente. Essa escuta não é uma escuta qualquer. Não somente as palavras, mas também o comportamento e aquilo que o paciente não consegue dizer interessam ao terapeuta. Ele busca, enfim, compreender o sofrimento e o sentido expresso pelas palavras escutadas e silenciadas.

A psicoterapia se apoia em uma longa tradição que reconhece o valor criador e curativo da narrativa. Quando criamos palavras e imagens, nos tornamos personagens e criadores de nossas histórias, além de testemunhas de um tempo. De certa forma, contar e recontar histórias é uma forma de recuperarmos as coisas que se perderam, aquelas que costumeiramente povoam nossos sonhos e que passam pelo nosso corpo por meio de gestos, sintomas e comportamentos que repetimos sem perceber. Para que essas histórias possam fazer algum sentido, é desejável uma escuta atenta para assegurar esse processo; caso contrário, é costume se sentir sem uma parte da alma. Contando histórias, relatamos experiências e revelamos afetos de uma determinada época ou lugar.

Por isso, narrar é uma atividade humana essencial, que faz parte da saúde e revela a busca de significado e compreensão das experiências vividas. Somos seres de linguagem. Assim, os movimentos psíquicos acompanham nosso corpo enquanto ele vive e trabalha, de modo que o psiquismo atua incessantemente, buscando **representar** toda manifestação corporal, todo encontro e desencontro, toda percepção e sensação. Existe, é claro, um desajuste temporal entre aquilo que vivemos e a maneira como o vivido é reorganizado, narrado para os outros e, principalmente, para nós mesmos. Como sugere Ecléa Bosi,[2] somos destinados a viver os acontecimentos e depois os transformamos em narrativas. E é por esta via que o terapeuta caminha com seu paciente: pela via da palavra, da narrativa e da escuta.

O que diferencia a atividade terapêutica, em relação a outras modalidades do encontro humano, é a disposição do terapeuta em acolher, moderar, organizar e ressignificar, junto com o paciente, sua **dor psíquica**, no sentido mesmo da palavra *pathos*, cuja origem grega se liga às emoções e **paixões** humanas. A psicoterapia é o processo destinado a acolher e transformar a turbulência afetiva do paciente, na direção de alguma forma de simbolização desse sofrimento. A "pato-logia", ramo da medicina que estuda as doenças, está etimologicamente ligada ao *pathos*, pois representa o desejo de conhecer os mecanismos responsáveis pelo sofrimento do corpo. A psicoterapia, por outro lado, cuida das "paixões" que levam ao sofrimento da alma.[3] Ela se utiliza da palavra para abordar, compreender e construir novos sentidos para esse sofrimento.

Assim, o encontro privilegiado entre psicoterapeuta e paciente parte do sentir e do sentido bruto, para transformar as dores impensáveis em sofrimentos que possam ser comunicados, simbolizados e atravessados. Ouvimos histórias. Porém, nosso trabalho não se resume ao registro das experiências e histórias vividas pelo paciente. A psicoterapia também busca realizar transformações. Para pensar um pouco melhor sobre esses processos, precisamos nos perguntar qual seria, enfim, a "matéria" com a qual os psicoterapeutas trabalham.

A REALIDADE PSÍQUICA

A materialidade que precisa ser trabalhada na prática clínica do psicoterapeuta é a "realidade psíquica". As diversas linhas psicoterápicas, cada qual à sua maneira, buscam captar a experiência subjetiva a partir dos processos de associatividade do paciente. Assim, existe um nível de realidade específico – o nível psíquico – não inteiramente redutível às outras formas de realidade (realidade material e realidade biológica). Seu objeto específico é a **representação psíquica** e seu processo de produção e transformação.

Pensar o psiquismo é compreender que o ser humano, dotado de reflexividade, tende à apropriação subjetiva da realidade, tanto interna quanto externa.[4] Os sentimentos, afetos, impulsos e sensações, bem como as percepções, são registrados e transformados, conectando-se uns aos outros "dentro" da psique humana. Nesse sentido, o psíquico pode ser pensado como um espaço,[5] um lugar que se cria à medida que a pessoa realiza uma leitura subjetiva daquilo que vive. A constatação de que o homem interpreta o mundo de acordo com seu equipamento perceptivo e processamento interno das experiências vividas já era algo discutido pelos filósofos. Para o indivíduo, a realidade não é uma coisa em si, mas aquilo que percebe do mundo, depois de filtrar essas percepções pelo seu próprio sistema representacional. A neuropsiquiatria também nos informa disso, esclarecendo como a experiência da realidade pode ser transformada, por exemplo, por processos endógenos ou exógenos que afetam o funcionamento mental.

Estamos, então, sempre "computando" as informações que recebemos do mundo e do nosso próprio corpo. Isso acontece mesmo em relação aos "cinco sentidos", já que é preciso um aparelho perceptivo conectado a uma central que deve decodificar, a todo momento, os estímulos sensoriais. Só se pode ouvir se há um aparelho para interpretar aquilo que foi ouvido; só se pode ver se há um aparelho para ver, e assim por diante. A "cegueira cortical" é um exemplo de situação em que, mesmo com um olho "bom", a pessoa não pode enxergar, se lhe faltam estruturas corticais para interpretar os estímulos recebidos. A importância dessa "central" que precisa interpretar as mensagens advindas dos órgãos dos sentidos é ilustrada por Oliver Saks em seu livro *Um antropólogo em Marte*.[6] O neurologista descreve o caso de um indivíduo cego que recupera a capacidade de ver após corrigir uma catarata congênita. Porém, depois do procedimento cirúrgico, esse homem precisa "aprender a ver", como uma criança que enxerga pela primeira vez. Seu cérebro não consegue "entender" e interpretar os *inputs* que recebe, já que desde bebê ele aprendeu a "ler" o mundo de outras maneiras, através do tato, da audição e da propriocepção. Para poder usar a visão, ele vai precisar agora integrar essas informações com as noções de que já dispõe a respeito do mundo físico das coisas e das distâncias.[6]

Se mesmo os fenômenos da realidade física precisam da interpretação humana para serem por ela confirmados, o mesmo se dá em relação aos sentimentos e julgamentos complexos, que variam enormemente de acordo com a subjetividade do indivíduo em questão. As emoções, também, precisam ser reconhecidas e nomeadas.

Assim, cada acontecimento, encontro ou percepção que afeta o sujeito humano tem múltiplas facetas, o que levou Edgar Morin a classificar a experiência subjetiva como "hipercomplexa".[4] O autor nos explica como a experiência subjetiva tem início na sensorialidade e na percepção que desperta impulsos, afetos e respostas no encontro com a natureza animada ou inanimada dos objetos. O ser humano, então, como um sistema vivo, não é um receptor passivo de informações, mas as transforma e comunica. Ele realiza uma "computação" da realidade percebida, produzindo ideias, conceitos, noções e representações, assim como mitologias, religiões, crenças e teorias sobre os objetos e sobre si mesmo. Mas o que importa aqui ser pensado, em se tratando da psicoterapia e da natureza mesma do sofrimento psíquico, é seu embasamento, tanto nos aspectos biológicos quanto nos fenômenos subjetivos humanos. Em sua complexidade, não podemos reduzir o pensamento humano à sua realidade física, traduzida por conexões cerebrais e processos bioquímicos ligados ao funcionamento mental. Morin entende a subjetividade como resultante do fenômeno "bio-lógico", produzida no complexo "espírito-cérebro" que nos caracteriza como humanos. No humano, uma estrutura **lógica** emerge de uma base **biológica**, e retroage sobre essa mesma base. São, portanto, dimensões diferentes, embora interdependentes, e dessa maneira podemos entender como a psicoterapia ou o *mindfulness* chegam a mudar as conexões cerebrais.

Nesse sentido, Morin é um dos pensadores da contemporaneidade que pensam o ser humano a partir da abordagem biopsicossocial. Segundo essa matriz de pensamento, o desenvolvimento físico e o psíquico ocorrem de forma interconectada, afetando-se mutuamente. Por sua vez, a linguagem e os códigos sociais se fazem presentes desde o início, já que a criança vem ao mundo inserida em uma família e em um contexto cultural. Assim, a comunicação por meio de palavras está presente desde os primórdios, ainda que não seja a principal forma de linguagem nos primeiros dois anos de vida. Antes de poder falar, a criança é falada por seus pais e por aqueles que se ocupam dela. No capítulo 13 "Prevenção em saúde mental perinatal: um olhar sobre o vínculo mãe-bebê", nos debruçamos sobre o nascimento da subjetividade humana a partir do encontro com seu semelhante. O que ocorre na interface do encontro? A palavra está cercada por todos os lados pelo afeto que enriquece o sentido do que deseja transmitir. Assim, a palavra se cerca de comunicações mímico-gesto-posturais e é impregnada por sensações diversas, por modulações da voz, timbre, pelo ritmo das trocas, pela capacidade de continência, pela sintonia afetiva, pela capacidade de reconhecer, pela mutualidade e capacidade de "brincar" do ambiente. Quando pensamos na questão "O que pode a palavra nas intervenções psicoterapêuticas?", é preciso lembrar que a palavra na psicoterapia não se trata de qualquer palavra. É a palavra que tem um significado desde que inserida em um contexto especial, o contexto terapêutico, que é o contexto da relação interpessoal.

Assim, para ter algum efeito terapêutico, é preciso que a palavra se faça presente em um clima e uma ambiência afetiva, onde reine a empatia, onde não existam julgamentos morais, mas sim curiosidade e interesse em descobrir e construir significados compartilhados. É assim que entendemos o sentido do "brincar" com a palavra, a qual pode ser ouvida e dita de muitas maneiras, despida de seu sentido comum e transformada; relativizada. Em uma psicoterapia, quando um terapeuta cognitivo explora uma crença, ou quando um psicanalista busca o sentido inconsciente de um ato falho, temos a plasticidade da palavra colocada a serviço do ganho de compreensão sobre a experiência subjetiva do paciente.

Na verdade, poder ser escutado por alguém que é capaz de suspender julgamentos morais e fazer contato com nossos aspectos mais estranhos é transformador. O *setting* ou "enquadre" que faz parte de todo processo de psicoterapia pode ser mais aberto ou mais fechado, mas sempre busca estabelecer algumas regras que sirvam para garantir a relação de confiança, empatia e espelhamento, de modo a facilitar a criação do ambiente confiável, favorável às mudanças e à simbolização.

A psicoterapia convida ao encontro com um outro – o psicoterapeuta – e aposta no poder de transformação que o encontro com a alteridade pode produzir, ampliando a capacidade de o paciente lidar com as próprias emoções.

Por meio do uso das palavras, narrando histórias agradáveis ou desagradáveis, podemos trazer à tona memórias esquecidas que podem transformar tanto quem fala como quem escuta. Por outro lado, ao falar a alguém, também escutamos a nós mesmos. E no delicado exercício de relembrar, nem sempre as memórias chegam com facilidade... por vezes, é preciso escavar nossas memórias para encontrar palavras, afetos, sentimentos, emoções, sensações... Tarefa, por vezes, árdua.

O PACIENTE

Quando uma pessoa busca tratamento em psiquiatria ou psicoterapia, o que está em jogo é a perplexidade diante do que é, para ela, enigmático: um sofrimento que não é pensável ou compreendido e que ela não consegue transformar. Por que buscar qualquer tipo de terapia? A terapia medicamentosa e a terapia pela palavra se encontram na dimensão do encontro intersubjetivo: procura-se o médico, que pode dar um nome àquilo que me transtorna, ou o psicólogo, que pode me ajudar a lidar com isso, transformar esse sofrimento.

Uma vez que precisamos de um "outro" para narrar e nomear nossas emoções desde o início, a subjetividade humana se dá em um processo de mão dupla: eu sou um outro para mim mesmo e, ao mesmo tempo, sou o "outro" desse alguém que me interpela, quando me relaciono com o mundo. O psiquiatra, para diagnosticar e estabelecer uma propedêutica, precisa ouvir, de cada paciente, a sua maneira particular de experimentar os afetos. E vai perceber que aqui há um delírio, ali uma depressão, a depender do que o paciente puder mostrar de si, pela linguagem ou comportamento.

Na psicoterapia, o paciente busca a escuta empática para nomear e conhecer suas emoções; aquilo que, do mundo, o **afeta** de algum modo. Quando um paciente busca a psicoterapia? É claro que alguém pode buscar essa ajuda simplesmente porque deseja se conhecer melhor. Mas, em geral, essa busca acontece quando seu modo de estar no mundo e lidar com as pessoas está falhando, trazendo sofrimento a si ou aos outros, "atrapalhando" seus projetos de vida. A dor psíquica dói tanto quanto a dor física; como dizia Fernando Pessoa: "Há doenças piores que as doenças/Há dores que não doem, nem na alma/Mas que são dolorosas mais que as outras/Há angústias sonhadas mais reais/Que as que a vida nos traz, há sensações/Sentidas só com imaginá-las/Que são mais nossas do que a própria vida"[7]... Tal é a **materialidade** da realidade psíquica! Em muitos momentos, o colapso das defesas que construímos contra a angústia nos faz buscar o auxílio das terapias ou medicamentos. O jeito de pedir ajuda pode variar de pessoa para pessoa; nem sempre há cura, mas, muitas vezes, a busca pelo alívio do sofrimento.

Às vezes, o sintoma se apoia em uma estrutura de personalidade ou temperamento. Às vezes, pode estar ligado a uma situação e até ser produzido pelo ambiente. A psicoterapia pode auxiliar, inclusive, o sucesso das terapias medicamentosas porque o homem, objeto desse tratamento, tem sua subjetividade e precisa entender o próprio diagnóstico. Gabbard[8] faz referência ao duplo papel da psicoterapia em relação aos sintomas e transtornos que afetam a saúde mental. Para esse autor, os bons encontros em psicoterapia favorecem o tratamento psiquiátrico e promovem a psicoeducação, mas também têm uma efetividade direta sobre o sintoma, mudando conexões cerebrais. Podemos mudar o pensamento, mudar a forma de ver os problemas e, ao acessar as emoções, dar-lhes um sentido e uma direção. Para a maioria das doenças mentais, a combinação de psicoterapia e medicamentos é melhor que qualquer um deles isoladamente. Porém, há um campo específico da psicoterapia, compartilhado com as outras modalidades do encontro humano, dentro daquela tradição que reconhece o valor das narrativas e dos mitos para o equilíbrio do ser.

O PSICOTERAPEUTA

Seja um psicoterapeuta, seja um psicanalista, o terapeuta da palavra se aproxima do clínico em muitos sentidos, pois é aquele que acompanha, que "toma conta" da vida psíquica do paciente. O terapeuta introduz a alteridade e a **função terceira**, pois escuta **de um outro lugar**. É um outro sujeito, embora seja também um semelhante. Sua alteridade é importante para que sua escuta possa realizar a função de espelho – ele reflete para o paciente o que está escutando. Mas, por não ser um espelho perfeito, o psicoterapeuta introduz um novo ângulo na narração do paciente. Ao me narrar, eu me escuto... algo revolucionário, pois em geral vivemos de forma automática, sem essa preciosa escuta. Levar alguém a escutar-se, ver-se, sentir-se deveria ser um dos objetivos de qualquer psicoterapia. Essas reflexividades (escutar-se, ver-se, sentir-se) são o início de todas as transformações nesse campo. Aprendemos que, se a "palavra pode alguma coisa", se ela tem algum poder terapêutico, é somente quando se torna mensageira da capacidade de "se escutar, se ver e se sentir".

Teremos oportunidade, nos próximos capítulos, de falar sobre a banalidade que a palavra tem atingido em nossos tempos. Quando pensamos na questão das mídias, dos excessos que atravessam a subjetividade contemporânea, percebemos que os três tempos do processo analítico (o tempo do olhar, o tempo de compreender e o momento de concluir)[9] têm sido substituídos por um tempo que se fragmenta, se atomiza e acelera, sem deixar brechas para a reflexão. No capítulo 12 "Maternidades nas redes", considera-se a necessidade de mediação para os grupos de mulheres e *blogs* sobre maternidade. "São essas pessoas que recebemos cotidianamente em nossas clínicas que se sentem tomadas por algo que lhes ocorreu, incapazes de formular questões acerca do seu estado, de implicação com sua história, com as repetições que insistem em sua vida. Clamam para que o profissional que as recebeu diga-lhes 'o que fazer'".

Ora, a psicoterapia não se faz para dizer às pessoas "o que fazer", mas sim para ajudá-las a se conhecer melhor. Nesse sentido, as abordagens podem ser mais ou menos diretivas. Contudo, mesmo quando o paciente se apropria de instruções e técnicas aprendidas com o terapeuta, essas técnicas só têm algum efeito quando fazem sentido para ele. Afinal, pensar "demora", sentir é complicado e compreender algo novo exige daquele que aprende um esforço, uma disposição para se "desacomodar" das certezas conhecidas e se abrir para a aprendizagem. Nosso psiquismo precisa de tempo para processar as experiências. Às vezes, a hora semanal de psicoterapia é a única em que, verdadeiramente, um sujeito se interroga sobre si mesmo.

Então, quem é o psicoterapeuta? Dentro de uma enorme variedade de linhas de trabalho e dispositivos formais, encontramos as terapias de grupo, as corporais, a terapia do brincar, as abordagens familiares, cognitivas, sistêmicas, a arteterapia, entre tantas outras. Da mesma maneira, os enquadres podem variar. Mas há uma disposição de espírito particular que deve estar presente em todos esses clínicos: o olhar singular voltado para a psique humana.[4]

É possível que a maioria dos psicoterapeutas concorde com a insuficiência da teoria para dar conta do encontro clínico (e do funcionamento psíquico). A teoria (como Morin salienta em seus escritos) é somente um apoio para dar conta de um ou outro aspecto da (hiper)complexidade humana, impossível de ser apreendida de um jeito único. Mas precisamos das teorias, pelo menos por duas razões. Nossos conhecimentos dão base às nossas intervenções, dentro dos preceitos éticos e das técnicas aprendidas com aqueles que vieram antes de nós, em uma determinada tradição. As teorias também nos ajudam a lidar com o desconhecido, a angústia e o desconforto do encontro com a alteridade, que faz parte de todo processo verdadeiro de psicoterapia. "Conheça todas as teorias, domine todas as técnicas, mas, ao tocar uma alma humana, seja apenas outra alma humana"... Essa frase atribuída a Jung[10] salienta a importância e o comprometimento necessários ao nosso trabalho, na linha do que muitos estudos demonstram: como o próprio **vínculo** é terapêutico, nossa responsabilidade não é pequena. O vínculo pode ser tomado como um fator **independente** em relação à competência técnica ou linha de trabalho adotada pelo terapeuta. Podemos considerá-lo inserido nos preceitos mais gerais de uma ética do cuidado, que deve nortear todo tipo de ação humana direcionada a esse fim.

Mas o que seria, enfim, uma ética do cuidado?

Notadamente, a palavra "cuidado" indica, segundo sua derivação do latim, **cura**, mas também desvelo, preocupação, inquietação pela pessoa amada ou por um objeto de estimação. Outros desdobramentos da palavra cuidado são estudados pela etimologia, que aponta para sua outra origem quando deriva de *cogitare-cogitatus*, que significa cogitar, pensar, dar atenção, mostrar interesse, revelar atitude de preocupação. Assim, pode-se perceber que essas significações estão intimamente ligadas, quando compreendemos como estão entrelaçadas pelo modo de ser de quem cuida. Na origem da palavra cuidado, então, encontramos um conjunto de ações estimulado pelo desvelo e pela preocupação advinda do laço afetivo construído com o outro, por parte do cuidador.

Nesse sentido, o cuidador sempre revelará sua postura ética ao cuidar. Entretanto, para que isso possa acontecer, é preciso navegar, segundo Foucault,[11] pelas águas da **prática de si**, para que o cuidador possa se transformar e elaborar de tal forma que atinja um certo **modo de ser**. Esse é um processo que depende da disponibilidade interna do cuidador para trabalhar a si mesmo, em vez de reproduzir uma lógica moralizante e condutas norteadas por "verdades" e julgamentos limitantes acerca de si mesmo e do outro.

SAÚDE MENTAL FEMININA: POR UMA ÉTICA DO CUIDADO À MULHER

A palavra não pode tudo. Quando está muito escuro, ela pode trazer alguma luz para quem sofre... mas a dor iluminada, ainda assim, continua a existir. Em situações radicais, a narrativa é uma tentativa de derrubar muros e construir pontes para tecer a esperança do futuro. No entanto, para que seja possível escutar, cuidar e sentir, é imprescindível que se possa suportar o estado de desorganização, as dores e silêncios das mulheres que chegam para ser atendidas após um ataque de ansiedade, queixando-se de uma dor pélvica que não passa, com sintomas de depressão pós-parto ou escondendo escarificações em seus braços. São mulheres cujos sintomas transbordam sobre seus corpos e que não encontram alento nas palavras que lhes parecem sem sentido, vazias, inúteis.

Na escrita deste capítulo, ao pensar sobre **o que pode a palavra**, deparamos com o que a palavra não pode. E encontramos, além dessas situações radicais, algo que deve exigir muito de nós, já que nunca deixamos de ser testemunhas de um tempo. Assim, ouvindo narrativas de mulheres, é espantoso encontrar, mesmo depois das tantas conquistas do feminismo, o ideal da perfeição do corpo e da maternidade disfarçado sob as queixas mais diversas. Dar lugar à tessitura dessas narrativas significa, da parte do cuidador, a disposição para descontruir os estereótipos femininos e testemunhar a construção de um fazer sentido que nada tem a ver com a perfeição, ou com o ideal de "mulher-maravilha".

Assim, a crença de que o gênero feminino está ligado à submissão, à incompletude e ao sacrifício é muito gritante na clínica das mulheres que apresentam questões de saúde mental. São gritos que não podemos escutar se entendemos como naturais as construções de gênero que colocam a mulher do lado da insuficiência. A ideia da desconstrução como método, desenvolvida pelo filósofo Derrida,[12] nos faz ver como as representações sociais do feminino privilegiam definições reducionistas, inclusive com o aval da ciência, compondo crenças e mandatos que desde há muito têm ligado o gênero feminino a uma série de conotações negativas. O sexo frágil, o instinto materno, a capacidade **natural** para cuidar de tarefas domésticas, de ter filhos e cuidar deles etc., formaram as concepções sobre a mulher que se infiltraram no imaginário social e no modo de ser mulher. Esses discursos estratégicos naturalizam o lugar socialmente construído para subjugar a figura feminina e produzem, na prática, o domínio masculino sobre a mulher, bem como as situações de violência com as quais deparamos, com frequência, na clínica.

O que pode a palavra diante das construções de gênero?

Pensar essa questão é buscar entender o que pode a palavra diante do parto e da amamentação idealizados, do mito do amor materno, que não dá lugar à ambivalência constitutiva, da busca pelo corpo jovem e magro e pela disposição para cuidar de tudo e todos, sem nunca pedir ajuda. E ainda: o que pode a palavra diante dos pactos estabelecidos entre a mulher e seu parceiro íntimo violento? Precisa-se, para isso, do ambiente acolhedor e da escuta de um outro, preocupado em entender as necessidades particulares da mulher que acessa o serviço de psicoterapia. Porém, no cenário do cuidado, as mulheres se encontram no grupo mais amplo das gestantes, dos que estão envelhecendo; são a maioria dos pacientes que se queixam de depressão, dor crônica, abusos, violência, discriminação. Quem escuta a mulher deve estar disposto a se engajar na singular tessitura de um terreno fértil para novos frutos, ao permitir que aquelas que chegam ao serviço de saúde, desejosas de narrar seu sofrimento, encontrem uma escuta eticamente comprometida com a desconstrução das ideias que se construíram, ao longo do tempo, sobre o que é ser mulher.

Em um tratado sobre a saúde mental feminina, o que falta dizer? Que verdades sobre a mulher precisamos examinar e desconstruir? Quais são os limites que as representações sociais do feminino impõem a todos nós (homens e mulheres), imersos em uma cultura que atribui um valor tão diferente ao masculino e ao feminino? Se faz parte do processo de formação do terapeuta o autoconhecimento, uma vez que suas intervenções dependem de neutralidade e empatia, é importante pensar de que modo as representações sobre o feminino atravessam os que se propõem a cuidar.

Enfermeiros e enfermeiras, médicos e médicas, psicólogos e psicólogas, doulas, terapeutas, juristas, educadores... Desde o lugar de escutadores de histórias de vida narradas por mulheres, nas instituições, nos hospitais, no consultório ou no cotidiano, somos testemunhas de diferentes situações que envolvem a violência de gênero, a submissão e o abuso da mulher. Essa violência, que continua a ocorrer de forma mais ou menos implícita em nossa sociedade, prossegue sem ser traduzida. Assim, compartilhar fatos de vida com o profissional do cuidado é uma oportunidade buscada pelas mulheres para a construção conjunta de um espaço de elaboração. Conosco, essas mulheres buscam palavras para nomear, muitas vezes pela primeira vez, suas mais dolorosas experiências.

Ao escutá-las, deparamos com a difícil duplicidade de nossa tarefa. Por estarmos dentro da mesma cena sociocultural, em nossa condição de mulheres-profissionais, que vivem no âmbito das mesmas crenças e valores, carregamos também a nossa "identidade feminina". Trata-se de uma identidade socialmente unificada, composta de narrativas e representações. Mesmo nos dias atuais, depois de importantes transformações no papel e na posição da mulher em nossa sociedade, ainda carregamos o peso dos discursos sociais que insistem na "essência feminina", na "natureza feminina", na "função cuidadora da mulher".

Nesse sentido, resta-nos colocar em análise a identidade feminina que, afinal, resulta da política de exclusão do feminino ao longo da história, a qual desvalorizou a mulher para valorizar o homem e promoveu o apagamento das diferenças, das singularidades e das multiplicidades. O encontro terapêutico, nesse sentido, possibilita que cada mulher possa (re)dizer-se a si mesma com suas próprias palavras, em sua forma única, diante de alguém que a escuta com sensibilidade e atenção. Afinal, a aposta é na interação com o outro, pois a partir do outro a mulher pode desvelar-se para si mesma. No espaço de narração, nós, psicoterapeutas, devemos dar voz a cada mulher, dar licença para que a mulher possa narrar, à sua maneira, os acontecimentos vividos.

OS LIMITES DA PSICOTERAPIA

Em qualquer processo psicoterápico, assim como em qualquer campo de cuidado, a cura, muitas vezes, não acontece. Nesse sentido, nunca é demais recordar o juramento hipocrático: consolar sempre, aliviar quando possível. Já que a cura muitas vezes não depende apenas do nosso desejo de ajudar, cabe pensar a dimensão da reserva[13] que deve fazer parte de todo encontro humano. As duas posições do cuidador, diante daquele que sofre, são: a presença implicada, que envolve o acolhimento e os processos ativos do cuidado; e a presença reservada, que consiste em dar tempo e espaço ao outro, saber esperar e manter-se disponível para ele, sem intromissões excessivas. A dimensão da reserva é a outra face da nossa prática, que ilumina os limites da psicoterapia e do alcance de nosso trabalho. Aliás, o que poderíamos entender como **cura** em psicoterapia? A mulher, que está sempre mudando, nos ensina, por sua própria natureza, que nunca se pode atingir um estado de ausência de conflito. Em se tratando do psíquico, são muitas as emoções, que pensamentos imperfeitos e poucas palavras não conseguem abarcar. Mas, como disse a criança, **"se você fala, fica mais claro"**. E é isso que pode a palavra na psicoterapia.

REFERÊNCIAS

1. Freud S. Três ensaios sobre a teoria da sexualidade. In: Freud S. Obras completas v. 6. Trad. Souza PC. São Paulo: Companhia das Letras; 2016. p.146.
2. Bosi E. Memória e sociedade: lembranças de velhos 3. ed. São Paulo: Companhia das Letras; 1994. 488p.
3. Neto AN. Amor que também é ódio, ódio que implica amor: notas sobre a ambivalência. In: Neto NA, Mansano SRV. organizadores. Paixões tristes: retratos contemporâneos. São Paulo: Via Lettera; 2102. 120p.
4. Roussillon R. Manual da prática clínica em psicologia e psicopatologia. Trad. Souza PS. São Paulo: Blucher; 2019. 324p.
5. Damásio A. Sentir e saber: as origens da consciência. São Paulo: Companhia das Letras; 2022. 200p.
6. Sacks OW. Um antropólogo em Marte: sete histórias paradoxais. Trad. Carvalho B. São Paulo: Companhia das Letras; 1995. 331p.
7. Pessoa F. Obra poética: volume único. 13. ed. Coimbra: Nova Aguilar; 1994. p.186.
8. Gabbard GO. Psiquiatria psicodinâmica na prática clínica. 5. ed. Trad. Rodrigues FS. Porto Alegre: Artmed; 2016. 652p.
9. Gurski R, Pereira MR. A experiência e o tempo na passagem da adolescência contemporânea. Psicol USP. 2016;27(3):429-40.
10. Ribeiro JP. Psicoterapia: teorias e técnicas psicoterápicas. 2. ed. São Paulo: Summus Editorial; 2013. 264p.
11. Foucault M. História da sexualidade III: o cuidado de si. 8. ed. Trad. Albuquerque MTC. Rio de Janeiro: Graal; 1985. 246p.
12. Derrida J. A escritura e a diferença. Trad. Silva MBMN. São Paulo: Perspectiva; 2002. 256p.
13. Figueiredo LC. As diversas faces do cuidar: novos ensaios de psicanálise. São Paulo: Escuta; 2009. 232p.

CAPÍTULO 9

A mulher e o tempo: abordagem em contextos particulares do ciclo de vida feminino

Arianne Monteiro Melo Angelelli
Camila Muniz de Souza Pedro
Denise Mendes Gomes
Juliana Emy Yokomizo
Vera Ferrari Rego Barros

> A árvore não é semente, depois caule, depois tronco flexível, depois madeira morta.
> Para conhecê-la, é bom não a dividir.
> A árvore é essa força que desposa a pouco e pouco o céu.
>
> Saint Exupéry[1]

PONTOS-CHAVE

- A adolescência e o envelhecimento são momentos da vida da mulher que se ligam a crises normativas, relacionadas à necessidade de reformulação de aspectos subjetivos referentes à feminilidade, à passagem do tempo e aos papéis sociais.
- A adolescência contemporânea sofre a influência das mídias digitais e da "aceleração" que atinge vários aspectos da sociedade. Tais fatores dificultam as escolhas responsáveis e colocam os jovens em contato com os imperativos do "tudo ser" e "tudo fazer", que favorecem a difusão de papéis em oposição à consolidação da identidade.
- A identidade feminina é uma conquista. Durante a crise normativa da adolescência, a menina revê sua relação com a mãe e busca um saber próprio a respeito da feminilidade, questionando as representações culturais sobre o feminino. Por muito tempo, essas representações colocaram a menina do lado da "falta" e da necessidade de buscar uma completude imaginária, o que ligou a construção do gênero feminino à ânsia por objetos e saberes que pudessem lhe garantir essa completude.
- A menopausa simboliza um marco complexo, que leva a mudanças psíquicas, sociais e corporais, trazendo uma série de elementos que precisam ser ressignificados. Nosso contexto sociocultural cultua a juventude, a beleza e a aparência, associando perimenopausa e finitude. No entanto, nessa fase da vida, ao se libertar de certas obrigações para com família e trabalho, a mulher pode viver em conformidade com aspirações que, até então, tinham sido deixadas de lado.
- Embora na perimenopausa e menopausa a mulher deva fazer um luto em

relação a aspectos de sua fase reprodutiva e feminilidade, essa transformação pode vir carregada de aspectos como serenidade, sabedoria, aceitação e amadurecimento.

- É preciso compreender a "envelhescência" como uma fase do ciclo vital, como a infância e a adolescência. Em todas essas fases há perdas e limitações, mas também ganhos. Uma visão mais positiva da "envelhescência" é uma das grandes conquistas a serem alcançadas pelas mulheres nas próximas décadas, nas quais se projeta uma população cada vez mais feminizada e envelhescente.
- Várias abordagens e modalidades terapêuticas à mulher "envelhescente" abordam sintomas menopausais (inclusive em seus aspectos depressivos) e papéis sociais surgidos nessa fase (como ser cuidadora de familiares doentes). As psicoterapias buscam contribuir para o envelhecimento saudável, com cidadania, dignidade, autonomia e independência, proporcionando uma velhice sem estigmas.
- A terapia familiar permite que os membros da família compreendam de forma relacional os problemas que estão enfrentando, encorajando-os a compartilhar suas emoções e aprender a lidar com suas diferenças. As crises normativas do ciclo de vida feminino afetam a família como um todo. A terapia familiar permite a compreensão dos significados atribuídos a cada etapa, auxiliando no fortalecimento dos laços familiares e no enfrentamento dos conflitos inerentes a essas crises.

INTRODUÇÃO

O corpo da mulher é marcado por sua anatomia. Logo ao nascer, ao ser reconhecida como "menina", tem início uma série de tratamentos, expectativas e proibições ditados pelas normas sociais que determinam o que é esperado de uma mulher.

Da mesma maneira, o corpo da mulher é marcado pelo tempo. O período reprodutivo feminino, por ser datado, liga-se às marcas perceptivas da **menarca** e da **menopausa**. Essas marcas delimitam não somente a fase de fertilidade da mulher, mas também todo um campo de significados. Se esse corpo é o lugar de onde todos viemos – a nossa primeira casa –, não é difícil entender por que os mitos e os símbolos da cultura associam o corpo da mulher em fase fértil à terra, à vida e à fecundidade.

A ligação entre a mulher e a terra é representada na mitologia grega por Deméter, deusa da agricultura, cuja filha é raptada para as profundezas do Hades por três meses, todos os anos, trazendo o inverno sobre a terra, para ressurgir na primavera. Deméter, assim, revela-se a grande deusa da alternância da vida e da morte, que regulariza o ciclo da vegetação e de toda a existência.[2]

Assim, também o corpo da mulher se transforma todos os meses, nos anos de sua fase reprodutiva; transforma-se ainda mais na gravidez e quando chega a fase do envelhecimento. É da natureza desse corpo a alternância entre estações, representada pelo ciclo menstrual e a possibilidade de gerar; mas o feminino não se resume à sua concretude biológica. Se a mulher envelhece, o feminino que nela vive é essencialmente transformação e generatividade. É o feminino que amadurece em cada passagem da vida, que continua e resiste, para além das representações imaginárias que tentam encerrar a mulher dentro de espelhos.

Mas os espelhos estão presentes, sim, na vida da mulher, testemunhando suas faltas, limites e as marcas que o tempo vai fazendo em seu corpo. Nas fases de transição (adolescência, perinatalidade e menopausa), a mulher se olha no espelho e não reconhece seu rosto, sua silhueta e suas transformações. Em tempo de "muda", a mulher está vulnerável e precisa buscar referências atemporais: o tempo sentido como duração, não descontínuo, mas cíclico, em constante renovação. Sua essência é mudança e movimento; e, ao compreender a permanência da feminilidade, a mulher pode vivenciar a passagem do tempo de forma mais criativa. Ela vive permanentemente o paradoxo entre a busca pela estabilidade e sua natureza mutativa.

Neste capítulo, abordamos os efeitos do tempo na subjetividade feminina, por meio da reflexão sobre dois momentos do ciclo vital: a adolescência e o envelhecimento. Para pensar o cuidado à mulher nessas transições, buscamos costurar as diferentes tonalidades que fazem parte da prática clínica e da subjetividade de cada uma de nós, autoras deste capítulo, a fim de tecer uma linguagem não uníssona, porém harmônica. Como norteador para cada etapa a seguir descrita, tomamos a terapia familiar como referência e inspiração, já que essa visão nos permite olhar para a mulher e suas relações nesses momentos em que essas se tornam tão importantes.

ADOLESCÊNCIA

Quando pensamos em adolescência, a ideia de transformação logo nos vem à mente. Esse período se liga às mudanças corporais e psíquicas que levam a criança a se tornar um indivíduo adulto. A fase da adolescência é um dos momentos da vida em que o imbricamento entre a biologia e o social resultam em uma crise do desenvolvimento, pois o corpo muda, mas também novos papéis passam a ser exigidos dos jovens, pela família e sociedade, sem que eles se sintam plenamente preparados para isso.

Dos diversos autores que contribuíram para os estudos psicossociais sobre a adolescência, Erik Erikson é um dos mais referenciados. O psicólogo de origem alemã escreveu sua obra antes do advento da internet, mas presenciou muitas mudanças sociais e esteve sempre "antenado com seu tempo". Sua teoria do desenvolvimento considera o sujeito, antes de tudo, um ser social, cuja constituição é influenciada pelo ambiente. Olhando o ciclo vital como um *continuum*, cada fase desse ciclo lança as bases para as próximas etapas. Diferentemente de outros teóricos, para Erikson, a personalidade não se forma somente na infância e pode se modificar, em algum grau, por experiências posteriores. A cada etapa, o indivíduo enfrenta uma crise específica, que consiste na demanda entre as exigências internas de seu ego e as exigências do meio em que vive.[3]

Erikson define a adolescência como um momento de crise psicossocial em que se confrontam a **consolidação da identidade** e a **difusão de papéis**. Trocando em miúdos, é o momento em que a criança é chamada a se posicionar perante si mesma e o mundo. É a fase das definições, da busca da verdade, do exercício das escolhas sexuais e da escolha dos caminhos que se deseja (e se pode) seguir na vida, em consonância com o posicionamento do sujeito diante do laço social.

Dessa forma, se cada fase da vida envolve desafios específicos, a crise da identidade se liga tanto ao "ser" quanto ao "fazer". Assim, podemos entender como as escolhas afetivas e vocacionais – muito mais cerceadas e limitadas do que livres, como se costuma pensar – tendem a colocar o adolescente em um certo "perigo" subjetivo, pois ele vai experimentar, vai se arriscar e tentar romper com os ideais familiares para encontrar os próprios ideais. Assim, a magnitude da tarefa adolescente e as flutuações na força do seu ego podem levá-lo a comportamentos que beiram a psicopatologia no processo de formação da identidade.

Isso pode ocasionar alterações emocionais intensas, dificuldades no aprendizado social e afetivo e confrontos com autoridades e a lei. Os transtornos eclodidos na adolescência podem ser entendidos como formas de enfrentar, por um lado, as mudanças hormonais e afetivas e, por outro, protestar contra o laço social, quando percebido como opressor ou sem sentido.[3]

A contemporaneidade e a questão adolescente

Acreditamos que a contemporaneidade tem trazido ainda mais complexidade à passagem adolescente, favorecendo a **difusão de identidade** dos meninos e das meninas, em oposição à construção de um papel mais estável perante a sociedade e perante si mesmos.

Nesse sentido, apontamos um fenômeno que parece contribuir para essa situação: o prolongamento da adolescência. Meninos e meninas contemporâneos, **nativos digitais** de uma sociedade cada vez mais acelerada,[4] estão encontrando dificuldades em sua passagem à vida adulta. Assim, nossa época molda a experiência subjetiva desses jovens, cujos impasses relativos à capacidade de fazer renúncias têm acrescentado muita angústia às escolhas que precisam fazer nessa fase. Se pensamos esses jovens como "crianças crescidas", deixando as certezas da infância para trás, entendemos como pode ser difícil se lançar ao mundo em um contexto de falha ambiental. Hoje, a travessia para a vida adulta se faz em uma situação de insegurança cada vez maior.

Essa insegurança pode se ligar a vários fatores, dentre os quais destacamos o efeito da internet e das mídias digitais. Diversos autores têm contextualizado a "revolução" que a internet proporcionou a nossa vida, trazendo consigo a alteração subjetiva da percepção do **tempo** e do **espaço** de forma jamais experimentada antes. Associada a essa grande mudança, a quantidade de informações e signos aos quais o sujeito contemporâneo se vê exposto diariamente excede, em muito, aquela que existia em outras épocas. Não sabemos ao certo os efeitos desse excesso de estímulos sobre o cérebro dos nossos jovens. Alguns trabalhos têm associado a exposição a telas na infância a dificuldades de socialização;[5] outros alertam sobre a **cultura do déficit de atenção** e as "intoxicações digitais",[6] a sobrecarregar os pequenos com imagens e estímulos que excedem sua capacidade simbólica.

Essa junção de fenômenos, que se traduz na fluidez dos nossos tempos,[4] encontra os adolescentes em um estado de maior suscetibilidade aos excessos e incertezas ambientais. Eles precisam de referências seguras para lidar com seu psiquismo momentaneamente desorganizado, já que necessitam construir novos esquemas mentais para integrar sua pulsionalidade em transformação. Então, os **refúgios digitais** podem tanto facilitar esse processo como perturbá-lo, postergando o momento de enfrentamento e superação das dificuldades. Como isso pode ocorrer?

Quando esses refúgios permitem ao jovem o "apagamento" temporário de seu corpo para viver "nas redes" e "na nuvem", experiências de tentativa e erro para provar suas potencialidades, o espaço virtual pode ser usado de forma transicional. Nesse caso, o mundo virtual se torna mais uma ferramenta, entre tantas, utilizada pelo jovem para o enriquecimento do ego, a socialização e o brincar. Quanto mais novos, mais os adolescentes precisam da mediação dos adultos para aprenderem a usufruir o que a internet tem de bom, naquilo que ela permite de expansão da imaginação e comunicação humanas. Porém, é bastante comum que os jovens tenham seu amadurecimento dificultado pelas características do mundo digital.

Isso porque a falta de limites própria a esses espaços e a desorganização de seus ritmos pela adição a jogos e *gadgets* terminam por capturá-los em espaços que não facilitam as boas trocas e experiências. Então, os jovens ficam presos nessas redes, verdadeiramente "enredados" e paralisados, deixando de experimentar aqueles tantos "fazeres" que enriquecem o "ser" adolescente nesse período da vida. São jovens que passam horas demais em devaneios, jogos e aplicativos feitos para prender a atenção, fechando-se em um casulo protetor que não permite que "cresçam" ou se desenvolvam verdadeiramente.

Isso nos leva a uma segunda característica da nossa época, a "espetacularização" da vida e a **cultura do narcisismo**,[6] que dificulta aos jovens o estabelecimento de ideais factíveis para si mesmos. Crescer é mais difícil se a busca pela perfeição (característica do discurso contemporâneo, voltado à exigência de que "nada falte") rege não apenas o imaginário, mas também as trocas sociais. E isso é mais grave no caso dos adolescentes que consomem a internet, muitas vezes sem filtrar sua infinidade de estímulos, de modo a selecionar aquilo que possa fazer sentido e agregar significado para suas vidas.

Foge ao escopo deste capítulo discutir as engrenagens que, por meio do marketing da felicidade e da fluidez dos valores, têm trazido um aumento de angústia aos jovens. Mas é interessante pensar que, há cem anos, ao perguntarem como Freud entendia o amadurecimento, ele respondeu de forma simples: amar e trabalhar.[7] Poderíamos acrescentar a isso algo que a adolescência nos ensina: "curtir" a vida, buscar viver a vida de forma criativa e de uma maneira que valha a pena ser vivida. Acreditamos que, ainda hoje, as palavras de Freud descrevem o adulto maduro, mesmo que as formas de amar e trabalhar tenham se ampliado na contemporaniedade. Porém, essas competências não se atingem sem o atravessamento e a resolução da fase da adolescência.

Amar, relacionar-se sexualmente de forma adulta, responsabilizar-se por suas escolhas e lidar empaticamente com o semelhante; trabalhar, encontrar uma vocação... sem perder o prazer de viver! Não são poucos os desafios e tarefas desse momento da vida.

Será que era mais fácil ser adolescente há cem ou duzentos anos? A história nos ensina que essa pergunta é difícil de responder, já que a adolescência, como a entendemos hoje, é uma "invenção" da modernidade[8]. Em outras épocas, as crianças passavam rapidamente à fase adulta, logo após a puberdade. Isso nos faz atentar para a influência do social na subjetividade humana.

Nos dias de hoje, são fatores culturais que determinam o prolongamento da adolescência, pois ser independente e responsável, na sociedade atual, exige um investimento prévio em formações e estudos que retarda a saída dos jovens da casa dos pais.

Ainda que esse panorama não se aplique a todas as sociedades e estratos sociais dentro de um mesmo grupo, surge um "mal-estar" ligado ao crescer em um mundo competitivo e com valores em transformação. Esse panorama dificulta a transição adolescente de forma geral, mas estabelece obstáculos e impossibilidades muito mais críticas quando se trata de adolescentes em situação de vulnerabilidade social.

E, assim, ouvimos a letra da canção dizer que "há tempos são os jovens que adoecem",[9] expressando o que encontramos em números: aumento das taxas de suicídio[10] e da prescrição de psicofármacos para os mais jovens,[11] além de níveis alarmantes de transtornos como a depressão, a anorexia nervosa, a bulimia e o *cutting* (automutilação) em meninos e meninas mal saídos da puberdade. Resta agora tentar articular as particularidades contemporâneas à questão feminina, quando ligada ao período da adolescência.

A identidade feminina: aspectos psicodinâmicos

Já que entendemos a adolescência como um período de consolidação identitária, em se tratando das meninas é importante pensar como se constrói a identidade feminina. Esse é um tema complexo, na medida em que existe um entrecruzamento entre a noção do feminino e as construções de gênero existentes em nossa cultura. Na verdade, é muito mais difícil do que pode parecer definir os termos "masculino" e "feminino", os quais se desdobram em muitos significados, conforme suas vertentes biológica, sociológica, cultural e simbólica. Eles podem ser tomados, por exemplo, em relação a uma suposta atividade/passividade ou segundo as diferenças biológicas e anatômicas entre os sexos. Porém, uma análise mais detalhada encontra grande sobreposição entre as noções de masculinidade e feminilidade e os papéis sociais, aprendidos desde cedo na vida. Assim, para fins de nossa exposição, partimos da ideia de que a identidade feminina é uma construção cujos aspectos psíquicos, culturais e biológicos não podem ser totalmente separados um do outro.

Gostaríamos de propor essa construção como o **enigma** que toda menina, ao se tornar adolescente, busca resolver para poder se sentir verdadeiramente mulher – e um ser humano.

Ser mulher não é ser passiva, não é ser mãe, não é ser esposa ou amante; e a feminilidade não se resume tampouco ao encanto da juventude. A adolescente, contudo, sai em busca de referências para construir imaginariamente um modo de lidar com seu corpo, desejos e relações. A adolescência da menina é o momento em que ela se pergunta: "O que faço agora com essa tal de 'feminilidade' que venho construindo desde que cheguei ao mundo?" Essa pergunta passa, necessariamente, pela busca dos ideais culturais e pela revisão da relação da menina com a mãe.

Vamos nos ater, primeiro, a esse último quesito, visitando a primeira relação da menina e utilizando, para isso, um referencial psicodinâmico.[12] Segundo esse referencial, entendemos que o primeiro amor da menininha, em geral, é sua mãe, a pessoa que dela cuida no começo da vida. A natureza desse "amor primeiro" pode nos ajudar a compreender, pelo menos em parte, a tendência feminina às flutuações de imagem, já que essa "flutuação" se liga à força da ligação da menina com a mãe. Isso ocorre porque, dada a identidade feminina, a mãe é o primeiro modelo da filha. Então, é necessário um longo processo de individuação, para que a menina possa adquirir um contorno próprio, o qual se torna mais crítico na fase da adolescência. Assim, as flutuações de imagem, comumente encontradas na clínica da saúde mental feminina, se ligam à pouca discriminação existente na relação da menina com a mãe. Na verdade, no nível psíquico, é comum que mãe e menina se "misturem" e confundam, justamente por serem, ambas, mulheres. Presenciamos, na adolescência, os esforços que a garota precisa fazer para se separar de sua mãe e tentar descobrir quem é, de fato – muitas vezes entrando em oposição franca com essa figura.

Olhando mais de perto esses movimentos de oposição, notamos como esses movimentos muitas vezes se ligam ao aspecto profundamente ambivalente da relação mãe-filha.[12] Isso ocorre porque a mãe, tão adorada, também é aquela que decepciona a menina quando se volta a outros interesses. Dependendo da maneira como essa ambivalência (amor e ódio) é elaborada pela dupla mãe/menina, a filha pode se constituir como pessoa sem ter estabelecido, para si mesma, um contorno seguro, suporte de sua posterior diferenciação. É por isso que a mulher depende, em grande parte, dos recursos psíquicos maternos para ganhar aquele "contorno" que dará base às suas aquisições posteriores, formadoras de sua identidade. Assim, a mãe da menina pode (ou não) ajudá-la nesse processo tão delicado de constituição.

O fato de a mãe ter outros interesses também se liga a uma certa ambiguidade dessa figura primordial, que, aos olhos de sua menina, está sempre dividida entre a posição **materna** e a posição de **mulher**. É essa misteriosa dualidade da mãe que leva a filha à primeira percepção da feminilidade como **enigma**. O enigma do desejo da mãe faz com que a menininha pergunte a si mesma: "O que quer a minha mãe?" ou, ainda, "O que, afinal, a minha mãe quer de mim?"

De muitas maneiras, a mãe que se liga aos cuidados difere da mulher sexual e desejante, cujo interesse se volta para uma outra figura **adulta** – a qual, pelo menos no nível da fantasia da pequena criança, costuma ser o seu pai. O desejo da mãe por alguém tão diferente da filha impede ambas de se fecharem em uma relação de dualidade – sendo assim saudável e constitutivo para o psiquismo de ambas.

Se pensamos o feminino sustentado pela mãe como sendo, então e desde sempre, um lugar que não se fecha, não todo vinculado à maternidade e não todo assujeitado ao desejo do **outro**, podemos entender como a construção da feminilidade, a princípio, **está em aberto**, para toda menina. O **outro** do desejo materno é aquele "terceiro" que existe entre a menina e a mãe, impedindo que se confundam uma com a outra*.

* O terceiro que existe entre a mãe e a menina não seria necessariamente o pai, ou um adulto masculino, mas sim todos os outros objetos de amor da mãe que fazem a menina perceber que as duas não se bastam em uma relação dual e exclusiva de amor. É claro que o pai, quando presente, pode ter um papel fundamental nesse processo, como discutimos logo adiante neste capítulo.

Assim, dependendo do arranjo familiar e psíquico que vai se constituir nas primeiras relações da menina, aquela duplicidade da posição materna (mãe e mulher) serve como **ponto de partida**, mas não oferece um **ponto de chegada** à filha que está se tornando uma mulher.

No ponto de partida, está o desejo da menina de "ser tudo para a mamãe" e tornar-se igual a ela, em todos os sentidos. Mas o ponto de chegada, que corresponde à construção subjetiva de uma feminilidade própria, terá de ser construído por cada mulher, marcando sua transição para a vida adulta, iniciada na puberdade:

> Desde que nasce, o discurso social, fundamentando-se na diferença anatômica dos sexos, atribui à menina uma primeira identidade sexual: "é uma mulher". Ao longo da infância, ouve, com grande expectativa, a mãe dizer: "Quando você for uma mulher", não sabendo exatamente o que a espera. Na puberdade, ela ainda escutará "Agora, você é uma mulher", mas ela ainda não encontrará uma referência para sua identidade feminina. A filha terá de percorrer todo um caminho para que essa atribuição "é uma mulher" faça sentido para ela.[12]

Assim podemos resumir a crise que se inicia na puberdade da menina: diante das intensas transformações corporais, o que chamamos de adolescência traz o tempo da significação, da apropriação subjetiva das mudanças no corpo, das novas formulações da imagem sobre si e da construção de um "saber fazer" que só será útil se for singular, particularizado. Assim, a mocinha que cresceu agora vai poder encarnar aquela dualidade feminina **em si mesma**.

É importante salientar, nesse processo paradoxal em que a menina ao mesmo tempo questiona e confirma seu elo com a mãe, a questão que, do ponto de vista psicológico, poderia ser assim formulada: "O que o mundo espera de mim e como serei novamente alvo do amor que julgo ter perdido com o desfecho de minha infância?"

Sim, porque o maior risco de crescer muitas vezes se liga ao risco de perder o amor. Saber "o que o mundo espera de mim" é uma pergunta que se coloca para a menina de forma dolorosa, pois ela precisa saber o que fazer para conquistar o amor, agora a partir desse novo lugar. Ela deseja ser aprovada pelo seu grupo, atender às expectativas do que significa ser mulher e, principalmente, fazer tudo isso sem perder o aconchego dos pais, sem provocar a inveja materna, sem romper demasiadamente com seus pontos de ancoragem dentro da família...

Se a menina ficar demasiadamente presa à busca pela satisfação do desejo materno, mesmo que desloque esse anseio para outros objetos, então a imagem ideal de plenitude – que nunca falte e que nunca falhe – irá mantê-la cativa na busca por reconquistar aquele amor idealizado da infância. E é aí que os ideais culturais podem entrar, contribuindo ainda mais para a difusão de identidade da adolescente.

Agora que pudemos tratar da relação da menina com a mãe, uma das raízes da sua busca de completude, podemos pensar de que modo a imagem da mulher ideal, que convoca insistentemente o reconhecimento do olhar de um "outro" para atestar sua feminilidade, é alimentada pela nossa cultura.

As representações culturais do feminino e seu impacto no psiquismo da adolescente

Diversos autores têm relacionado os sintomas ligados à imagem, bem como a busca da completude, tão marcante para as meninas, à influência do imaginário social. Este, por muito tempo, **associou o feminino à falta**. A particularidade do ser mulher, quando ligada imaginariamente a essa "falta", se liga ao aprisionamento feminino à dimensão especular das redes sociais. Segundo Rassial,[13] há na adolescência feminina uma maior regressão narcísica, que coloca no olhar do outro a valorização da própria imagem. Percebemos essa questão da premência do olhar do outro quando observamos, nos grupos de adolescentes, a intolerância às diferenças, acentuando impasses e conflitos advindos do sentimento de não conformidade e exclusão. A inadequação e o "sentimento de não fazer parte" atravessam as fantasias femininas, remetendo as garotas às representações de passividade, fraqueza e fragilidade em sua relação com o que lhes parece faltar... Porém, não podemos entender essa "fragilidade feminina" sem considerar os resquícios dos muitos anos da organização patriarcal, que reforçaram, de muitas maneiras, o valor das diferenças imaginárias entre o homem e a mulher.

Essas diferenças imaginárias dizem respeito, justamente, ao que colocamos na primeira frase do nosso texto, quando afirmamos que a identidade da menina é marcada por sua anatomia. Desde a primeira ultrassonografia ou exame de sexagem, quando se determina o sexo fetal, até a visão da genitália do bebê menina no momento do nascimento, existem representações culturais e imagens que, a partir do inconsciente dos pais, passam a atuar sobre a futura mulher.

Nossa cultura representou, por muito tempo, o masculino como o polo da potência, como se a presença do pênis, imaginariamente, conferisse a completude ao menino. Já a vulva da menina, ligada então à incompletude e à falta, gerou uma marca que deu base a muitos dos sentimentos femininos ligados à necessidade de completar, disfarçar ou esconder sua essência. O mercado da beleza e da moda certamente não deixou de perceber nessa questão uma oportunidade de vender para as meninas a promessa da felicidade, por meio de uma completude que se pode "comprar", forjar ou aprender em infinitos tutoriais e produtos ofertados para as adolescentes.

Dessa forma, as mídias acabam por reforçar uma suposta incompletude feminina, contribuindo para o estabelecimento dos distúrbios ligados à imagem que observamos na clínica. Os ideais de magreza, os transtornos alimentares, o medo do fracasso e da depreciação, a ansiedade e compulsões alimentares não dão conta de preencher o vazio não só do corpo, mas de um saber sobre si: um "vazio" que a cultura, infelizmente, vem reforçando por muito tempo. Quando a menina está inserida em um ambiente que desvaloriza a feminilidade, ela pode ter dificuldade de atrelar a imagem de seu corpo a uma representação satisfatória e prazerosa. Todas essas questões refletem a angústia de se ver desamparada na construção de uma identidade para a qual a menina nunca parece encontrar uma resposta definitiva.

Felizmente, as representações que ligam o feminino à falta têm mudado ultimamente, e a presença da vulva, que causava estranhamento por representar a ausência de um pênis, hoje ganha espaço atrelada às imagens da potência feminina, da mulher mãe, da mulher que ensina, da mulher que cuida, da mulher que é bela e sensual. A cultura passa a veicular também ideias sobre a fortaleza da mulher, distante daquelas representações que a ligavam à ideia do "sexo frágil". Assim, os números mostram que a maioria das cadeiras das universidades já são femininas*. A mulher de hoje nasce marcada para fazer a diferença, transformando nosso mundo por meio das histórias que vem construindo.

Essa grande transformação, porém, não se estabelece de forma homogênea nas sociedades e classes e se expressa particularmente no meio social mais imediato da família. A família é, talvez, a esfera mais conservadora da sociedade, fazendo a ligação do indivíduo com o mundo e do passado com o presente. Essa ligação com o passado se faz pela manutenção de hábitos que resistem diante das grandes mudanças sociais e da manutenção de valores pelos quais a família busca, de alguma forma, proteger o indivíduo, dando-lhe um sentido de continuidade. Embora a família, na maioria das vezes, esteja apenas buscando manter sua coesão e seus valores, é nela que encontramos os maiores movimentos de reação à mudança. Por isso, em muitos lares, a flexibilização dos papéis de gênero tem sido vivida como uma ameaça aos "bons costumes", gerando, aqui e ali, movimentos conservadores – dentre os quais, aqueles que buscam traçar linhas claras entre o que é tipicamente masculino e o que é exclusivamente feminino. Um dos efeitos desse movimento conservador é a defesa de um modelo de família no qual, de modo sutil, o campo doméstico e do cuidado com os filhos é associado ao "bom modo de ser menina", de modo que as mulheres podem até mesmo ser retiradas da universidade ou desencorajadas a estudar – "Para quê?" Movimentos conservadores que se ligam ao cerceamento das realizações femininas podem ser lidos como tentativas de apagar e minorar a criatividade, generatividade e potência femininas, já tão expressivas em nossa realidade local. É a expressão dessa criatividade que permitiu a escrita deste capítulo, tecido e bordado por dez mãos femininas!

Por que é importante pensar essas questões ao discutir a construção da identidade na adolescente? Possivelmente, muitos dos "sintomas" que percebemos nas meninas

* Segundo dados divulgados pelo Ministério da Educação (Instituto Nacional de Estudos e Pesquisas Educacionais Anísio Teixeira – Inep).

atendidas hoje em dia dizem respeito à sua indagação sobre o que é ser mulher. Assim, além da dimensão intrapsíquica que traz, para a menina, a necessidade de se individualizar em relação à sua mãe, as adolescentes da contemporaneidade trazem consigo a necessidade de se afirmarem em relação a uma feminilidade que está em profundo processo de renovação.

A adolescente e sua demanda de amor

Quando a menina não conta com um ambiente que a proteja e a valorize em sua singularidade, coloca-se sempre em risco de sentir-se faltante e incompleta pelas razões já discutidas. Assim, a adolescente tende a se tornar um "alvo fácil" para o "canto da sereia" das redes virtuais, do marketing e da moda.

Desse modo, podemos compreender – pelo menos, em parte – a preocupação com a imagem ideal e com o corpo perfeito, que torna as mulheres vulneráveis, não só à apreciação e crítica dos seus pares, mas também à dos seus interlocutores virtuais. Muitas adolescentes, hoje, colocam-se facilmente em uma posição de submissão a todo tipo de oferta, seja mercadológica, nos apelos à sensualidade e ao modelo da mulher sedutora e "chamativa", seja na busca de saberes que sempre vêm de fora. Esses saberes parecem tudo dizer sobre o que é necessário para ser perfeita, bem-sucedida, desejada, "popular"... Parece que "vale tudo" para descobrir como se tornar aquela que as outras garotas admiram e invejam e com quem todos os meninos querem "ficar".

Essa busca torna a menina cativa de um mundo homogeneizado, uma vez que, se todas querem o mesmo, de forma paradoxal, para você se destacar como mulher, você tem que ser igual a todas as outras. Daí a importância de os pais acompanharem de perto a caminhada da adolescente, traduzindo para ela os códigos implícitos no processo de "tornar-se mulher". Aos pais, cabe facilitar e permitir que a filha realize uma síntese própria entre os valores familiares, as demandas sociais e suas próprias crenças e anseios. Quando faltam os pais, ou quando eles falham em sua missão de "acolchoar" o caminho tão árido que a menina empreende para tornar-se si mesma, o que ela encontra é um mundo cheio de exigências contraditórias... De um lado, a adolescente sente que precisa se manter "casta", como devem ser as "boas meninas"; e, por outro lado, sente-se chamada a responder aos apelos para usar seu corpo e imagem como objetos de desejo, sem a necessária subjetivação e antes mesmo de ter se tornado, ela mesma, um ser desejante.

Se a menina tomar a via da fetichização do seu corpo por meio dos objetos de consumo disseminados nas redes, ela não encontrará, nesse caminho, a resposta para o enigma feminino. Tarefa impossível: construir uma relação privilegiada entre a identidade e aqueles objetos os quais visam, tão somente, a corrigir ou preencher falhas e imperfeições imaginárias – e, por isso mesmo, incontornáveis. Na verdade, aqueles objetos só fazem aumentar a sensação de insuficiência da menina. Assim, a adolescente se coloca em um estado de desamparo, já que as soluções "consumíveis", as novas roupas e sapatos, a maquiagem, a mudança da cor do cabelo, a dancinha sensualizada do TikTok e as orientações das *youtubers* de plantão sempre falham em fornecer segurança e contorno. Perdendo seu interesse, a adolescente se lança outra vez em busca de mais atributos, de outras insígnias, de outros parâmetros e ações, com os quais busca construir uma identificação feminina válida, na falta de uma sustentação simbólica para o seu lugar de mulher.

Embora a busca por referências faça parte de todo processo adolescente, espera-se que, com o tempo, a menina possa deixar essa busca desenfreada para trás. É justamente a falência desse moto-contínuo que pode, finalmente, conduzir a menina ao próprio desejo, em um encontro consigo mesma, encarando as dores do crescimento. Crescer, nesse sentido, é enfrentar aquilo que, de modo mais simbólico, chamamos de "castração": não poder jamais ser **perfeita**, já que é impossível ser (ou ter) aquele objeto idealizado... seja o corpo escultural, seja a "alma gêmea". E, como usamos a mitologia para trazer a figura feminina de Deméter, deusa da transformação, lembramos aqui a figura de Ariadne. A jovem, para salvar seu amado, perdeu-se em um labirinto, e é por isso que existe a figura do "fio de Ariadne", um artifício utilizado pela moça para poder encontrar a saída desse labirinto, sem ser devorada pelo Minotauro... De certa forma, todas as meninas precisam encontrar o próprio "fio de Ariadne"[2] para escapar do labirinto das redes virtuais e lidar com sua imagem, sua identidade feminina e a própria sexualidade.

A sexualidade da adolescente

As questões relativas às transformações das representações culturais sobre o feminino atingem as meninas, particularmente no campo sensível das suas experiências sexuais. A mocinha se percebe cheia de perguntas sem resposta, sem saber o que fazer com seu corpo sexuado e sua sexualidade emergente. **O que é isso de sexualidade? De prazer? O que é essa grande "maçã" que todos almejam tanto? Como isso pode ser a coisa mais importante do mundo? O que fazer com o desejo expressado pelos homens – e, mais grave ainda, quando esse desejo nem sequer é evocado? E, finalmente, qual a relação entre um assédio, um flerte, o olhar dos homens sobre mim... e uma relação verdadeiramente amorosa?** O corpo visível e sensível da menina vai sendo olhado e desejado por onde ela passa, muitas vezes levando-a a experimentar a violência na forma do desejo do outro em relação a ela antes mesmo que o desejo dela seja inaugurado no processo de se apaixonar.

Em outras épocas ou sociedades, rituais de passagem demarcavam de forma rígida esse território perigoso, período de muita experimentação e turbulências. Afinal, a cultura patriarcal determinava a exata medida da liberdade sexual das mulheres, restrita ao casamento e, ainda assim, cercada de tabus.

Hoje, prazer e felicidade se tornaram imperativos, inclusive para as meninas. Mas a vivência do prazer, muito frequentemente, requer disposição para enfrentar e correr determinados riscos.[14] Algumas meninas se dispõem a enfrentar esses riscos. Contudo, não é simples romper com as representações do feminino que atribuem um valor positivo ao recato, ao comedimento e à moderação em relação à sexualidade. Observamos isso na clínica: algumas jovens, jubilosas e ansiosas por se provar com relação à feminilidade, cientes dos adornos com os quais se enfeitam para o outro, buscam entrar em relações mais "atiradas" com seus pares. Essas jovens questionam a diferença entre os sexos no que se refere ao comportamento sexual, mas muitas vezes encontram, justamente nos meninos, um rechaço dessa atitude, tomada como "voraz e excessiva". Algumas adolescentes, hasteando a bandeira feminista levada ao extremo, para disfarçar as inseguranças tão naturais da fase, querem perder a virgindade, seja do beijo, da "boca virgem" ou do "ficar" e não querem "ficar para trás", como se a falta de experiência fosse uma provação angustiante, que as meninas precisam "resolver" de forma intempestiva. Nesse extremo, comumente encontramos a aflição dos pais diante do fato de que suas filhas estão, agora, mais suscetíveis aos perigos do abuso sexual, da gravidez e de infecções sexualmente transmissíveis.

Outras meninas, contudo, posicionam-se em um outro extremo, inibindo a sexualidade e buscando adiar as relações de maior proximidade e contato. Nesses casos, o **medo** afeta a garota de forma contundente, principalmente com relação à autoestima, ao autoconceito e ao que os outros – seus pares – "vão dizer dela", caso tente viver a sexualidade de forma mais livre. O medo de desagradar pode levar a estados regressivos, de modo que certas adolescentes, com sua postura, mimetizam um corpo infantil, no qual as curvas desaparecem e a fala permanece pueril. Essas adolescentes com certeza **não se fazem vistas** e procuram se proteger em meio ao grupo social, vivido como mais conturbado e perturbador em razão das questões hormonais. Em certos casos de transtornos alimentares, o desejo de não menstruar, não engordar, nem ter formas femininas pode se ligar a formas patológicas desse tipo de inibição.

Em suma, os dilemas em relação à sexualidade e à identidade feminina colocam uma nova questão para as meninas de hoje: como experimentar algo tão significativo com relação ao sentimento de ser mulher – a liberdade sexual – sem avançar demais, entrando no campo minado da desqualificação, e sem recuar excessivamente?

É nesse sentido que deparamos, na clínica, com as falas das meninas sobre a mediação que procuram entre seus pares, para ajudar em relação ao "*crush*" do momento, sondando os interesses de outros e outras, antes de se lançarem. É também por aí que observamos o mal-estar da adolescente que não encontra a "*best friend*" ou o grupo de amigas próximas, quando se dá conta de seu não pertencimento, de sua exclusão do grupo feminino. A mocinha, então, sente que, mesmo entre suas "iguais", não consegue encontrar pertinência.

Em ambas as situações, busca-se o espelho da infância para encontrar o reconhecimento e sentir-se amada (e desejada) tal como é.

Em meio a tantas turbulências, as adolescentes vão enfrentando desarranjos e dificuldades na busca de construir um papel social válido. Essas dificuldades fazem parte de um processo que, em nossa cultura, pode ocorrer de forma mais ou menos "barulhenta", sem contudo se transformar em uma situação patológica. Considerando que as mudanças ocorridas nessa fase devem ser subjetivadas, ou seja, ganhar um sentido que balize a trajetória da menina até a vida adulta, o trabalho psíquico para se acomodar a um corpo que se transforma é solitário e exaustivo. Assim, é importante ressaltar que a garota pode apresentar sintomas transitórios, como parte da adolescência normal. Porém, se o sofrimento psíquico é intenso, uma desorganização de tal ordem pode demandar escuta especializada para questões que atravessam o psiquismo da jovem, de modo a ajudá-la a encontrar as respostas que ainda não consegue se dar.

Há uma resposta única para a construção da identidade feminina?

O que há é uma composição muito particular das experiências que a menina acumula em seus encontros e desencontros com suas figuras primordiais e pares, construindo um sentido que permita a ela, ao fim desse período de transição, dizer a si mesma quem é.

A conquista de uma identidade equilibrada, quando se atinge finalmente a vida adulta, leva a menina a descobrir que, mais do que se dizer feminina, é necessário tornar-se responsável por suas escolhas.

As psicoterapias na adolescência

As modalidades de psicoterapia que se voltam para o trabalho com adolescentes devem lidar, desde o início, com a particularidade dessa fase, em que existe uma desconfiança natural em relação aos representantes do mundo adulto – no caso, os próprios terapeutas. Dessa forma, os dispositivos formais devem ser flexibilizados para se adaptar à forma de comunicação desses sujeitos, que necessitam checar a consistência e a coerência do terapeuta a todo momento. O adolescente rejeita as "falsas soluções"[15] do mundo adulto e precisa criar as suas próprias. Nessa fase, destaca-se a potência dos dispositivos grupais e das abordagens mais adaptadas à necessidade dos pacientes.

As terapias individuais apostarão na construção de um vínculo de confiança para que o adolescente possa se abrir a uma relação de alteridade com o terapeuta. Contudo, em muitos casos, é necessário também acolher e orientar sua família. Esta, não raro, encontra-se em dificuldades quando o jovem adoece psiquicamente. Mesmo a adolescência dita "normal" envolve um estresse e um reposicionamento das relações entre sujeito e família. Porém, nos casos mais patológicos, em que condutas antissociais, autoagressivas ou de grande desorganização psíquica trazem o adolescente para tratamento, o grupo familiar pode **precisar de ajuda para poder ajudar** esse seu membro em crise e se reorganizar a partir do distúrbio manifestado por ele, que atinge a todos os membros da família.

Embora a maioria das psicoterapias individuais para adolescentes inclua o olhar sobre suas famílias e escolas, certas dificuldades dessa fase podem ser abordadas com bastante sucesso pela terapia familiar. A seguir, descrevemos os princípios dessa abordagem focando, em seguida, a terapia familiar na adolescência.

Cuidando do entorno da mulher: princípios da terapia familiar

A terapia familiar considera que a família é a matriz identidade de seus membros e que as crenças e os valores são fundantes da formação da cultura familiar. Cada família tem suas próprias crenças e valores que afetam a forma como seus membros se relacionam, fazem escolhas, planejam o futuro e sonham juntos.

Ao longo da vida, cada membro da família passa por um processo de individuação, e é importante que os membros compreendam que as crenças e os valores que norteiam suas ações vão, com o passar dos acontecimentos, se tornando distintos das crenças e valores dos demais.

Um dos objetivos da terapia familiar é proporcionar um ambiente seguro e acolhedor para que as pessoas possam compartilhar suas emoções, entender suas diferenças e aprender a se comunicar de forma mais eficaz.

Na terapia familiar, é importante que o terapeuta compreenda a dinâmica familiar: de que modo as regras e os papéis são definidos e mantidos, quem toma as decisões, como as emoções são expressas, que assuntos são falados, que assuntos são evitados ou proibidos. É essencial que os membros da família aprendam a reconhecer suas próprias contribuições para o funcionamento familiar e desenvolvam novas formas de se relacionar de acordo com as necessidades que vão se apresentando ao longo do ciclo vital, conforme será visto adiante.

A qualidade da comunicação entre os membros de uma família delimita o campo de possibilidades e as regras familiares, autorizando certos temas e mantendo alguns aspectos silenciados. A comunicação não verbal é fundamental para estabelecer a ética relacional e o clima afetivo, pois diz respeito ao lugar que cada pessoa dá à outra na relação consigo. Uma boa comunicação é fundamental para o fortalecimento dos laços familiares, a superação dos conflitos e a ampliação das trocas entre eles.

Para alcançar esses objetivos, na terapia familiar podem ser utilizados os diálogos colaborativos e os processos reflexivos, em que cada pessoa pode ser escutada como ela deseja ser escutada, sem ser interrompida, podendo se expressar sem tempo para terminar. Ao narrar sua experiência e suas impressões, a pessoa vai se dando conta de suas vozes internas e se apropriando de si mesma. Isso contribui para o processo de diferenciação e individuação, permitindo que cada membro da família se desenvolva no sentido de tornar-se si mesmo.

O mapeamento familiar, o genograma familiar, os jogos comunicacionais e as dinâmicas de resolução de conflitos são meios para permitir que os membros da família ampliem a percepção de sua história e de como os acontecimentos significativos marcaram cada um deles, permitindo que conheçam os significados que cada um atribui a cada elemento trazido para a conversação. A troca de significados substitui a troca de informação, permitindo que um mundo sagrado venha à tona e seja compartilhado entre os familiares.

Os membros da família são incentivados a expressar suas emoções, a desenvolver empatia uns pelos outros, a compreender as perspectivas dos outros membros e a buscar soluções conjuntas para os problemas.

A terapia familiar é uma abordagem que busca entender como as interações familiares e os padrões de comunicação que ocorrem entre os membros da família afetam e direcionam os processos de escolha e de formação da identidade de seus membros ao longo do ciclo da vida. Nesse sentido, a terapia familiar pode ser útil em cada fase do desenvolvimento da mulher, ajudando-a a lidar com as mudanças que ocorrem em seu corpo e em sua vida, e a manter relacionamentos saudáveis com sua família, seus amigos e colegas e, eventualmente, seu parceiro amoroso.

A terapia familiar na adolescência feminina

De acordo com a terapia familiar, a constituição do feminino ocorre a partir das relações familiares e do contexto cultural mais amplo, sendo influenciada pelas experiências, histórias e padrões transgeracionais presentes na família. A divisão e atribuição de papéis na família também afeta diretamente a formação do feminino na menina.

Andolfi[16] afirma que o feminino é construído a partir de uma dinâmica relacional específica, na qual a menina é inserida em um contexto cultural que estabelece expectativas de comportamento, sentimentos e papéis de gênero. Essas expectativas e padrões são passados de geração em geração e, muitas vezes, não são questionados ou modificados, o que pode representar um obstáculo à assimilação dos novos padrões culturais, dificultando o desenvolvimento pleno das capacidades e possibilidades da menina.

Assim, a formação do feminino na menina é fortemente influenciada pela dinâmica familiar, em que os papéis e as atribuições são distribuídos e aprendidos. Por exemplo, se a mãe é responsável por todas as tarefas domésticas e cuidados com os filhos, enquanto o pai é responsável apenas pelo sustento da família, a menina pode internalizar a ideia de que as mulheres são responsáveis pelo trabalho doméstico e cuidados aos filhos e, quando crescer, assumir com naturalidade essas responsabilidades, mesmo quando ela acumula as responsabilidades do trabalho remunerado fora de casa.

Os impactos transgeracionais na formação do feminino na menina são significativos, uma vez que os padrões de comportamento e os papéis de gênero são transmitidos de geração a geração de modo a conservar os valores da família. Por exemplo, se a avó ou a mãe tiveram uma criação mais restritiva e limitadora para as meninas, é possível que esses padrões se repitam na formação da menina nos dias de hoje. É importante, portanto, que as famílias reflitam sobre esses padrões e busquem reconstruir e modificar aquilo que não é mais saudável ou o que é limitador na formação da menina.

A terapia familiar pode contribuir para a família identificar e compreender esses padrões transgeracionais, buscando promover a mudança de comportamentos e papéis de gênero limitantes, favorecendo a formação do feminino de forma saudável e autônoma na menina.

Em relação à adolescência, a terapia familiar transgeracional percebe essa fase como um período de transição e transformação que pode gerar desafios para a menina e para a família como um todo. A adolescente, então, passa por mudanças físicas, emocionais e sociais que podem ser difíceis de lidar. Para a família, esse momento pode ser marcado por tensões e conflitos, uma vez que a menina passa a questionar e desafiar as regras e os valores familiares.

Um dos principais desafios para a menina na adolescência é a busca pela identidade, como destacado anteriormente. Nessa fase, ela pode se sentir confusa e insegura sobre quem é e quem deseja ser, ou sentir uma pressão para se encaixar em padrões de beleza e comportamento impostos pela sociedade e família. Além disso, a menina pode experimentar sentimentos intensos, como o medo de não ser bela o suficiente, de não ser amada, de não corresponder às expectativas dos pais (e suas próprias expectativas), assim como apaixonar-se e viver pela primeira vez o amor, situações essas que podem ser difíceis de compreender e gerenciar.

Para a família, o desafio é encontrar uma forma de apoiar a menina em sua busca pela identidade sem sufocá-la ou controlá-la. A família deve aprender a lidar com as mudanças de comportamento da menina sem se sentir ameaçada ou rejeitada por ela. É importante que a família esteja disponível para ouvir a adolescente e ajudá-la a explorar suas emoções e desejos, sem impor suas próprias expectativas ou julgamentos. Como discutido anteriormente, a menina precisa rever sua relação com a mãe durante sua travessia para se tornar mulher. Ela também busca checar e comprovar as referências que recebeu durante sua meninice a respeito da feminilidade e dos papéis sociais que cabem à mulher.

No entanto, a fase da adolescência representa um desafio muitas vezes vivido como enigmático pelos genitores. Muitos pais e mães sucumbem diante de comportamentos muitas vezes caóticos apresentados pelos filhos adolescentes. Alguns comportamentos costumam preocupar demasiadadamente os pais, como o mau rendimento escolar, o uso de álcool e outras drogas, a sexualidade promíscua, quadros depressivos, principalmente aqueles com risco de suicídio, entre outros. Quando tudo isso aparece junto, o quadro é muito desafiador e motivo de muito sofrimento para todos.

Diante de situações como essas, é fundamental compreender a dinâmica familiar e as histórias transgeracionais, lançando luz sobre a maneira como essa filha está enfrentando a própria adolescência. A forma como a menina foi criada e as experiências vividas pelos pais e avós podem influenciar sua forma de lidar com os desafios dessa fase. É fundamental que a família reconheça e compreenda essas influências para poder ajudar a menina a lidar com seus desafios de forma saudável e construtiva, superando os medos e aceitando enfrentar os limites da condição adolescente, em que a potência está em construção. A adolescente vive o paradoxo de ter um corpo biológico pronto para viver até mesmo uma maternidade, mas um corpo afetivo e emocional em fase de reconstrução diante de tantos novos aprendizados decorrentes das mudanças biológicas, relacionais e culturais e dos novos encontros e sentimentos experimentados.

Adolescência e menopausa: uma relação especular

A fase do ciclo vital em que a filha atinge a adolescência, caracterizada por grandes aquisições, muitas vezes coincide com a entrada da mãe na menopausa, marcada por inúmeras perdas e readaptações, o que pode representar um momento de grande transição e desafios para toda a família. Essa fase é caracterizada por uma série de mudanças corporais, sociais e afetivas para ambas e afeta todos os membros da família, o que pode facilmente caracterizar uma crise familiar.

Do ponto de vista da família ampliada, a adolescência de uma menina pode atingir emocionalmente tias, primas e até mesmo avós, gerando um vórtice emocional capaz de provocar grandes transformações nos valores, comportamentos e crenças da família.

Podem ocorrer mudanças nos papéis e expectativas dos membros da família tanto em relação à adolescente como em relação à mãe que atravessa o climatério. Nesse sentido, a mãe pode se sentir menos capaz de cuidar da filha e assumir as atuais responsabilidades familiares, enquanto a filha pode estar em busca de mais independência e autonomia, mais conectada a seus pares, rejeitando os esforços maternos e paternos de maior cuidado e tentativa de diálogo.

Mudanças nos padrões de comunicação podem dificultar ainda mais esse processo, pois a mãe pode se sentir emocionalmente mais instável, com dificuldade para se comunicar de forma clara e amável com a filha, enquanto a filha está passando por um período de experimentação e descobertas, o qual também a deixa mais alterada emocionalmente. Essa situação pode exacerbar conflitos e desentendimentos entre ambas.

Tudo isso é acompanhado por novidades nos relacionamentos interpessoais. A mãe pode estar enfrentando sentimentos de perda e sentir dificuldade para lidar com a ideia de que sua filha está se tornando independente, o que pode intensificar sentimentos de ansiedade e depressão, quando presentes. A filha, por sua vez, por estar passando por um período emocionalmente muito exigente, de descobertas de sua própria identidade, e pode sofrer muito ao lidar com as pressões de se conformar às expectativas da família.

Por tudo isso, a família precisará aprender a se comunicar de forma mais aberta e direta: é importante que mãe e filha aprendam a se comunicar de forma honesta, para que possam compartilhar suas emoções e necessidades. O pai, quando está presente na família, pode ser um intermediador potente para permitir que mãe e filha entendam as diferenças entre si e voltem a se conectar.

Ambas, nesse momento, têm necessidade de aprender a lidar com perdas para aceitar as transformações: a mãe pode precisar de ajuda para lidar com seus sentimentos de perda e ansiedade em relação ao futuro, enquanto a filha pode precisar de ajuda para lidar com suas próprias mudanças emocionais e psicológicas. Mãe e filha precisarão superar os padrões emocionais e afetivos que imperavam em sua relação e construir um novo jeito de seguir juntas.

Para que isso ocorra, é importante que tanto a mãe quanto a filha aprendam a estabelecer limites saudáveis e expectativas realistas uma para a outra, para que possam se respeitar a si mesmas e respeitar as singularidades do momento que a outra está passando para poderem se apoiar mutuamente durante esse período de transição.

Vamos agora mergulhar no universo da mulher em seu processo de climatério e envelhecimento.

MENOPAUSA E ENVELHECIMENTO

Aspectos psicossociais

Para a Psicologia, é necessário compreender o envelhecimento como um *continuum* dos processos vividos ao longo do desenvolvimento vital. Não é possível compreender uma pessoa idosa sem considerar a criança e o adulto que foi no passado, bem como seu contexto sócio-histórico e cultural. Assim sendo, a dimensão psicológica do desenvolvimento emocional auxilia a avaliar como foi construída a identidade do indivíduo que envelheceu, sem destituí-lo de sua história.

Segundo Erikson, entre a quarta e a sexta década de vida, a crise psicossocial a ser enfrentada pelo indivíduo é a da geratividade (ou generatividade) *versus* a estagnação. Ou seja, é nessa fase que temos a possibilidade de deixar uma marca no mundo, seja por nossas ações, trabalho, criação de filhos ou qualquer outra obra que será transmitida à próxima geração.[3]

Essa crise psicossocial proposta por Erikson perpassa a fase da "envelhescência" da mulher, que vai dos 45 aos 65 anos*. Nela, à semelhança da adolescência, a pessoa vive um período de indefinições, no qual não se considera mais jovem, mas ainda não envelheceu, e no qual experimenta inúmeras transformações que pedem novas integrações subjetivas e na sua relação com o mundo. As questões intrapsíquicas e as relacionadas ao desenvolvimento psicossocial da mulher na meia-idade influenciam diretamente o impacto psicológico que afeta as mulheres durante a perimenopausa, além de criarem problemas psicológicos de maneira independente, mas que podem ser atribuídos erroneamente às consequências da pós-menopausa.[3]

O período da perimenopausa pode vir acompanhado de fogachos, sintomas depressivos, ansiedade, irritabilidade, alterações de sono, disfunção sexual, queixas cognitivas e sensação de fadiga. As flutuações hormonais explicam parte desses problemas, entre eles, os sintomas vasomotores (fogachos), bastante comuns nessa fase. Já as alterações de sono e sintomas depressivos não devem ser totalmente atribuídos a essas flutuações, pois outros fatores (situação conjugal, dificuldades financeiras e aspectos ligados à saúde geral da mulher, entre outros) também contribuem para essas queixas. A queda da libido e alterações na sexualidade da mulher, da mesma forma, ligam-se a fatores tanto biológicos como relacionais.

Nesse sentido, é importante ressaltar nosso contexto cultural que liga a "envelhescência" à perda do encanto e da feminilidade. As associações negativas que se ligam à perimenopausa fazem com que as mulheres se sintam discriminadas, antes mesmo de atingirem a terceira idade (60 anos ou mais). Socialmente, a meia-idade é ligada à decadência, sinal de fracasso e impotência e vista como o início de uma série de perdas. A síndrome de "ninho vazio", ligada à saída dos filhos de casa, desse modo, pode se associar a sintomas depressivos. Todos esses fatores, em conjunto, contribuem para o sofrimento psíquico e o aumento da vulnerabilidade feminina aos transtornos mentais nessa faixa etária.[17]

* O termo "envelhescência" foi cunhado por Manoel Tosta Berlinck,[17] publicado em seu escrito homônimo, de 1996. Nele, o sociólogo e psicanalista trata das questões circundantes à fase da vida em que o indivíduo é confrontado com sua solidão fundamental e "pensando na proximidade da morte, a inseparável companheira da vida" (p. 194).

No Brasil, o corpo físico muitas vezes pode ser um tipo de capital social, entendido como um valor que se torna fonte potencial de ascensão social, permitindo conquistar aumento de poder econômico, político e cultural. Por ocorrer uma supervalorização da beleza feminina, existe uma parcela de mulheres brasileiras que, ao passar dos 40 anos, se sente invisibilizada, por não receber mais o olhar masculino de desejo sexual. Nessa fase da vida, esse grupo de mulheres se vê destituído desse lugar que cabe somente às mulheres "desejáveis" e dignas de atração, perdendo um valor que seria atribuído ao corpo jovem. Então, muitas vezes, abdica de sua vida sexual em razão desses aspectos.[18]

Modelos sociais de gênero restringem a sexualidade da mulher nessa fase da vida a dois polos: o "encerramento" da vida sexual para a mulher que viveu a sexualidade como obrigação matrimonial ou o fechamento das possibilidades amorosas para aquelas que entendem o período após a menopausa como um impedimento para novos relacionamentos.[19] Nesse sentido, a fase perimenopausal é compreendida como uma fase de perdas, receios e vitimização. Por outro lado, a superação dessas crenças pode levar a mulher a uma nova fase de descobertas, superações e conquistas. Assim como na adolescência a menina precisou aprender a se ver para além do corpo e suas imagens, deixando de ser prisioneira da perfeição idealizada para conquistar um lugar feminino mais possível para si mesma, aqui também a mulher precisa aprender a olhar para o espelho e enxergar algo mais que suas rugas e imperfeições. Ao redescobrir sua essência e autoestima, certas mulheres relatam viver sua sexualidade, nesse momento, de forma até mais prazerosa.

Para muitas mulheres, a menopausa simboliza um "marco e marca paradoxal complexa", que a leva a lidar "com uma nova realidade psíquica, social e corporal".[20] No entanto, tal visão é uma construção social desse período biológico e pode ser vista de outras maneiras. A visão da menopausa como finitude e perda da capacidade sexual da mulher é uma redução biologicista que circunscreve a própria feminilidade à vigência do período reprodutivo. É nessa fase da vida que a mulher pode finalmente se sentir liberta das obrigações para com a família e o trabalho, podendo "ser quem realmente é", transformação que vem carregada de aspectos, como serenidade, sabedoria, aceitação e amadurecimento. Nesse momento, vocações e prazeres que haviam sido deixados de lado em nome de outras funções, como criar e cuidar da família, podem ser retomados.[18] Assim, essa é uma fase de mudanças, portanto, de perdas, mas também uma oportunidade para realizar novos projetos, uma vez que responsabilidades do início da vida adulta já foram realizadas ou simplesmente não puderam ser concretizadas. Também pode ser uma oportunidade para reconhecer o que foi alcançado, libertando-se de cobranças e expectativas carregadas em fase mais jovem, preparando-se para os próximos anos de forma mais auspiciosa.

Retomando a teoria de Erikson, essa etapa do desenvolvimento psicossocial seria um tempo de reflexão e revisão do que foi ou não alcançado na vida, atribuindo significado às realizações cumpridas. O indivíduo pode viver essa retrospectiva ao menos de duas formas: por meio do "desespero", ao se dar conta da proximidade da morte e da finitude do tempo, ou por meio do sentimento de "integridade" e sensação de dever cumprido, podendo compartilhar sua sabedoria.[3]

Quando pensamos na possibilidade de viver a envelhescência, a menopausa e a velhice de forma criativa, encontramos naquelas mulheres que souberam elaborar o luto pela sua condição reprodutiva a abertura para muitas realizações e possibilidades. A aposentadoria, por exemplo, pode ser vista por homens e mulheres como um ganho de liberdade, marco para uma nova etapa na qual é possível usufruir de mais bem-estar em razão do tempo livre para se dedicar à satisfação de interesses como hábitos saudáveis, lazer, cultura e convívio social. Por outro lado, quando a mulher não se preparou para esse momento da vida, ou enfrenta dificuldades financeiras, a inatividade pode levar ao sofrimento e à sensação de improdutividade, levando, inclusive, ao isolamento social.

Infelizmente, nossa sociedade não tem facilitado aos indivíduos que envelhecem a possibilidade de se sentirem valorizados e terem garantidos seus direitos e espaços de convivência. Os idosos brasileiros, de ambos os sexos, costumam vivenciar situações de desprestígio e carências em relação à assistência à saúde e lazer, já que nossa sociedade relaciona o valor do indivíduo à sua produtividade econômica. O etarismo (preconceito ligado à idade) e a escassez de investimentos em políticas públicas para a terceira idade fazem com que as prioridades específicas desse grupo de pessoas não sejam abordadas de forma adequada e suficiente, trazendo prejuízos importantes, não só para a vida desses indivíduos, mas também para suas familias e para a sociedade como um todo.

A mulher idosa e seu papel na família brasileira

Embora a questão da aposentadoria seja um marco importante para muitas pessoas que envelhecem, nossa geração atual de mulheres idosas, em sua maioria, sente menos esse impacto da aposentadoria, uma vez que frequentemente ocupam funções em seus espaços domésticos, e não no mercado de trabalho. Isso mudou nos últimos 50 anos e temos um número crescente de famílias monoparentais lideradas por mulheres que trabalham pelo sustento dos filhos, ao passo que o número de mulheres com escolaridade superior cresce a cada ano. Isso muda a característica do chamado "ninho vazio" na sociedade brasileira, o qual envolve as mudanças emocionais que acontecem na saída dos filhos, já adultos, de casa. Ceneide Ceverny,[22] em suas pesquisas sobre as fases do ciclo vital das famílias brasileiras, aponta que em nosso país praticamente não existe a fase do "ninho vazio". Os avós muitas vezes cuidam dos filhos de seus filhos, assumem responsabilidades financeiras na vida de filhos e netos e, quando tudo vai bem, os recebem com frequência elevada em suas casas, principalmente nos fins de semana.

É importante, então, citar aqui a questão da "avozidade", lembrando o pensamento de Erikson que conecta a possibilidade de deixar sua marca no mundo e transmitir sabedoria às novas gerações à sensação de integridade, alegria e valorização para a maioria das avós. O aspecto negativo das dificuldades econômicas do nosso país, porém, coloca para as avós não somente essas realizações, mas também o peso de garantir sustento e cuidado para muitos netos cujos pais encontram-se ausentes ou economicamente dependentes das genitoras, mesmo depois de adultos.

Ainda que os estudos tenham divergências em relação aos efeitos reais da síndrome do ninho vazio, é possível que esse momento da vida, associado às outras mudanças, possa contribuir para o surgimento de sentimentos de perda, vazio e conflitos internos em relação a escolhas de vida, o que muitas vezes pode evoluir para quadros de depressão. Em relação às atribuições familiares das idosas brasileiras, além da questão relacionada ao cuidado dos netos, é importante citar a aposentadoria do cônjuge e a situação comumente encontrada em nossas famílias, cujas mulheres de meia-idade, tão logo deixam de ser responsáveis pelo cuidado dos filhos, podem vir a se tornar cuidadoras de um ente doente ou idoso na família.

No caso da aposentadoria do cônjuge ou seu desemprego precoce, esse pode vir a ser mais um fator estressante, uma vez que traz consigo a nova configuração da rotina em casa e um maior tempo na companhia do parceiro.[22] Outro fator é a perda financeira que muitas vezes tanto o desemprego como a aposentadoria representam nesses casos.

Além disso, quando envelhecem, as mulheres tendem a ser mais demandadas e espera-se que sejam responsáveis pelos cuidados dos idosos da família, mesmo quando elas mesmas também passam dos 60 anos.[23] Não à toa, elas compõem a maioria dos cuidadores: cerca de 90% das cuidadoras informais, ou seja, familiares, são mulheres envelhescentes.[24] Mesmo as mulheres que ocupam funções profissionais fora de casa acabam sentindo a expectativa de que elas sejam também cuidadoras. A relação entre a mulher e o cuidar, assim, se reforça nesse momento: **já cuidou dos filhos, agora deve cuidar dos pais ou esposo**. Isso acontece tanto com as esposas idosas quanto com filhas mulheres, que de fato compõem a maior porcentagem de familiares cuidadores.

Sabe-se que cuidar de um familiar doente pode trazer impacto negativo para a saúde do cuidador. Mulheres, especialmente as casadas e que prestam cuidados mais intensivos, são o grupo que experiencia mais prejuízo à saúde, especialmente mental. Isso acontece porque essas mulheres muitas vezes acumulam outras responsabilidades com a nova função de cuidar do familiar doente. No Brasil, por volta de 60% dos cuidadores de familiares com demência por doença de Alzheimer desenvolvem sintomas físicos (hipertensão, problemas digestivos, alteração no sono, doenças respiratórias e deficiência do sistema imunológico) e/ou psicológicos (depressão, ansiedade e insônia).[25]

Pensando o cuidado à pessoa idosa

A população idosa nos próximos anos será em sua maior parte feminina, o que pode ser chamado de feminização do envelhecimento.[26] A feminização do envelhecimento promove um crescimento significativo do número de pessoas que vivem no período da perimenopausa e pós-menopausa, cujas mudanças biológicas, psíquicas, cognitivas, funcionais e psicossociais podem gerar grande impacto na saúde e qualidade de vida dessa população. Por isso, destacamos a importância de conhecer e ampliar a conscientização social, permitindo que esses fenômenos sejam abordados adequadamente.

O grande desafio a ser incorporado pela saúde pública, profissionais de saúde e sociedade, nos próximos anos, é garantir aos idosos e idosas um envelhecimento saudável, com cidadania, dignidade, autonomia e independência, proporcionando uma velhice sem estigmas. Entender a vulnerabilidade de grupos populacionais possibilita mobilizar profissionais e a população, por meio de processos educativos e de transformações sociais, para viabilizar a promoção da saúde de forma resolutiva e integral. Para isso, é de extrema importância que os profissionais da saúde estejam atentos, sensíveis, isentos de etarismo e bem preparados, com treinamento embasado na ciência, para abordar de maneira eficaz as demandas da população de mulheres na perimenopausa e idosas, a fim de contribuir para melhorar sua qualidade de vida e bem-estar geral, por meio de propostas de intervenção condizentes com os estudos biológicos e psicossociais acerca de cada fase do envelhecimento feminino.

Os aspectos depreciativos, pejorativos e negativos que fazem parte dos estigmas do envelhecimento feminino precisam ser analisados e pesquisados adequadamente, com o objetivo de desconstruir preconceitos e proporcionar melhor percepção acerca desse processo natural do ciclo vital, que, assim como as outras fases da vida, possui perdas, mas também possui ganhos.

Novos conceitos perante o envelhecimento, que promovam mudanças de atitude relacionadas a esse período, podem diminuir alguns prejuízos e sintomas que são fortemente influenciados por fatores socioculturais, como sintomas depressivos e queda da libido, entre outros. Compreender a velhice como mais uma das fases do ciclo vital, na qual existem sim perdas e limitações, mas também a possibilidade de acessar novos desejos, realizar projetos de vida, transformações e conquista de maior autonomia e liberdade, é mais uma dentre as grandes conquistas a serem alcançadas pelas mulheres e por toda a sociedade nas próximas décadas, nas quais se projeta uma população cada vez mais feminizada e envelhescente.

A terapia familiar na envelhescência da mulher

A fase do climatério e da menopausa representa um momento de transição na vida da mulher, que pode trazer desafios para ela e para sua família. Um dos principais desafios é a necessidade de adaptação a mudanças físicas e psicológicas, como já salientado. A menopausa marca o fim da menstruação e a perda da capacidade reprodutiva. Essas mudanças podem afetar a autoestima e a identidade feminina, bem como sua sexualidade, sua libido e o relacionamento conjugal, quando é o caso.

Outro desafio é a necessidade de enfrentar questões emocionais não resolvidas, tanto em relação ao passado quanto em relação ao presente. A mulher pode sentir que não cumpriu todas as suas expectativas em relação à vida e pode ser confrontada com a realidade de que a juventude está se esgotando. Questões não resolvidas em relação ao seu papel como mãe e à relação com os filhos também podem surgir nesse período. Daí a necessidade da ressignificação de crenças e narrativas familiares para promover mudanças e superar desafios. Durante a menopausa e o climatério, as mulheres podem ser confrontadas com desafios emocionais e físicos que exigem uma mudança na forma como pensam e se relacionam consigo mesmas e com suas famílias. A terapia familiar pode ajudar a facilitar essas mudanças, incentivando a comunicação aberta e a ressignificação de papéis e expectativas familiares.

Durante o climatério e após a menopausa, as mulheres podem sentir uma perda de controle sobre seus corpos e suas emoções. A terapia familiar pode ajudar a encorajar as mulheres a assumirem o controle de sua saúde e bem-estar, bem como a se responsabilizarem por suas escolhas e ações.

A entrada na menopausa muitas vezes encontra a mulher em um momento avançado da vida em que já enfrentou muitos desafios, como o divórcio, infidelidade conjugal de diversas ordens, a viuvez, a perda dos pais e/ou irmãos, perdas econômicas, entre outros.

É importante abordar esses desafios considerando não apenas a experiência individual da mulher, mas também a dinâmica familiar. É necessário entender como cada um desses acontecimentos afetou cada membro da família e como a chegada da menopausa pode afetar as relações familiares e as expectativas dos membros da família.

Uma abordagem terapêutica pode envolver a exploração das experiências passadas da mulher e da família, como elas podem influenciar a visão de cada membro do grupo sobre si mesmo e sobre os demais. Envolver os membros da família na terapia permite entender melhor as mudanças que a mulher após a menopausa está enfrentando e apoiá-la durante essa transição. É fundamental que a terapia proporcione um espaço seguro para que a mulher e seus familiares possam explorar suas emoções e desafios e encontrar soluções juntos. Isso é importante para as relações conjugais, pois, ao se casarem, os cônjuges sabem que poderão passar por conflitos, mas é somente quando eles se instalam na sua forma mais aguda, que o casal se apercebe do quão fundamental é o mergulho em busca das reais razões da sua crise, ocasião em que se rompem mecanismos capazes de manter o sistema conjugal em equilíbrio.[27]

O mesmo vale para quem nunca se casou: as crises são momentos na vida em que os recursos que já desenvolvemos para lidar com as situações novas não dão conta das circunstâncias atuais, e somos obrigadas a desenvolver novos recursos e ampliar nosso olhar. Assim, a terapia familiar pode contribuir para que esses recursos sejam desenvolvidos em conjunto, por todos os membros da família.

> Cada memória é um ponto de vista singular a partir de várias histórias vividas, que constituem o arcabouço da memória familiar. A memória das relações familiares caminha com o indivíduo através de seu ciclo vital, fazendo distinções entre as imagens escolhidas como significativas, narrando episódios com diferentes coloridos e sabores por meio do caminhar do tempo.[28]

Em cada fase do desenvolvimento da mulher, a terapia familiar pode ajudá-la a lidar com as mudanças físicas e emocionais vividas, e a manter relacionamentos saudáveis e significativos com sua família e eventual parceiro(a), compreendendo o impacto das expectativas de lealdade da família sobre seu comportamento, seus sentimentos e emoções. A terapia familiar pode ajudar a menina-mulher a entender e aceitar as mudanças em sua vida, bem como a desenvolver sua autonomia e avançar em seu processo de individuação, sem precisar romper com a família, buscando pontos de conexão e significados compartilhados que possam dar sentido ao vivido.

Outras abordagens psicoterápicas na perimenopausa e terceira idade

O objetivo deste tópico é comentar sobre outras propostas terapêuticas focadas na mulher em envelhescência, a partir das questões psicossociais mencionadas anteriormente neste capítulo. Não temos pretensão – nem espaço suficiente – de esgotar as possibilidades descritas na literatura ou as abordagens teóricas disponíveis, buscando centrar em grandes áreas gerais de intervenção.

As terapias comportamentais partem da premissa de que os pensamentos e/ou comportamentos têm um papel importante em determinar as respostas emocionais. Algumas correntes dão mais ênfase aos pensamentos ou às cognições, e avaliam o comportamento principalmente com o intuito de acessar cognições, enquanto outras enfatizam o aspecto comportamental e as contingências que os envolvem, compreendendo, inclusive, o pensamento como um tipo de comportamento, não como um fenômeno separado.

Ainda que a terapia cognitivo-comportamental (TCC) seja uma abordagem psicoterapêutica cujo método se traduz com facilidade para o raciocínio científico, o que favorece as pesquisas que analisam sua eficácia em diversos contextos, há relativamente poucos trabalhos que investigam seu uso em mulheres nas fases peri ou pós-menopausal. A maioria desses trabalhos dá destaque a fatores comuns na menopausa, como sintomas depressivos e sintomas fisiológicos, como fogachos e suores noturnos, com intervenções que geralmente envolvem técnicas de relaxamento.[29] Nesse sentido, as abordagens comportamentais cognitivas têm incorporado o uso de meditação *mindfulness*. Esta visa a aumentar o *insight* sobre nossos padrões automáticos e habituais, bem como a reatividade cognitiva a sensações, emoções e pensamentos. Apesar de alguns trabalhos indicarem eficácia das técnicas de relaxamento, psicoeducação sobre os sintomas menopausais e *coping*, os estudos ainda são modestos em termos de tamanho da amostra, critérios e desenho (alguns carecem, por exemplo, de grupo controle ou de delineamento do perfil das participantes em relação ao período específico da perimenopausa). Mais estudos na área são incentivados a fim de que se possa ampliar o leque de intervenções para as mulheres que preferem não fazer, ou mesmo não podem realizar tratamento medicamentoso/hormonal para os sintomas menopausais.[29]

Novas abordagens seguem sendo estudadas, por exemplo, na abordagem comportamental. Terapias de terceira onda, como a terapia de aceitação e compromisso (ACT), podem ser novas ferramentas para intervenções terapêuticas tanto para mulheres em perimenopausa quanto para aquelas que se encontram na terceira idade. Essa abordagem tem como premissa o fato de que o sofrimento é geralmente ocasionado pela inflexibilidade psicológica. O foco terapêutico é auxiliar a pessoa a aceitar a realidade e suas condições, identificando um direcionamento para seus pensamentos e atitudes e se comprometendo genuinamente com o resultado ou com a mudança. Até a confecção deste capítulo, um estudo randomizado e controlado encontrou resultados indicando que a ACT pode ser útil para sintomas de ansiedade, depressão e estresse em mulheres na menopausa – assim, achados futuros poderão delinear melhor seu alcance nessa população.[30]

As abordagens psicodinâmicas, por sua vez, baseiam-se na teoria e nos conhecimentos psicanalíticos, os quais explicam os sintomas, de maneira geral, como resultantes de conflitos inconscientes, atualizados na relação transferencial com o terapeuta. Além dos conflitos inconscientes, falhas e distorções da estrutura intrapsíquica e relações objetais internas são consideradas na avaliação do indivíduo de acordo com esse referencial.[31]

Dentre os diversos conflitos inerentes ao envelhecimento feminino, destacam-se as mudanças somato-psíquicas da perimenopausa, cuja natureza afeta as mulheres em seu narcisismo, pois a representação que o corpo toma nesse momento da vida desequilibra um estado anteriormente conquistado e afasta a mulher da imagem ideal.[32] Nesse aspecto, a análise se propõe a auxiliar o caminho de reconstrução do equilíbrio mente/corpo, criando novos sentidos para a experiência feminina. O trabalho psíquico de simbolização e o trabalho de luto são facilitados pelo trabalho analítico que se propõe como um caminho para viver a alteridade e aceitar melhor a passagem do tempo. É claro que, assim como na adolescência, a mulher que passa por essa fase pode também se deixar iludir pelo "canto da sereia" da moda e dos tratamentos de rejuvenescimento, na busca de impedir, a todo custo, que as marcas da passagem do tempo se incorporem ao seu semblante. Assim, todas as questões discutidas em relação à imagem feminina vividas na adolescência podem se reeditar aqui, trazendo grande sofrimento à mulher.

Em nossa realidade, é importante lembrar que boa parte da população, infelizmente, não tem acesso a alguns serviços de saúde, como a psicoterapia individual. Essa é, ainda, a realidade dos grandes centros e da parcela populacional que possui condições financeiras que promovem seu acesso. Dessa forma, os grupos terapêuticos se apresentam como possibilidade, já que cabe ao psicólogo poder mediar discussões em diversos contextos – diferentes grupos de pessoas e em diferentes estágios de desenvolvimento, exigindo, para isso, subsídios políticos e transformadores.[19]

Pesquisando para elaborar este capítulo, encontramos na literatura diversas modalidades de intervenção grupal, como os grupos terapêuticos, as oficinas de conversa e as intervenções psicoeducacionais. Entendemos que cada uma favorece um grupo ou necessidade específica. Nos grupos de psicoterapia de apoio, lidar com questões que muitas vezes são homogêneas contribui para a formação do vínculo entre os participantes do grupo, que se veem compreendidos e pertencentes.[33] Nesse sentido, oficinas de gênero e sexualidade podem oferecer uma escuta especializada que trabalhe a temática sob uma perspectiva crítica, promovendo, a partir do diálogo, o endereçamendo das dúvidas, angústias e curiosidades, favorecendo a tomada de consciência, a autonomia e a emancipação da liberdade sexual da mulher.[19]

Outra modalidade de atendimento terapêutico em grupo é a psicoeducação, que, principalmente para cuidadores e para as mulheres que sofrem de problemas de saúde física ou mental, objetiva fornecer informações a respeito da doença em questão, de modo a prover conhecimentos sobre o quadro e possibilitar melhores manejo, aceitação e qualidade de vida. Considerando que as mulheres tendem a ser o maior grupo de cuidadores de familiares debilitados,[24] intervenções psicoeducativas em grupo devem entrar no ramo de atendimentos a essa população. Dentre as estratégias psicoeducativas que se mostram efetivas, educação, apoio social, aconselhamento, solução de problemas, técnicas de enfrentamento e desenvolvimento de habilidades contribuem para a sensação de autoeficácia, redução dos sintomas depressivos e prevenção de sobrecarga.[34]

Esses encontros podem ser o espaço em que mulheres se sentem **cuidando de si mesmas**, compartilhando experiências vividas e tendo seus sentimentos validados dentro de um grupo que não tece julgamentos, já que vivencia situações semelhantes com seus familiares e as demandas intensas de se colocar como o principal cuidador de alguém.[33]

CONSIDERAÇÕES FINAIS

A natureza mutativa do feminino traz às mulheres na adolescência e na envelhescência uma série de transformações corporais e psíquicas que solicitam sua reconfiguração subjetiva. Neste capítulo, abordamos aspectos psicodinâmicos e psicossociais dessas transformações: a questão da imagem corporal, dos papéis atrelados à mulher em nossa sociedade, sua relação com a sexualidade e com o cuidar, sua vulnerabilidade ligada às construções de gênero e seus relacionamentos familiares.

Em todas as linhas psicoterápicas, buscamos a simbolização dessas transformações por meio da compreensão dos novos significados que cada nova fase representa para a mulher e para seus grupos de pertencimento, permitindo transformar narrativas, promover o compartilhamento de histórias e vivências em grupo, com ênfase no processo de individuação por meio da relação terapêutica.

A relação especular entre a adolescência e a menopausa deu origem ao neologismo "envelhescência". Ambas as fases envolvem perdas e ganhos. Em nossa sociedade, que enaltece a juventude, a expectativa de sucesso lança sombras tanto sobre aquele primeiro momento ("Será que vou conseguir de fato me tornar uma mulher atraente, potente e capaz de gerar?") como no segundo ("O que será de mim agora?"). Assim, lidar com o envelhecimento pode significar o enfrentamento de um luto impossível, quando a mulher não consegue desconstruir as representações sociais e crenças que atrelam felicidade à juventude.

O modo como cada mulher enfrenta as passagens da vida também é influenciado pelas expectativas de seu grupo e de sua época. Mais que nunca, os profissionais de saúde que lidam com a mulher devem se apropriar dessas questões para despir-se dos preconceitos, do etarismo e dos ideais culturais ligados ao feminino, de modo a compreender que cada mulher é única.

Assim concluímos nossas reflexões em um diálogo imaginário com a poetisa Adélia Prado, que diz, "no começo do seu desespero", ao perceber que não é mais jovem: "Só a mulher entre as coisas envelhece".[35] Respondendo à poetisa, nosso grupo pôde chegar à conclusão de que o envelhecimento não resume a transformação da mulher, mas, pelo contrário, é um momento entre outros:

Só o feminino em mim não envelhece... ele amadurece.

REFERÊNCIAS

1. Saint-Exupéry A. Cidadela. Trad. Freire V. CreateSpace Independent Publishing Platform; 2016. p. 8.
2. Brandão JS. Mitologia grega. v. I. 7. ed. Petrópolis: Vozes; 1991. 405p.
3. Erikson EH. Infância e sociedade. 2. ed. Trad. Amado G. Rio de Janeiro: Zahar; 1987.
4. Rosa H. Aceleração: a transformação das estruturas temporais na modernidade. Trad. Silveira RH. São Paulo: Editora Unesp; 2019. 681p.
5. Kushima M, Kojima R, Shinohara R, Horiuchi S, Otawa S, Ooka T, et al. Association between screen time exposure in children at 1 year of age and autism spectrum disorder at 3 years of age: the Japan Environment and Children's Study. JAMA Pediatr. 2022;176(4):384-91.
6. Baptista A, Jerusalinsky J. Intoxicações eletrônicas: o sujeito na era das relações virtuais. Salvador: Ágalma; 2017. 226p.
7. Erikson E. Identity, youth and crisis. New York: WW Norton & Company; 1968. p.136.
8. Viola DTD, Vorcaro AMR. A adolescência em perspectiva: um exame da variabilidade da passagem à idade adulta entre diferentes sociedades. Psic Teor Pesq. 2018;34:e3448.
9. Legião Urbana. Há tempos. In: Legião Urbana: As quatro estações. EMI: 1989.
10. Brasil. Ministério da Saúde. Coordenação-Geral de Doenças e Agravos Não Transmissíveis do Departamento de Análise Epidemiológica e Vigilância de Doenças Não Transmissíveis. Suicídio em adolescentes no Brasil, 2016 a 2021. [Internet]. Brasília (DF): Ministério da Saúde; 2022 [citado em 31 ago. 2023]. Disponível em: https://www.gov.br/saude/pt-br/centrais-de-conteudo/publicacoes/boletins/epidemiologicos/edicoes/2022/boletim-epidemiologico-vol-53-no37
11. Catão I, organizadora. Mal-estar na infância e medicalização do sofrimento: quando a brincadeira fica sem graça. Salvador: Ágalma; 2020. 309p.
12. Zalcberg M. A relação mãe-filha. Rio de Janeiro: Elsevier; 2003. 205p.
13. Rassial, JJ. O adolescente e o psicanalista. Trad. Bernardino LMF. Rio de Janeiro: Companhia de Freud; 1999. 213p.
14. Meyer D, Klein C, Andrade S. Sexualidade, prazeres e vulnerabilidade: implicações educativas. Educ Rev. 2007;46:219-39.
15. Winnicott DW. Adolescência: transpondo a área de calmarias. In: Winnicott DW. A família e o desenvolvimento individual. 4. ed. Trad. Cipolla MB. São Paulo: Martins Fontes; 2013. p.115-27.
16. Andolfi M. A terapia familiar multigeracional: instrumentos e recursos do terapeuta. São Paulo: Artesã; 2017. 232p.
17. Altman M. Envelhescência: um fenômeno da modernidade à luz da psicanálise. Rev Bras Psicanal. 2014;48(1):203-6.
18. Goldenberg M. Mulheres e envelhecimento na cultura brasileira. Caderno Espaço Feminino. 2012; 25(2):46-56.
19. Oliveira EL, Neves ALM, Silva IR. Sentidos de sexualidade entre mulheres idosas: relações de gênero,

ideologias mecanicistas e subversão. Psicol Soc. 2018;30:el166019.
20. Ferreira VN, Chinelato RSC, Castro MR, Ferreira MEC. Menopausa: marco biopsicossocial do envelhecimento feminino. Psicol Soc. 2013;25(2):410-9.
21. Carbone A, Coelho RMM. A família em fase madura. In: Cerveny CMO, Berthoud CME, organizadoras. Família e ciclo vital: nossa realidade em pesquisa. 2. ed. São Paulo: Casa do Psicólogo; 2009. p. 99-117.
22. Sartori AC, Zilberman ML. Revisitando o conceito de síndrome do ninho vazio. Arch Clin Psychiatry (São Paulo). 2009;36(3):112-21.
23. Camarano AA, Kanso S. Como as famílias brasileiras estão lidando com idosos que demandam cuidados e quais as perspectivas futuras? A visão mostrada pelas PNADS. In: Camarano AA, organizadora. Cuidados de longa duração para população idosa: um novo risco social a ser assumido? Rio de Janeiro: IPEA; 2010. p.93-122.
24. Mendes PN, Figueiredo M do LF, Santos AMR, Fernandes MA, Fonseca RSB. Sobrecargas física, emocional e social dos cuidadores informais de idosos. Acta Paul Enferm. 2019;32(1):87-94.
25. Engelhardt E, Dourado M, Laks J.A doença de Alzheimer e o impacto nos cuidadores. Rev Bras Neurol. 2005;41(2):5-11.
26. Neri AL. Palavras-chave em gerontologia. 4. ed. São Paulo: Alínea; 2014.
27. Mattos EB. Crise conjugal: furtando-se a olhar mais de perto. In: Colombo SF, organizadora. Gritos e sussurros: interseções e ressonâncias – trabalhando com casais. v. 1. São Paulo: Vetor; 2006. p. 71-86.
28. Pimentel IM, Setton MZ, Colombo SF. Ainda existe a cadeira do papai? Vivência. In: Polity E, Setton MZ, Colombo SF, organizadoras. Ainda existe a cadeira do papai? São Paulo: Vetor; 2004. p.255.
29. Green SM, Key BL, McCabe RE. Cognitive-behavioral, behavioral, and mindfulness-based therapies for menopausal depression: a review. Maturitas. 2015;80(1):37-47.
30. Monfaredi Z, Malakouti J, Farvareshi M, Mirghafourvand M. Effect of acceptance and commitment therapy on mood, sleep quality and quality of life in menopausal women: a randomized controlled trial. BMC Psychiatry. 2022;22(1):1-12.
31. Gabbard GO. Psiquiatria psicodinâmica na prática clínica. 5. ed. Trad. Rodrigues FS. Porto Alegre: Artmed; 2016. 652p.
32. Berlink MT. Envelhescência. In: Berlinck MT, Magalhães MCR, editores. Psicopatologia fundamental. São Paulo: Escuta; 2000. p.193-8.
33. Zibetti MR, Rodrigues JC. Intervenções em grupo para familiares/cuidadores de adultos e idosos com quadros neurológicos. In: Fontoura DA, et al., organizadoras. Teoria e prática na reabilitação neuropsicológica. Rio de Janeiro: Vetor; 2017.
34. Vandepitte S, Van Den Noortgate N, Putman K, Verhaeghe S, Faes K, Annemans L. Effectiveness of supporting informal caregivers of people with dementia: a systematic review of randomized and non-randomized controlled trials. J Alzheimers Dis. 2016;52(3):929-65.
35. Prado A. A serenata. In: Prado A. Poesia reunida. São Paulo: Siciliano; 1991. p.82.

CAPÍTULO 10

Abordagem psicodinâmica na situação perinatal

Denise de Sousa Feliciano
Erika de Sá Vieira Abuchaim
Luciana Leis
Arianne Monteiro Melo Angelelli

PONTOS-CHAVE

- Embora a infertilidade não seja uma doença que mata, ela é capaz de destruir sonhos e isso causa uma dor imensurável aos que a vivenciam, principalmente porque o desejo de ter uma família com filhos parece ser um dos mais importantes na vida das pessoas.
- Os tratamentos para engravidar geram estresse e ansiedade nos casais. Todas as variáveis implicadas nesse processo são muito diferentes da concepção natural e colocam os pacientes diante de vivências inusitadas, tanto físicas quanto emocionais.
- A infertilidade marca, inevitavelmente, a história dos futuros pais e da criança que está por vir. É de extrema necessidade que esses casais possam ser escutados em suas subjetividades ao longo desse percurso, para que possam dar contornos e vazão às suas angústias e, assim, sustentar seu desejo de terem filhos e todo o caminho para conquistá-lo, apesar das dificuldades.
- As perdas perinatais são complexas e independem do período gestacional, já que, para a mulher, o parceiro(a) e a família, o sofrimento diante da perda está mais relacionado ao investimento afetivo no bebê do que ao número de semanas gestacionais.
- A história da perda perinatal está em quem perde, ou seja, no significado da relação e do vínculo da mãe, do pai e do familiar com o bebê que faleceu. O cuidado deve ser centrado na família, visando à promoção, à proteção e ao apoio à saúde mental do casal e familiares, bem como à prevenção do luto prolongado.
- O reconhecimento da perda do bebê, as reações à separação, o movimento dual de enfrentamento dela e de restauração da vida implicam revisitar a relação com o filho e renunciar ao projeto parental sonhado, buscando estratégias para se ajustar à nova situação e reinvestir em novos planos de vida.
- Em relação aos problemas de amamentação que podem atravessar a constituição da parentalidade, é importante lembrar que, para o bebê, o nascimento é vivido como um desamparo, em contraste com o conforto intrauterino. Colocá-lo no seio antes do clampeamento do cordão umbilical

é um encontro que marca a primeira e fundamental experiência de prazer, base da saúde mental.

- No início, mãe e bebê são uma unidade psíquica e, portanto, formam uma dupla amamentar, na qual as características do bebê precisam ser compreendidas pela mãe, para que ela se ajuste e entre com ele em uma dinâmica de amamentação satisfatória e emocionalmente significativa. Quando surgem dificuldades nessa adaptação, as mães que desistem de amamentar podem se sentir profundamente frustradas, diminuindo seu engajamento nos demais cuidados com o filho. Isso pode comprometer a construção da intimidade.
- Considerando a família humana, amamentar e mamar é um aprendizado a três. O parceiro(a) da mãe faz parte dessa dinâmica e deve ser incluído, tanto pela mãe quanto pela rede de profissionais, pois sua presença e intervenções podem ajudar a mãe e o bebê a se encontrarem. A experiência de um profissional que se coloque em uma atitude reservada, sem interferir no intuito de ensinar, pode ser desafiadora. Tal disposição, por parte do profissional, implica acolher as tentativas muitas vezes frustradas que vão acontecendo nesse processo de aprendizagem mútuo. Não podemos ensinar uma dupla amamentar.

INTRODUÇÃO

> Mulher é desdobrável.
> Eu sou.
> Adélia Prado[1]

Nunca é demais recordar a crise vital que marca a construção da parentalidade. A mulher passa por muitas transições em sua vida, entre as quais a adolescência, quando consolida sua identidade feminina, e a menopausa, com a reconfiguração subjetiva que dela decorre. Porém, ao se tornar mãe, a mulher se desdobra de uma maneira ainda mais profunda. Ela se desdobra em seu corpo, na medida em que vivencia as experiências da gestação e parto. Desdobra-se, também, sobre si mesma, quando deixa sua condição de filha para alçar a condição de mãe. E, enfim, em relação ao parceiro ou parceira, desdobra a relação dual, formada com sua parelha, para constituir uma família em relação triangular, com todas as implicações desse processo.

Neste capítulo, adotamos a perspectiva psicodinâmica para abordar temas específicos da situação perinatal, que pode ser complicada quando problemas de infertilidade, doenças do bebê e questões de amamentação colocam dificuldades inesperadas no caminho dos pais. Por meio dessas situações particulares, procuramos refletir acerca da parentalidade de maneira mais ampla, com ênfase na subjetividade feminina e seus modos de enfrentar esse momento tão particular de sua vida.

PRIMEIRA PARTE: REPRODUÇÃO ASSISTIDA

Infertilidade e seus aspectos psicoemocionais

A maioria dos casais, quando "se une", imagina que, assim que interromperem o método contraceptivo, o esperado bebê virá. Porém, nem sempre as expectativas ocorrem conforme o esperado, e muitas vezes os meses vão passando e o casal precisa lidar com o fato de que engravidar não é tão fácil como imaginavam.

A fertilidade é tida como natural e inerente à função reprodutiva para boa parte das pessoas. Os casais com vida sexual ativa e que ainda não desejam filhos evitam a gravidez e se preocupam com o fato de virem a engravidar antes da hora, justamente porque acreditam em suas capacidades reprodutivas. Dessa maneira, não engravidar, após certo período de tentativas, é uma desagradável surpresa.

Para a medicina, um casal é considerado infértil após um ano de relações sexuais frequentes sem uso de contracepção.[2] No entanto, muitos casais, por acreditarem que a gravidez seja algo fácil e rápido de conquistar, acabam buscando um médico antes desse tempo, partindo do pressuposto de que há algo de errado com eles; já outros negam tal dificuldade, passando anos a fio tentando engravidar sem sucesso, até constatarem que há algo de errado e, assim, procurarem ajuda.

A vivência de dificuldade da gravidez costuma desencadear nos casais uma gama de sentimentos negativos, dentre os quais podemos perceber, como principais: baixa autoestima, tristeza, angústia, ansiedade, culpa, frustração, inferioridade, vergonha, entre outros. É muito difícil lidar com o fato de não estar conseguindo realizar um dos desejos mais comuns e, aparentemente, fácil de ser alcançado pela maioria das pessoas: ter um bebê.

Em meio a esse cenário, muitas vezes surgem sentimentos de inveja de mulheres grávidas e/ou das que têm bebês. Histórias de gravidezes indesejadas ou de facilidade para engravidar costumam despertar raiva e frustração, e tais sentimentos podem se tornar conflitantes, pois a pessoa que os tem tende a se sentir muito mal ao perceber isso e, portanto, não merecedora de ter seu desejo atendido.

"Vocês, mulheres que têm filhos, não podem pensar em nós, que não temos. Permanecem serenas, ignorantes, como quem nada em água doce e não faz ideia da sede."[3]

A vivência da infertilidade é solitária. Em geral, os casais têm dificuldades de falar para as pessoas que os rodeiam sobre esse tipo de problema; sentem-se envergonhados e expostos diante de uma área tão íntima e delicada de suas vidas. Ribeiro[4] coloca que esse tipo de vivência pode reeditar ou reativar o complexo de inferioridade da infância, em que a criança não podia conceber como seus pais e esperava por essa capacidade na vida adulta. Dessa maneira, quando o sujeito se percebe novamente impossibilitado de realizar esse desejo, a antiga ferida reabre.

O impacto da infertilidade fere homens e mulheres. No entanto, pesquisas mostram que a mulher tende a enfrentar esse problema com maior sofrimento, quando comparada à população masculina. Em geral, as mulheres têm mais sintomas depressivos e de ansiedade que os homens. Acrescido a isso, apresentam também mais sintomas psicossomáticos, pensamentos obsessivos com a gravidez, baixa autoestima e estresse.[5,6]

A dificuldade dos casais em expor e lidar com esse problema faz com que se isolem e deixem de participar de eventos sociais. Assim, deixam de frequentar reuniões de família e amigos com receio de ouvirem cobranças por um filho, evitam festas infantis e batizados, por se sentirem incomodados e deslocados nesses ambientes, e o distanciamento também pode se dar dentro da relação conjugal, em que cada um se fecha em sua dor, não permitindo um canal de comunicação.

Apesar de a infertilidade se configurar como uma doença, na maioria das vezes, com a presença de disfunções na esfera somática, se não há o desejo de conceber, ela não é um problema de fato. A grande questão se configura quando se tem o desejo de filhos biológicos e a impossibilidade de consegui-los. Embora a infertilidade não seja uma doença que mata, ela é capaz de destruir sonhos e causar uma dor imensurável entre aqueles que a vivenciam, principalmente porque o desejo de ter uma família com filhos parece ser um dos mais importantes na vida dessas pessoas.

Apesar de o sofrimento ser grande, percebemos que, socialmente, e mesmo para os indivíduos que vivenciam a infertilidade, há dificuldade de reconhecimento e validação dessa dor.

"Às vezes fico pensando que posso estar exagerando em meu sofrimento, não tenho nenhuma doença grave, sou saudável, tenho uma vida estável, não justifica eu estar assim tão mal!"

Somado a isso, há um estigma da infertilidade em nossa sociedade, em que os casais que têm dificuldades para engravidar acabam sendo vistos como os que "têm problema", "que não conseguem ser pais", sendo comuns sentimentos de piedade para com eles, fato que colabora por fragilizá-los ainda mais e aumentar o isolamento social.

A infertilidade sempre existiu na história da humanidade. Nos textos bíblicos, encontramos citações de que a união dos casais era abençoada com a presença de muitos filhos; já os que cometiam graves erros estariam sendo punidos pela ausência de descendência. Nas diferentes culturas, a impossibilidade de gerar filhos era tida como algo vergonhoso, um castigo divino. A mulher infértil era vista como defeituosa e incapaz, sendo comparada a uma "árvore seca" por não poder gerar/dar frutos. Ainda hoje, podemos perceber esses valores, de forma menos intensificada, porém presentes na cultura contemporânea.[7]

A vivência da infertilidade como um castigo divino é bastante comum entre as pessoas com dificuldades para engravidar. Elas buscam uma justificativa para estarem passando por esse tipo de problema, sentem-se castigadas e procuram na história pessoal algo que tenham feito de errado, de modo a obter uma resposta para o mal que sofrem. Dessa maneira, abortos cometidos no passado, traições ao companheiro(a), brigas com os pais, atitudes tidas como erradas ou qualquer tipo de acontecimento que tenha gerado culpa são comportamentos que supostamente podem justificar/explicar o merecido castigo – o "não merecimento de um filho".

Tratamentos de reprodução assistida: a difícil jornada

Os tratamentos de reprodução assistida, alternativa para viabilizar a chegada do bebê, são procurados por casais com dificuldade para engravidar, já que oferecem aumento real das chances de gravidez àqueles que os procuram. Dentre os tipos de tratamentos, têm-se as técnicas de baixa complexidade (coito programado e inseminação artificial) e as técnicas de alta complexidade (fertilização *in vitro* – FIV e injeção intracitoplasmática de espermatozoides – ICSI, do inglês *intracytoplasmic sperm injection*).

Por mais que os tratamentos representem uma possibilidade de realização do sonho do bebê em casa, chegar até eles nem sempre é fácil para os casais que apresentam dificuldades para engravidar. Anteriormente à busca por tratamentos, há necessidade de que o luto pela perda da fertilidade seja reconhecido e vivenciado, com todos os sentimentos de tristeza, pesar, raiva (entre outros) que ele traz consigo. Somente a partir dessa vivência é que pode haver uma abertura emocional para as técnicas de reprodução assistida e para um filho concebido através desse meio.

Percebemos, mesmo nos pacientes em tratamento, que é comum a não aceitação do diagnóstico de infertilidade. Ter um filho por técnicas de reprodução assistida costuma ser uma ferida narcísica, pois frustra as expectativas de normalidade, adequação e capacidade reprodutiva, de ser como a maioria dos casais que têm filhos de maneira natural. A fala da paciente a seguir, a qual por um ato falho tomou medicações erradas, prejudicando o curso de seu tratamento, ilustra bem isso:

"Para mim é muito difícil ter que pagar para ter um filho! Passar por todo esse processo de tomar injeções, consultas médicas.... Queria poder ter um filho como todo mundo!"

Não são incomuns pacientes que acreditam estar forçando a natureza ao utilizarem esse tipo de tecnologia para engravidar. Vida e morte permanecem sendo os grandes mistérios de nossa existência, de modo que fazer uma intervenção mais ativa para proporcionar a chegada de uma vida pode gerar um sentimento ambivalente de culpa, quase como se estivessem desafiando Deus.

Fantasias a respeito de gerar um filho com problemas são resultado da culpa em decidir ir "contra a natureza", da "teimosia" em persistir e desafiar uma situação que "não era para ser". A experiência da infertilidade pode despertar fantasias acerca de um corpo "estragado" e incapaz de gerar bebês perfeitos.

Os tratamentos para engravidar geram estresse e ansiedade nos casais que a eles se submetem. Todas as variáveis inerentes a esse processo são muito diferentes da concepção natural e colocam os pacientes diante de vivências físicas e emocionais inusitadas.

Quando um casal busca tratamentos de reprodução assistida, deposita no processo todas as expectativas de realização de sonho parental diretamente ligado à concepção, gestação e parturição. Contudo, embora os tratamentos aumentem as chances de gravidez, estão longe de garanti-la, e essa realidade não costuma ser fácil para os casais a eles submetidos.

Isso porque estamos falando de sonhos e desejos que nada têm a ver com dados concretos de realidade. A esperança e o desejo de realização do projeto de ter um filho fazem com que os casais tenham uma expectativa de resultado positivo muito diferente das que os tratamentos podem oferecer. Expectativas de sucesso costumam ser maiores nas pessoas que nunca realizaram esses procedimentos, tendendo cada vez mais a se aproximarem dos resultados reais que essas técnicas oferecem de acordo com as falhas dos tratamentos.[8]

Por outro lado, notamos que casais que já enfrentaram repetidos tratamentos sem engravidar acabam ficando desesperançosos e tendem a ter maior dificuldade em acreditar que, em algum momento, o tratamento irá funcionar. Os sentimentos de frustração e incapacidade são intensos, pois para eles "nem mesmo com tratamento" são capazes de gerar.

A concepção de um filho é algo que antecede o encontro do óvulo com o espermatozoide. Um filho é, antes de tudo, concebido no desejo de seus pais. Assim, percebemos que o bebê idealizado já existe muito antes de se fazer presente concretamente. Cada ultrassonografia, cada injeção, cada centavo economizado para pagar o tratamento de reprodução assistida é para o filho, que aos poucos vai sendo construído no imaginário do casal e ganhando forma de gente.

Com o tratamento de fertilização *in vitro*, é ainda mais difícil para a mulher não se sentir grávida logo após a transferência embrionária, afinal, o casal vê a imagem dos embriões já no útero na ultrassonografia, o que configura praticamente uma gravidez para eles.

Diante da falência do tratamento, o casal pode experimentar um enorme vazio. A perda do filho que parecia estar tão perto está, agora, novamente longe. Mesmo sem ter concebido, a vivência é de luto por um aborto que tecnicamente não existiu, já que não houve implantação de embrião. Isso se deve porque aquele filho que já existia para o casal, de um momento para outro, deixa de existir, deixando-os desamparados emocionalmente.

"Quando eu e meu esposo pegamos o beta negativo, saímos para andar um pouco,

para tentar espairecer. Que sensação horrível, tínhamos um buraco no peito! A sensação é de que alguém tinha morrido!"

Além disso, com as técnicas de reprodução assistida, há a entrada de um terceiro na relação do casal: o médico, que começa participar da intimidade dos parceiros.

A figura do médico passa a representar um saber absoluto sobre o que acontece com a função reprodutiva dos corpos do casal, o qual acaba transferindo para o médico a responsabilidade pela conquista da gravidez, consequentemente amando-o ou odiando-o, a depender do resultado.

Não é raro vermos pacientes mudando de clínica de reprodução humana o tempo todo, pois, a cada médico novo, a esperança de um resultado diferente do negativo é renovada, já que muitas vezes acreditam ser o saber médico que lhes dará o bebê.

Somado a tudo isso, o médico que atua em reprodução assistida, muitas vezes sem se dar conta, acaba excluindo o homem de todo o processo. Como a maior parte do tratamento se dá no corpo da mulher (mesmo em casos de diagnóstico de infertilidade masculina), o papel do homem acaba sendo reduzido ao sêmen no dia da coleta de material para o tratamento.

Tal situação pode ter efeitos nocivos para a constituição psíquica da criança que está por vir, pois supostamente mantém o homem fora de cena, em uma posição passiva diante do processo de "fazer o filho", no qual quem participa de quase tudo é a mulher e seu médico. Caso a mulher e a equipe médica (incluindo o psicólogo) não se atentem para integrar concretamente o marido na concepção desse bebê desde o início e, em contrapartida, o homem se acomode na passividade, corre-se o risco de que a mãe se feche em sua relação simbiótica com a criança. Essa seria uma situação em que não haveria um "terceiro" para fazer o corte necessário e estruturante para o psiquismo saudável desse novo ser.

No atendimento a casais inférteis, percebemos que a confirmação da gravidez gera alegria com sabor de vitória. Afinal, a vivência da infertilidade e toda a jornada que o casal atravessa até a conquista da gestação intensificam o desejo de filho, cuja realização comprova a capacidade reprodutiva e parental de ambos, aspectos tão questionados, em certos momentos, por eles mesmos.

Contudo, nem todas as pessoas que alcançam a gravidez depois desse processo conseguem passar pela gestação de forma tranquila. Para algumas mulheres e seus parceiros, o período da gravidez pode se revelar uma fase muito estressante e geradora de intensa ansiedade.

Para a mulher, estar grávida pode representar estar diante da possibilidade de complicações, risco de aborto, ter problemas com a saúde do bebê e, até mesmo, com a própria saúde. A experiência anterior de infertilidade pode intensificar sentimentos de falta de confiança no próprio corpo, e a dificuldade para conceber também pode ser interpretada como incompetência do corpo para gerar e parir.[9]

As cicatrizes deixadas pela vivência da infertilidade e seus tratamentos podem ficar como pano de fundo na gestação, despertando sentimentos de fragilidade, incapacidade e descrença em poder manter uma gestação a termo e produzir um bebê saudável. O estigma da infertilidade e todas as dificuldades em realizar o projeto de filho parecem dificultar que algumas mulheres façam uma transição do *status* de mulher infértil para o de mulher fértil.[10]

"Quando estava passando pela infertilidade, sempre achei que, assim que eu engravidasse, todos os meus problemas se resolveriam e eu poderia curtir a gestação e me sentir plena. Mas não, acho que estou pior que antes; o fantasma da perda do bebê o tempo todo me assombra, me deixando tensa e não me permitindo aproveitar esse momento tão esperado da minha vida."

Dessa maneira, percebemos que a infertilidade marca, inevitavelmente, a história dos futuros pais e da criança que está por vir. É de extrema necessidade que esses casais possam ser escutados em sua subjetividade ao longo desse percurso, tanto antes como após a gestação, para que possam dar contorno e vazão às suas angústias, sustentando seu desejo de ter uma filho em toda a sua caminhada para conquistá-lo.

O trabalho psicológico junto aos sentimentos e às feridas abertas pela infertilidade possibilita não só o enfrentamento dessa difícil jornada pelos que a vivenciam, mas também a transição para o exercício da parentalidade de uma forma mais equilibrada e prazerosa.

SEGUNDA PARTE

Luto parental: um colo vazio

When an adult dies,
a piece of the past is lost;
however when an infant dies,
a piece of the future is lost,
*or significantly changed forever**

Os desejos, conscientes ou inconscientes, de engravidar, gestar, parir, ter um filho e/ou se tornar mãe/pai, são únicos, singulares e nem sempre caminham juntos. Nesse cenário, as perdas perinatais são complexas e independem do período gestacional.[12]

A gestação é um percurso sem garantias. O diagnóstico gestacional não garante que em 40 semanas a mulher terá um bebê vivo e saudável no colo. Tal cenário, acrescido das modificações gerais e específicas do processo gestacional, faz com que a mulher esteja mais vulnerável física, psíquica, social e culturalmente nesse período de sua vida.

Com o avanço tecnológico da medicina, é cada vez mais precoce a confirmação da gravidez e o início do pré-natal. Nesse momento, o tempo de gestação e a data provável do parto são calculadas pelo profissional de saúde que anuncia e confirma a presença de uma nova vida. As expectativas, fantasias e sonhos relacionados à criança e à maternidade, aos projetos de filho e de parentalidade, são acionados e direcionados ao bebê imaginário. O lugar que essa criança idealizada ocupa na vida da mulher, parceiro(a) e família é único e singular, cabendo a cada um dos envolvidos o significado, consciente ou não, nele projetado.[13]

O aborto espontâneo é uma realidade para 25% das mulheres e a mortalidade perinatal perfaz 15,5% dos nascimentos totais.[14] A Organização Mundial da Saúde[15] define perda perinatal como aquela que ocorre no período de 22 semanas completas de gestação e termina com sete dias completos após o nascimento. A clínica, contudo, revela a necessidade de ampliação dessa definição no que tange ao luto na perinatalidade, já que, para a mulher, o parceiro(a) e sua família, o sofrimento pela perda está mais relacionado ao investimento afetivo no bebê que ao número de semanas gestacionais.[16]

Por outro lado, gestações com diagnóstico de malformação fetal grave, com ou sem elevada mortalidade, são uma realidade em 1,2 a 3,0% de todos os nascimentos.[17] A notícia inesperada assusta e desespera os pais, que tendem a buscar respostas e justificativas para o ocorrido. A dificuldade de acreditar e aceitar esse diagnóstico, somada à esperança de que a situação não tenha passado de um mal-entendido, pode levá-los a buscar inúmeras opiniões médicas e a realizar novos exames.

Em situações de óbito fetal, a ausência de uma causa e de informações comprobatórias gera ansiedade e medo em relação à

* Quando um adulto morre, um pedaço do passado se perde; no entanto, quando uma criança morre, um pedaço do futuro está perdido, ou mudou, significativamente, para sempre[11] (tradução nossa).

capacidade reprodutiva, ou seja, a possibilidade de que tal situação se repita em futuras gestações. É importante que os profissionais de saúde possam oferecer a possibilidade de realizar a necrópsia. O receio de que o corpo do bebê seja submetido a procedimentos invasivos e fantasiosamente dolorosos é comum nessa situação, cabendo ao profissional esclarecer os objetivos e benefícios de tal exame para gestações futuras. Os casais que recebem informações claras e adequadas no processo de perda tendem a se sentir mais participantes e no controle da situação, bem como menos culpados e mais confortáveis quando conhecem a causa da morte do bebê.[16,18,19]

Nos casos de aborto, perda gestacional ou óbitos perinatais, a interrupção abrupta e inesperada dos sonhos e a frustração das expectativas relacionadas à gestação, ao bebê e à parentalidade deixam marcas profundas e dolorosas entre os envolvidos. A ausência de cuidado emocional dificulta a integração do luto e potencializa o risco de desenvolvimento de transtornos psiquiátricos na perinatalidade. Mulheres que experimentam perda perinatal apresentam risco três vezes maior de desenvolver quadros de ansiedade, depressão, estresse pós-traumático e/ou luto prolongado.[20-22]

Na gestação, o psiquismo da mulher e do(a) parceiro(a) reduz a resistência a conteúdos inconscientes recalcados, permitindo que esses revisitem sua própria história. Os pais se reencontram com experiências primitivas e arcaicas que podem trazer à tona, por vezes de maneira violenta, conflitos infantis e traumas não elaborados. Nesse cenário, a perda perinatal interrompe de maneira imperativa essa caminhada e abre uma ferida narcísica que coloca em dúvida, em especial para a mulher, sua própria identidade e capacidade procriativa.[13]

O intenso e doloroso vazio deixado no corpo e na alma dessa mulher e de seu parceiro(a) pode despertar sentimentos de inferioridade, fracasso e vergonha. A frustração do desejo de superação dos próprios pais, o anseio pelo futuro que "poderia ter sido" e a falta de respostas para a causa da perda perinatal podem resultar na fantasia de um corpo "estragado" e incapaz de gerar bebês vivos como forma de castigo e punição.

A morte do bebê intraútero, intraparto ou após o nascimento não permite que ele seja apresentado socialmente, e o contato restrito aos pais, e por vezes aos profissionais de saúde, impede o desenvolvimento de momentos, recordações e lembranças que validem sua existência. Nesse contexto, se não há bebê, não existem pais e, consequentemente, não há o reconhecimento do luto perinatal.

Sem espaço para expressar a dor, o casal (em especial a mulher) se questiona sobre a legitimidade do sofrimento emocional experimentado. São comuns relatos de mulheres/mães acerca de um profundo sentimento de solidão e ressentimento causado pelo silêncio e/ou resistência do(a) parceiro(a) e/ou das pessoas em seu entorno para falar sobre a perda gestacional e o bebê imaginado. Tal situação compromete a qualidade da vida familiar e afeta negativamente o casamento e a vida social.[20-22]

Quando um dos gemelares sobrevive

Em gestações múltiplas, quando um dos gemelares morre, sentimentos conflituosos e ambíguos recaem sobre os pais. Como comemorar o nascimento de um se o outro se foi? Vida e morte, alegria e tristeza se fundem e se confundem, trazendo sofrimento e paralisando essa mãe que, por vezes, pode ter dificuldade em se aproximar e se apegar ao bebê sobrevivente. A dor da perda é tamanha que algumas mulheres não conseguem, ou não se permitem, ver o bebê morto. Rituais de despedida são negados, negligenciados ou adiados na tentativa frustrada de esquecer o filho que partiu em nome daquele que ficou. São comuns relatos de mulheres que se sentem cobradas pelas pessoas de seu entorno e/ou por profissionais de saúde, na tentativa inconsciente de aplacar o próprio desamparo, a mostrar gratidão e afeto incondicional pelo gemelar sobrevivente quando na realidade ele carrega em si a marca e a lembrança do que se foi. Como olhar para um filho sem ver o outro? Ressentidas e desamparadas, essas mulheres enfrentam dificuldade para se entregar e estar inteiras na relação com o recém-nascido. Amamentar e maternar podem se tornar atividades difíceis e, para algumas, impossíveis.[23]

Nesse contexto, é imperativo que espaços de escuta sejam propiciados para essas mulheres. Elas precisam poder falar sobre o filho morto sem ouvir frases prontas e sem sentido, como: "Pelo menos um deles ficou e você não precisa sofrer...", "Você tem que ser forte e não ficar chorando na frente do bebê, pois ele percebe tudo...", "Você deve ser grata e feliz pelo bebê que está vivo" etc. Reconhecer e validar a existência de um gemelar falecido é promover um espaço de distinção e liberdade para o gemelar sobrevivente. Se a sombra de um gemelar não recai e se fixa no outro, é possível reconhecer a diferença na identidade e no destino de cada um deles. A percepção de que os filhos são diferentes e que cada um tem sua história e seu lugar de filiação garantido favorece a integração do luto parental na perinatalidade.[17,23]

E os homens, como enfrentam essa perda? Não raro, o homem/pai é esquecido pelos profissionais de saúde, que tendem a adotá-lo como o receptor das más notícias, relacionadas à malformação ou ao óbito fetal, supondo que sua função principal seja a de apoiar e proteger a parceira que sofre. Acreditam, ainda, que ele seja capaz de adotar uma posição mais realista, prática e objetiva diante das providências legais necessárias, mesmo vivenciando sentimentos de impotência, tristeza e perda. Assim, evitando as próprias emoções e acreditando que precisam se mostrar firmes, fortes, corajosos e solidários, esses homens/pais miram suas esperanças no futuro e acabam não se permitindo entrar em contato com a dor e a angústia da perda. Não há espaço para o choro.[24]

Impactos da perda perinatal

A perda perinatal foge aos "padrões de normalidade esperados" no processo gestacional, a suposta ordem natural da vida se inverte e o(s) filho(s) parte(m) antes dos pais, deixando-os com o colo vazio, desamparados e invariavelmente com raiva e solidão. Os impactos a curto, médio e/ou longo prazo da ausência de um cuidado compassivo e emocional adequado, voltado para a promoção do bem-estar psicossocial e a integração do luto dessa mãe, pai e família, pode resultar no adoecimento psíquico dos envolvidos. Eles apresentam risco mais elevado de evoluir com transtorno depressivo, ansioso, estresse pós-traumático, dentre outros.[25]

Invariavelmente, gestações subsequentes à(s) perda(s) perinatal(is) são experimentadas com ansiedade e medo. O casal grávido tende a ser mais cauteloso com suas emoções e pode demorar a comemorar, divulgar e/ou se entregar afetivamente à nova gravidez. A marca da perda anterior, o período da interrupção gestacional ou do óbito, pode ser identificada no comportamento hipervigilante e cauteloso do casal, que foca menos no feto e mais nos aspectos concretos do processo gestacional e estabelece metas de superação. Ocorre que tal movimento, em especial entre as mulheres/mães, pode se estender até o nascimento do bebê atual, interferindo no desenvolvimento do vínculo pré-natal entre eles e impossibilitando que a gestação seja vivida de maneira prazerosa, integral e singular.

O papel dos cuidados paliativos perinatais

A história da perda perinatal está em quem perde, ou seja, no significado da relação e do vínculo da mãe, do pai e do familiar com o bebê morto. Assim, o cuidado a ser prestado pelos profissionais de saúde deve ser centrado na família, visando a promoção, proteção e apoio à saúde mental do casal e familiares, bem como à prevenção de luto prolongado.[17,20,22]

Os cuidados paliativos perinatais (CPP) vêm sendo adotados, nacional e internacionalmente, como uma estratégia efetiva de melhora da qualidade de vida do feto/neonato que enfrenta doenças que limitam ou ameaçam a vida e dos respectivos familiares desde o diagnóstico pré-natal até a morte e o luto, por meio de prevenção e alívio do sofrimento físico, psicossocial ou espiritual. Contando com uma equipe interdisciplinar, os CPP podem durar dias, meses ou anos, muitas vezes combinados com o tratamento de doenças específicas.[15,17]

Visando a reduzir as incertezas e o sofrimento dos envolvidos, é imperativo que os profissionais da equipe dos CPP envolvam a família de maneira individualizada, respeitosa e digna no processo de avaliação da doença fetal, definição do prognóstico e tomada de decisão acerca do tratamento a ser dispensado durante a gestação, parto/nascimento e pós-parto.[24,26]

A comunicação da equipe para com a família deve ser clara, consistente, empática e adaptada para atender às necessidades individuais dos pais durante todo o processo decisório acerca da manutenção ou da interrupção da gestação, planejamento para o parto/nascimento, cuidados com o recém-nascido ou natimorto, velório e enterro.[16,18,24]

Compartilhar as decisões é uma premissa que demanda apoio físico e psicoemocional além de escuta ativa e terapêutica por parte da equipe. Esta deve estar treinada em cuidados de luto e preparada para reconhecer, acolher e respeitar os sentimentos que os pais podem experimentar nesse árduo caminho.

Estratégias de manejo de luto na perinatalidade

A perda de um filho é um fenômeno devastador e inesquecível na vida dos pais e da família. O reconhecimento da perda do bebê, as reações à separação imposta pelo óbito, o movimento dual de enfrentamento e de restauração da vida implicam revisitar/rememorar a relação com o filho e renunciar ao projeto parental sonhado e estruturado, buscando estratégias para se ajustar à nova situação para integrar a vivência da perda e, por fim, reinvestir em novos planos de vida.[18]

Nesse contexto, a maneira como os profissionais de saúde manejam o processo da perda, desde o diagnóstico até morte, pode favorecer ou dificultar o luto parental. Cabe a esses profissionais garantir o bem-estar, o respeito e a dignidade dos pais nesse momento, o que inclui dar espaço e tempo para que eles possam pensar nos riscos e benefícios de cada decisão e elaborar a situação. Você, profissional, tenha sempre em mente que as estratégias propostas e a maneira como forem empregadas têm impacto no luto atual, mas também, e principalmente, nas futuras gestações e nascimento da prole seguinte.

Tomar o bebê, intra ou extraútero, vivo ou morto, como **uma pessoa** permite validar sua existência e construir memórias que os pais e a família possam ter como recordação. O convite para que os pais tenham contato com o filho no parto é essencial e deve ser feito desde o pré-natal. Os profissionais de saúde devem convidar e estimular a família a guardar objetos significativos, como o teste de gravidez positivo, fotos da gestante e da família, registro de ultrassonografia e do parto/nascimento, pulseira, touca, impressão plantar ou mecha de cabelo, para constituir uma caixa de memórias da história e do legado do filho falecido.

O encontro entre os pais e seu(s) bebê(s) é íntimo, único e singular. A equipe deve permitir que os pais e familiares tenham contato com o recém-nascido, vivo ou morto, e cuidar para que a apresentação do bebê falecido seja a melhor possível. Um ambiente privado, acolhedor e respeitoso pode favorecer a aproximação e o contato entre pais/bebê(s). Olhar, cheirar, tocar, falar, banhar e vestir o filho são maneiras de cuidado e expressão de afeto que podem favorecer o processo de integração do luto.

Em um primeiro momento, alguns pais podem não querer conhecer o bebê, mas a clínica nos mostra a importância de dar tempo para que eles possam revisitar essa decisão, já que muitos se arrependem ao longo da vida de não ter conhecido o filho.

Por vezes, o bebê nasce vivo e precisa de cuidados na UTI neonatal. O espaço de tempo entre seu nascimento e sua partida/óbito pode durar minutos, horas, dias, semanas ou alguns meses, mas, independentemente do período, o contato e a interação com os pais devem ser estimulados.

Os pais e a equipe podem conversar acerca da possibilidade de trazer objetos que fazem parte do enxoval do bebê, como lençol do berço, naninha de pano, laço de cabelo, gorro, sapatinho etc... Assim, o bebê poderá receber um pouco do carinho de seus pais por meio dos objetos comprados, especialmente para sua chegada, enquanto estiver internado. Essa estratégia tem se mostrado importante na construção de lembranças do bebê, além de proporcionar à família um sentimento de pertencimento, integração e participação ativa nos cuidados com seu filho.

A equipe deve manter os pais constantemente informados sobre as alterações na saúde do bebê. Quando acontece uma piora significativa e a morte se aproxima, a família deve ser avisada a tempo de chegar e encontrar o bebê vivo, sempre que possível. Um espaço calmo e privado deve ser reservado para que os pais e os familiares possam se despedir da criança.

Doação de órgãos, bem como rituais ou cerimônias espirituais/religiosas, são temas a serem abordados preferencialmente durante a internação, para que, no momento de partida do bebê, a equipe já esteja preparada para auxiliar e garantir a realização dos desejos parentais.[18]

Ao menos um membro da equipe, de preferência alguém conhecido da família, deve permanecer e acompanhar todo o processo de despedida. Assim como na sala de parto, o contato com o filho morto deve ser estimulado. Desejando e apresentando condições físicas e emocionais, os pais podem carregar o filho, dar banho e proceder à troca de roupa para o funeral. É importante que os pais possam permanecer junto ao filho pelo tempo que desejarem.

Nem sempre os profissionais de saúde que assistem gestantes e familiares no processo da perda e luto perinatal se sentem preparados. Na maioria das vezes, não se sentem confortáveis e/ou habilitados para prestar os cuidados no fim de vida ao feto/bebê e relatam não saber o que falar e ou fazer para amenizar a dor dos pais. Comumente a equipe se afasta da mulher/mãe, mantendo um certo distanciamento e um pacto de silêncio por sofrimento moral. Identificados com a mãe e ou com o pai, temem chorar junto com eles ao se aproximar.

Uma política de formação contínua acerca das estratégias de comunicação de más notícias, aconselhamento e escuta compassiva podem auxiliar no preparo desses profissionais, que são de suma importância nesse processo de integração do luto parental.

Considerando as palavras acima apresentadas, espero ter conseguido despertar a atenção do leitor para um tema tão cotidiano da prática dos cuidados na perinatalidade, mas tão pouco falado. Por meio de uma assistência adequada e individualizada, prestada por profissionais capacitados, a vida de muitas mães, pais e familiares pode ser menos sofrida. O luto parental integrado favorece a qualidade de vida dos envolvidos, o relacionamento conjugal e, especialmente, a possibilidade de novos projetos familiares sem a sombra do bebê morto.

TERCEIRA PARTE: A AMAMENTAÇÃO E SUAS DIFICULDADES

Amamentação e parentalidade

Tornar-se pais é muito mais do que conceber e parir. É preciso que o bebê nasça antes no psiquismo dos pais a partir do desejo de terem um filho, que inaugura um processo de mudança de identidade psíquica e social à qual chamamos de **parentalidade**.

O seio é um arauto da gestação, já que é ele quem dá os primeiros sinais de que o corpo sofre transformações mediante a presença de um embrião.

Amamentar depende primeiro desse processo de parentalização em curso antes mesmo da concretização da gravidez. Para ambos os pais, ter um filho evoca o bebê que um dia foram, cujas marcas vão servir como aliadas no estabelecimento de um bom vínculo amamentar. Essas marcas também podem ser impedimentos significativos e profundos, os quais nem sempre podem ser superados no tempo em que o bebê precisa.

Tanto a amamentação quanto a fertilização, citada anteriormente, são processos naturais, mas estão totalmente atravessados por aspectos psíquicos e culturais, que modificam fundamentalmente o funcionamento biológico nos humanos. Frequentemente essa questão é negligenciada pelos profissionais de saúde, que fazem uma simplificação desses processos, associando a mulher à fêmea mamífera de outras espécies animais.

Estar ciente dessa complexidade é o primeiro ponto para que se evitem ou que se intensifiquem dificuldades de amamentação. Uma parentalização ainda não consolidada interfere no estabelecimento da aprendizagem de mamar do bebê e de amamentar da mãe, resultando em um desencontro afetivo e, consequentemente, na insuficiência nutricional.

Para que se estabeleça uma amamentação favorável para todos os principais envolvidos (mãe, pai e filho), é preciso que haja um tempo de aprendizado. Esse tempo é norteado pelo conhecimento mútuo e gradual, que se faz pela proximidade atenta, e os repetidos encontros de mamadas, que incluem os des-encontros das mamadas não efetivas. O bebê com fome não consegue extrair leite, se inquieta e expressa seu desconforto com choro e extensões comportamentais que abalam o estado emocional da mãe, muitas vezes desencadeando um círculo vicioso. O(A) parceiro(a) da mãe precisa estar incluído(a) como parte essencial dessa dinâmica, tanto pela mãe quanto pela rede de profissionais, pois sua presença e intervenções podem ajudar a mãe a restabelecer o equilíbrio emocional, que também contribui para a tranquilização do bebê. Amamentar e mamar é um aprendizado a três, sustentado pela continência de uma equipe de profissionais compreensiva, atenta e que saiba esperar que se constitua um vínculo mãe-bebê/peito-boca.

É importante considerar que as marcas primárias dos pais podem estar relacionadas a conflitos inconscientes profundos e que serão fatores inibidores na entrega da mãe ao sugar de seu bebê. Ela precisa poder estar plenamente livre psiquicamente para entregar uma parte de seu corpo para ser fonte de alimento para um outro ser humano e assumir-se como responsável pela sua sobrevivência, em caráter primordial. Além disso, as estranhas sensações de descida do leite e do contato da boca do bebê com o mamilo podem ser inquietantes e conflitantes com o papel erótico que o seio tinha em sua vida feminina até então.

Amamentação: padrão-ouro nos primeiros mil dias da criança

Do ponto de vista da saúde fisiológica do bebê, inúmeras são as pesquisas que comprovam o valor nutricional e imunológico do leite materno e o ganho que a amamentação pode proporcionar para um desenvolvimento saudável. Do mesmo modo, o corpo da mulher se beneficia no processo de involução uterina puerperal pela contribuição da ocitocina estimulada pela sucção. Com base nessas constatações, muitas são as campanhas dos órgãos de saúde para o incentivo ao aleitamento materno durante o primeiro ano de vida do bebê.

O benefício mútuo que se estabelece fisiologicamente marca também a construção da saúde mental do bebê e a importância da amamentação na interação dele com seus cuidadores, que em geral são seus pais. Além de ser sua primeira fonte de alimento, a sensação de satisfação pela saciação da fome somada ao aconchego, ternura e o olhar da mãe, transformam o encontro seio-boca em uma indescritível experiência de prazer, que representa uma marca fundamental para todas as demais trocas afetivas ao longo da vida.

A fome desorganiza a experiência de continuidade e integração que precisa estar na maior parte da vida inicial do bebê. Seu aparelho mental é rudimentar, com parcos recursos para lidar com o desconforto. Fome, dor ou desequilíbrio térmico são vividos como ameaças à sua existência, tal seu desamparo. O filhote humano é, diferente das outras espécies, completamente dependente. "Um bebê não existe sem sua mãe ou alguém que a substitua".[27]

O bebê precisa, portanto, de cuidadores plenamente disponíveis para suprir suas necessidades sem que ele experimente um tempo excessivo de desconforto, o qual seria vivido por ele como desamparo e ameaça ao seu processo de maturação psicoemocional. Essa demanda de presença quase contínua de um adulto cuidador disponível é ainda mais indispensável durante os primeiros seis meses, nos quais ele vive um estado mental de dependência absoluta, que gradativamente vai evoluindo para aquisições de autonomia.[28]

A amamentação em livre demanda favorece esse desenvolvimento psíquico, que será a base de sua saúde mental.

Os primeiros mil dias de vida, que incluem os 270 dias de gestação e os dois primeiros anos de idade, são considerados pelas diversas áreas de saúde como decisivos para a saúde física e mental. Corpo e mente precisam estar em harmonia para um desenvolvimento global saudável e um indivíduo plenamente competente. Do ponto de vista da saúde mental, as experiências vividas com a mãe e/ou cuidadores desde o ventre são marcas que perduram na dinâmica relacional ao longo de sua vida.

Os cuidados maternos são a matriz da constituição da mente de um bebê ao lado do potencial para o desenvolvimento psíquico que traz consigo. Se ele não puder contar com um adulto plenamente disponível e atento, poderá ter muitas dificuldades para se tornar um ser humano independente e autônomo. Muitas doenças são decorrentes de falhas nesse ambiente primário, representado pela relação dos primeiros anos entre a criança e seu cuidador.

O seio pode ter um importante papel organizador durante esse período, desde a experiência disruptiva do parto, em que o ambiente intrauterino que supria todas as necessidades do bebê se torna insuficiente e desconfortável, culminando com as contrações e o impacto do nascimento. Do interior continente no corpo da mãe para o ambiente externo, o bebê vive uma sensação de vazio e desamparo. Essa vivência aterrorizadora pode ser atenuada se ele encontra a mãe, que o contém em seus braços, além da pele quente de um seio que conforta, antes mesmo de alimentá-lo. Esse encontro constitui uma primeira e fundamental experiência de prazer, contrapondo-se ao intenso desprazer sentido pelo bebê. Essas serão, para sempre, marcas de saúde mental; o motor que favorecerá a interação com as pessoas ao seu redor.

Um recurso importante para essa passagem é o **clampeamento tardio do cordão umbilical**, colocando o bebê sobre o corpo da mãe, aguardando até que o cordão pare de pulsar. Além da importante função fisiológica de permitir um maior fluxo sanguíneo rico em ferro, colocar o recém-nascido junto ao seio antes da separação concreta do corpo da mãe permite o reencontro com seu cheiro e voz – reconforto, segurança e contorno para a sensação de fragmentação que está experimentando. O **cordão umbilical** é substituído por um **cordão psíquico** com a mãe.

Essa vivencia tão significativa e inaugural, na qual o seio é apresentado como referência de segurança após uma vivência de desamparo, faz com que a possibilidade de que o bebê estabeleça uma boa relação com o seio seja ampliada. Os pediatras dizem que, para o sucesso da amamentação, é importante que o bebê mame na sua primeira meia hora de vida, conhecida como a *golden hour*.

Nesse encontro inaugural, o bebê ainda não tem fome. Mas, quando ela vier, uma mãe disponível e atenta vai perceber os sinais de seu incômodo e oferecer o seio antes que o desconforto da fome se torne insuportável. A proximidade da mãe nesses primeiros dias de vida é fundamental. Minimiza as sensações de desconforto que seu ego imaturo não pode sustentar. O desconforto excessivo nessa fase são vivências de terror e marcam seu psiquismo para sempre, dificultando a construção da segurança interna. A mãe precisa garantir continuidade sem episódios de rupturas do conforto, até que ele vá se fortalecendo.

O "eu" no nascimento não tem coesão. A mãe e os cuidados essenciais permitem que haja a sensação de integração que chamamos de "pele psíquica".[29,30] O bebê não percebe a mãe como um outro; ele a vê como uma parte de si e tem a ilusão de que **cria** o seio quando precisa dele.[31]

Os pais então precisam ter condições psíquicas para estarem plenamente com o bebê, em um estado quase fusional, de modo a "adivinharem" suas necessidades. Isso se torna possível se os pais tiverem passado pelo processo de **parentalização** que os disponibiliza para essa função de cuidadores. Essa é uma construção que se inicia quando os pais reconhecem um desejo de serem pais e passam a sonhar esse filho, inicialmente imaginário. A confirmação da gestação traz a concretização necessária à passagem do idealizado à realidade e permite que gradativamente esse bebê ocupe um espaço na vida mental e social desses pais, que inclui mudanças significativas na identidade de cada um. Inclui um estado mental de regressão, que permite evocar as marcas do bebê que um dia os pais também foram. Essa condição cria entre mãe-bebê-pai uma linguagem sem palavras, mas plena de trocas afetivas.

Dificuldade ou des → encontro?

Com todas essas considerações sobre as primeiras relações, podemos então discriminar e especificar o que seriam **dificuldades da amamentação**, considerando que há uma certa "dificuldade" inerente ao percurso de construção do vínculo parental com o bebê. É importante considerar um primeiro impacto entre o bebê sonhado e o bebê que nasce. Os pais precisarão de um tempo para se desvencilharem do filho idealizado e se interessarem pelo filho real e estranho que chega. Para tanto, a mãe precisa de tempo com seu bebê para que possam se ajustar em suas características, que inclui a amamentação. O apoio do pai (ou parceira da mãe) é fundamental para que essa dupla se sinta amparada e confortável para desenvolverem a intimidade necessária.

Muitos problemas acontecem quando esse momento inicial não é respeitado pelas pessoas que participam do puerpério, pela interferência nessa descoberta mútua e aprendizado que se faz necessário.

Assim, muito do que podemos compreender como uma dificuldade pode decorrer de expectativas e intervenções de profissionais que participam do puerpério e se apressam em ensinar as mães a amamentarem seus bebês em lugar de oferecerem um tempo de descoberta entre eles, de acordo com as características e condições de cada dupla.

Em geral, as mães estão fragilizadas pela intensa demanda emocional e orgânica desse período. Muito facilmente podem se sentir incapazes. É muito comum mulheres relatarem comentários depreciativos por equipes de enfermagem sobre a produção de leite ou o formato do mamilo, que desencadeiam estados de estresse sobre uma mãe que está emocionalmente vulnerável.

Muitas mulheres reagem a intervenções dessa natureza com recusa em continuar a buscar modos de se adaptarem a seus bebês. Com receio de que seus bebês sejam expostos à fome, preferem muitas vezes adotar um modo artificial de alimentá-lo e se sentem incapazes e desvalorizadas, impedidas até mesmo de cuidar dos bebês sem ajuda, o que compromete ainda mais o desenvolvimento de um vínculo de intimidade.

É importante que o profissional de saúde possa se colocar em uma posição mais silenciosa e observadora, a uma distância que não seja invasiva, mas que possa ser suficiente para oferecer algum tipo de ajuda que possa facilitar o pleno encontro mãe-bebê.

Nos primeiros dias, as mamas produzem um volume de leite que ainda não está adaptado às necessidades daquele bebê. Além disso, o bebê ainda tem reservas e certamente vai mamar em frequência e volume menores. O resultado são **mamas ingurgitadas**, que precisarão ser massageadas para uma drenagem que tanto vai facilitar o mamar do bebê quanto diminuir o desconforto materno. Mamas plenas de leite podem ser dolorosas. Com o tempo, a fabricação e a fome do bebê estarão em sintonia.

A **pega do bebê** pode se tornar muito fácil se a mãe estiver confortável para que o próprio bebê descubra intuitivamente o jeito de mamar. Às vezes o bebê pode ter uma pega ineficaz, abocanhando apenas o mamilo, o que pode causar dores e fissuras no peito, além de não favorecer a extração de leite. Uma situação como essa pode ser favorecida pelo olhar atento de um profissional que possa fazer pequenas observações, as quais em geral são bem recebidas pela mãe e ajudam a dupla a encontrar uma posição favorável e a entrar em um ritmo satisfatório para a saciação da fome do bebê.

Uma observação dessa mesma forma pode ajudar a perceber uma eventual **anquiloglossia**, que consiste em uma anomalia no frênulo lingual que não se soltou durante o processo gestacional. Nesse caso, o bebê não tem a habilidade para uma sucção eficiente, comprometendo a extração do leite e machucando o peito. A solução é um descolamento por um profissional competente, odontopediatra ou fonoaudióloga.

As frequentes **fissuras mamilares** são decorrentes desses fatores que muitas vezes não são observados pelos profissionais que as acompanham.

Com o passar dos dias, algo que poderia ser simples de solucionar e favorecer uma amamentação satisfatória transforma-se em um problema muito mais delicado, porque o bebê não mama o suficiente e a fome o deixa em desespero, o que também desespera a mãe e pode fragilizar a família toda.

É fundamental que os profissionais de saúde adotem uma posição de observadores, como testemunhas de um des → encontro, ou seja, o estado inicial de duas pessoas que são desconhecidas e mutuamente estranhas em uma disposição para a interação. É uma posição reservada atenta que, da mesma forma que a mãe, precisa suportar esse estranhamento. Será igualmente necessário que a mãe suporte o desconforto dessa situação de estranhamento para estabelecer gradativamente uma descoberta e gradativo percurso em direção a um encontro com seu bebê. "O encontro", quando acontece, pode despertar uma experiência mútua de satisfação e êxtase que facilita trocas afetivas, construindo o que chamamos de intimidade.

Um dos estudos pioneiros sobre o psiquismo da "situação amamentar" foi realizado em 1940 pela psicanalista inglesa Merell P. Middlemore,[32] que, em uma enfermaria de hospital em Londres, observou silenciosamente e anotou o comportamento dos bebês recém-nascidos quando colocados ao seio e suas mães enquanto amamentavam. Chamou-os de **dupla amamentar**, considerando serem uma unidade na qual as características do bebê precisam ser compreendidas pela mãe, para que ela se ajuste e entre com ele em uma dinâmica de amamentação satisfatória, do ponto de vista nutricional, e favoreça o processo de criação de intimidade e entrega necessários para que mãe e bebê se transformem em unidade no sentido psicoemocional.

Para essa autora, é preciso levar em consideração que a amamentação é complicada na espécie humana por uma influência que os demais mamíferos não têm: os serviços dos profissionais que participam do puerpério. Em proximidade com a dupla amamentar, esses profissionais também são tocados emocionalmente com o estado emocional de estranhamento e desconforto que muitas vezes é responsável por um clima de angústia, o qual reverbera nos que participam da cena.

Muitas das intervenções apressadas são derivadas desse ambiente de intensas emoções contraditórias, que também revelam o estado emocional de desamparo do bebê. O melhor modo de ajudar a família é tolerar o desconforto desse momento inicial de desencontro, que esperamos que seja rumo ao encontro. A experiência de um profissional que se coloque como testemunha passiva é desafiador, pois implica a disposição para acolher as tentativas muitas vezes frustradas que vão acontecendo sem interferir no intuito de **ensinar**. Não podemos ensinar uma dupla amamentar. O que precisamos ser capazes é de oferecer ajuda quando observamos algum impedimento, sem tirar a família do lugar de protagonista.

Por outro lado, algumas duplas não conseguem superar esses desencontros iniciais, e a relação mãe-bebê fica inundada de angústias mútuas que se complicam cada vez mais. Muitas delas são derivadas de questões intrapsíquicas que precisam ser trabalhadas por um profissional de saúde mental, psicólogo ou psicanalista.

Como exemplo disso, citamos uma mãe que, aos quatro meses de seu bebê, já tinha tido três mastites e uma infecção por fungo. Essa moça dizia que nunca havia sentido prazer em amamentar, mas o fazia chorando de dor pelo bem de seu desenvolvimento. Ela então conseguia dar leite, mas não lhe era possível olhar para ele durante a mamada. O bebê mamava leite, sangue e pus. Ao ser encaminhada para um processo psicoterapêutico, revelaram-se muitas de suas inseguranças, uma delas a de não ser uma mãe suficiente para seu filho, tal sua insegurança e fragilidade. Por isso, tomava medicamentos para aumentar a produção de leite. O desequilíbrio entre a produção e a necessidade do bebê provocava ingurgitamento mamário e, consequentemente, as mastites. Em outro nível, não suportava ter prazer amamentando, pelo caráter incestuoso que atribuía ao ato. As feridas e dores então eram, paradoxalmente, uma proteção à sua autocensura e tabu.

Quando a intimidade não pode se estabelecer entre a dupla amamentar, algo precisa ser apreendido pelos profissionais ao redor, de modo que possam buscar encaminhamentos para promover um caminhar rumo ao encontro. Intervir precocemente atrapalha o conhecimento mútuo, mas não intervir quando a dupla pede socorro é deixá-los solitários com um sofrimento, cujas marcas psíquicas poderão atravessar gerações, se não forem ouvidas.

Concluímos com as palavras de Donald Winnicott,[33] o pediatra que se tornou psicanalista e muito aprendeu com mães, pais e bebês:

> Não encontro palavras para expressar as forças imensas que estão em atuação neste momento crítico, mas posso tentar explicar alguma coisa do que está se passando. Há uma coisa extremamente curiosa acontecendo: a mãe, que talvez esteja fisicamente exausta e incontinente, e que depende, de muitas e diferentes formas, da atenção especializada que a enfermeira e o médico podem lhe dispensar, é ao mesmo tempo a única pessoa capaz de apresentar o mundo ao bebê de uma forma adequada e que lhe faça sentido. Ela sabe como fazê-lo, e para tanto não precisa de nenhuma forma de treinamento ou habilidade especial: sua sabedoria decorre do fato de ser a mãe natural. No entanto, seus instintos naturais não conseguirão se desenvolver se ela estiver amedrontada ou não vir seu bebê quando ele nascer, ou ainda se o bebê só lhe for trazido em momentos preestabelecidos pelas autoridades como sendo ideais para a alimentação. Desta forma, as coisas simplesmente não funcionam. O leite da mãe não flui como uma excreção; é uma resposta a um estímulo, e este estímulo é a visão, o cheiro e o tato de seu bebê, e o choro do bebê, que expressa necessidade. É tudo uma coisa só: o cuidado que a mãe toma com o bebê, e a alimentação periódica que se desenvolve como se fosse um meio de comunicação entre ambos — uma canção sem palavras.

CONCLUSÃO

Neste capítulo, abordamos três temas prevalentes no contexto perinatal: a reprodução assistida, o luto e cuidados paliativos perinatais e as dificuldades na amamentação. Quando a concepção de uma criança não acontece da maneira usual, ou quando ocorrem complicações após seu nascimento, o estresse e a sobrecarga psíquica dos pais tende a ser maior. Como profissionais de saúde, precisamos esta atentos a essas questões e considerar a necessidade de apoio psicológico a todos os envolvidos. A atitude continente, empática e esclarecida da equipe de saúde tem grande impacto no bem estar e no desfecho de muitos casos em que o sofrimento psíquico está presente, complicando ou agravando situações que, por si só, necessitam de um manejo mais atento por parte do profissional.

REFERÊNCIAS

1. Prado A. Com licença poética. In: Prado A. Poesia reunida. 3. ed. São Paulo: Siciliano; 1991. p.11.
2. Practice Committee of the American Society for Reproductive Medicine. Definitions of infertility and recurrent pregnancy loss. Fertil Steril. 2008;89(6): 1603.
3. Tubert S. Mulheres sem sombra: maternidade e novas tecnologias reprodutivas. Rio de Janeiro: Rosa dos Tempos; 1996.
4. Ribeiro M. Psicanálise e Infertilidade: desafios contemporâneos [Dissertação]. São Paulo: Pontifícia Universidade Católica de São Paulo; 2003.
5. El Kissi Y, Romdhane A Ben, Hidar S, Bannour S, Ayoubi Idrissi K, Khairi H, et al. General psychopa-

thology, anxiety, depression and self-esteem in couples undergoing infertility treatment: a comparative study between men and women. Eur J Obstet Gynecol Reprod Biol. 2013;167(2):185-9.

6. Ying LY, Wu LH, Loke AY. Gender differences in experiences with and adjustments to infertility: a literature review. Int J Nurs Stud. 2015;52(10):1640-52.
7. Farinati DM. Aspectos emocionais da infertilidade e da reprodução medicamente assistida. 2015 [citado em 01 set. 2023]. Disponível em: http://sig.org.br/wp-content/uploads/2015/05/aspectosemocionaisda-infertilidadeedareproduomedicamenteassistida.pdf.
8. Leis L, Busso CE, Cassara MO, Tso LO, Romano RS, Busso N. expectations towards in vitro fertilization (IVF): results in Brazil. Fertil Steril. 2017;108(3):e302.
9. Straube K, Makuch M. Gestação pós-reprodução assistida: um olhar psicossocial. In: Straube K, Melamed R, organizadoras. Reprodução assistida: guia de recomendações de atenção psicossocial nos centros de reprodução assistida. São Paulo: Soul; 2018. p.37-42.
10. Dornelles LMN, Lopes R CS. Será que eu consigo levar essa gestação até o fim? A experiência materna da gestação no contexto da reprodução assistida. Estud Psicol (Campinas). 2011;28(4):489-99.
11. Bennett SM, Litz BT, Lee BS, Maguen S. The scope and impact of perinatal loss: current status and future directions. Prof Psychol Res Pr. 2005;36(2):180-7.
12. Szejer M. Uma abordagem psicanalítica da gravidez e do nascimento. In: Corrêa Filho L, Corrêa MEG, França P, editores. Novos olhares sobre a gestação e a criança até 3 anos: saúde mental perinatal, educação e desenvolvimento do bebê. Brasília: L.G.E.; 2002. p.189-204.
13. Bydlowski M. O olhar interior da mulher grávida: transparência psíquica e representação do objeto. In: Corrêa Filho L, Corrêa MEG, França PS, editores. Novos olhares sobre a gestação e a criança até 3 anos: saúde mental perinatal, educação e desenvolvimento do bebê. Brasília: L.G.E.; 2002. p.205-20.
14. Nobrega AA, Mendes YMMB, Miranda MJ, Santos ACC, Lobo AP, Porto DL, et al. Mortalidade perinatal no Brasil em 2018: análise epidemiológica segundo a classificação de Wiggleworth modificada. Cad Saúde Pública. 2022;38(1).
15. OMS Cuidados paliativos [Internet]. [citado em 16 abr. 2023]. Disponível em: https://www.who.int/en/news-room/fact-sheets/detail/palliative-care
16. Quayle J. O abortamento espontâneo e outras perdas gestacionais. In: Zugaib M, Tedesco JL, Quayle J, editores. Obstetrícia psicossomática. São Paulo: Atheneu; 1997. p.133-53.
17. Bolibio R, Jesus RCDA, Oliveira FF, Gibelli MABC, Benute GRG, Gomes AL, et al. Cuidados paliativos em medicina fetal. Rev Med (Rio J). 2018;97(2):208.
18. Salgado HO, Polido CBA. Como lidar luto perinatal: acolhimento em situações de perda gestacional e neonatal. São Paulo: Ema Livros; 2018.
19. Oliveira e Silva RC, Abuchaim ESV, Benute GRG, Pares DBS. A paternidade frente ao diagnóstico de anomalia fetal não letal. Mudanças Psicol Saúde. 2022;30(1).
20. Kalanlar B. Hospital practices for parents following perinatal loss. Omega (Westport). 2020;82(1):92-104.
21. Yenal K, Tektaş P, Dönmez A, Okumuş H. Perinatal loss: experiences of midwives and nurses. Omega (Westport). 2023;87(4):1174-88.
22. Furtado-Eraso S, Escalada-Hernández P, Marín-Fernández B. Integrative review of emotional care following perinatal loss. West J Nurs Res. 2021;43: 489-504.
23. Markin RD. "Ghosts" in the womb: a mentalizing approach to understanding and treating prenatal attachment disturbances during pregnancies after loss. Psychotherapy. 2018;55(3):275-88.
24. Flaig F, Lotz JD, Knochel K, Borasio GD, Führer M, Hein K. Perinatal palliative care: a qualitative study evaluating the perspectives of pregnancy counselors. Palliat Med. 2019;33(6):704-11.
25. Kokou-Kpolou K, Megalakaki O, Nieuviarts N. Persistent depressive and grief symptoms for up to 10 years following perinatal loss: involvement of negative cognitions. J Affect Disord. 2018;241:360-6.
26. Fernández-Férez A, Ventura-Miranda MI, Camacho-Ávila M, Fernández-Caballero A, Granero-Molina J, Fernández-Medina IM, et al. Nursing interventions to facilitate the grieving process after perinatal death: a systematic review. Int J Environ Res Public Health. 2021;18(11).
27. Freud S. Formulações sobre os dois princípios do funcionamento mental. In: Freud S. Obras completas (1911-1913). São Paulo: Companhia das Letras; 2010. p.81-91.
28. Winnicott D. Desenvolvimento emocional primitivo. In: Winnicott D. Da pediatria à psicanálise. Rio de Janeiro: Imago; 2000. p.218-32.
29. Bick E. A experiência de pele em relações arcaicas. In: Spillius EB, editora. Melanie Klein hoje. Rio de Janeiro: Imago; 1991.
30. Barros IG. Primórdios da estruturação psíquica como se apresentam na clínica. Bergasse 19. 2013;IV(1).
31. Winnicott D. Preocupação materna primária. In: Winnicott D. Da pediatria à psicanálise. Rio de Janeiro: Imago; 2000. p.399-405.
32. Middlemore M. Mãe e filho na amamentação: uma analista observa a dupla amamentar. São Paulo: IBREX; 1974.
33. Winnicott D. A contribuição da psicanálise à obstetrícia. In: Winnicott D. Os bebês e suas mães. 2. ed. São Paulo: Martins Fontes; 1999. p.61-72.

CAPÍTULO 11

Perinatalidade, maternidade e a sensibilidade a si e ao bebê: contribuições da Análise do Comportamento

Ilana Shavitt
Júlia Weiss

PONTOS-CHAVE

- A Análise do Comportamento (AC) é um dos sistemas explicativos da Psicologia, tendo o comportamento como principal objeto de estudo.
- O comportamento é aprendido e multideterminado, sendo um produto da relação entre organismo e ambiente.
- O Modelo de Seleção por Consequências explica a origem dos comportamentos em três níveis diferentes: filogenético, ontogenético e cultural.
- O Modelo de Seleção por Consequências sugere que os processos de variação e seleção também operam nos processos comportamentais.
- A perinatalidade é um acontecimento grande, que exige adaptação a mudanças biológicas, psicológicas e socioculturais, envolvendo assim aspectos dos três níveis de seleção.
- Transtornos são guias, seres humanos são únicos.
- O comportamento humano é alterado pelos efeitos que ele produz. A forma como cada um se comporta em uma família afeta diretamente os outros (mãe, pai, bebê e outros agentes relevantes na perinatalidade).
- Gestação, parto e puerpério são eventos essencialmente filogenéticos, que também contam com muitos aspectos aprendidos individualmente (ontogenéticos) e com atravessamentos culturais extremamente relevantes.
- A escuta e a percepção da individualidade de cada mulher, de sua história de vida e das suas experiências atuais é fundamental para a prática clínica sensível, individualizada, acolhedora e eficaz.

INTRODUÇÃO

A Análise do Comportamento (AC) é um dos sistemas explicativos da Psicologia, tendo o comportamento como principal objeto de estudo. Ele pode ser entendido de forma relacional, ou seja, o comportamento é sempre fruto da interação entre organismo e ambiente. Nessa perspectiva teórica, o comportamento é aprendido e multideterminado, o que quer dizer que histórias de reforçamento produzem comportamentos. Assim, o comportamento humano é produto de diversas influências genéticas e ambientais e, portanto, é passível de ser modificado desde que as relações que o produzem e o mantêm também sejam alteradas.

Este capítulo propõe-se a apresentar alguns pressupostos teóricos da Análise do Comportamento e a utilizá-los para compreender fenômenos relacionados à maternidade durante a perinatalidade, como gestação, parto e puerpério (ou pós-parto). Acredita-se que, a partir de uma compreensão teórica sólida e aprofundada, o manejo clínico de pacientes que estejam atravessando essas experiências possa ser mais eficaz e sensível às características específicas dessas experiências. Esse conhecimento e essa sensibilidade mostram-se necessários não apenas para uma prática clínica perspicaz e acolhedora, mas também para a precisa identificação de possíveis psicopatologias associadas à perinatalidade e a seus desdobramentos, cujos diagnóstico e intervenção adequados podem produzir desfechos associados à melhora da saúde mental materna e desenvolvimento saudável e adequado do bebê.

O MODELO DE SELEÇÃO POR CONSEQUÊNCIAS

A Análise do Comportamento propõe o modelo de causalidade para explicar a origem dos comportamentos. Ou seja, o Modelo de Seleção por Consequências, proposto por Skinner[1] com base nas ideias evolucionistas de Darwin, sugere que, assim como as espécies evoluem por processos de variação e seleção das características que garantem melhores condições de sobrevivência e reprodução da espécie, comportamentos também são selecionados ou extintos de acordo com as consequências que produzem no ambiente. Assim sendo, os processos de variação e seleção também operam nos processos comportamentais. O Modelo de Seleção por Consequências explica a origem dos comportamentos em três níveis diferentes: filogenético, ontogenético e cultural.

O nível filogenético diz respeito às respostas selecionadas por seu valor de sobrevivência para a espécie. Trata-se, aqui, da seleção natural do comportamento. Skinner afirma que os comportamentos reflexos, ou padrões inatos de comportamento, se desenvolvem uma vez que aumentam a chance de sobrevivência da espécie.[2] A capacidade de apresentar as respostas reflexas (p. ex., como salivar e piscar) é comum a todos os indivíduos da espécie.

Em um ambiente em constante transformação, a seleção natural de respostas não seria (como não foi) suficiente para garantir a sobrevivência dos membros da espécie. Essa sobrevivência só foi possível porque foram selecionadas características que possibilitaram (e possibilitam) a aquisição de novas respostas, além daquelas geneticamente adquiridas.

É o segundo nível de seleção – o ontogenético – que possibilitou (e possibilita) a aquisição de novas respostas. A ontogênese permite, portanto, o desenvolvimento dos repertórios comportamentais individuais, dentro de uma mesma espécie. Acredita-se que essa seja a origem dos padrões operantes de comportamento, uma vez que esses comportamentos dependem da sensibilidade diferenciada ao ambiente. Isso permite que novas respostas, que não foram selecionadas na história da espécie, apareçam no repertório de algum indivíduo. Assim, essa sensibilidade permite o aprendizado de novos comportamentos e a vida em um ambiente variável. A aquisição da linguagem é um bom exemplo de um comportamento aprendido que tem uma base filogenética. Ou seja, está baseado nas características da espécie humana (filogênese), ao mesmo tempo que o aprendizado individual que cada um tem ao longo da vida transforma a forma como falamos e nos comunicamos (ontogênese). O quanto a criança é exposta a um vocabulário diverso e o quanto esperam ou não ela solicitar verbalmente por algo são alguns exemplos de variáveis que vão afetar o aprendizado individual desse repertório.

No terceiro nível – o cultural –, os comportamentos são desenvolvidos principalmente pelos mecanismos operantes de imitação e modelação. Nesses processos, a presença de outro ser humano, somada à evolução do comportamento verbal, permitiu o desenvolvimento cultural. É importante lembrar que a cultura é exclusiva à espécie humana e que cada cultura reforça mais ou menos certas práticas, resultando em variabilidade comportamental. Retomando o exemplo da aquisição da linguagem, observamos que esse processo comportamental também passará por atravessamentos culturais, uma vez que o idioma, determinadas expressões e gírias de cada cultura vão modificar o aprendizado de cada indivíduo.

Por fim, a interação entre os diferentes níveis de determinação do comportamento sempre deve ser levada em conta, uma vez que é contínua e a combinação entre essas histórias de reforçamento resulta na experiência do indivíduo (Figura 1). Considerar "o ambiente" como causa do comportamento é na verdade incluir e relacionar todas as variáveis que o produzem.

Dessa forma, a partir da perspectiva teórica da Análise do Comportamento, é possível compreender as vivências típicas da perinatalidade como produtos complexos do entrelaçamento entre os três níveis de seleção comportamental (filogenético, ontogenético e cultural), ou, em outras palavras, a fisiologia, a história de vida e a sociedade/cultura.

PERINATALIDADE E O MODELO DE SELEÇÃO POR CONSEQUÊNCIAS

O período perinatal é o momento em torno do nascimento de um (ou mais) bebê(s). Ele engloba a gestação, o parto e o puerpério e inclui mudanças significativas na vida de todas as pessoas envolvidas em cada uma dessas etapas. Tradicionalmente esses eventos foram estudados com foco no bebê, enquanto as pessoas ao redor dele, em especial a mãe, foram tratadas como

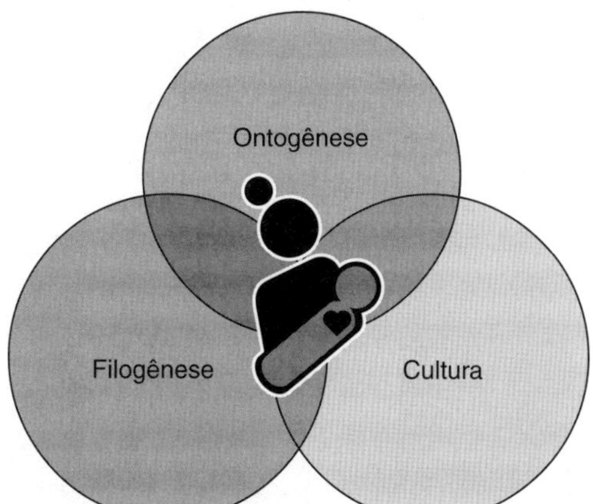

FIGURA 1. Intersecção entre os três níveis de seleção.

variáveis que afetam, positiva ou negativamente, seu desenvolvimento, mas não como objeto de estudo em si.[3] A perinatalidade expandiu esse olhar para incluir a vivência dos outros envolvidos, dedicando-se às especificidades do ciclo gravídico-puerperal nas mulheres e à saúde mental perinatal materna e, mais recentemente, às singularidades dessa fase na vivência dos pais e até dos irmãos e avós. Por exemplo, alguns pais têm demonstrado mais interesse em se preparar para o parto. Fábio, em um atendimento em casal ainda na gestação, relatou que era importante para ele saber o que esperar desse dia para que pudesse efetivamente apoiar sua companheira: *"Quero saber como normalmente acontecem as coisas para me entregar mais ao processo e ser um bom acompanhante para Luiza"* (sic). Outro exemplo, além da participação dos pais, está relacionado aos avós que buscam atualizar suas práticas de cuidado aos bebês, estudando, por exemplo, como a introdução alimentar é feita atualmente.

A transição para a parentalidade, como também é conhecido o período perinatal, é um acontecimento grande, que exige adaptação a mudanças biológicas, psicológicas e socioculturais, envolvendo assim aspectos dos três níveis de seleção supracitados.[4,5] Cada indivíduo viverá essa transição com uma combinação específica de variáveis fisiológicas, da própria história de vida e da cultura onde está inserido (Figura 2). O modo como isso vai ocorrer afetará a experiência, seja contribuindo para o desenvolvimento psicológico e a preparação para uma parentalidade adequada, seja levando a um aumento de sintomas psicopatológicos e parentalidade inadequada.

É preciso considerar ainda que grande parte dos fenômenos da perinatalidade acontece na interação entre os indivíduos, ou seja, na interação entre mãe e seu(sua) companheiro(a), entre os pais e outras pessoas próximas (como os avós) e, após o nascimento, entre os cuidadores primários e o próprio bebê. Luiza, esposa de Fábio, por exemplo, relatou que o envolvimento de seu companheiro na gestação a tranquilizava: *"São muitas mudanças, mas sei que não estou sozinha para vivê-las"*, dizia nos atendimentos ocorridos ainda durante a gestação. Sendo assim, as experiências se entrelaçam e o comportamento de uma pessoa participa do comportamento do

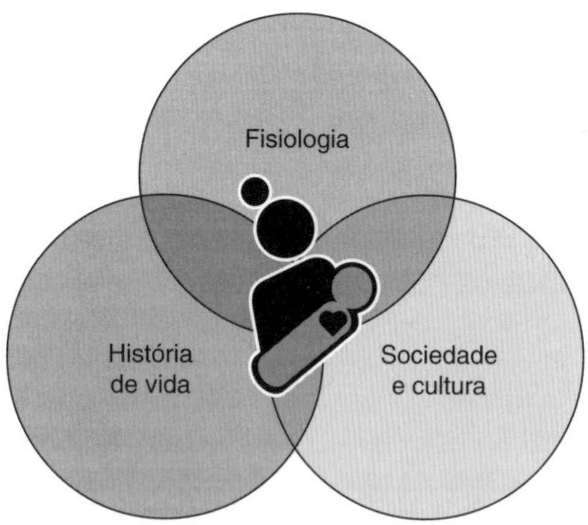

FIGURA 2. Intersecção entre fisiologia, história de vida e cultura.

outro retroalimentando padrões que podem ou não ser promotores de saúde para todos. Nesse sentido, observar e analisar o comportamento de todos os adultos envolvidos com o bebê pode ser uma forma rica de intervir profissionalmente e auxiliar a família nesse período.

SAÚDE MENTAL PERINATAL MATERNA E CONTRIBUIÇÕES DA ANÁLISE DO COMPORTAMENTO

Em relação às mães, o período perinatal tem sido caracterizado como uma crise típica dessa fase do desenvolvimento, com desafios importantes (independentemente de um diagnóstico psiquiátrico), mas também como um conjunto de oportunidades para o desenvolvimento pessoal.[3,6] Essa visão é corroborada por investigações sobre os transtornos mais comuns nesse período de vida, que descrevem fatores diversos que produzem vulnerabilidade aumentada das mulheres ao sofrimento psicológico,[7] e por estudos que exploram as vivências e percepções de mulheres em geral sobre esse período da vida.[8] Esse cenário justifica os esforços de pesquisas relacionadas à área de saúde mental perinatal, visando à prevenção e ao tratamento de questões específicas dessa fase, assim como a promoção de saúde no geral.[7]

Há uma variedade de diagnósticos possíveis nessa fase e os transtornos podem começar ainda na gestação (Tabela 1). Entre eles estão a conhecida depressão pós-parto, que hoje também é conhecida como depressão perinatal, uma vez que parte significativa das mulheres apresenta sinais de depressão no terceiro trimestre da gestação. Assim, o termo "depressão perinatal" acaba por ser mais abrangente, já que uma parte dos casos começa ainda na gestação e outra começa mais adiante no puerpério, depois do terceiro mês até um ano após o nascimento do bebê.[9] Outros transtornos típicos

TABELA 1. Características dos transtornos mais prevalentes no período perinatal

	***Blues* puerperal**	**Depressão perinatal**	**Psicose puerperal**	**Ansiedade perinatal**
Período	Duração entre 3 e 4 dias até 10 dias Pico ao redor do 5º dia[10]	Sintomas por pelo menos 2 semanas Início desde a gestação até o fim do 1º ano do bebê	Início abrupto, normalmente nos primeiros dias após o parto[4,9]	Com início na gestação até 6 meses após o parto[11]
Prevalência	15,3 a 84%[10]	19,2% nos países ocidentais,[12] 13,3 a 38% em amostras brasileiras[3]	1-2 casos por 1.000 nascimentos[9]	6,1-31,7%[13]
Manifestações comportamentais/ sintomas	Choro fácil, labilidade emocional, irritabilidade[10]	Similares à depressão maior Pensamentos suicidas com menor frequência[10]	Flutuação de humor muito intensa, confusão mental, delírios e alucinações, comportamento muito atípico, insônia[9]	Preocupações, alterações do sono, compulsões e rituais, checagem, comportamentos respondentes
Observações	Não é um problema clínico Resolução acelerada com apoio social	Grande taxa de recorrência em gestações posteriores[9]	Urgência psiquiátrica Elevado risco de suicídio e infanticídio	Alta taxa de comorbidade com depressão perinatal[11]

dessa fase são a ansiedade perinatal, com uma prevalência próxima à da depressão, e a psicose puerperal, um diagnóstico raro, grave e que exige internação psiquiátrica.

Já o *blues* puerperal não é um considerado um transtorno, mas sim um fenômeno transcultural de alta prevalência[14] e um fator de risco para o desenvolvimento de depressão pós-parto. Ele pode durar entre dois ou três dias até duas semanas, com o pico normalmente cinco dias após o nascimento. Os comportamentos observados em uma mulher com *blues* puerperal são choro fácil, labilidade emocional, irritabilidade, entre outros. Eles são atribuídos a variações hormonais intensas no pós-parto e ao ajustamento da puérpera à sua nova vida.

É importante lembrar que esses comportamentos e sensações corporais podem ser bastante típicos das contingências filogenéticas, ontogenéticas e culturais do pós-parto, o que às vezes pode dificultar a diferenciação entre um quadro de *blues* puerperal e uma vivência típica dessa fase, influenciada pelos três níveis de seleção de comportamento. É esperado que tais comportamentos diminuam ao longo das duas semanas seguintes, e esse processo pode ser acelerado com o apoio social das pessoas ao redor da puérpera. O profissional de saúde que entrar em contato com uma puérpera nesse momento deve oferecer validação e acolhimento, orientar o(a) companheiro(a) e familiares a fazer o mesmo e acompanhar o caso de maneira próxima nos dias que seguem.

As mudanças no período perinatal são um conjunto de comportamentos complexos que variam de acordo com a interação de aspectos filogenéticos, de história de vida e culturais para cada mulher.[4] Em alguns casos, o sofrimento descrito se enquadrará em depressão perinatal e outros transtornos. Já em outros casos, embora possam existir desafios importantes, essas mudanças não configuram transtornos.

Como citado anteriormente, o indivíduo é fruto de sua interação com o meio. Uma vez que essas interações são múltiplas e multideterminadas, pode-se considerar que a combinação de interações na vida de um indivíduo é única, assim como a experiência de cada gestação, parto e puerpério.[5] Dessa forma, é importante lembrar que a classificação dos transtornos e diagnósticos pode funcionar como guia para o olhar profissional, porém não se pode perder de vista que cada sujeito é único.

Cada sujeito é único por possuir uma história de reforçamento também única, que combina filogênese, ontogênese e atravessamentos culturais que afetam o comportamento de cada indivíduo de forma singular. Seguindo esse raciocínio, a medida de comparação mais importante para a Análise do Comportamento passa a ser do sujeito em relação a ele próprio. As experiências vividas pelas mulheres ao longo da gestação, parto e pós-parto dependem de muitas variáveis de cada um dos três níveis de seleção anteriormente descritos, resultando em uma variedade infinita de vivências, algumas das quais são sintomas ou sinais de alerta e outras tantas não. Nesse contexto, enquanto profissionais de saúde, comparar a mulher com ela mesma torna-se especialmente relevante na hora de avaliar se determinado quadro de sintomas caracteriza ou não um transtorno como a depressão perinatal.

As experiências de puerpério da Carolina e Amanda podem nos ajudar a compreender melhor a aplicação desse conceito na prática clínica. Ambas são profissionais liberais e voltaram ao trabalho quase que imediatamente após o parto, mas por motivos bastante diferentes. Carolina havia planejado isso desde a gestação; elegeu alguns compromissos de trabalho que lhe eram muito importantes e determinantes para sua carreira e se organizou para alternar os cuidados da bebê com seu parceiro e sua mãe. Amanda, por sua vez, no final da gestação relatava não via a hora da sua licença-maternidade, mas após o parto mudou de ideia. Sentia dificuldade de ficar com o bebê, relatava não saber o que estava fazendo e que só se sentia competente trabalhando. Decidiu então contratar uma babá e relatava alívio ao ficar distante do recém-nascido.

O desejo de retomar o trabalho rapidamente após o parto não é comum, mas somente ele não é o suficiente para avaliarmos o quadro clínico de uma puérpera. O mais importante é comparar essa mulher aos seus próprios padrões. Nesse exemplo, diante das histórias de vida das pacientes citadas, era esperado que Carolina voltasse ao trabalho, mas inesperado no caso de Amanda. Nesses casos é importante analisar as variáveis que motivaram a mudança de padrão da paciente para então avaliar se isso se caracteriza ou não como um problema.

A Escala de Depressão Pós-Parto de Edinburgh (EPDS)[15] é um instrumento de sondagem de sintomas que pode contribuir para uma atuação enquanto profissionais de saúde que respeitem as singularidades das vivências de cada mulher, ao mesmo tempo que se atenta à possibilidade de um sofrimento clinicamente relevante. A EPDS é uma escala de domínio público amplamente validada, que pode ser utilizada desde a gestação até o puerpério e que é útil para compor uma avaliação não só de casos de depressão perinatal, mas também de ansiedade. Ela é composta por dez perguntas e as respostas consideram o estado da própria pessoa como referência, respeitando o princípio do sujeito único da Análise do Comportamento. Pode ser incorporada na prática clínica de diversos jeitos, seja na sala de espera, em um formulário *on-line*, seja em perguntas ao longo das consultas. Atenção especial para obstetras e pediatras, que em momentos diferentes vão estar mais próximos às famílias e podem utilizar a escala com mais frequência, construindo uma avaliação longitudinal daquela paciente.

O CONCEITO DE TRÍPLICE CONTINGÊNCIA E SUA APLICAÇÃO PARA COMPREENDER O INÍCIO DA MATERNIDADE

Conforme citado inicialmente, o comportamento é definido como a interação entre organismo e ambiente. Essa definição dá destaque à importante diferença entre os conceitos de "resposta" e de "comportamento". Resposta pode ser entendida como qualquer ação do organismo (reflexa ou operante), enquanto comportamento envolve a interação entre o organismo e os eventos ambientais. Tanto as respostas quantos os eventos ambientais (também chamados estímulos) podem ser direta ou indiretamente observáveis.

Há dois tipos de relações comportamentais: a relação respondente (ou reflexo) e a relação operante. O comportamento reflexo envolve todas as respostas que dizem respeito à fisiologia do organismo, ou seja, envolve as respostas involuntárias e ligadas aos aspectos essencialmente biológicos do funcionamento do corpo humano (p. ex., piscar ou salivar). Por outro lado, o comportamento operante é a interação comportamental em que a resposta produz uma mudança no meio (p. ex., observar ou comer). Assim, comportamento operante envolve a relação entre três elementos: o estímulo antecedente, a resposta e o estímulo consequente que segue a resposta. As relações entre esses três termos constituem as chamadas contingências de reforçamento (Figura 3).

A característica principal e singular do comportamento operante envolve o fato de que as consequências das respostas podem

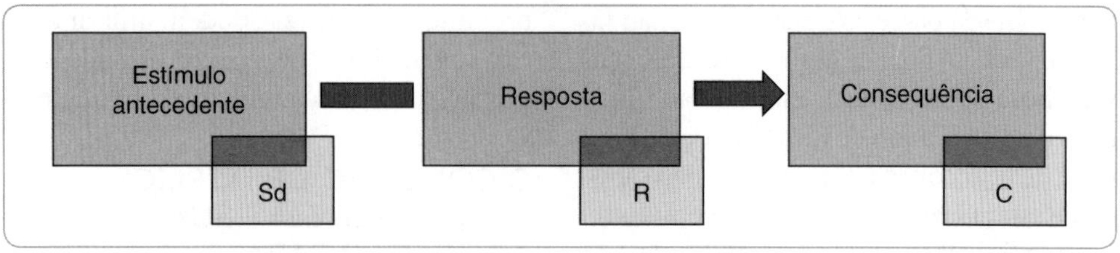

FIGURA 3. Tríplice Contingência.

retroagir sobre o organismo, alterando a probabilidade de respostas semelhantes ocorrerem novamente. Isso quer dizer que o organismo pode ser alterado e que, dependendo da alteração, o comportamento poderá ou não ser repetido. O comportamento humano é, portanto, alterado pelos efeitos que ele produz (Figura 4). Seguindo o exemplo do "comer", o indivíduo tem chances aumentadas de buscar um alimento com gosto considerado "bom" após prová-lo e experienciar sensações corporais (e sociais) agradáveis ao comê-lo.

Uma vez que os comportamentos do bebê e dos cuidadores participam das contingências dos comportamentos uns dos outros, tanto como contexto antecedente quanto como consequência, é preciso considerar essa participação quando refletimos sobre os comportamentos da mulher ao longo dessa fase. A seguir, trazemos um panorama de impactos da gestação, parto e puerpério para a mulher que, de uma maneira ou de outra, se relacionam aos comportamentos do(a) seu(sua) companheiro(a) e, posteriormente, também se relacionam ao comportamento do bebê.

A descoberta da gestação inaugura algo bastante típico dessa fase da vida: sentimentos ambíguos. Mesmo as gestações planejadas, ao serem descobertas, podem gerar medo, dúvidas e questionamentos. Por outro lado, uma gestação surpresa pode trazer alegria e felicidade. O esperado é que essas sensações se misturem, aparecendo às vezes simultaneamente ou de maneira alternada. De toda forma, cabe aos profissionais de saúde e outras pessoas próximas acolher todas as emoções que surgirem, abrindo espaço para que sejam compartilhadas sem culpa e explicando que tal ambiguidade é normal, inclusive esperada.

Outro desafio que as mulheres tipicamente encontram ao longo da gestação é a transformação da dinâmica de cuidado entre ela e seu(sua) companheiro(a) conforme

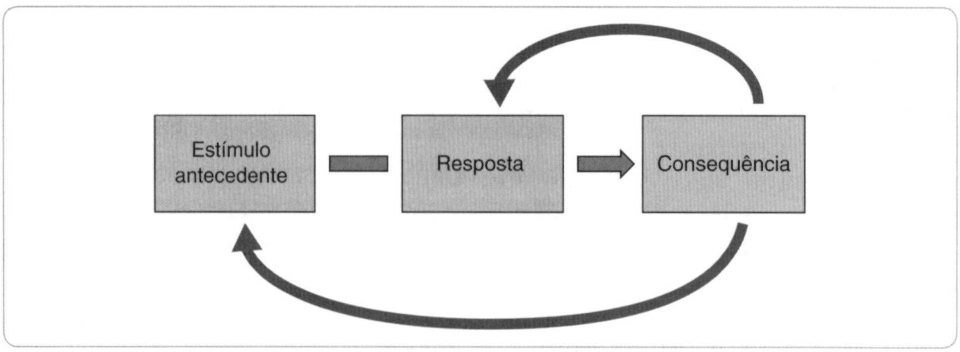

FIGURA 4. Comportamentos são alterados por suas consequências.

a gravidez avança. Na cultura vigente, as mulheres são preparadas (em suas famílias, pelos modelos vistos nas artes e nas mídias, pela comparação com mulheres próximas etc.) para as atividades de cuidado de maneira geral. Já o processo de socialização dos homens tem ênfase em outros repertórios que não o cuidado e muitos casais chegam ao momento da transição para a parentalidade em relações em que a mulher cuida muito (da casa, da relação, do marido e de si) e o homem cuida muito pouco. No entanto, as mudanças corporais e os desconfortos esperados ao longo da gestação criam ainda nesse momento a necessidade de que a gestante seja cuidada e diminua suas atividades de cuidado direcionadas a outras pessoas, incluindo o marido.

Esse é um ponto de potencial conflito nessa fase e que tende a se intensificar com a chegada do bebê, o qual, esse sim, necessita de cuidados constantes de seus cuidadores. Os profissionais de saúde podem mapear, ao longo da gestação, como esse tema vem sendo tratado pelo casal e observar se há sinais de sobrecarga da gestante. É importante propor reflexões sobre o tema, tanto com a mulher individualmente quanto com o casal, e esclarecer desdobramentos de uma possível sobrecarga materna ao longo dessa fase.

Um caso que retrata bem isso é o do casal Ana e Roberto. Desde que se casaram, ela sempre foi responsável pelas tarefas de limpeza, organização e gestão da casa. Contava que gostava disso, não se sentia sobrecarregada e que era importante para ela "*fazer as coisas do meu jeito*" (sic). Com a chegada da gestação, no entanto, o cenário mudou: ela passou a esquecer algumas coisas, sentia muita náusea ao manusear produtos de limpeza e uma série de desafios físicos se impuseram para a realização das tarefas da casa. No início, Roberto reclamou que a casa não estava limpa ou organizada como era antes, o que só aumentou a culpa que Ana já sentia por não estar conseguindo fazer tudo como antes. Com o aumento de conflitos, eles acabaram iniciando a terapia de casal; ao final da gestação, Roberto era capaz de empatizar com as dificuldades de Ana e eles haviam criado um plano para lidar com as tarefas de casa que incluíam os dois e ajuda externa.

Além da gestação e seus desdobramentos, o parto é outro exemplo de evento que acontece na intersecção entre os três níveis de seleção explicados. Isso porque ele envolve aspectos fisiológicos fundamentais,[16] ao mesmo tempo que é uma experiência que envolve aspectos da história de vida daquele indivíduo e que é profundamente impactada pela cultura vigente.[4,5]

Participam do parto outros atores, como os médicos obstetras, enfermeiras obstetras e obstetrizes, cujos comportamentos se entrelaçam com as contingências da mulher que está parindo, afetando sua experiência de diversas formas. Além disso, o comportamento desses profissionais também é influenciado pela cultura da instituição em que atuam, que define protocolos para o atendimento ao trabalho de parto e parto.

Neste capítulo, não será possível fornecer uma análise detalhada dos possíveis entrelaçamentos entre as contingências vividas por esses atores, a parturiente e seu acompanhante no trabalho de parto e parto. É relevante saber, no entanto, que no Brasil uma em cada quatro mulheres relata ter sofrido violência obstétrica* no parto,[17] ou seja, 25% das mulheres relatam ter sofrido algum tipo de desrespeito, humilha-

*A violência obstétrica é aquela que acontece no momento da gestação, parto, nascimento e/ou pós-parto, inclusive no atendimento ao abortamento. Pode ser física, psicológica, verbal, simbólica e/ou sexual, além de negligência, discriminação e/ou condutas excessivas ou desnecessárias ou desaconselhadas, muitas vezes prejudiciais e sem embasamento em evidências científicas.

ção ou até procedimentos não recomendados pela Organização Mundial da Saúde (OMS) nesse momento da vida. Esses números são ainda piores para a população preta, uma vez que se observa um gradiente de pior para melhor cuidado entre mulheres pretas, pardas e brancas.[18]

Diante desse cenário, os profissionais de saúde que estão em contato com a mulher e seu(sua) companheiro(a) ao longo da gestação podem contribuir com reflexões acerca de qual a melhor alternativa de assistência obstétrica disponível para essa família, dado seu contexto socioeconômico e as condições práticas da gestação em questão, e que respeite ao máximo seus desejos para esse momento.

A Lei Federal n. 11.108, conhecida como Lei do Acompanhante, garante à pessoa parindo o direito a um acompanhante de sua escolha durante todo o período do trabalho de parto, o parto e o pós-parto imediato. Esse direito deve ser esclarecido à gestante ao longo da gestação e a mulher deve ser incentivada a ter um acompanhante que ela julgue ser a melhor pessoa para cumprir essa função (não necessariamente será o pai). A presença de um acompanhante informado na sala de parto pode coibir a prática de violência obstétrica. Além disso, ter um acompanhante preparado ao longo de todo o parto aumenta os índices de satisfação das mulheres com a experiência e a presença do pai (ou outra mãe) no parto é conhecida como promotora de vínculo dessa pessoa com o bebê.[19] Recomenda-se a leitura do *WHO recommendations: intrapartum care for a positive childbirth experience* ("Recomendações da OMS: cuidado intraparto para uma experiência de parto positiva", em tradução livre),[19] disponível gratuitamente *on-line*, publicação sobre as melhores práticas em obstetrícia que pode servir como um guia no atendimento a gestantes e ao parto.

Além disso, em muitas situações os profissionais da saúde terão que lidar com os impactos da violência obstétrica no puerpério dessa mulher e de seu acompanhante (que costuma presenciá-la, uma vez que está na sala de parto). Alguns desses casos podem configurar diagnósticos de transtorno do estresse pós-traumático (TEPT) (tanto para a puérpera quanto para o acompanhante) e precisarão ser cuidados levando em conta essa especificidade. Mesmo casos que não se enquadrem no TEPT exigirão dos profissionais de saúde que acompanham essa mulher (ou esse pai) espaço para que relatem a experiência quando julgarem ser o momento adequado, além de oferecer acolhimento e validação dos sentimentos e emoções relatados.

Outro exemplo de evento típico da maternidade que reúne os três níveis de seleção do comportamento é o puerpério. Como vimos, ele pode ser definido como o período que se estende aos primeiros meses de vida do bebê, durante o qual a mãe também vive uma experiência de transformação psicológica, além de ter que lidar com as demandas de cuidados extensivos ao bebê e as experiências de pós-parto e amamentação. Cada mulher viverá essa experiência de maneira única, a depender do conjunto de infinitas variáveis ao seu redor, entre elas a participação ou não de seu(sua) companheiro(a), a quantidade e qualidade de ajuda externa, a experiência de parto, suas condições financeiras e de trabalho, entre outras.

Nessa fase, alguns processos comportamentais podem ser observados de maneira geral, embora cada mulher viva uma combinação singular deles. Observa-se um aumento abrupto de custo de resposta cotidiana para a mãe, imposto pela exaustiva tarefa de cuidar de um bebê. Por exemplo, as cerca de 10 trocas de fralda por dia e as inúmeras vezes que esse bebê será alimentado por dia são tarefas normalmente realizadas pela mãe e que não existiam na sua rotina até antes do parto.

Existe também a privação de reforçadores positivos que se inicia na gestação (p. ex., restrições alimentares) e é um marco importante do puerpério.

É comum que a puérpera tenha um acesso restrito a reforçadores positivos disponíveis até então; por exemplo, as oportunidades de encontrar amigas, passear, realizar atividades físicas e outras atividades que, até o nascimento do bebê, eram prazerosas. Mesmo quando ela consegue acessar contextos que eram comuns na sua vida antes do filho, é possível que as consequências deixem de funcionar como reforçadores positivos, o que é esperado diante da grande transformação pessoal vivida com a chegada de um(a) filho(a).[3] Não é incomum escutar de mulheres no puerpério frases como "Eu fui, mas não foi tão legal como era antigamente, antes dele nascer". Além de acolher esse relato, o profissional da saúde pode propor reflexões sobre as mudanças e ajudar a puérpera a explorar novas atividades que possam ser reforçadoras.

Isso tudo acontece em um momento em que o bebê oferece pouco *feedback* que possa funcionar como reforço positivo, e o comportamento desse bebê pode inclusive funcionar como um estímulo aversivo para os cuidadores. Nos primeiros meses de vida o bebê ainda não sorri, não faz gracinhas e muito menos retribui carinho, pelo contrário: ele costuma chorar e demandar cuidados constantes. Por fim, observa-se também um aumento da estimulação aversiva no geral, e lidar com a privação de sono (resultado dos vários despertares noturnos esperados no desenvolvimento normal dos bebês) é um dos desafios mais citados por mulheres no puerpério.

Nessas situações, o conceito da Tríplice Contingência também é especialmente relevante, uma vez que mãe e bebê são antecedentes e consequências para as respostas um do outro, construindo uma relação afetiva e comportamental bidirecional e mútua. Muitas vezes, o pai do bebê e/ou companheiro(a) da mãe também atua como antecedente e consequência para respostas emitidas tanto pela mãe quanto pelo bebê, tornando as relações familiares ainda mais complexas (Figura 5).

Nesse sentido, é importante que o profissional de saúde que acompanha uma mulher no puerpério esteja atento ao entrelaçamento dessas contingências, podendo acolher e orientar a mulher e a família com base na análise dessas contingências.

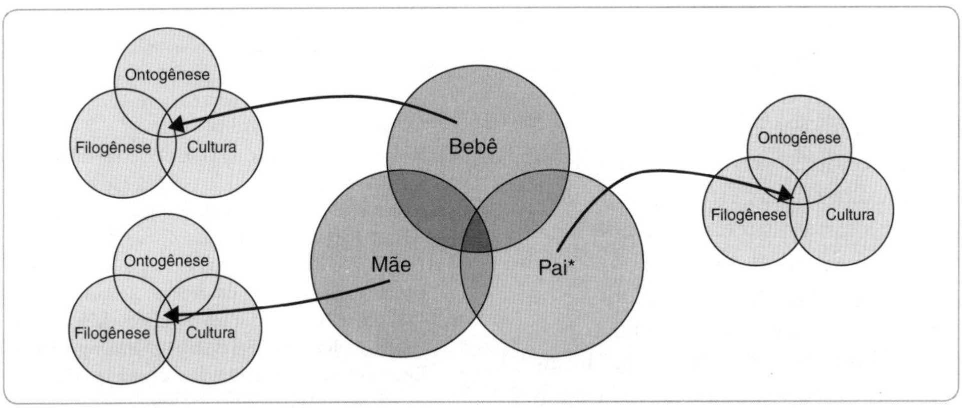

FIGURA 5. Contingências familiares entrelaçadas.

CONCLUSÃO: SENSIBILIDADE ÀS CONTINGÊNCIAS, À MULHER E AO BEBÊ

Os comportamentos se formam e se mantêm a partir das consequências que eles produzem no ambiente. Além disso, os comportamentos dos indivíduos se entrelaçam entre si, participando como contexto antecedente ou consequência dos comportamentos dos outros. Ou seja, o comportamento da mãe no puerpério depende do comportamento daqueles ao seu redor, em especial o seu bebê e seu(sua) companheiro(a). A interação entre os membros da família ao longo do tempo estabelece diversos padrões, incluindo aqueles que promovem saúde mental à mãe e ao pai, assim como um bom desenvolvimento do bebê. Em outros casos, essa combinação de variáveis pode levar a um sofrimento significativo da mãe, do pai e até do bebê.

A compreensão das vivências da perinatalidade a partir dos três níveis de seleção (filogênese, história de vida e cultura) e o conceito de Tríplice Contingência e entrelaçamento de comportamento permite análises dos padrões comportamentais de pacientes que estejam atravessando situações de gestação, parto e pós-parto, e, consequentemente, possíveis intervenções que busquem melhora na saúde mental e qualidade de vida desses pacientes e seus familiares.

A partir deste capítulo, nossa proposta é que os conceitos da Análise do Comportamento possam contribuir para uma clínica sensível e individualizada de mulheres (e seus familiares) que estejam atravessando contingências características da perinatalidade. Nesse sentido, enfatizamos o convite ao olhar sensível à individualidade de cada paciente. Isso pode ser feito por meio da análise dos três níveis de seleção que influenciam os comportamentos daquela mulher, bem como pela análise das contingências desses comportamentos (a partir da identificação e compreensão dos antecedentes e consequências, pode-se analisar o que mantém os comportamentos acontecendo e investigar formas de intervir sobre eles).

Enquanto profissionais de saúde, estarmos sensíveis e atentos à paciente também envolve estarmos sensíveis às contingências específicas que cada mulher está vivendo, sem perder de vista a história única daquela paciente. Nesse sentido, torna-se especialmente significativo atuar com base nos estados internos, nas crenças e valores daquela mãe, priorizando esses aspectos em detrimento de regras, protocolos e manuais que muitas vezes podem não ser adequados à individualidade daquele sujeito. Mais do que isso, também pode ser nosso papel ajudar aquela mulher a agir com sensibilidade à sua história de vida e suas experiências, mais do que com base em relatos de outras pessoas ou regras aprendidas no decorrer de sua vida, uma vez que estas podem não dizer respeito à sua experiência real.

REFERÊNCIAS

1. Skinner BF. Selection by consequences. Science. 1981;213:501-4.
2. Skinner BF (1953). Ciência e comportamento humano. 11. ed. São Paulo: Martins Fontes; 2003.
3. Maldonado MT. Psicologia da gravidez. Rio de Janeiro: Jaguatirica Digital; 2013.
4. Rocha CN, Linares IMP, Weiss JVP. Entendimento da perinatalidade a partir do modelo de seleção por consequências. Perspectivas Em Análise Do Comportamento. 2023:003-018.
5. Kracker CK, Rocha CN, Weiss JVP. Possibilidades de intervenção analítico comportamental na gestação e puerpério: aspectos teóricos e práticos. In: de-Farias AKCR, Kirchner LF, organizadoras. Aplicações da Análise do Comportamento em contextos de saúde: práticas emergentes. Porto Alegre: Artmed; 2022.
6. Rosenberg JL. Transtornos psíquicos da puerperalidade. In: Bortoletti FF, et al., organizadores. Psicologia na prática obstétrica: abordagem interdisciplinar. Barueri: Manole; 2007. p.109-17.

7. Macedo AF, Pereira AT, coordenadores. Saúde mental perinatal: maternidade nem sempre rima com felicidade. Lisboa: Lidel; 2014.
8. Demarchi RF, Nascimento VF, Borges AP, Terças ACP, Grein TAP, Baggio E. Percepção de gestantes e puérperas sobre maternidade. Rev Enferm UFPE On Line. 2017;11(7).
9. O'Hara MW, Wisner KL. Perinatal mental illness: definition, description and aetiology. Best Pract Res Clin Obstet Gynaecol. 2014;28(1):3-12.
10. Marques M, Pereira AT, Bos S, Soares MJ, Maia BR, Valente J, et al. Aspectos clínicos e fatores de risco psicossociais da depressão perinatal. In: Macedo AF, Pereira AT, coordenadores. Saúde mental perinatal: maternidade nem sempre rima com felicidade. Lisboa: Lidel; 2014.
11. Matthey S, Barnett B, Howie P, Kavanagh DJ. Diagnosing postpartum depression in mothers and fathers: whatever happened to anxiety? J Affect Dis. 2003;74:139-47.
12. Gavin NI, Gaynes BN, Lohr KN, Meltzer-Brody S, Gartlehner G, Swinson T. Perinatal depression: a systematic review of prevalence and incidence. Obst Gynecol. 2005;106(5):1071-83.
13. Nogueira V, Marques M, Roque C, Pereira AT. Ansiedade perinatal. In: Macedo AF, Pereira AT, coordenadores. Saúde mental perinatal: maternidade nem sempre rima com felicidade. Lisboa: Lidel; 2014.
14. Vasconcelos AAJ, Melzer DL. Disforia do pós-parto. In: Vasconcelos AAJ, Teng CT, editores. Psiquiatria perinatal: diagnóstico e tratamento. São Paulo: Atheneu; 2010. p.71-88.
15. Santos IS, Matijasevich A, Tavares BF, Barros AJ, Botelho IP, Lapolli C, et al. Validation of the Edinburgh Postnatal Depression Scale (EPDS) in a sample of mothers from the 2004 Pelotas Birth Cohort Study. Cad Saúde Pública. 2007;23(11): 2577-88.
16. Olza I, Uvnas-Moberg K, Ekström-Bergström A, Leahy-Warren P, Karlsdottir SI, Nieuwenhuijze M, et al. Birth as a neuro-psycho-social event: An integrative model of maternal experiences and their relation to neurohormonal events during childbirth. PLoS One. 2020;15(7):e0230992.
17. Fundação Oswaldo Cruz (Fiocruz). Nascer no Brasil – Sumário Executivo Temático da Pesquisa. 2014 [citado em 12 jun. 2020]. Disponível em: http://www5.ensp.fiocruz.br/biblioteca/dados/txt_943835885.pdf
18. Leal MC, Gama SGN, Pereira APE, Pacheco VE, Carmo CN, Santos RV. A cor da dor: iniquidades raciais na atenção pré-natal e ao parto no Brasil. Cad Saúde Pública. 2017;33:e00078816.
19. World Health Organization (WHO). WHO recommendations: intrapartum care for a positive childbirth experience. Geneva: World Health Organization; 2018. Licence: CC BY-NC-SA 3.0 IGO.

CAPÍTULO 12

Maternidades nas redes

Rachelle da Silva Ferrari
Carolina C. D. Campaña Maia

PONTOS-CHAVE

- O potencial traumático da experiência da maternidade.
- O mal-estar contemporâneo: o desalento da dor e a esperança do sofrer tendo a companhia do outro.
- O imperativo de mediadores para que se possa ser capaz de filtrar e metabolizar os conteúdos do ambiente virtual.
- Estereótipos dos corpos maternos nas redes sociais.
- Sentimentos de fracasso, insuficiência, insegurança e culpa em razão desses ideais.
- Proposições para uma mudança de posição subjetiva diante desses imperativos.

INTRODUÇÃO

O título deste capítulo se inicia pela palavra no plural "maternidadeS". Isso nos parece muito operativo para o caminho que será percorrido ao longo deste texto: problematizar uma pretensa uniformização da experiência de ser mãe e enfatizar que se trata de experiências múltiplas, singulares e sempre em movimento.

Iniciaremos pensando em algo que parece ser próprio, sim, a todas as mães, algo que observamos fazer parte dessa experiência humana aparentemente tão conhecida, mas verdadeiramente muito enigmática. Trata-se do potencial traumático da experiência da maternidade e o que precisamos considerar a partir disso. Essa questão se articula com o mal-estar contemporâneo e a compreensão de uma subjetividade predominantemente narcísica atualmente. Ao imaginar de que modo as redes podem auxiliar nesse campo, pensamos na importância de haver mediações para que os conteúdos e as vivências possam contar com uma outra mente que ajude a processar e elaborar o que vai sendo vivido, não totalmente, claro, mas o suficiente para que possamos nos encontrar no campo da saúde.

Em seguida, apoiados também na mesma compreensão sobre a subjetividade contemporânea, discutiremos a problemática dos estereótipos do corpo materno que aparecem nas redes sociais e os sofrimentos psíquicos provocados por essas imagens amplamente veiculadas como ideais. A ideia de corpos imaginariamente perfeitos que são tomados como modelos, porém inatingíveis, leva a sentimentos de fracasso, insuficiência, insegurança e culpa.

Como forma de lidar com essas manifestações de sofrimento psíquico, cada vez mais frequentes na atualidade, o texto oferece algumas proposições de iniciativas tanto individuais quanto coletivas na direção de uma posição subjetiva mais autônoma, capaz de questionar esses imperativos sociais e encontrar modos de existência singulares, criados a partir da própria história e do próprio desejo da mulher.

PARTE 1 – RISCOS E GANHOS COM AS REDES VIRTUAIS NA EXPERIÊNCIA DA MATERNIDADE

> Forçoso é constatar que a maternidade continua sendo a grande desconhecida. A mudança de vida que conduz a uma mudança radical das prioridades pertence à esfera do risco. Umas encontram nela uma felicidade e um benefício identitário insubstituível. Outras conseguem de alguma forma conciliar exigências contraditórias. Outras, finalmente, jamais confessarão que não conseguem, e que a experiência materna delas é um fracasso. De fato, nada é mais inconfessável em nossa sociedade do que essa declaração.
>
> Elisabeth Badinter[1]

Na pesquisa de doutorado, publicada em livro com o título *Maternidades, assombro e elaboração: uma perspectiva psicanalítica*,[2] foi feito um estudo sobre o sofrimento psíquico próprio da experiência da maternidade, sem dar foco aos casos em que uma psicopatologia se configura, mas atenta às experiências dessas mulheres de um modo amplo.

O ponto de partida dessa pesquisa foram experiências clínicas com gestantes, puérperas e mães de várias gerações, bem como de entrevistas com diversas mães e um grupo de reflexão. A escuta dessas mulheres nesses diferentes enquadres foi oferecendo mais do que respostas; ofereceu também a possibilidade de formular novas questões, de surpreender a pesquisadora diante de cada relato e de pensar junto a elas as inúmeras possibilidades de viver a maternidade, as diversas MATERNIDADES, como é nomeado no trabalho.

A tese propõe compreender a entrada na experiência da maternidade em seu potencial traumático. Embora não necessariamente venha a se configurar um trauma propriamente dito, esse potencial precisa ser considerado na direção de que a sociedade crie dispositivos de apoio e ajudas legítimas que possam acompanhar esse momento tão delicado na vida das mulheres-mães.

O número imenso – e que não para de crescer – de *blogs*, *sites*, *podcasts*, canais no YouTube e mesmo grupo de mães, virtuais ou presenciais, nos indica que ser mãe (e ser pai) continua sendo um momento de muitas dúvidas, inseguranças e aflições, mas, acima de tudo, de solidão e desamparo.

Para se ter uma ideia da presença desse tema nas redes, fazendo uma busca rápida no Google com a expressão "*blogs* sobre maternidade" aparecem 41.300.000 resultados (consultado em 29/03/2023).

Realmente acreditamos que o recurso de encontrar apoio, esclarecimentos e dicas nas redes pode sinalizar um dispositivo proveitoso para o nosso tempo, mas vale considerar o tema de modo mais complexo, considerando aspectos que merecem nossa observação.

O mundo das redes – mídias e redes sociais – já não é tão novo em nossas vidas, mas, considerando a velocidade das mudanças e o seu alcance a diversos lugares do mundo, o uso que é feito dessa ferramenta faz desse universo algo muito mais desconhecido para todos nós. É difícil dimensionar com precisão o impacto desse tipo de conexão entre as pessoas, a circulação de informação e, muitas vezes, lamentavelmente, a desinformação.

Para pensar o tema que nos cabe neste capítulo, "a maternidade nas redes", propomos, neste tópico, três eixos de análise articulados entre si: o potencial traumático da experiência da maternidade, o mal-estar contemporâneo e a possibilidade de o mundo nas redes virtuais ser um dispositivo de legítima ajuda nesse contexto – e em que condições.

O potencial traumático da experiência da maternidade: imaginando caminhos possíveis*

É preciso admitir que a experiência da maternidade habita um mundo muito distante do ideal de algo encantador e absolutamente prazeroso, pelo menos para a maioria das mulheres.

Considerando a problemática da maternidade, há uma especificidade no funcionamento psíquico das mulheres-mães, seus processos, seus conflitos, a economia narcísica e libidinal, isto é, esse conjunto de acontecimentos subjetivos que Racamier cunhou "maternalidade": a dinâmica psicoafetiva que se desenvolve e se integra na mulher no decorrer da maternidade.

Os estudos não só psicanalíticos, mas no campo da saúde mental e do desenvolvimento infantil habitualmente teorizam sobre o lugar da mãe nos processos de amadurecimento emocional do neonato e da criança. São poucos os estudos que se concentram verdadeiramente na mãe, como ela vive a experiência, como é mobilizada, do que ela precisa.

A esse respeito, Racamier[2] é muito eloquente:

> Na verdade, a vida deste casal diático** é muito mais descrita do ponto de vista da criança do que do ponto de vista da mãe, que, no entanto, lhe é muito complementar. As necessidades do feto e do bebê são compreendidas e satisfeitas não apenas para o bem da criança, mas também para o equilíbrio afetivo da mãe (tradução nossa).

O que foi observado na pesquisa já referida é que não podemos negligenciar a especificidade da clínica com mulheres-mães. Elas vivem uma reviravolta identitária e uma fragilidade emocional. Isso se revela, por exemplo, na insegurança acerca de seus recursos internos e sobre sua competência em ser capaz de zelar pela vida de um outro ser. O que se evidencia é que as angústias e culpas se impõem insistentemente.

Essa reviravolta é potencialmente desorganizadora e, sem mediação, há o risco da repetição, da insistência da dor. "A mãe precisa do pai, da retaguarda da cultura e do grupo social para que ocorra a transformação do traumático em repertório da experiência, em algo estruturante da personalidade".[1]

Do ponto de vista do psicanalista que atua com essas mulheres,

> [...] é preciso que o analista tenha condições de dar sustentação ao sujeito que vive essa tormenta, apostando na capacidade de juntos colocarem em ação os trabalhos psíquicos que poderão oferecer mudanças de posição subjetiva, o que implica também conviver com as perdas, com as ambivalências e mesmo os temores, sem que eles ameacem demais.[3]

O momento de gerar, dar à luz e ter a responsabilidade por um pequeno ser em absoluta dependência, aquele que representa a sua continuidade, tudo isso mobiliza uma diversidade de estados emocionais:

* As ideias apresentadas neste tópico partem da tese de doutorado de uma das autoras, defendida no IP-USP, em 2022, anteriormente referida.

** O autor nomeia "casal diático" à mãe e seu bebê.

encantamento e paixão, outras vezes desencanto e até indiferença; certamente medo, ainda que encoberto por defesas, amor e ódio, ora sentimentos de onipotência, ora de impotência. Os afetos são os mais variados e paradoxais nessa experiência tão natural e ao mesmo tempo tão enigmática.

Regine Prat[2] enfatiza que o psiquismo parental vive uma mutação profunda para que possam alcançar e decifrar as necessidades do bebê, tanto fisiológicas quanto psíquicas. Para isso, é necessário que mãe e pai se tornem mais sensíveis, ativando toda sua sensorialidade para que a comunicação com o bebê possa ser a mais íntima e eficiente.

A autora ressalta ainda que é imprescindível que os pais desenvolvam essa sensibilidade para captar os acontecimentos emocionais e, assim, poderem se ajustar às necessidades desconhecidas de um bebê desconhecido. Uma missão e tanto!

Tendo isso em mente, ela alerta que precisamos saber que, quando atendemos recém-pais, estamos lidando com pessoas atravessando uma crise importante; desse modo, a clínica do nascimento na família, assim concebida, assemelha-se a uma clínica pós-traumática".[4]

Os profissionais que lidam com mães e pais, seja na área da saúde, seja na educação ou na assistência social, muito se beneficiarão em integrar esse olhar em seu atendimento e na compreensão das demandas que lhes chegam.

Afinar nossa escuta, tendo como repertório essa compreensão sobre o psiquismo materno, nos ajuda a imaginar estratégias de cuidado e de acolhimento que tenham a possibilidade de se antecipar à instalação de eventuais adoecimentos psíquicos que possam surgir no puerpério, ou seja, antes que de fato venham a ocorrer desdobramentos psicopatológicos. Em outros casos, quando o adoecimento se impuser, a atenção precoce, evidentemente, só trará benefícios.

O que é exigido de nós diante de uma situação com potencial traumático é um intenso trabalho psíquico de elaboração e de transformação.

É de Freud a criação do conceito de trabalho psíquico consciente e inconsciente, operado por um aparelho psíquico que enfrenta conflitos entre as demandas internas e externas e que se constitui à custa de intensa elaboração. Essa ideia dos trabalhos psíquicos, os quais se dão através do tempo, é fundamental para a clínica psicanalítica de modo amplo, mas se mostra especialmente útil para o entendimento sobre o que fazemos quando cuidamos de pais na clínica da perinatalidade e da parentalidade.

Dentre os trabalhos psíquicos descritos na Psicanálise, ressaltamos a importância de considerar com especial atenção o trabalho do luto e o da simbolização.

A entrada na experiência da maternidade e da paternidade nos faz ter que lidar com inúmeras perdas: a perda do bebê idealizado, da maternidade e paternidade idealizadas, a perda da vida que se tinha antes dos filhos nascerem etc., mas, principalmente, uma perda de identidade, uma verdadeira desorganização identitária, uma "troca de pele", como propõe Prat.[5]

Na verdade, desde o nascimento, vivemos sucessivas perdas, como a perda da vida na infância, a perda de quem fomos em tempos anteriores, a perda de nossas idealizações e da onipotência fantasiada, além das perdas de pessoas significativas em nossas vidas, de histórias importantes que acabaram..., enfim, o trabalho do luto é contínuo e necessário ao longo de nossa existência. "É o trabalho do luto que propiciará que as perdas que acontecem no decorrer da vida sejam significadas, simbolizadas e assim transformadas em algo com um sentido organizador do psiquismo".[3]

É na admissão e no reconhecimento das perdas, não sem dor, que se abre a possibilidade de elaboração e transformação. Dessa forma, o trabalho do luto e o trabalho da simbolização estão bastante interligados. O trabalho da simbolização significa produzir sentido para as experiências emocionais, ou seja, produzir uma narrativa para a história vivida, no sentido da integração subjetiva das experiências.

Mas precisamos ressaltar que tais trabalhos psíquicos só se dão na companhia de outro sujeito. "A simbolização não é um trabalho solitário; por natureza, o símbolo é social, implica uma relação intersubjetiva".[6]

As experiências humanas estão sempre por serem interpretadas, seus sentidos precisam ser construídos e são sempre provisórios, podendo ser revisitados e reinterpretados. Para isso, é imprescindível a participação do entorno nesse processo, seja aquele mais próximo, seja a experiência cultural mais ampla. Essa participação do outro é absolutamente necessária quando vivemos os assombros, os sustos, os impactos a que somos confrontados na vida, "especialmente em momentos de ruptura, como é a entrada na parentalidade. É o convite ao cuidado e à hospitalidade que levará a destinos mais criativos e potentes em ampliar a rede de significações".[3]

A partir dessas ideias, seguiremos a compreensão de Joel Birman acerca do mal-estar do mundo contemporâneo, para finalmente discutirmos a questão da maternidade nas redes.

O mal-estar contemporâneo

Acompanhando as transformações do sofrimento psíquico ao longo da história, observamos que, se na época de Freud os adoecimentos referiam-se às restrições impostas por uma sociedade severamente restritiva e repressora, nos nossos tempos observamos sofrimentos psíquicos relacionados a um ambiente social desnorteante em sua fragmentação e na rapidez das mudanças, um lugar em que as referências se tornaram fluidas e pouco ou nada identificáveis. "É comum vivenciarmos uma dolorosa sensação de impotência, advinda da perda de parâmetros e da fragmentação da experiência cotidiana em segmentos que não se comunicam nem formam um todo coerente".[7]

Se antes, a partir de Freud, o que se observava eram sofrimentos centrados no conflito psíquico (imperativos das pulsões *vs.* interdições morais impostas pela civilização), o mal-estar que se evidencia a partir dos anos 1970, mas especialmente a partir da década de 1990, é o da dor, que se revela nas sintomatologias corporais, nas ações (hiperatividade, aceleração e compulsão) e nas intensidades (excessos e impossibilidade de simbolização). Birman[8] pontua ainda que "o pensamento e a linguagem tendem a desaparecer como eixos ordenadores do mal-estar na atualidade".

Sua argumentação é bastante densa e bem fundamentada e trazê-la em detalhes fugiria do foco deste capítulo, mas as seguintes palavras do autor resumem e elucidam muito suas reflexões:

> [...] as pessoas se queixam de que algo as incomoda no corpo e que são tomadas por intensidades que as esvaziam, mas de maneira passiva e não implicada no que lhes acontece. Tudo se passa como se o que lhes ocorresse fossem coisas estranhas a elas mesmas, que não poderiam ter qualquer acesso ao que lhes acontece. Por isso mesmo, não levantam qualquer questão a respeito. Nessa inexistência de indagação, o registro do pensamento se evidencia na sua ausência e suspensão. Em contrapartida, esperam que o outro faça algo por elas e no lugar delas, incapazes que são de saber e de fazer algo sobre si.[8]

São essas pessoas que recebemos cotidianamente em nossas clínicas que se sentem tomadas por algo que lhes ocorreu, incapazes de formular questões acerca de seu estado, da implicação com sua história, com as repetições que insistem em sua vida. Clamam para que o profissional que o recebeu diga-lhes "o que fazer". Mais uma vez o imperativo da ação e o apagamento do pensamento se impõem.

Como foi enfatizado no item anterior, o processo de elaboração das experiências emocionais que vivemos ao longo de nossa vida só é possível na companhia de outro sujeito, disponível e empático.

Com Birman, vemos que um dos pilares do mal-estar contemporâneo é o isolamento e a solidão. As implicações disso, ele sintetiza ao diferenciar "dor" de "sofrimento". Embora esses dois termos sejam usados no senso comum como sinônimos, ele propõe diferenciá-los, especialmente tendo em conta que a dor é algo vivido na solidão e o sofrimento precisa ser compreendido como uma experiência compartilhada, por isso mais próximo da saúde.

O mal-estar contemporâneo se caracterizaria principalmente pela experiência da dor, tal como ele enuncia. A "dor é uma experiência em que a subjetividade se fecha em si mesma, não existindo qualquer lugar para o outro no horizonte de seu mal-estar".[8]

A dor é uma experiência absolutamente solitária, do indivíduo restrito a si mesmo, impedido de qualquer dimensão alteritária, em que o outro possa lhe vir em socorro genuinamente, e produzir sentido para tal dor, possibilitando verdadeiras transformações. Ele sozinho vive a passividade da dor sem condições de elaboração, de modo que essa dor tende a se elevar a níveis intoleráveis.

Esse isolamento e fechamento leva ao ressentimento, tão presente na contemporaneidade.

> Imersa na dor do ressentimento, portanto, a subjetividade contemporânea se evidencia como essencialmente narcísica, não se abrindo para o outro, de quem em princípio desconfia e rivaliza. Com isso, não pode se lançar e fazer um apelo. Porque "pega mal" precisar do outro, pois isso revelaria as falhas e faltas do demandante.[8]

O que está em questão é que a cultura da autossuficiência impede o compartilhamento das dores, das adversidades, das dificuldades etc. É a cultura do narcisismo triunfante.

Por outro lado, o sofrimento é uma experiência compartilhada, em que o outro é de fato reconhecido. A ele é endereçado o pedido de ajuda, confiante de que ela virá. Antes de tudo, sofrer implica a interiorização do sujeito, é ter a coragem de se haver com seus próprios conflitos, defesas e repetições: implica fazer face ao desamparo. Mas é somente nesse percurso de transmutação de dor em sofrimento que se encontra o caminho para elaboração, simbolização e consequente transformação e expansão da vida. Aqui está o polo da esperança.

Já na experiência da dor, o que impera é o desalento, a desesperança. Na sua autossuficiência imaginada, o sujeito definha e restringe suas possibilidades de existência, cronificando-se na dor.

Os intérpretes da contemporaneidade têm sido enfáticos quanto ao desaparecimento da solidariedade como valor que possibilitava não só a vida comum, mas também a vida individual de cada sujeito. Birman[8] fala da quebra da **mediação** no espaço social.

A mediação feita por agentes confiáveis, consistentes, que de fato sejam capazes de levar o outro em consideração, em uma relação alteritária verdadeira, é a operação necessária para que o pensamento e a linguagem operem como recursos para o processo de elaboração e de simbolização.

A maternidade nas redes: em que condições esse universo pode se configurar como uma verdadeira rede de apoio?

Poderíamos apostar no recurso das redes e mídias sociais como legítimo para recuperar essa solidariedade perdida? Em que condições e quais seriam os riscos que precisaríamos ter em conta?

De partida, já sabemos que o alcance do meio virtual é impressionante, impossível de mensurar. Havendo acesso à internet e um equipamento básico em condições de fazer a conexão, o mundo está em nossas mãos. Assim, somos levados a sonhar que a informação e o conhecimento chegariam de modo muito mais democrático a um número cada vez maior de pessoas, o que as levaria a um maior esclarecimento e possibilidade de reflexão.

Em parte, isso é verdade. Esse universo inestimável de conteúdos precisa ser filtrado, selecionado e problematizado para que esses mesmos conteúdos possam verdadeiramente ser integrados como algo transformador. Para isso, é inquestionável a necessidade da presença de mediadores legítimos.

O fato é que o mundo virtual é um campo propício para observarmos a sociedade do espetáculo referida por Debord.[9] O criador de conteúdo ou o *influencer* das mídias sociais pode ser motivado por uma causa, o interesse em contribuir para que o público possa se beneficiar das informações ali veiculadas. Mas o desejo de visibilidade pode facilmente superar essa motivação aparentemente alteritária. Isso porque esse é um campo realmente muito sedutor.

A visibilidade que o sujeito alcança com suas postagens facilmente pode tomar um rumo para que suas estratégias sejam autocentradas. Aí se faz necessária a presença do mediador (ou mediadores)*, a possibilidade de companhia para que ocorram debates sobre os conteúdos acessados, testando se realmente possuem validade, viabilidade e universalidade.

Além disso, nos espaços mediados por outros sujeitos, existe a possibilidade de que a dor, pensada por Birman como algo vivido na solidão, sem possibilidade de simbolização, possa ser transformada em sofrimento e assim elaborada e integrada subjetivamente.

Assim como os mediadores de leitura** criam a possibilidade de desfrutar melhor das histórias que os romances nos oferecem, ajudando a pensar melhor sobre a trama e os personagens, seus conflitos e seus dramas, fazendo associações com outras histórias ou fatos da vida, enriquecendo nosso mundo interno e nossa capacidade de reflexão, mediadores de grupos de reflexão oferecem esse mesmo benefício, mas voltados para o tema em questão no grupo.

O objetivo do grupo de reflexão, tal como proposto por Dellarosa,[10] é pensar, refletir, elaborar questões que surgem a partir do tema proposto. É um valioso recurso de trabalho que propicia a emergência de novas questões acerca do vivido e problematiza convicções, dentro de um campo de identificações, transferências e contratransferências. Reflexão é também fazer uma flexão sobre si próprio e um espelhamento que os participantes do grupo, como em

* É importante ressaltar que esses mediadores poderão ser profissionais capacitados, que coordenem atividades de grupo de reflexão, mas vale também considerar o modelo de grupos horizontais, em que pessoas se reúnam para debater um ou mais temas, genuinamente interessados pela diversidade de pontos de vista.

** Para um aprofundamento sobre o valor do trabalho dos mediadores de leitura, recomendo o primoroso livro da antropóloga francesa Michèle Petit, *A arte de ler ou como resistir à adversidade.*[11]

uma galeria de espelhos, podem oferecer uns aos outros.

Com esses argumentos propomos que, mesmo que haja conteúdos muito valiosos nas redes e mídias sociais, é absolutamente necessário que existam espaços de debate e discussão acerca desses conteúdos acessados, que então poderiam ser problematizados e integrados, de modo singular, por cada sujeito.

Pensando nisso, uma das autoras deste texto (Rachele Ferrari) propôs, em julho de 2021, um evento gratuito via Zoom, com o título "Maternidade, assombro e elaboração", o mesmo que veio a nomear sua tese e livro. O convite era para que pudéssemos debater as dores e as delícias da maternidade. A opção de uma sala virtual em que todos pudessem participar ao vivo, com voz e imagem, foi justamente para que pudéssemos abrir um debate, circular a palavra, ouvir um ao outro e permitir à autora conferir como as ideias que vinha desenvolvendo em sua tese chegavam às pessoas interessadas no tema. Foi surpreendente o número de inscritos, e no dia do evento havia mais de 100 participantes, em sua maioria mulheres.

Dar voz ao sofrimento mobilizado pela maternidade, para além das alegrias, contemplando a ideia do potencial traumático dessa vivência, foi um convite aos integrantes do grupo para repensar convicções, medos e ideias preconcebidas sobre a maternidade. Isso permitiu que se autorizassem a falar de suas vivências, que envolviam medo, alegrias, desânimo, traumas, arrependimentos, realizações, encantos e desencantos, enfim, toda a complexidade que o campo da maternidade/paternidade comporta. Foi uma conversa potente.

Dali em diante, surgiu, em agosto de 2021, a pedido do grupo inicial, um dispositivo que foi nomeado Roda de Conversa sobre Maternidade, também realizado via Zoom, destinado a mulheres-mães de todas as gerações. "Um grupo de reflexão aberto, que se oferece como um dispositivo que permite o exame e a elaboração de conteúdos emocionais, de trocas, reconhecimentos e testemunhos, em que circulam transferências e identificações, se constituindo como um espaço de continência e criação".[3]

A ideia é sempre organizar grupos de, no máximo, dez participantes, com sessões que duram uma hora e meia, de modo que todos tenham espaço de voz, possam ser acolhidos e encontrem espaço para que suas falas tenham espaço para serem pensadas em conjunto.

Imaginamos que a multiplicação de grupos semelhantes, conduzidos por mediadores que se propõem a acolher o outro sujeito a partir de suas próprias questões e angústias diante do enigma da maternidade, pode favorecer a construção de estilos próprios de maternar, as diversas MATERNIDADES, compatíveis com a história e a cultura de cada mulher. Essas histórias podem ser escutadas em benefício tanto da mulher quanto de seus filhos e filhas, de forma que os desafios, impasses e boas experiências, bem como as dores desse processo, possam ser admitidos e compartilhados sem medos.

Retomando o caminho percorrido até aqui, o ponto de partida foi a proposição da experiência da maternidade como contendo um potencial traumático e a apresentação das ideias de Birman acerca do mal-estar contemporâneo, especialmente sua distinção entre dor e sofrimento, em que a dor é a vivência na solidão e no desalento, no campo da desesperança, e o sofrimento é algo vivido na relação e no compartilhamento, oferecendo chances de transformação. Partimos dessas ideias para pensar como o acesso aos conteúdos das redes, bem como as relações no mundo virtual, podem contribuir para a saúde mental das mulheres-mães. Ressaltamos o ponto indispensável para que isso ocorra: a existência de mediadores que tenham condições de ajudar a filtrar e metabolizar todas as informações e conhecimentos assimilados e os efeitos disso e, principalmente, da experiência da maternidade no psiquismo materno. Se o provérbio africano diz que é preciso uma aldeia para criar um filho, precisamos ter em mente que é preciso muitas companhias para se constituir mãe e pai.

PARTE 2 – MATERNIDADE E NARCISISMO: A BUSCA DO CORPO PERFEITO NO ESPELHO DAS REDES SOCIAIS

> Meu corpo não é meu corpo,
> é ilusão de outro ser.
> Sabe a arte de esconder-me
> e é de tal modo sagaz
> que a mim de mim ele oculta.
> [...]
> Meu corpo ordena que eu saia
> Em busca do que eu não quero,
> E me nega, ao se afirmar
> Como senhor do meu Eu
> Convertido em cão servil.
> Carlos Drummond de Andrade[12]

Em novembro de 2022, o artista francês Greg Lansky criou uma obra de arte denominada *Algorithmic beauty*, uma escultura de mármore inspirada na deusa grega Vênus de Milo, segurando e olhando para um telefone celular, com um corpo fabricado por cirurgias plásticas, cujas marcas são aparentes. Ao fazer essa obra, o artista propôs a seguinte pergunta: "Quanta dor você precisa passar para se sentir amada?". Lansky critica a relação entre sentir dor e sentir-se amado no mundo contemporâneo comandado pelos algoritmos das inteligências artificiais. Não há espelho para a mulher que tira a *selfie*, porque a humanidade é o espelho. As marcas das cirurgias plásticas denunciam a batalha infindável para atingir os padrões de beleza, com a promessa de que, se forem seguidos, a mulher terá mais engajamento no meio digital e será mais amada. Os algoritmos detêm a força sobre a humanidade.[13]

Ao observar essa obra artística, pensamos em discutir como o narcisismo tem se apresentado na economia psíquica das mulheres contemporâneas, em especial as mães. Sabemos que a maternidade é uma das experiências mais desafiadoras e transformadoras na vida de uma mulher. E, com o rápido avanço das tecnologias digitais no século XXI, especialmente as redes sociais, as mães passaram a utilizar essa ferramenta para se entreter, compartilhar informações e experiências e se conectar com outras mulheres que também vivenciam a maternidade. Nesse contexto, a experiência da maternidade ganhou um novo espaço de interação, o ambiente digital, revelando uma nova forma de construção da subjetividade materna, na qual o eu passa a se estruturar em torno do corpo e do olhar dos outros. A existência subjetiva das mães parece depender do que veem nas telas das redes sociais. Nesse sentido, a comparação e a competição entre as mulheres-mães evidenciam o narcisismo* e sua identidade passa a ser ditada a partir da aparência física exibida *on-line*.

Lembremos que Freud[14] concebia o eu do indivíduo como um eu corporal, a projeção de uma superfície do corpo. Essa ideia demonstra a íntima relação existente entre corpo e eu como instância psíquica, sendo fundamentais para a constituição do psiquismo. Essa articulação eu-corpo define o narcisismo, que no desenvolvimento do indivíduo se situa entre o autoerotismo e o amor objetal. O narcisismo pressupõe, então, tomar a si mesmo, o corpo, como objeto amoroso.

* Segundo Freud, narcisismo é a libido direcionada ao eu, que foi retirada do mundo externo.[15]

De acordo com Han,[16] a sociedade contemporânea é narcísica e alimenta a cultura da comparação, na qual o sujeito compara tudo com tudo, tendendo a eliminar a alteridade e nivelar tudo ao igual. O sujeito narcísico está interessado em sucesso e bons resultados, medidos pela confirmação dos outros. Dentro da lógica do desempenho, o corpo passa a ter um valor expositivo, ou seja, precisa ser exposto para existir e chamar a atenção dos outros, sendo equiparado a uma mercadoria, a um objeto de consumo. "O valor expositivo depende sobretudo da bela aparência. Assim, a coação por exposição gera uma coação por beleza e por *fitness*; a 'operação beleza' tem como objetivo maximizar o valor expositivo".[16]

Na atualidade, tem sido muito comum a divulgação da maternidade real nas redes sociais. No entanto, podemos observar a prevalência da idealização e o imperativo de perfeição do corpo materno no discurso midiático, tornando as mães reféns de um ideal inalcançável, que não contempla as diferenças, as realidades e as singularidades de cada corpo. O modelo ideal de corpo materno que circula é o corpo magro, delineado, forte, sem barriga, sem estrias, sem celulite e sem rugas. Mas como sustentar isso após o nascimento dos filhos, em que o corpo já não é o mesmo da gravidez, nem o mesmo de antes?

Ao se tornarem mães, as mulheres passam por um período de luto em que precisam elaborar uma sequência de perdas, apesar do ganho de seus filhos. Têm que lidar com seus corpos, que parecem ser "deformados", não eróticos e não atraentes, com a solidão principalmente no período do pós-parto e construir, no seu ritmo, a própria identidade materna. Essas tarefas exigem grande esforço psíquico das mães, pois a experiência da maternidade é intensa, corporal e visceral.

Nessa fase em que as mães se sentem apagadas diante do brilho que envolve o filho, pois todos os olhares se dirigem à criança e não à mãe, as redes sociais se apresentam como uma possibilidade de reconhecimento e visibilidade. Elas passam a representar um lugar de companhia, reconhecimento e pertencimento para as mães. Ao visualizarem sua imagem no espelho das redes, buscam não apenas a autocontemplação, mas também o olhar dos outros, com o intuito de encontrar uma identidade para si mesmas e o afeto perdido com a chegada do bebê.

Para poder sustentar a sobrevivência e os cuidados com o novo ser, a mãe investe grande parte de sua libido no filho, visto que ele representa um objeto narcísico, pois investir nele é investir em si mesma. Isso acontece todas as vezes em que amamos alguém: há a destinação da libido em favor do objeto amoroso e sua supervalorização; em contrapartida, há um empobrecimento do ego.[14] Nesse momento em que as mães se encontram frágeis e suscetíveis, pode surgir a outra face do amor: o ódio em relação aos filhos, por terem sacrificado seus corpos e somente o bebê ganhar o protagonismo das atenções. As redes sociais acabam sendo um meio para que essas mães não desapareçam e tenham para si uma imagem de si mesmas. O narcisismo das mães surge, então, pela projeção do ego ideal em substituição ao narcisismo perdido na infância em que elas eram o próprio ideal, a perfeição.[14] Nas redes sociais, cria-se a ilusão de que elas são especiais, o que promete suprir a carência de desvalorização da maternidade.

Nesse cenário, as mães têm se concebido a partir das imagens das câmeras e do que postam nas redes sociais, reforçando ainda mais a necessidade de personalização de si. A profusão de telas, imagens, redes e plataformas, em qualquer tempo e lugar, é o que caracteriza a sociedade do hiperespetáculo.[17] O corpo exibido nos vários tipos de telas (*tablets*, *smartphones*, tvs, câmeras fotográficas e outras mídias) é constantemente exposto aos olhos dos outros, seguindo a lógica da performance: busca sempre ser visto e provocar um efeito nos outros com a procura por *likes*, elogios e compartilhamento no intuito de viralizar e conquistar seguidores. Nas redes sociais, os lemas são: "É preciso aparecer para ser"; "Se não foi postado, não aconteceu"; "Se ninguém viu, então não existe".

O excesso de postagens e a rapidez com que as imagens proliferam nas redes demonstram o comportamento autômato das mães, contribuindo para a inflação do eu e da exterioridade e o empobrecimento da vida interna, acentuando o grau de dependência das redes. A onipresença de imagens e telas alterou os modos de consumo das mães, produzindo novas necessidades que prometem o corpo perfeito de acordo com os ideais de beleza. Diversos anúncios invadem as redes sociais, capturando a atenção das mães e vendendo produtos e serviços relacionados ao corpo. Há um forte apelo às cirurgias plásticas, ao uso das tecnologias de estética, da pornografia, do culto ao corpo e do adiamento do envelhecimento.

Os ideais de beleza estão a serviço do capitalismo, que fomenta nas mulheres-mães o dispêndio de dinheiro e tempo em consumir produtos e serviços relacionados ao embelezamento do corpo. Enquanto isso, as indústrias das dietas, dos cosméticos, das cirurgias plásticas, dos procedimentos estéticos e do mundo *fitness* lucram bilhões de dólares à custa dessa necessidade feminina de ser reconhecida pela sua beleza corporal.

Os chamados do capitalismo ao hiperconsumo e a pressão social e interna que cada mãe se faz para atender aos padrões de beleza incitam a rivalidade e a competição feminina, fazendo com que consumam cada vez mais bens para atingir o ideal proposto e se sentir melhor em comparação às outras mães. Para Illouz,[18] vivemos na cultura do capitalismo afetivo, em que "os discursos e práticas afetivos e econômicos moldam uns aos outros, [...] o afeto se torna um aspecto essencial do comportamento econômico, no qual a vida afetiva [...] segue a lógica das relações econômicas e da troca". É nesse paradigma que a competição e a rivalidade feminina se fazem presentes.

McDougall,[19] em *Teatros do Eu*, sustenta que nos dias de hoje há uma nova categoria de pacientes que apresentam desordens narcísicas de personalidade, com uma fragilidade na sua economia narcísica. Esse tipo de paciente revela um sofrimento descrito por um sentimento de vazio, de inexistência, que oscila entre a necessidade demasiada de estar em relação com o outro e a de fugir do mundo para se autopreservar. Essa necessidade de exterioridade fica evidente na atualidade com o comportamento das mães nas redes sociais.

A maternidade não é uma experiência unicamente positiva, podendo despertar muitos sentimentos de angústia. Os estereótipos do corpo materno que aparecem nas redes sociais têm causado diversos sofrimentos psíquicos para as mães na contemporaneidade, na medida em que estimulam um excesso de tensão no aparelho psíquico. A experiência clínica aponta que, ao depararem com os corpos perfeitos cada vez mais inatingíveis, muitas mães relatam sentimentos de fracasso, insuficiência, insegurança e culpa. Ao se compararem com as *influencers* digitais, a insatisfação com o próprio corpo se torna evidente, reduzindo a autoestima e resultando em alterações de humor, como depressão e ansiedade. A associação do uso das redes sociais com a insatisfação corporal pode ser comprovada por várias pesquisas.[20-23]

As técnicas e recursos de retoques e edição das imagens digitais também contribuem para gerar impactos psicológicos negativos, trazendo diversos adoecimentos. Um problema de saúde mental muito comum tem sido a dismorfia de imagem, que é a condição em que a pessoa não vê o próprio corpo como ele de fato se representa. Essa preocupação obsessiva com o próprio corpo tem sido reforçada pela proliferação das *selfies* e dos filtros e pela compulsão pelos procedimentos estéticos e cirurgias plásticas, pois as mães se veem mais no espelho da internet e sentem a necessidade de corrigir as imperfeições de seus rostos e corpos. A cultura ocidental individualista e narcisista promove nas mães a necessidade de um cuidado interminável com a aparência, instigando ao automelhoramento de si, à recusa daquilo que foi herdado e é natural e das marcas do tempo, como se fosse possível corrigir e editar tudo sempre...

Outro sintoma decorrente do uso narcísico das próprias imagens corporais é a adicção às redes sociais inerente ao próprio funcionamento das mídias e a espera do próximo *like*, comentário, mensagem, fazendo com que haja um desperdício de tempo *on-line*.

Também é notado o cansaço das mães por buscarem constantemente a excelência em todos os setores da vida, inclusive em relação aos seus corpos. Elas se relacionam com o corpo em uma lógica de produtividade e desempenho, com a expectativa de resultado de cem por cento. Isso vai gerando um esgotamento interno a ponto de produzir desprazer, paralisações e exaustão.

Diante da ocorrência desses adoecimentos psíquicos, consideramos relevante o olhar cuidadoso dos profissionais de saúde mental sobre o assunto e a abertura ao diálogo e à conscientização das mães contemporâneas sobre o uso das redes sociais.

Muito embora haja uma ditadura da perfeição corporal nas mídias que tomou conta do universo materno, parecem existir algumas iniciativas que tentam escapar disso, propondo a aceitação do corpo natural, de ser como é, de acordo com as particularidades de cada uma. Assim é, por exemplo, o ativismo gordo, que propõe a aceitação do corpo adiposo e a permanência como tal, recusando a adoção de padrões de beleza impostos pela sociedade. Outro movimento nas mídias exibe as mulheres de forma mais real, com sua beleza natural, sem maquiagem, sem filtros, sem procedimentos estéticos. Todavia, essas ações contrárias aos estereótipos do corpo materno não têm o mesmo valor mercadológico, imperando nas mídias o pensamento contemporâneo do predomínio do corpo belo, magro e jovem.

Mas o fato é que toda sociedade elege seu ideal de beleza e atribui valores a isso. A grande questão é o quanto as mães ficam submetidas a esse ideal de beleza e estabelecem armadilhas para si para atingi-lo. Não há problema algum ter vaidade e buscar melhorar a própria aparência. No entanto, é preciso refletir o quanto as mães estão aprisionadas por esses ideais de beleza e os custos que pagam com o corpo, o tempo, as emoções, as relações e o dinheiro.

Para a psicanalista Maria Homem,[24] o corpo nunca nos pertence, pois está inserido em uma lógica de relações de poder que funciona assim: quanto mais poder você tem, maior liberdade terá sobre o próprio corpo. Desse modo, o corpo da mulher pertence a uma rede de disputa de poder proposta pela cultura. Na medida em que a cultura continua propondo modelos inatingíveis de beleza, as mães ficam mais reféns desses padrões.

Consideramos fundamental a facilitação do diálogo e a conscientização sobre o tema em questão pelos profissionais de saúde mental. Propomos a discussão sobre estratégias que possam criticar os estereótipos da beleza nas redes sociais e as armadilhas do capitalismo, bem como iniciativas para que:

- Cada mãe possa se apropriar melhor do corpo que possui, respeitá-lo, aceitá-lo e melhorá-lo dentro das condições razoáveis para manter a saúde e o bem-estar.
- As mães possam deixar de seguir nas redes sociais as *influencers* que exibem seus corpos fabricados e perfeitos, repletos de procedimentos estéticos e cirurgias plásticas, porque esses corpos não são reais.
- As mães possam gerenciar melhor o tempo em que ficam conectadas às redes sociais e possam experienciar mais a vida *offline*.
- Um dia as mães possam ter mais autocompaixão e perceber que cada uma possui a própria beleza e que ela não precisa ser testemunhada pelos anônimos da internet.
- Sejam criados mais espaços sociais e de escuta do sofrimento materno.
- As mães possam se sentir mais humanas, com suas falhas e imperfeições, sem subjugarem a própria imagem corporal ao controle dos algoritmos.

REFERÊNCIAS

1. Badinter E. O conflito: a mulher e a mãe. Trad. Reis VL. Rio de Janeiro: Record; 2011. 224p.
2. Racamier P, Sens C, Carretier L. La mère et l'enfant dans les psychoses du post-partum. In: Parat H, Missonnier S, editores. Maternités. Paris: Presses Universitaires de France; 2019. p.157-73.
3. Ferrari R. Maternidades, assombro e elaboração: uma perspectiva psicanalítica. Porto Alegre: Artes & Ecos; 2023.
4. Prat R. Entre demais e muito pouco: a quadratura do círculo da parentalidade. Rev Bras Psicanál. 2008;42(4):125-37.
5. Prat R. Fronteiras da parentalidade e recursos auxiliares: pensando a clínica 0 a 3 anos. In: Silva MCP, organizadora. Fronteiras da parentalidade e recursos auxiliares: pensando a clínica da primeira infância. v. 1. Trad. Zalcberg TM. São Paulo: Blucher; 2022. p.39.
6. Roussillon R. A elaboração e seus modelos: leitura principal, Congresso da IPA em Berlim, julho de 2007. Psicol USP [Internet]. 1 de agosto de 2016 [citado em 23 abr. 2023];27(2):367-74. Disponível em: https://www.revistas.usp.br/psicousp/article/view/119785
7. Mezan R. Intervenções. São Paulo: Casa do Psicólogo; 2011. p.217.
8. Birman J. O sujeito na contemporaneidade: espaço, dor e desalento na atualidade. 3. ed. ampliada. Rio de Janeiro: Civilização Brasileira; 2020. 166p.
9. Debord G. La société du spectacle. Paris, Gallimard; 1992. 184p.
10. Dellarossa A. Grupos de reflexión. Buenos Aires: Paidós; 1979. 172p.
11. Petit M. A arte de ler: ou como resistir à adversidade. Trad. Bueno A, Boldrini C. São Paulo: Editora 34; 2009. 300p.
12. Andrade CD. As contradições do corpo. In: Corpo. São Paulo: Companhia das Letras; 2015. p.11.
13. Sibilia P. O show do eu. 2. ed. Rio de Janeiro: Contraponto; 2016. p.150.
14. Freud S. O eu e o id. In: Freud S. Obras completas. v. 16. Trad. Souza PC. São Paulo: Companhia das Letras; 2011. p.13-74.
15. Freud S. Introdução ao narcisismo. In: Obras psicológicas completas de Sigmund Freud. v. XIV. Rio de Janeiro: Imago; 1996. p.75-113.
16. Han BC. Agonia do eros. Trad. Giachini EP. Petrópolis, RJ: Vozes; 2017. 96p.
17. Lipovetsky G, Serroy J. A estetização do mundo: viver na era do capitalismo artista. Trad. Brandão E. São Paulo: Companhia das Letras; 2015.
18. Illouz E. O amor nos tempos do capitalismo. Trad. Ribeiro V. Rio de Janeiro: Zahar; 2011. p.12.
19. McDougall J. Teatros do Eu: ilusão e verdade na cena psicanalítica. 2. ed. Trad. Claudino MD, Orlando Coddá O. São Paulo: Zagodoni; 2015.
20. Silva AFS, Japur CC, Penaforte FRO. Repercussions of social networks on their users' body image: integrative review. Psic Teor Pesq. 2020;36:e36510.
21. Candido ISS, Cezar NMAP, Fortes RC. Risco nutricional em mulheres brasileiras por meio do uso das redes sociais e influência da mídia na insatisfação com a imagem corporal. Brasília Med 2022;59(Anual):1-8.
22. Laurindo MRT. Marins TM, Silva LHV, Rabelo IS, Rabelo TS, França BS, et al. Insatisfação corporal e distúrbios de imagem corporal repercutidas a partir de mídias e redes sociais. Revista Científica Multidisciplinar. 2022;3(6).
23. Nunes LB, Mascarenhas EL, Souza PJR, Santos ACCP. Impacto das redes sociais no comportamento alimentar de mulheres adultas: revisão de literatura. Revista Ibero-Americana de Humanidades, Ciência e Educação. 2022;8(5).
24. Homem ML. A quem pertence a esse corpo? YouTube, 2 out. 2018 [citado em 13 mar. 2023]. Disponível em: https://www.youtube.com/watch?v=t7tFXceqqhs&list=WL&index=246

CAPÍTULO 13

Prevenção em saúde mental perinatal: um olhar sobre o vínculo mãe-bebê

Camila Saboia de Almada Lima Boulanger
Marcia L. Baldisserotto
Arianne Monteiro Melo Angelelli

PONTOS-CHAVE

- O vínculo mãe-bebê é uma relação afetiva na qual cada um desempenha um papel e que tem impactos na saúde física e psíquica de ambos.
- A construção do vínculo mãe-bebê se inicia mesmo antes da gestação na mãe.
- A qualidade do vínculo influencia o desenvolvimento infantil e depende de fatores fisiológicos, sociais e psíquicos maternos e do bebê. Entre os fatores maternos, a saúde mental da mulher é um dos mais importantes.
- Apesar de menos prevalentes, problemas de vínculo podem ser causados por fatores inerentes ao bebê. Neste caso, as dificuldades do bebê podem levar a mãe a desenvolver quadros de ansiedade ou depressão em decorrência de seu sentimento de fracasso.
- É importante saber reconhecer os sinais "barulhentos" e silenciosos do bebê que se encontra em dificuldades em relação à subjetivação. A leitura desses sinais precoces pode guiar o profissional de saúde na direção do encaminhamento desse tipo de dificuldade, que envolve, também, intervenções junto aos seus cuidadores.
- Díades com problemas de vínculo devem ser encaminhadas para tratamento adequado, e a intervenção precoce (tratamento) de problemas de vínculo mãe-bebê possui um bom prognóstico.

INTRODUÇÃO

Quando abordamos o trabalho da prevenção da saúde mental no campo da perinatalidade, o que se deve privilegiar nesse olhar? Como escutar e acolher as demandas maternas? De que maneira podemos reconhecer os sinais de sofrimento psíquico do bebê? E, ainda, como ajudar a dupla mãe-bebê a construir um diálogo emocional propício ao desenvolvimento do pequeno *infans*?

Essas questões permeiam a prática clínica dos profissionais que atuam no campo da perinatalidade e que são convocados, frequentemente, a responderem demandas que vão além das questões orgânicas e fisiológicas dos bebês ou dos problemas de saúde mental materna.

Sabe-se que o desenvolvimento global do bebê acontece pelo entrelaçamento de três eixos fundamentais, quais sejam: o desenvolvimento psicomotor, o cognitivo e o psíquico. Este último, muitas vezes, é o menos privilegiado nas observações e intervenções daqueles que trabalham com a primeira infância.

Isso talvez se explique pelo fato de que, durante muitos anos, pouco se sabia sobre as condições emocionais e psíquicas do bebê, visto como mero receptor das mensagens do ambiente, cujo principal papel era cuidar das suas necessidades fisiológicas. A imagem que se tinha dos bebês, nessa época, lhes conferia um caráter extremamente passivo no que condiz à sua participação na construção da própria subjetividade e em seu processo de adaptação ao mundo.

Foi apenas a partir da década de 1970 que estudos microanalíticos de interações mãe-bebê começaram a ganhar evidência no campo das pesquisas sobre desenvolvimento. Colwyn Trevarthen, pesquisador psicobiologista, iniciou nesse período, na Universidade de Edimbugo, uma série de investigações em laboratório sobre a qualidade das trocas relacionais entre os bebês e suas mães. Essas pesquisas o levaram a concluir que os bebês estão aptos a estabelecer trocas interativas com seus cuidadores desde momentos muito iniciais. Para o autor, o bebê nasce com uma consciência receptiva aos estados subjetivos das outras pessoas e procura interagir com elas.[1]

Desse modo, Trevarthen sugeria a existência de uma espécie de "sociabilidade natural" do bebê, "programado geneticamente" para procurar um contato humano, para interagir com o outro e buscar despertar sua atenção. O autor nomeou esse conceito de "intersubjetividade primária". O comportamento da pequena criança não teria apenas "um caráter imitativo", mas "também intuitivo e intencional".[1]

É importante assinalar que a sensibilidade do recém-nascido para se engajar em um movimento recíproco e intencional com sua mãe deve-se à sua capacidade precoce de captar as variações da melodia da voz humana. Esse fenômeno foi designado por Trevarthen[2] como "pulsão intrínseca da musicalidade" (*intrinsic motive pulse*). Tal habilidade explicaria a condição intrínseca ao bebê de responder em sincronia ou complementaridade com o ritmo da voz materna, o que daria a ele o papel de participante ativo, verdadeiro coadjuvante das cantigas infantis, brincadeiras e interjogos da dupla (*nursery*).

Essas hipóteses ganharam fundamento com os achados da pesquisa de Catherine Bateson,[3] antropóloga e neurolinguista que constatou a existência de um diálogo precoce do registro pré-verbal chamado "protoconversação", expresso pelos bebês por meio de suas reações sensoriais e táteis. Os bebês tendem a ficar muito atentos às expressões do rosto materno, ao mesmo tempo que se mostram bastante sensíveis à variação de ritmo da voz da mãe:

> A descoberta da protoconversação forneceu-nos a primeira prova de que a intersubjetividade humana tem potentes raízes inatas. Este não é, no entanto, o primeiro estado do sistema: os recém-nascidos são sensíveis à expressão humana desde que nascem. Na verdade, eles podem reagir a certas características do comportamento materno antes mesmo do nascimento.[4]

É possível, então, constatar que os bebês com idade anterior ao aparecimento do balbucio (entre 3 e 6 meses) já mostram sinais de rica sensibilidade para a prosódia de palavras e dos atos maternos. Assim, podemos concluir que, depois dessa fase pré-linguística, o bebê apresenta grande variedade de antecipações respectivas e dramatizações expressivas complementares. As rimas e mensagens musicais da mãe, segundo Trevarthen, revelariam o fato de que "os traços importantes da forma e da potência expressiva da poesia e da música são inatos e ativos no bebê".[5]

É importante citar outra pesquisa que se inscreve nessa mesma perspectiva, ao destacar o lugar do bebê como coautor nas trocas estabelecidas com o adulto. Nagy e Molnar[6] decidiram analisar a frequência cardíaca de recém-nascidos de dois dias de vida, em dois momentos específicos: primeiro, no momento da interação face a face com o adulto, e, em um segundo tempo, quando ele é convidado a olhar o bebê atentamente sem, contudo, expressar qualquer reação durante dez minutos (*still face*). As investigações dos pesquisadores húngaros revelaram variações importantes nas frequências cardíacas dos bebês. Estes apresentaram aumento do ritmo cardíaco quando se preparavam para imitar o adulto, bem como períodos de baixa de ritmo cardíaco quando se mostravam mais atentos aos seus movimentos, na espera de momentos de troca. Esse comportamento específico do recém-nascido consiste no "convite" ao adulto para que dê continuidade à relação de interação e foi chamado de "provocação" (*provocation*).

Ao lado das pesquisas realizadas por esses autores, Daniel Stern,[7] psicólogo especialista em desenvolvimento, analisou de perto a interação mãe-bebê, constatando a alta presença dos comportamentos de imitação e diálogos estabelecidos entre eles, que vão além das repetições exaustivas de um e de outro. Por exemplo, o recém-nascido vocaliza, a mãe vocaliza em retorno; se o recém-nascido faz "careta", a mãe tende a lhe responder da mesma maneira. Além das simples imitações, podemos observar que a mãe constantemente introduz modificações nas imitações cada vez que intervém nesse diálogo, estimulando o bebê, que vai aprendendo a se comunicar intencionalmente.

Na esteira da contribuição desses autores, o conceito de intersubjetividade, desenvolvido na década de 1970 e hoje recorrente na prática clínica com bebês, vem se tornando cada vez mais sofisticado, oferecendo novas perspectivas para pensar a construção do psiquismo humano. Isso porque somos convidados a nos interrogar sobre a maneira como a mãe desempenha uma função primordial no processo do acesso do bebê à subjetivação. Esse seria um processo de mão dupla, ligado à própria construção da parentalidade, ou seja, a mãe constrói o bebê da mesma maneira que o bebê constrói a mãe.

A IMPORTÂNCIA DA RECIPROCIDADE ENTRE A MÃE E O BEBÊ

Na medida em que as pesquisas indicam como a **função materna** também se desenvolve em função da ritmicidade das respostas do bebê, passamos a entender o modo como os pequenos, ao se ajustarem e responderem aos manejos e cuidados, reforçam na mãe o seu senso de suficiência e capacidade.

Um bebê que, por alguma razão, demonstra fragilidade em provocar e buscar o contato com o outro, vai também despotencializando sua mãe, que deixa de acreditar em si mesma, passando a julgar-se incapaz de se comunicar com o filho. Desse modo, percalços do processo de subjetivação do bebê não acontecem apenas por falhas maternas ou, ainda, por questões associadas ao bebê, mas sim por desencontros da dupla, isto é, por falhas na sua relação vincular.

Nesse sentido, faz-se necessário pensarmos a importância de poder acolher tanto o bebê como a mãe, observando como a dupla está construindo sua relação. Mas, como escutar os sinais que essa mãe vai apresentando sobre esse estado de impotência que a leva a desinvestir gradualmente na relação com seu bebê? Para responder a essa pergunta, vale lembrar que nenhuma mãe desinveste psiquicamente em seu bebê de maneira proposital ou consciente.

ESTUDOS SOBRE O VÍNCULO MÃE-BEBÊ

Ao lado dos trabalhos que demonstram a reciprocidade existente na díade mãe-bebê, fazendo-nos entender a complexidade dos seus padrões de interação, temos estudos e autores que, sob outros ângulos, também pensaram as questões vinculares. Entre eles, Bowlby, Winnicott e Brockington, todos autores ingleses, desenvolveram suas próprias observações a respeito das nuances desses vínculos. Este último, nosso contemporâneo, vem tentando sistematizar uma abordagem mais pragmática dos problemas surgidos nessa área, focando principalmente o ponto de vista materno.

Um dos pioneiros nos estudos sobre o vínculo mãe-bebê, Bowlby cunhou o termo *bonding* (apego) para caracterizar a tendência do ser humano a estabelecer relações afetivas com seus pares.[8] No caso da ligação entre a mãe e o bebê, esse vínculo seria oriundo de um complexo sistema de comportamentos selecionados evolutivamente para preservar a espécie, inerentes aos seres humanos e a outros primatas. Exemplos desses comportamentos seriam os de nutrição, proteção e preservação da prole. O conceito de apego, para Bowlby, envolveria constructos e conhecimentos não apenas da psicologia, mas também da etologia, neurologia e biologia do desenvolvimento. Segundo o autor, o bebê nasce com capacidade e disponibilidade inatas de se apegar à mãe, cabendo a ela estar disponível e receptiva para realizar tal vinculação.[8]

Embora a maioria das ideias de Bowlby sejam aceitas até os dias de hoje, muitos autores que estudam o desenvolvimento têm relatado que alguns bebês apresentam problemas no que seria aquele "equipamento inato" para se vincular ao seu cuidador. Dependendo da natureza e intensidade dessas dificuldades, tais bebês podem não se vincular de forma saudável, mesmo a despeito dos maiores esforços de seus pais.

Enquanto Bowlby destacou a receptividade materna e sua relação com os padrões de apego da criança, Donald Winnicott trabalhou as questões vinculares no sentido da identificação da mãe com seu bebê. Winnicott preocupou-se com as condições necessárias à mãe da criança pequena, que precisa desenvolver um estado subjetivo particular no sentido de **sintonizar** com ela para suprir suas necessidades fisiológicas e psíquicas. Ele chamou esse estado subjetivo particular de "preocupação materna primária".[9]

Para Winnicott, esse estado subjetivo particular é um estado de quase "loucura", pois representa uma ruptura da mãe com o mundo externo para dedicar-se quase exclusivamente ao recém-nascido. É importante salientar o início da **preocupação materna primária** ainda na gestação, o que também foi observado por outros autores.[10]

Winnicott considerou esse estado quase "fusional", que se estende até os três meses de vida, como essencial à constituição subjetiva do bebê. Do ponto de vista deste último, o autor definiu as fases iniciais como um período de "dependência absoluta", já que então a pequena criança possui uma capacidade muito reduzida para a autorregulação. Nesse momento, mesmo experiências pequenas de separação e descontinuidade podem ser vividas como rupturas, as quais, por sua vez, podem se desdobrar em sentimentos de verdadeira agonia, tomadas pelo bebê como a sensação de aniquilação de seu próprio "eu".

Esse estado de maior dependência tende a se transformar à medida que o bebê amadurece e se desenvolve. Então, a mãe pode se autorizar, gradativamente, a ausentar-se dessa relação exclusiva, sempre na medida da capacidade do filho. Winnicott chamou esta mãe de "mãe suficientemente boa",[9] não **perfeita**, que pode vir a falhar e afastar-se do bebê, na condição de que suas falhas e ausências não o encontrem despreparado para lidar com elas. Progressivamente, a mãe pode retomar seus interesses próprios, para além de sua relação com o filho, como suas atividades relacionais, afetivas e profissionais. Tal é a natureza do vínculo mãe-bebê, segundo Winnicott: um laço muito apertado que vai se afrouxando aos poucos, conforme ambos estabelecem entre si um bom ritmo que envolve presença e ausência. Esse laço, que vai se abrindo aos poucos, deixa espaço para a relação com outras pessoas que também chegam para cuidar da criança e enriquecer, assim, o seu campo de experiências.

Nesse sentido, vale dizer que a mãe suficientemente próxima, mas "ritmicamente distante", só consegue realizar com maestria esse processo de separação com seu bebê quando se sente amparada psiquicamente (e materialmente) por seu entorno. Essa condição é fundamental para que ela possa vir a saber reger os ritmos de presença e ausência, em consonância com os recursos psíquicos do filho. Essa sustentação (*holding*), da qual falamos, engloba primeiro a presença da figura paterna e, em seguida, a rede de familiares e profissionais que podem vir a auxiliar a mãe e escutá-la, segundo a particularidade de sua história, seu desejo e sua presença na construção do encontro com o bebê. Quando pensamos a família como um todo, incluindo o(a) parceiro(a) da mãe, outros irmãos e a família ampliada, percebemos que a qualidade da relação mãe-bebê é essencial para o bem-estar físico e mental não somente dessa díade, mas também de toda a sistêmica familiar e vice-versa. Uma mãe que não se sente sustentada psiquicamente não consegue oferecer sustentação psíquica ao bebê, já que a construção da maternidade não é algo inato, como muitos ainda pensam. Ao contrário, ela se constrói segundo a própria história transgeracional dessa mãe. Isso significa que a função materna compreende acolher também **o próprio bebê que um dia fomos** e que ainda habita parte de nossa realidade psíquica.

Assim, muitos fatores entram em jogo quando pensamos a receptividade e adaptabilidade maternas à pequena criança, pois a construção psíquica do lugar materno é complexa, não bastando para isso apenas a gestação ou o nascimento do bebê. Nesse sentido, quando as mulheres deixam de ser filhas para se tornarem mães, necessitam gerenciar uma profunda mudança subjetiva, que pode ter um aspecto desestruturante para elas. Stern[11] afirma que a mulher, ao transpor o seu papel de filha para mãe, passa por uma fase de readaptação e mudança de sua identidade. Para ele, ocorre um rearranjo da organização do psiquismo da mulher, ao qual irá assumir uma nova e única constelação, que chamou de "constelação da maternidade".

O terceiro autor que escolhemos citar neste capítulo, estudioso dos vínculos entre a mãe e o bebê, é Ian Brockington, psiquiatra e professor emérito da Universidade de Birmingham. Enquanto Bowlby e Winnicott escreveram seus trabalhos nos primeiros dois terços do século XX, Brockington vem estudando e publicando trabalhos importantes sobre a parcela materna dos transtornos de vínculo à luz da medicina e psicologia baseadas em evidências. Seu interesse pelos problemas de vínculo surgiu a partir de sua experiência em unidades psiquiátricas inglesas, no atendimento a mulheres com bebês pequenos. Segundo ele, é inegável que, dentre essas pacientes, existem casos de rejeição em relação ao bebê e, em casos mais graves, aversão total ao filho. Apesar de reconhecer que a construção e dinâmica do vínculo se dá de forma bilateral, incluindo uma parcela importante do próprio bebê, Brockington tem se interessado pelas questões vinculares em sua relação com a saúde mental da mãe. Em busca de conceituação e estruturação desse problema, o autor cunhou o termo *mother-infant relationship disorder* ou *bonding disorder* (transtorno de vínculo). Esse transtorno engloba uma gama de sintomas maternos, cuja apresentação muitas vezes ocorre de forma sobreposta, e dizem respeito à relação, percepção, sentimentos e pensamentos que a mãe tem em relação ao seu bebê, como falta de sentimentos (apatia), ansiedade, obsessões, irritabilidade, hostilidade, impulsos agressivos, ideias patológicas e até a rejeição total ao filho.[12]

Em 2011, o autor e seus colaboradores publicaram um artigo que apresentava, de forma sistemática, critérios para diagnosticar o transtorno de vínculo mãe-bebê no pós-parto (*disorders of the mother–infant relationship*). Nos casos apresentados, haveria uma gradação na severidade dos sintomas, e a maioria das mães acometidas pelo problema apresentaria sintomas leves e moderados e poucas, de fato, apresentariam formas severas. Esse transtorno poderia começar na gestação ou no pós-parto imediato. No caso do **transtorno leve de vínculo**, a mãe expressaria desapontamento com seus sentimentos maternos, "estranharia" ou se sentiria distante do bebê, como se esse "bebê não fosse dela" ou ela fosse a "babá do bebê". No caso do **quadro de ansiedade focada na criança**, a mãe relataria ansiedade, principalmente quando sozinha com o filho, ou até evitaria o contato com ele. No **quadro de raiva patológica**, poderíamos encontrar desde o descontrole verbal (gritar com o bebê) até impulsos de prejudicar a criança. Assim, também **quadros de rejeição à criança** poderiam variar desde o conflito com o desejo de abandoná-la até a rejeição estabelecida, aversão ao bebê e desejo de que ele desaparecesse.[12]

Segundo Brockington, cerca de 11% das mulheres encaminhadas no pós-parto para os serviços psiquiátricos no Reino Unido apresentam sintomas de transtorno de vínculo mãe-bebê. Apesar de serem relativamente comuns dentre as mães referidas aos setores psiquiátricos, o problema ainda é pouco diagnosticado e tratado. O autor considera que a temática sensível, carregada de estigma e tabus, dificulta a identificação do problema. Algumas mães que, por diversas razões, consideram que tardam a se vincular aos filhos, podem apresentar sintomas de ansiedade e vergonha, escondendo seus sintomas dos familiares e profissionais das unidades de saúde. Isso preocupa porque, quando diagnosticados e tratados, os problemas de vínculo possuem bom prognóstico, principalmente se o tratamento for iniciado precocemente.[10]

Pesquisas têm procurado identificar fatores que influenciam o estabelecimento do vínculo entre a mãe e o bebê, que podem ser psicológicos, sociais e até mesmo fisiológicos, no caso da mulher. Por isso, há robusta evidência científica defendendo que esses problemas vinculares são o resultado da combinação de diversos aspectos da vida da mulher,[13] entre eles gravidez não planejada e/ou não desejada e história de gestações anteriores, principalmente quando ocorreu uma situação traumática prévia, como perda neonatal anterior. Fatores relacionados à infância da mãe, como a presença de abuso físico e psicológico, histórico de doença mental e questões na relação com o parceiro (em geral, o pai do bebê), também são importantes no desenvolvimento desses problemas de vínculo.

Somada a esses fatores, a qualidade do vínculo mãe-feto, ainda na gestação, é um bom preditor da relação afetiva entre a díade no pós-parto. Mães que, desde a gestação, procuram estabelecer uma identidade para o filho, atribuindo-lhe características psicológicas, interagindo com ele e relatando sentimentos e pensamentos positivos em relação ao feto, têm mais facilidade para exercer a maternidade no pós-parto.[14] Nesse sentido, os profissionais de saúde que cuidam das gestantes devem prestar atenção ao modo como a mãe se refere ao bebê, observando, por exemplo: a mãe fala do feto como uma pessoa? Ela atribui intencionalidade ao feto, dizendo coisas como: "Ele **gosta** de me acordar todo dia às seis horas da manhã!" ou: "Ele vai ser calmo como eu, porque falo com ele e ele fica quietinho" etc.?

Citamos aqui um caso que chamou a atenção da obstetra, já que a mãe se referia ao feto como "a criança" e usava este termo de forma desafetada e distante. "A criança tem que nascer até fevereiro... precisamos marcar a data do parto da criança." A maneira desafetada como essa paciente se referia ao feto fez com que a médica percebesse que alguma questão poderia estar acontecendo ali. Sua suspeita se confirmou após uma conversa mais direta, quando a mãe pôde dizer que não se sentia ligada de forma alguma à gestação. Essa mulher, filha única, chegou a verbalizar: "Eu quis dar um neto para minha mãe porque ela me pedia muito, mas agora que aconteceu, estou com muita raiva da minha mãe e do meu marido, que me colocaram nessa situação sem saída. Eu acho que eu mesma, por mim, não queria nem engravidar, nem muito menos ter filho". A mãe foi encaminhada para um pré-natal psicológico e pôde lidar melhor com esses sentimentos, podendo verbalizar e elaborar o arrependimento em relação à gravidez.

Ainda pensando os fatores predisponentes ao transtorno de vínculo mãe-bebê, não encontramos na literatura associação entre esse problema e o tipo de parto (vaginal ou cesariana), mas sim em relação às experiências traumáticas no parto, como dor intensa/severa[15] e ter sofrido maus-tratos. Estudos que procuram encontrar fatores neuroendócrinos relacionados ao vínculo destacam o papel da ocitocina, cujos níveis estão associados à maior presença de comportamentos maternos que expressam vinculação, maior sincronia e capacidade de resposta em interações com o bebê. Dentre esses comportamentos estão os olhares e toques afetuosos, as vocalizações, os afetos e pensamentos positivos e o monitoramento frequente do bebê. Resta saber se os níveis de ocitocina são a causa ou a consequência do prazer sentido pelas mães que conseguem se "apaixonar" pelos seus bebês e deles cuidar afetuosamente.

Da mesma forma, estudos de neuroimagem têm associado os sinais de negligência materna (associados ao transtorno de vínculo) às áreas cerebrais relacionadas à empatia emocional.[16] Existem evidências de que o cérebro materno sofre adaptações, tanto estruturais quanto funcionais, para exercer os cuidados sensíveis essenciais ao bem-estar do bebê.[17] Nos casos patológicos, porém, a maioria dos estudos sobre o tema apresenta limitações metodológicas, sem o adequado controle de variáveis confundidoras, como a presença de transtornos mentais maternos.

RELAÇÃO ENTRE DEPRESSÃO PERINATAL E PROBLEMAS NO VÍNCULO MÃE-BEBÊ

A relação entre a doença mental materna e os problemas de vínculo está bem documentada. Mulheres com história pregressa de transtorno mental e/ou outros fatores de risco têm na fase gestacional e puerperal um potencial gatilho para depressão perinatal e psicose puerperal, bem como para apresentar dificuldade de se vincular com o bebê. Em geral, as mães deprimidas são descritas como sendo mais passivas, pouco responsivas ou até intrusivas com a criança. Elas também tendem a apresentar mais sentimentos e pensamentos negativos em relação ao filho.[18] Dessa forma, recomenda-se que mães com transtornos mentais, notadamente a depressão, por constituírem população de maior vulnerabilidade, sejam acompanhadas desde cedo na gestação a fim de identificar precocemente os problemas na vinculação com o bebê no pós-parto.[15] Em nossa experiência, a depressão materna pode se ligar, inclusive, a um comportamento excessivamente cuidadoso para com a criança, exageradamente zeloso ou apegado. Algumas mulheres tendem a estar muito ansiosas em relação ao filho, gerando na criança sintomas relativos a essa hiperestimulação. Certos bebês que se retraem ou apresentam problemas de sono ou alimentação podem estar mostrando, por meio do corpo, uma resistência à ansiedade da mãe, recusando ou regurgitando o leite, por exemplo.[19] O pediatra atento, ao identificar tais problemas no bebê, pode vir a rastrear um transtorno mental materno até então despercebido.

É interessante pensar que mães que não apresentam qualquer transtorno mental prévio podem se deprimir em consequência da dificuldade de se vincular aos filhos. É amplamente reconhecido, como já mencionado, que a depressão pós-parto pode ser um dos fatores que geram problemas vinculares, mas o inverso também é verdadeiro.[10] Assim, a dificuldade no vínculo mãe-bebê pode ser um gatilho para o desenvolvimento de problemas psíquicos da mãe, além de agravar problemas emocionais já existentes. Embora estejamos aqui destacando o componente materno das dificuldades de vínculo, é de se notar que se o bebê, por alguma razão, não se mostra receptivo às intervenções maternas, o sentimento de incapacidade e impotência da mãe também pode levá-la a um quadro depressivo.

A relação entre a amamentação, a depressão materna e o vínculo mãe-bebê também é complexa. A amamentação, em si mesma, parece ser um fator protetor em relação aos problemas de vínculo mãe-bebê e à depressão da mãe. Embora amamentar possa ser cansativo e até piorar o quadro de mães exaustas ou deprimidas, aquelas que têm sintomas de tristeza ou se sentem insuficientes podem se sentir melhor por conseguirem alimentar o seu bebê. Do ponto de vista neuroendócrino, a amamentação pode contribuir para o bem-estar materno, salvo nos casos em que os desencontros nesse campo, quando mal manejados, concorrem para a piora dos sintomas da mãe, bem como para a dor e o desconforto ligados ao amamentar.[20]

ASPECTOS PSICODINÂMICOS ENVOLVIDOS NA DIFICULDADE DE VINCULAÇÃO MATERNA

Embora o foco de muitos autores ligados à perinatalidade seja a patologia materna, aqueles que observam as dificuldades de vínculo sob outros referenciais têm percebido a parcela das dificuldades intrínsecas ao bebê e do entorno da mãe, quando condições desfavoráveis a impedem de "mergulhar" nessa relação, ao mesmo tempo tão regressiva e exigente. Entre eles, destacamos a doença mental paterna, abordada em um dos capítulos deste tratado. Nesse sentido, podemos pensar a dificuldade de se vincular ao bebê como resultante de um complexo sistema defensivo que visa a proteger tanto o pai como a mãe de entrarem em contato com sua própria dependência e fragilidade que, na fase perinatal, estão espelhadas no recém-nascido.

Assim, entendemos a "blindagem" que a mãe pode precisar utilizar para não se desorganizar diante do "complexo do arcaico":[21] o conjunto de sentimentos e percepções ligado ao contato com o estado de vulnerabilidade e desamparo do recém-nascido, cuja característica intensamente regressiva pode ser disruptiva para o psiquismo adulto.

Na clínica, podemos considerar que o que alguns autores entendem como transtornos de vínculo pode corresponder, pelo menos em parte, aos recursos utilizados pelas mães para se defenderem desse desamparo imenso, utilizando defesas psíquicas para lidar com tais angústias. Isso ocorre sobretudo se não há interlocutores para partilhar e nomear as emoções e vivências maternas. Essa "blindagem" refere-se tanto aos estados de depressão quanto ao desinvestimento narcísico e pulsional da mãe para com o filho.

Trocando em miúdos, quando o medo ou o desconforto são intensos, a mãe pode ter dificuldade de investir seu afeto e libido no bebê, precisando se afastar dele psiquicamente. Quando tudo está bem e o vínculo se estabelece, observamos que os pais revestem o filho do amor que sentem por si mesmos, como em um apaixonamento. As mães, quando se vinculam ao bebê, começam por amar o filho "como uma parte delas mesmas", encantando-se por ele, atribuindo-lhe qualidades e habilidades que são uma projeção dos seus próprios desejos.[22] Esse "exagero" de cuidado e de amor, do ponto de vista do bebê, é bastante necessário para sua constituição psíquica. Os pais fazem uma "aposta" no seu filho em todos os sentidos, e dessa "aposta" depende o próprio nascimento psíquico do bebê.

Cabe aqui considerar, então, como o psiquismo humano é dependente do ambiente, pois esse psiquismo não se desenvolve a contento sem a presença de um adulto capaz de **antecipar** e **traduzir** o que o bebê vivencia em seu corpo, introduzindo-o no campo do simbólico e da linguagem. Assim, para que um bebê possa se constituir como um sujeito desejante, precisa de uma mãe capaz de sonhar e pensar "no lugar" dele, uma mãe que possa **emprestar seu corpo** e seu **pensamento** para que um jogo pulsional ali estabeleça, oferecendo subsídios para que o filho possa vir a se constituir subjetivamente: perceber que é alguém, falar de si na primeira pessoa, ser capaz de reflexividade e de nomear a si mesmo e a seus próprios sentimentos.

Como podemos perceber o estabelecimento do jogo pulsional entre a mãe e o bebê?

Sobre esse jogo pulsional, podemos dizer que se trata da própria experiência de um prazer compartilhado, um jogo de encontro e trocas relacionais marcado pelo diálogo tônico-emocional entre a dupla. Esse diálogo é comumente detectado, em nossos consultórios, quando observamos aquelas mães que conseguem facilmente se identificar com seu bebê e que, portanto, conseguem supor que seu choro expressa uma demanda própria (p. ex., fome, frio, cólica, sono etc.).

Por outro lado, como bem perceberam as pesquisas de Trevarthen e Stern, descritas no começo deste capítulo, o bebê é especialmente talhado a responder e captar as nuances musicais e rítmicas das comunicações maternas. Podemos observar a saúde do vínculo quando encontramos a mãe cantando ou falando de forma especial com o bebê, por meio do "manhês", que é a fala toda musical com que costumamos nos dirigir aos pequenos. Além do modo de falar, podemos presenciar o **diálogo tônico** que se liga ao modo como a mãe segura o bebê, como ele responde a esse contato, se ele se retesa ou se ajeita no colo, como ocorrem as mamadas, os padrões de sono e o despertar e a capacidade de relaxamento da pequena criança. Muitas vezes, o profissional de saúde que atende a mãe percebe "alguma coisa errada" expressa no contato e nos sinais corporais da mãe e do filho. Esses sinais transmitem ao observador a mensagem de que algo não anda bem com aquela dupla.

Aquilo que o obstetra, pediatra ou enfermeiro percebe na consulta da mãe ou de puericultura e nem sempre sabe nomear faz parte de um processo psíquico e psicossomático muito sofisticado. Na verdade, a capacidade de antecipar o que o bebê tenta expressar por meio de seu corpo e, ainda, de traduzir suas expressões pré-verbais, consideradas uma espécie de uma **linguagem analógica**, é o que permite que a mãe dê condições ao bebê para vivenciar a experiência de **continência**. A continência materna se traduz, assim, em uma sensação de segurança e continuidade de ser, um registro que o bebê assimila, ligado à presença de um outro que pode traduzir e amparar suas descobertas no processo de adaptação ao mundo. Se isso falha de algum modo, temos problemas que podem se expressar de várias maneiras, como nas dificuldades de amamentação, na intranquilidade ou no atraso de linguagem do bebê, para não dizer os problemas mais graves relacionados ao campo dos transtornos globais de desenvolvimento.

Quando tudo corre bem, parece que a criança adquire a capacidade de se comunicar de uma forma natural e até inata, como se não dependesse da mãe para isso. Mas, na verdade, uma expressão de balbucio como "ma... ma..." só pode ser transformada em "mamãe" se há um adulto presente e disponível psiquicamente, capaz de antecipar e injetar sentido nas expressões arcaicas do bebê. A frase da mãe orgulhosa que diz "Olha! Ele está dizendo mamãe!" a leva a um estado de surpresa e prazer que o bebê saudável facilmente reconhece, compreendendo, mesmo de forma primitiva, **que é ele** o causador desse estado eufórico da mãe. O bebê, então, repete e provoca a mãe, buscando repetir essa experiência de prazer compartilhado.

Assim, a repetição dos comportamentos do bebê em consonância com as respostas maternas, na presença do jogo rítmico e do prazer despertado em ambos, permite o estabelecimento do jogo pulsional entre a dupla, subsídio para que gradativamente o bebê possa construir um **sentimento de confiança de base**, facilitando a construção do seu "eu" corporal. O eu corporal é uma aquisição que dá base ao desenvolvimento psíquico do bebê, e a condição *sine qua non* para o estabelecimento desse "eu" é a relação de intersubjetividade desenvolvida a partir do jogo pulsional com a mãe.

Mas, e quando as coisas não andam bem nesse vínculo?

Do ponto de vista do cuidado à mãe, é importante detectar os sinais precoces do sofrimento dessa mulher em relação à sua capacidade de maternar. Do ponto de vista do bebê, que fala com seu corpo, também encontramos sintomas relativos às dificuldades de vínculo com seu cuidador principal.

SINAIS DE RISCO PSÍQUICO DO BEBÊ

Como o profissional de saúde ou os cuidadores da pequena criança conseguem perceber que algo não anda bem nas trocas intersubjetivas dessas interações precoces?

Já especificamos, neste texto, que a relação entre o bebê e a mãe é uma via de mão dupla. Nesse sentido, precisamos ter em mente, ao observar os pequenos, que perceber seus próprios sinais de sofrimento é tão importante como identificar as dificuldades de suas mães. Assim como elas podem precisar de ajuda para conseguir se colocar como aquele "outro" responsável pelo ambiente satisfatório para o bebê, também podemos detectar sinais que, nos bebês, sinalizam o risco de sofrimento psíquico ou mesmo dificuldades de seu processo de adaptação ao mundo.

Para sua melhor compreensão, a psicanalista Graciela Crespin[23] propõe dividir esses sinais de risco psíquico em duas categorias: as "**silenciosas**" e as "**barulhentas**". Ela escreve sobre a importância de que as equipes que trabalham com os bebês sejam sensibilizadas em detectar sinais precoces de riscos psíquicos que, quando lidos precocemente, podem ajudar no trabalho de prevenção de condições associadas a quadros de retraimento relacionais, como o autismo.

Sobre a série "barulhenta", a autora descreve categorias de comportamentos que têm como sinais **alertar** os adultos cuidadores do bebê. Geralmente, os médicos são consultados por esses sintomas clínicos (p. ex., distúrbios do sono, dificuldade de estabelecer uma rotina, hipertonia e dificuldade de sustentação do olhar). Presenciamos, frequentemente, um enorme cansaço por parte dessas mães, chegando até a um estado de verdadeira exaustão, que faz com que elas vivenciem poucas experiências prazerosas com o bebê. Essas mães exaustas classificam os filhos como "difíceis", "imprevisíveis" ou "altamente demandantes". Dessas mães, costumamos ouvir falas como "Tenho que estar sempre alerta pois, se ele começa a chorar, não consigo mais acalmá-lo e tudo vira um caos...!".

Os bebês que apresentam sinais da "série barulhenta", em sua grande maioria, mostram-se **inconsoláveis e irritadiços** e expressam, via corpo, a dificuldade de serem consolados e de adormecer, comportamentos também acompanhados por um estado de hipervigilância, manifesto pelos movimentos corporais que denunciam um estado de alerta e de extrema tensão (hipertonia). Vale dizer que os distúrbios do sono podem refletir a dificuldade da criança em separar-se da figura materna, justamente por haver uma impossibilidade de internalizá-la.

Entendemos que, para que o bebê possa vir a separar-se do outro, é necessário, primeiro, ter experiências vivas e gratificantes com o adulto cuidador, para que gradativamente essas memórias afetivas possam ser revisitadas diante da sua ausência. No entanto, quando há uma falha na qualidade do vínculo, a criança experiencia essa ausência como uma vivência de abandono e vazio: é como se, para a criança, os traços da presença do objeto-cuidador fossem facilmente apagados, gerando nela uma desconfortável sensação de descontinuidade com seu mundo externo.

Já as séries ditas "silenciosas" referem-se aos sintomas da criança que nem sempre são lidos como pertencentes à ordem do sofrimento do bebê, mas, ao contrário, podem ser erroneamente entendidos como competências precoces adquiridas pelo pequeno *infans*. Por exemplo, costumamos escutar frases como: "Ele é muito bonzinho, não reclama de nada, pouco me demanda..." ou "Nem parece que temos um bebê em casa" e ainda "Ele sempre foi uma criança muito independente, quase não pede colo, nem sempre pede ajuda...".

Frases como essas devem ser lidas como sinais de alerta da criança, ou mesmo como manifestações de seus últimos apelos, pois parecem não lutar mais na direção de **provocar** o outro, talvez porque esses bebês já não acreditem poder contar com a presença da figura materna indo em direção às suas demandas. Isso pode acontecer em decorrência de sucessivas experiências de desencontros com uma mãe que, por alguma razão, está pouco apta a oferecer ao filho um ambiente previsível e seguro para seu desenvolvimento. Isso pode ocorrer nos casos de depressão ou luto maternos ou quando dificuldades no entorno da mãe a deixam excessivamente preocupada com outros aspectos da sua vida.

Muitos se admiram da passividade da pequena criança, ligando-a a aspectos positivos. No entanto, em alguns casos, essa passividade pode sinalizar a instalação precoce de uma autossuficiência que sinaliza traços de retraimento relacional, do tipo depressivo ou autístico. Saboia[24] descreve o caso da pequena Luisa, bebê que apresentava, por meio de seu sintoma clínico (hipersonia), uma tentativa de se defender da relação caótica com uma mãe pouco disponível psiquicamente para ela. Essa menininha dormia quase 10 horas durante o dia até os 9 meses.

Sendo assim, ao pensarmos a construção bilateral do vínculo mãe-bebê, consideramos que ambos participam ativamente do ajuste necessário ao encontro sincrônico que favorece o desenvolvimento da criança. Pensamos assim na importância de que nós, profissionais da infância ou da perinatalidade, possamos estar atentos, com os olhos e ouvidos abertos para observarmos o que as mães e os bebês nos contam, a partir de seu diálogo corporal, sobre a qualidade desse vínculo.

O que fazer, então, se observamos uma falha na construção desse vínculo e nessas comunicações, ou mesmo um atraso nas competências intersubjetivas da criança? Como mensurar ou identificar essas dificuldades, seja por parte da mãe, seja por parte do bebê?

INSTRUMENTOS PARA AFERIÇÃO DO DESENVOLVIMENTO DA INTERSUBJETIVIDADE: UM ACESSO AO DESENVOLVIMENTO PSÍQUICO DO BEBÊ

Quando pensamos em problemas de vínculo, é importante diagnosticar e identificar tanto as questões maternas quanto as questões do bebê. Embora o que possamos observar, tanto de um lado quanto do outro, não deva jamais ser considerado de modo independente, a clínica nos mostra que, mesmo se há dificuldades no início, o vínculo pode ser resgatado e reconstruído ao longo do tempo, na condição de que haja um trabalho clínico, nos moldes do trabalho de intervenção precoce com a díade. Se o vínculo mãe-bebê deve ser entendido como uma **construção**,[11] a identificação das dificuldades é importante para que sejam instituídas medidas de apoio e intervenção precoce no tratamento da mãe e/ou família, assim como para ajudar o bebê que se encontra em sofrimento.

Da parte do bebê, quando pensamos nessas intervenções, é fundamental lembrarmos que não somente o vínculo com a mãe, mas a sua própria subjetividade se encontra em pleno processo de constituição. Portanto, nesses casos, não se trata de **diagnosticar**, no sentido de vislumbrar um diagnóstico fechado, mas de retomar o seu caminho de desenvolvimento por meio de intervenções que sempre levam em conta o ambiente e aqueles que dele cuidam.

O problema de entender a questão do bebê como um "defeito de fábrica" e fazer um diagnóstico fechado dos sintomas que ele apresenta, em um momento muito precoce, é impossibilitar a esperança e a aposta na plasticidade cerebral da criança pequena. Essa visão pode levar a um tipo de tratamento do bebê que não leva em conta sua relação com o cuidador, já que, nessas fases iniciais, as nuances dos vínculos seriam melhor abordadas de forma conjunta. Contudo, **detectar sinais de sofrimento** que podem ser verdadeiros empecilhos ao desenvolvimento global do bebê é muito importante e pode mudar destinos, desde que não fechemos diagnósticos precipitadamente.

Nesse sentido, Catão[25] relata o caso de um bebê de 9 meses, diagnosticado como autista pela médica que conversou com a mãe sem nem sequer ter visto o bebê acordado! Se pensarmos que o trabalho de prevenção na infância é cuidar do vínculo, devemos pensar esse trabalho como um meio de facilitar que mãe e bebê encontrem um meio de dizer, não pela via do sofrimento, o que eles nos têm a dizer. Para isso, precisamos ressignificar nosso trabalho de modo que ele não se resuma a simplesmente antecipar uma demanda ou eliminar sintomas. Isso porque o sintoma deve ser lido como um grito de socorro do sujeito, que merece ser, primeiro, traduzido e acompanhado para que não se cristalize em formas de doenças na criança ou na mãe.

Isso posto, ponderamos que, enquanto a mãe pode responder a uma escala autoaplicável para explicitar questões sobre o vínculo desenvolvido com o filho, no caso da pequena criança, os instrumentos para mensurar desvios da relação do bebê com seus cuidadores devem partir da observação direta ou do relato dos pais. Citamos agora três instrumentos para avaliar o bebê, a título de ilustração.

Começamos por um instrumento desenvolvido por Guerra,[26] psicanalista e psicólogo uruguaio, que criou uma observação sistemática do bebê analisando os "indicadores de intersubjetividade" conquistados a cada mês de vida. A troca de olhares, as protoconversações, a imitação, o surgimento das brincadeiras, o brincar de esconder, as vocalizações, entre outros, são os sinais que o observador consegue identificar ao observar a interação entre o bebê e sua mãe. Mais do que os indicadores do desenvolvimento físico e neuromotor, são os indicadores da intersubjetividade que nos dão notícia da capacidade empática e simbólica da pequena criança, que ocorrem na presença da mãe ou cuidador, em uma relação de afeto.

O M-CHAT (Modified Checklist for Autism in Toddlers), o IRDI (Indicadores de Risco para Desenvolvimento Infantil de 0 a 18 meses) e a pesquisa de sinais PREAUT[27] são outros exemplos de instrumentos de avaliação; no caso, escalas para identificar fatores de risco para os transtornos do desenvolvimento em bebês. O IRDI[28] foi desenvolvido por pesquisadores brasileiros e toma um cuidado especial para evitar a patologização do bebê, apresentando, em seus itens, dimensões do desenvolvimento infantil em sua relação com o outro.

Além desses instrumentos, muitos outros podem ser citados, e ainda se discute (em meio a controvérsias) a importância de que pediatras e educadores possam aplicar esse tipo de instrumento para rastrear os bebês em dificuldades, na intenção de iniciar, o quanto antes, intervenções que aproveitem as "janelas" do desenvolvimento dos primeiros tempos. Porém, é importante evitar o "fechamento" do olhar dos cuidadores sobre a criança, muito perigoso para os pequenos que ainda estão se construindo como pessoas. Assim, os que se dispõem a aplicar essas escalas devem ter um treinamento prévio e tomar ciência da relatividade desses achados, visto que o bebê pequeno ainda está em pleno desenvolvimento.

Em relação à vinculação materna, temos um número crescente de pesquisas buscando desenvolver instrumentos para servir como bússola ao profissional da saúde. Assim como o observado em relação ao bebê, no caso da mãe, escalas não podem ser o único modo de detectar esse tipo de problema, pela simples razão de que as mães podem mentir ou ocultar seu sofrimento nesse campo, dado o peso negativo que a rejeição materna tem em nossa cultura. Porém, qualquer instrumento que auxilie na detecção desse problema tem grande valia, já que o cuidado, quando instituído desde cedo, pode mudar o destino de uma dupla que se encontra em dificuldades.

INSTRUMENTOS PARA AFERIÇÃO DO VÍNCULO MÃE-BEBÊ

Diferentes metodologias, qualitativas e quantitativas, têm sido desenvolvidas no sentido da aferição da qualidade do vínculo mãe-bebê. Entre elas, temos a observação da interação da díade, de modo padronizado ou não, além de entrevistas e instrumentos multidimensionais. Em geral, os métodos de observação são considerados o padrão-ouro dessa aferição. No entanto, nem sempre são fáceis de serem conduzidos. Já os instrumentos multidimensionais são mais baratos e fáceis de serem utilizados por serviços de saúde e pesquisas, podendo ter grande utilidade. Não está dentro do escopo deste capítulo descrever ou listar esses instrumentos, mas a título de exemplo citamos a escala autoaplicável PBQ (Postpartum Bonding Questionnaire), desenvolvida por Ian Brockington e seus colaboradores.

A PBQ é uma escala autopreenchível, idealizada como um teste de *screening* de fácil administração para ser utilizado nas pesquisas e na prática clínica, alertando os profissionais de saúde sobre potenciais problemas na relação entre a mãe e o bebê. Além disso, como sugerem os próprios autores, a PBQ pode ser usada para auxiliar no acompanhamento clínico do progresso terapêutico. A escala foca as percepções da mãe a respeito de si mesma, do vínculo com o filho e do próprio comportamento do seu bebê.[29]

Essa escala é composta por 25 perguntas com seis opções de resposta cada, as quais expressam a frequência de cada item (sempre, quase sempre, frequentemente, às vezes, raramente e nunca). Sua pontuação varia de 0 a 125, e, quanto menor o valor, melhor é a qualidade do vínculo da mãe com o bebê. Esse instrumento possui versão traduzida e validada para o português brasileiro.[29] Alguns exemplos de perguntas de compõem o instrumento: "Com que frequência o seu bebê te dá nos nervos?"; "Com que frequência você se sente presa como mãe, não tendo mais tempo e/ou liberdade para fazer coisas que fazia quando não tinha o seu bebê?"; "Com que frequência você sente medo do seu bebê?".

Ao aplicar uma escala como essa, o clínico pode se surpreender ao se dar conta de sinais de sofrimento em uma mãe que, até então, não havia se queixado de nada. Ressaltamos, porém, que o uso de escalas para aferir o vínculo entre uma díade deve ser entendido como rastreio, pois não pode substituir a avaliação clínica. Na verdade, mães com problemas graves no relacionamento com seus bebês dificilmente são diagnosticadas por meio de desse tipo de instrumento, já que tendem a dissimular as respostas, buscando fornecer respostas socialmente aceitas aos itens do questionário. Assim, a observação da relação da mãe com seu bebê é fundamental para uma avaliação clínica mais completa e fidedigna.

CUIDANDO DA DUPLA MÃE-BEBÊ

O estudo das dificuldades de vínculo e a noção de que, nas fases iniciais, muito pode ser feito para ajudar mãe e bebê a se encontrarem nos fazem buscar estratégias de prevenção e intervenção que deparam, no período perinatal, uma verdadeira janela de oportunidade.

Assim, é mister pensar a prevenção, no caso da mãe, identificando as mulheres em risco, para que encontrem oportunidades de escuta, como a psicoterapia individual ou em grupo, o pré-natal psicológico e outros dispositivos de apoio e tratamento. Da mesma maneira, bebês que estejam em dificuldades (prematuridade, dor devida a um refluxo gastroesofágico, alterações sensoriais, entre outras) podem precisar de ajuda extra para alcançarem conforto e, assim, estarem mais disponíveis para o encontro. É comovente perceber como laços que estão muito frágeis se fortalecem quando o bebê recebe a ajuda de que precisa e a mãe tem a oportunidade de elaborar suas dificuldades, o que vem a facilitar a construção do vínculo com filho, ou mesmo com o feto, caso haja problemas já na gravidez. O atendimento familiar e a mobilização da rede de suporte para essas mães em dificuldade podem ser, em alguns casos, as estratégias mais importantes para favorecer o vínculo mãe-filho.

Retomamos aqui alguns pontos de interesse para o profissional que deseja estar mais atento para esse tipo de problema, lembrando os sinais (ou fatores) de risco para as dificuldades ou transtorno de vínculo, por parte das mães:

- Gravidez não intencional.
- Gestantes que demonstram dificuldade de aceitar a gravidez (principalmente depois de transcorrido o primeiro trimestre de gestação).
- Gestantes que reclamam muito dos movimentos fetais.
- Gestantes que têm dificuldade de nomear o bebê na gestação (pelo menos escolher alguns nomes) e fazer rituais preparatórios para a chegada do filho, como chá de fraldas, preparo do quarto/espaço para o bebê (mesmo que seja algo mais simples ou simbólico, no caso de mulheres com poucos recursos econômicos).
- Gestantes que faltam às consultas do pré-natal (essa falta pode ser sintoma de uma dificuldade de vinculação com o bebê) ou puérperas que faltam às consultas de puericultura e/ou atrasam com frequência o calendário vacinal do bebê.
- Gestantes/puérperas que fazem uso abusivo de álcool e/ou outras drogas, que têm história pregressa de problemas de saúde mental ou que apresentam sintomas de ansiedade/depressão durante a gestação ou no pós-parto.
- Gestantes/puérperas com baixo apoio social ou que sofrem violência (principalmente do companheiro).
- Puérperas ou gestantes cujo bebê apresenta um diagnóstico sindrômico, prognóstico reservado ou longa permanência em UTI.
- Relato de ter sofrido maus-tratos (violência obstétrica) na maternidade durante a assistência ao trabalho de parto e parto ou cesárea.
- Relato de situação traumática anterior a essa gestação, como uma perda neonatal ou óbito fetal, bem como histórico de abuso sexual na infância.

Em relação aos sinais mais subjetivos que o profissional de saúde pode perceber na avaliação da mulher, nas consultas de pré-natal e/ou puericultura, elencamos o modo como a mãe:

- Refere-se ao bebê (gestação/pós-parto).
- Fala com o bebê e como este lhe responde.
- Olha o bebê (e vice-versa).
- Manuseia o bebê durante os atendimentos (p. ex., na troca de fralda, no colocar e tirar a roupa).

Como já salientamos em outros capítulos deste tratado, a questão da prevenção começa já quando a mulher ou o casal começam a planejar um filho. Os profissionais de saúde, muitas vezes preocupados com os parâmetros objetivos do desenvolvimento da gravidez, deixam de se informar e observar os fatores anteriormente enumerados, podendo ser surpreendidos por sintomas psiquiátricos nas mães ou questões mais sutis em relação ao vínculo mãe-feto e mãe-bebê, que poderiam ter sido mais bem endereçadas no caso de uma anamnese mais cuidadosa.

O momento da gestação, o puerpério e as fases iniciais da vida, que são os períodos em que os transtornos vinculares costumam se manifestar, costumam responder bem às intervenções do ambiente e às abordagens psicoterapêuticas. Quando um transtorno de vínculo é identificado, cabe ao profissional da saúde propor e arregimentar um atendimento que ofereça um espaço no qual mãe e bebê possam, juntos, apostar em novas possibilidades de encontro. Esse espaço engloba justamente o que se compreende no campo clínico como o trabalho de intervenção precoce.

Nos atendimentos às díades, o profissional habilitado, geralmente um psicólogo, ou mesmo um psicomotricista, fisioterapeuta ou osteopata, nos casos de questões mais específicas do bebê com problemas físicos, trabalham para ajustar o ritmo, favorecer a comunicação e facilitar a simbolização de medos e angústias ainda impensáveis da mãe e do bebê. Salientamos também a importância da presença do pai ou do companheiro ou companheira da mãe, para estar presente nesses atendimentos e poder ajudar a compor esse trabalho de artesania do vínculo. Lembramos que, no começo da vida, o corpo e o psiquismo estão muito imbricados, de modo que o vínculo se dá no corpo, no manejo, na voz, nos toques e nos olhares. Muitas vezes, aquele que atende os bebês e seus pais também interage com eles para despertar em cada um possibilidades de comunicação ainda adormecidas. O objetivo deste trabalho é oferecer um espaço de escuta no qual os sintomas do bebê em sofrimento podem ser lidos e traduzidos, ao mesmo tempo que oferecemos para a mãe subsídios necessários para que possa se potencializar e se "narcissizar", ou seja, voltar a acreditar em si mesma, mesmo após tantas tentativas frustradas de ter trocas relacionais com seu bebê.

CONCLUSÃO

Aqueles que cuidam das mães, na fase perinatal, fazem bem em se preocupar, também, com os pequenos bebês. Muitas vezes, as mães em dificuldades são, sim, encaminhadas para psicoterapia e engajadas em tratamentos farmacológicos, quando necessário. Mas, enquanto o tratamento da mãe se desenrola – e isso pode levar tempo –, quem está se ocupando do bebê? Como está sendo trabalhada a dificuldade de vínculo que pode estar se estabelecendo entre a mãe e a criança? Quem são as figuras substitutas, mobilizadas dentro ou fora da família, para dar suporte à díade? Podemos contar com a ajuda do pai do bebê? Se os bebês pudessem falar, nos diriam que não podem esperar tanto tempo; precisam ser atendidos em suas necessidades psíquicas e o vínculo, para eles, é verdadeiro alimento. Mas... quem disse que os bebês não falam?

Os bebês falam com o seu corpo, pelos balbucios e olhares, pela capacidade crescente de brincar e compartilhar, pelos sintomas físicos e sinais que o observador atento não ignora. Portanto, observar as relações vinculares leva o profissional de saúde a pensar preventivamente, incluindo, nos atendimentos à mãe, um olhar cuidadoso sobre a pequena criança, que precisa do adulto para se constituir como pessoa.

REFERÊNCIAS

1. Trevarthen C, Aitken KJ. Intersubjectivité chez le nourrisson: recherche, théorie et application clinique. Devenir. 2003;15(4):309-428.
2. Aitken KJ, Trevarthen C. L'organisation soi/autrui dans le développement psychologique humain. Psychiatr Enfant. 2003;46(2):471-511.

3. Saboia C. Autismo e novas perspectivas clínicas. Estilos da Clínica. 2007;12(23):78.
4. Trevarthen C. Racines du langage avant la parole. Devenir. 1997;9(3):86.
5. Trevarthen C. Communication and cooperation in early infancy: a description of primary intersubjectivity. In: Bullowa M, editor. Before speech: the beginning of human communication. London: Cambridge University Press; 1979. p.321-47.
6. Nagy E, Molnar P. Homo imitans or homo provocans? Human imprinting model of neonatal imitation. Infant Behav Dev. 2004;27(1):54-63.
7. Stern DN. Le monde interpersonnel du nourrisson. 4. Paris: PUF; 2006. 384p.
8. Bowlby J. Cuidados maternos e saúde mental. 6. ed. Trad. Souza VLB, Rizzini I. São Paulo: WMF Martins Fontes; 2020. 256p.
9. Winnicott DW. O recém-nascido e sua mãe. In: Winnicott DW. Os bebês e suas mães. 3. ed. Trad. Camargo JL. São Paulo: Martins Fontes; 2006. p.30-42.
10. Brockington IF. Motherhood and mental health. New York: Oxford University Press; 1996. 630p.
11. Stern DN. A constelação da maternidade: o panorama da psicoterapia pais/bebê. Porto Alegre: Artes Médicas; 1997. 212p.
12. Brockington I. Maternal rejection of the young child: present status of the clinical syndrome. PSP. 2011;44(5):329-36.
13. Rossen L, Hutchinson D, Wilson J, Burns L, A Olsson C, Allsop S, et al. Predictors of postnatal mother-infant bonding: the role of antenatal bonding, maternal substance use and mental health. Arch Womens Ment Health. 2016;19(4):609-22.
14. Piccinini CA, Gomes AG, Moreira LE, Lopes RS. Pregnant woman's expectations and feelings regarding her baby. Psic Teor Pesq. 2004;20(3):223-32.
15. Radoš SN, Matijaš M, Anđelinović M, Čartolovni A, Ayers S. The role of posttraumatic stress and depression symptoms in mother-infant bonding. J Affect Disord. 2020;268:134-40.
16. Nemsadze K, Silagava M. Neuroendocrine foundation of maternal-child attachment. Georgian Med News. 2010;189:21-6.
17. Hoekzema E, Barba-Müller E, Pozzobon C, Picado M, Lucco F, García-García D, et al. Pregnancy leads to long-lasting changes in human brain structure. Nat Neurosci. 2017;20(2):287-96.
18. Dubber S, Reck C, Müller M, Gawlik S. Postpartum bonding: the role of perinatal depression, anxiety and maternal–fetal bonding during pregnancy. Arch Womens Ment Health. 2014;18(2):187-95.
19. Almeida H, Feliciano DS, Angelelli AMM. Depressão pós-parto. In: Aleitamento na era moderna: vencendo desafios. Rio de Janeiro: Atheneu; 2021. p.145-52.
20. Lara-Cinisomo S, McKenney K, Di Florio A, Meltzer-Brody S. Associations between postpartum depression, breastfeeding, and oxytocin levels in Latina mothers. Breastfeed Med. 2017;12(7):436-42.
21. Guerra V. O ritmo na vida psíquica: diálogos entre psicanálise e arte. Ide [Internet]. 2017 [citado em: 21 abr. 2023];40(64):31-54. Disponível em: http://pepsic.bvsalud.org/scielo.php?script=sci_arttext&pid=S0101-31062017000200004&lng=pt&tlng=pt
22. Freud S. À guisa de introdução ao narcisismo. In: Freud S. Escritos sobre a psicologia do inconsciente. v. 1. Trad. Hans LA. Rio de Janeiro: Imago; 2004.
23. Cullère-Crespin G. Os sinais de sofrimento psíquico. In: Cullère-Crespin G.A clínica precoce: o nascimento do humano. Trad. Fernandes MC. São Paulo: Casa do Psicólogo; 2004. p.47-69.
24. Saboia C. Os impasses ao acesso à intersubjetividade: observações clínicas de um bebê com risco de evolução autística. Estilos da Clínica. 2022 [citado em 02 set. 2023];27(3):422-34. Disponível em: https://www.revistas.usp.br/estic/article/view/192179
25. Catão I. A psicopatologia, o sujeito da psicanálise e a clínica com bebês. In: Catão I, organizadora. Mal-estar na infância e medicalização do sofrimento: quando a brincadeira fica sem graça. Salvador: Ágalma; 2020. 309p.
26. Guerra V. Indicadores de subjetividade de 0-12 meses: do encontro de olhares ao prazer de brincar juntos. In: Guerra V. Vida psíquica do bebê: a parentalidade e os processos de subjetivação. Trad. Zalcberg TM. São Paulo: Blucher; 2022. p.123-77.
27. Souza APR, Oliveira LD, Moraes AB, Nunes SF. Relação entre sofrimento psíquico e atraso na aquisição da linguagem nos dois primeiros anos de vida. Distúrbios da Comunicação. 2022;34(1):e55291.
28. Kupfer MCM, Jerusalinsky AN, Bernardino LMF, Wanderley D, Rocha PSB, Molina SE, et al. Predictive value of clinical risk indicators in child development: final results of a study based on psychoanalytic theory. Rev Latinoam Psicopatol Fundam. 2010;13(1):31-52.
29. Baldisserotto ML, Theme-Filha MM, Griep Jr. RH Junior JR, Cavalsan, JP. Adaptação transcultural para o português do Brasil do Postpartum Bonding Questionnaire para avaliação do vínculo no pós-parto entre mãe e bebê. Cad Saúde Pública. 2018;34(7):e00170717.

CAPÍTULO 14

Saúde mental paterna e suas repercussões na perinatalidade

Arianne Monteiro Melo Angelelli

PONTOS-CHAVE

- A saúde mental paterna é de suma importância para o bem-estar da mulher na fase perinatal, além de interferir no desenvolvimento da prole.
- O foco na saúde mental da mulher na fase perinatal pode facilmente deixar de lado a noção de que o pai também experimenta desafios nesse processo.
- Fatores ambientais, constitucionais e psicodinâmicos podem concorrer para o adoecimento do pai na fase perinatal.
- Quando o pai não consegue lidar com o estresse da situação perinatal, pode apresentar comportamentos de esquiva que levam ao seu afastamento da mulher e do filho. Isso pode prejudicar a formação do vínculo com o bebê e contribuir para o desamparo e o sofrimento psíquico da parceira.
- A depressão paterna no período perinatal permanece subdiagnosticada e tende a cursar com sintomas externalizantes e disruptivos para o equilíbrio e o bem-estar da mãe e do bebê.
- Ações de prevenção em saúde mental da mulher e da criança devem levar em conta a importância da família no início da vida e a necessidade de acolhimento daqueles que se tornam pais, os quais podem, inclusive, necessitar de ajuda especializada para enfrentar a transição para a paternidade.

> É preciso três para que dois possam ter a ilusão de ser um.
>
> Vitor Guerra[1]

INTRODUÇÃO

São muitos os percalços que podem atravessar a construção da parentalidade e o processo perinatal da mulher. Como pudemos discutir nos capítulos anteriores, os filhos vivem no desejo parental antes mesmo de nascerem, assim como as projeções que neles se colocam, cujas frustrações podem ser motivo de grande sofrimento.

Porém, mesmo na ausência de percalços com a mãe ou o bebê, as questões psíquicas do parceiro da mãe (ou daquele que se coloca na posição de pai para a criança) podem interferir, e muito, no equilíbrio daquela dupla. Em se tratando da formação dos primeiros vínculos, autores de diferentes escolas parecem concordar que a mãe precisa de um ambiente estável para poder cuidar do filho. Quando protegida, ela pode, pelo menos temporariamente, poupar-se do trabalho de se haver com preocupações externas para dedicar-se ao processo delicado e exaustivo de cuidar do recém-nascido. Assim, Winnicott nos apresenta a imagem de um círculo, formado pelos braços da mãe e no interior do qual está o bebê..., mas em torno do círculo formado pelos braços da mãe está o pai, aquele que cuida do ambiente, abraçando a mulher também necessitada de cuidado.[2]

Na verdade, não somente o pai, mas todo o entorno da mãe pode (e deve) lhe amparar na fase perinatal: amigos, irmãos e irmãs, avôs, avós e os vizinhos. Por isso, há um ditado que diz que é preciso uma tribo para cuidar de uma criança. A imagem do círculo de proteção que permite que a mãe possa "abraçar" seu bebê – e aqui pensamos em "abraçar" no sentido de se doar, doar seu tempo, dedicar-se verdadeiramente –, essa imagem circular também aparece em pinturas e obras de arte. Leonardo da Vinci, na obra *A virgem e o menino com Santa Ana*, coloca Maria no colo de sua mãe Ana, a qual ampara sua filha, para que ela possa segurar o menino em uma atitude amorosa.[3] Assim, a avó dá colo à mãe, que pode, então, dar colo ao bebê. As mães, de fato, precisam de muito "colo" na fase perinatal: por isso a preocupação, neste tratado sobre a saúde da mulher, em pensar sobre a terapia familiar, as questões ligadas ao entorno da mãe e, finalmente, o pai. Assim, neste capítulo, buscamos entender que dificuldades um pai pode enfrentar para se tornar o "círculo protetor" no interior do qual a mãe e o bebê podem descansar sossegados.

Possivelmente, a idealização do amor materno e a figura da mãe provedora única das necessidades do bebê contribuíram para o "esquecimento" da importância da saúde mental do pai, cujas patologias representam um forte fator de risco à saúde mental feminina. Porém, hoje não podemos mais acreditar naquela idealização materna. Questionamos, da mesma maneira, o estereótipo do pai "desajeitado" e incapaz de cuidar. Quando desconstruímos a idealização da mãe perfeita, percebemos a importância de todos os "terceiros" que dão suporte à mulher, entendendo que as cenas iniciais da vida precisam de muitos atores e bastidores para acontecer.

E, ainda, diante das famílias contemporâneas, desconstruímos até mesmo as crenças que nos levaram um dia a pensar que o objeto primário do bebê, ou seja, a figura principal à qual ele se liga no começo da vida, teria de ser sempre a mãe. Famílias reconstituídas, monoparentais, homoparentais e adotivas nos mostram todos os dias que os laços de amor não têm gênero, pois dependem muito mais do desejo de filiar e da construção dos vínculos. Todavia, aquele ou aquela que se dedica a um bebê precisa de seu ambiente, e esse ambiente pode ser representado pelo parceiro amoroso, principalmente se esse parceiro (ou parceira) coloca-se em uma relação vincular, também, com a pequena criança.

Vamos nos ater agora às questões relativas ao pai, essa figura que ocupa um lugar especial junto à mãe e ao bebê, e que, portanto, liga-se a ambos. É interessante pensar como a pessoa que ocupa o lugar de pai, por sua posição externa em relação aos processos que se passam no corpo da mulher/mãe (gestação, parto e amamentação), parece estar em uma situação muito particular. O pai, a princípio, vê o bebê "a partir de fora", e mais facilmente percebe o bebê como um **outro**.[4] Por outro lado, o pai também se encontra em uma condição mais propícia a fugir e se esquivar das angústias e renúncias que envolvem a chegada do filho. A razão para essa diferença tem algumas raízes biológicas, já que o processo gestacional se passa no corpo da mulher. Porém, culturalmente, o papel do cuidado, atribuído às pessoas do sexo feminino, tende a liberar o homem dessa função. Um pai pode se esquivar, afastar-se, deixar de ocupar aquele lugar que deveria ser seu, deixando, então, um espaço vazio para a mãe e a criança. A esquiva paterna, comumente observada na clínica, não ocorre sem consequências, e deve ser mais bem compreendida se quisermos pensar em estratégias preventivas em saúde mental da mulher.

A COMPLEXIDADE DA QUESTÃO PATERNA

Quando começamos a pensar sobre o pai – nosso objeto de estudo –, percebemos a dificuldade de definir esse termo tão complexo. O que é ser pai? Muitas vezes os homens, "pais biológicos", não assumem a paternidade ou o cuidado dos filhos. Então, pelo menos do ponto de vista afetivo, não constroem para si mesmos o lugar de pai.

Entendemos assim que ser pai é um posicionamento subjetivo que se faz em relação a uma criança, alguém de quem se cuida e por quem o pai se sente, de muitas maneiras, responsável. Não é o "teste de DNA" que garante o vínculo, mas também a posição do pai **em relação à mãe do bebê** conta muito, principalmente no início da vida. Isso porque, no início, é impossível "separar" o bebê de seu objeto primário, e quando esse cuidador principal é a mãe, um pai abusivo, um pai que abandona, negligencia e maltrata a mulher, também está falhando com o bebê. Qualquer estudo que desconsidere a posição subjetiva do genitor, tanto em relação ao filho quanto em relação à mãe, é incompleto nesse sentido.

Por isso, o clínico que se debruça sobre o enigma do afastamento paterno da cena perinatal depara-se com uma conjunção de fenômenos: os problemas relativos ao próprio pai, os problemas relacionais entre o pai e a mãe e as questões ambientais e culturais desse casal. Essas questões ligam-se a um mal-estar que afeta, no caso, tanto os homens como as mulheres em relação à parentalidade. O mal-estar do pai pode estar ligado à dificuldade do homem para lidar com as emoções despertadas no processo de filiar uma criança. Mas também pode refletir as incertezas quanto ao seu papel e o medo da responsabilidade por um filho, já que hoje em dia as famílias têm cada vez menos ajuda para cuidar dos pequenos.

Existe um fator, não menos importante, que se liga ao afastamento paterno. Ele ocorre quando o pai apresenta "sintomas" isolados, de natureza atitudinal, que podemos considerar como **atuações** suas, principalmente no período perinatal. Atuações são comportamentos impulsivos ligados a afetos dolorosos, os quais geram ações impensadas e "descuidos" que, dependendo da maneira como ocorrem, podem ter consequências desastrosas.

Para exemplificar, quem trabalha com as mães está familiarizado com o efeito disruptivo da traição conjugal, violência ou negligência paterna no período de aumento de sensibilidade que é a fase puerperal feminina. Os pais podem se desorganizar psiquicamente, sem estarem, necessariamente, "doentes" ou deprimidos, mas certas **atuações** desses homens têm o efeito de determinar seu afastamento, comprometendo o laço com o filho de forma permanente.

Neste momento, desejamos nos debruçar sobre as questões paternas, aquilo que pode ocorrer com aqueles pais que adoecem psiquicamente na fase perinatal. Ainda temos muito a aprender sobre as prevalências da depressão e distúrbios de ansiedade do homem, ou sobre outros quadros muito comuns nessa população, como o alcoolismo. Podemos relacionar o adoecimento do pai à falha paterna, sua esquiva tão comum, a qual tanto contribui para o desamparo da mãe e do bebê? Como se constitui o sentimento de ser pai e como podemos compreender suas raízes no psiquismo do homem? A literatura tem mostrado que os sintomas paternos tendem a passar despercebidos, e seu afastamento e atuações, em geral, não são compreendidos sob a chave de sentido do **sofrimento psíquico**. Vejamos o que nos dizem, então, alguns estudos sobre este tema.

A VINDA DE UM FILHO: NASCIMENTO E LUTO

Pode parecer estranho pensar a transição para a parentalidade como um luto, já que a vinda do filho se liga à continuidade da vida. Porém, a quebra das rotinas, as mudanças e os contratempos de tornar-se responsável por outro ser humano podem ser vivências assustadoras, sentidas como uma perda. Perde-se o controle sobre o próprio tempo, perde-se a liberdade de ser responsável apenas por si mesmo. Afinal, a posição parental envolve um rearranjo identitário e transformações profundas na subjetividade, tanto para a mãe quanto para o pai. Mesmo com filhos desejados, a clínica nos ensina que a capacidade de fazer lutos também faz parte da "aptidão" para ser pai.

Como descrito em capítulos anteriores, o trabalho psíquico de **luto** e **simbolização** deve ocorrer em toda transição de vida, e pode ser mais ou menos custoso para a economia psíquica parental, a depender de seu ambiente. As referências familiares e culturais de uma época afetam a parentalidade de forma muito sensível. Ser pai hoje é diferente de ser pai cem anos atrás, e estudos mostram que condições de baixo suporte social, bem como momentos de maior insegurança e solidão, como a recente pandemia de Covid-19,[5] afetam diretamente a saúde mental de homens e mulheres, tão dependentes do seu entorno nesse momento da vida.

Em relação ao homem, a paternidade pode ser uma experiência transformadora, embora inquietante. Hoje, o pai cuida dos filhos de uma maneira muito mais próxima, pois os papéis masculino e feminino se flexibilizaram. Mas, com o declínio do patriarcado, as "garantias" da família tradicional foram perdidas, o que embaralhou as cartas dentro das famílias. Aquele lugar paterno, claramente demarcado de outrora,[6] deixou de existir. Porém, isso não impede que os homens se angustiem quando falham em cumprir os papéis de gênero que marcaram as gerações passadas: o lugar do provedor, daquele que nunca falha, que nunca chora, que não pode se emocionar.

Podemos nos perguntar, também, se a flexibilização do conceito de família, sob certos aspectos, contribuiu para a desresponsabilização dos genitores que se eximem dos deveres para com seus filhos. É como se o pai "social" estivesse doente, precisando se "reinventar" em um mundo que muda rápido demais e gera poucos dispositivos para cuidar dos mais vulneráveis. Como indivíduos, homens e mulheres não conseguem fazer frente a essas transformações sociais, e adoecem cada vez mais ao se tornarem pais e mães. Assim, o fenômeno do seu mal-estar também repercute na clínica. Se as mulheres se deprimem, apresentam dificuldades de vínculo com o bebê, ou se tornam prisioneiras das mídias e dos canais *on-line* que prometem (em vão) lhes ensinar o que fazer, vemos que os homens/pais muitas vezes também se encontram em dificuldades. Quando eles se afastam, à custa do empobrecimento do seu próprio vínculo com o filho, também podem estar demonstrando sinais de um sofrimento psíquico que raramente é percebido pelo seu entorno.

O ESTRESSE E A DEPRESSÃO DO PAI: OS NOMES DO SEU MAL-ESTAR

Quando nos debruçamos sobre os trabalhos a respeito das vivências e estresse masculinos ligados à paternidade,[7] encontramos, curiosamente, queixas que pouco diferem em relação a indivíduos que não são pais, em momentos de grande exigência. Em ambos os casos, os homens se queixam de fadiga, excesso de preocupações e insegurança a respeito de suas capacidades, bem como ansiedade ligada à pressão financeira. Ao se tornar pai, o papel de provedor inquieta o homem, que soma o **ressentimento**[8] pela perda de liberdade ao **medo de falhar**, de "não dar conta" de ser pai. Situações de baixo suporte social, como ser imigrante ou membro de grupos sociais desfavorecidos, são fortes indicadores de estresse nesse momento.

Assim, Guidugli[9] aponta o núcleo de angústia de um homem negro brasileiro: sua preocupação, antes mesmo de o filho nascer, com o preconceito racial que ele sofrerá. A autora realizou um estudo com pais primíparos, entrevistados antes e depois do nascimento, e descreveu sua sensação de **invisibilidade**, no momento em que todos os olhos e atenções se voltam para mãe e bebê. Os pais se queixam da falta de espaço para expor suas dúvidas e preocupações. Parece que o ambiente, tomando como certa a "fortaleza" masculina, falha em fornecer referências seguras para esses homens. Pela análise do discurso, Guidugli vai descontruindo a fortaleza imaginária ligada ao papel de gênero masculino, e descreve sujeitos que se angustiam, sonham e projetam muito de si na expectativa da paternidade.

A "invisibilidade" do pai também aparece nos estudos sobre a depressão masculina na fase perinatal. Parece provável a subnotificação dos casos, pois os homens tendem a apresentar sintomas cuja camuflagem dificulta seu reconhecimento. São eles queixas de natureza psicossomática ou sintomas externalizantes, ligados a comportamentos disruptivos dos pais (abuso de substâncias e problemas de raiva), além de esquiva e isolamento, bem como dificuldade de se vincular ou até reconhecer o bebê. Para alguns autores,[10] a detecção do problema seria dificultada por um viés nos instrumentos diagnósticos, desenhados para identificar a depressão da mulher.

A depressão paterna parece ter um pico de incidência pós-natal, entre o terceiro e o sexto mês do bebê, mas, durante todo o primeiro ano, o pai dobra a chance de desenvolver depressão. Resultados de metanálise encontram taxas entre 8 e 10% para o transtorno.[11] A questão ambiental é comentada mesmo nesses trabalhos quantitativos. Por exemplo, a alta incidência do problema nos Estados Unidos é explicada pelo baixo suporte às famílias encontrado nesse país, em relação a países europeus, com maiores licenças-paternidade e creches para os pequenos.

Já os transtornos de ansiedade, ligados aos níveis de estresse paternos, aumentam de incidência à época do parto, decrescendo ao longo do primeiro ano do bebê.[12] Todos os transtornos ansiosos (ansiedade generalizada, ataques de pânico e outros), bem como quadros do espectro obsessivo-compulsivo, aumentam na fase perinatal. Como esperado, por questões culturais e específicas da fase, homens raramente procuram ajuda e tentam "suportar" a angústia recorrendo a escapes como o álcool ou a evitação das situações ansiogênicas.

Porém, talvez em nenhuma outra situação encontraremos pais tão "invisíveis" quanto nos casos de perdas gestacionais ou óbitos neonatais, quando se espera que o pai "esteja lá para a parceira", sem espaço para elaborar a própria dor, como se o luto perinatal fosse uma prerrogativa feminina.

Em suma, pesquisas têm mostrado que o sofrimento paterno, bastante comum, vem sendo comumente ignorado. Considerando a contemporaneidade, que demanda do pai participação ativa junto ao filho, esse dado preocupa. O homem é colocado, imaginariamente, em uma posição que, paradoxalmente, une a **força** e a **invisibilidade**. Essa visão aliena o homem da possibilidade de receber cuidado e orientação na sua travessia para a paternidade.

Contudo, é importante lembrar que as questões sociais não resumem os fenômenos anteriormente descritos e que vêm sendo observados na clínica. O adoecimento mental de mães e pais ocorre quando, na situação de crise, fatores desencadeantes – estressores – se encontram com as predisposições individuais. Aqui se demonstra a parcela da psiquiatria biológica, explicando a vulnerabilidade de alguns homens; vulnerabilidade essa que pode advir de tendências inatas e herdadas, mas também de "sequelas" de traumas colecionados pela vida. Os traumas mudam o cérebro e a maneira como o indivíduo aprende a lidar com o estresse.[13,14] De modo geral, é característica marcante do adoecimento a dificuldade de adaptação à mudança. E é isso que ocorre na fase perinatal, momento propício à eclosão de transtornos mentais em pais e mães.

A DEPRESSÃO DUPLA PARENTAL

Ao lado dos fatores de adoecimento já enumerados (ambientais, biológicos e situacionais), não podemos deixar de citar a importância da questão relacional, a qual afeta tanto o bem-estar do pai quanto sua condição de se ligar ao bebê. Estamos aqui nos referindo à qualidade do vínculo formado entre o casal. Quando pensamos em uma parelha, a doença mental e a imaturidade de qualquer um dos membros afeta seus padrões de interação nesse momento de necessidade de ajuda mútua. Assim, encontramos a correspondência entre a doença mental materna e paterna. No caso da depressão da mulher, os parceiros podem apresentar sintomas depressivos em até metade dos casos. Mas a depressão pós-parto dupla parental pode ser especialmente alta se o pai, em oposição à mãe, for o caso inicial.[15]

As consequências desses quadros para o desenvolvimento da prole vêm sendo estudadas, e pesquisas notam aumento da participação paterna no cuidado do filho quando a mãe não está bem. Contudo, se há depressão dupla parental, temos uma maior desorganização da família e as dificuldades do casal podem se retroalimentar, trazendo maior prejuízo à prole.

ASPECTOS PSICODINÂMICOS LIGADOS À PATERNIDADE

Destacada a importância de entender o que se passa com os homens que se tornam pais, resta olhar para seus aspectos intrapsíquicos: as questões subjetivas que o homem comumente enfrenta nessa travessia. Já pudemos falar de aspectos culturais que ligam cuidado e fraqueza, delicadeza e feminilidade. Os ideais de masculinidade complicam a vida do homem moderno, que tem de fazer uma báscula entre seu lugar "paterno" e seu lugar de ternura – devendo circular entre essas posições para melhor cuidar. Mas o que dizer das questões ligadas ao desenvolvimento emocional do pai: qual o seu peso nesse processo? Citamos aqui três aspectos do psiquismo paterno que podem gerar impasses na constituição da paternidade.

O primeiro desses aspectos diz respeito ao desamparo característico dos bebês humanos, que tanto tememos recordar. Nossa fragilidade é revivida na doença, no envelhecimento e quando nos tornarmos pais, encarando o risco de perda de autonomia.

Como lidar com essa verdade que nos constitui? Para Marin,[16] aí mora uma das razões da idealização do amor parental. A relação idílica entre a mãe e o bebê é uma invenção que só existe na nossa imaginação, para servir de "antídoto" contra o horror do abandono, fonte dos nossos temores mais profundos.

Assim, cada ser humano nasce em uma condição de dependência absoluta e dela se recupera, se tudo corre bem, ao se tornar um adulto relativamente independente. Mas, quando um pai ou uma mãe tomam o filho em seus braços pela primeira vez, reencontram a angústia do desamparo ao mirar o rosto do recém-nascido. É a **empatia** que existe no laço entre os pais e o filho que torna os primeiros tão vulneráveis e inseguros nesse momento, vivendo, "na pele", o desamparo do bebê.

Ouvimos, então, de pais e mães, o relato das intensas emoções desses primeiros dias: o terror despertado pelo choro do recém-nascido, o receio de feri-lo, a sensação de impotência, de incapacidade, o medo de nunca conseguir cuidar dele e até sentimentos de confusão. Momento propício para que o ambiente venha em auxílio dos jovens pais, acolhendo esses sentimentos e lhes dando suporte, à medida que se recuperam desse "susto"[17] e desenvolvem suas competências no novo papel. Esse processo passa pela elaboração psíquica daqueles velhos medos e depende de como os pais foram cuidados quando eles próprios, também, foram pequenos. Quando sentem ter retomado o controle da situação, pais e mães podem deixar-se "capturar" e aprender com a experiência, encontrando suas próprias maneiras de lidar com as emoções primitivas suscitadas pelo contato com o bebê.

Um segundo aspecto que pode gerar impasses na constituição da parentalidade é bem específico dos homens e permanece, talvez, inconsciente para a maioria deles. Esse aspecto se relaciona com a inveja e o desejo de experimentar em si mesmos as experiências de gestação, amamentação e parto, prerrogativas do corpo feminino. Essa dimensão do desejo dos pais é identificada no discurso dos homens[9,19] e pode ser vivida "por procuração" no contato com o filho, na identificação empática com a gestação e o parto, e em sonhos ou rituais que propiciam ao pai um sentido para suas experiências. O fenômeno da ***couvade* paterna**, assim, se liga à **identificação** do homem com parceira e com o bebê, podendo ser entendido de duas maneiras.

A *couvade* pode ser descrita de forma ampla como o conjunto de rituais relatado em diversas épocas e culturas (inclusive em povos originários brasileiros), conectando a saúde do bebê e o desfecho do parto ao **desejo e comportamento paternos**. Esses rituais variam entre os povos e ocorrem desde a gestação até meses após o nascimento, incluindo prescrições alimentares e de purificação, encenações e restrições diversas, simulações das dores do parto, entre outros. Na maioria dos lugares, os pais deitam-se ao lado do bebê assim que ele nasce, recebendo presentes e papinhas especiais. A constelação da *couvade* envolve uma série de comportamentos regressivos, sancionados por toda a tribo,[19] e seu aspecto positivo ressalta o lugar do pai na fase perinatal.

Os rituais de *couvade* pouco pertencem ao contexto contemporâneo, mas, por muitos séculos, essas prescrições fizeram parte da saúde, auxiliando o pai a lidar com aspectos emocionais e simbólicos dessa passagem.

Hoje em dia, é o aspecto negativo da *couvade* que surge quando o homem apresenta sintomas psicossomáticos, dissociativos e conversivos, nas fases gestacional e puerperal da mulher. O pai, que já não conta com aqueles antigos rituais e crenças, apresenta a *couvade* patológica, indicativa da dificuldade de simbolizar esses processos.[9] Em um capítulo anterior deste tratado, pudemos tratar das fantasias do pai nos tratamentos de reprodução assistida. De certa forma, todos os homens, que não geram bebês em seu ventre, têm de construir, imaginariamente, um lugar para si, e fantasiar um elo com o feto. Esse elo passa, também, pelos seus corpos.

O terceiro aspecto ligado à paternidade diz respeito à rivalidade e ciúme sentidos pelo homem em relação ao filho e à parceira. Em uma configuração familiar tradicional, em que a mãe ocupa a posição de objeto primário da criança, é preciso que o pai possa se manter em uma posição mais reservada, já que a companheira se volta para o bebê. O homem deve tolerar não ser o protagonista da cena perinatal. Porém, seu afastamento defensivo, nesse momento, deixa sempre um espaço vazio para a mulher e o filho, que necessitam do pai ali, ao lado, dando-lhes proteção e segurança. "É preciso três para que dois possam ter a ilusão de ser um", diz Victor Guerra,[1] figurando o terceiro elemento dos primeiros tempos, tão importante, mesmo que não ocupando a posição de objeto privilegiado do bebê. Embora as configurações familiares contemporâneas tenham trazido pais mais participativos em todos os processos do início da vida, a rivalidade e o ciúme continuam se fazendo presentes, às vezes disfarçados em uma solicitude paterna excessiva e invasiva. Quando mãe e pai compartilham o cuidado com o bebê, é importante que possam lidar de forma criativa com a rivalidade e a ambivalência envolvidas no cuidado compartilhado, e que o pai, mesmo que muito habilidoso, não tente se apropriar desse processo de modo a prejudicar a sensação de autoeficácia materna.

Além disso, o lugar do pai em relação à dupla mãe-bebê não se resume a essa função de suporte. A paternidade pode estar ligada, de forma inconsciente, à inscrição subjetiva de finitude,[8] marcando a passagem do tempo para o homem, como ouvimos de um pai certa vez: "*Agora é a hora de separar os meninos dos homens*". O pai enfrenta emoções conflitivas: amor e ódio pelo ser que chega para superá-lo e tomar seu lugar no ciclo da vida.

Esse "ódio" paterno, nos casos de saúde, é, em parte, inconsciente. Embora difícil de compreender – e mesmo de suportar, quando se torna explícito e leva às já citadas "atuações" paternas –, esse ódio é um sentimento poderoso, que sempre existe, em algum grau, no psiquismo do homem. O pai pode recorrer a ele quando, na situação de "terceiro excluído", acha por bem reivindicar a mãe para si, ajudando a separar o que há de excessivo naquele "grude" da relação fusional mãe/bebê. Aqui, o pai, que estava ajudando a ligar esses dois, pode facilitar a sua **separação** saudável e necessária. O pai se coloca, então, como objeto de amor, rivalidade e identificação para o filho. Ao oferecer "seus joelhos" para o bebê que começa a descobrir o mundo,[20] ele sustenta, com sua presença implicada, a triangulação salutar para o desenvolvimento emocional da criança.

Não é fácil ocupar uma **posição paterna** na dinâmica de uma família. Há desafios nessa trajetória, desafios que exigem trabalho psíquico para elaborar todas essas emoções e demandas.

Podemos, assim, ser levados a refletir: "Será que, assim colocada, a tarefa do pai não seria um trabalho heroico, com risco de se tornar uma nova idealização?". Pois exaltar o lugar de cuidado e proteção, separação da simbiose, modelo para o filho e apoiador abnegado da mulher – sem deixar, é claro, de "trabalhar duro" para pagar as contas! –, nos faz pensar em um pai "polivalente", um verdadeiro "superpai". Esse seria o par perfeito da mãe que "se desmancha de amor" pelo recém-nascido, sem reclamar de nada; um pai que poderia ocupar, por sua vez, o papel paterno e o papel de "pai terno" ao mesmo tempo.[19] A clínica nos mostra que, na verdade, isso não é fácil.

Assim como "a mãe perfeita", o "pai-herói" só existe na nossa imaginação... pois não há "boa vontade" que resista a contextos carentes de espaços de narratividade e suporte. Nossa sociedade individualista tem tornado a posição parental muito difícil, tanto para homens como para mulheres. Porém, se a saúde psíquica não garante imunidade à angústia, ao ciúme e à inveja da generatividade feminina, a chegada do filho pode ser uma oportunidade para o homem expressar afeto e, a partir dessa experiência, ampliar suas próprias generatividade e criatividade.

Vejamos a fala de um pai, emocionado ao encontrar o filho pela primeira vez, descrita no trabalho de Guidugli[9] (esta é a transcrição literal da conversa da pesquisadora com o pai):

> Desde a barriga, tanto é que ele nasce chorando e a enfermeira colocou ele na balança, falou alguma coisinha, e aí eu peguei e comentei: "filho, o pai tá aqui"; quando eu falei o choro estancou no ar, ele parou pra ouvir, (Pesquisadora: ele parou?) ele entendeu quem era... parou na hora, ele percebeu, falou: "poxa, tá aqui aquele que falava comigo lá quando eu tava na barriga", então, meu, eu não sou de chorar, eu sou muito duro, muito duro na queda, mas a lágrima veio no olho na hora, porque eu percebi que ele sentiu que era eu..."

A fala desse pai mostra a importância que tem, para ele, sentir que o filho o reconhece, e nos mostra como o pai atribui ao recém-nascido uma intenção e até um pensamento: *"poxa, tá aqui aquele que falava comigo lá quando eu tava na barriga"*. É o enlace com o filho que, enfim, vai ajudar o pai a lidar melhor com os desafios mobilizados pelas questões psíquicas inerentes à transição para a paternidade.

Por outro lado, homens e mulheres imaturos, que têm muita dificuldade com os lutos e as experiências de triangulação, tendem a sofrer bastante na situação perinatal e podem precisar de ajuda especializada para lidar com o estresse desse momento.

CUIDANDO DO PAI: UMA ESTRATÉGIA IMPORTANTE PARA PENSAR A SAÚDE MENTAL DA MULHER

O olhar sobre o pai, no sentido da identificação de vulnerabilidades e necessidades, começa com a mudança da mentalidade dos profissionais do grande *setting* perinatal. O *setting*, na teoria psicodinâmica, é o conjunto de estruturas espaciais, temporais, de enquadre e continência que asseguram o encontro protegido entre paciente e terapeuta.

Ora, na nossa prática, encontramos pais dispersos em vários contextos: submetendo-se aos tratamentos de reprodução assistida, acompanhando a parceira em clínicas de ultrassonografia, aguardando nas salas de espera, amparando a companheira na sala de parto... Cada um desses locais pode ser pensado como um ***setting* ampliado**, ocupado por homens em situação de invisibilidade, mas que, nem por isso, deixam de se angustiar. Os pais também podem colocar-se, literalmente, "fora de enquadre", quando se afastam dessas cenas de forma ativa ou passiva. Da mesma maneira, encontramos pais intrusivos, pais controladores, pais desesperados e pais atuadores. Quando cuidamos de mulheres e bebês, são os pais que provocam o adoecimento das mães os que mais despertam nossa antipatia.

Assim, compreender e conhecer melhor os aspectos da subjetividade paterna implicam a disponibilidade para o encontro com tais figuras, tendo em mente sua importância e vulnerabilidade, e a necessidade de empatizar com a sua situação. Iniciativas como o "pré-natal" paterno, a escuta interessada e atenta aos sinais de confusão e sofrimento e dispositivos sociais (como licenças-paternidade) que facilitam a inclusão do pai no cuidado do bebê tendem a facilitar aos homens a construção do seu papel. Aos homens, precisamos "dar licença" para que descubram seu próprio jeito de participar.

Dulce Amabis, em informação oral, descreve a importância de ouvir os pais, parceiros das mulheres que participam do seu grupo de gestantes. A pesquisadora e psicanalista, que atende mulheres há muitos anos, tem se surpreendido com a potência do encontro entre homens que se apoiam mutuamente quando encontram um espaço para expressar, e assim simbolizar, suas dúvidas e preocupações. Se o leitor atento percebeu as nuances da fala do pai que Guidugli descreveu, há de ter reparado que ele disse: *"ele nasce chorando e a enfermeira colocou ele na balança,* ***falou alguma coisinha,*** *e aí eu peguei..."*. Que "coisinha" será que a enfermeira falou para esse pai? Certamente essa não foi uma enfermeira que "embrulhou" o bebê apressadamente, deixando o pai de lado. Ao ler a transcrição, ficamos com a impressão de que a enfermeira, sensível à presença do pai, deu licença a ele para que se aproximasse, colocando-se em reserva, permitindo o encontro entre pai e bebê.

Nesse sentido, a postura da analista que chama os pais para participar de um grupo de conversa e a enfermeira perinatal "que falou aquela coisinha" para o pai, dando licença para que ele se aproximasse, compartilham aspectos em comum. Há um aspecto essencial do *setting* psicanalítico, que diz respeito à mente do analista,[21] em sua condição de propiciar crescimento psíquico e ampliação da capacidade de lidar com as emoções. Mas, felizmente, essa disposição mental não precisa de nenhum diploma acadêmico para se constituir. Assim, podemos imaginar que os que se aproximam das famílias que se inauguram fazem bem em propiciar, dentro de suas próprias mentes, algo semelhante: espaços de escuta em que o pai seja bem-vindo e lembrado como peça importante (não meramente decorativa) no quadro perinatal. Dessa atitude empática devem derivar mudanças ligadas a aspectos apontados nas linhas deste texto. Podemos enumerá-las a seguir, lembrando que, infelizmente, nem sempre poderemos encaminhar os sujeitos mais necessitados à psicoterapia.

Às vezes, sabemos da doença do pai por meio da mãe ou do sintoma do bebê, e temos que lidar com a impotência de não ter acesso a ele. Todavia, como os pequeninos, os pais também estão aprendendo. Eles necessitam de um bom ambiente para poderem se enamorar dos filhos e realizar atos reparatórios em relação aos sentimentos de exclusão, ódio, inveja e ciúmes, "paixões" que colorem sua **posição terceira** no momento perinatal. Assim, nos recordamos:

1. Da pesquisa de Guidugli[9] em que os pais relataram gratidão pela escuta recebida nas entrevistas, sentidas como oportunidade de narrar para ela e para si mesmos seus sonhos, dúvidas, angústias e histórias. Aqueles pais encontraram ali um **espaço** e um **tempo** de reflexão que se mostrou salutar em seus processos de paternidade. Assim, é preciso dar licença aos pais, escutá-los, para que possam construir espaços de narratividade e simbolização de suas experiências. Esse processo deve ser facilitado por aqueles atendem a mulher, bem como por dispositivos como grupos de pais ou "oficinas" em serviços de saúde.
2. Da ubiquidade dos rituais de *couvade* por tantas épocas e lugares, cuidando da construção simbólica e social do pa-

pel de pai, o qual, desde o início, é para o bebê um **outro.**[4] O pai lida com emoções contraditórias, temores e hostilidade em relação à chegada do filho, e os rituais da *couvade*, hoje esquecidos, encenam sua necessidade de assistência na passagem ao novo papel.

A. Do que nos ensinam estudos sobre as manifestações psicopatológicas dos quadros paternos, ligados às construções de gênero. Sintomas externalizantes[22] e de comportamento do pai têm um efeito disruptivo no contexto perinatal, e podem sinalizar sofrimento psíquico ou doença mental. Como tal, precisam ser endereçados de maneira mais eficaz.

CONCLUSÃO

Para concluir, a necessidade de compreender melhor as dificuldades paternas e aquilo que de essencial existe na posição subjetiva do pai abre novos campos de pesquisa para incluir as famílias da contemporaneidade e a própria função terceira daqueles que ocupam uma posição parental em relação a uma criança. A velha família, nos moldes patriarcais, parece já não dar conta de garantir a constituição psíquica dos indivíduos dos nossos tempos.

REFERÊNCIAS

1. Guerra V. O ritmo na vida psíquica: diálogos entre psicanálise e arte. Ide. 2017;40(64):31-54.
2. Winnicott DW. O bebê como organização em marcha. In: A criança e seu mundo. Rio de Janeiro: LCT; 1982. p.26-30.
3. Da Vinci L. A virgem e o menino com Sant'Anna. C.1510, óleo sobre madeira, 168 × 130 cm. Paris: Museu do Louvre.
4. Crespin G. A clínica precoce: o nascimento do humano. Trad. Fernandes CM. São Paulo: Casa do Psicólogo; 2004. 187p.
5. Kaubisch LT, Reck C, von Tettenborn A, Woll CFJ. The COVID-19 pandemic as a traumatic event and the associated psychological impact on families – a systematic review. J Affect Disord. 2022;319:27-39.
6. Roudinesco E. A família em desordem. Rio de Janeiro: Jorge Zahar; 2003. 199p.
7. Philpott LF, Leahy-Warren P, FitzGerald S, Savage E. Stress in fathers in the perinatal period: a systematic review. Midwifery. 2017;55:113-27.
8. Cherer EQ, Ferrari AG, Piccinini CA. Tornar-se pai: a paternidade como inscrição subjetiva da finitude. Psic Teor Pesq. 2018;34:e34433.
9. Guidugli SKN. Um estudo qualitativo sobre o pré-natal e o puerpério na perspectiva do pai [tese]. São Paulo: Instituto de Psicologia; 2022.
10. Carlberg M, Edhborg M, Lindberg L. Paternal perinatal depression assessed by the Edinburgh Postnatal Depression Scale and the Gotland Male Depression Scale: prevalence and possible risk factors. Am J Mens Health. 2018;12(4):720-9.
11. Cameron EE, Sedov ID, Tomfohr-Madsen LM. Prevalence of paternal depression in pregnancy and the postpartum: an updated meta-analysis. J Affect Disord. 2016;206:189-203.
12. Matthey S, Barnett B, Howie P, Kavanagh DJ. Diagnosing postpartum depression in mothers and fathers: whatever happened to anxiety? J Affect Disord. 2003;74(2):139-47.
13. Landman P. Algumas reflexões sobre o trauma psíquico. Cad. Psic CPRJ 2015 [citado em 24 abr. 2023];31(34):39-48.
14. Labonté B, Suderman M, Maussion G, Navaro L, Yerko V, Mahar I, et al. Genome-wide epigenetic regulation by early-life trauma. Arch Gen Psychiatry. 2012;69(7):722-31.
15. Matthey S, Barnett B, Ungerer J, Watters B. Paternal and maternal depressed mood during the transition to parenthood. J Affect Dis. 2000;60(2):75-85.
16. Marin IK. Prefácio. In: Lacerda ET, editor. A clínica da constituição do laço. São Paulo: Escuta; 2017.
17. Folino CSG. Sobre dores e amores: caminhos da tristeza materna na elaboração psíquica da parentalidade [tese]. São Paulo: Instituto de Psicologia; 2014.
18. Angelelli AMM. Do pai ao pa(i)terno: vicissitudes da constituição da paternalidade. [dissertação]. São Paulo: Pontifícia Universidade Católica de São Paulo; 2022 [citado em 24 abr. 2023]. Disponível em: https://repositorio.pucsp.br/jspui/handle/handle/29541
19. This B. O pai: ato de nascimento. Trad. Mário Fleig M, Petry C. Porto Alegre: Artes Médicas; 1987.p.228.
20. Figueiredo LC. A mente do analista. 3. ed. São Paulo: Escuta; 2022.168p.
21. Fisher SD, Cobo J, Figueiredo B, Fletcher R, Garfield CF, Hanley J, et al. Expanding the international conversation with fathers' mental health: toward an era of inclusion in perinatal research and practice. Arch Womens Ment Health. 2021;24(5):841-8.

CAPÍTULO 15

Abordagem à mulher em situação de violência

Maria Luiza Corrêa Cordeiro
Fernanda Lopes Sanchez Derballe

PONTOS-CHAVE

- A violência contra mulheres é um problema de saúde pública, embora muitos ainda a tratem como um assunto privado.
- Há várias modalidades de violência contra a mulher: física, sexual, psicológica e moral. Citamos também a violência obstétrica, relacionada ao maltrato da mulher no contexto perinatal, principalmente no atendimento ao parto.
- Embora menos evidentes que a violência física, as outras formas de maltrato à mulher também têm consequências para a sua saúde física e mental.
- Agravos à saúde emocional da mulher variam desde problemas de autoestima ou sentimentos de alienação e isolamento até o desenvolvimento de transtornos mentais. Sintomas físicos vagos e queixas ginecológicas podem estar associados à violência em suas diversas formas e devem chamar a atenção do profissional de saúde.
- A mulher submetida à violência de gênero nem sempre tem consciência de que a sofre, e o profissional de saúde que a acolhe em diversos âmbitos tem um papel fundamental na identificação e no encaminhamento dessa mulher.
- Como profissionais de saúde, é nosso papel identificar possíveis situações de violência vivenciadas pelas usuárias que passam pelas nossas unidades, muitas vezes com queixas outras que mascaram a dor da violência. É preciso incentivar ações de prevenção e psicoeducação, bem como atender essas mulheres em contextos multiprofissionais que levem em conta os aspectos jurídicos e sociais desse problema.

INTRODUÇÃO

A violência contra mulheres no âmbito doméstico sempre foi tratada como um assunto privado, fato que contribuiu para a sua perpetuação e naturalização, como se ela fizesse parte da relação do casal. Durante muitos anos, a violência doméstica e sexual foi "caso de polícia", mas hoje sabemos que ela é, na verdade, uma questão de saúde pública, com fenômenos cercados pelo silêncio e pela dor. Para termos uma ideia dos números desse problema, quase uma em cada três mulheres entre 15 e 49 anos relata já ter sofrido algum tipo de violência por parceiro íntimo, em um estudo realizado em 161 países.[1]

Muitas vezes, a rota das mulheres em situação de violência passa pelos serviços de saúde, emergências e ambulatórios.

Estatísticas comprovam que, como consequência da violência doméstica, os agravos mais comumente encontrados são lesões corporais graves, decorrentes de socos, tapas, chutes, amarramento, queimaduras, espancamentos e estrangulamentos, bem como cefaleias crônicas, dores musculares, dores abdominais, problemas ginecológicos e lesões permanentes. Também é comum a ocorrência de transtornos mentais, como a ansiedade generalizada, o abuso de álcool e drogas, a depressão ou o transtorno de estresse pós-traumático,[2] os quais se ligam a essa violência e podem se associar a tentativas de suicídio. A morte pode ocorrer em decorrência das lesões sofridas e suas complicações, ou do suicídio exitoso.[1]

Similarmente, a violência sexual também acarreta uma série de agravos à saúde emocional das mulheres, como ansiedade, pesadelos, fobias, fantasias catastróficas, sentimentos de alienação e isolamento, além de problemas sexuais. Essa violência pode afetar a saúde física da mulher de várias formas, em especial por meio do risco de gravidez e aborto, ou contágio por infecções sexualmente transmissíveis (IST)/vírus da imunodeficiência adquirida (HIV).[3]

A violência de gênero está associada a um maior risco para diversos agravos à saúde física e mental da mulher. Assim, alguns indicadores servem como alerta ao profissional de saúde de que uma determinada mulher pode estar em uma situação de violência. São eles:

- Transtornos crônicos, vagos e repetitivos.
- Entrada tardia no pré-natal.
- Presença de um companheiro muito controlador, que reage quando separado da mulher.
- Infecção urinária de repetição (sem causa secundária).
- Dor pélvica crônica.
- Síndrome do intestino irritável.
- Transtornos na sexualidade.
- Complicações em gestações anteriores, abortos de repetição.
- Dor crônica em qualquer parte do corpo ou mesmo sem localização precisa.
- Dor que não tem nome ou lugar.
- Fibromialgia.

Da mesma maneira, ansiedade ou depressão, história de tentativa de suicídio e lesões físicas que não se explicam de forma adequada podem estar ligadas a esse problema. É importante que o profissional de saúde tenha um olhar sensível quando diante dessas situações, pois o contexto do atendimento é uma oportunidade de ajudar a paciente a sair do ciclo da violência em que está inserida.

Historicamente, a violência contra a mulher esteve presente em muitas épocas e culturas. Assim, durante séculos, mulheres suportaram, indefesas e em silêncio, os abusos do homem. Portanto, em grande parte da história da humanidade, a mulher esteve em papel coadjuvante, ficando sempre à sombra dos interesses masculinos. Para entender melhor o conceito do gênero, visto sob essa ótica, e suas manifestações no cotidiano, vamos caminhar pela história ocidental e veremos como a mulher era, culturalmente, vista como um **ser inferior**.

O FEMININO ATRAVÉS DA HISTÓRIA

Começamos na nossa caminhada citando Platão, na Grécia Antiga. O filósofo desenhava as mulheres como a reencarnação de homens covardes e injustos. Aristóteles, que o sucedeu, afirmava que a mulher é fêmea em virtude de certas características: a mulher é mais vulnerável à piedade, chora com mais facilidade, é mais afeita à inveja, à lamúria, à injúria, tem menos pudor e menos ambição, é menos digna de confiança e mais encabulada.[4]

Prosseguindo pela história ocidental, não precisamos nem lembrar a perseguição às mulheres pela Igreja, vistas, então, como bruxas, na Idade Média.[5] Mais tarde, os filósofos burgueses destacaram a inclinação natural feminina para o lar e a educação das crianças. Nesse sentido, Rousseau via a mulher como destinada ao casamento e à maternidade. Kant a considerava pouco dotada intelectualmente, caprichosa, indiscreta e moralmente fraca. Sua única força era o encanto.[4] Os filósofos eram os formadores de opinião daquela época.

O que podemos depreender dessas visões sobre as mulheres é a representação da mulher como um objeto, uma "coisa" que podia ser vendida, trocada e usada, sem nenhum direito próprio.

No tempo do Brasil Colônia, para preservar a honra das moças de família, os senhores estimulavam a iniciação sexual de seus filhos com as mulheres negras escravizadas, sobretudo as adolescentes. Mulheres negras estavam em uma categoria ainda mais inferiorizada pelos homens, em razão de uma hierarquia racial que as classificava como menos humanas, sendo, portanto, alvos mais fáceis da violência de gênero. As esposas brancas também eram "usadas", entretanto, elas tinham a função de gerar os filhos dos senhores, enquanto as mulheres negras escravizadas eram violentadas para satisfação dos desejos sexuais dos homens.

Como esposas ou filhas, as senhoras brancas e da elite ocupavam uma posição de submissão aos pais e maridos. Raramente aprendiam a ler ou escrever, pois a educação feminina restringia-se a aprender boas maneiras e prendas domésticas. Seu dever era procriar e obedecer.

Hoje, a cultura machista ainda está presente em nossa sociedade, revelando-se de várias formas em nossas interações sociais. Está nas músicas que enaltecem a agressão à mulher, nas piadas que a inferiorizam e nos obstáculos que dificultam ou impedem sua caminhada profissional. Todos fazemos parte dessa cultura, que está dentro de nós, e cabe a cada um questionar-se sobre os símbolos machistas que nos chegam, e, em um movimento coletivo, transformar conceitos e ações que respaldam desigualdades, dominação e violência.

VIOLÊNCIA FAZ MAL À SAÚDE!

A iniciativa de romper a violência contra a mulher também deve partir das instituições. No Brasil de hoje, temos uma Política Nacional de Atenção Integral à Saúde da Mulher, com ações de ampliação e acessibilidade das mulheres e adolescentes aos serviços de saúde, em que se oferecem apoio e condições de interrupção do ciclo da violência. Alguns elementos são essenciais para essa atenção: conhecimento técnico-científico, sensibilidade dos profissionais e práticas humanizadas. O papel da área da Saúde é atenção à vítima, vigilância, monitoramento, articulação intersetorial, prevenção e promoção da saúde das mulheres.

"Pancada de amor não dói", diz o ditado popular. Será? Socos e tapas entre namorados ou companheiros não doem? Talvez a tal pancada de amor não se preste a exprimir exatamente a ausência de dor, mas uma ideia de que agressões físicas ocorridas em um relacionamento seriam anestesiadas pelo afeto existente entre os envolvidos. Fato é que pancada causa lesões corporais e isso é crime.[6]

Não podemos falar de violência contra a mulher sem citar Maria da Penha, símbolo da luta contra a violência doméstica no Brasil. Em 1983, por duas vezes seu marido tentou assassiná-la (na primeira vez por arma de fogo e, na segunda vez, por eletrocussão e afogamento). Essa violência resultou em sua paraplegia, além de outras sequelas. A partir de sua luta, temos hoje a Lei n. 11.340, de 7 de agosto de 2006 (Lei Maria da Penha), que tipifica a violência doméstica e familiar, classificando-a como uma violação dos direitos humanos das mulheres. Tal lei tem como objetivo a garantia e a proteção nos procedimentos policiais e judiciais, de forma humanizada, para as vítimas.[7]

Citamos anteriormente os impactos da violência na saúde da mulher, mas é importante frisar que violência doméstica e sexual é uma das principais causas de morte entre mulheres, sobretudo as de classes sociais mais baixas, com menor escolaridade e negras.[8]

Independentemente do estrato social a que pertencem, alguns fatores contribuem para a perpetuação da violência contra a mulher:

- Vergonha.
- Baixa autoestima.
- Esperança na transformação da relação.
- A justificativa de que a violência é causada por fatores externos.
- Medo e sentimento de impotência.

Dependência econômica, filhos e o caráter sagrado da família, bem como a falta de informação e a descrença nas instituições que fazem parte da rede de serviços de atendimento à mulher, são outros fatores que contribuem para a dificuldade em romper o ciclo de violência em que a mulher se insere.

O atendimento à mulher na situação de violência é complexo e envolve múltiplas ações e abordagens. O profissional de saúde tem o dever de notificar os casos de violência de que tiver conhecimento, podendo inclusive responder pela omissão dessa notificação. Assim, é importante haver um fluxograma, ou protocolo, para o atendimento desses casos, que envolvem muitas instâncias para uma assistência mais qualificada. A seguir, exemplificamos um modelo de fluxograma de atendimento na Unidade de Saúde:

- Identificação de sinais sugestivos de violência e situações de risco.
- Notificação e registro de casos suspeitos.
- Acolhimento e assistência.
- Propedêutica, profilaxia e tratamento nos casos de violência sexual.
- Orientação quanto às medidas legais.
- Encaminhamentos (urgências, redes de apoio e de proteção).
- Acompanhamento dos casos.
- Ações de prevenção (psicoeducação em grupo).

O profissional de saúde também deve saber que, nos casos de violência sexual, a exigência de apresentação de Registro de Ocorrência e laudo do Instituto Médico Legal para o atendimento é **ilegal**.

Do ponto de vista ético, alguns cuidados devem ser observados no acolhimento à mulher em situação de violência, pois o profissional deve tratá-la **como gostaria de ser tratado**, mantendo sigilo das informações. Deve-se proporcionar privacidade à mulher, de modo a evitar a repetição do relato da violência a diversos profissionais e, portanto, não fazer perguntas indiscretas, além de evitar julgamentos sobre a paciente e afastar culpas, buscando sempre validar o seu sofrimento. Esses cuidados proporcionam um acolhimento respeitoso, de forma que a mulher não sofra mais violência institucional por parte dos profissionais de saúde.[9]

Assim, uma pergunta surge quando tomamos consciência da grande subnotificação dos casos de violência à mulher: "Por que o profissional de saúde não pergunta se a mulher sofre ou sofreu violência?".

Possivelmente, a resposta para essa pergunta envolve a crença do profissional de que a violência doméstica é um problema pessoal e privado e, por isso, ele não tem o direito de "se intrometer" nesse tipo de assunto. Se o problema é encarado como questão social ou legal, deixa de ser visto como um problema de saúde pública. Outros pensam também que as mulheres "gostam de apanhar", senão "não ficariam com o agressor". Essas percepções, bastante equivocadas, contribuem para a perpetuação da violência contra a mulher, uma vez que o profissional perde a oportunidade de realizar uma intervenção qualificada nesses casos.

Da mesma maneira, dificuldades no acolhimento e notificação da violência contra a mulher ganham um grau a mais de complexidade quando falamos do atendimento a mulheres negras, pobres, com deficiências (PCD) e a população LGBTQIAPN+* – as quais, de modo geral, recebem uma assistência inferior à prestada às mulheres que têm uma condição socialmente privilegiada. A discriminação às mulheres pertencentes aos grupos socialmente desfavorecidos muitas vezes é perpetuada pelos próprios equipamentos de saúde.[3]

Ciente do problema da violência e sua abrangência, o profissional de saúde eticamente comprometido com o cuidado deve buscar formas de perguntar, **indiretamente**, se a mulher vivencia uma situação de violência, como:

- Está tudo bem em sua casa ou no seu trabalho?
- Você acha que os problemas de relacionamento familiar estão afetando sua saúde?
- Você se sente humilhada ou agredida por algum familiar?

* A sigla LGBTQIAPN+ significa: lésbicas, gays, bissexuais, transexuais/transgêneros/travestis, *queer*, intersexuais, assexuais, pansexuais, não binários e outros.

Mas o profissional também pode perguntar diretamente à mulher:

- Você já sofreu, ou sofre, algum tipo de violência?

É importante que o profissional entenda sua importância no sentido de dar abertura para a mulher falar da violência sofrida, e ter consciência do seu papel para interromper a cadeia de violência e desmentidos que cerca a mulher que é vítima desse problema.[9]

O ATENDIMENTO À MULHER EM SITUAÇÃO DE VIOLÊNCIA EM UM SERVIÇO DE SAÚDE NO RIO DE JANEIRO: RELATO DE UMA VIVÊNCIA DE CUIDADO

Há mais de uma década, a equipe de saúde da qual faz parte uma das autoras deste capítulo tem atuado com mulheres em situação de violência em um serviço de emergência hospitalar. A seguir, descreveremos o fluxo dos atendimentos e o acolhimento a essas mulheres, pela equipe multidisciplinar desse serviço, formada por uma psicóloga, uma assistente social, um(a) médico(a) e uma enfermeira. Também estão inseridos nessa equipe a recepcionista e o segurança, que devem estar capacitados, assim como os demais profissionais, para o acolhimento respeitoso e livre de julgamentos às pacientes que buscam o serviço.

O objetivo do trabalho nesse serviço é evitar que a violência se perpetue, buscando romper sua continuidade naqueles casais ou famílias que tenham iniciado o seu ciclo. O atendimento tem como objetivo promover alternativas de organização social e familiar que incorporem a igualdade de seus membros, fortalecendo a autonomia e a autoestima da mulher. As mulheres vítimas de violência frequentemente se apresentam assustadas, temerosas, envergonhadas e desconfiadas. Por isso a importância de recebê-las de forma acolhedora, pois o fato de ir a uma consulta para falar sobre a violência vivida causa grande sofrimento às mulheres. Por outro lado, a própria definição de violência muitas vezes direciona o profissional de saúde à identificação de danos físicos, deixando de se atentar a situações que, no contexto da violência doméstica, envolvem outros tipos de danos.

O público-alvo, atendido no serviço de emergência já referido, são as mulheres que chegam ao serviço por encaminhamentos, na maioria das vezes da Delegacia de Atendimento à Mulher (Deam) ou por demanda espontânea, vítimas de violência sexual e/ou doméstica.

Nesse serviço, a mulher é acolhida de forma segura e sigilosa, em um espaço separado dos demais atendimentos da emergência. São seus direitos: a privacidade, o anonimato, a denúncia, o exame de corpo de delito, o aborto legal[10] (se sua gravidez resulta de violência sexual), o acompanhamento assistencial e medicamentoso, e a informação sobre seu direito de não realizar a denúncia. A mulher deve receber informações importantes sobre seus direitos e saber dos trâmites legais para que tome uma decisão informada. Não é condição para o atendimento que ela realize o boletim de ocorrência.

É importante que, nesse primeiro momento, seja preenchida a ficha de notificação da violência (Sistema de Informação de Agravos de Notificação – Sinan) pelos profissionais. A articulação intersetorial (Deam, Conselho Tutelar, Promotoria) também faz parte do atendimento à mulher em situação de violência. Nesse âmbito, reconhecer a mulher como sujeito significa "comprometer-se com a satisfação de necessidades, entendendo a saúde como um direito, pela construção de relações de acolhimento, vínculo e responsabilização."[11]

Atendimento psicológico

A primeira etapa da avaliação psicológica no nosso modelo de atendimento acontece no acolhimento inicial, feito por meio de entrevista/consulta de psicologia a fim de viabilizar o conhecimento do caso (que pode ser realizada conjuntamente com outros profissionais, seja a assistente social, seja o médico e/ou enfermeira) para evitar que a mulher tenha de relatar várias vezes a situação da violência).

O psicólogo vai identificar o *status* emocional da mulher e promover apoio emocional. Ele procura avaliar e validar os sentimentos predominantes naquele contexto (medo, angústia, vergonha, tristeza, culpa e revolta). Em nossa equipe, atuamos na desconstrução da culpa, que é um sentimento muito comum na mulher em situação de violência.

Nesse primeiro momento, também se avalia o grau de **desorganização da vida social** (impacto da violência vivenciada nas relações familiares, sociais e no trabalho) e se identifica o apoio familiar e/ou rede de relacionamentos da mulher.

Buscamos também, nesse momento, identificar distúrbios do sono (insônia e pesadelos) e reações psicossomáticas que podem se associar ao quadro. A atuação do psicólogo busca proporcionar suporte emocional. Identificadas as necessidades da usuária, inicia-se o projeto terapêutico, momento de se oferecerem soluções possíveis, utilizando os recursos disponíveis na Instituição, de modo a proporcionar a compreensão e o atendimento aos sintomas que a mulher acaba de relatar.

A segunda etapa do atendimento se dá no ambulatório, onde realizamos psicoterapia de apoio de curta duração. Nosso foco é o fortalecimento da mulher para lidar com suas questões, de forma a perceber o ciclo da violência em que se encontra e interrompê-lo. Nesses atendimentos em psicoterapia, buscamos auxiliar a mulher no processo de reorganização da sua vida após a situação de violência vivenciada. Buscamos trabalhar a questão da sexualidade e os sentimentos persecutórios e de medo, bem como as repercussões desses sentimentos diante da figura masculina e a recuperação da autoestima da paciente. Podemos também trabalhar com conteúdos de sonhos e situações em que a ansiedade presente paralisa a mulher, que se vê remetida à revivescência da violência pelas sensações e angústias experienciadas nas memórias recuperadas nos atendimentos.[2]

A intervenção psicológica não ocorre apenas com a mulher, sendo extensiva aos familiares, quando necessário. Em relação ao período de atendimento, os encontros com o(a) psicólogo(a) acontecem por um período determinado de seis meses, uma vez por semana, ou a cada 15 dias, a critério da paciente. O tema central do atendimento é a situação da violência, porém acontece de a usuária do serviço de saúde trazer outras questões para serem trabalhadas. A identificação dos sintomas apresentados pela mulher, a adesão ao tratamento e o manejo dos prejuízos sociais, ocupacionais e familiares trazidos pelo estresse pós-traumático[2] geralmente são os temas mais abordados nos atendimentos. Em qualquer momento, quando detectada uma demanda psiquiátrica, a mulher é encaminhada para avaliação do especialista.

Além da psicoterapia, utilizamos também a psicoeducação, que costuma trazer resultados positivos, por contribuir para a melhora no funcionamento psicossocial da usuária do nosso serviço. O suporte psicoeducativo é realizado pelo uso de temas disparadores. Nesse tipo de intervenção, existe diversidade entre as usuárias, pois esse é um momento extremamente subjetivo, que impede que se siga fielmente um roteiro. A paciente, ao obter informações sobre seus sintomas, inicia um processo de entendimento e significação sobre o que foi abordado, que dá início a diversos questionamentos. São expostos à mulher e seus familiares fatores que afetam a melhora dos sintomas, a importância da adesão ao tratamento e de uma boa rede de apoio.

Uma terceira etapa do acompanhamento psicológico é proporcionada pelos atendimentos grupais, por meio de um dispositivo que chamamos de "grupo suporte". Esse é o momento em que a mulher se permite dividir com outras mulheres suas vivências e sentimentos acerca da violência. O objetivo do grupo é facilitar a expressão dos sentimentos decorrentes da violência vivenciada e o relato de experiências comuns, proporcionando à mulher um sentimento de pertencimento ao grupo enquanto são trabalhados temas de interesse comum (sexualidade, repercussões físicas e psicológicas da violência doméstica e/ou sexual), com o objetivo de promover o sentimento de solidariedade entre mulheres vítimas de violência. Essa é uma etapa nem sempre alcançada, já que as pacientes nem sempre dão continuidade ao acompanhamento terapêutico, seja pelo desejo de não retornar à unidade, seja por questões socioeconômicas, pela distância do serviço em relação às suas residências, visto que trabalhamos em uma cidade grande. Em nossa experiência, realizamos um grupo com adolescentes vítimas de estupro, de curta duração. Uma das participantes transformou sua experiência em palestra na sua própria escola para a prevenção de situações semelhantes à que ela vivenciou.

A VIOLÊNCIA INSTITUCIONAL E SUA CONEXÃO COM O RACISMO

Até agora tratamos da violência de gênero, porém, quando se trata de cuidados em saúde, encontramos a violência institucional, praticada pelos profissionais durante sua assistência à mulher.[3,12] Como mencionado anteriormente, é importante destacar que tal violência (inclusive a violência obstétrica[12]) é mais comum quando se trata de mulheres negras, pobres e PCD, cuja situação de vulnerabilidade social faz com que sofram mais com esse tipo de agravo do que as mulheres brancas, cisgênero e de classe social mais elevada. Da mesma maneira, as mulheres transgênero são ainda muito discriminadas nos serviços de saúde.[13]

Quando pensamos em ações de cuidado às mulheres, é importante ter em mente que não há uma categoria única para o conceito Mulher e que, portanto, se faz necessário trazer para o centro deste debate as mulheres que geralmente estão invisibilizadas na sociedade. Essas mulheres devem ser escutadas tanto em relação às estratégias de cuidado oferecidas a elas quanto sobre a oportunidade de ter um maior protagonismo em relação à assistência de que necessitam. Assim, a assistência integral a saúde da mulher em situação de violência envolve a disposição do profissional de saúde em se perguntar: de que mulher estamos falando neste momento? Qual seu contexto? Esse profissional deve sempre se comprometer com uma ética do cuidado que realmente passe ao largo do preconceito e da discriminação, sobretudo de classe, raça e sexualidade.

PARA FINALIZAR, MAS NÃO FINALIZANDO

A violência contra a mulher é um tema denso e que nos provoca sentimentos, muitas vezes contraditórios, de aversão, empatia, tristeza e revolta. Essa "mistura" de sentimentos, que faz parte dos nossos dias durante os plantões e atendimentos, nos toca especialmente a partir de nosso lugar de mulheres/profissionais, ou seja, mulheres cuidando de mulheres.

Este assunto nunca se esgota, pois sempre há alguém que precisa de ajuda especializada. Se no Brasil, entre janeiro e junho de 2022, uma mulher ou menina foi estuprada a cada 9 minutos,[14] algumas vezes será a nossa própria colega de trabalho que vivenciará a violência dentro de casa.

Como profissionais de saúde, é nosso papel identificar possíveis situações de violência vivenciadas pelas usuárias que passam pelas nossas unidades, muitas vezes com queixas outras que mascaram a dor da violência. É preciso incentivar ações de prevenção, promover palestras em sala de espera sobre relacionamentos abusivos e nomear os vários tipos de violência, porque as mulheres muitas vezes nem se dão conta de estarem nessas situações, pois naturalizam esse fato em suas vidas. A informação é a nossa arma para o combate diário contra a violência que afeta as mulheres.

REFERÊNCIAS

1. WHO: Violence against women. Geneva, 2021 [citado em 03 set. 2023]. Disponível em: https://www.who.int/news-room/fact-sheets/detail/violence-against-women
2. Mello MF, Fiks JP. Transtorno de estresse pós-traumático: violência, medo e trauma no Brasil. São Paulo: Atheneu; 2011. 274p.
3. Taquette SR. Violência contra a mulher adolescente/jovem. Rio de Janeiro: UERJ; 2007. 208p.
4. Tavares FA, Pereira GC. Reflexos da dor: contextualizando a situação das mulheres em situação de violência doméstica. Textos & Contextos (Porto Alegre). 2007;6(2):410-24.
5. Federici S. Calibã e a Bruxa: mulheres, corpo e acumulação primitiva. Trad. Coletivo Sycorax São Paulo: Elefante; 2017. 406p.
6. Freitas WC P. Metendo a colher. Rio de Janeiro: Gryphus; 2022.
7. Brasil. Lei n. 11.340 (Maria da Penha), de 7 de agosto de 2006. Diário Oficial da União, Brasília, DF, 8 ago. 2006 [citado em 03 set. 2023]. Disponível em: http://www.planalto.gov.br/ccivil_03/_ato2004-2006/2006/lei/l11340.htm

8. Bueno S, Reinach S. A cada minuto, 25 brasileiras sofrem violência doméstica [Internet]. Piauí; 12 mar. 2021 [citado em 28 abr. 2023]. Disponível em: https://piaui.folha.uol.com.br/cada-minuto-25-brasileiras-sofrem-violencia-domestica/
9. Brasil. Ministério da Saúde. Política Nacional de Humanização-PNH. Brasília: MS; 2013 [citado em 03 set. 2023]. Disponível em: http://bvsms.saude.gov.br/bvs/publicacoes/politica_nacional_humanizacao_pnh_folheto.pdf
10. Bedone AJ, Faúndes A. Atendimento integral às mulheres vítimas de violência sexual: Centro de Assistência Integral à Saúde da Mulher, Universidade Estadual de Campinas. Cad Saúde Pública. 2007;23(2):465-9.
11. Takemoto MLS, Silva EM. Acolhimento e transformações no processo de trabalho de enfermagem em unidades básicas de saúde de Campinas, São Paulo, Brasil. Cad Saúde Pública. 2007;23(2):337.
12. Curi PL, Ribeiro MTT A, Marra CB. A violência obstétrica praticada contra mulheres negras no SUS. Arq Bras Psicol. 2020 [citado 03 set. 2023];72(spe): 156-69. Disponível em: http://pepsic.bvsalud.org/scielo.php?script=sci_arttext&pid=S1809-52672020000300012&lng=pt
13. Rocon PC, Rodrigues A, Zamboni J, Pedrini MD. Dificuldades vividas por pessoas trans no acesso ao Sistema Único de Saúde. Ciênc Saúde Coletiva. 2016;21(8):2517-26.
14. Fórum Brasileiro de Segurança Pública. Violência contra meninas e mulheres no 1º semestre de 2022 [Internet] [citado em 03 set. 2023]. Disponível em: https://forumseguranca.org.br/wp-content/uploads/2022/12/violencia-contra-meninas-mulheres-2022-1sem.pdf

CAPÍTULO 16

Atendimento à população transgênero

Patricia Porchat Pereira da Silva Knudsen

PONTOS-CHAVE

- Atendimento e respeito à autoidentificação de gênero.
- Saúde mental e vulnerabilidade social.
- Sexo e gênero: é preciso rever as nossas certezas.
- Variabilidade de gênero e diferentes necessidades em saúde.
- Atitudes transfóbicas e seus efeitos.
- Saúde mental de pessoas transgênero: onde buscar ajuda.
- O tratamento psicanalítico e as transidentidades.

INTRODUÇÃO

Transgênero é um termo "guarda-chuva" que compreende um conjunto de identidades de gênero. Para o atendimento a essa população, não é necessário conhecer todas essas identidades, mas saber que há uma variedade delas e, principalmente, perguntar ao paciente como ele ou como ela se identificam e como gostariam de ser chamados. No Brasil, os termos mais usados são "transexual", "travesti", "homens trans", "mulheres trans" ou simplesmente "trans". Os termos FtM (*Female to Male*) e MtF (*Male to Female*) foram bastante usados no campo da medicina, mas devem ser evitados quando o profissional se dirige ao paciente, pois esses termos privilegiam o sexo atribuído ao nascimento, ou seja, exatamente aquele com o qual a pessoa transgênero não se identifica e pelo qual não quer ser chamada.

Em 2018, uma pesquisa da Faculdade de Medicina da Unesp de Botucatu constatou que 1,9% da população brasileira se identifica como transgênero ou não binária. Foram entrevistadas 6 mil pessoas em 129 municípios de todas as regiões do país.[1] Nessa pesquisa, "transgênero" foi definido como um termo genérico que descreve pessoas que se identificam com um gênero que é incongruente ou diferente daquele que lhes foi atribuído no nascimento. "Gênero não binário" foi definido como um termo genérico que descreve as pessoas que sentem que sua identidade de gênero está além ou entre as identidades masculina e feminina, por exemplo, uma pessoa que vivencia ambas as identidades ou nenhuma. Ou seja, por essa definição podemos encontrar nas duas categorias da pesquisa pessoas que se identificam como transexuais, travestis ou trans, no sentido que as próprias pessoas interessadas dão a ele. O que importa aqui é considerar a porcentagem de 1,9% de nossa população, o que atualmente seria em torno de 4.085.000, ou seja, podemos considerar que existem cerca de quatro milhões de pessoas transgênero no Brasil.

SAÚDE MENTAL E VULNERABILIDADE SOCIAL

Entre os estudos feitos sobre a população transgênero no Brasil, destacam-se aqueles que abordam a "suicidabilidade" dessa população, termo que se refere ao conjunto de fenômenos associados ao suicídio: ideação passiva suicida, ideação suicida, preparação para o suicídio, comportamento autolesivo, tentativas de suicídio e, por fim, suicídio.[2] A epidemiologia associada à suicidabilidade leva em conta aspectos atrelados a cultura, sexo, idade e etnia do indivíduo. No caso da população transgênero, podemos acrescentar a vivência de preconceito e violência, a exclusão social, a idade - sendo as tentativas e consumação do suicídio mais recorrentes nas pessoas menores de 25 anos –, as desavenças pessoais, os conflitos familiares, os confrontos com a lei, a baixa escolaridade decorrente do abandono precoce dos estudos diante dos problemas de convivência nas instituições educacionais, as escassas oportunidades de trabalho - sendo a prostituição uma das saídas do desemprego –, a sorologia positiva para o vírus da imunodeficiência adquirida (HIV) e o processo de transição de gênero (hormonioterapia ou cirurgia de redesignação sexual).[3]

De fato, no Brasil, uma das principais causas de morte da população transgênero é o suicídio. Recentemente, em 2021, um levantamento feito pela Associação Nacional de Travestis e Transexuais constatou que cerca de 40% dessa população tentou pelo uma vez acabar com suas vidas.[4] Esse dado, apesar de surpreendente, reflete uma realidade extremamente aversiva contra essa população no Brasil. Entre os anos de 2008 e 2022 foram reportados 1.741 assassinatos de pessoas transgênero, deixando o país com a maior taxa de homicídios contra pessoas transgênero no mundo.[5] A violência psicológica, decorrente de agressões físicas, verbais e sexuais, vem conduzindo ao desenvolvimento de doenças mentais. Observa-se uma prevalência de casos de ansiedade, depressão e transtorno de estresse pós-traumático, junto ao uso de substâncias lícitas (álcool ou tabaco) e ilícitas (*cannabis*, cocaína, *ecstasy*),[6] pertencendo esses, também, aos disparadores do comportamento suicida.[7] Associa-se ainda ao quadro de saúde mental a transfobia internalizada, fruto do estigma e preconceito social contra esse grupo. O horror e a violência contra as pessoas transgênero ("transfobia") são comumente internalizados e produzem efeitos de autodestruição, chegando ao autoextermínio.

Quanto ao tratamento de distúrbios mentais, em geral, a maior parte das intervenções médicas no país gira em torno da medicalização e costuma desconsiderar as vulnerabilidades dos pacientes ou os tipos de violência sofridas. Aqui encontramos correlações entre gênero, raça, pobreza e baixo nível educacional com o surgimento de distúrbios mentais, o que torna implausível a medicalização sem a consideração dos determinantes estruturais da doença.[8] Por todas essas razões, a população transgênero no Brasil precisa de atenção especial em seu atendimento.

GARANTINDO UM BOM ATENDIMENTO À POPULAÇÃO TRANSGÊNERO

Com mencionado inicialmente, o atendimento à população transgênero se inicia perguntando ao paciente como ele ou como ela se identificam e como gostariam de ser chamados. Isso está conforme a definição de identidade de gênero adotada por profissionais que priorizam a percepção e o sentimento do próprio paciente acerca de ser homem, mulher e, mais recentemente, não binário, como já visto. Nessa definição de gênero, a anatomia não determina a identidade de gênero com a qual a pessoa se identifica. Da mesma forma, nem anatomia nem identidade de gênero determinam a sua orientação sexual (para quem seu desejo se orienta e com quem praticam sexo). Por exemplo, uma pessoa pode ter nascido com pênis e testículos, se sentir mulher e desejar e praticar sexo com mulheres. Mesmo se sentindo mulher e tendo colocado seios, ela pode querer permanecer com seu pênis e seus testículos. Outro exemplo: uma pessoa que nasceu com pênis e testículos pode ter feito uma cirurgia de redesignação sexual, ter retirado o pênis e os testículos e agora ter uma vagina e, ainda assim, amar uma mulher e se relacionar de modo afetivo e sexual com ela. Ou, ainda, uma pessoa que nasceu com útero, ovários e vagina pode ter retirado os seios, fazer uso de testosterona injetável, deixar crescer a barba, se relacionar com um homem e, em um certo momento, decidir engravidar. É por isso que a pergunta sobre como ela se identifica e como quer ser chamada é fundamental. Também é fundamental usar o pronome adequado: **ele** para homens trans e **ela** para mulheres trans e mulheres travestis. Se for algo diferente disso, pedimos para a pessoa dizer o que prefere. Trata-se de respeitar a pessoa que está na nossa frente.

O desafio que se coloca ao profissional que faz um atendimento clínico (médico, psicológico ou de outra natureza) é que, para garantir o respeito individual dentro de uma perspectiva humanista, é preciso sair da lógica classificatória tradicional. Nessa lógica, é o profissional quem classifica o paciente e o denomina de acordo com o que está previsto em livros ou manuais que descrevem categorias em que se tenta encaixá-lo. A lógica humanista prescreve, em primeiro lugar, a escuta e o respeito à pessoa, o que supõe que ela talvez não se encaixe em nenhuma categoria. De fato, a prioridade é a da sua singularidade. Cada caso deve ser considerado em particular, na medida do possível, principalmente quando se trata de pessoas marcadas por um histórico de violências cometidas pela sociedade como um todo.

DESAFIOS DO COTIDIANO: NOME SOCIAL E USO DO BANHEIRO

Muitas pessoas transgênero fazem uso do nome social. O nome social é o nome pelo qual elas reivindicam ser chamadas, em contraste com o nome civil, aquele registrado por ocasião do nascimento, mas que não reflete a identidade de gênero com a qual elas se identificam na atualidade. O nome social possui proteção legal, é feito por autodeclaração e assegurado pelo Decreto n. 8.727/2016, que dispõe sobre o uso do nome social e o reconhecimento da identidade de gênero de pessoas travestis e transexuais no âmbito da administração pública federal direta, autárquica e fundacional. Ou seja, ser chamada pelo nome social é um direito da pessoa transgênero e um dever de quem a atende.

Pode acontecer de uma pessoa transgênero não ter requerido oficialmente seu nome social por algum motivo e, portanto, não ter nenhum documento que o comprove. Ainda assim, ela pode pedir para ser chamada por um deteminado nome que condiz melhor com sua aparência e que promova o seu bem-estar. Não atender a esse pedido cria situações constrangedoras e humilhantes para ela. Não há necessidade de isso acontecer. Trata-se, novamente, de fazer operar a lógica humanista, e não a lógica classificatória. No caso, se no documento oficial está escrito Maria e, diante de nós, temos uma pessoa cuja aparência não combina com o nome Maria e que nos pede para ser chamada de João, por que insistir em chamar essa pessoa de Maria? Se dermos mais atenção ao seu documento do que ao seu pedido, estamos funcionando com a lógica classificatória.

Essas recomendações não valem apenas para profissionais que estão atendendo, mas igualmente para funcionários e servidores técnicos de instituições públicas, particulares e de consultórios. O treinamento da equipe deve ser feito com alguém especializado em questões de gênero, de modo a evitar situações de constrangimento e de violência. Não basta uma única palestra ou *workshop*. As questões de gênero em cada um de nós são profundamente enraizadas, aprendidas desde criança e atravessadas por questões morais e religiosas. As raízes de nossas crenças e certezas em relação ao gênero são profundas. Isso se traduz em preconceito, violência e exclusão contra as pessoas que não se encaixam nas normas sociais de gênero. É difícil desconstruir essas certezas e permitir que se vejam e se respeitem as pessoas transgênero como semelhantes às pessoas cisgênero (termo usado para se referir às pessoas que estão de acordo com o gênero atribuído quando nasceram). Isso deve ser um trabalho contínuo, principalmente quando se trabalha com seres humanos.

Particularmente nas áreas de educação e saúde, o respeito às diferenças e ao outro se torna fundamental. No nosso caso, na área da saúde, médicos, psicólogos, enfermeiros e outros profissionais encontram-se em posição hierárquica de superioridade em relação a seus pacientes. Os pacientes são cuidados por nós, dependem de nós e, frequentemente, estão em situação de desamparo diante de nós, fragilizados e expostos. Mas, diferentemente de outros grupos que passam por atendimento clínico, a população transgênero esteve por vários períodos de sua vida em situação de vulnerabilidade psicológica. Isso aumenta a nossa responsabilidade na garantia de um bom atendimento, sem violência de qualquer tipo.

O treinamento do profissional e da equipe como um todo visa a prevenir que situações compreendidas como insólitas não se tornem embaraçosas, críticas ou mesmo insolúveis. Uma delas é o uso do banheiro pelas pessoas transgênero. Elas se sentem pouco confortáveis usando o banheiro que estaria de acordo com o gênero atribuído ao nascimento, pois não está de acordo com o modo como elas percebem sua identidade atual, que, em geral, se traduz pela sua aparência. Por outro lado, muitas vezes se sentem ou chegam mesmo a ser ameaçadas quando utilizam o banheiro destinado ao gênero com o qual se identificam, pois algumas pessoas percebem que elas são homens ou mulheres trans, se incomodam com sua presença e chegam a agredi-las. Instituições como escolas, serviços públicos e clínicas de saúde vêm buscando, cada uma a seu modo, como resolver a questão. Vale lembrar que, em nossa casa, não se faz distinção de gênero quanto ao uso do banheiro. O que temem, então, as pessoas que se incomodam em compartilhar o banheiro com pessoas transgênero? Mais uma vez o preconceito atravessa a relação.

Mas se isso parece uma questão pequena, ela de fato não é. Adolescentes transgênero abandonam a escola por não se sentirem à vontade em utilizar banheiros. Adultos transgênero pensam duas vezes antes de adentrar um banheiro. Para levar em conta a dignidade e o respeito ao ser humano, é preciso encarar esta questão: como criar estruturas de atendimento à população transgênero que atendam a necessidades tão básicas quanto essa que acabamos de mencionar?

Esse problema se amplia quando pensamos nas estruturas de atendimento em hospitais e seus protocolos de cuidados. Algumas instituições têm divisões (ala feminina, ala masculina), outras têm equipes predominantemente masculinas ou femininas de acordo com o paciente. O atendimento a homens trans grávidos, por exemplo, é das situaçoes que maior desconforto gera em hospitais e maternidades. Mas é uma realidade com a qual devemos nos acostumar cada vez mais, pois ela já existe. Então é preciso refletir sobre esse atendimento e preparar as equipes (médicos, enfermeiros e funcionários) para essa possibilidade.

SEXO E GÊNERO: REVENDO AS NOSSAS CERTEZAS

O conceito de gênero foi criado em 1955 pelo psicólogo John Money em seu estudo acerca dos papéis sociais para homens e mulheres, apontando os conjuntos de características que definiriam esses papéis, diferenciando-se do conceito de sexo biológico. "Gênero" agrupa os aspectos psicológicos, sociais, históricos e culturais associados à feminilidade e à masculinidade, por oposição ao termo "sexo", que designa os componentes biológicos e anatômicos. Na década de 1960, o psiquiatra e psicanalista estadunidense Robert Stoller criou o termo "identidade de gênero" para explicar o caso de alguns pacientes transexuais crianças, meninos entre quatro e cinco anos que não tinham anomalias do ponto de vista anatômico, não havia alteração genética, o fenótipo também estava de acordo com o sexo masculino, mas havia, segundo o autor, uma identificação com o feminino, como adotar um vestuário de meninas. Quando estavam brincando, esses meninos agiam como se fossem meninas, assumindo apenas papéis femininos. Embora soubessem que biologicamente pertenciam ao sexo masculino, esses meninos se acreditavam meninas. De acordo com Stoller, tratava-se de um distúrbio do ego, uma forma de patologia.

O uso do termo "gênero" deveu-se à necessidade de trazer para o campo da psicanálise uma ferramenta que permitisse a diferenciação entre sexo anatômico e identidade sexual. Para Stoller, a identidade de gênero se refere à mescla de masculinidade e feminilidade em um indivíduo, significando que tanto a masculinidade como a feminilidade são encontradas em todas as pessoas, mas em formas e graus diferentes.[9] A biologia fica responsável pela pessoa ser homem ou ser mulher do ponto de vista anatômico. Já a identidade de gênero dizia respeito a um comportamento psicologicamente motivado. Stoller diz que a masculinidade ou feminilidade são qualidades sentidas como masculinas ou femininas por quem as possui. Em outras palavras, masculinidade ou feminilidade é uma questão de convicção – mais precisamente, uma densa massa de convicções, uma soma de percepções e sensações acerca de si próprio. Além do fundamento biológico, a pessoa obtém essas convicções a partir das atitudes dos pais, especialmente na infância, sendo essas atitudes mais ou menos semelhantes àquelas mantidas pela sociedade como um todo, filtradas pelas personalidades particulares dos pais. Outros fatores e experiências também influenciariam a formação dessas convicções, mas elas não são verdades eternas: modificam-se quando as sociedades se modificam.

Cerca de trinta anos depois, a filósofa e teórica de gênero igualmente estadunidense Judith Butler trouxe instrumentos para compreendermos a sociedade de hoje com outros olhos.[10] Os gêneros já nossos conhecidos e aqueles que chamamos de transgêneros, todos se encontrariam no mesmo patamar graças à noção de gênero como **ato performativo**, que significa dizer que gênero é um ato, uma encenação de significações já estabelecidas socialmente e, desse modo, funda e consolida o sujeito. São palavras ou gestos que, ao serem expressos cotidianamente, criam uma "realidade". Produzem uma ilusão de que existem seres homens e seres mulheres. Mas trata-se de uma ilusão porque, para Butler, não há "ser", não há um "fazedor", não há um "agente" por trás do ato. Performamos variados atos cotidianamente e, ao repeti-los, ajudamos a manter a divisão binária dos gêneros. Fazemos coisas que são ditas "coisas de mulher" ou "coisas de homem".

Butler dirá que homens e mulheres heterossexuais seriam tão construídos quanto as categorias ditas "cópias", como as lésbicas "masculinas" ou "femininas", *drag queens* e *drag kings*. Não haveria gêneros originais. A origem perde o sentido porque o "homem" e a "mulher", de "verdade" têm de assumir o gênero da mesma forma, por intermédio da repetição de atos, todos os dias. Aquilo que acreditamos ser "homens" e "mulheres" "de verdade" encontra uma explicação na repetição e sedimentação de normas e imposições de gênero que, ao longo do tempo, terminaram por criar a ilusão de uma substância "mulher" e de uma substância "homem", em uma aparente a-historicidade. Mas se são apenas normas e imposições, de onde vem a ideia de um binarismo de gênero? Da existência de dois órgãos genitais distintos? A não ser que levemos em conta meramente a questão da reprodução, que necessita de um corpo-macho e de um corpo-fêmea para acontecer, não existe qualquer exigência de limitar o número de gênero a dois, na opinião de Butler. E talvez, em breve, a própria reprodução tal como a conhecemos seja posta à prova com os avanços tecnológicos.

Judith Butler trouxe a preocupação com o risco de excluirmos muitos indivíduos da nossa sociedade e de deixarmos de considerá-los humanos quando limitamos a nossa concepção de ser humano. Com sua teoria, Butler pretendeu evitar a exclusão daqueles que não se encaixam em uma visão tradicional e conservadora de homem e de mulher, de masculino e de feminino e de uma sexualidade praticada dentro de padrões heterossexuais. Na realidade, talvez o número de pessoas que se encaixam nessa visão tradicional e conservadora nem seja tão grande assim. Mas a sociedade faz questão de manter um ideal de comportamento, apesar da hipocrisia que poderia estar aí presente.

A divisão binária das identidades (homens e mulheres) que rege a sociedade não permite a determinados indivíduos se reconhecerem enquanto humanos. A norma que produz e normaliza o masculino e o feminino pela imposição de um código que define a inteligibilidade dos seres enquanto "humanos homens" ou "humanos mulheres" define igualmente os seres não inteligíveis, os "não humanos". Muitas pessoas transgêneras são vistas desse modo e, pior ainda, algumas se sentem assim. É por esse motivo que a visão que nós temos do que é o sexo e do que é o gênero é tão importante. Muitas de nossas certezas nos colocam em posição de não compreensão e não aceitação das diferenças. Não compreender e não aceitar a variabilidade humana é o primeiro passo para a violência. Precisamos evitá-la.

TRANSGENERIDADE E NÃO BINARIDADE: VARIABILIDADE DE GÊNERO *VERSUS* PATOLOGIA

A mistura do masculino e feminino sempre existiu e passou a ser codificada como doença em uma trajetória que não é necessariamente linear: da Antiguidade até o século XVIII, a figura que representava a união do masculino/feminino em um mesmo ser era a do hermafrodita/andrógino. Até então prevalecia a ideia de um só corpo para os dois gêneros. O corpo da mulher era compreendido como uma inversão anatômica do corpo do homem. Com o desenvolvimento das ciências sexuais e da "sexualidade", no século XVIII, foi considerada a existência de dois corpos distintos, um para cada gênero, e o foco na diferença dos corpos passou a ser nos órgãos sexuais. Nesse momento, surge a figura do pseudo-hermafrodita, considerado fruto da ciência médica e psíquica, da nova visão fisiológica de dois sexos e dois gêneros distintos.[11] A partir desse momento histórico, o indivíduo não binário, por não ter distinção evidente de seu gênero no corpo (como no hermafroditismo físico), passa a ser visto como pertencente ao campo da doença e, consequentemente, passa a ser objeto de estudo da medicina. Ou seja, a mistura do masculino e feminino passou a ser considerada um desvio, uma anormalidade, uma falha, em relação a uma ordem natural. O termo transexual só aparece no século XX, mas nasceu herdeiro de uma lógica que concebia a mistura entre masculino e feminino nesses termos.

Sabemos que o objetivo da medicina, ao identificar uma doença, seria o de promover a transição dessa situação para a condição de saúde. Acontece que, ao mesmo tempo que a medicina identifica (diagnostica) e promove o tratamento da doença, é ela também quem "inventa" a própria doença, ou seja, a nomeia. John Money, Robert Stoller e Harry Benjamin contribuíram para a invenção do transexualismo, mais tarde chamado de transexualidade, para evitar a associação direta com a ideia de uma doença. Benjamin, na década de 1960, inicia o tratamento de mulheres trans com estrogênio. Na compreensão da história da transexualidade, que posteriormente deu origem à transgeneridade – de onde tiramos o termo transgênero –, veremos como sua presença no campo da medicina gerou estigmas e preconceitos que permeiam até hoje o campo da saúde e da educação.

Em uma crítica sociológica ao papel da psiquiatria nessa história, Lantéri-Laura tenta demonstrar como esse campo da medicina, carro-chefe da ciência sexual, levou suas classificações psicopatológicas para além do âmbito científico, apontando que todo aquele que fugia dos padrões "normais" sexuais era classificado "silenciosamente" entre "bons" e "maus". Essa divisão consistia na diferenciação entre "perversos" – os ricos e abastados que podiam ser tratados em balneários e para os quais a medicina não media esforços em procurar curas e soluções, e "pervertidos" – sem posses, considerados marginais, desviantes e degenerados, que se destinavam às prisões e aos manicômios judiciários.[12] Isso apenas nos mostra como a patologia pode flertar com o campo moral e servir como base para atitudes preconceituosas e violentas que vemos existir até hoje. Elas são frequentemente dirigidas às pessoas que possuem uma variabilidade de gênero, mas que são lidas em uma dupla chave – a da classificação psiquiátrica e a da classificação moral.

Como uma patologia, critérios foram estabelecidos para a identificação da transexualidade e um tratamento foi definido. Isso foi explicitado em diferentes versões do *Manual diagnóstico e estatístico de transtornos mentais* (DSM) e da Classificação Estatística Internacional de Doenças e Problemas Relacionados com a Saúde (CID). Dessa forma, ficou delimitado o acesso aos cuidados apenas para um determinado grupo de pessoas que, por sua vez, tinha sua autodeterminação de gênero chancelada por um outro – o médico e, posteriormente, o juiz. Nisso houve alguns benefícios e prejuízos da compreensão da transexualidade como doença ou anormalidade. Nessa condição, a transexualidade encontrou um lugar no campo da saúde, tendo sido institucionalizadas as práticas que promovem a transformação das características sexuais, sob a alegação de serem uma necessidade médica que atende a uma finalidade terapêutica. Para a doença "transexualismo", só para usar a antiga nomenclatura, o tratamento era a cirurgia e a finalidade era restaurar a coerência entre o sexo e o gênero e, portanto, ir ao encontro da normalidade. O benefício apontado era o de que havia lugar para o transexual no campo da saúde e possibilidade de acolher e tentar dar resposta ao seu sofrimento. O prejuízo era o de restringir o campo da transexualidade, pois se delimita o que são "transexuais verdadeiros". Passa a haver critérios claros que os definem, desqualifica-se a autoidentificação do indivíduo como transexual – o que desvaloriza a experiência pessoal em relação ao sexo e ao gênero – e fica estabelecido um padrão de coerência entre sexo e gênero que dificilmente encontra consenso nas teorias, na clínica e nas experiências individuais.

A patologização da transexualidade deu início à "produção" de doentes verdadeiros que pudessem melhor se enquadrar nas expectativas médicas e jurídicas. Sabendo dos testes psicológicos a que seriam submetidos, alguns pacientes memorizaram as respostas corretas para se enquadrar aos critérios diagnósticos. O "transexual verdadeiro", ao qual deveriam corresponder, tem ojeriza a seus genitais, não aceita seu corpo, não se masturba, é assexuado e espera a cirurgia de transgenitalização para poder se relacionar sexualmente. A crítica à patologização tem entre seus argumentos a ideia de que o transexual oficial ou verdadeiro é uma ilusão criada pelo próprio aparato médico-jurídico.

Finalmente, a CID-11 introduziu uma nomenclatura que abre as portas para uma concepção mais humanista das experiências de variabilidade de gênero. Deixa de existir a classificação dessas experiências como transtornos ou distúrbios mentais, e se chega à "incongruência de gênero", considerada uma incongruência marcada e persistente entre o gênero experimentado de um indivíduo e o sexo atribuído ao nascimento, como parte da categoria de "condições relacionadas à saúde sexual".[13] Conta-se aqui com a ajuda da Organização Mundial da Saúde (OMS), que define saúde como sendo não apenas a ausência de doença, mas um estado de completo bem-estar físico, mental e social. Nesse sentido, pode-se atender à pessoa transgênero sem pensar em tratamento para uma doença, mas em busca de bem-estar físico, mental e social para a sua condição de saúde. A categoria de "condições relacionadas à saúde sexual" permitirá uma aproximação com o campo que reúne posturas teóricas mais humanistas e a militância LGBTQIAPN+,* propondo termos como diversidade e, mais recentemente, dissidências de gênero, divergências de gênero ou variabilidade de gênero. De fato, houve uma campanha mundial e muita pressão pelo que se chamou de despatologização das identidades trans. A mudança de transtorno mental para condição relacionada à saúde sexual é, em grande parte, fruto dessa luta, que envolveu muitos profissionais de saúde e pessoas trans.

---

* LGBTQIAPN+ é um acrônimo para lésbicas, *gays*, bissexuais, transexuais, *queer*, intersexuais, assexuais, pansexuais e não binários. O símbolo "+" abarca as demais orientações sexuais e de gênero, representando pluralidade.

VARIABILIDADE DE GÊNERO E DIFERENTES NECESSIDADES EM SAÚDE

Vamos então considerar que existe uma pluralidade de gêneros. Esses gêneros, que nos serão informados pelas pessoas que nos procuram, "Eu sou homem", "Eu sou mulher", "Me sinto mulher", "Me identifico como homem", "Eu sou trans", "Eu sou travesti", "Eu sou não binária", "Eu sou transgênero", estão assentados sobre corpos. Esses corpos, por sua vez, se enquadram no que conhecemos como corpos machos e corpos fêmeas, mas existem corpos que podem embaralhar a nossa compreensão. Esses corpos, que nem sempre conseguimos classificar em nossas categorias sexuais *a priori*, necessitam de diferentes cuidados. Às vezes são cuidados que essas pessoas desejam, como um tratamento hormonal, às vezes são cuidados que elas precisam receber, como um exame ginecológico em um homem trans, ou um exame de próstata em uma mulher trans.

É importante considerar que nem todas as pessoas transgênero querem fazer tratamento hormonal ou se submeter às cirurgias de readequação ao gênero com o qual se identificam. Algumas fazem apenas o tratamento hormonal, mas nenhuma cirurgia. Outras realizam uma cirurgia, como a retirada dos seios, mas permanecem com ovários e útero. Outras colocam silicone para aumentar os seios, que já cresceram com a administração de estrogênio, mas permanecem com os testículos e o pênis. É essa variabilidade de corpos e de gêneros que faz romper as "caixinhas" com as quais estamos acostumados.

Em saúde geral, ou implodimos a divisão binária entre os gêneros e deixamos de pensar em saúde da mulher e saúde do homem, ou, se vamos manter essa divisão, teremos que alargar a categoria de mulher e a categoria de homem. É possível que muitos profissionais achem importante manter categorias em razão do que aprenderam em relação ao funcionamento e à atuação de determinados corpos, órgãos e hormônios. Mas, nesse caso, precisam entender que uma gravidez pode vir acompanhada de uma pessoa sem seios e com barba. Além disso, essa pessoa grávida pode querer ser chamada de pai e não de mãe.[14] Um lembrete: sempre pergunte como a pessoa transgênero quer ser chamada.

Profissionais da saúde mental são convocados a intervir constantemente em situações derivadas de atitudes transfóbicas de outros profissionais – inclusive do mesmo campo – que lidam com a saúde de pessoas transgênero. Elas frequentemente são expostas a situações traumáticas, que geram estresse e quadros de ansiedade persistente que se intensificam quando necessitam novamente entrar em instituições de saúde. Às vezes o atendimento tem que ser feito na própria instituição, pois a equipe de enfermagem e mesmo de médicos não sabe como lidar com a situação. Outra situação recorrente é a da curiosidade da equipe em relação a um corpo transgênero submetido a alguma modificação (hormonal ou cirúrgica). O paciente ou a paciente se torna vítima de olhares de escárnio, fofoca e risos, resultando em uma experiência de humilhação. Isso ocorre com frequência na vida de pessoas transgênero. Por último, não esqueçamos os maus-tratos físicos e as agressões verbais aos quais elas são submetidas. Essa é a reação de profissionais que estranham, não compreendem e se recusam a aceitar a variabilidade de gênero no contexto da saúde. Isso sem contar elementos que se cruzam com a categoria gênero quando avaliamos quem é o outro à nossa frente. Classe social e raça têm sido extensamente investigadas como fatores que, quando combinados, aumentam o preconceito e a violência no tratamento de pacientes.

Atitudes transfóbicas:
humilhação – agressão verbal – violência física – violência sexual – exclusão – abandono

Efeitos da transfobia:
estresse – ansiedade – depressão – uso de substâncias como álcool e drogas – ideação suicida – tentativa de suicídio

SAÚDE MENTAL DE PESSOAS TRANSGÊNERO: ONDE BUSCAR AJUDA

A saúde mental das pessoas transgênero não é apenas uma questão individual. Em parte, o adoecimento é social. Uma sociedade transfóbica, assim como uma sociedade racista, precisa de respostas coletivas. O psicólogo ou o psiquiatra podem auxiliar nas questões individuais, pois elas sempre existem, podem acolher o sofrimento, podem investigar causas de ansiedade e depressão e podem até identificar funcionamentos neuróticos e psicóticos. O que não podem, em hipótese alguma, é deixar de perceber os traços reativos do paciente às atitudes transfóbicas que sofreu ao longo de toda a sua vida. Esses traços devem ser nomeados enquanto experiências de cunho social e não apenas individual. O sofrimento precisa ser nomeado como injusto e merecedor de uma resposta. O paciente não é culpado pelo preconceito, pela estigmatização e pela violência cotidiana que sofre, muitas vezes desde a sua infância. Carrega um fardo de abjeção imposto pelas normas de gênero que atuam em sua família, escola, vizinhança, cidade, trabalho e instituições particulares e públicas.

Para além do acolhimento individual por profissionais conscientes, acolhedores e compreensivos, o trabalho em grupo é, em geral, muito fortalecedor. Seja um grupo terapêutico, seja uma roda de conversa, de esclarecimentos ou um grupo de atividades, que mescle equipe multidisciplinar e pacientes, seu resultado tem sido proveitoso. Ambulatórios ligados a universidades, ambulatórios especializados em saúde trans municipais ou estaduais e organizações civis não governamentais vêm propondo atividades nessa direção.

O apoio em saúde à população transgênero deve compreender: avaliação psicológica, avaliação médica, avaliação urológica, avaliação proctológica, avaliação psiquiátrica, avaliação endocrinológica, serviço de fonoaudiologia e avaliação social. Mas isso não se faz sem um investimento constante na capacitação dos servidores públicos e particulares da saúde para trabalhar com a variabilidade de gênero. Isso implica discutir as temáticas de orientação sexual e identidade de gênero e sensibilizar os servidores para os agravos decorrentes dos efeitos da transfobia.[15] Não ser reconhecido como ser humano digno de cuidado e de respeito pode levar alguém a situações-limite, como tivemos a oportunidade de discutir.

O TRATAMENTO PSICANALÍTICO DE PESSOAS TRANSGÊNERO

Na história das relações entre a psicanálise e a transgeneridade, encontramos três perspectivas psicanalíticas diferentes: a teoria formulada por Robert Stoller, a perspectiva do psicanalista francês Jacques Lacan e, por último, uma abordagem mais recente representada no Brasil por Márcia Arán, Thamy Ayouch, Eduardo Leal Cunha e Patricia Porchat, entre seus pioneiros. Trata-se de um viés não patologizante sobre a experiência da transgeneridade, que localizou no próprio conceito de gênero e na expectativa de coerência entre sexo anatômico e gênero a origem da compreensão dessas experiências como patologia para as abordagens anteriores. Foi isso que esses autores recusaram e, diferentemente, optaram por abordar essas experiências como sendo identitárias em vez de distúrbios ou transtornos na relação entre corpo e gênero. Denominaram-nas transidentidades ou identidades trans.*

A perspectiva stolleriana e algumas perspectivas psicanalíticas de linha lacaniana se aproximam do saber médico tradicional no que compete à expectativa de correspondência da identidade de gênero com o sexo anatômico de nascimento. Nesse sentido, as pessoas que não seguem a lógica da correspondência estariam em uma condição próxima à de doença, como propunha a medicina até a recente versão da CID-11. Em Stoller, as pessoas transexuais possuiriam um distúrbio profundo no ego e, em alguns autores que se baseiam em Lacan, elas se encaixariam na estrutura psíquica de psicose.

Ambas as perspectivas, a stolleriana e a lacaniana,** localizam suas explicações sobre a transexualidade (distúrbio profundo no ego e estrutura de psicose) na infância. A origem da transexualidade estaria no período anterior ao complexo de Édipo, em que existe uma primazia da relação da criança com a mãe, em que se dá a constituição do Eu. Parece existir nessas explicações uma valorização do gênero masculino em detrimento do feminino: em Stoller, a ênfase é dada sobre um excesso prejudicial do feminino (intensa simbiose da criança com a mãe por um longo período); já em Lacan, a ênfase é colocada em uma ausência do masculino (o significante Nome-do-Pai não é inscrito simbolicamente).

Em Stoller, as modificações corporais seriam uma forma de tratamento, já que, uma vez formado o "núcleo de identidade de gênero", ele não mais se alteraria. Já nas teorias lacanianas tradicionais, modificar o corpo não resultaria necessariamente em um efeito terapêutico. Pelo contrário, poderia até suscitar maior sofrimento psíquico em alguns casos, principalmente considerando a transexualidade como uma psicose. Modificar o corpo real, físico, nessa perspectiva, não proporcionaria ao sujeito a mudança psíquica almejada.

Mas um aspecto muito importante que essas perspectivas deixaram escapar foi o de que essas explicações e modos de compreensão não abarcam as múltiplas expressões e maneiras de viver a transexualidade e as outras formas de transgeneridade.

A perspectiva não patologizante e que considera a transgeneridade uma experiência identitária finalmente assume a postura de que as modificações corporais podem ser uma possibilidade de escolha legítima para o sujeito. Considerando que a modificação corporal há de ser feita pela própria pessoa, a psicoterapia poderia eventualmente ser um espaço em que o sujeito identifique as relações entre essa escolha e seus desejos. Para que isso ocorra, é necessário que os corpos trans não sejam desconsiderados em nenhum âmbito (biológico, subjetivo, político) pela psicanálise. Assim, passaríamos a reconhecer um corpo-sujeito.

CONCLUSÃO

Vimos que garantir um bom atendimento à população transgênero na área da saúde é fundamental para sua condição de bem-estar mental. Para isso, sugerimos algumas diretrizes formuladas a partir da experiência com pessoas transgênero:[16]

- Não focar o acolhimento na variabilidade de gênero, na transição de gênero ou na construção de uma identidade. Não se trata de uma patologia de gênero, nem

* Esta é uma saída terminológica encontrada por Ayouch (2016). A palavra identidade, no termo "transidentidades", marca a pluralidade das construções de gênero. Além disso, é um termo criado fora de um discurso médico patologizante (como transexual e travesti).

** Consideram-se aqui apenas as abordagens lacanianas tradicionais, pois, recentemente, muitos psicanalistas demonstram compreender as experiências trans como possibilidades de variabilidade de gênero não patológicas.

de uma transgressão da norma binária. O foco deve ser no tema que a pessoa trouxer para ser tratado. Não há por que supor que ela necessariamente sofre com o seu gênero. O sofrimento pode advir da transfobia das pessoas em torno dela.

- Não visar à afirmação de uma identidade estável *a priori*. Pode ser que a pessoa tenha um gênero fluido, não binário. Espere que ela manifeste o que deseja em relação ao gênero, caso esse tema seja um ponto importante para ela.
- Ter respeito integral pela autonomia do indivíduo, por sua liberdade e responsabilidade quanto ao uso que pretende fazer do suporte (psicológico, médico, terapêutico) que lhe é oferecido.
- Não buscar a etiologia da identidade de gênero do paciente, afinal, a transgeneridade não é uma doença.
- Não achar que existe um "verdadeiro" transgênero, único merecedor de participar do processo transexualizador.
- Privilegiar o caminho de cada um em relação a sua expressão de gênero e a intervenção sobre o corpo que desejar.
- Considerar a *expertise* da pessoa transgênera, pois é ela quem vivencia sua própria experiência.
- Não patologizar e, portanto, despatologizar as experiências trans: suspender qualquer avaliação diagnóstica sobre o gênero e recusar qualquer suposição prévia de que a incongruência de gênero tenha qualquer efeito sobre a capacidade do indivíduo de amar e trabalhar.

REFERÊNCIAS

1. Spizzirri G, Eufrásio R, Lima, MCP. Proportion of people identified as transgender and non-binary gender in Brazil. Sci Rep. 2021;11:2240.
2. Sanchez-Tapia FR, Ostolaza-Vite AR, Peña-López EA, Ruiz-Grosso PJ, Vega-Dienstmaier JM. Frecuencia de tendencias suicidas (suicidalidad) y factores asociados en mujeres durante el primer año posparto. Rev Neuropsiquiatr. 2017;80(3):172-80.
3. Silva GWS. Existências dissidentes e apagamentos: fatores associados à ideação suicida em pessoas transgênero [dissertação]. Natal: Universidade Federal do Rio Grande do Norte; 2016.
4. Benevides BG, Nogueira SNB, editoras. Boletim n. 002-2021. ANTRA, Rio de Janeiro, 2021 [citado em 04 set. 2023]. Disponível em: https://antrabrasil.files.wordpress.com/2021/07/boletim-trans-002-2021-1sem2021-1.pdf
5. Transgender Europe (TGEU). Trans murder monitoring [Internet] [citado em 04 set. 2023]. Disponível em: https://transrespect.org/en/map/trans-murder-monitoring/
6. Otero PM, Fernández BA, López PG, Ly-Pen D. A 2020 review of mental health comorbidity in gender dysphoric and gender non-conforming people. J Psychiatry Treat Res. 2021;3:44-55.
7. Santos GM, Barbosa, WKF. Comportamento suicida, fatores sociais e psicológicos de risco entre a população LGBT. Maceió: Centro Universitário Tiradentes – UNIT/AL; 2017.
8. Reis A, Sperandei S, de Carvalho PGC, Pinheiro TF, de Moura FD, Gomez JL, et al. A cross-sectional study of mental health and suicidality among trans women in São Paulo, Brazil. BMC Psychiatry. 2021;21(1):557.
9. Stoller RJ. Masculinidade e feminilidade: apresentações de gênero. Porto Alegre: Artes Médicas; 1993.
10. Butler J. Problemas de gênero: feminismo e subversão da identidade. Rio de Janeiro: Civilização Brasileira; 2003.
11. Leite Jr J. Nossos corpos também mudam: a invenção das categorias "travesti" e "transexual" no discurso científico. São Paulo: Annablume/Fapesp; 2011.
12. Lantéri-Laura G. Leitura das perversões: história de sua apropriação médica. Rio de Janeiro: Jorge Zahar; 1994.
13. World Health Organization (WHO). International Statistical Classification of Diseases and Related Health Problems (ICD) [citado em 22 abr. 2023]. Disponível em: https://icd.who.int/en
14. Porchat P. "Mãe-e-pai": uma parentalidade não-binária. In: Assuar G, Nunes LV, Silva Jr. JP, editores. Psicanálise, sexualidade e gênero: um debate em construção. São Paulo: Zagodoni; 2019. p.123-35.
15. São Paulo (SP). Secretaria Municipal da Saúde. Coordenação da Atenção Primária à Saúde. In: Protocolo para o atendimento de pessoas transexuais e travestis no município de São Paulo, Secretaria Municipal da Saúde|SMS|PMSP, 2020.
16. Cunha EL. O que aprender com as transidentidades: psicanálise, gênero e política. Porto Alegre: Criação Humana, 2021.

SEÇÃO 4

DIAGNÓSTICOS E PSICOFARMACOLOGIA

CAPÍTULO 17

Transtorno disfórico pré-menstrual

Rodrigo Darouche Gimenez
Maíra Pinheiro Maux Lessa
Alexandre Okanobo Azuma
Joel Rennó Jr.

PONTOS-CHAVE

- O transtorno disfórico pré-menstrual é uma condição crônica, cíclica e intermitente, que acomete um número significativo de mulheres, e pode ser visto como uma apresentação mais intensa da síndrome pré-menstrual, bastante frequente na população, usualmente conhecida como TPM.
- Ele é caracterizado por sintomas somáticos e emocionais intensos, que têm início na fase lútea tardia do ciclo menstrual, e remitem ou ficam insignificantes após o início da menstruação.
- Sua fisiopatologia ainda não está totalmente esclarecida, mas há sinais de que haja envolvimento da relação entre a alopregnanolona, um metabólito neuroativo da progesterona, e o sistema Gaba no surgimento dos sintomas.
- A inclusão do transtorno no DSM-5 foi um grande passo para padronização de estudos, facilitação do acesso aos tratamentos e redução do estigma associado à doença.
- O tratamento é usualmente feito por meio de antidepressivos serotoninérgicos, utilizados de forma contínua ou apenas na fase lútea do ciclo, ou de contraceptivos hormonais.
- Há perspectivas de que tratamentos futuros atuem especificamente na relação entre a alopregnanolona e o sistema Gaba.

INTRODUÇÃO

O transtorno disfórico pré-menstrual (TDPM) é uma condição clínica cíclica e intermitente, de evolução crônica. Suas manifestações surgem durante a fase lútea do ciclo menstrual e afetam severamente as pacientes quanto ao seu funcionamento social e ocupacional. Em torno de duas semanas antes da menstruação surgem diversos sintomas físicos e afetivos, que remitem ou se tornam insignificantes logo após o início dela, levando a um período de remissão. A síndrome pré-menstrual, conhecida popularmente como "tensão pré-menstrual" (ou TPM), é uma forma menos intensa, frequente em grande parte das mulheres, que não cursa com prejuízos tão significativos.[1]

O TDPM só foi incluído como um transtorno propriamente dito na quinta edição do *Manual diagnóstico e estatístico de transtornos mentais* (DSM-5),[2] o que faz com que haja grande variação dos critérios diagnósticos e métodos de seleção de pacientes em estudos anteriores. Assim, a prevalência é de difícil determinação e tem sido estimada entre 1,1 e 3,1% em estudos populacionais recentes.[3] A carência de estudos na população brasileira é notável, mas já foi estimada em 6,2% em uma amostra de universitárias publicada em 2009.[4] Outro estudo mais antigo encontrou uma variação de 2,9% (em um grupo de 10 a 19 anos) até 16,1% (em um grupo de 40 a 49 anos).[5] Ambos os estudos foram publicados antes da inclusão do transtorno no DSM-5, mas consideraram apenas pacientes com sintomatologia grave, pois, em relação a sintomas mais leves, as prevalências são muito maiores. Há estudos estimando valores de até 30% para a prevalência ao longo de um ano,[6] e até 80% das mulheres perceberão sintomas pré-menstruais ao menos uma vez ao longo da vida.[7]

ETIOPATOGENIA

Apesar de a etiologia do TDPM ainda não estar totalmente esclarecida, é esperada uma relação entre os sintomas e as flutuações nos níveis dos hormônios gonadais, estradiol e progesterona, durante o ciclo menstrual, que é composto por duas fases, associadas às variações desses níveis.

A atividade ovariana se dá a partir da secreção do hormônio liberação do hormônio liberador de gonadotrofinas (GnRH) pelo hipotálamo, que regula a liberação do hormônio luteinizante (LH) e do hormônio folículo-estimulante (FSH), as chamadas gonadotrofinas da pituitária. Essa secreção ocorre de maneira alternada, em resposta ao *feedback* dos níveis de progesterona e estradiol.[1,3]

No início do ciclo, os níveis de ambos estão baixos, estimulando a secreção de FSH. A elevação no nível de FSH estimula o crescimento dos folículos ovarianos e a liberação de níveis crescentes de estradiol, bem como a formação do folículo dominante, que manterá a secreção de estradiol independente do FSH. No período final da fase folicular, esse pico de estradiol faz pontualmente um *feedback* positivo com LH, e suprime o FSH. Cerca de 36 horas após esse pico de LH, ocorre a ovulação.[1,3]

Após a ovulação, inicia-se a fase lútea do ciclo menstrual, em que uma quantidade maior de progesterona é produzida e secretada pelo corpo lúteo, que é um resquício do folículo ovulado. Ele também atua mantendo alguma produção de estradiol, que suprime FSH e LH juntamente com a progesterona. Caso não haja fertilização, o corpo lúteo degrada após 14 dias, levando à queda nos níveis de progesterona e estradiol, ocasionando a menstruação. A queda libera o hipotálamo e a pituitária da supressão, e dá início a um novo ciclo.[1,3]

Apesar de a ocorrência dos sintomas de TDPM coincidir com o período final da fase lútea do ciclo menstrual, não se estabeleceu até o momento uma relação de causalidade entre a presença do transtorno e níveis anormais de hormônios ovarianos. A hipótese mais aceita é que as mulheres acometidas teriam maior sensibilidade hormonal, o que é corroborado pelo fato de algumas mulheres terem melhora dos sintomas após uma supressão ovariana.[8]

Apesar de ainda não ser possível estabelecer uma relação absoluta de causalidade, alguns elementos são frequentemente citados como parte da fisiopatologia do transtorno, dos quais podemos destacar os seguintes:

- Progesterona: em razão da coincidência entre a queda da progesterona durante o ciclo e o surgimento dos sintomas de TDPM, já foi levantada a hipótese da participação deste hormônio, mas um estudo que comparou mulheres com sintomatologia pré-menstrual e um grupo controle não encontrou diferença no nível plasmático de progesterona, assim como não encontrou diferenças significativas nos níveis de estradiol, FSH e LH.[9] Além disso, a administração de progesterona não trouxe melhora significativa dos sintomas.[10]

- Alopregnanolona: a alopregnanolona é um metabólito ativo da progesterona, que tem efeito agonista do ácido gama-aminobutírico (Gaba). A hipótese de que o TDPM esteja associado a uma irregularidade na interação entre a alopregnanolona e o sistema Gaba é um importante foco nos estudos da área atualmente.[11] Essa substância é sintetizada no cérebro e flutua em paralelo com a progesterona ao longo do ciclo.[12] Níveis aumentados de alopregnanolona no final da fase lútea estão associados à sintomatologia de humor mais intensa em mulheres com TDPM. Seria esperado que uma concentração elevada de um modulador positivo dos receptores do Gaba exercesse efeitos ansiolíticos e sedativos, mas neste caso observa-se uma reação paradoxal, de forma que maiores níveis de alopregnanolona levam à piora dos sintomas de humor na fase lútea.[13] Uma possibilidade que já foi sugerida é a de que os níveis fisiológicos dessa substância na fase lútea trariam piora dos sintomas de humor, enquanto níveis mais baixos ou muito altos teriam menor efeito.[12]
- Serotonina: apesar de não ser possível estabelecer uma relação de causalidade entre as síndromes pré-menstruais e o metabolismo da serotonina, ela pode ser um fator significativo na fisiopatologia do transtorno por seu papel no tratamento. Diferentemente do que ocorre nos quadros depressivos habituais, em que a resposta ocorre somente após um tempo significativo de uso dos medicamentos serotoninérgicos, no TDPM é frequente haver melhora dos sintomas poucos dias após o início do uso, o que permite administração apenas ao longo da fase lútea do ciclo menstrual.[14]
- BDNF: o fator neurotrófico derivado do cérebro (BDNF) está associado ao crescimento e sobrevivência neuronal, à sinalização e plasticidade sináptica, e vem sendo investigado quanto à sua associação com o TDPM. Apesar de ainda não haver uma associação causal com o transtorno, em pacientes acometidas, níveis aumentados de BDNF foram reportados na fase lútea em comparação à fase folicular,[15] e níveis significativamente aumentados foram encontrados nas duas fases, em comparação a controles saudáveis.[16]
- Fatores genéticos: o gene que codifica o transportador de serotonina (*SERT*) vem sendo investigado quanto a um polimorfismo que teria relação com diversos transtornos psiquiátricos. Um dos alelos que o compõem foi associado a traços de personalidade relacionados ao neuroticismo em mulheres com TDPM em um estudo,[17] mas essa associação ainda não foi confirmada por outros trabalhos.

QUADRO CLÍNICO

Muitos sintomas emocionais e físicos diferentes são relatados por mulheres no período pré-menstrual, embora se destaque a frequência de alguns sintomas. Em um estudo que incluiu uma grande comunidade e uma coorte clínica de mulheres que registraram prospectivamente os sintomas, as queixas mais problemáticas foram: inchaço, alterações de humor, letargia, irritabilidade, sensibilidade nos seios, ansiedade/tensão e medo de ser rejeitada. Os critérios diagnósticos estabelecidos pelo DSM-5 para o TDPM refletem essas descobertas, com a exceção de que as queixas físicas são agrupadas em um único item e o destaque é dado aos sintomas psíquicos, sua gravidade e seu prejuízo funcional.[18]

O início dos sintomas do TDPM pode ocorrer a qualquer momento após a menarca, tendo como principais características a manifestação de irritabilidade, labilidade do humor, disforia e sintomas de ansiedade. Sintomas comportamentais e físicos podem acompanhar o quadro e costumam ocorrer, porém sua ocorrência na ausência de sintomas de humor e/ou de ansiedade não é suficiente para um diagnóstico.[1,2]

Essas alterações devem ocorrer durante a fase pré-menstrual do ciclo de forma recorrente, com remissão de sintomas no início da menstruação ou logo após, sendo o auge dos sintomas próximo ao momento do início da menstruação, com possibilidade de perdurar até os primeiros dias do ciclo. Após iniciado o período menstrual, a mulher deve ter um período livre de sintomas na fase folicular.[1,2]

Os sintomas também devem estar presentes na maioria dos ciclos menstruais durante o último ano e causar prejuízo significativo em âmbitos laboral, acadêmico ou de funcionamento social. A intensidade deles e sua forma de expressão podem variar conforme características sociais e culturais da mulher afetada. São de gravidade comparável à de outros transtornos mentais, como o episódio depressivo maior ou o transtorno de ansiedade generalizada, porém com duração diferente. Para a confirmação de um diagnóstico provisório, é necessária a avaliação prospectiva diária dos sintomas por pelo menos dois ciclos sintomáticos.[2]

O TDPM está associado a transtornos depressivos e de ansiedade, tanto concomitantemente quanto no histórico prévio. As taxas de comorbidade entre TDPM e outros transtornos psiquiátricos foram altas em um estudo prospectivo de dois anos de adolescentes e adultos jovens; tanto a prevalência de dois anos quanto a prevalência ao longo da vida foram as mais altas para transtornos de ansiedade (47,4%), seguidas por transtornos de humor (29,8%).[19]

Um estudo recente avaliou a prevalência de transtornos psiquiátricos ao longo da vida por meio de entrevista estruturada em uma amostra de mulheres com TDPM confirmado. Embora 45% não preenchessem os critérios para nenhum diagnóstico anterior, 31,2% preencheram os critérios para transtorno depressivo maior, 15,3% preencheram os critérios para um transtorno de ansiedade, sendo o transtorno do pânico o mais frequente (6%) e 18,6% preencheram os critérios para um transtorno por uso de substância. Esses dados estão de acordo com estudos mais antigos relatando que o transtorno depressivo maior é o transtorno psiquiátrico mais prevalente ao longo da vida em mulheres com TDPM.[19]

CRITÉRIOS DIAGNÓSTICOS

O TDPM tornou-se um diagnóstico oficial no DSM-5, sendo descrito no capítulo destinado à depressão e aos transtornos depressivos.[3] Em edições anteriores do DSM, o TDPM foi incluído no apêndice, porque era considerado uma condição para a qual eram necessárias pesquisas adicionais antes de ser confirmado como um transtorno psiquiátrico.[19]

Segundo DSM-5 (Quadro 1), na maioria dos ciclos menstruais, pelo menos cinco sintomas devem estar presentes na semana final antes do início da menstruação, começar a melhorar poucos dias depois do início da menstruação e tornar-se mínimos ou ausentes na semana pós-menstrual. Obrigatoriamente um dos seguintes sintomas

QUADRO 1. Critérios diagnósticos do TDPM de acordo com DSM-5

A.	Na maioria dos ciclos menstruais, pelo menos cinco sintomas devem estar presentes na semana final antes do início da menstruação, começar a melhorar poucos dias depois do início da menstruação e tornar-se mínimos ou ausentes na semana pós-menstrual
B.	Um (ou mais) dos seguintes sintomas deve estar presente: 1. Labilidade afetiva acentuada (p. ex., mudanças de humor; sentir-se repentinamente triste ou chorosa ou sensibilidade aumentada à rejeição). 2. Irritabilidade ou raiva acentuadas ou aumento nos conflitos interpessoais. 3. Humor deprimido acentuado, sentimentos de desesperança ou pensamentos autodepreciativos. 4. Ansiedade acentuada, tensão e/ou sentimentos de estar nervosa ou no limite.
C.	Um (ou mais) dos seguintes sintomas deve adicionalmente estar presente para atingir um total de cinco sintomas quando combinados com os sintomas do Critério B. 1. Interesse diminuído pelas atividades habituais (p. ex., trabalho, escola, amigos, passatempos). 2. Sentimento subjetivo de dificuldade em se concentrar. 3. Letargia, fadiga fácil ou falta de energia acentuada. 4. Alteração acentuada do apetite; comer em demasia; ou avidez por alimentos específicos. 5. Hipersonia ou insônia. 6. Sentir-se sobrecarregada ou fora de controle. 7. Sintomas físicos como sensibilidade ou inchaço das mamas, dor articular ou muscular, sensação de "inchaço" ou ganho de peso. Nota: os sintomas nos Critérios A-C devem ser satisfeitos para a maioria dos ciclos menstruais que ocorreram no ano precedente.
D.	Os sintomas estão associados a sofrimento clinicamente significativo ou a interferência no trabalho, na escola, em atividades sociais habituais ou relações com outras pessoas (p. ex., esquiva de atividades sociais; diminuição da produtividade e eficiência no trabalho, na escola ou em casa).
E.	A perturbação não é meramente uma exacerbação dos sintomas de outro transtorno, como transtorno depressivo maior, transtorno de pânico, transtorno depressivo persistente (distimia) ou um transtorno da personalidade (embora possa ser concomitante a qualquer um desses transtornos).
F.	O Critério A deve ser confirmado por avaliações prospectivas diárias durante pelo menos dois ciclos sintomáticos. (Nota: o diagnóstico pode ser feito provisoriamente antes dessa confirmação.)
G.	Os sintomas não são consequência dos efeitos fisiológicos de uma substância (p. ex., droga de abuso, medicamento, outro tratamento) ou de outra condição médica (p. ex., hipertireoidismo).

Fonte: APA.[2]

presentes deve ser (Critério B): labilidade afetiva acentuada; irritabilidade ou raiva acentuada ou aumento nos conflitos interpessoais; humor deprimido acentuado, sentimentos de desesperança ou pensamentos autodepreciativos; ansiedade acentuada, tensão e/ou sentimentos de estar nervosa ou no limite. Adicionalmente, um (ou mais) dos seguintes sintomas deve estar presente para atingir um total de cinco sintomas combinados com os sintomas do Critério B: interesse diminuído pelas atividades habituais; sentimento subjetivo de dificuldade de se concentrar; letargia, fadiga fácil ou falta de energia acentuada; alteração acentuada do apetite, comer em demasia ou avidez por alimentos específicos; hipersonia ou insônia; sentir-se sobrecarregada ou fora de controle; sintomas físicos como sensibilidade ou inchaço das mamas, dor articular ou muscular, sensação de "inchaço" ou ganho de peso.[2]

Os sintomas estão associados a sofrimento clinicamente significativo ou a interferência no trabalho, na escola, em atividades sociais habituais ou relações com outras pessoas (p. ex., esquiva de atividades sociais, diminuição da produtividade e eficiência no trabalho, na escola ou em casa). A perturbação não é meramente uma exacerbação dos sintomas de outro transtorno, como transtorno depressivo maior, transtorno de pânico, transtorno depressivo persistente (distimia) ou um transtorno da personalidade (embora possa ser concomitante a qualquer um deles). Os sintomas não são consequência dos efeitos fisiológicos de uma substância (p. ex., droga de abuso, medicamento, outro tratamento) ou de outra condição médica (p. ex., hipertireoidismo).[2]

Além do DSM-5, o diagnóstico do TDPM pode ser feito pelos critérios da 11ª revisão da Classificação Internacional de Doenças (CID-11), onde se encontra codificado como GA34.41, no setor de Distúrbios Pré-Menstruais (G34.4), na área de Doenças do Aparelho Geniturinário.[20]

Descrito com critérios semelhantes aos do DSM-5, no CID-11 o TDPM é diagnosticado se, durante a maioria dos ciclos menstruais no último ano, um padrão de sintomas de humor (humor deprimido, irritabilidade), sintomas somáticos (letargia, dor nas articulações, comer demais) ou sintomas cognitivos (dificuldades de concentração, esquecimento), que começam vários dias antes do início da menstruação, começam a melhorar dentro de alguns dias após o início da menstruação e, em seguida, tornam-se mínimos ou ausentes em aproximadamente 1 semana. A relação temporal entre os sintomas e as fases lútea e menstrual do ciclo deve, idealmente, ser confirmada por um diário prospectivo de sintomas durante pelo menos dois ciclos menstruais sintomáticos. Os sintomas são graves o suficiente para causar sofrimento significativo ou prejuízo significativo no funcionamento pessoal, familiar, social, educacional, ocupacional ou em outras áreas importantes do funcionamento e não representam a exacerbação de um transtorno mental.[20]

INSTRUMENTOS E EXAMES COMPLEMENTARES

Conforme os critérios descritos, o diagnóstico do TDPM é apropriadamente confirmado por dois meses de avaliação prospectiva dos sintomas (DSM-5). Inúmeras escalas foram validadas e costumam ser usadas em ensaios clínicos para avaliação do TDPM, sendo a primeira publicada a Moos' Menstrual Distress Questionnaires (MDQ).[1,21]

O MDQ é um instrumento de autorrelato que avalia 47 sintomas em uma escala de 6 pontos separadamente para as fases menstrual, pré-menstrual e intermenstrual de ciclo mais recente e do pior ciclo menstrual. Os sintomas foram correlacionados e analisados separadamente para cada fase, sendo separados em oito agrupamentos (dor, concentração, alteração comportamental, reações autonômicas, retenção hídrica, afeto negativo, excitação e controle). Seu uso tem sido criticado, pois alguns itens medem sintomas não relacionados ao ciclo menstrual.[1,21]

Após menos de uma década, ocorreu a elaboração da primeira escala visual analógica (Visual Analogue Scale – VAS). É uma medida atraente por seu design simplista, em que os participantes marcam uma linha horizontal de 100 mm para mostrar a gravidade dos sintomas pré-menstruais que experimentam, sendo a extremidade (0) a representação de ausência e a extremidade (100), a representação da presença mais grave de sintomas pré-menstruais. Entre as vantagens da VAS, temos sua simplicidade, maior adesão e sua validade e confiabilidade para medir a mudança nos sintomas pré-menstruais ao longo do tempo. Uma desvantagem é o processo demorado associado à medição manual de cada marcação.[1]

O Daily Record of Severity of Problems (DRSP) foi desenvolvido e publicado em

1990 para auxiliar na avaliação dos critérios do DSM, bem como para coletar informações sobre a gravidade dos sintomas e comprometimento experienciados nas várias fases do ciclo menstrual. São incluídos 21 itens que cobrem humor e sintomas comportamentais e físicos, bem como três questões que medem o comprometimento do trabalho, atividades sociais e relacionamentos interpessoais. As avaliações devem ser feitas diariamente ao longo do ciclo menstrual, e os itens individuais são classificados de 1 a 6 (1 - Nada; 2 - Mínimo; 3 - Leve; 4 - Moderado; 5 - Grave; 6 - Extremo). Essa ferramenta deve ser aplicada por pelo menos dois ciclos sintomáticos para confirmar o diagnóstico de TDPM.[1,22]

Outra ferramenta desenvolvida para ajudar a identificar mulheres com TDPM é a Premenstrual Symptom Screening Tool (PSST). Avalia os sintomas pré-menstruais retrospectivamente e é considerada rápida e simples, além de uma ferramenta de triagem eficaz e um importante ponto de partida para uma avaliação mais aprofundada. Um total de 14 sintomas com base nos critérios do DSM-IV estão incluídos, que se concentram principalmente no humor e nos comportamentos pré-menstruais, com um item correspondendo aos sintomas físicos. A participante identifica quais sintomas são experimentados e o grau de interferência desses sintomas em vários aspectos da vida diária usando uma escala de frequência de 0 a 3 ("nada", "leve", "moderado" ou "grave").[1,23]

Um estudo recente que teve como objetivo validar o PSST em relação ao DRSP para o diagnóstico de síndrome pré-menstrual (SPM) e de TDPM concluiu que há alta sensibilidade e baixa especificidade do PSST para diagnosticar SPM/TDPM, o que pode ser decorrente da lembrança imprecisa do momento e gravidade dos sintomas. Apesar da falta de concordância entre as duas escalas de classificação, o PSST é altamente benéfico como uma ferramenta de triagem que economiza tempo, e as mulheres identificadas positivamente pelo PSST devem ser avaliadas posteriormente usando instrumentos prospectivos de sintomas, como o DRSP, para confirmar um diagnóstico de TDPM.[1,24]

EXAMES COMPLEMENTARES

Estabelecer um diagnóstico preciso é fundamental para o manejo adequado do transtorno. Uma história médica, ginecológica e psiquiátrica cuidadosa é o primeiro passo para que isso ocorra. Exames laboratoriais e de imagem inicialmente são não necessários para elucidar o quadro, porém devem ser solicitados se direcionados para descartar diagnósticos clínicos diferenciais.[18,25] Condições clínicas como enxaquecas, anemia, endometriose e hipotireoidismo podem produzir sintomas semelhantes aos da SPM ou do TDPM e devem ser considerados.[3,25]

DIAGNÓSTICOS DIFERENCIAIS

Os sintomas de TDPM podem se sobrepor a outros transtornos psiquiátricos, principalmente a depressão maior, e é imperativo descartar outro transtorno existente antes de fazer o diagnóstico. O fator-chave para o diagnóstico é a associação temporal dos sintomas com o ciclo menstrual.[26]

O processo de diagnóstico diferencial, particularmente se o clínico se baseia apenas nos sintomas retrospectivos, torna-se mais difícil pela sobreposição entre os sintomas do TDPM e outros diagnósticos. Como o início da menstruação constitui um evento memorável, as mulheres podem relatar que os sintomas ocorrem apenas durante o período pré-menstrual ou que pioram antes da menstruação. Essa é uma das justificativas para a exigência de que os sintomas sejam confirmados por avaliações prospectivas diárias.[2]

A SPM difere do TDPM por não ser necessária a presença de um mínimo de cinco sintomas e por não existir obrigatoriedade da presença de sintomas afetivos para as mulheres com a síndrome. Essa condição pode ser mais comum do que o TDPM, embora a prevalência estimada da síndrome varie. Embora esta última compartilhe a característica de expressão dos sintomas durante a fase pré-menstrual do ciclo, é geralmente considerada menos grave que o transtorno.[1,2,18,25]

Um episódio depressivo maior é o transtorno prévio mais frequentemente relatado em mulheres com TDPM.[2] Aproximadamente metade dos casos de TDPM pode ter um diagnóstico coexistente de depressão e o diagnóstico de TDPM pode ser anterior a um diagnóstico de depressão, ou ambos os diagnósticos podem coexistir.[26] Uma ampla variedade de condições médicas (p. ex., cefaleia, asma, alergias, transtornos convulsivos) ou outros transtornos mentais (p. ex., transtornos depressivos e transtornos bipolares, transtornos de ansiedade, bulimia nervosa, transtornos por uso de substância) podem piorar na fase pré-menstrual;[2,26] entretanto, a ausência de um período livre de sintomas durante o intervalo pós-menstrual impede um diagnóstico de TDPM. Essas condições são mais bem consideradas exacerbação pré-menstrual de um transtorno mental ou de uma condição médica atual.[2]

Embora o diagnóstico de TDPM não deva ser dado em situações em que uma mulher apenas experimenta uma exacerbação pré-menstrual de outro transtorno mental ou distúrbio físico, ele pode ser considerado além do diagnóstico deste último se ela experimenta sintomas e alterações no nível de funcionamento que são característicos do TDPM e acentuadamente diferentes dos sintomas experimentados como parte do transtorno em curso.[2,3]

Algumas mulheres que apresentam sintomas pré-menstruais moderados a graves podem estar fazendo tratamentos hormonais, incluindo uso de contraceptivos hormonais. Se tais sintomas ocorrem após o início do uso de hormônios exógenos, podem ser devidos ao uso de hormônios em vez de à condição subjacente de TDPM. Se a mulher interrompe os hormônios e os sintomas desaparecem, isso é compatível com o transtorno depressivo induzido por substância/medicamento.[2]

Além de buscar a exclusão da possibilidade de os sintomas serem justificáveis pela exacerbação de outros quadros psiquiátricos preexistentes, é necessário investigar e excluir doenças clínicas com sintomas que se assemelham ao TDPM para o diagnóstico adequado.[12] Tais doenças podem ser hipotireoidismo (que causa ganho de peso, constipação, intolerância ao frio, sintomas depressivos, pele seca) e hipertireoidismo (que causa perda de peso, insônia, intolerância ao calor, distúrbios do ritmo cardíaco),[26] enxaqueca, anemia, diabetes, asma, síndromes epilépticas, endometriose e fibrose uterina.[3]

TRATAMENTO

Existem diversas opções efetivas e baseadas em evidências científicas para o tratamento das pacientes com TDPM, ainda que, pela complexidade do quadro, não haja um tratamento único que seja efetivo para todas as pacientes. O tratamento poderá incluir tanto medidas não farmacológicas quanto farmacológicas, e poderá envolver desde a regulação de neurotransmissores até a supressão dos hormônios gonadais.

Entre as opções de intervenção não farmacológica, destacam-se as que se relacionam aos hábitos de vida saudável. Atividade física, dieta rica em carboidratos complexos e suplementação alimentar com triptofano são exemplos de intervenções com estudos, ainda que pequenos, e em alguns casos com limitações à qualidade metodológica. A terapia cognitivo-comportamental (TCC) é uma recomendação frequente, que pode melhorar o manejo dos sintomas emocionais, mas não traz benefícios adicionais ao uso de antidepressivos.[18,27]

Entre as opções farmacológicas, os antidepressivos podem ser considerados tratamentos de primeira linha, tanto na classe dos inibidores seletivos de recaptação da serotonina (ISRS) quanto na dos inibidores de recaptação da serotonina e da noradrenalina (IRSN). Exemplos de substâncias já incluídas em ensaios clínicos controlados incluem fluoxetina, sertralina, paroxetina, citalopram, escitalopram, venlafaxina e duloxetina. Seu uso já foi amplamente estudado, tanto em administração contínua quanto de maneira intermitente, apenas durante a fase lútea do ciclo, logo após o início dos sintomas. O uso intermitente é possível porque essas drogas têm um início rápido de ação nessa população, provavelmente por alguma atuação sobre a alopregnanolona e o sistema Gaba. As doses utilizadas costumam ser mais baixas que no tratamento para depressão, independentemente se será feito uso contínuo ou intermitente[27]. Para que o uso intermitente possa ser considerado, é importante que a paciente apresente um ciclo menstrual regular e não apresente sintomas de humor na fase folicular. Também são candidatas aquelas que desejam limitar a quantidade de medicamentos a que são expostas, as que não conseguem aderir ao regime contínuo adequadamente ou que têm preocupação com efeitos colaterais no longo prazo, como disfunção sexual. Quando não há boa resposta ao uso intermitente, é possível tanto trocar a medicação quanto tentar o uso contínuo,[28] que já foi considerado superior em uma metanálise.[29]

Outra opção frequente de tratamento medicamentoso é o uso de contraceptivos combinados, mas há ressalvas, pois o risco de complicações tromboembólicas pode ser significativo, e as evidências para essa recomendação são insuficientes. Faltam, também, estudos adequados tanto para o uso de estrógenos, orais ou transdérmicos, quanto de progesterona. Os antagonistas do GnRH em uso contínuo são capazes de causar uma supressão total da liberação central de estrogênios, e o estado hipoestrogênico resultante leva a uma melhora expressiva dos sintomas pré-menstruais, mas fica reservado para casos mais graves ou refratários, porque pode precipitar uma sintomatologia menopausal, com complicações como vaginite, sintomas vasomotores e redução da densidade óssea. Uma intervenção cirúrgica, com histerectomia total e salpingo-ooforectomia bilateral, teria efeitos semelhantes de maneira definitiva, mas fica reservada para casos muito graves e que tenham tido boa tolerabilidade a esse estado hipoestrogênico após passar por tratamento com GnRH.[18]

As pesquisas direcionadas ao papel da alopregnanolona na atividade neural mediada por Gaba têm indicado o importante papel dessa substância na fisiopatologia do TDPM, e novos tratamentos direcionados a essa interação deverão ser explorados.[3] A brexanolona é um análogo sintético da alopregnanolona que tem sido utilizado no tratamento da depressão puerperal, e a sepranolona é uma droga similar que está sendo testada atualmente para o tratamento do TDPM, com resultados promissores.[11] É provável que esses e outros novos tratamentos baseados na interação entre os esteroides hormonais neuroativos e o Gaba entrem em futuros protocolos de tratamento. Além da busca por novos tratamentos, é importante que estudos posteriores também se concentrem na determinação de possíveis preditores de resposta aos tratamentos atuais e permitam a escolha de tratamentos de primeira linha para cada paciente.

CONCLUSÃO

O TDPM é uma condição clínica complexa e impactante para as pacientes. Embora tenha havido um aumento significativo no conhecimento disponível sobre sua etiopatogenia, ainda faltam dados para um entendimento completo e há muito debate sobre as melhores estratégias de tratamento.[17,29] Ainda assim, as evidências de que o transtorno pode estar associado a uma função alterada da interação entre a alopregnanolona e o Gaba vêm se acumulando, e os tratamentos direcionados para esse mecanismo são uma perspectiva importante para o futuro.[11]

Apesar de a inclusão do transtorno no DSM-5 e na CID-11 ter sido um enorme avanço para os estudos na área, particularmente por possibilitar a criação de protocolos de tratamento mais bem elaborados, ainda há grande carência de estudos dirigidos para o esclarecimento dos detalhes da etiopatogenia.

Por fim, o reconhecimento pelo meio médico das SPM como condições de saúde relevantes e limitantes para as pacientes acometidas não apenas possibilita a redução de barreiras no acesso das pacientes aos tratamentos, mas também traz uma mensagem social fundamental sobre a validação desses sintomas e o combate à estigmatização.

REFERÊNCIAS

1. Mattina GF, Steiner M. Premenstrual dysphoric disorder. In: Rennó Jr. J, Valadares G, Cantilino A, Mendes-Ribeiro J, Rocha R, Geraldo da Silva A, organizadores. Women's mental health: a clinical and evidence-based guide. Cham: Springer International Publishing; 2020. p.73-93.
2. American Psychiatric Association. Diagnostic and Statistical Manual of Mental Disorders. 5. ed. Arlington: American Psychiatric Publishing; 2013.
3. Lafer B, Miguel EC, Elkis H, Forlenza OV. Clínica psiquiátrica. 2. ed. Barueri: Manole; 2020. 4896p.
4. Carvalho VCP, Cantilino A, Carreiro NMP, Sá LF, Sougey EB. Repercussões do transtorno disfórico pré-menstrual entre universitárias. Rev Psiquiatr Rio Gd Sul. 2009;31:105-11.
5. Diegoli MS, Fonseca AM, Diegoli CA, Halbe HW, Bagnoli VR, Pinotti JA. Síndrome pré-menstrual: estudo da incidência e das variações sintomatológicas. Rev Ginecol Obstet. 1994;5(4):238-42.
6. Biggs WS, Demuth RH. Premenstrual syndrome and premenstrual dysphoric disorder. Am Fam Physician. 2011;84(8):918-24.
7. Wittchen HU, Becker E, Lieb R, Krause P. Prevalence, incidence and stability of premenstrual dysphoric disorder in the community. Psychol Med. 2002;32(1):119-32.
8. Schmidt PJ, Martinez PE, Nieman LK, Koziol DE, Thompson KD, Schenkel L, et al. Premenstrual dysphoric disorder symptoms following ovarian suppression: triggered by change in ovarian steroid levels but not continuous stable levels. Am J Psychiatry. 2017;174(10):980-9.
9. Rubinow DR, Hoban MC, Grover GN, Galloway DS, Roy-Byrne P, Andersen R, et al. Changes in plasma hormones across the menstrual cycle in patients with menstrually related mood disorder and in control subjects. Am J Obstet Gynecol. 1988;158(1):5-11.
10. Freeman E, Rickels K, Sondheimer SJ, Polansky M. Ineffectiveness of progesterone suppository treatment for premenstrual syndrome. JAMA. 1990; 264(3):349-53.
11. Hantsoo L, Epperson CN. Allopregnanolone in premenstrual dysphoric disorder (PMDD): Evidence for dysregulated sensitivity to GABA-A receptor modulating neuroactive steroids across the menstrual cycle. Neurobiol Stress. 2020;12:100213.
12. Bäckström T, Bixo M, Johansson M, Nyberg S, Ossewaarde L, Ragagnin G, et al. Allopregnanolone and mood disorders. Prog Neurobiol. 2014;113:88-94.
13. Andreen L, Nyberg S, Turkmen S, van Wingen G, Fernandez G, Backstrom T. Sex steroid induced negative mood may be explained by the paradoxical effect mediated by GABA-A modulators. Psychoneuroendocrinology. 2009;34(8):1121-32.
14. Sundblad C, Hedberg MA, Eriksson E. Clomipramine administered during the luteal phase reduces the symptoms of premenstrual syndrome: a placebo-controlled trial. Neuropsychopharmacology. 1993;9(2):133-45.
15. Oral E, Kirkan TS, Yildirim A, Kotan Z, Cansever Z, Ozcan H, et al. Serum brain-derived neurotrophic

factor differences between the luteal and follicular phases in premenstrual dysphoric disorder. Gen Hosp Psychiatry. 2015;37(3):266-72.

16. Oral E, Ozcan H, Kirkan TS, Askin S, Gulec M, Aydin N. Luteal serum BDNF and HSP70 levels in women with premenstrual dysphoric disorder. Eur Arch Psychiatry Clin Neurosci. 2013;263(8):685-93.
17. Gingnell M, Comasco E, Oreland L, Fredrikson M, Sundström-Poromaa I. Neuroticism-related personality traits are related to symptom severity in patients with premenstrual dysphoric disorder and to the serotonin transporter gene-linked polymorphism 5-HT-TPLPR. Arch Womens Ment Health. 2010; 13(5):417-23.
18. Yonkers KA, Simoni MK. Premenstrual disorders. Am J Obstet Gynecol. 2018 [citado em 04 2023]; 218(1):68-74. Disponível em: http://www.sciencedirect.com/science/article/pii/S0002937817306749
19. Lanza di Scalea T, Pearlstein T. Premenstrual dysphoric disorder. Med Clin North Am. 2019;103(4):613-28.
20. World Health Organization (WHO). ICD-11 for mortality and morbidity statistics [Internet]. Version 04/2019. Geneva: WHO; 2019. Disponível em: https://icd.who.int/browse11/l-m/en
21. Moos RH. The development of a menstrual distress questionnaire. Psychosom Med. 1968;30(6):853-67.
22. Endicott J, Nee J, Harrison W. Daily Record of Severity of Problems (DRSP): reliability and validity. Arch Womens Ment Health. 2006;9(1):41-9.
23. Steiner M, Macdougall M, Brown E. The premenstrual symptoms screening tool (PSST) for clinicians. Arch Womens Ment Health. 2003;6(3):203-9.
24. Henz A, Ferreira CF, Oderich CL, Gallon CW, Castro JRS, Conzatti M, et al. Premenstrual syndrome diagnosis: a comparative study between the Daily Record of Severity of Problems (DRSP) and the Premenstrual Symptoms Screening Tool (PSST). Rev Bras Ginecol Obstet. 2018;40(1):20-5.
25. Hofmeister S, Bodden S. Premenstrual syndrome and premenstrual dysphoric disorder. Am Fam Physician. 2016;94(3):236-40.
26. Mishra S, Elliott H, Marwaha R. Premenstrual dysphoric disorder. In: StatPearls [Internet]. Treasure Island (FL): StatPearls Publishing; 2023.
27. Reid RL, Soares CN. Premenstrual dysphoric disorder: contemporary diagnosis and management. J Obstet Gynaecol Canada. 2018;40(2):215-23.
28. Steiner M, Pearlstein T, Cohen LS, Endicott J, Kornstein SG, Roberts C, et al. Expert guidelines for the treatment of severe PMS, PMDD, and comorbidities: the role of SSRIs. J Womens Health. 2006;15(1): 57-69.
29. Shah NR, Jones JB, Aperi J, Shemtov R, Karne A, Borenstein J. Selective serotonin reuptake inhibitors for premenstrual syndrome and premenstrual dysphoric disorder: a meta-analysis. Obstet Gynecol. 2008;111(5):1175-82.

CAPÍTULO 18

Depressão perinatal

Joel Rennó Jr.
Alexandre Okanobo Azuma
Rodrigo Darouche Gimenez
Arianne Monteiro Melo Angelelli

PONTOS-CHAVE

- O período perinatal apresenta mudanças biopsicossociais, e os estudos mais recentes demonstram que é um momento de vulnerabilidade para sintomas depressivos e ansiosos.
- O diagnóstico de depressão durante a gestação aumenta, assim como no período pós-parto, e, em países menos desenvolvidos, como o Brasil, a prevalência chega a 20%.
- Os hormônios sexuais femininos apresentam ação neuroendócrina, e algumas mulheres possuem maior sensibilidade a variações hormonais, influenciando o risco para alterações de humor.
- Em virtude da prevalência alta e dos riscos associados para a mãe e para o bebê, há recomendação para rastreamento de depressão durante a gestação e no período puerperal.
- Em casos leves de depressão, medidas para ampliar o suporte social e psicoterapia são o tratamento de escolha no período perinatal.
- A depressão descompensada apresenta riscos para a mãe e para o bebê durante a gestação e, conforme a gravidade da doença, os benefícios dos tratamentos farmacológicos superam os riscos de seu uso.
- Aleitamento materno exclusivo nos primeiros seis meses traz benefícios para a saúde da mãe e do bebê, e é possível realizar o uso de antidepressivos com segurança.

INTRODUÇÃO

O período perinatal é um momento de grandes alterações na vida da mulher, tanto no sentido biológico, com variações hormonais e metabólicas, quanto em mudanças nos aspectos psicológicos envolvidos com a maternagem e toda a complexidade de incluir esse papel importante de cuidados com a criança recém-nascida.

Esse período de alterações biopsicossociais pode gerar uma vulnerabilidade para sintomas depressivos em algumas mulheres, tanto durante a gestação quanto no período pós-parto, aumentando o diagnóstico de depressão. A depressão no período perinatal já foi muito estudada com foco no período pós-parto, porém se observa um risco aumentado para depressão também ao longo da gestação. Em um estudo com 727 mães diagnosticadas com depressão, foi encontrado que 24,9% já apresentavam sintomas depressivos antes da gestação, 36,7% desenvolveram os sintomas depressivos durante o período gestacional e 38,4% tiveram o início dos sintomas entre 4 e 6 semanas do período pós-parto.[1]

Existe ainda a influência de fatores socioeconômicos e culturais nesse diagnóstico. Sua prevalência é estimada entre 10 e 20% e, em países com renda menor, as taxas são mais altas, chegando a 25%, enquanto países com renda maior apresentam taxas entre 10 e 13%.[2]

Quanto a mulheres que já vinham em tratamento para depressão, há um alto risco de recorrência de sintomas, chegando a 70% em mulheres que descontinuaram o tratamento medicamentoso nesse período.[3]

Entender os riscos associados ao transtorno e a esse período específico é fundamental no processo terapêutico e nas intervenções possíveis, de forma a minimizar riscos de uma doença não tratada e avaliar os riscos e benefícios dos tratamentos ao longo da gestação e do período de aleitamento.

FISIOPATOLOGIA

A fisiopatologia da depressão no período perinatal não é totalmente compreendida, mas algumas mulheres podem apresentar sensibilidade maior a variações hormonais, o que influenciaria o risco para depressão nesse período.[2,3]

O estrogênio e a progesterona apresentam efeitos na regulação de humor e cognição. Variações de hormônios sexuais femininos são muito estudadas na patogênese da depressão perinatal, e mesmo mulheres com níveis normais de hormônios reprodutivos podem ter respostas anormais em suas variações.[4]

O eixo hipotálamo-hipófise-adrenal (HHA) vem sendo investigado como um importante componente desse quadro, visto que sofre influência significativa do estrogênio e da progesterona e também possui ligação na fisiopatologia da depressão maior em outros períodos da vida.[4]

A gravidez é marcada pelo aumento de hormônios esteroidais com altos níveis de progesterona e estrogênio, sendo acompanhada por altos níveis de cortisol durante o terceiro trimestre. O estrogênio e a progesterona apresentam rápida queda com o parto e ocorre um apagamento do eixo HHA por haver inibição do hormônio liberador de corticotrofina (CRH). Mulheres com depressão pós-parto durante a 6ª e a 12ª semana após o parto apresentam menor resposta do hormônio adrenocortical (ACTH) em resposta ao CRH, apresentando um eixo HHA pouco responsivo e desregulado em comparação ao de mulheres sem depressão nesse período.[4]

Quanto à sensibilidade a variações hormonais independentemente dos níveis desses hormônios, houve estudo realizado com mulheres que usaram altas doses de hormônios esteroidais com retirada abrupta. Aquelas com histórico de depressão perinatal apresentavam maiores níveis de cortisol e desenvolvimento de sintomas depressivos mais proeminentes.[4]

A alopregnanolona, um hormônio derivado da progesterona, atua como modulador alostérico positivo de receptores gabaérgicos A (Gaba-A), os quais atuam na regulação do eixo HHA. Desregulação na atuação da ação gabaérgica também é uma das vias estudadas na fisiopatologia da depressão perinatal, pois variações na alopregnanolona podem influenciar a precipitação da depressão perinatal e esteroides com ação no sistema nervoso central vêm sendo estudados em animais e humanos como medidas com potencial terapêutico.[5]

FATORES DE RISCO PARA DESENVOLVER DEPRESSÃO PERINATAL

O transtorno depressivo passa por múltiplos fatores influenciando seu desenvolvimento, podendo muitas vezes serem observados dentro de uma visão biopsicossocial.

O período perinatal cursa com alguns fatores próprios do período, além de outros que podem estar dentro do histórico de vida da mulher compondo o risco para um episódio depressivo em qualquer fase da vida, como é o caso de abuso sexual, traumas ou adversidades na infância e violência doméstica.[2]

Em revisão sistemática de 2021, foram observados estudos de diferentes países, o que, por sua vez, pode gerar dados diferentes entre estudos por causa de fatores socioculturais, mas alguns riscos foram congruentes nessa revisão. Entre os fatores sociodemográficos, os diferentes estudos convergiram em mostrar que baixo grau de escolaridade e educação, situação econômica desfavorável e situação de desemprego (algumas vezes do parceiro) foram fatores independentes para maior risco de sintomas depressivos, apesar de muitas vezes serem fatores que podem caminhar juntos e influenciam uns aos outros.[6]

Quanto ao estado civil, não só mulheres solteiras, mas também as que não estavam em relacionamentos estáveis, não coabitavam com os parceiros ou que não sentiam comprometimento dos parceiros na relação apresentavam um risco aumentado. Isso pode estar relacionado com um provável menor suporte social, assim como com maiores chances de a gestação não ter sido planejada e ter menor segurança em relação à situação financeira.[6]

A condição de ficar socialmente isolada também configura maior risco, pelo menor suporte social. O risco de depressão perinatal também acaba sendo aumentado em mulheres estrangeiras ou que mudaram de país.[6]

Com relação a fatores obstétricos, há um risco mais consolidado nos estudos com relação à gravidez ser indesejada. O risco também é identificado em gestações não planejadas.[6]

É comum encontrar primiparidade como um dos fatores de risco, mas a presença de gestações anteriores com complicações ou de alto risco, parto prévio com malformações e perdas gestacionais também são antecedentes obstétricos relevantes. Neste último, o risco de depressão perinatal chega a aumentar até três vezes.[2,6]

A saúde física da mulher influencia também sua saúde mental. Sintomas físicos como náuseas, vômitos e fadiga durante a gestação contribuem para vulnerabilidade a um quadro de depressão. Isso também é observado na presença de outras condições de saúde no histórico médico, como é o caso de condições crônicas de saúde, como infecção por HIV, diabetes e hipertensão. Dentro do histórico médico, a presença prévia de depressão pode aumentar o risco em até dez vezes e é um dos fatores mais relevantes (Tabela 1).[2,6]

RASTREAMENTO

Há diferentes instrumentos para acessar e rastrear a depressão, sendo comum encontrar o uso da Patient Health Questionnaire-9 (PHQ-9) ou o Inventário de Depressão de Beck (BDI-II) como instrumentos aplicados em qualquer fase da vida. No entanto, houve o desenvolvimento de escalas específicas para o período perinatal (Tabela 2).

A Edinburgh Postnatal Depression Scale (EPDS) foi elaborada em 1987 no Reino Unido, sendo o primeiro instrumento de rastreio validado especificamente para o período perinatal. Consiste em um questionário de 10 perguntas sobre

TABELA 1 Fatores de risco biopsicossociais para desenvolver depressão perinatal

Psicossociais	Antecedentes médicos	Antecedentes obstétricos
Violência doméstica	Depressão e ansiedade prévios	Perda da gestação (risco 3× maior)
Abuso sexual	Transtorno por uso de substâncias	Gravidez indesejada
Baixo suporte social e do parceiro	Hipertensão	Gravidez de alto risco
Baixa escolaridade	Diabetes	Parto prévio com malformação
Trauma e adversidades na infância	HPV	Náusea e vômitos persistentes

Fonte: Rennó Jr. et al., 2020;[2] Míguez e Vázquez, 2021.[6]

sintomas depressivos e ansiosos levando a alterações emocionais, cognitivas, de sono e ideação suicida. Apesar de desenvolvida inicialmente para depressão pós-parto, ela também pode ser aplicada durante a gestação e varia de 0 até 30 pontos.[7]

A EPDS tem como vantagens a rápida aplicação, podendo ser respondida em até 5 minutos, o fácil preenchimento (estima-se uma escolaridade equivalente à de uma criança de 11 anos para entender o questionário) e a grande quantidade de estudos a validando em diferentes países. Consegue abranger bem aspectos de disforia e anedonia, mas tem a desvantagem de não contemplar sintomas somáticos além do sono e não fazer muitas referências a áreas específicas da maternidade.[7]

A Postpartum Depression Screening Scale, também aplicável na gestação e no puerpério, apresenta 35 perguntas tipo Likert abrangendo sete domínios, incluindo: sono/apetite, ansiedade/insegurança, labilidade emocional, sensação de perda de si mesma, prejuízos cognitivos, culpa/vergonha e pensamentos suicidas. Essa escala foi criada tentando abordar também sintomas de irritabilidade e aspectos mais específicos ligados à maternidade. Apresenta pontuação que varia de 35 até 175 e pode ser aplicada em 5 a 10 minutos.[7]

Em geral, o rastreamento de mulheres no período perinatal melhora o prognóstico e os desfechos do quadro clínico. No estudo Translating Research into Practice for Postpartum Depression, realizado com 2.343 mulheres entre 5 e 12 semanas após o parto, mulheres foram separadas em dois grupos nos quais foi realizada a comparação entre a prática clínica usual e a aplicação de rastreio de depressão com EPDS e PHQ-9. Foi realizada intervenção terapêutica nas mulheres que fossem diagnosticadas em qualquer um dos grupos. Com o rastreamento, foi mais provável que as mulheres fossem diagnosticadas e tratadas, o que resultou em menos sintomas depressivos aos 6 e 12 meses depois do parto do que no grupo controle.[8]

Quanto a recomendações para rastreamento, o American College of Obstetrics and Gynecology (ACOG) recomenda que seja realizado de rotina no período perinatal, mas não há maiores especificações sobre quando realizá-lo. Já a American Academy of Pediatrics (AAP) recomenda que o pediatra realize rastreamentos nas mães durante as consultas de 1, 2, 4 e 6 meses do acompanhamento da criança e sugere a aplicação da EPDS.[8]

QUADRO CLÍNICO E DIAGNÓSTICO

O diagnóstico de depressão no período perinatal pode ser realizado seguindo os critérios definidos pela quinta edição do *Manual diagnóstico e estatístico de transtornos mentais* (DSM-5). Nele são mantidos os critérios diagnósticos da depressão (*vide* Tabela 3), com um especificador de início no periparto, que vai ser definido pelo DSM abrangendo o período gestacional até quatro semanas após o parto.[7]

Quando considerada a 11ª revisão da Classificação Internacional de Doenças (CID-11) da Organização Mundial da Saúde (OMS), a depressão perinatal vai ser enquadrada nos transtornos mentais ou comportamentais associados a gravidez, parto e puerpério, compreendendo o período da gestação e se estendendo até seis semanas após o parto.[9]

Apesar dessas definições, estudos indicam que 2 a 3 meses após o parto é o período com maior risco para se instalar um quadro de depressão no puerpério, e o risco aumentado para esse diagnóstico perdura por até 1 ano depois do parto, permanecendo a influência de estressores psicossociais nesse período. Por isso, muitos especialistas consideram que a depressão perinatal pode compreender esse período maior envolvendo a gestação e até um ano após o parto.[7]

Essas definições diagnósticas levam em conta sintomas depressivos da mesma forma que em outros períodos da vida da mulher, sem trazer maiores especificidades em relação ao início desses sintomas ou diferentes gravidades que aparecem nos quadros de depressão perinatal. Um estudo utilizando dados do Postpartum depression

TABELA 2 Instrumentos de rastreamento de depressão perinatal

	Inventário de Depressão de Beck (BDI-II)	Edinburgh Postnatal Depression Scale (EPDS)	Postpartum Depression Screening Scale
Pontuação	0-63 pontos	0-30 pontos	35 até 175 pontos
Ponto de corte	> 14 pontos	> 9 pontos	> 60 pontos
Sensibilidade	57%	59%	91%
Especificidade	97%	86%	72%

Fonte: Pereira, 2009.[7]

TABELA 3 Critérios do DSM-5 para transtorno depressivo maior

Critérios A: 5 ou mais sintomas por pelo menos 2 semanas, sendo um deles humor deprimido ou perda de interesse ou prazer
1. Humor deprimido na maior parte do dia
2. Acentuada diminuição de prazer ou interesse na maior parte do dia
3. Perda ou ganho de peso (5% do peso corporal) ou redução ou aumento de apetite
4. Insônia ou hipersonia
5. Agitação ou retardo psicomotor
6. Fadiga ou perda de energia
7. Sentimento de inutilidade, culpa excessiva ou inapropriada
8. Capacidade diminuída para pensar ou se concentrar
9. Pensamentos recorrentes de morte, ideação suicida, tentativa de suicídio ou planejamento suicida
Critério B: Sintomas causam sofrimento significativo ou prejuízo social, profissional ou em outras áreas da vida Critério C: Alterações não são atribuíveis a alterações fisiológicas ou a outra condição médica Critério D: A ocorrência do episódio não é mais bem explicada por transtorno esquizoafetivo, esquizofrenia ou outros transtornos psicóticos Critério E: Nunca houve episódio de mania ou hipomania Especificador com início no periparto: se início na gravidez ou até 4 semanas após o parto

Fonte: APA, 2013.[9]

Action Towards Causes and Treatment (PACT) apresentou uma forma diferente de observar a composição desse quadro clínico integrando a EPDS, a qual avalia dimensões de sintomas envolvendo anedonia, humor deprimido e ansiedade, com os Research Domain Criteria (RDoc), os quais apresentam uma classificação diagnóstica com base neurocientífica e desenvolvem domínios de sintomas a partir de construtos funcionais.[10]

Nesse estudo, foram propostos cinco subtipos de depressão perinatal: depressão ansiosa severa, depressão ansiosa moderada, anedonia ansiosa, anedonia pura e depressão resolvida. A presença de sintomas ansiosos nesses subtipos apresentava maior proporção de mulheres com pensamentos de se machucar, e anedonia junto com ansiedade era o subtipo com mais mulheres pontuando para um quadro muito grave na EPDS.[10]

Esses subtipos identificados apresentavam diferentes proporções de início dos sintomas, e os quadros mais graves, com anedonia e ansiedade, em sua maioria se iniciavam nas primeiras oito semanas depois do parto, enquanto os quadros de depressão resolvida geralmente tinham início no terceiro trimestre. Nos quadros com início dos sintomas no período pós-parto, 20% das mulheres tinham quadros muito graves e geralmente mais persistentes, uma proporção até quatro vezes maior do que em quadros que se iniciaram na gestação, o que também aponta para uma influência das flutuações hormonais na gravidade dos sintomas.[10]

Em resumo, o quadro clínico de depressão perinatal, apesar de semelhante à depressão tradicional em termos de sintomatologia, tem também uma variação na apresentação e na gravidade que se relaciona com o período de início dos sintomas. Os dados apontam para o momento do pós-parto como um período de risco ainda maior.

DIAGNÓSTICO DIFERENCIAL

Diagnósticos diferenciais para transtorno depressivo são descritos em diferentes períodos da vida da mulher, sendo os principais: outros transtornos de humor, transtornos de personalidade, transtornos por uso de substâncias e algumas condições clínicas com sintomas depressivos.

No período perinatal, é importante destacar dentre as alterações de humor alguns desses diagnósticos diferenciais que apresentam maior relevância nesse período.

Blues puerperal

Também conhecido como *baby blues*, *blues* da maternidade, *blues* pós-natal ou pós-parto, essa é uma condição com prevalência muito variável entre os países, com estudos indicando prevalências de 13,7 a 76%. Em países de primeiro mundo, a prevalência tende a ser menor do que em países mais pobres; no Brasil, é estimada em 32,7%.[11]

Por ser uma condição sem uma definição bem estabelecida na literatura e sem ferramentas específicas para o diagnóstico, há muita variabilidade entre os estudos, mas, em termos de fatores de risco, baixa resiliência e percepção de baixo suporte social são alguns dos principais fatores e variações no humor na gestação, sensibilidade a variações hormonais em outras fases do ciclo menstrual, complicações obstétricas no parto, alterações de sono na gestação, uso de metildopa e infecção por toxoplasmose são outros fatores relatados em estudos.[11]

A fisiopatologia ainda não é bem compreendida, mas a grande variação hormonal que ocorre do terceiro trimestre da gestação para o pós-parto imediato é a causa mais investigada, junto a uma sensibilidade a alterações de humor diante de variações de hormônios sexuais femininos.[11]

O quadro clínico se inicia nos primeiros dias do pós-parto, com pico de sintomas entre o 3º e o 6º dia, com melhora geralmente até o 10º dia. Os sintomas envolvem alterações de humor com intensidade leve, entre eles irritabilidade, aumento de ansiedade, desânimo, labilidade emocional, insônia, diminuição de apetite, menor concentração e maior frequência de choros.[11]

É um quadro autolimitado, com melhora espontânea e que não envolve sintomas graves como ideação suicida. Aumentar o suporte social, acolhimento, escuta e aconselhamento das pacientes com *blues* puerperal são medidas terapêuticas sempre recomendadas, e uma observação mais próxima das variações de humor é necessária, pois, apesar de a maioria dos casos ter melhora espontânea, há uma associação bem estabelecida de maior risco de uma mulher com esse diagnóstico apresentar posteriormente um quadro mais grave de depressão ou até de psicose.[11]

Transtorno afetivo bipolar

O transtorno afetivo bipolar é um dos diagnósticos diferenciais mais importantes para a depressão, pois a fase depressiva pode se assemelhar à do transtorno depressivo, com sintomas e apresentação do quadro muito semelhantes.[12]

Em quadros depressivos com sintomas atípicos, como hiperfagia, hipersonia, histórico familiar de transtorno bipolar, depressão resistente a tratamentos com antidepressivos e presença de sintomas depressivos, deve-se suspeitar mais desse diagnóstico diferencial. Em estudo de revisão retrospectiva em 60 pacientes com depressão pós-parto resistente a tratamento, constatou-se que 57% fechavam critérios para transtorno bipolar, o que vai ao encontro de outros estudos nesse período.[12]

Em razão da relevância desse transtorno e questões específicas dele no período perinatal, mais dados sobre esse diagnóstico serão mais bem abordados no capítulo 20 "Transtorno afetivo bipolar no período perinatal".

RISCOS ASSOCIADOS À DEPRESSÃO PERINATAL

O impacto do transtorno depressivo é bem conhecido em termos de redução da funcionalidade e qualidade de vida. No período perinatal, há riscos envolvidos com esse transtorno de humor que também podem afetar o risco obstétrico e os cuidados com a criança (Tabela 4).[3]

A presença de sintomas depressivos e ansiosos ao longo da gestação apresenta associação com aumento do risco de consumo de substâncias lícitas e ilícitas. Além disso, há associação com maior risco nutricional por sintomas envolvendo alterações de apetite e menor adesão a tratamentos de condições clínicas, incluindo consultas de pré-natal, levando a um menor suporte de saúde e aumento de riscos para a mãe e o bebê.[3]

Para o feto, existe um aumento no risco de nascimento pré-termo e de admissão em UTI neonatal, incluindo períodos maiores que sete dias. Há ainda associação com aumento de cesarianas de urgência e do risco de sangramento.[2]

Existe ainda o risco de interferência no neurodesenvolvimento do bebê. Há múltiplos fatores que podem influenciar esse risco, e a exposição a estresse no ambiente uterino é considerada um desses possíveis fatores. Estudos investigam a exposição a estresse materno antenatal por fatores psicossociais e depressão levando a alterações epigenéticas, sendo identificadas metilações de DNA associadas a alteração celular a longo prazo nas crianças expostas.[13]

Há correlação entre aumento no risco do desenvolvimento de transtornos de conduta, transtorno de déficit de atenção e hiperatividade, déficits na função cognitiva e algum aumento no risco de autismo em crianças de mães com sintomas ansiosos e depressivos. Quanto ao desenvolvimento de depressão, o risco chega a triplicar em crianças de mães com depressão durante a gestação.[3]

A depressão no período pós-parto também pode gerar riscos para o desenvolvimento da criança. A falta de motivação e de energia são fatores que podem diminuir a interação da mãe com o bebê e até atrapalhar no aleitamento, fatores que, por sua vez, estão relacionados a menor estímulo para aprendizado e desenvolvimento.[3]

Os sintomas depressivos podem ainda causar impactos na família como um todo, levando a frustração e diminuição da qualidade de vida, afetando o núcleo familiar. Nesse período, há também um aumento no risco de depressão no pai da criança, o que, por sua vez, pode dificultar ainda mais os cuidados com o bebê, diminuir a rede de suporte da mãe e contribuir para a piora de seus sintomas.[3]

RECOMENDAÇÕES PARA O TRATAMENTO NO PERÍODO PERINATAL

O ideal é que uma gestação sempre seja planejada e que pacientes com histórico prévio de depressão ou com um quadro em tratamento recebam orientações quanto aos riscos de seu quadro clínico e possíveis intervenções terapêuticas, bem como os riscos delas. No caso de uma depressão em curso, seria melhor planejar a remissão dos sintomas antes de engravidar.[2] Além de informar a paciente, também é recomendado realizar psicoeducação com familiares e entrar em contato com outros profissionais de saúde envolvidos no suporte de saúde da mãe e do bebê.[2]

O tratamento de quadros depressivos mais leves inicialmente deve levar em conta medidas não farmacológicas. Terapia cognitivo-comportamental e terapia interpessoal são recomendadas neste período, além de aumento da rede de apoio.[2]

Os riscos para mãe e bebê aumentam conforme a gravidade do quadro. Com sintomas mais graves, os riscos da doença não tratada se elevam e a eficácia em sua melhora com as medidas citadas acabam sendo menores na melhora global da paciente, caso em que a farmacoterapia passa a ser recomendada.[2,3]

A descontinuação de um tratamento para a depressão durante o período perinatal é contraindicada pelas altas taxas de recorrência de sintomas nesses casos. Para uma paciente que esteja em uso de farmacoterapia na gestação, geralmente será recomendado que dê continuidade no pós-parto,

TABELA 4 Riscos associados à depressão perinatal

Risco obstétrico	Risco biológico	Risco para o neonato
Aumenta risco de parto pré-termo	Má nutrição	Aumenta risco de não amamentar o bebê
Aumenta parto cesárea	Comprometimento do sistema imune materno	Associação com alterações neurocomportamentais em neonatos
Baixo aumento de abortamento	Desregulação do eixo hipotálamo-hipófise-adrenal com aumento de cortisol	Associado a neonatos com sono prejudicado
Má adesão ao pré-natal, exames e tratamento	Aumento do risco de uso de substâncias na gestação	Alterações epigenéticas associadas ao estresse materno

Fonte: Rennó Jr. et al., 2020;[2] McAllister-Williams et al., 2017;[3] Howard, Khalifeh, 2020.[14]

visto que é um período de risco aumentado para descompensação do quadro.[3]

O histórico medicamentoso da paciente deve ser considerado na escolha da farmacoterapia. Medicações com boa eficácia e tolerabilidade, que a paciente já tenha utilizado, são muitas vezes preferíveis em relação a um tratamento totalmente novo.[3]

Monoterapia é preferível, sempre que possível, na menor dose eficaz para o controle dos sintomas, mas é importante evitar subdose de medicações. Deve-se ter como alvo um tratamento eficaz para a melhora do quadro clínico.[3]

O planejamento terapêutico do tratamento da depressão deve considerar a possibilidade de medicações que sejam seguras para o aleitamento, e essa possibilidade também deve ser informada para a paciente.[3]

Medicações podem levar à sedação, o que pode atrapalhar a amamentação e os cuidados, por isso deve ser monitorada. Esse efeito pode melhorar após um período curto, mas, caso persista, uma troca pode ser necessária.[3]

As mães devem ser sempre orientadas a não dormirem junto com o bebê.[3]

Há pouca evidência para recomendar descartar o leite após ter administrado uma medicação e essa orientação pode dificultar a amamentação[3]. Durante o aleitamento, é importante monitorar a criança também.[3]

No caso de bebês prematuros, com doenças crônicas ou no caso de mães utilizando múltiplas medicações, recomenda-se mais cautela. A maioria dos dados com medicações e aleitamento envolvem crianças a termo e saudáveis.[3]

Sempre que possível, a mãe não deve ser separada da criança, pois pode reforçar sentimentos de culpa e incapacidade. Há casos em que a capacidade de cuidados pode estar muito limitada ou com prejuízos para a criança e é necessário aumentar o suporte social ou, na ausência desse suporte, pode ser necessário acionar o serviço social para garantir a segurança da criança.[2,3]

ANTIDEPRESSIVOS NO PERÍODO GESTACIONAL

O uso de antidepressivos durante a gestação aumentou nas décadas recentes e, com isso, aumentaram os dados incluindo estudos populacionais. Porém, o impacto específico dos antidepressivos independentemente dos impactos da depressão é difícil de ser esclarecido.[3]

Revisões sistemáticas mais recentes indicam que, ajustando fatores de confusão, os inibidores seletivos da recaptação da serotonina (ISRS) não estão associados com risco clinicamente significativo de malformações congênitas ou de restrições ao crescimento fetal. Um exemplo da necessidade de ajustar os dados para fatores de confusão é a associação da paroxetina e da fluoxetina com malformações cardíacas em estudos mais antigos, cuja correlação passa a ser insignificante após ajustar para os confundidores associados à depressão, como tabagismo, síndrome alcoólica fetal e outras medicações utilizadas em conjunto.[3,14]

Com relação a riscos obstétricos, uma revisão sistemática de 2013 com 27 estudos não identificou risco de abortamento espontâneo associado a antidepressivos e alguns riscos observados apresentavam um impacto baixo, como menor idade gestacional no parto (em média 0,45 semana), menor peso ao nascer (em média 74 gramas) e um efeito modesto reduzindo escores de Apgar (−0,37 ponto no primeiro minuto e −0,18 após 5 minutos).[3]

Os antidepressivos também estão associados com risco aumentado de sangramento. No período perinatal, esse risco é investigado quanto à hemorragia pós-parto e o conjunto de evidências aponta para um aumento desse risco, apesar de a maior parte ser composta por estudos menores. Em 2020, um estudo populacional sueco com 31.159 mulheres comparou pacientes com depressão em uso de ISRS, pacientes com depressão sem uso de ISRS e mulheres sem condição psiquiátrica ou de saúde. A prevalência de hemorragia pós-parto foi de 7% nas mulheres saudáveis, 7,6% naquelas com depressão não expostas a antidepressivos e de 9,1% nas expostas. O risco aumentou em 9% nas mulheres com depressão sem uso de medicações e 34% nas expostas aos ISRS, o que vai ao encontro de metanálises prévias indicando um risco relativo de 1,32 com o uso de antidepressivos, porém não é possível avaliar o quanto uma depressão mais grave, que precisaria ser tratada com antidepressivos, poderia compor o risco adicional no grupo das mulheres expostas.[15]

Um risco de condição grave relacionado ao uso dos antidepressivos é o de o feto desenvolver hipertensão pulmonar persistente neonatal, uma condição com alta mortalidade. Apesar de estudos demonstrarem um aumento de 1,5 vez no risco relativo, em termos absolutos esse risco permanece baixo, e na população em geral essa condição ocorre em 2 a cada 1.000 casos e, nos expostos a antidepressivos, 3 em cada 1.000.[3,14]

A síndrome de desadaptação neonatal é um quadro que envolve irritabilidade, tremores, nervosismo, hipertonia, vômitos, desconforto respiratório, agitação, dificuldade de alimentação e de sono na criança ao nascer. A exposição a antidepressivos aumenta de 10% (risco na população em geral) para 30% a chance de essa síndrome acontecer, com aumento também da probabilidade de o bebê precisar de suporte em UTI neonatal logo ao nascer. É um quadro com aumento de ocorrência significativo, mas geralmente é leve, autolimitado e sem sequelas para a criança, com quadros mais graves geralmente observados quando há exposição a benzodiazepínicos.[2,3]

A síndrome de desadaptação neonatal é considerada por muitos uma consequência com toxicidade no neonato com a retirada do antidepressivo, mas um estudo observacional identificou que o risco foi semelhante em filhos de mães deprimidas que estavam expostos aos ISRS nos 14 dias que antecedem o parto e filhos de mães com depressão, mas que não estavam utilizando medicação nessas duas semanas. Isso indica uma possível influência da própria depressão nesse quadro, e não é recomendável suspender o antidepressivo antes do parto.[2,3]

Risco de autismo já foi associado com antidepressivos pelo fato de estudos com animais apontarem para isso, porém em estudos com humanos esse risco não foi associado a eles, mas sim à doença subjacente e variáveis dentro da família. Filhos de mães com depressão antenatal apresentam um risco aumentado para o espectro autista, sendo esse risco semelhante em irmãos com ou sem exposição a antidepressivos intraútero.[14]

Na questão de desenvolvimento da criança a longo prazo, um estudo dinamarquês apontou para algum possível atraso no desenvolvimento motor em crianças expostas, mas que aos 19 meses de idade não era mais observado. Outro estudo dinamarquês mais recente, com 575.369 crianças entre a 2ª e a 8ª série, 10.198 delas expostas a antidepressivos intraútero, verificou que em testes com escores de 0 a 100 não havia diferença de pontuação em língua dinamarquesa e em média havia dois pontos a menos em matemática no grupo exposto a antidepressivos, o que não é considerado uma diferença relevante.[3,16]

Há ainda evidência sugerindo que o tratamento de uma depressão materna perinatal é benéfico a longo prazo para a criança.

Dados de 49 mil mulheres revelaram que, aos 7 anos, crianças de mães deprimidas não tratadas apresentavam maior risco de alterações comportamentais em atenção e hiperatividade, o que não era observado nas crianças filhas de mães deprimidas que usaram antidepressivos na gestação.[3]

Alguns antidepressivos têm melhor nível de evidência na literatura, por isso acabam sendo recomendados mais que outros em alguns *guidelines*. Quando considerados casos virgens de tratamento, a Canadian Network for Mood and Anxiety Treatments (Canmat) indica sertralina, citalopram e escitalopram como preferenciais em casos de depressão grave. Outros ISRS como fluoxetina, paroxetina e fluvoxamina, medicações duais como venlafaxina e duloxetina, atípicos como bupropiona e mirtazapina, e tricíclicos poderiam ser considerados, mas eles têm menos dados. Entre os tricíclicos, é válido cautela a mais com o uso da clomipramina pelo fato de estudos apontarem para uma associação com malformações cardíacas e síndromes de desadaptação neonatal mais graves.[17]

ANTIDEPRESSIVOS NO PÓS-PARTO

Após o nascimento do bebê, a exposição da criança ao uso de psicofármacos ocorre em decorrência da amamentação. Aleitamento materno exclusivo é recomendado até a criança completar seis meses de idade para melhor desenvolvimento, crescimento e saúde em geral, e, sempre que possível, é recomendável pensar em um tratamento que não impeça a amamentação.[3]

Um dos parâmetros que ajuda na avaliação do risco de exposição é a *relative infant dose* (RID) ou dose relativa na criança. Corresponde a uma relação entre a dose recebida pelo leite e a dose materna, ambos em mg/kg/dia, e geralmente uma porcentagem de 10% ou menos costuma ser considerada segura pela maior parte dos especialistas.[3]

Entre os efeitos adversos na criança relatados por antidepressivos estão: irritabilidade, dificuldade de sono, cólicas e alterações gastrointestinais, sedação e ganho de peso. Recomenda-se monitorar a criança ao longo do tratamento.[3]

A Figura 1 demonstra o RID de alguns antidepressivos de acordo com o LactMed, uma base de dados do PubMed que apresenta o conjunto de dados a respeito de diversas medicações e amamentação.

Entre os antidepressivos, a sertralina e a paroxetina apresentam melhores dados, com relatos de menores taxas de exposição e de efeitos adversos na criança. Apesar disso, a maior parte dos dados de medicações e aleitamento são de relatos de caso, em grande maioria com crianças a termo e sem condições de saúde adjacentes. Em razão da escassez de estudos e dados, não é recomendável trocar um tratamento que já vinha sendo realizado com eficácia durante a gestação e a escolha deve seguir respostas prévias aos tratamentos.[3]

OUTRAS INTERVENÇÕES

Intervenções psicossociais

Em casos de depressão leve, a primeira linha de tratamento é com psicoterapia segundo a Canmat, e as linhas cognitivo-comportamental e interpessoal são as que apresentam melhores evidências. Revisões sistemáticas recentes com mais de 49 estudos demonstram a eficácia de intervenções psicossociais no tratamento de depressão pós-parto, porém são escassos os estudos controlados aplicando esses tratamentos em transtornos de saúde mental nesse período.[14,17]

A maioria dos estudos com intervenções psicossociais é feita com terapia cognitivo-comportamental, incluindo eficácia

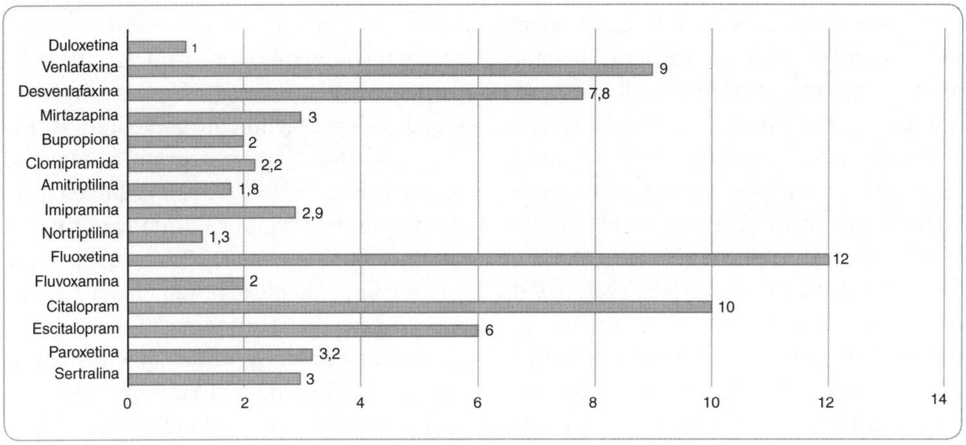

FIGURA 1 Antidepressivos e dose relativa na criança.[18]

similar dessa terapia quando aplicada *on-line*. Também há evidências indicando benefícios com terapia interpessoal e exercício físico.[14]

Intervenções físicas

A depressão periparto é frequentemente tratada com medicamentos antidepressivos de forma segura. No entanto, ainda há preocupações, uma vez que alguns componentes dos antidepressivos podem atravessar a barreira hematoplacentária e com isso, em raras ocasiões, trazer um impacto ao feto. Adicionalmente, os bebês que amamentam de mães que tomam psicofármacos também podem ser expostos aos medicamentos e seus subprodutos, resultando, eventualmente, no surgimento de efeitos adversos. Dessa forma, é necessário buscar opções viáveis para casos em que o uso de medicação não é possível, seja por alguma vulnerabilidade específica, seja por opção da paciente. Os tratamentos físicos como a eletroconvulsoterapia e a estimulação magnética transcraniana oferecem uma perspectiva promissora e podem ser considerados especialmente nos casos graves, refratários ou que sejam difíceis de abordar com técnicas psicossociais.[19]

Eletroconvulsoterapia

A eletroconvulsoterapia (ECT) é um tratamento psiquiátrico que envolve a indução de convulsões por meio de estimulação elétrica e que pode ser uma alternativa de rápida resposta para tratar a depressão durante a gestação. Ela também pode ser utilizada para estabilização em outros distúrbios afetivos e psicóticos agudos nesse período. A American Psychiatric Association (APA) e o American College of Obstetricians and Gynecologists (ACOG) emitiram uma declaração conjunta, intitulada *The management of depression during pregnancy*, que indica a ECT como segura para tratar certos distúrbios psiquiátricos durante a gestação, e ressalta que há pouca evidência de que o procedimento seja danoso à gestante ou ao feto quando ambos são cuidadosamente monitorados. Ademais, tanto as diretrizes da APA para transtorno depressivo maior quanto para transtorno bipolar também endossam a segurança e a eficácia da ECT durante os três trimestres da gravidez e durante o puerpério.[20]

Em um estudo que analisou cinco metanálises publicadas entre 1994 e 2016, cada uma contendo entre 32 e 339 pacientes, as complicações mais comuns que podem ser atribuídas à ECT foram: arritmia fetal, bradicardia fetal, nascimento prematuro, dor abdominal, contrações uterinas, sangramento vaginal, placenta abrupta e ameaça de abortamento. O número de mortes fetais variou de 2 a 12, apesar de nem todas as mortes encontradas terem sido atribuídas à ECT por todos os autores. Quatro das metanálises concluíram que a ECT é relativamente segura durante a gestação e uma apontou que ela deve ser considerada como um último recurso, com indicações clínicas bastante precisas.[20]

Dessa forma, é razoável pensar que a ECT é uma opção efetiva no periparto e segura em relação aos possíveis danos ao feto em desenvolvimento e à toxicidade neonatal, ainda que muitas vezes seja apontada como um "último recurso" pela possibilidade de eventos adversos.[20]

Estimulação magnética transcraniana

O enorme desenvolvimento recente em estimulação magnética transcraniana tem levado muitos pesquisadores a tentar utilizá-la como tratamento para as mais variadas doenças neuropsiquiátricas. Um tipo de estimulação cerebral, a estimulação magnética transcraniana de repetição (rTMS), atua por meio da estimulação do córtex dorsolateral pré-frontal com campos magnéticos para aliviar a depressão. Ainda há relutância quanto ao uso desse tratamento no periparto, mas já há estudos iniciais.[19]

Uma metanálise quanto à segurança e à efetividade do procedimento em pacientes gestantes e até um ano após o parto foi realizada utilizando um total de 10 estudos, em que cinco compuseram a metanálise. Foram incluídas 101 pacientes, das quais 84 receberam rTMS ativo, das quais 65 eram gestantes, 17 puérperas e duas tratadas em ambos os períodos. Os principais relatos foram de hipotensão postural, atribuída ao posicionamento durante o procedimento, o que pode ser facilmente prevenido. Todos os recém-nascidos nasceram saudáveis, tendo sido reportados apenas cinco casos de prematuridade (5%), uma taxa menor do que a da população geral (11%), e um caso de lesão do plexo braquial, que não foi associada ao procedimento.[19]

Assim, apesar de ainda não constar em protocolos clínicos, a rTMS é uma alternativa promissora para o tratamento da depressão em gestantes e puérperas, e novos estudos devem ser realizados.[19]

Brexanolona

Entre as intervenções no pós-parto, vale a pena citar essa medicação recentemente desenvolvida. É um fármaco formulado para ter ação semelhante à da alopregnanolona, atuando em receptores Gaba-A inibitórios. Ela é aprovada pela Food and Drug Administration para tratamento de depressão pós-parto, sendo realizada aplicação contínua intravenosa por 60 horas e os resultados perduram com resposta superior ao placebo mesmo após 30 dias da aplicação. Sua aplicabilidade é baixa por seu alto custo e necessidade de internação para administração, mas é uma importante intervenção efetiva em casos graves e com base na influência da ação de hormônios esteroides na depressão nesse período.[5]

CONCLUSÃO

- O período perinatal é um momento de risco para transtornos depressivos, tanto para episódios novos quanto para sua recorrência.
- A prevalência de depressão perinatal é alta, chegando a 20%, e é influenciada por fatores socioeconômicos e culturais.

- A fisiopatologia não é bem compreendida, mas hormônios esteroides têm ação na regulação no sistema nervoso e algumas mulheres são mais sensíveis a variações hormonais.
- Há fatores de risco psicossociais, de antecedentes médicos e obstétricos que influenciam o risco de depressão perinatal.
- O rastreamento é recomendado; existem algumas escalas utilizadas e orientações para que obstetras e pediatras realizem essa investigação.
- A depressão perinatal se apresenta de forma heterogênea, com diferentes gravidades, e é comum haver sintomas ansiosos associados.
- O diagnóstico segue critérios e sintomas do transtorno depressivo com especificações no período perinatal.
- O risco de diagnóstico de depressão se mantém aumentado durante a gestação até um ano após o parto.
- Diagnósticos diferenciais para transtorno depressivo se mantêm como em outros períodos da vida da mulher. Já o *blues* puerperal e o transtorno afetivo bipolar são muito relevantes na perinatalidade.
- O transtorno depressivo perinatal não tratado está associado a riscos clínicos e obstétricos, diminui adesão a tratamentos e está associado a pior desenvolvimento da criança a longo prazo.
- Quadros leves de depressão apresentam boa resposta a intervenções psicossociais, e há evidências com psicoterapia cognitivo-comportamental e interpessoal.
- A farmacoterapia apresenta riscos associados; é importante considerar o risco-benefício do tratamento em relação ao da doença não tratada.
- Em geral, quadros depressivos graves apresentam maior risco para mãe e para o bebê do que o tratamento farmacológico com antidepressivos.
- É recomendado contato com obstetras, pediatras, psicólogos e profissionais que dão assistência às mulheres para alinhar as recomendações e otimizar o acompanhamento.
- Gravidade do quadro atual, histórico de quadros psiquiátricos anteriores, histórico obstétrico, risco clínico e resposta a tratamentos anteriores devem ser considerados.
- Não há um *guideline* aplicável a todas as situações para a farmacoterapia, mas há medicações com mais dados e associadas a riscos menores no período gestacional.
- O aleitamento materno exclusivo tem benefícios para mãe e bebê e deve ser recomendado sempre que possível.
- Há antidepressivos com mais dados que outros em relação ao uso durante a amamentação, mas a escolha deve ser realizada de forma individualizada.
- Em crianças pré-termo, há poucos dados e o risco de efeitos adversos é maior.
- É possível realizar aleitamento materno e farmacoterapia com antidepressivos; neste caso, deve-se orientar a mãe quanto a possíveis efeitos adversos e monitorar o bebê.
- Além de farmacoterapia e intervenções psicossociais, há estudos com intervenções físicas (ECT e EMT), que podem ser uma opção terapêutica em alguns casos.
- Há o desenvolvimento de medicações com base no efeito neuroendócrino de hormônios esteroidais que apresentaram boa resposta e são terapêuticas promissoras.

REFERÊNCIAS

1. Fisher SD, Wisner KL, Clark CT, Sit DK, Luther JF, Wisniewski S. Factors associated with onset timing, symptoms, and severity of depression identified in the postpartum period. J Affect Dis. 2016;203:111-20.

2. Rennó Jr., Valadares G, Cantilino A, Mendes-Ribeiro J, Rocha R, Silva AG, editores. Women's mental health: a clinical and evidence-based guide. Cham: Springer; 2020.
3. McAllister-Williams RH, Baldwin DS, Cantwell R, Easter A, Gilvarry E, Glover V, et al. British Association for Psychopharmacology consensus guidance on the use of psychotropic medication preconception, in pregnancy and postpartum 2017. Journal of Psychopharmacology. 2017;31(5):519-52.
4. Meltzer-Brody S. New insights into perinatal depression: pathogenesis and treatment during pregnancy and postpartum. Dialogues Clin Neurosci. 2011; 13(1):89-100.
5. Faden J, Citrome L. Intravenous brexanolone for postpartum depression: what it is, how well does it work, and will it be used? Ther Adv Psychopharmacol. 2020;10:204512532096865.
6. Míguez MC, Vázquez MB. Risk factors for antenatal depression: a review. World J Psychiatry. 2021;11(7): 325-36.
7. Pereira ATF. Postpartum depression screening scale: validação para a população portuguesa. Coimbra, 2008 [citado em 05 set. 2023]; Disponível em: https://estudogeral.uc.pt/handle/10316/10223
8. Stuart-Parrigon K, Stuart S. Perinatal depression: an update and overview. Curr Psychiatry Rep. 2014;16(9).
9. American Psychiatric Association (APA). Diagnostic and statistical manual of mental disorders fifth edition (DSM-5). Arlington: APA; 2013
10. Putnam KT, Wilcox M, Robertson-Blackmore E, Sharkey K, Bergink V, Munk-Olsen T, et al. Clinical phenotypes of perinatal depression and time of symptom onset: analysis of data from an international consortium. Lancet Psychiatry [Internet]. 2017 [citado em 05 set. 2023];4(6):477-85. Disponível em: https://www.scholars.northwestern.edu/en/publications/clinical-phenotypes-of-perinatal--depression-and-time-of-symptom-o
11. Tosto V, Ceccobelli M, Lucarini E, Tortorella A, Gerli S, Parazzini F, et al. Maternity blues: a narrative review. J Pers Med. 2023;13(1):154.
12. Sharma V, Khan M. Identification of bipolar disorder in women with postpartum depression. Bipolar Disord. 2010;12(3):335-40.
13. Cao-Lei L, Laplante DP, King S. Prenatal maternal stress and epigenetics: review of the human research. Curr Mol Bio Rep. 2016;2(1):16-25.
14. Howard LM, Khalifeh H. Perinatal mental health: a review of progress and challenges. World Psychiatry. 2020;19(3):313-27.
15. Skalkidou A, Sundström-Poromaa I, Wikman A, Hesselman S, Wikström A, Elenis E. SSRI use during pregnancy and risk for postpartum haemorrhage: a national register-based cohort study in Sweden. BJOG. 2020;127(11):1366-73.
16. Christensen J, Trabjerg BB, Sun Y, Dreier JW. Association of maternal antidepressant prescription during pregnancy with standardized test scores of Danish school-aged children. JAMA. 2021;326(17):1725.
17. MacQueen GM, Frey BN, Ismail Z, Jaworska N, Steiner M, Lieshout RJV, et al. Canadian Network for Mood and Anxiety Treatments (CANMAT) 2016 clinical guidelines for the management of adults with major depressive disorder. Canadian J Psychiatry. 2016;61(9):588-603.
18. Drugs and Lactation Database (LactMed) [Internet]. Bethesda (MD): National Institute of Child Health and Human Development; 2006 [citado em 05 set. 2023]. Disponível em: https://www.ncbi.nlm.nih.gov/books/NBK501922/
19. Lee HJ, Kim SM, Kwon JY. Repetitive transcranial magnetic stimulation treatment for peripartum depression: systematic review & meta-analysis. BMC Pregnancy Childbirth. 2021;21(1):118.
20. Coshal S, Jones K, Coverdale J, Livingston R. An overview of reviews on the safety of electroconvulsive therapy administered during pregnancy. J Psychiatr Pract. 2019;25(1):2-6.

CAPÍTULO 19

Perimenopausa e depressão

Joel Rennó Jr.
Alexandre Okanobo Azuma
Mirella Ferreira de Souza Panucci
Juliana Pires Cavalzan

PONTOS-CHAVE

- O quadro da perimenopausa se inicia com a presença de sintomas vasomotores, irregularidade menstrual, alteração do sono, mudanças no humor e redução da função sexual.
- O risco de sintomas depressivos aumenta na perimenopausa mesmo entre as mulheres sem histórico de transtorno depressivo.
- O risco de transtorno depressivo aumenta na perimenopausa, sobretudo em mulheres com histórico do transtorno.
- O risco de condições clínicas associadas a sintomas depressivos aumenta na perimenopausa.
- O tratamento medicamentoso de escolha para o transtorno depressivo é o uso de antidepressivos.
- Não há superioridade de eficácia dos inibidores da recaptação de serotonina e noradrenalina na comparação com os inibidores da recaptação de serotonina.
- Os antidepressivos também são eficazes para o tratamento dos sintomas vasomotores, dor crônica e insônia.
- Em mulheres que utilizaram antidepressivo no passado, a escolha deve se basear na resposta e na tolerabilidade da medicação já usada.
- A terapia de reposição hormonal (TRH) é a melhor escolha para aliviar os sintomas físicos da perimenopausa.
- A TRH, em virtude do estrógeno, aumentou a eficácia dos antidepressivos.
- A TRH não é aprovada pela Food and Drug Administration (FDA) para o tratamento dos transtornos de humor.
- A paroxetina em doses baixas é aprovada pela FDA para o tratamento dos sintomas vasomotores.
- A TRH deve ser evitada em mulheres com histórico de doença coronariana, acidente vascular cerebral, infarto agudo do miocárdio, tromboembolismo e câncer de mama e naquelas com fator de risco alto para doença cardiovascular.

INTRODUÇÃO

A menopausa é definida após a ausência de menstruação por 12 meses. Cerca de 5 a 10 anos antes da menopausa se iniciam as mudanças hormonais típicas desse período conhecido como transição menopausal, que são manifestações do início da falência ovariana e se caracterizam por alterações dos níveis hormonais mais intensas do que nos períodos menstruais.[1]

O reconhecimento de períodos de maior vulnerabilidade para as doenças mentais relacionados às alterações hormonais, como período pré-menstrual, perinatalidade e perimenopausa, tem sido cada vez maior e mais estudado.

Muito do que se sabe sobre as alterações típicas da transição menopausal vem do Study of Women's Health Across the Nation (SWAN). O SWAN é um estudo epidemiológico que avalia as mudanças físicas, biológicas, psicológicas e sociais durante esse período e já acompanhou mais de 3 mil mulheres nos Estados Unidos desde 1994.[2]

A transição menopausal também é um período de maior vulnerabilidade para o início de sintomas depressivos mesmo para as mulheres sem histórico de depressão. Já o transtorno depressivo aumenta, principalmente entre as mulheres que já tiveram a manifestação do transtorno no passado.[1]

Um estudo longitudinal canadense publicado em 2020 avaliou 13.216 mulheres com idades entre 45 e 64 anos e mostrou que a prevalência de depressão na perimenopausa é de 18%.[3]

ESTÁGIOS MENOPAUSAIS

De acordo com o Stages of Reproductive Aging Workshop (STRAW), a transição menopausal está dividida em (Figura 1):[1]

- Inicial: início da irregularidade menstrual com uma diferença de mais de sete dias na duração dos ciclos por pelo menos dois ciclos consecutivos nos últimos 10 meses.
- Tardia: intervalos maiores ou iguais a 60 dias de amenorreia no último ano.
- Pós-menopausa inicial: primeiro ano após a última menstruação.

A inibina B é produzida nos ovários e tem a função de suprimir as secreções hipofisárias do hormônio folículo-estimulante (FSH). Assim, com a falência ovariana, a produção de inibina diminui e a produção de FSH aumenta.[4]

O hormônio antimülleriano, produzido pelos folículos em crescimento nos ovários, é um marcador de reserva ovariana. Portanto, é produzido em menor quantidade na perimenopausa.[4]

Laboratorialmente, os níveis de FSH são variáveis no início da transição menopausal, mas sempre tendendo a valores maiores. A inibina B e o hormônio antimülleriano apresentam valores baixos e reduzem ainda mais na pós-menopausa.[4]

No entanto, o diagnóstico de perimenopausa é clínico.[4]

QUADRO CLÍNICO E DIAGNÓSTICO

A variação de hormônios na transição menopausal pode levar a um conjunto de sintomas também chamados de síndrome menopausal. Aproximadamente 4 a cada 5 mulheres apresentam sintomas físicos e psicológicos nesse período que podem variar em frequência e intensidade.[5]

O quadro se inicia com irregularidade menstrual, podendo apresentar sintomas vasomotores, mudanças no humor, na função sexual e insônia.[5]

Sintomas vasomotores, conhecidos como fogachos, são definidos por uma súbita sensação de calor no peito, pescoço e rosto, rubor facial e sudorese, seguidos por calafrios, ansiedade e, em alguns casos, com palpitações que duram cerca de 1 a 5 minutos.

Menarca (início do estágio −5) — FMP (0) (entre −1 e +1a)

Estágio	−5	−4	−3b	−3a	−2	−1	+1a	+1b	+1c	2
Terminologia	Reprodutiva				Transição menopausal		Pós-menopausa			
	Precoce	Máxima	Tardia		Precoce	Tardia	Precoce			Tardia
					Perimenopausa					
Duração	Variável				Variável	1-3 anos	2 anos (1 + 1)		3-6 anos	Vida útil remanescente
CRITÉRIO PRINCIPAL										
Ciclo menstrual	Variável a regular	Regular	Regular	Mudanças sutis no fluxo/ duração	Diferença persistente ≥ 7 dias na duração de ciclos consecutivos	Intervalo de amenorreia ≥ 60 dias				
CRITÉRIOS DE SUPORTE										
ENDÓCRINOS										
FSH			Normal	Variável*	↑ Variável*	↑ > 25 U/L**	↑ Variável	Estabiliza		
AMH			Baixo	Baixo	Baixo	Baixo	Baixo	Muito baixo		
Inibina B			Baixo	Baixo	Baixo	Baixo	Baixo	Muito baixo		
Contagem de folículos antrais 2-10 mm			Baixo	Baixo	Baixo	Baixo	Muito baixo	Muito baixo		
CARACTERÍSTICAS DESCRITIVAS										
Sintomas						Prováveis sintomas vasomotores	Sintomas vasomotores mais prováveis			Aumento dos sintomas de atrofia urogenital

*Coleta de sangue do 2º ao 5º dia do ciclo ↑ = níveis elevados
**Nível esperado aproximado com base em ensaios utilizando os padrões hipofisários

FIGURA 1 Estágios da vida reprodutiva feminina STRAW +10.
Fonte: Harlow et al., 2012.[6]

Os fogachos têm impacto direto na qualidade do sono das mulheres nessa fase e uma forte relação com a presença de sintomas depressivos. Em média, 87% das mulheres apresentam sintomas vasomotores diários e um terço os apresenta mais de 10 vezes ao dia.[5]

Em metade das mulheres, os fogachos surgem dois anos antes da menopausa, aumentam a frequência e intensidade um ano antes e permanecem até quatro anos após a menopausa.[1]

Em relação à ansiedade, mulheres que já apresentam transtorno de ansiedade antes da menopausa continuam com os mesmos sintomas, e as que não apresentam esse transtorno têm risco maior de adoecer no período da perimenopausa.[1]

Nesse período, existem alterações cognitivas como dificuldade de aprendizado, prejuízo na memória verbal e na velocidade de processamento que são restritos ao período da perimenopausa. As queixas cognitivas são mais acentuadas em mulheres que apresentam sintomas vasomotores, insônia e apneia obstrutiva do sono[1].

Podem ainda surgir sintomas da síndrome urogenital, que consiste em secura vaginal, dispareunia, incontinência urinária, coceira vaginal e infecção urinária de repetição.[1]

O desejo sexual se reduz de forma mais importante 20 meses antes da menopausa e até um ano depois.[1]

O período da perimenopausa é o momento da vida da mulher em que cerca de

20 a 30% das mulheres podem apresentar um quadro depressivo que requeira tratamento e até 90% podem vir a ter alterações mais brandas de humor, como labilidade emocional, irritabilidade e dificuldades de concentração como resultado de correlação direta com as alterações hormonais.[7]

Segundo o importante estudo longitudinal SWAN, mulheres tiveram de 2 a 4 vezes mais propensão de experienciar um episódio depressivo durante a transição da menopausa e início da pós-menopausa. Chegou-se a essa conclusão por meio de entrevistas clínicas estruturadas com mulheres que vivenciaram uma transição menopausal tardia e que estavam na pós-menopausa.[8]

Os sintomas e critérios utilizados na depressão durante a perimenopausa são os mesmos das diretrizes diagnósticas estabelecidas para um quadro de depressão que ocorre fora desse período. No entanto, é importante lembrar a possibilidade de sobreposição com os sintomas existentes da própria menopausa (Figura 2).

Além dos fatores biológicos inerentes à perimenopausa, existe a interação com os elementos externos. Frequentemente, a transição para a menopausa correlaciona-se com um momento da vida da mulher em que ela passa por situações desafiadoras, como conciliar atividade profissional e maternidade, além da manutenção da vida conjugal. Somando-se a isso, não é incomum assumirem a função de cuidadoras de familiares idosos e passarem pelo enfrentamento de doenças que podem estar correlacionadas com o processo de envelhecimento, incluindo as próprias alterações decorrentes do climatério.[9]

A sintomatologia inclui esferas relacionadas ao psíquico, como humor deprimido, tristeza, desesperança, sentimento de culpa, irritabilidade, diminuição de motivação e, em casos mais graves, pensamentos de automutilação e suicídio. Dentre os sintomas físicos, podem-se verificar alterações em padrão do sono, mudanças no apetite, diminuição da energia e da libido. Em relação ao campo social, pode ocorrer isolamento social, com distanciamento e/ou maior dificuldade na convivência com familiares e amigos (Tabela 1).[8]

FATORES DE RISCO

A perimenopausa envolve alterações biológicas, psicológicas e sociais. A interação entre tais fatores, assim como a individualidade de cada pessoa, está relacionada à predisposição de desenvolver um transtorno depressivo nessa fase da vida. Os fatores de risco para o desenvolvimento de um quadro depressivo podem ser divididos em algumas categorias (Figura 3):

TABELA 1 Tabela comparativa de sintomas da síndrome climatérica e da depressão

Síndrome climatérica	Depressão perimenopausa
Sintomas vasomotores (fogachos)	Humor deprimido e tristeza
Insônia	Insônia ou hipersonia
Prejuízo na cognição	Prejuízo na cognição
Sintomas geniturinários	Sentimento de culpa, desesperança
Diminuição da libido	Diminuição de energia e libido
Alteração de peso	Alteração de apetite e peso
Alterações osteoarticulares	Isolamento social
Labilidade emocional	Ideação suicida

Fonte: Monteleone et al., 2018;[1] Rennó Jr. et al., 2020.[7]

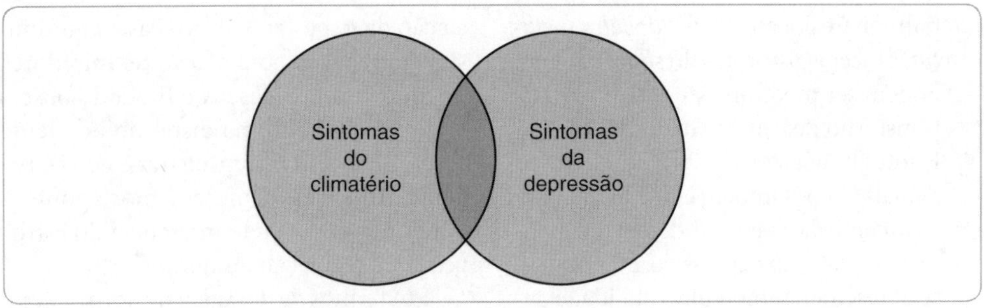

FIGURA 2 Possibilidade de sintomas comuns ao climatério e ao transtorno depressivo.

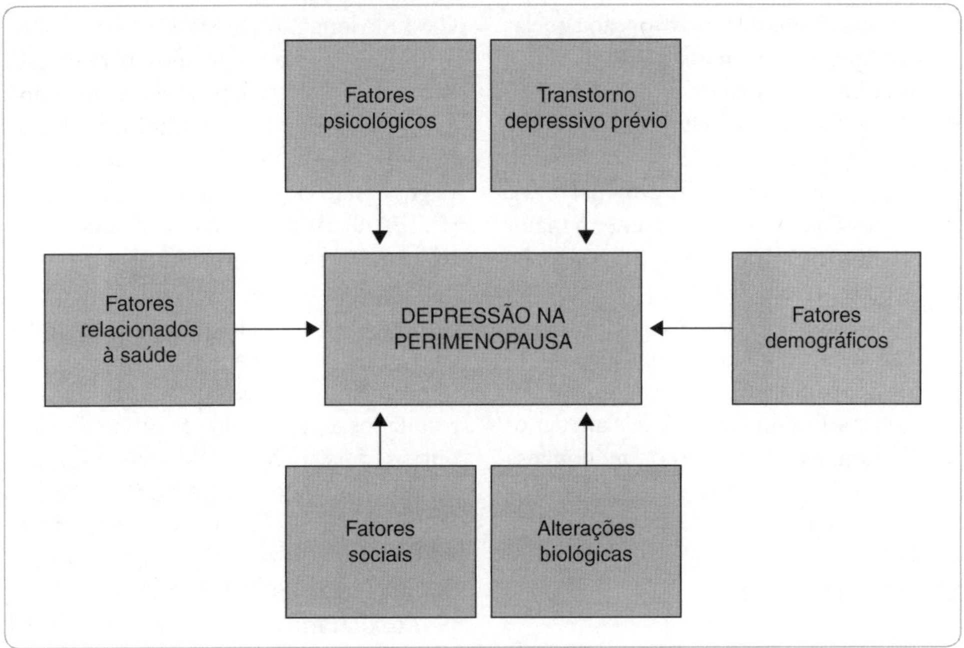

FIGURA 3 Fatores de risco para depressão na perimenopausa.
Fonte: Bromberger e Epperson, 2018;[10] Gordon et al., 2015.[11]

- Características demográficas: condições como enfrentamento de dificuldades financeiras e não ser casada correlacionam-se ao aumento no risco de sintomas depressivos.[10]
- Fatores de risco sociais: incluem estresse vivenciado no cotidiano, baixo suporte social, instabilidade financeira e falta de recursos, situações de desemprego e histórico de eventos adversos ao longo da vida.[10,11]
- Fatores de risco psicológicos: são aqueles relacionados a traços de personalidade, como tendência a ter uma visão mais pessimista em relação à vida, maior predisposição às emoções negativas e ruminação de pensamentos, além de baixa aceitação ao processo de envelhecimento e da própria menopausa.[10]
- Questões relacionadas à saúde, como presença de doenças crônicas cardiovasculares, quadros demenciais, doenças

pulmonares obstrutivas, *diabetes mellitus*, câncer e distúrbios do sono, também podem ser preditores de um quadro de transtorno depressivo maior.[8,10]

- Fatores biológicos em interação com os demais riscos também contribuem para o aumento da chance de desenvolvimento do transtorno depressivo. Eles podem se apresentar como vulnerabilidade genética e existem evidências sugerindo que mulheres mais vulneráveis a apresentar sintomas depressivos são aquelas que apresentam maior sensibilidade à flutuação dos hormônios gonadais.[11]
- Mulheres que já apresentaram um quadro de transtorno depressivo maior, transtorno disfórico pré-menstrual e depressão pós-parto apresentam maior predisposição a ter um quadro depressivo no período perimenopausal.[10,11]
- Outros fatores de risco para depressão na perimenopausa são a presença de alterações no padrão de sono e sintomas vasomotores. Estudos sugerem que um período menor de transição da menopausa possa diminuir o risco de surgimento de depressão na perimenopausa.[10,11]

FISIOPATOLOGIA

A etiologia da depressão na perimenopausa e o aumento de sintomas depressivos em mulheres nessa transição ainda não são muito bem compreendidos, mas a influência das variações de hormônios esteroides e da sensibilidade a essas alterações na resposta neuroendócrina vem sendo alvo de investigações.

O estrogênio apresenta efeito neuroprotetor e tem influência na síntese de serotonina e de noradrenalina com ação em áreas que regulam humor e ligadas à cognição, como é o caso de hipotálamo, hipocampo, córtex pré-frontal e tronco cerebral. Ele ainda influencia a síntese de serotonina aumentando a ação da triptofano hidroxilase e diminui sua degradação com a ação de inibidores de monoaminoxidase A e B, sendo observado um aumento na disponibilidade de serotonina com a administração de estrogênio. Todos esses mecanismos apontam para uma importante influência do estrogênio na regulação do humor.[7]

Em termos de dosagem de hormônios e diminuição de suas concentrações, há pouca correlação direta encontrada em estudos. O estudo longitudinal SWAN acompanhou 3.302 mulheres por oito anos, para investigação de sintomas depressivos aplicando a escala Center of Epidemiology Studies (CES-D) e dosagens hormonais de estradiol, FSH, sulfato de di-hidroepiandrosterona (DHEA-S) e testosterona. No estudo, a correlação de variações hormonais e de sintomas depressivos foi observada somente no caso da testosterona, tanto em concentrações aumentadas quanto em variações para um aumento nos níveis desse hormônio. Os resultados desse estudo vão ao encontro de outros dois, o Massachussets Women's Health Study e o Seattle Midlife Women Heath Study, os quais também não identificaram associação entre variações no estradiol e pontuações do CES-D.[7]

Ao contrário desses achados, críticas foram feitas pela baixa quantidade de dosagem dos hormônios e por esses estudos não terem identificado se as mulheres estavam eutímicas ao iniciar a pesquisa. No Penn Ovariann Aging Study, no qual foram realizados 10 acessos aos níveis de estradiol e FSH, cada acesso com duas dosagens separadas de um mês, foi verificada a correlação entre variações de estrogênio e sintomas depressivos.[11]

Alopregnanolona, um neuroesteroide derivado da progesterona, é um modulador alostérico positivo de receptores gabaérgicos A ($Gaba_A$) e também vem sendo investigado quanto à influência na vulnerabilidade para sintomas depressivos. A ação gabaérgica é importante no efeito inibitório do eixo hipotálamo-hipófise-adrenal, portanto apresenta influência na regulação de mecanismos associados à resposta de estresse e liberação de cortisol, contribuindo para a homeostase desse sistema. Variações nas concentrações de alopregnanolona podem contribuir para a desregulação no controle do estresse, deixando o indivíduo mais suscetível à instalação de quadros ansiosos ou depressivos.[10,11]

A influência da alopregnanolona também depende da sensibilidade dos receptores $Gaba_A$. Polimorfismos genéticos nesse receptor estão associados a maior risco de depressão, transtorno bipolar, esquizofrenia e dependência de álcool. No caso de neuroesteroides, variações em subunidades que compõem esse receptor podem diminuir a ação deles, como é o caso da subunidade δ, que pode estar ausente, o que diminui a resposta de receptores gabaérgicos à ação de neuroesteroides e pode explicar diferentes respostas às flutuações desse hormônio.[10]

DIAGNÓSTICOS DIFERENCIAIS E COMORBIDADES

O diagnóstico de transtorno depressivo apresenta diferenciais relevantes dentro de outros quadros psiquiátricos e associações com condições clínicas.

Entre os transtornos psiquiátricos, o transtorno afetivo bipolar é o principal diagnóstico diferencial. Esquizofrenia, transtorno de ajustamento, transtorno do luto prolongado e transtorno por uso de substâncias também são importantes diferenciais.[12]

Quanto a condições clínicas, a lista é ampla e a anamnese e o histórico clínico, bem como exames complementares, ajudam na elucidação diagnóstica. Algumas das principais são condições como anemias, distúrbios da tireoide, deficiência de folato e de vitamina B12, apneia obstrutiva do sono, lúpus eritematoso sistêmico, lesões cerebrais, síndromes paraneoplásicas, infecções e medicações, as quais vale citar corticosteroides, metildopa, benzodiazepínicos em uso prolongado e opioides.[12]

Exames complementares ajudam a excluir diagnósticos diferenciais, verificar comorbidades associadas e são recomendados para segurança no tratamento farmacológico em todas as faixas etárias. Hemograma, perfil tireoidiano, creatinina, ureia, exames hepáticos, glicemia de jejum, perfil lipídico, vitamina B12, folato e exames de neuroimagem como tomografia ou ressonância magnética são alguns dos exames de rotina para depressão.[12]

O período menopausal é marcado pelo aumento de riscos clínicos. Ocorre uma redistribuição da gordura corpórea e acúmulo maior de gordura visceral, que aumentam a chance de eventos cardiovasculares e promovem aumento da resistência insulínica. A osteoporose é outro sinal típico desse período, além de perda de cabelo, pele seca, redução da elasticidade da pele e dor articular.[1]

A seguir, discorreremos sobre alguns diagnósticos diferenciais e comorbidades com evidências de que são influenciados nesse momento do ciclo reprodutivo feminino. É importante ressaltar que a depressão diminui a adesão a tratamentos clínicos, ao mesmo tempo que comorbidades descompensadas diminuem a resposta a antidepressivos.[12]

Transtorno afetivo bipolar

O transtorno afetivo bipolar durante a fase depressiva pode ter os mesmos sintomas do transtorno depressivo (também chamado de depressão unipolar). Há poucos estudos observando a associação da perimenopausa com esse diagnóstico, mas há evidências indicando aumento de risco para alterações de humor no transtorno bipolar.[13]

Um estudo de 2017 com 58 mulheres com diagnóstico de transtorno bipolar identificou que 58% apresentaram piora dos sintomas ao longo da perimenopausa e mulheres que tiveram primeiro episódio de humor mais novas estavam mais suscetíveis. Esses dados vão ao encontro do estudo prospectivo de 2015 de Marsh et al., em que 44 mulheres com transtorno bipolar foram acompanhadas por 17 meses ao longo da transição menopausal. No final da transição menopausal e início da pós-menopausa, mais mulheres apresentavam escores mais altos para depressão e alterações de humor.[13]

Quanto ao risco de desenvolver um primeiro episódio de humor de transtorno bipolar no período menopausal, um estudo de coorte retrospectivo analisou 19.028 mulheres em transição menopausal sintomática e a mesma quantidade de mulheres sem sintomas menopausais. Nas sintomáticas, o risco de um novo diagnóstico de transtorno bipolar foi significantemente maior. Os resultados desse estudo vão ao encontro de um estudo prospectivo com 50.273 mulheres com depressão maior em que as que apresentavam transição menopausal sintomática tiveram maior chance de diagnóstico subsequente de transtorno bipolar tanto tipo 1 quanto tipo 2.[13]

Apesar de estudos envolvendo transtorno bipolar nesse período serem em sua maioria pequenos e escassos, é importante considerar um possível maior risco para esse diagnóstico e sua relevância em um diagnóstico diferencial de depressão unipolar.

Distúrbios do sono

Sintomas envolvendo alterações de sono, humor e energia podem se sobrepor tanto a sintomas inclusos na transição menopausal quanto ao transtorno depressivo.

A apneia obstrutiva do sono é a forma mais comum entre os distúrbios respiratórios do sono. Ela ocorre por frequentes colapsos das vias aéreas superiores, gerando obstrução com momentos de hipóxia, o que leva a fragmentação na arquitetura do sono, aumento de estresse oxidativo e aumento do risco cardiovascular. Em mulheres é menos comum o relato de queixas típicas, como roncos barulhentos e hipersonia, sendo mais comuns queixas como insônia, dores de cabeça, diminuição de energia ou fadiga e alterações de humor.[14]

Estudo com 2.121 indivíduos demonstrou que a prevalência de apneia obstrutiva do sono moderada a grave, definida por índice de apneia-hipopneia > 15/h em polissonografias, é maior em homens do que em mulheres, porém em mulheres na pré-menopausa essa prevalência era de 9% enquanto subia para 30% em mulheres na pós-menopausa.[14]

A evidência de piora no perfil de apneia em mulheres após a menopausa também foi observada no Wisconsin Sleep Cohort Study, que acompanhou 589 mulheres, sendo observado que a ocorrência de um índice apneia-hipopneia >15/h ocorria 3,5 vezes mais em mulheres na pós-menopausa e um índice > 5/h ocorria 2,6 vezes, mesmo após ajustes para fatores de confusão como idade, tabagismo e índice de massa corporal. Nessa mesma coorte ainda foram realizadas polissonografias a cada seis meses em mulheres na transição menopausal, identificando aumento na gravidade da apneia com acréscimo médio de 4% nos valores do índice apneia-hipopneia por ano subsequente ao início da perimenopausa.[14]

Tireoide

Disfunções da tireoide são mais frequentes em mulheres do que em homens e os hormônios tireoidianos afetam a função reprodutiva, interagindo com os eixos gonadais ao longo de toda a vida reprodutiva da mulher. No período menopausal, há poucos estudos específicos e alterações relacionadas com a idade possuem maior evidência. Não há correlação entre alterações tireoidianas e piora da síndrome menopausal, mas esse período pode alterar expressão de doenças tireoidianas autoimunes.[15]

É recomendada a dosagem de hormônios tireoidianos em mulheres com sintomas depressivos e ansiosos na perimenopausa, e o tratamento dessa comorbidade auxilia na regulação da dislipidemia e na redução do risco cardiovascular.[15]

O hipotireoidismo cursa com sintomas como ganho de peso e diminuição de energia e fadiga e é tratado com levotiroxina. Durante a perimenopausa, é comum o uso de terapias de estrogênio para tratar sintomas da transição menopausal, porém, se administrado de forma oral, há maior interação no fígado com a globulina ligadora de tiroxina, o que pode levar à necessidade de ajustes na dose de levotiroxina. Nesses casos, são sugeridos monitoramento dos hormônios tireoidianos a cada seis semanas e aumento da levotiroxina, se necessário, para evitar descompensações no quadro clínico.[15]

Dores crônicas

Sintomas depressivos como tristeza, choro, insônia, irritabilidade e inapetência podem estar presentes no paciente com dor crônica e pacientes com dor crônica apresentam maior chance de desenvolver depressão.[12]

O estrogênio e outros hormônios reprodutivos femininos apresentam interações na modulação e sensibilidade à dor, o que pode influenciar na exacerbação das dores crônicas. O período menopausal e o envelhecimento estão associados a aumento de peso e diminuição de atividade física, o que pode estar acompanhado de distúrbios do sono e de humor, elevando a morbidade das dores crônicas.

Um estudo transversal analisou dados nacionais de 200.901 mulheres veteranas de guerra, e a presença de sintomas menopausais estava associada a uma chance duas vezes maior de dores crônicas, mesmo ajustando para fatores de confusão como idade e estado de saúde física e mental. Esse achado vai ao encontro de outros estudos que associam a menopausa a um maior declínio funcional em pacientes com artrite reumatoide, piora nos relatos de artralgia e maior risco de início de fibromialgia, além de piora dos sintomas na menopausa tanto natural quanto cirúrgica.[16]

TRATAMENTO

A terapia de reposição hormonal (TRH) é o tratamento mais eficaz para amenizar os sintomas da menopausa.

O Women's Health Initiative (WHI), um estudo americano que pesquisa doenças cardiovasculares, cânceres e osteoporose na população feminina durante a menopausa, descobriu, em 2002, que o uso da TRH aumentava a incidência de eventos cardiovasculares e câncer de mama, mas reduzia o risco de câncer colorretal e fraturas por osteoporose.[5]

Anos mais tarde, sociedades como International Menopause Society (IMS), North American Menopause Society (NAMS) e European Menopause and Andropause Society (EMAS) reformularam o *guideline* sobre o uso da TRH e ficou estabelecido que essa forma de tratamento é segura para mulheres com menos de 60 anos, a menos de 10 anos da menopausa e sem contraindicações como doença hepática ou histórico de doenças tromboembólicas.[5]

Em relação ao risco de câncer de mama, a reposição hormonal feita somente com estrógeno, em mulheres histerectomizadas, não aumentou a incidência de câncer de mama se usada por menos de cinco anos. Diversos estudos mostram risco aumentado desse tipo de câncer em mulheres que fizeram a reposição hormonal combinada de estrógeno com progesterona, sobretudo em sua forma sintética, como levonorgestrel, norgestrel e noretisterona.[17]

É importante avaliar o risco de recorrência de câncer de mama em mulheres que já o tiveram. A TRH deve ser evitada em mulheres com esse histórico.[17]

A via de administração mais segura é a tópica, pois reduz o risco de eventos tromboembólicos.[5]

Existem diversos *guidelines* que orientam sobre o uso da TRH que apresentam algumas divergências entre eles. A duração do tratamento ainda não está estabelecida; uma boa parte indica tratamento individualizado, na menor dose possível até remissão dos sintomas da menopausa, e outros recomendam uso máximo de cinco anos.[5]

A principal indicação dessa forma de tratamento é para os sintomas vasomotores. A reposição pode ser feita só com estrógeno para as mulheres, mas precisa ter associação com progesterona para as que têm útero intacto. Ambas as opções aliviam os sintomas em cerca de 75% dos casos.[5]

A TRH também é utilizada para os sintomas genitourinários e como prevenção de osteoporose.[5]

Não é indicada para a prevenção de doenças coronarianas e cardiovasculares.[6]

Os estudos são controversos em relação ao risco de demência de Alzheimer, demência e Parkinson. Alguns mostraram risco aumentado, enquanto outros revelam efeitos positivos para reduzir a progressão das doenças.[5]

A tibolona é um esteroide sintético também utilizado para o tratamento dos sintomas vasomotores nas doses entre 1,25 e 2,5 mg ao dia, sem aumentar a densidade mamária. No entanto, os estudos ainda não são claros em relação ao risco aumentado de câncer de endométrio em mulheres que usam tibolona.[17]

O tratamento com reposição hormonal não é indicado para mulheres com histórico de doença coronariana, acidente vascular cerebral, infarto agudo do miocárdio, tromboembolismo, histórico de câncer de mama e aquelas com fator de risco alto para doença cardiovascular.[17]

Uma alternativa ao uso da reposição hormonal para o tratamento dos sintomas vasomotores é a paroxetina, que foi aprovada pela Food and Drug Administration (FDA) em 2013 na dose de 7,5 mg ao dia. Se essa dose não for efetiva, recomenda-se escaloná-la.[18]

Além disso, gabapentina em doses de 900 a 2.400 mg/d e pregabalina de 150 a 300 mg/d também podem ser usadas para o alívio dos sintomas vasomotores.[18]

Uma consideração importante a fazer em relação à paroxetina é que essa molécula, bem como a fluoxetina e a bupropiona, são potentes inibidores da CYP2D6, que é uma das enzimas que fazem parte do citocromo p450 e é responsável por metabolizar o tamoxifeno em sua forma ativa (Tabela 2). O tamoxifeno é uma medicação indicada para alguns casos de câncer de mama; dessa forma, as medicações que são potentes inibidores dessa enzima não devem ser prescritas para mulheres que fazem uso de tamoxifeno.[18]

As isoflavonas são compostos fitoquímicos não esteroidais que se ligam aos receptores de estrógenos, mas os estudos são conflitantes sobre sua eficácia para o tratamento dos sintomas vasomotores.[17]

Estudos não mostraram que a atividade física é eficaz na redução dos sintomas vasomotores. No entanto, redução do peso corpóreo está associada com melhora desses sintomas, e a atividade física é uma grande aliada na perda de peso.[17]

TABELA 2 Classificação dos antidepressivos de acordo com o efeito exercido em CYP2D6[2-5]

Inibidores fortes	Inibidores moderados	Inibidores fracos	Sem atividade
Paroxetina	Sertralina	Citalopram	Desvenlafaxina
Fluoxetina	Duloxetina	Escitalopram	Venlafaxina
Bupropiona	Fluvoxetina		Mirtazapina

Fonte: David et al., 2022.[18]

A terapia cognitivo-comportamental também se mostrou eficaz na redução dos sintomas vasomotores.[17]

A North American Menopause Society (NAMS), em conjunto com a National Network of Depression Center Women and Mood Disorder Task Group (NNDC), lançaram em 2019 um *guideline* para avaliação e tratamento da depressão na perimenopausa.[19]

Existem dois estudos de larga escala que avaliaram o uso de desvenlafaxina para o tratamento da depressão na perimenopausa e na pós-menopausa, revelando melhora significativa dos sintomas. Há outros estudos menores com o uso de outros antidepressivos, como os inibidores da recaptação de serotonina, vortioxetina, venlafaxina, duloxetina e mirtazapina, e todos se mostraram eficazes para a melhora dos sintomas depressivos, dos sintomas vasomotores e de dor crônica.[19]

Em mulheres que já fizeram tratamento para depressão, a escolha do antidepressivo deve se basear na resposta e na tolerabilidade da medicação que já foi usada.[19]

A TRH, em razão do estrógeno, aumenta a eficácia do efeito do antidepressivo. O estrógeno tem efeito positivo nos sintomas depressivos mesmo na ausência de antidepressivos em mulheres na perimenopausa, mas sem eficácia nas mulheres após a menopausa.[19]

O estrógeno não é aprovado pela FDA para o tratamento de transtornos do humor.[19]

O *Hypericum perforatum*, ou erva-de-são-joão, tem propriedades antidepressivas, por inibir a recaptação de serotonina, noradrenalina e dopamina na fenda sináptica, e analgésicas. É uma das opções para o tratamento da depressão leve e reduz a intensidade e a frequência dos sintomas vasomotores.[20]

A terapia cognitivo-comportamental (TCC), em combinação com o tratamento com antidepressivo, promove benefício no tratamento da depressão, aumenta as taxas de remissão do transtorno e a aderência ao tratamento medicamentoso. Além disso, a TCC é tão efetiva quanto os antidepressivos na prevenção de recaídas. A maior parte dos estudos sobre a TCC no tratamento para depressão foi feito para a população geral; há poucos estudos específicos para as mulheres na perimenopausa. Como o benefício para a população geral é comprovado, a TCC também é uma ótima opção para ser usada no período da perimenopausa.[19]

Diversas outras estratégias que foram comprovadas para o tratamento da depressão na população geral ainda não foram comprovadas para esse período específico, como terapia individual, técnicas de *mindfullness*, eletroconvulsoterapia e estimulação eletromagnética.[19]

REFERÊNCIAS

1. Monteleone P, Mascagni G, Giannini A, Genazzani AR, Simoncini T. Symptoms of menopause - global prevalence, physiology and implications. Nat Rev Endocrionol. 2018;14(4):199-215.
2. Santoro N, Taylor ER, Sutton-Thyrell K. The SWAN song: Study of Women's health Across the Nation's recurring themes. Obstet Gynecol Clin North Am. 2011;38(3):417-23.
3. Shea AK, Sohel N, Gilsing A, Mayhew AJ, Griffith LE, Raina P. Depression, hormone therapy, and the menopausal transition among women aged 45 to 64

years using Canadian Longitudinal Study on aging baseline data. Menopause 2020;27(7):763-70.

4. Wender COM, Oderich CL. Fisiologia, fisiopatologia e abordagem diagnóstica do climatério – perimenopausa. In: Fernandes CE, Pompei LM. Endocrinologia feminina. Barueri: Manole; 2016. p.655-68.
5. Pan M, Pan X, Zhou J, Wang J, Qi Q, Wang L. Update on hormone therapy for the management of postmenopausal women. Biosci Trends. 2022;16(1):46-57.
6. Harlow SD, Gass M, Hall JE, Lobo R, Maki P, Rebar RW, et al. Executive summary of the Stages of Reproductive Aging Workshop +10: addressing the unfinished agenda of staging reproductive aging. J Clin Endocrinol Metab. 2012;97(4):1159-68.
7. Rennó Jr, Valadares G, Cantilino A, Mendes-Ribeiro J, Rocha R, Silva AG, editors. Women's health: a clinical and evidence-based guide. New York: Springer; 2020.
8. Mak PM, Kornstein SG, Joffe H, Bromberger JT, Freeman EW, Athappilly G, et al. Guidelines for the evaluation and treatment of perimenopausal depression: summary and recommendations. J Womens Health (Larchmt). 2019;28(2):117-34.
9. Lee S, Jeong S, Choi Y. Effects of psychological well-being and depression on menopausal symptoms in middle-aged South Korean women and the necessity of exercise. J Environ Public Health. 2022; 2022:6529393.
10. Bromberger JT, Epperson CN. Depression during and after the perimenopause: impact of hormones, genetics, and environmental determinants of disease. Obstet Gynecol Clin North Am. 2018;45(4):663-78.
11. Gordon JL, Girdler SS, Meltzer-Brody SE, Stika CS, Thurston RC, Clark CT, et al. Ovarian hormone fluctuation, neurosteroids, and HPA axis dysregulation in perimenopausal depression: a novel heuristic model. Am J Psychiatry. 2015;172(3):227-36.
12. Miguel EC, Lafer B, Elkis H. Forlenza OV. Clínica psiquiátrica volume 2: as grandes síndromes psiquiátricas. 2. ed. Barueri: Manole; 2021.
13. Aragno E, Fagiolini A, Cuomo A, Paschetta E, Maina G, Rosso G. Impact of menstrual cycle events on bipolar disorder course: a narrative review of current evidence. Arch Womens Mental Health. 2022;25(2):257-66.
14. Perger E, Mattaliano P, Lombardi C. Menopause and sleep apnea. Maturitas. 2019;124:35-8.
15. del Ghianda S, Tonacchera M, Vitti P. Thyroid and menopause. Climacteric. 2014;17(3):225-34.
16. Gibson CJ, Li Y, Bertenthal D, Huang AJ, Seal KH. Menopause symptoms and chronic pain in a national sample of midlife women veterans. Menopause. 2019;26(7):708-13.
17. Khan SJ, Kapoor E, Faubion SS, Kling MJ. Vasomotor symptoms during menopause: a practical guide on current treatments and future perspectives. Int J Womens Health. 2023;15:273-87.
18. David PS, Smith TL, Nordhues HC, Kling JM. A clinical review on paroxetine and emerging therapies for the treatment of vasomotor symptoms. Int J Womens Health. 2022;14:353-61.
19. Mak PM, Kornstein SG, Joffe H, Bromberger JT, Freeman EW, Athappilly G, et al. Guidelines for the evaluation and treatment of perimenopausal depression: summary and recommendations. J Womens Health (Larchmt). 2019;28(2):117-34.
20. Eatemadnia A, Ansari S, Abedi P, Najar S. The effect of Hypericum perforatum on postmenopausal symptoms and depression: a randomized controlled trial. Complement Ther Med. 2019;45:109-13.

CAPÍTULO 20

Transtorno afetivo bipolar no período perinatal

Vera Tess
Frederico Navas Demetrio

PONTOS-CHAVE

- O período perinatal é um momento de especial vulnerabilidade aos transtornos mentais, especialmente às doenças afetivas.
- Quadros agudos afetivos ou psicóticos durante a gestação colocam a mulher e seu feto em risco em decorrência de comportamentos impulsivos e de autoagressão, abuso de substâncias, cuidados pré-natais inadequados e à maior exposição a múltiplos psicotrópicos em altas doses.
- A gestação de uma mulher com transtorno afetivo bipolar (TAB) deve ser considerada uma gravidez de alto risco, mesmo quando a paciente não está usando psicotrópicos. O risco da doença psiquiátrica aumenta sem a medicação, particularmente no pós-parto. É necessária uma atenta vigilância durante toda a gestação, para identificar sinais iniciais de recaída. Uma rápida intervenção pode reduzir significativamente a morbidade e melhorar o prognóstico.
- O tratamento mais apropriado depende da gravidade da doença da paciente. No passado, a retirada abrupta da medicação era a prática mais comum, especialmente motivada pelo receio do risco teratogênico das drogas. Atualmente, a abordagem mais adequada consiste em considerar o risco de uma forma mais ampla, inclusive da doença psiquiátrica em si.
- Não existe a possibilidade de não exposição. O bebê vai ser exposto à doença materna ou à medicação, ou a ambos. O principal objetivo do tratamento na gestação é minimizar as exposições aos riscos, tanto os da medicação quanto os da doença mental.

INTRODUÇÃO

O período perinatal – que abrange toda a gestação e vai até um ano depois do nascimento – é um momento de especial vulnerabilidade aos transtornos mentais, especialmente às doenças afetivas. Muitos transtornos psiquiátricos apresentam diferenças em sua apresentação em mulheres. Essas diferenças podem ser atribuídas a influências genéticas, hormonais e a diferenças em papéis sociais. O Quadro 1 indica

QUADRO 1 Fatores de risco para doenças afetivas na gestação

História prévia de doença afetiva ou ansiosa
História familiar de doença psiquiátrica
Antecedentes de abortos, natimortos ou malformação fetal
Fatores socioeconômicos: falta de suporte familiar e social, ausência de parceiro, dificuldades financeiras, gestação não planejada (especialmente em jovens), multiparidade, história de violência doméstica e uso de álcool e drogas

os fatores de risco envolvidos em doenças afetivas na gestação. Flutuações significativas dos hormônios gonadais influenciam o aparecimento de doenças afetivas durante o período perinatal. A acelerada flutuação dos níveis hormonais durante a gestação e, mais criticamente, a rápida queda dos níveis durante o pós-parto aumentam a prevalência dos transtornos de humor nesse período;[1] entretanto, a instabilidade dos esteroides gonadais pode servir de gatilho para a desregulação do humor em algumas mulheres, mas não em outras.[2]

Embora o efeito da gestação no curso natural do transtorno afetivo bipolar (TAB) não seja descrito adequadamente, estudos sugerem que qualquer efeito protetor da gestação na recorrência de mania ou depressão é limitado e o risco de recaída e de cronicidade depois da retirada do estabilizador de humor é alta.[3]

No TAB tipo 1 a prevalência é igual entre homens e mulheres (de 0,6 a 1,5% na população geral), enquanto o TAB tipo 2 é mais frequente em mulheres (prevalência na população geral de 0,4 a 2,7%). A prevalência total pode chegar a 4,8% quando considerados quadros subsindrômicos do "espectro bipolar".[4] As mulheres portadoras de transtorno bipolar apresentam quadros depressivos com maior frequência, maior risco de suicídio, de ciclagem rápida, de manias mistas e de manias induzidas por antidepressivos. Apresentam também maior comorbidade com outros transtornos psiquiátricos e doenças clínicas, como obesidade, enxaqueca e disfunções tireoidianas.[1,2] Isso leva a condições clínicas de difícil manejo, envolvendo frequentemente a necessidade de múltiplas drogas.

O início da doença afetiva ocorre em geral no começo da vida reprodutiva da mulher – na adolescência ou na vida adulta. A maioria das portadoras de TAB deseja engravidar, mesmo após orientação dos médicos acerca dos riscos de possível piora da doença e dos efeitos do tratamento sobre o feto.[3]

A literatura não nos fornece dados específicos sobre depressão em mulheres bipolares grávidas, mas estudos prospectivos recentes indicam que entre 10 e 25% das gestantes apresentam diagnóstico de depressão durante a gestação. De um modo geral, as mulheres com antecedentes de episódios depressivos têm um risco maior de recorrências, especialmente aquelas que interromperam a medicação bruscamente.[1]

Muitos sintomas, como cansaço, letargia, labilidade emocional, mudança de apetite, diminuição do desejo sexual e distúrbios de sono, são comuns à depressão e à gestação, dificultando o diagnóstico. Além disso, características clínicas da depressão maior na gestação são idênticas às de outros períodos da vida da mulher. Algumas doenças presentes na gestação, como anemia, diabetes gestacionais e disfunção tireoidiana, também podem mascarar os sintomas da depressão e retardar o diagnóstico. Em pacientes sem suporte social adequado, especialmente aquelas com outros filhos pequenos, o aumento de irritabilidade e de sintomas ansiosos é mais frequente. O tratamento necessariamente tem que envolver o aumento do suporte familiar e social.

O fator que mais dificulta o diagnóstico é o estigma associado à depressão. A assincronia entre a expectativa de felicidade de uma gestação planejada e os sintomas de tristeza e irritabilidade faz com que muitas mulheres não relatem esses sintomas.

As consultas de pré-natal são focadas nos parâmetros clínicos da mulher e no desenvolvimento adequado do feto (altura uterina, pulsação fetal, nutrição e aumento de peso). As queixas emocionais raramente são investigadas. Essas circunstâncias contribuem para fazer da depressão gestacional uma das condições clínicas menos reconhecidas e tratadas.

IMPACTO DA DOENÇA AFETIVA NA GESTAÇÃO E NO DESENVOLVIMENTO FETAL

Vários estudos têm demonstrado que a doença mental em si pode comprometer a evolução da gestação e o desenvolvimento do feto (Tabela 1),[5-7] afetando a capacidade da mulher de seguir os cuidados pré-natais e de evitar comportamentos prejudiciais.

A depressão materna também pode interferir significativamente na unidade familiar. A doença está tipicamente associada a dificuldades interpessoais e a prejuízos na interação mãe-bebê. O comprometimento do vínculo afetivo mãe-bebê pode ter impacto profundo no desenvolvimento infantil.

A pandemia de Covid-19 (vírus SARS-CoV-2) também elevou o número de sintomas depressivos e ansiosos na gestação e no puerpério, mas a comparação entre números pré e pós-pandemia mostra grande variação entre países, dependendo do nível de desenvolvimento e dos programas de cuidados perinatais adicionais aplicados durante a pandemia.[8]

A gestação, especialmente a primeira, é o tempo de preparação emocional e psicológica da mulher para se tornar mãe. A primeira gestação é também o momento de o casal se preparar para a transição de uma relação a dois para uma relação tridiática. É também a preparação para a paternidade. A depressão pode inibir esses processos, tanto no desenvolvimento dos vínculos antes do nascimento como na transição dos papéis do casal.

Quadros agudos afetivos ou psicóticos durante a gestação colocam a mulher e seu feto em risco em virtude de comportamentos impulsivos e de autoagressão, abuso de substâncias, cuidados pré-natais inadequados e à maior exposição a múltiplos psicotrópicos em altas doses. Mas o impacto da mania ou da depressão, bem como da abstinência do medicamento no desenvolvimento fetal, é ainda pouco conhecido.[9]

Mulheres portadoras de TAB apresentam risco significativamente maior de complicações obstétricas: anormalidades placentárias (principalmente placenta prévia), hemorragias durante a gestação e efeitos adversos tóxicos pelo uso de tabaco, álcool e drogas. Também é maior o risco para sofrimento fetal, sem outras complicações no parto. Tais riscos são observados nas pacientes com início da doença antes da gravidez e não depois, sugerindo relação com o TAB.

INTERRUPÇÃO DA MEDICAÇÃO

Estima-se que nos Estados Unidos 50% das gestações não sejam planejadas. Pacientes com TAB apresentam alguns fatores que aumentam o risco de uma gestação não programada:

1. Sintomas de mania e hipomania, como desinibição e erotização associadas ao prejuízo da crítica, levam a comportamentos sexuais de risco.

TABELA 1 Riscos da doença afetiva e ansiosa não tratada

Evolução obstétrica e fetal	▪ Maior risco de prematuridade (< 37 semanas) e de recém-nascido (RN) de baixo peso (< 2.500 g) ▪ Comprometimento do crescimento e ganho de peso fetal, maior risco para estresse fetal ▪ Maior risco de abortamento espontâneo ▪ Maior risco de pré-eclâmpsia ▪ Maior risco de cesáreas e fórceps
Evolução neonatal	▪ Escores mais baixos do APGAR ▪ Maior probabilidade de admissão nas unidades de cuidados neonatais ▪ Maiores riscos de lesões pela mãe por desorganização, impulsividade ou agressividade ▪ Comprometimento do padrão do sono, choro excessivo e irritabilidade
Desenvolvimento infantil	▪ Efeito negativo no vínculo materno-fetal e materno-infantil ▪ Atraso no desenvolvimento emocional, cognitivo e da linguagem ▪ Crianças com maior incidência de transtornos psiquiátricos
Riscos para a mãe	▪ Pior aderência às orientações perinatais (nutrição, sono e exercícios físicos) ▪ Agravamento das comorbidades clínicas ▪ Aumento à exposição às drogas, como álcool, nicotina e drogas ilícitas ▪ Aumento de comportamentos de autoagressão e suicidas ▪ Aumento do risco de depressão pós-parto ▪ Impacto no relacionamento conjugal e familiar

Fonte: Johann et al.;[5] Mughal et al.;[6] Kallas et al.[7]

2. Estabilizadores de humor, como a carbamazepina, a oxcarbazepina e o topiramato, reduzem a eficácia dos anticoncepcionais.
3. Alterações hormonais causadas pelo uso de alguns medicamentos, como o ácido valproico, aumentam o risco de ovário policístico e de hiperandrogenismo; e os antipsicóticos causam hiperprolactinemia, proporcionando irregularidades menstruais que elevam o risco de uma gravidez não planejada e só percebida quando já adiantada.

A maioria das gestantes em tratamento para transtornos afetivos interrompe a medicação quando se descobre grávida. No transtorno bipolar o risco de recaída é particularmente alto nas pacientes que descontinuaram o tratamento profilático, em especial se de maneira abrupta. Nas pacientes que interromperam o uso de estabilizadores do humor, o índice de recaída varia de 80 a 100%, um risco 2 a 3 vezes maior do que nas gestantes bipolares que não interromperam a medicação. Nas gestantes que tiveram recaída, maior frequência de episódios depressivos ou disfóricos foi observada.[10,11]

No grupo de pacientes que têm recaída mesmo mantendo a medicação, é importante notar que a recaída demora mais para ocorrer e a sintomatologia é mais branda. A recaída está associada, normalmente, à diminuição do nível sérico da medicação determinado pelas alterações fisiológicas da gestação (aumento da volemia, aumento do *clearence* renal e do metabolismo hepático). Em geral, essas pacientes respondem bem ao aumento da dose. Já nos casos em que a medicação é interrompida antes da concepção, ou logo após a confirmação da gestação, a recaída ocorre mais rapidamente (em geral no primeiro semestre) e a doença permanece na maior parte da gestação e doses mais altas ou politerapia são necessárias, aumentando a exposição fetal.[10]

Outro aspecto a salientar é que muitas gestantes, quando usam medicação, utilizam-na em doses inadequadas. Em boa medida, isso ocorre pelo receio da paciente e do médico de expor o feto à farmacoterapia. Infelizmente essa estratégia expõe o feto ao risco simultâneo da medicação e da depressão não tratada. Descontinuar um tratamento de manutenção é uma decisão importante. Só deve ser feita com avaliação cuidadosa da história da doença e em conjunto com a paciente e o obstetra.

Mulheres com TAB eram tradicionalmente aconselhadas a evitar a gravidez ou mesmo a interromper a gestação exposta a medicações com potencial teratogênico (como lítio e ácido valproico). Informações mais atuais possibilitam a adoção de estratégias de tratamento que proporcionem uma gestação mais segura para o bebê e para a mãe.[10,11]

TRATAMENTOS FARMACOLÓGICOS PARA O TRANSTORNO AFETIVO BIPOLAR NA GESTAÇÃO

Os estabilizadores do humor (EH) são os fármacos de primeira escolha no tratamento do TAB. A seguir serão apresentados os principais achados na literatura sobre sua prescrição na gestação.

Carbonato de lítio

O lítio atravessa a placenta livremente, e a concentração sanguínea fetal é igual à materna. Devido à imaturidade renal do feto, o *clearance* renal do lítio é diminuído, levando ao aumento da sua meia-vida. Consequentemente, o feto pode ter um efeito tóxico mesmo quando o nível sérico materno esteja na faixa terapêutica, mas, até o momento, não há evidências de aumento de risco de abortamento ou morte intrauterina em mulheres usando lítio.[12]

Em 1973, o *Register of Lithium Babies*, baseado num sistema de relato voluntário dos clínicos, demonstrou um risco 400 vezes maior de malformação cardiovascular, especialmente anomalia de Ebstein, em bebês expostos ao lítio no útero. Estima-se que a incidência atual dessa doença na população geral é de 1:20.000; e em bebês expostos ao lítio no primeiro trimestre é de 1:1.000 a 1:2.000, um risco 20 a 40 vezes maior.[13,14] Portanto, embora o risco relativo esteja elevado, o risco absoluto para malformação de Ebstein é baixo. No entanto, a incidência de outras malformações cardíacas associadas à exposição intrauterina ao lítio varia de 0,9 a 12%.[13,14]

No caso de toxicidade neonatal são frequentemente relatados sintomas perinatais, como a síndrome *floppy baby*, caracterizada por hipotonia, letargia, arritmias, dificuldade respiratória e cianose. A maioria desses bebês requer cuidados especiais até o lítio ser totalmente excretado da circulação, o que pode levar de 10 a 14 dias. O uso pela mãe de diuréticos, anti-inflamatórios não hormonais e dietas com restrição de sal aumenta o risco para toxicidade neonatal pelo lítio; foram relatados casos de hipotiroidismo, diabetes *insipidus* nefrogênico e, mais raramente, polidrâmnio com o uso de lítio no segundo e no terceiro trimestre. Também foi observado um aumento do peso médio ao nascer de 90 gramas e alguns casos de macrossomia fetal.[13,14]

Há pouca informação disponível sobre alterações neurocomportamentais de longo prazo em crianças expostas ao lítio intraútero. Um seguimento de cinco anos de 60 crianças expostas ao lítio durante o segundo e terceiro trimestres da gestação não encontrou evidências significativas de problemas comportamentais. Outro estudo comparando 13 crianças (média de idade de 3,5 anos) de mães com TAB que foram expostas ao lítio com 11 crianças de mães com TAB não expostas a medicações não encontrou alterações significativas na avaliação neurocognitiva.[15] Revisão sistemática recente encontrou pequeno risco de alterações neurocognitivas em bebês expostos a lítio e antipsicóticos durante a gestação, com OR de 1,63 vez. Mas a interpretação dos resultados é complicada, pois a maioria dos estudos comparou crianças expostas pareadas com crianças da população normal, o que não permitiu a correção de possíveis influências em relação à predisposição genética ou doença psiquiátrica dos pais.[15]

O lítio é eliminado pelos rins sem biotransformação. Na gestação, o *clearance* renal do lítio quase dobra, diminuindo a concentração sérica e potencialmente aumentando o risco de recaída. Uma monitoração da dose mais frequente é recomendada, a cada 2 ou 4 semanas e semanalmente no último mês. No parto o volume vascular rapidamente diminui – em aproximadamente 40% – e o *clearance* renal do lítio cai aos níveis pré-gravídicos, aumentando a concentração sérica e colocando a paciente em risco de toxicidade. Para evitar essa toxicidade, os clínicos têm sugerido algumas estratégias:

1. Checar a litemia no momento do parto.
2. Diminuir a dose do lítio no início do parto.
3. Ou diminuir ou retirar o lítio por 24-48 horas antes do parto. E, como a taxa de filtração glomerular materna rapidamente retorna aos níveis pré-gestação após o parto, a dose pré-concepção deve ser reiniciada.

Na doença afetiva bipolar, a maioria das pacientes recai após a retirada do lítio (risco maior com a retirada abrupta, em menos de 14 dias). Descontinuar um tratamento de manutenção é uma decisão importante e só deve ser feita com avaliação cuidadosa da história da doença e em conjunto com a paciente e o obstetra. A redução deve ser lenta (15 a 30 dias). Caso a droga seja mantida, no Quadro 2 estão as recomendações para manejo do lítio durante a gestação, com vistas a diminuir os riscos.

Anticonvulsivantes

A maioria dos estudos de exposição fetal a anticonvulsivantes foi realizada com mulheres portadoras de epilepsia. Recém-nascidos

QUADRO 2 Orientações quanto ao uso de carbonato de lítio durante a gestação[3,11-13]

1) Monitorar mensalmente o nível sérico, principalmente se houver vômitos, febre, uso de diuréticos ou ingestão diminuída de sódio.
2) Manter a dose mínima eficaz. Com a progressão da gestação, há aumento do volume plasmático e da excreção renal e pode ser necessário aumentar a dose do lítio.
3) Dividir a dose em 3 a 4 vezes ao dia para manter o nível sérico estável e evitar picos. Usar de preferência forma de liberação controlada.
4) Fazer ultrassonografia e ecocardiografia fetal entre a 16ª e a 18ª semanas para avaliar eventuais anomalias.
5) Monitorar o nível sérico semanalmente durante o último mês, e a cada dois dias na proximidade do parto.
6) Retirar o lítio 24 a 48 horas antes do parto para evitar toxicidade. Reintroduzi-lo logo após o parto nas doses pré-gravídicas. Monitorar a litemia após o parto e nas primeiras duas semanas.
7) Manter hidratação adequada e evitar anti-inflamatórios não esteroides para manejo da dor durante o parto.

(RN) expostos a anticonvulsivantes durante a gestação apresentam risco 2 a 3 vezes maior para malformações, aparentemente mais associado à exposição às drogas e menos à epilepsia em si, especialmente quando em altas doses e em politerapia. As malformações maiores mais frequentes são as cardíacas (como defeitos do septo ventricular), orofaciais (como fenda labial e palatina), urogenitais (como hipospádia), esqueléticas (como hipoplasia falangeana) e de tubo neural. Além disso, tais crianças também estão em risco para sequelas comportamentais e cognitivas.[16] O Quadro 3 apresenta recomendações gerais para o uso de anticonvulsivantes na gestação.

Ácido valproico

O ácido valproico é considerado um teratógeno humano. Seu efeito teratogênico decorre da exposição entre o 17º e o 30º dia após a concepção. Estudos recentes apontam para uma incidência de 6 a 14% de malformações maiores (defeitos do tubo neural em 1 a 5% dos casos). O risco maior ocorre em doses acima de 1.000 mg/d e em associação com outro anticonvulsivante.[16-18]

O ácido valproico está associado à presença de muitos sintomas perinatais:

1. Toxicidade neonatal: desaceleração do ritmo cardíaco e risco de complicações, como toxicidade hepática e hipoglicemia.
2. Sintomas de abstinência: irritabilidade, inquietação, dificuldade de sucção e tônus anormal.

Em uma metanálise com sete estudos de coorte e um total de 67 crianças expostas *in utero* ao ácido valproico, 151 expostas à carbamazepina e 494 controles (filhos de mães saudáveis ou portadoras de epilepsia não tratada), o grupo exposto ao ácido valproico apresentou escores de QI global, QI verbal e QI de execução significativamente menores que os do grupo controle (83,9 × 102; 93,7 × 101; e 88,3 × 99, respectivamente).[19] Estudo observacional mais recente, com mais de 10 mil exposições a anticonvulsivantes intrauterinos, reforça esses achados.[18]

Carbamazepina e oxcarbazepina

Foi relatada uma incidência de 2,2 a 5% de malformações fetais (defeitos do tubo

QUADRO 3 Orientações para o uso de anticonvulsivantes durante a gestação[3,10-12,25]

1) Trocar o estabilizador de humor antes da concepção, quando possível.
2) Dividir a dose em 2 ou 3 tomadas, evitando-se picos imprevisíveis; usar de preferência formas de liberação controlada.
3) Usar ácido fólico durante todo o primeiro trimestre (de 3 a 5 mg/dia), pois diminui o risco de defeitos no tubo neural na população geral (porém, ainda sem comprovação de proteção para fetos expostos a anticonvulsivantes).
4) Monitorar frequentemente o nível sérico, mantendo-o em doses mínimas terapêuticas; pode ser necessário, inclusive, o aumento da dose.
5) Realizar ultrassonografia entre a 16ª e a 18ª semana para avaliar eventuais malformações.
6) Evitar uso concomitante de outros anticonvulsivantes; especialmente combinações que incluam o ácido valproico.
7) Após o parto, voltar às doses pré-gravídicas.
8) Carbamazepina: risco de agranulocitose, disfunção hepática, *rash* cutâneo (incluindo a síndrome de Stevens-Johnson), especialmente nas oito semanas iniciais de tratamento. O nível sérico da carbamazepina e do metabólito ativo da oxcarbazepina pode diminuir na gestação, por aumento de seu *clearance*.
9) Lamotrigina: risco de *rash* na gestante e no feto, especialmente nas semanas iniciais do tratamento e na combinação com ácido valproico. O nível sérico pode diminuir significativamente no decorrer da gestação e sair da faixa terapêutica (*clearance* aumentado em até 300%, embora existam variações individuais). A titulação deve ser lenta e gradual. Após o parto, voltar rapidamente às doses pré-gravídicas (*clearance* se normaliza nas primeiras 2-3 semanas).

neural em 0,5 a 1% dos casos) com a carbamazepina, sendo maior a incidência em politerapia, especialmente em associação com o ácido valproico, possivelmente pelo aumento da concentração de metabólitos tóxicos, como o epóxido-CBZ.[16,17,19] Teoricamente, a oxcarbazepina, que não produz esse metabólito, deveria ser menos teratogênica. A própria carbamazepina em monoterapia talvez não seja de fato teratogênica. Estudos recentes sobre o uso de anticonvulsivantes em monoterapia na gestação parecem indicar que somente ácido valproico e topiramato estão relacionados a malformações maiores, enquanto lamotrigina, carbamazepina, oxcarbazepina e levetiracetam em monoterapia não estão associados a essas malformações.[19] Toxicidade hepática transitória em neonatos expostos à carbamazepina intraútero é citada apenas em relatos de casos.

Estudos antigos com filhos de mães portadoras de epilepsia pareciam não demonstrar que a exposição à carbamazepina estivesse relacionada a déficit cognitivo significativo, exceto quando em associação com o ácido valproico, mas estudos em monoterapia mostram incidência semelhante de riscos neurocomportamentais para carbamazepina, fenitoína e fenobarbital.[20] Por outro lado, nos resultados do estudo observacional, prospectivo e multicêntrico do NEAD Study Group, o QI aos 6 anos foi menor após a exposição ao valproato (média 97, IC 95%: 94-101) do que à carbamazepina (105, 102-108; p = 0·0015), à lamotrigina (108, 105-110; p = 0,0003) ou à fenitoína (108, 104-112; p = 0·0006).[21]

O potencial teratogênico e de indução de retardo neurocognitivo da carbamazepina da oxcarbazepina parece ser menor do que se supunha anteriormente, mas ainda não se pode afirmar que anticonvulsivantes sejam seguros na gestação, mesmo quando utilizados em monoterapia.[20,21]

Lamotrigina

A lamotrigina é considerada pelo American College of Obstetricians and Gynecologists a opção mais segura para o tratamento do TAB na gestação.[22]

Em termos de malformação fetal, os resultados finais do *International Lamotrigine Pregnancy Registry* depois de 18 anos não encontraram elevação do risco de malformações maiores com o uso de lamotrigina em monoterapia, sem evidência de efeito da dose na frequência de malformação fetal.[23] O risco de malformações da combinação de lamotrigina com divalproato é o mesmo do valproato em monoterapia. Levantamentos antigos falam em até 7,3 casos de fenda oral com o uso de lamotrigina, mas estudos posteriores citam 0,44% (contra 0,07% na população geral, um incremento de seis vezes). Acompanhamento prospectivo mais recente não reforça esse número, indicando a segurança da lamotrigina (monoterapia) na gestação.[23,24]

Em termos de toxicidade neonatal foram descritos aumento de risco de *rash* cutâneo no feto e nos neonatos. Com relação às sequelas neurocomportamentais, existem poucos dados até o momento. No estudo do NEAD Study Group, o grupo exposto *in utero* à lamotrigina em monoterapia, aos seis anos de idade, apresentou QI médio de 108 (média 108, IC de 95%: 105-110; p = 0,0003).[23] Neste grupo, o QI das crianças avaliadas esteve significativamente relacionado ao QI materno.

A lamotrigina é atualmente a droga antiepilética mais prescrita em mulheres em idade reprodutiva com epilepsia. A gestação tem efeitos significativos na farmacocinética da droga. O *clearance* da lamotrigina aumenta progressivamente até a 32ª semana de gestação. Existe um aumento do *clearance* de até 330% entre a pré-concepção e o terceiro trimestre. Um aumento de dose de até 250% pode ser necessário para manter o nível sérico terapêutico ao longo da gestação em mulheres com epilepsia.[25] Nos dias seguintes ao parto, a taxa de eliminação da lamotrigina cai rapidamente e a concentração plasmática aumenta de forma significativa durante as primeiras 2 a 3 semanas do pós-parto. A grande maioria das gestantes necessita de doses maiores de lamotrigina para manter o nível terapêutico e evitar aumento das crises convulsivas. Toxicidade pela lamotrigina no pós-parto é comum nas mulheres que necessitam de aumento de dose durante a gestação. A monitorização terapêutica pode ser útil, e modelos matemáticos sugerem que para uma dose pré-gestação de 150 mg ao dia (divididas em duas tomadas) serão necessárias doses de 175, 225 e 250 mg para o 1º, 2º e 3º trimestres, respectivamente, para manutenção dos níveis sanguíneos.[25]

Em contraste ao uso de lamotrigina no tratamento da epilepsia, a dose usada no transtorno bipolar é decidida pela resposta clínica. A dosagem sérica não é rotineiramente solicitada e a faixa terapêutica sanguínea não está definida. Atualmente não existem protocolos de monitoração sérica para a lamotrigina no transtorno bipolar, de modo que a titulação se baseia na sintomatologia da paciente.

O lítio e a lamotrigina são os estabilizadores de humor mais recomendados na gestação. No caso do lítio é imprescindível que o parto seja realizado num hospital equipado com UTI neonatal. Os antipsicóticos de nova geração ("atípicos"), utilizados cada vez mais no tratamento para o TAB, tanto na fase aguda quanto na manutenção, vêm se tornando opção frequente na gestação e mesmo na lactação, devido à sua segurança no período reprodutivo.[26]

Antipsicóticos

Antipsicóticos de primeira geração

As fenotiazinas e as butirofenonas foram historicamente usadas para tratar hiperêmese gravídica, náuseas e psicoses na gestação, mas são poucos os estudos investigando o efeito da exposição pré-natal dos antipsicóticos de alta potência como o haloperidol. No entanto, um número grande de mulheres tem sido exposto ao haloperidol, medicação de primeira escolha por mais de dez anos, sem que tenham sido identificados efeitos teratogênicos específicos nos registros de farmacovigilância.

Com os antipsicóticos de alta potência (haloperidol) no período neonatal estão descritos sintomas extrapiramidais, como hipertonicidade, inquietação motora, espasticidade, tremor e dificuldade de sucção que podem durar meses. Contudo, a maioria dos casos é resolvida em poucos dias. Algumas dessas complicações podem estar relacionadas ao uso concomitante de agentes anticolinérgicos e histaminérgicos. Com os antipsicóticos de baixa potência (clorpromazina) foram descritos sintomas como taquicardia, sedação e hipotensão, com duração de poucos dias.[22]

Os poucos estudos não controlados que avaliaram o desenvolvimento neurocomportamental de crianças de até cinco anos não identificaram alterações da inteligência ou do comportamento.[22]

No uso de antipsicóticos na gravidez deve-se observar:

1. Antipsicóticos de primeira geração são boas opções para quadros agudos de mania, considerados primeira escolha por alguns autores, substituindo o lítio e os anticonvulsivantes.
2. Apesar do potencial para efeitos extrapiramidais no RN, as drogas de alta potência são preferíveis às de baixa potência por minimizar os efeitos anticolinérgicos, hipotensores e anti-histamínicos na gestante.
3. Preparações de depósitos devem ser evitadas, limitando-se a duração dos possíveis efeitos tóxicos no RN.

4. O antipsicótico deve ser mantido na menor dose eficaz, evitando assim a associação de medicações para tratar os efeitos extrapiramidais.

Levantamentos multicêntricos recentes, utilizando grandes coortes, concluíram que o risco de malformações com o uso de antipsicóticos típicos ou atípicos na gestação não é diferente da população normal,[27] e o risco de alterações do neurodesenvolvimento está mais ligado à doença psiquiátrica materna do que à exposição intraútero aos antipsicóticos de primeira ou segunda gerações.[28]

Antipsicóticos de segunda geração

Estudo de registros de saúde nos Estados Unidos e em cinco países nórdicos com 21.751 mães expostas entre 1996 e 2018[27] não encontrou indícios de aumento do número de malformações com o uso de antipsicóticos atípicos durante a gestação.

O risco de desenvolvimento de transtornos do neurodesenvolvimento em crianças expostas a antipsicóticos na segunda metade da gestação (sinaptogênese) está associado às características maternas e não ao uso de antipsicóticos.[28]

Contudo, maior risco de ganho de peso, intolerância à glicose e diabetes tipo dois tem sido associado ao uso de antipsicóticos atípicos, especialmente a olanzapina, a clozapina e a quetiapina.[29] Por sua vez, o diabetes gestacional está associado a maior frequência de mortalidade perinatal, prematuridade, anormalidades congênitas (especialmente defeitos do tubo neural), macrossomia e desenvolvimento de diabetes no futuro.[30]

O uso dos antipsicóticos de segunda geração, frequente no tratamento do transtorno afetivo bipolar, na gestação está associado a um risco maior de complicações obstétricas secundárias ao ganho de peso e suas consequências. Por essa razão, embora até o momento não haja evidências de aumento de malformação fetal associado ao seu uso, a orientação encontrada na literatura é pela preferência de antipsicóticos de primeira geração, especialmente o haloperidol.

MANEJO DO TRANSTORNO AFETIVO BIPOLAR NA GESTAÇÃO

A gravidade da doença materna representa o parâmetro mais relevante para as decisões clínicas, que devem ser tomadas em conjunto com a paciente, seu parceiro e o obstetra, sempre que possível. A história psiquiátrica, os sintomas atuais e a atitude da paciente perante o uso da medicação durante a gestação devem ser avaliados.

Planejando a gestação

Lidar com grávidas com TAB é bastante desafiador, particularmente pelos riscos associados ao tratamento farmacológico e ao não tratamento da doença, embora esses riscos não estejam ainda quantificados adequadamente. Portanto, os pacientes e seus clínicos têm que tomar a decisão do tratamento a ser adotado baseado em riscos apenas parcialmente definidos, com os dados atuais. Planejar a gestação quando a paciente está eutímica e clinicamente estável por um longo período permite pensar nas opções de tratamento, evitando-se a tendência de ter que mudá-las precipitadamente durante uma gestação não planejada. Todas as decisões referentes a continuar ou iniciar um tratamento durante a gestação devem refletir a avaliação dos seguintes fatores:

1. Risco do feto à exposição ao medicamento.
2. Risco da doença não tratada para a mãe e para o feto.
3. Risco de recaída associada à retirada de um tratamento de manutenção, particularmente se abruptamente.

Cada um desses riscos deve ser discutido francamente com a paciente e seu companheiro, idealmente em mais de uma ocasião, antes e depois da concepção. Também deve haver uma comunicação contínua com o obstetra da paciente.

A gestação de uma mulher com TAB deve ser considerada uma gravidez de alto risco, mesmo quando a paciente não está usando psicotrópicos. O risco da doença psiquiátrica aumenta sem a medicação, particularmente no pós-parto. É necessária uma atenta vigilância durante toda a gestação, para identificar sinais iniciais de recaída. Uma rápida intervenção pode reduzir significantemente a morbidade e melhorar o prognóstico.

Fatores importantes a serem avaliados no planejamento da gestação:

1. História da doença.
2. Resposta prévia às medicações.
3. Frequência e gravidade dos episódios.
4. Duração da estabilidade clínica, com e sem medicação.
5. Tempo de recaída após a retirada do medicamento.
6. Média de tempo de resposta clínica após a reintrodução da droga.

São essas informações que fundamentam as opções de tratamento mais efetivas e seguras, minimizando a exposição fetal a drogas potencialmente arriscadas.

Nenhuma decisão é desprovida de riscos.

Terapia interpessoal e terapia cognitivo-comportamental podem ser usadas antes da concepção para facilitar a diminuição gradual, a posterior retirada da droga e o manejo de eventuais sintomas.

Estratégias de tratamento do transtorno afetivo bipolar durante a gestação

O tratamento mais apropriado depende da gravidade da doença da paciente. No passado, a retirada abrupta da medicação era a prática mais comum, especialmente motivada pelo receio do risco teratogênico das drogas. No entanto, a abordagem atualmente mais adequada consiste em considerar o risco de forma mais ampla, inclusive o risco da doença psiquiátrica em si.

Pacientes com histórias de um único episódio de mania e de uma recuperação total seguida de uma estabilização longa do quadro devem tolerar bem a retirada do estabilizador de humor antes de conceber. Para pacientes com história de múltiplas e frequentes recorrências de mania ou depressão bipolar, outras opções devem ser consideradas, ainda que algumas delas possam optar pela retirada do estabilizador de humor antes da concepção. Outra estratégia para pacientes de alto risco é continuar o tratamento até a gravidez ser confirmada, e então gradualmente retirar a medicação. Como a circulação uteroplacentária é estabelecida após duas semanas da concepção, a exposição fetal é mínima e um teste de gravidez de urina pode identificar uma gestação com até 10 dias. A vantagem dessa estratégia é minimizar a exposição fetal ao medicamento e estender a proteção do tratamento até a concepção, o que é particularmente prudente em pacientes mais velhas e que demoram mais tempo para engravidar. No entanto, o problema potencial dessa estratégia é que ela pode levar a uma retirada abrupta do estabilizador de humor, aumentando o risco de recaída. Nesses casos, um seguimento clínico próximo pode reinstituir prontamente a medicação a qualquer sinal de recaída.

Para mulheres que toleram bem a retirada do tratamento de manutenção, a decisão de reintroduzir a medicação é uma questão de julgamento clínico. Há pacientes que, junto com seus clínicos, preferem esperar o aparecimento de sintomas antes de recomeçar o medicamento. Outras podem preferir limitar o risco de uma recaída restaurando o tratamento depois do primeiro trimestre de gestação.

Para aquelas pacientes com formas graves da doença – múltiplos episódios graves, especialmente com sintomas psicóticos, e risco de suicídio – a manutenção do tratamento antes e durante a gestação deve ser a opção mais segura. A recorrência de mania e depressão bipolar durante a gestação é potencialmente perigosa para a mãe e para o feto. Pode ser que seja necessária a internação e a exposição a múltiplas drogas em doses elevadas. Em geral, a hospitalização é necessária para pacientes com depressão grave, mania ou psicose. A eletroconvulsoterapia (ECT) é frequentemente o tratamento de escolha.

Não existe a possibilidade de não exposição. O bebê vai ser exposto à doença materna ou à medicação, ou a ambos.

Em certos casos refratários, pode ser necessário usar medicação com pouca informação sobre sua segurança reprodutiva. Manter o tratamento mesmo com informações limitadas sobre a segurança reprodutiva pode ser a conduta mais prudente, dado o alto risco de desestabilização com a retirada do medicamento ou o efeito incerto de trocar a medicação.

PUERPÉRIO E TRANSTORNO AFETIVO BIPOLAR

O período pós-parto representa a fase de maior risco de início ou piora do TAB. Estima-se que nessa fase a probabilidade de ocorrer o primeiro episódio seja sete vezes maior do que em outras fases da vida. Mais de 50% dos quadros puerperais começam durante a gravidez. Mudanças de humor na gestação representam um dos fatores de risco mais relevantes para quadros puerperais graves.[31]

O risco para uma reinternação psiquiátrica no puerpério para mulheres com TAB é 37 vezes maior quando comparado com mulheres portadoras de outros transtornos mentais; o risco de recorrência de qualquer episódio em mulheres previamente diagnosticadas com TAB é de 54,9% no período perinatal.[32]

O risco de psicose puerperal nas pacientes com TAB é 100 vezes maior que na população em geral (10 a 20% *vs.* 0,1 a 0,2%). Uma mulher com história prévia de doença bipolar ou psicose puerperal apresenta um risco elevado de recorrência no próximo parto, estimado em até 70%.

A depressão puerperal pode representar um novo episódio ou uma recidiva que atinge entre 10 e 15% das mulheres nos países ricos e entre 20 e 30% nos pobres. Os sintomas são semelhantes aos apresentados fora do período do puerpério, e pode ser uma variante fenotípica do TAB.[32] O diagnóstico da depressão nesse período se encontra prejudicado devido à sobreposição de mudanças fisiológicas da gestação, como alterações de sono, energia e peso. Anemia, hipotireoidismo e diabetes gestacional também podem produzir sintomas semelhantes a um quadro depressivo.

Alguns indícios para o diagnóstico de bipolaridade:

1. Presença de hipomania no pós-parto.
2. Início da depressão imediatamente após o parto.
3. Características atípicas como pensamentos acelerados e sintomas psicóticos.
4. Presença de familiares de 1º grau com história de TAB.
5. Respostas atípicas aos antidepressivos (resposta muito rápida, perda de resposta, indução de hipomania ou quadros mistos).[31]

Psicose puerperal é uma emergência psiquiátrica caracterizada por quadros graves, de início precoce, com instalação nas primeiras três semanas após o parto, em geral entre as primeiras 48 e 72 horas. Está presente em 0,1 a 0,2% das parturientes. Os sintomas prodrômicos são inquietação, irritabilidade e alteração do sono, que evoluem rapidamente para um quadro psicótico caraterizado por humor depressivo ou eufórico, comportamento desorganizado, labilidade emocional, delírios e alucinações. Também são frequentes quadros confusionais como o *delirium*. Patologias orgânicas como eclâmpsia, tireoidopatias, tromboflebite cerebral e encefalites devem ser descartadas como causas desses quadros.

A psicose puerperal deve ser tratada prontamente. A ausência de tratamento adequado, quase sempre envolvendo internação hospitalar, coloca a mãe e o bebê em risco. A taxa de infanticídio associada à psicose puerperal não tratada tem sido estimada em 4%.

Das puérperas com quadro psicótico maniforme, 50% evoluem para transtorno bipolar. Nesses casos, a medicação é retirada de forma lenta e cuidadosa, após a remissão completa dos sintomas. A paciente deve ser acompanhada até um ano após a melhora do quadro. Nas gestações seguintes é necessário acompanhamento psiquiátrico.[33]

PSICOFÁRMACOS E LACTAÇÃO

Quase todas as drogas são transferidas em algum grau para o leite materno, mas em muitos casos o uso de medicações pelas mães não contraindica o aleitamento. É importante avaliar o risco de exposição para o bebê de modo a não privá-lo desnecessariamente dos benefícios do leite materno.

Fatores como a quantidade de droga no leite, a absorção, o metabolismo e a excreção pelo bebê, bem como a meia-vida e a presença de metabólitos ativos, influenciam o grau de exposição ao psicofármaco.

O Quadro 4 apresenta a relação de psicofármacos usados na lactação e as recomendações gerais de uso.

QUADRO 4 Medicações mais indicadas na amamentação[22,34-37]

Benzodiazepínicos
Evitar uso contínuo
Uso pontual, usar meia-vida mais curta e sem metabólitos ativos
- Lorazepam

Estabilizadores do humor
Ácido valproico, carbamazepina

Antipsicóticos
Evitar uso contínuo
Uso pontual, doses baixas
- Típicos: haldol, clorpromazina
- Atípicos: olanzapina, quetiapina

Benzodiazepínicos

Recomenda-se evitar o uso contínuo e dar preferência a drogas de meia-vida mais curta e sem metabólitos ativos, na menor dose possível. O uso isolado de um benzodiazepínico (BDZ) não contraindica a amamentação e, em geral, pode ser retomado sem a necessidade de intervalo. O lorazepam é considerado relativamente seguro devido à baixa excreção no leite, meia-vida relativamente curta e poucos efeitos (sedação) relatados. O alprazolam, embora apresente a meia-vida intermediária, tem metabólito ativo e maiores relatos de efeitos adversos nos bebês.[34,35] Os BDZ de meia-vida mais longa (clonazepam e diazepam) devem ser evitados pelo risco maior de sedação, hipotonia e perda de peso.

Estabilizadores do humor

Ácido valproico (valproato) e carbamazepina

O valproato e a carbamazepina são drogas consideradas seguras na amamentação quando usadas em monoterapia e em baixas doses. Apresentam dose relativa no lactente (DRL) entre 3 e 6% e raramente são descritos efeitos adversos nos lactentes.

Os estudos que avaliaram crianças pré-escolares não observaram prejuízos no desenvolvimento. Devem-se monitorar sinais de hepatopatia e sangramentos anormais no bebê. Especialmente em bebês expostos na gestação, em prematuros e nos casos de exposição concomitante a outras drogas, considerar monitorar dosagem sérica, enzimas hepáticas e hemograma.[36]

Lamotrigina

A amamentação é possível com doses não superiores a 200 mg por dia. A literatura reporta alta variabilidade no índice leite/plasma e na concentração plasmática de lamotrigina nos lactentes. A DRL é relativamente alta, de 9 a 18%. Crianças amamentadas atingem concentrações plasmáticas de aproximadamente 30% da mãe. Embora não tenham sido observados efeitos adversos na maioria dos casos, há relatos de apneia e cianose (um caso em mãe que tomava 850 mg por dia), trombocitose e *rash* cutâneo transitório. Não há evidências de comprometimento do neurodesenvolvimento das crianças expostas à lamotrigina durante a lactação.[35,36]

Os neonatos e prematuros estão particularmente sob risco de altos níveis plasmáticos, pois sua capacidade de metabolizar a droga por glucuronidação é limitada. Além disso, nas mães que fizeram uso de lamotrigina na gestação, a concentração plasmática e no leite pode aumentar drasticamente no pós-parto imediato se a dose não for prontamente ajustada.[36,37]

Carbonato de lítio

O carbonato de lítio é um tratamento eficaz para a mania aguda e também na prevenção e no tratamento da psicose pós-parto. O lítio é um agente excretado por via renal com uma faixa terapêutica estreita (0,6 a 0,8 mmol/L). As concentrações associadas à toxicidade grave são apenas ligeiramente superiores à faixa terapêutica. O lítio também está associado a vários efeitos colaterais neurológicos, cardiovasculares, renais e endócrinos. Tremor e anormalidades da tireoide podem ocorrer dentro da faixa terapêutica.

Como pode passar para o leite materno, muitos especialistas concordam que os riscos da exposição de bebês ao lítio podem superar os benefícios da amamentação. No entanto, as mulheres expressam cada vez mais o desejo de amamentar enquanto recebem lítio. Em países mais pobres, a amamentação pode ser a única alternativa de uma alimentação adequada para o RN. Para isso, é necessária uma avaliação cuidadosa dos riscos e benefícios da amamentação no contexto do tratamento materno.

As concentrações do lítio no soro dos lactentes variam de 30 a 40% dos níveis maternos, com uma faixa de dose relativa para bebês de 12 a 30%, grau de exposição que pode apresentar alguns riscos no curto prazo. A capacidade de um bebê de eliminar agentes por meio da excreção renal é mais limitada do que a de um adulto. O equilíbrio de fluidos em bebês é suscetível à influência do clima, infecção, suprimento de leite – quando amamentado exclusivamente – e outros fatores, tornando a desidratação mais provável em bebês do que em adultos. Isso aumenta o risco de o lítio atingir concentrações tóxicas no soro do bebê.[38,39]

O risco de toxicidade do lítio ou de alterações renais/tireoidianas pode ser monitorado por meio de exames de sangue regulares. Contudo, a flebotomia pediátrica pode ser traumática para pais e bebês e, além disso, podem ocorrer anormalidades mesmo em baixas concentrações de lítio.

Em países de renda baixa e média, as decisões para mulheres e médicos podem ser ainda mais complexas. A combinação de fatores como custos de alimentação com a fórmula, altas taxas de morbidade e de mortalidade infantil devido a infecções (especialmente doenças diarreicas), práticas de higiene inadequadas relacionadas à alimentação com mamadeira, escassez de equipes de psiquiatria para acompanhamento e dificuldade de acesso aos cuidados de saúde podem colocar os bebês em risco, se a amamentação for desencorajada.

No entanto, a dificuldade no monitoramento frequente das concentrações de lítio e da função renal e a probabilidade de toxicidade do lítio em bebês com desidratação ou diarreia elevam os riscos a que estão submetidos. Muitas vezes os médicos se veem em situação de ter que escolher a "menos pior" entre as opções de manter a amamentação e parar a medicação ou manter a amamentação com lítio com o risco de intoxicação do bebê.

Para bebês prematuros, a supressão do aleitamento materno também envolve o risco de enterocolite necrosante neonatal, 20 vezes maior em bebês alimentados com fórmula do que naqueles alimentados com leite materno. No entanto, esse risco precisa ser balanceado em relação à exposição a um agente com efeitos desconhecidos de longo prazo em neonatos prematuros, mais vulneráveis à exposição ambiental do que neonatos nascidos a termo. Os bancos de leite materno, se disponíveis, podem ser uma opção clínica.

Para algumas mulheres, o tratamento com lítio no período pós-parto é uma necessidade devido à gravidade da doença. Receber um tratamento comprovadamente eficaz aumenta a chance de desenvolver uma forte e saudável relação mãe-bebê. Nesses casos, continuar tomando lítio e alimentar o bebê com fórmula pode ser uma boa opção. É importante apoiar essa decisão reforçando seu aspecto fundamental – desenvolver um bom vínculo com o bebê mesmo na ausência do aleitamento materno.

Como parte de qualquer cuidado no período perinatal, deve-se considerar cuidadosamente as opções de tratamentos e as escolhas individuais das pacientes.

Antipsicóticos

Embora sem consenso, a literatura não exclui a possibilidade de lactação para mães em uso de antipsicóticos. Dentre os **antipsicóticos típicos**, a clorpromazina e o haloperidol podem ser utilizados com cautela e com supervisão médica regular. Em monoterapia apresentam baixas concentrações no leite e são raros os efeitos como sedação e sintomas extrapiramidais. Na exposição combinada há relatos de pequeno retardo no neurodesenvolvimento.[40]

A **sulpirida** é um antipsicótico atípico, tem pouca literatura publicada e não é aprovada nos Estados Unidos, mas vem sendo utilizada no Brasil para aumentar a produção de leite. A sulpirida é excretada no leite em quantidades significativas (DRL: 2 a 18%). Não existem informações sobre seus níveis nos lactentes e não foram descritos efeitos adversos com doses maternas de até 150 mg/d.[35] Embora aumente a prolactina sérica, seu uso como galactogogo é questionável. Um estudo com puérperas com baixa produção de leite indicou o aumento do volume produzido, mas apenas naquelas mães sem produção inicial de leite foi superior ao placebo na prevenção de suplementação. Após a devida avaliação e controle dos fatores que afetam a produção de leite, é improvável que a sulpirida proporcione benefícios adicionais.[41] Deve-se atentar ainda para o risco de sintomas depressivos associados ao seu uso.

Dados mais recentes sugerem que os antipsicóticos atípicos sejam relativamente seguros para lactação:

A. **Olanzapina** (em doses até 20 mg/d) e **quetiapina** (doses até 400 mg/dia) estão associadas a baixos níveis no leite, sem eventos adversos descritos na maioria dos casos e sem prejuízos de longo prazo relatados, embora existam relatos de sedação. São consideradas por alguns autores as drogas antipsicóticas de primeira escolha na amamentação.[37,42]

B. Com menos informações do que as anteriores, a **risperidona** (em doses de até 6 mg/dia) parece produzir baixos níveis no leite (DRL: 0,84-4,7%), não sendo observados efeitos colaterais nos lactantes. Devido à escassez de dados e maior excreção no leite em relação a outras drogas, é considerada um agente de segunda linha durante a amamentação.[37,42]

C. Doses maternas de **aripiprazol** de até 15 mg/d parecem produzir baixos níveis no leite, embora a possibilidade de causar sonolência não possa ser descartada. Não há relatos de efeitos adversos nos bebês expostos.[43] Um aspecto importante a ser ressaltado é que o tratamento com aripiprazol pode diminuir a produção de leite, resultado da diminuição da liberação de prolactina.

D. A disponibilidade de informações sobre o uso de outros antipsicóticos é ainda menor. A **amisulprida** parece estar associada a taxas de excreção no leite mais elevadas que a de outros antipsicóticos (DRL: 6,1-10,4%). A **clozapina** esteve associada a agranulocitose (n = 1), sonolência (n = 1) e atraso de linguagem (n = 1), sendo contraindicada durante a lactação. As informações disponíveis não permitem estimar a segurança do uso de **ziprasidona** na lactação.[37,42,43]

É importante considerar que a sedação provocada pelo uso de antipsicóticos para as mães pode prejudicar os cuidados com o bebê. Sem contar com uma rede de apoio para a mulher, o tratamento com essas medicações pode ser inviável, tendo em vista a dificuldade para acordar durante a noite e amamentar o bebê, além do risco de deixá-lo cair.

CONCLUSÃO

O diagnóstico e o tratamento do transtorno bipolar de humor traz em si uma série de desafios, ampliados quando se leva em conta a questão do ciclo reprodutivo da mulher. A falta de pesquisas com metodologia adequada e as barreiras éticas inerentes aos estudos com mulheres grávidas limitam o acúmulo de informações necessárias para traçar diretrizes de tratamento do transtorno bipolar. Atualmente, encontra-se em formação maior uniformidade de procedimentos a partir da colaboração de vários centros de pesquisas e um corpo maior de dados. Iniciativas como a formação de bancos de dados internacionais sobre os efeitos dos tratamentos medicamentosos podem mitigar a falta de dados verificada nesse campo até o presente momento. Contudo, a limitação de pesquisas sobre novos tratamentos medicamentosos nessa fase da vida da mulher é ainda uma importante restrição.

A ideia de que a gestação tivesse efeito protetor à doença mental não mais prevalece. A confirmação do período puerperal como o de maior risco para recaídas e instabilidade do humor tende a se generalizar. É consenso que as decisões em relação ao tratamento devem visar à manutenção da saúde mental da mãe, utilizando-se medicamentos com menor potencial teratogênico. O compartilhamento da tomada de decisão entre o psiquiatra, a paciente, o obstetra e o companheiro é amplamente recomendado. Nesse contexto geral, o período gravídico-puerperal da mulher com transtorno bipolar acaba por ser um dos mais desafiantes, requerendo avaliação minuciosa de cada caso e o compartilhamento das decisões, sempre visando ao bem-estar da mulher.

QUADRO 5 Transtorno afetivo bipolar e gestação: orientações gerais

1) Planejar a gestação, sempre que possível, com a paciente em remissão.
2) Avaliar a história da doença: frequência e gravidade dos episódios, resposta prévia às medicações, duração da estabilidade clínica com e sem medicação, tempo de recaída após a retirada do medicamento e média de tempo de resposta clínica após a reintrodução da droga. A gravidade da doença materna é o parâmetro mais importante.
3) Estimular comportamentos saudáveis: aderência ao pré-natal, uso de vitaminas (ácido fólico), dieta saudável, exercícios e cursos pré-natal.
4) Usar psicofármacos com mais informações de segurança na gestação e na lactação.
5) Preferir a monoterapia, sempre que possível.
6) Usar dose adequada. É frequente a dose ser reduzida durante a gestação na tentativa de limitar o risco para o feto, o que pode aumentar o risco de recaída. Muitas vezes é necessário aumentar a dose da medicação ao longo da gestação (especialmente no terceiro trimestre), reduzindo-a aos níveis pré-gravídicos no pós-parto.
7) Não retirar a medicação semanas antes do parto para evitar os sintomas perinatais. Manter a dose mínima eficaz nesse período, orientando o obstetra e o pediatra sobre os possíveis sintomas perinatais.
8) Monitorar possíveis malformações congênitas com ultrassonografia.
9) Planejar a amamentação durante a gestação.
10) Utilizar o ECT em casos graves – presença de ideação suicida ou sintomas psicóticos.
11) Associar, sempre que possível, psicoterapia.
12) Ampliar suporte psicossocial.
13) Envolver sempre o parceiro e os familiares.

REFERÊNCIAS

1. Sacher J, Chechko N, Dannlowski U, Walter M, Derntl B. The peripartum human brain: current understanding and future perspectives. Front Neuroendocrinol. 2020;59:100859.
2. Maguire J, McCormack C, Mitchell A, Monk C. Neurobiology of maternal mental illness. Handb Clin Neurol. 2020;171:97-116.
3. Khan SJ, Fersh ME, Ernst C, Klipstein K, Albertini ES, Lusskin SI. Bipolar disorder in pregnancy and postpartum: principles of management. Curr Psychiatry Rep. 2016;18(2):13.
4. American Psychiatry Association. Bipolar and related disorders. In: APA. Diagnostic and statistical manual of mental disorders. 5 ed. Washington: APA; 2022.
5. Johann A, Dukic J, Rothacher Y, Ehlert U. Trajectories of reproductive transition phase mood disorder from pregnancy to postpartum: a Swiss longitudinal study. Womens Health (Lond). 2023;19:17455057221147391.
6. Mughal MK, Giallo R, Arshad M, Arnold PD, Bright K, Charrois EM, et al. Trajectories of maternal depressive symptoms from pregnancy to 11 years postpartum: findings from Avon Longitudinal Study of Parents and Children (ALSPAC) cohort. J Affect Disord. 2023;328:191-9.
7. Kallas KA, Marr K, Moirangthem S, Heude B, Koehl M, van der Waerden J, et al. Maternal mental health care matters: the impact of prenatal depressive and anxious symptoms on child emotional and behavioural trajectories in the french EDEN Cohort. J Clin Med. 2023;12(3):1120.
8. Mateus V, Cruz S, Costa R, Mesquita A, Christoforou A, Wilson CA, et al. Rates of depressive and anxiety symptoms in the perinatal period during the COVID-19 pandemic: comparisons between countries and with pre-pandemic data. J Affect Disord. 2022;316:245-53.
9. Nguyen K, Mukona LT, Nalbandyan L, Yar N, St Fleur G, et al. Peripartum complications as risk factors for postpartum psychosis: a systemic review. Cureus. 2022;14(9):e29224.
10. Batt MM, Olsavsky AK, Dardar S, St John-Larkin C, Johnson RL, Sammel MD. Course of Illness and treatment updates for bipolar disorder in the perinatal period. Curr Psychiatry Rep. 2022;24(2):111-20.
11. Viswanathan M, Middleton JC, Stuebe A, Berkman N, Goulding AN, McLaurin-Jiang S, et al. Maternal, fetal, and child outcomes of mental health treatments in women: a systematic review of perinatal pharmacologic interventions [Internet]. Rockville (MD): Agency for Healthcare Research and Quality (US). 2021;21-EHC001.
12. Payne JL. Psychiatric medication use in pregnancy and breastfeeding. Obstet Gynecol Clin North Am. 2021;48(1):131-49.
13. Fornaro M, Maritan E, Ferranti R, Zaninotto L, Miola A, Anastasia A, et al. Lithium exposure during pregnancy and the postpartum period: a systematic review and meta-analysis of safety and efficacy outcomes. Am J Psychiatry. 2020;177(1):76-92.

14. Hastie R, Tong S, Hiscock R, Lindquist A, Lindström L, Wikström AK, et al. Maternal lithium use and the risk of adverse pregnancy and neonatal outcomes: a Swedish population-based cohort study. BMC Med. 2021;19(1):291.
15. Poels EMP, Schrijver L, Kamperman AM, Hillegers MHJ, Hoogendijk WJG, Kushner SA, et al. Long-term neurodevelopmental consequences of intrauterine exposure to lithium and antipsychotics: a systematic review and meta-analysis. Eur Child Adolesc Psychiatry. 2018;27(9):1209-30.
16. Vossler DG. Comparative risk of major congenital malformations with 8 different antiepileptic drugs: a prospective cohort study of the EURAP Registry. Epilepsy Curr. 2019;19(2):83-5.
17. Thigpen J, Owens HD. The use of antiepileptic drugs during pregnancy and fetal outcomes. Neonatal Netw. 2022;41(4):226-31.
18. Coste J, Blotiere PO, Miranda S, Mikaeloff Y, Peyre H, Ramus F, et al. Risk of early neurodevelopmental disorders associated with in utero exposure to valproate and other antiepileptic drugs: a nationwide cohort study in France. Sci Rep. 2020;10(1):17362.
19. Cohen JM, Alvestad S, Cesta CE, Bjørk MH, Leinonen MK, Nørgaard M, et al. Comparative safety of antiseizure medication monotherapy for major malformations. Ann Neurol. 2023;93(3):551-62.
20. Adams J, Janulewicz PA, Macklin EA, Dhillon R, Phillips C, Schomer DL, et al. Neuropsychological effects in children exposed to anticonvulsant monotherapy during gestation: Phenobarbital, carbamazepine, and phenytoin. Epilepsy Behav. 2022;127:108533.
21. Meador KJ, Baker GA, Browning N, Cohen MJ, Bromley RL, Clayton-Smith J, et al. NEAD Study Group. Fetal antiepileptic drug exposure and cognitive outcomes at age 6 years (NEAD study): a prospective observational study. Lancet Neurol. 2013;12(3):244-52.
22. ACOG Practice Bulletin: clinical management guidelines for obstetrician-gynecologists number 92, April 2008 (replaces practice bulletin number 87, November 2007). Use of psychiatric medications during pregnancy and lactation. Obstet Gynecol. 2008;111(4):1001-20.
23. Cunnington MC, Weil JG, Messenheimer JA, Ferber S, Yerby M, Tennis P. Final results from 18 years of the International Lamotrigine Pregnancy Registry. Neurology. 2011;76(21):1817-23.
24. Diav-Citrin O, Shechtman S, Zvi N, Finkel-Pekarsky V, Ornoy A. Is it safe to use lamotrigine during pregnancy? A prospective comparative observational study. Birth Defects Res. 2017;109(15):1196-203.
25. Pa B, G SS, Thomas G, Kp A. Dosage optimization of lamotrigine in pregnancy: a pharmacometric approach using modeling and simulation. J Clin Pharmacol. 2022;62(12):1557-65.
26. Viguera AC, Freeman MP, Góez-Mogollón L, Sosinsky AZ, McElheny AS, Church TR, et al. Reproductive safety of second-generation antipsychotics: updated data from the Massachusetts General Hospital National Pregnancy Registry for Atypical Antipsychotics. J Clin Psychiatry. 2021;82(4):20m13745.
27. Huybrechts KF, Straub L, Karlsson P, Pazzagli L, Furu K, Gissler M, et al. Association of in utero antipsychotic medication exposure with risk of congenital malformations in Nordic countries and the US. JAMA Psychiatry. 2023;80(2):156-66.
28. Straub L, Hernández-Díaz S, Bateman BT, Wisner KL, Gray KJ, Pennell PB, et al. Association of antipsychotic drug exposure in pregnancy with risk of neurodevelopmental disorders: a National Birth Cohort Study. JAMA Intern Med. 2022;182(5):522-33.
29. Heinonen E, Forsberg L, Nörby U, Wide K, Källén K. Antipsychotic use during pregnancy and risk for gestational diabetes: a national register-based cohort study in Sweden. CNS Drugs. 2022;36(5):529-39.
30. Badhan RKS, Macfarlane H. Quetiapine dose optimisation during gestation: a pharmacokinetic modelling study. J Pharm Pharmacol. 2020;72(5):670-61.
31. Koukopoulos AE, Angeletti G, Sani G, Janiri D, Manfredi G, Kotzalidis GD, et al. Perinatal mixed affective state: wherefore art thou? Psychiatr Clin North Am. 2020;43(1):113-26.
32. Masters GA, Hugunin J, Xu L, Ulbricht CM, Moore Simas TA, Ko JY, et al. Prevalence of bipolar disorder in perinatal women: a systematic review and meta-analysis. J Clin Psychiatry. 2022;83(5):21r14045.
33. Friedman SH, Reed E, Ross NE. Postpartum psychosis. Curr Psychiatry Rep. 2023;25(2):65-72.
34. Bais B, Molenaar NM, Bijma HH, Hoogendijk WJG, Mulder CL, Luik AI, et al. Prevalence of benzodiazepines and benzodiazepine-related drugs exposure before, during and after pregnancy: a systematic review and meta-analysis. J Affect Disord. 2020; 269:18-27.
35. LactMed. Drugs and lactation database (LactMed) [Internet]. Bethesda (MD): National Library of Medicine (US); 2022.
36. Uguz F, Sharma V. Mood stabilizers during breastfeeding: a systematic review of the recent literature. Bipolar Disord. 2016;18(4):325-33.
37. Pacchiarotti I, León-Caballero J, Verdolini N, Furio MA, Pancheri C, et al. Mood stabilizers and antipsychotics during breastfeeding: focus on bipolar disorder. Eur Neuropsychopharmacol. 2016;26(10): 1562-78.
38. Fornaro M, Maritan E, Ferranti R, Zaninotto L, Miola A, Anastasia A, et al. Lithium exposure during

pregnancy and the postpartum period: a systematic review and meta-analysis of safety and efficacy outcomes. Am J Psychiatry. 2020;177(1):76-92.
39. Leutritz AL, van Braam L, Preis K, Gehrmann A, Scherf-Clavel M, Fiedler K, et al. Psychotropic medication in pregnancy and lactation and early development of exposed children. Br J Clin Pharmacol. 2023;89(2):737-50.
40. Kronenfeld N, Berlin M, Shaniv D, Berkovitch M. Use of psychotropic medications in breastfeeding women. Birth Defects Res. 2017;109(12):957-97
41. Brodribb W. ABM Clinical Protocol #9: use of galactogogues in initiating or augmenting maternal milk production, second revision 2018. Breastfeed Med. 2018;13:307-14.
42. Uguz F. Second-generation antipsychotics during the lactation period: a comparative systematic review on infant safety. J Clin Psychopharmacol. 2016;36(3): 244-52.
43. Cuomo A, Goracci A, Fagiolini A. Aripiprazole use during pregnancy, peripartum and lactation. A systematic literature search and review to inform clinical practice. J Affect Disord. 2018;228:229-37.

CAPÍTULO 21

Transtornos de ansiedade no período perinatal

Carla Fonseca Zambaldi

> **PONTOS-CHAVE**
>
> - A vivência da ansiedade e do medo durante a gestação e puerpério é universal e pode ser adaptativa.
> - O medo desproporcional ao perigo, a ansiedade intensa, as preocupações persistentes e excessivas, causando sofrimento acompanhado de outros sintomas, configuram um transtorno ansioso e não mais um comportamento adaptativo.
> - Os transtornos ansiosos acometem uma porção significativa das mulheres grávidas e no puerpério.
> - Existem especificidades na apresentação clínica, nas repercussões causadas e no tratamento dos transtornos ansiosos no período perinatal.

A ansiedade e o medo, segundo a teoria da evolução, decorrem da organização do nosso cérebro ao longo dos milhões de anos da evolução da espécie humana, que precisou sobreviver e adaptar-se a ambientes muitas vezes perigosos e em constante mudança. Desenvolvemos vários sistemas para garantir a sobrevivência e a reprodução da espécie, dentre eles o mecanismo de detecção de ameaças. A reação de luta ou fuga é regulada por diversos mecanismos que compõem o sistema de detecção de ameaças. O eixo hipotálamo-hipófise-adrenal e a produção de cortisol são um dos mecanismos neuroendócrinos básicos desse sistema. Outros hormônios, como ocitocina e vasopressiva, assim como o sistema nervoso autônomo, o sistema imune e diferentes circuitos neurais, também medeiam o sistema, detectando as ameaças e regulando as respostas autonômicas e as experiências subjetivas de alerta, medo, preocupações e ansiedade.

O medo desproporcional ao perigo, a ansiedade intensa, as preocupações persistentes e excessivas, que causam sofrimento acompanhado de outros sintomas, configuram um transtorno ansioso e não mais um comportamento adaptativo. Preocupações, medos e ansiedade são frequentemente experimentados no período perinatal, época que envolve a concepção, a gestação e a chegada do bebê no puerpério. Os transtornos ansiosos também são comuns e apresentam algumas especificidades nessa época da vida. Equipes de saúde que assistem mulheres nesse período precisam estar atentas aos sinais e sintomas para que os transtornos ansiosos sejam diagnosticados e abordados, pois eles trazem impacto negativo para a mulher e também para sua prole.

TOCOFOBIA

Não é incomum que o parto seja uma experiência temida. Não é fácil lidar com a imprevisibilidade que envolve esse momento. Nem toda mulher se sente capaz de parir ou preparada para a dor do trabalho de parto, os possíveis procedimentos médicos podem ser muito assustadores e a insegurança pode ser intensa diante dos possíveis problemas com a sua saúde e a saúde do bebê.

A fobia do parto ou tocofobia é o medo intenso e irracional do parto acompanhado de ansiedade persistente, sintomas físicos e comportamentos evitativos.[1] A experiência da tocofobia envolve medo de morrer no momento do parto, de sentir dor, de apresentar lesão perineal, de não ter suporte adequado, de perder o controle, de entrar em pânico, de estar sozinha no momento do parto, de ter intercorrências ou perder o bebê, além da dificuldade de lidar com a imprevisibilidade do parto.[2,3]

A tocofobia pode acometer mulheres nulíparas que nunca tiveram alguma experiência de parto, o que é nomeado tocofobia primária, e pode levar as mulheres a evitar a gestação ou até mesmo interrompê-la.[4,5] Também pode ocorrer após uma experiência de parto negativa ou traumática, nesse caso sendo denominada tocofobia secundária.[6] A revisão de O'Connell et al. estimou que à tocofobia ocorre em 14% das gestantes.[7] Os fatores associados à tocofobia são sensibilidade à ansiedade, abuso sexual anterior, parto traumático passado ou qualquer experiência traumática na assistência à saúde, abortos espontâneos anteriores, primiparidade, infertilidade de longa duração, tabagismo, baixo suporte social e relacionamentos precários com parceiros.[8-11]

Tem sido associada a uma série de resultados negativos, incluindo experiências de parto negativas, níveis mais altos de dor percebida durante o parto, aumento da duração do trabalho de parto, aumento da probabilidade de parto de emergência e cesariana eletiva, depressão pós-parto e transtorno de estresse pós-traumático, aumento do estresse parental e pobre vínculo mãe-bebê.[12-16]

Por ser uma condição pouco reconhecida e diagnosticada, poucos serviços têm equipes preparadas para dar suporte a essas mulheres.[4] Muitas portadoras de tocofobia pontuam que suas queixas são ignoradas ou não levadas em consideração pela equipe de saúde. Na abordagem da tocofobia é importante que a mulher perceba que seus medos foram ouvidos e valorizados. É valioso encontrar uma forma de expressar as queixas abertamente e sem medo do julgamento dos outros. No processo de recuperação, a mulher vai precisar reconstruir a autoconfiança, o empoderamento e o senso de autoeficácia que geralmente são perdidos na tocofobia e, a partir daí, desenvolver habilidades para lidar com as incertezas e com a dor e preparar-se emocionalmente para o parto. Suas dúvidas, preferências e necessidades para o parto precisam ser discutidas abertamente, e de alguma forma deve ser estabelecida uma relação de confiança na equipe de saúde.[17] Ainda não dispomos de resultados robustos sobre intervenções e sua eficácia na tocofobia, mas parecem ser úteis sessões de psicoeducação e psicoterapia individuais ou em grupo durante a gravidez.[18,19]

ANSIEDADE RELACIONADA À GRAVIDEZ

Sentir-se segura durante a gravidez é um fator que está relacionado com uma experiência positiva da gestação. Isso envolve apresentar sentimento de conforto, calma e confiança e relaciona-se com fatores internos e externos como apoio marital, informações e conhecimento sobre a gestação, ter experiências anteriores positivas com a gestação, uma relação de confiança com a equipe de saúde, a sensação de não estar sozinha, ter controle e autonomia.[20]

Por outro lado, preocupações, medos e ansiedade são comuns na gestação. A prevalência de sintomas de ansiedade autorrelatados foi estimada em 18,2% no primeiro trimestre, 19,1% no segundo trimestre e 24,6% no terceiro trimestre da gestação. Além disso, a prevalência de qualquer transtorno de ansiedade foi de 15,2 e 4,1% para um transtorno de ansiedade generalizada.[21]

Ansiedade relacionada à gravidez tem sido reconhecida como uma condição clínica específica da gestação que se distingue de outros quadros ansiosos. O termo refere-se à preocupação ou angústia com conteúdos específicos da gravidez, incluindo a saúde da criança em desenvolvimento, mudanças na aparência, trabalho de parto, nascimento e preocupações futuras dos pais.[22-24] Ansiedade e preocupações podem de alguma maneira acompanhar as mulheres ao longo de toda a gestação. A notícia da gestação pode ser seguida pela preocupação com a possibilidade de sangramentos ou aborto espontâneo. A saúde do bebê, seu crescimento, a possibilidade de malformações ou de algo não estar bem podem ser receios constantes. Questões sobre a própria identidade, a aparência física, o ser capaz para o papel materno e preocupações com questões sociais e financeiras no contexto da gravidez também são preocupações frequentes.[25] A experiência de ansiedade relacionada à gravidez pode ser ainda agravada pela sensação de isolamento, culpa e vergonha por não estar tendo uma gravidez repleta de emoções positivas como se espera culturalmente.[26]

São mais vulneráveis à ansiedade relacionada à gravidez as mulheres primíparas, com história prévia de ansiedade, abortamentos ou tratamentos para infertilidade, aquelas com história de abuso sexual ou violência por parceiro íntimo, mulheres com problemas clínicos ou gestações de alto risco ou com problemas maritais ou pouco suporte.[27,28]

A ansiedade na gestação é uma condição ainda pouco diagnosticada e tratada. Preparar equipes e serviços de saúde para identificar e abordar sintomas ansiosos no pré-natal é uma importante ação de saúde pública, especialmente porque a ansiedade relacionada à gravidez e os transtornos de ansiedade nessa época da vida trazem diversas repercussões negativas, não só para a mulher, como também para o feto.

A ansiedade pré-natal mostra correlação com resultados adversos obstétricos, como aborto espontâneo, pré-eclâmpsia, parto prematuro e baixo peso ao nascer, com evidências particularmente fortes de aumento do risco de parto prematuro e baixo peso ao nascer.[29,30] Além disso, ansiedade materna durante a gravidez tem sido associada a problemas comportamentais/emocionais nas crianças, mesmo quando controlados fatores como nível socioeconômico, depressão pós-parto, tabagismo, uso de álcool, idade e peso ao nascer.[31-33] Filhos de mães que relataram níveis mais altos de ansiedade durante a gravidez apresentaram mais problemas gerais de comportamento, problemas de hiperatividade/desatenção, sintomas emocionais, problemas de relacionamento com colegas, problemas de conduta e mostraram menos proatividade.[34-40]

Os possíveis mecanismos subjacentes à associação entre ansiedade pré-natal e desfechos negativos no desenvolvimento da prole estão apenas começando a ser explorados. As alterações no funcionamento do eixo hipotálamo-hipófise-adrenal (HPA) são responsáveis, pelo menos em parte, por essas associações. O cortisol parece atravessar a placenta e, portanto, pode afetar o feto e perturbar os processos de desenvolvimento em andamento. O período fetal é fundamental para o desenvolvimento do cérebro humano, e a forma como ele se desenvolve pode ser influenciada pelo ambiente. O desenvolvimento do eixo HPA, do sistema límbico e do córtex pré-frontal é afetado pelo estresse e ansiedade maternos pré-natais.[41]

A ansiedade também pode afetar a trajetória de tornar-se mãe, e a proximidade emocional da gestante com o feto pode ser prejudicada. O cuidado com a saúde na gestação, como controle de peso, boa nutrição, suspensão de uso de cigarro, álcool ou drogas, parece prejudicado em mulheres com adoecimento mental. Por fim, a mulher ansiosa na gestação tem mais chances de apresentar depressão pós-parto e de ter pior vínculo com o bebê no pós-parto.[31-33] A depressão e a ansiedade são altamente comórbidas durante o período pré-natal, e a ansiedade durante a gravidez é um fator de risco forte para a depressão, seja na gravidez ou no pós-parto.

TRANSTORNOS ANSIOSOS NO PUERPÉRIO

Apesar de trazer realização e a experiência de afetos positivos, a chegada de um bebê proporciona significativa carga de estresse para a mulher. São muitos aspectos para serem gerenciados, como a alimentação, a segurança e o conforto do bebê, o que exige dedicação, empenho, organização, planejamento e privação de sono. Isso dificulta o equilíbrio entre as demandas conflitantes da maternidade e do autocuidado.

Os aspectos próprios da maternidade, associados às intensas alterações hormonais, à falta de suporte ou de boa condição socioeconômica, relação marital precária, uma experiência de parto negativa, vivências estressantes na gestação ou puerpério ou vulnerabilidade pessoal, tornam esse período uma época sensível para o adoecimento mental.

Sob a perspectiva da teoria da evolução, estar vigilante quanto aos riscos, antever problemas, temer os perigos e preocupar-se é um comportamento adaptativo. O sistema de ameaça prepara o corpo e a mente para fugir ou lutar diante da possibilidade de perigo e é inibido quando áreas corticais identificam sinais de segurança. Nos quadros ansiosos, as preocupações excessivas acerca de possíveis perigos ou desfechos negativos ou desfavoráveis mantêm o sistema de ameaça ativado, há maior atenção e hipervigilância contra ameaças, reatividade mais intensa à incerteza de ameaças e a percepção de segurança é deficiente, levando a diversas mudanças cognitivas, afetivas, comportamentais e fisiológicas.

Mulheres no pós-parto podem apresentar alguns medos e preocupações, que podem ser adaptativos e até mesmo necessários para os cuidados maternos ideais. Mas uma porção significativa de mulheres apresentam quadros ansiosos patológicos. Puérperas com transtornos ansiosos apresentam preocupações constantes, recorrentes, difíceis de manejar, têm medo intenso, dificuldade para dormir ou descansar, podem ter sintomas físicos como crises de pânico, sensação de dificuldade de respirar, taquicardia, dores de cabeça, tensão, fadiga. O quadro pode trazer frustração, solidão, diminuição da autoconfiança e insegurança no cuidado com o bebê.

Dados e publicações sobre ansiedade no pós-parto são escassos quando comparados à depressão pós-parto. Apesar disso, dados apontam que sintomas ansiosos são comuns em puérperas. Uma em cada cinco gestantes e puérperas sofre de um ou mais transtornos de ansiedade ou relacionados à ansiedade durante o período perinatal.[42] Uma em cada três gestantes com ansiedade permanece com o quadro no puerpério. Além disso, a ansiedade é uma comorbidade frequente nos quadros depressivos no pós-parto, podendo estar presente em 75% dos casos e trazendo mais resultados negativos.[43] Os temas de preocupações mais comuns nos quadros ansiosos no puerpério envolvem justamente aspectos da maternidade, como a habilidade em ser mãe, ser boa o suficiente, o temor de cometer erros, ou ser avaliada negativamente como mãe, assim como o bem-estar da criança, possíveis impactos negativos de seu estado mental na vida da criança e ao impasses sobre o retorno ao trabalho.[44] As ideias socialmente construídas sobre maternidade e expectativas irrealistas são outros fatores também relacionados à ansiedade e ao estresse, em especial quando a experiência da mulher não atende às suas expectativas.

O pouco suporte é um fator de risco para a experiência da ansiedade no pós-parto.[45,46] Nas culturas ocidentais modernas o mais comum é que as mulheres disponham de uma rede de apoio muito pequena, o que difere muito da experiência dos primatas e sociedades primitivas, nas quais os filhotes são criados dentro de uma extensa rede de cuidadores aloparentais e as mães têm apoio de diversos parentes ou indivíduos do grupo, que seguram, alimentam, brincam e defendem sua prole.

Embora os aumentos nos níveis de estresse em algum grau sejam normativos durante o período pós-parto, o estresse excessivo constitui uma séria ameaça ao bem-estar materno, infantil e familiar. O estresse ambiental, como pobreza, conflitos conjugais, violência e racismo durante o período perinatal são fatores de risco significativos para a saúde mental materna. A experiência psicológica do estresse tem sido apontada como uma construção distinta, diferente da experiência de depressão e ansiedade, mas, comumente os quadros ansiosos são acompanhados de altos níveis de estresse percebido. Altos níveis de estresse percebidos no pós-parto mostram-se associados a diversas repercussões negativas para a prole, como trajetórias de desenvolvimento deficientes (déficits de crescimento), linguagem e desenvolvimento cognitivo deficientes, pobre desenvolvimento motor grosso e fino, e pior sono infantil.[47]

A ansiedade na gestação também tem repercussões que atingem não apenas a mulher, mas também a sua prole. Filhos de mulheres com transtornos ansiosos no pós-parto, além de amamentados menos frequentemente ou por menos tempo,[48,49] podem sofrer outros impactos negativos como mais problemas com o sono e piores índices de crescimento e de desenvolvimento. Os efeitos da ansiedade perinatal no desenvolvimento infantil ocorrem por meio de mecanismos multifatoriais, com contribuições da genética, epigenética, alterações hormonais, modificações no ambiente uterino e no ambiente pós-natal. A ansiedade materna causa significativo impacto na parentalidade e na relação mãe-bebê, o que parece intermediar as repercussões negativas observadas na saúde da criança.[50,51]

VÍNCULO MÃE-BEBÊ E ANSIEDADE MATERNA

A saúde e bem-estar maternos são fundamentais para o vínculo saudável e efetivo entre a mãe e sua criança. Ainda na gestação a mulher inicia o vínculo com seu feto. A mulher reconhece seu bebê interagindo com os movimentos fetais e através do enjoo matinal. Um vínculo da mãe com seu feto, que é um vínculo abstrato e unidirecional a princípio, progressivamente se desenvolve e parece aumentar com o avançar da gestação. Esse vínculo se expressa na busca pela segurança, na valorização e apego afetivo com o feto. O vínculo mãe-feto prediz um bom vínculo mãe-bebê.[52,53]

A experiência do parto e o convívio íntimo e particular da mãe com seu bebê no puerpério incrementam a relação mãe-bebê. Ao bebê, tanto a sua necessidade de ser cuidado para sobreviver quanto a sua necessidade de vincular-se e relacionar-se afetivamente, a mãe responde com um comportamento específico.[54,55] A mãe é ávida, saliente e atenta aos sinais não verbais de seu bebê: seu rosto, expressão emocional, sons e choro. Ela interpreta as necessidades do bebê com base nas pistas observadas, utilizando redes neurais como rede de saliência, tomada de decisão, avaliação de estímulo e resposta, empatia e mentalização. Assim, ela responde de modo síncrono com as demandas do bebê. Ela também se sente estimulada, disponível e recompensada pelos cuidados e comunica-se de modo afetuoso e caloroso ao olhar para seu bebê, interagir, tocar e vocalizar.[56-58]

Nas últimas décadas cresceram as pesquisas que avaliam a reorganização neural estrutural e funcional voltada para facilitar a parentalidade e o vínculo durante o período perinatal. Esses estudos mostram que o comportamento materno de cuidado sensível, disponível e afetuoso parece ser orquestrado pelas alterações hormonais e cerebrais que ocorrem durante a gestação e o pós-parto.[59-62]

Intensas mudanças neuroendócrinas regulam a plasticidade cerebral materna.[59-63] Os níveis de estradiol, progesterona, testosterona e cortisol aumentam para manter a gravidez com sucesso e, em sequência, após o nascimento, o descolamento da placenta leva a uma rápida diminuição dos níveis desses hormônios. A seguir, durante o pós-parto, a prolactina e a ocitocina aumentam durante a amamentação e a interação com a criança.[64,65] O neuropeptídeo oxitocina aumenta em ambos os pais durante a primeira semana pós-parto. Ela atua como um hormônio e um neuromodulador e influencia uma infinidade de comportamentos sociais humanos. Durante o parto e o puerpério, desempenha um papel fundamental no parto e início da amamentação e no cérebro materno, atua nas redes neurais que contribuem para o vínculo mãe-bebê e as respostas emocionais da mãe em relação ao filho.[66-68]

As redes neurais da recompensa/motivação, da autorregulação e da empatia/mentalização mostram relação importante com o comportamento materno. Em resposta a sinais infantis, como rostos emocionais ou sons de choro, as regiões cerebrais das mães têm ativação e conectividade mais pronunciadas do que as não mães, em particular, circuito de recompensa/motivação, rede de saliência, regulação emocional, áreas sensório-motoras e cognição social. Como normativo, ver a face da própria criança ativa a recompensa dopaminérgica, a saliência e a via de processos de empatia da mãe.[69-71]

Diversos índices do desenvolvimento global da criança, regulação emocional, resiliência e apego seguro da criança se mostram relacionados ao vínculo mãe-bebê adequado. Apego é a capacidade de trazer à criança a sensação de segurança e proteção. Em geral, os bebês cujos cuidadores respondem consistentemente às suas necessidades, desconfortos e sofrimento de maneira sensível desenvolvem um apego seguro.[72] Um estilo de apego seguro é um poderoso preditor do resultado social e emocional de saúde de uma criança.[73]

A ansiedade materna durante a gravidez mostra prejuízo na qualidade de proximidade emocional com o feto e na capacidade de estabelecer afeto positivo.[74] A ansiedade no puerpério se associa a pior vínculo mãe-bebê[75] e ao aumento das taxas de apego inseguro.[76] Mães ansiosas evidenciam sentimentos diminuídos de eficácia no papel parental, capacidade de enfrentamento, diminuição da competência comportamental, redução do tom emocional positivo, menos cordialidade e mais crítica, mais intrusão e engajamento menos ativos.[77] O impacto no vínculo pode ser ainda mais prejudicado quando existe sintomatologia depressiva comórbida.[78]

Quadros depressivos e ansiosos no puerpério foram correlacionados com menor reatividade da amídala basolateral a fotografias de bebês felizes da própria mãe. Em contrapartida, estudos ainda incipientes avaliaram especificamente a ansiedade com preocupações com conteúdos específicos da maternidade e encontraram outros resultados. Eles observaram maior reatividade da amídala e hiperatividade aos sinais infantis associadas a hipoatividade entre redes de autorregulação e controle, sugerindo dificuldades na regulação da resposta a esses sinais infantis. Alguns autores pontuam que a saliência aumentada às pistas infantis observada nas mães ansiosas poderia ser uma expressão do viés de negatividade que geralmente acompanha quadros ansiosos. Pistas neutras com maior frequência são interpretadas como negativas ou ameaçadoras.[74]

PREVENÇÃO, ABORDAGEM E TRATAMENTO DOS TRANSTORNOS ANSIOSOS NO PERÍODO PERINATAL

Ações preventivas em saúde física são bastante utilizadas na gestação e no puerpério, mas o enfoque na saúde mental ainda precisa ser incrementado. O autocuidado, o desenvolvimento de recursos para enfrentamento do estresse e aumento da resiliência e bem-estar físico, mental e social são intervenções preventivas úteis na promoção da saúde mental perinatal. Métodos para relaxamento como massagem, ioga e musicoterapia vêm sendo estudados, assim como ativação comportamental, terapia cognitivo-comportamental e intervenções baseadas em *mindfulness*. Mas ainda não contamos com dados robustos que nos indiquem técnicas mais eficazes e seguras.[79]

Como as mulheres no período perinatal usualmente frequentam diversos serviços de saúde, é importante que as equipes estejam preparadas para observar a presença de sintomas ansiosos. O uso de escalas de triagem pode ajudar na identificação de sintomas e facilitar aos profissionais que assistem a mulher na investigação das queixas apresentadas. Por exemplo, a Escala de depressão pós-parto de Edimburgo (EPDS), um instrumento amplamente utilizado para triagem de depressão pós-parto e bem conhecido, também pode detectar sintomas de ansiedade, podendo auxiliar na identificação dos casos.[80]

Após a identificação do quadro é recomendada uma avaliação especializada para diagnóstico e indicação do tratamento. O tratamento dos transtornos ansiosos no período perinatal pode envolver recursos não farmacológicos, como psicoterapias; e farmacológicos, nos quais algumas particularidades devem ser observadas.

ASPECTOS GERAIS DO TRATAMENTO FARMACOLÓGICO DOS TRANSTORNOS ANSIOSOS NA GESTAÇÃO

A decisão pela prescrição de psicofármacos para os quadros ansiosos na gestação deve ser feita individualmente, sendo avaliados os riscos e os benefícios de seu uso. Um profissional especialista é necessário para manejo mais preciso. Nesse processo de decisão deve ser levado em consideração o diagnóstico, a gravidade do quadro, a história prévia do transtorno, a presença de comorbidades, o risco de recaída/recorrência e o impacto do transtorno mental para a mulher e para o feto/criança. A decisão pelo uso de psicofármacos deve ser feita de modo compartilhado com a gestante e sua família, assim é necessário boa comunicação entre médico-paciente, em que ocorram troca de informações e respostas às dúvidas e preocupações sobre o tema.

Os fármacos que apresentam mais estudos e mostram mais evidências dos níveis de segurança devem ser os fármacos de preferência. Procuramos segurança do fármaco quanto a risco de malformação (teratogenicidade) e impacto negativo no desfecho obstétrico, na adaptação neonatal e no desenvolvimento da criança. A taxa de malformações congênitas na população geral, não exposta a medicamentos ou à radiação, é estimada em 3 a 5%, a depender da amostra. Um dos principais empenhos da literatura científica na área é mostrar se o fármaco apresenta risco absoluto e relativo significativamente aumentado de anomalias congênitas quando utilizado durante a embriogênese. A leitura isolada ou desatenta dos resultados científicos pode não trazer clareza nessa resposta. É preciso observar o tipo de estudo e analisar os resultados de acordo com o poder de inferência do desenho da pesquisa. Muitos fatores além do uso do fármaco podem influenciar na taxa de malformação, como a própria presença do transtorno mental e sua gravidade, idade materna, tabagismo, uso de álcool e outras substâncias, fatores nutricionais, obesidade, abortos e malformações prévias, uso de outros fármacos concomitantemente e a presença de comorbidades. Assim, apenas estudos mais robustos metodologicamente e que consideram adequadamente fatores de viés podem trazer resultados mais confiáveis.

Na escolha e manejo dos fármacos na gestação é preferível a monoterapia e fármacos que sejam também compatíveis com a amamentação e possam ser continuados no pós-parto. É importante lembrar que a monitorização regular da gestante é necessária para avaliar ajustes de dose, já que ocorrem diversas alterações farmacocinéticas na gestação e deve-se ficar atento para não utilizar subdoses.[81]

ASPECTOS GERAIS DO TRATAMENTO FARMACOLÓGICO DOS TRANSTORNOS ANSIOSOS NA LACTAÇÃO

Diversos fatores devem ser levados em conta no processo de decidir pela prescrição de psicofármacos para os transtornos ansiosos em uma puérpera que está amamentando. Deve-se ter em mente quais os riscos existentes da presença do transtorno mental sem tratamento, os benefícios da amamentação e os fatores de risco e segurança do psicofármaco na lactação. Frequentemente a falta de informações leva à interrupção do tratamento medicamentoso necessário ou à interrupção da amamentação e à subsequente perda de todos os benefícios associados a ela.

Os psicofármacos, por serem lipossolúveis, são transferidos para o leite materno por difusão passiva e o lactente não tem a mesma capacidade de absorver, metabolizar e eliminar fármacos como o adulto. Para a maioria dos fármacos, a exposição do lactente aos medicamentos da mãe através do leite é menor que 10% da magnitude da exposição experimentada pelo feto no útero.[83] Os principais determinantes da dose do fármaco no lactente são as concentrações plasmáticas maternas, o grau de transferência para o leite materno e a quantidade de leite que o bebê ingere. Existem alguns índices que tentam avaliar a exposição do lactente ao fármaco utilizado pela mãe como a razão leite/plasma (razão L/P) e a dose relativa do lactente (DRL). A razão L/P compara a concentração do fármaco no leite e no plasma materno e estima o grau de transferência do fármaco para o leite. A razão L/P menor que 1 indica baixos níveis de transferência do fármaco para o leite, e uma relação L/P maior que 1 indica que o medicamento está concentrado no leite materno. A DRL estima a porcentagem da dose materna que o lactente ingere. Ela é calculada com a divisão da dose ingerida pelo lactente pela dose ingerida pela mãe. A DRL de 100% indica que a dose infantil via leite materno é igual à dose terapêutica materna por peso. A DRL ideal é a menor que 10%, e fármacos com DRL maior que 25% devem ser evitados. Esses índices não devem ser avaliados isoladamente, pois nem sempre refletem o nível real de exposição da criança e não estimam o efeito do fármaco no lactente, nem sua capacidade de metabolização e excreção.

Alguns sistemas de classificação vêm sendo propostos com o intuito de ajudar o clínico, mas todos apresentam limitações. Desde 2015, o Food and Drug Administration (FDA) descontinuou o uso de categorias de risco para fármacos na gestação e na lactação (A, B, C, D, X). O sistema foi substituído pela regra de rotulagem, que utiliza um texto narrativo para descrever informações sobre riscos.[84] Recentemente, o psiquiatra Faruk Uguz propôs um sistema de classificação específico para psicofármacos na lactação no qual o medicamento recebe uma nota de 0 a 10 levando-se em consideração os dados que a literatura científica nos fornecem, como (1) número de lactentes expostos em que o fármaco já foi estudado, (2) DRL máxima relatada nos estudos, (3) número de indivíduos em que se avaliou a DRL, (4) resultados de estudos que avaliaram a concentração do fármaco no plasma do lactente, (5) número de relatos de efeitos colaterais, (6) número de relatos de efeitos colaterais graves.[85] Apesar de não ser um sistema largamente utilizado, ele evidencia fatores importantes para a escolha dos psicofármacos, como número de estudos, índices de exposição do lactente e relatos de efeitos colaterais. O sistema de Faruk Uguz é composto de informações compiladas no Lactmed (banco de dados mantido pela National Library of Medicine, que pode ser acessado pelo site https://www.ncbi.nlm.nih.gov/books/NBK501922/). O Lactmed reúne informações atualizadas e resumidas sobre o uso de fármacos na lactação e é um recurso muito útil para o dia a dia do clínico.[85]

REFERÊNCIAS

1. O'Connell MA, Martin CR, Jomeen J. Reconsidering fear of birth: language matters. Midwifery. 2021;102:103079.
2. Sheen K, Slade P. Examining the content and moderators of women's fears for giving birth: a meta-synthesis. J Clin Nurs. 2018;27(13-14):2523-35.
3. Slade P, Balling K, Sheen K, Houghton G. Establishing a valid construct of fear of childbirth: findings from in-depth interviews with women and midwives. BMC Pregnancy Childbirth. 2019;19(1).
4. Jomeen J, Martin CR, Jones C, Marshall C, Ayers S, Burt K, et al. Tokophobia and fear of birth: a workshop consensus statement on current issues and recommendations for future research. J Reprod Infant Psychol. 2021;39(1):2-15.
5. Rondung E, Magnusson S, Ternström E. Preconception fear of childbirth: experiences and needs of women fearing childbirth before first pregnancy. Reprod Health. 2022;19(1):202.
6. Nilsson C, Hessman E, Sjöblom H, Dencker A, Jangsten E, Mollberg M, et al. Definitions, measurements and prevalence of fear of childbirth: a systematic review. BMC Pregnancy Childbirth. 2018;18(1):1-15.
7. O'Connell MA, Leahy-Warren P, Khashan AS, Kenny LC, O'Neill SM. Worldwide prevalence of tocophobia in pregnant women: systematic review and meta-analysis. Acta Obstet Gynecol Scand. 2017;96(8):907-20.
8. Jokić-Begić N, Žigić L, Nakić Radoš S. Anxiety and anxiety sensitivity as predictors of fear of childbirth: different patterns for nulliparous and parous women. J Psychosom Obstet Gynaecol. 2014;35(1):22-8.

9. Nilsson C, Lundgren I, Karlström A, Hildingsson I. Self reported fear of childbirth and its association with women's birth experience and mode of delivery: a longitudinal population-based study. Women Birth. 2012;25(3):114-21.
10. Räisänen S, Lehto SM, Nielsen HS, Gissler M, Kramer MR, Heinonen S. Fear of childbirth in nulliparous and multiparous women: a population-based analysis of all singleton births in Finland in 1997-2010. BJOG. 2014;121(8):965-70.
11. Phunyammalee M, Buayaem T, Boriboonhirunsarn D. Fear of childbirth and associated factors among low-risk pregnant women. J Obstet Gynaecol. 2019;39(6):763-7.
12. Johnson R, Slade P. Does fear of childbirth during pregnancy predict emergency caesarean section? BJOG. 2002;109(11):1213-21.
13. Fisher C, Hauck Y, Fenwick J. How social context impacts on women's fears of childbirth: a Western Australian example. Soc Sci Med. 2006;63(1):64-75.
14. Kanellopoulos D, Gourounti K. Tocophobia and women's desire for a caesarean section: a systematic review. Maedica (Bucur). 2022;17(1):186-93.
15. Poggi L, Goutaudier N, Séjourné N, Chabrol H. When fear of childbirth is pathological: the fear continuum. Matern Child Health J. 2018;22(5):772-8.
16. Seefeld L, Weise V, Kopp M, Knappe S, Garthus-Niegel S. Birth experience mediates the association between fear of childbirth and mother-child-bonding up to 14 months postpartum: findings from the prospective cohort study DREAM. Front Psychiatry. 2022;12.
17. O'Connell MA, Khashan AS, Leahy-Warren P. Women's experiences of interventions for fear of childbirth in the perinatal period: a meta-synthesis of qualitative research evidence. Women and Birth. 2021;34(3):e309-21.
18. Striebich S, Mattern E, Ayerle GM. Support for pregnant women identified with fear of childbirth (FOC)/tokophobia: a systematic review of approaches and interventions. Midwifery. 2018;61:97-115.
19. Fenwick J, Gamble J, Creedy DK, Buist A, Turkstra E, Sneddon A, et al. Study protocol for reducing childbirth fear: a midwife-led psycho-education intervention. BMC Pregnancy Childbirth. 2013;13.
20. Werner-Bierwisch T, Pinkert C, Niessen K, Metzing S, Hellmers C. Mothers' and fathers' sense of security in the context of pregnancy, childbirth and the postnatal period: an integrative literature review. BMC Pregnancy Childbirth. 2018;18(1).
21. Dennis CL, Falah-Hassani K, Shiri R. Prevalence of antenatal and postnatal anxiety: systematic review and meta-analysis. Br J Psychiatry. 2017;210(5):315-23.
22. Blackmore ER, Gustafsson H, Gilchrist M, Wyman C, O'Connor TG. Pregnancy-related anxiety: evidence of distinct clinical significance from a prospective longitudinal study. J Affect Disord. 2016;197:251-8.
23. Brunton R, Dryer R, Saliba A, Kohlhoff J. Re-examining pregnancy-related anxiety: a replication study. Women Birth. 2019;32(1):e131-7.
24. Anderson CM, Brunton RJ, Dryer R. Pregnancy-related anxiety: re-examining its distinctiveness. 2020;54(2):132-42.
25. Hadfield K, Akyirem S, Sartori L, Abdul-Latif AM, Akaateba D, Bayrampour H, et al. Measurement of pregnancy-related anxiety worldwide: a systematic review. BMC Pregnancy Childbirth. 2022;22(1).
26. Pierce SK, Reynolds KA, Hardman MP, Furer P. How do prenatal people describe their experiences with anxiety? A qualitative analysis of blog content. BMC Pregnancy Childbirth. 2022;22(1).
27. Madhavanprabhakaran GK, D'Souza MS, Nairy KS. Prevalence of pregnancy anxiety and associated factors. Int J Afr Nurs Sci. 2015;3:1-7.
28. Dryer R, Robyn B. Pregnancy-related anxiety: theory, research, and practice. London: Routledge; 2021. p. 1-212.
29. Grigoriadis S, Graves L, Peer M, Mamisashvili L, Tomlinson G, Vigod SN, et al. Maternal anxiety during pregnancy and the association with adverse perinatal outcomes: systematic review and meta-analysis. J Clin Psychiatry. 2018;79(5).
30. Ding XX, Wu Y le, Xu SJ, Zhu RP, Jia XM, Zhang SF, et al. Maternal anxiety during pregnancy and adverse birth outcomes: a systematic review and meta-analysis of prospective cohort studies. J Affect Disord. 2014;159:103-10.
31. O'Connor TG, Heron J, Glover V. Antenatal anxiety predicts child behavioral/emotional problems independently of postnatal depression. J Am Acad Child Adolesc Psychiatry. 2002;41(12):1470-7.
32. O'Connor TG, Heron J, Golding J, Glover V. Maternal antenatal anxiety and behavioural/emotional problems in children: a test of a programming hypothesis. J Child Psychol Psychiatry. 2003;44(7):1025-36.
33. Glover V, O'Connor TG. Effects of antenatal stress and anxiety: implications for development and psychiatry. Br J Psychiatry. 2002;180(5):389-91.
34. Song Z, Huang J, Qiao T, Yan J, Zhang X, Lu D. Association between maternal anxiety and children's problem behaviors: a systematic review and meta-analysis. Int J Environ Res Public Health. 2022;19(17):11106
35. Frigerio A, Nazzari S. Antenatal maternal anxiety, maternal sensitivity and toddlers' behavioral problems: an investigation of possible pathways. Early Hum Dev. 2021;157:105364.

36. Braithwaite EC, Ramchandani PG, O'Connor TG, van Ijzendoorn MH, Bakermans-Kranenburg MJ, Glover V, et al. No moderating effect of 5-HTTLPR on associations between antenatal anxiety and infant behavior. J Am Acad Child Adolesc Psychiatry. 2013;52(5):519-26.
37. Oates MR. Adverse effects of maternal antenatal anxiety on children: causal effect or developmental continuum? Br J Psychiatry. 2002;180(6):478-9.
38. van den Bergh BRH, Mulder EJH, Mennes M, Glover V. Antenatal maternal anxiety and stress and the neurobehavioural development of the fetus and child: links and possible mechanisms. A review. Neurosci Biobehav Rev. 2005;29(2):237-58.
39. Loomans EM, der Stelt O van, van Eijsden M, Gemke RJBJ, Vrijkotte T, den Bergh BRHV. Antenatal maternal anxiety is associated with problem behaviour at age five. Early Hum Dev. 2011;87(8):565-70.
40. Garcia SE, Perzow SED, Ella-Marie HP, Laura GM, Davis EP. Examining the relation between maternal pregnancy-related anxiety and child development. Pregnancy-related anxiety: theory, research, and practice. 2021;74-96.
41. Talge NM, Neal C, Glover V. Antenatal maternal stress and long-term effects on child neurodevelopment: how and why? J Child Psychol Psychiatry. 2007;48(3-4):245-61.
42. Fawcett EJ, Fairbrother N, Cox ML, White IR, Fawcett JM. The prevalence of anxiety disorders during pregnancy and the postpartum period: a multivariate bayesian meta-analysis. J Clin Psychiatry. 2019;80(4).
43. Lauš KN, Tomić Ž, Prskalo MŠ, Iveković R, Lončar VL, Vicković IP, et al. Anxiety during pregnancy and postpartum: course, predictors and comorbidity with postpartum depression. Acta Clin Croat. 2018; 57(1):39-51.
44. Goldfinger C, Green SM, Furtado M, McCabe RE. Characterizing the nature of worry in a sample of perinatal women with generalized anxiety disorder. Clin Psychol Psychother. 2020;27(2):136-45.
45. Hijazi HH, Alyahya MS, al Abdi RM, Alolayyan MN, Sindiani AM, Raffee LA, et al. The impact of perceived social support during pregnancy on postpartum infant-focused anxieties: a prospective cohort study of mothers in Northern Jordan. Int J Womens Health. 2021;13:973-89.
46. Mohammad KI, Gamble J, Creedy DK. Prevalence and factors associated with the development of antenatal and postnatal depression among Jordanian women. Midwifery. 2011;27(6).
47. Oyetunji A, Chandra P. Postpartum stress and infant outcome: a review of current literature. Psychiatry Res. 2020;284.
48. Adedinsewo DA, Fleming AS, Steiner M, Meaney MJ, Girard AW. Maternal anxiety and breastfeeding: findings from the MAVAN (Maternal Adversity, Vulnerability and Neurodevelopment) Study. J Hum Lact. 2014;30(1):102-9.
49. Coo S, García MI, Mira A, Valdés V. The role of perinatal anxiety and depression in breastfeeding practices. Breastfeed Med. 2020;15(8):495-500.
50. Rogers A, Obst S, Teague SJ, Rossen L, Spry EA, MacDonald JA, et al. Association between maternal perinatal depression and anxiety and child and adolescent development: a meta-analysis. JAMA Pediatr. 2020;174(11):1082-92.
51. Polte C, Junge C, von Soest T, Seidler A, Eberhard-Gran M, Garthus-Niegel S. Impact of maternal perinatal anxiety on social-emotional development of 2-year-olds, a prospective study of Norwegian mothers and their offspring: the impact of perinatal anxiety on child development. Matern Child Health J. 2019;23(3):386-96.
52. Cannella BL. Maternal-fetal attachment: an integrative review. J Adv Nurs. 2005;50(1):60-8.
53. Laxton-Kane M, Slade P. The role of maternal prenatal attachment in a woman's experience of pregnancy and implications for the process of care. 2010;20(4):253-66.
54. Gholampour F, Riem M, van den Heuvel M. Maternal brain in the process of maternal-infant bonding: review of the literature. Soc Neurosci. 2020; 15(4):380-4.
55. Feldman R. The neurobiology of mammalian parenting and the biosocial context of human caregiving. Horm Behav. 2016;77:3-17.
56. Reyna BA, Pickler RH. Mother-infant synchrony. J Obstet Gynecol Neonatal Nurs. 2009;38(4):470-7.
57. Yatziv T, Kessler Y, Atzaba-Poria N. What's going on in my baby's mind? Mothers' executive functions contribute to individual differences in maternal mentalization during mother-infant interactions. PLoS One. 2018;13(11).
58. Rogers FD, Bales KL. Mothers, fathers, and others: neural substrates of parental care. Trends Neurosci. 2019;42(8):552.
59. Barba-Müller E, Craddock S, Carmona S, Hoekzema E. Brain plasticity in pregnancy and the postpartum period: links to maternal caregiving and mental health. Arch Womens Ment Health. 2019;22(2): 289-99.
60. Paternina-Die M, Martínez-García M, Pretus C, Hoekzema E, Barba-Müller E, Martín de Blas D, et al. The paternal transition entails neuroanatomic adaptations that are associated with the father's brain response to his infant cues. Cereb Cortex Commun. 2020;1(1).

61. Hoekzema E, Barba-Müller E, Pozzobon C, Picado M, Lucco F, García-García D, et al. Pregnancy leads to long-lasting changes in human brain structure. Nat Neurosci. 2017;20(2):287-96.
62. Gholampour F, Riem MME, van den Heuvel MI. Maternal brain in the process of maternal-infant bonding: Review of the literature. Soc Neurosci. 2020;15(4):380-4.
63. Kim P. Human maternal brain plasticity: adaptation to parenting. New Dir Child Adolesc Dev. 2016; 2016(153):47-58.
64. Olza I, Uvnas-Moberg K, Ekström-Bergström A, Leahy-Warren P, Karlsdottir SI, Nieuwenhuijze M, et al. Birth as a neuro-psycho-social event: an integrative model of maternal experiences and their relation to neurohormonal events during childbirth. PLoS One. 2020;15(7).
65. Barha CK, Galea LAM. The maternal "baby brain" revisited. Nat Neurosci. 2017;20(2):134-5.
66. Walter MH, Abele H, Plappert CF. The role of oxytocin and the effect of stress during childbirth: neurobiological basics and implications for mother and child. Front Endocrinol (Lausanne). 2021;12.
67. Kim S, Strathearn L. Oxytocin and maternal brain plasticity. New Dir Child Adolesc Dev. 2016; 2016(153):59.
68. Atzil S, Hendler T, Zagoory-Sharon O, Winetraub Y, Feldman R. Synchrony and specificity in the maternal and the paternal brain: relations to oxytocin and vasopressin. J Am Acad Child Adolesc Psychiatry. 2012;51(8):798-811.
69. Kim P. How stress can influence brain adaptations to motherhood. Front Neuroendocrinol. 2021;60.
70. Bjertrup AJ, Friis NK, Miskowiak KW. The maternal brain: neural responses to infants in mothers with and without mood disorder. Neurosci Biobehav Rev. 2019;107:196-207.
71. Piallini G, de Palo F, Simonelli A. Parental brain: cerebral areas activated by infant cries and faces: a comparison between different populations of parents and not. Front Psychol. 2015;6(OCT).
72. Benoit D. Infant-parent attachment: definition, types, antecedents, measurement and outcome. Paediatr Child Health. 2004;9(8):541.
73. Bowlby J. Secure base: parent-child attachment and healthy human development. New York: Basic Books (AZ); 1990.
74. Musser E, Kaiser-Laurent H, Ablow J. The neural correlates of maternal sensitivity: an fMRI study. Dev Cogn Neurosci [Internet]. 2012 Oct [cited 2021 Nov 4];2(4):428–36. Available from: https://pubmed.ncbi.nlm.nih.gov/22652538/
75. Rigo P, Kim P, Esposito G, Putnick D, Venuti P, Bornstein M. Specific maternal brain responses to their own child's face: an fMRI meta-analysis. Dev Rev [Internet]. 2019 Mar 1 [cited 2021 Jul 29];51:58–69. Available from: https://pubmed.ncbi.nlm.nih.gov/30872887/
76. Strathearn L, Kim S. Mothers' amygdala response to positive or negative infant affect is modulated by personal relevance. Front Neurosci [Internet]. 2013 [cited 2021 Dec 26];7(7 OCT). Available from: https://pubmed.ncbi.nlm.nih.gov/24115918/
77. Kluczniok D, Hindi Attar C, Stein J, Poppinga S, Fydrich T, Jaite C, et al. Dissociating maternal responses to sad and happy facial expressions of their own child: An fMRI study. PLoS One [Internet]. 2017 Aug 1 [cited 2021 Jul 28];12(8). Available from: https://pubmed.ncbi.nlm.nih.gov/28806742/
78. Kim P, Leckman J, Mayes L, Feldman R, Wang X, Swain J. The plasticity of human maternal brain: longitudinal changes in brain anatomy during the early postpartum period. Behavioral neuroscience [Internet]. 2010 [cited 2021 Jul 28];124(5):695–700. Available from: https://pubmed.ncbi.nlm.nih.gov/20939669/
79. Göbel A, Stuhrmann LY, Harder S, Schulte-Markwort M, Mudra S. The association between maternal-fetal bonding and prenatal anxiety: an explanatory analysis and systematic review. J Affect Disord. 2018;239:313-27.
80. Tietz A, Zietlow AL, Reck C. Maternal bonding in mothers with postpartum anxiety disorder: the crucial role of subclinical depressive symptoms and maternal avoidance behaviour. Arch Womens Ment Health. 2014;17(5):433-42.
81. Stevenson-Hinde J, Chicot R, Shouldice A, Hinde CA. Maternal anxiety, maternal sensitivity, and attachment. Attach Hum Dev. 2013;15(5-6):618-36.
82. Beebe B, Steele M, Jaffe J, Buck KA, Chen H, Cohen P, et al. Maternal anxiety symptoms and mother–infant self- and interactive contingency. Infant Ment Health J. 2011;32(2):174.
83. Śliwerski A, Kossakowska K, Jarecka K, Świtalska J, Bielawska-Batorowicz E. The effect of maternal depression on infant attachment: a systematic review. Int J Environ Res Public Health. 2020;17(8).
84. Yatziv T, Vancor EA, Bunderson M, Rutherford HJV. Maternal perinatal anxiety and neural responding to infant affective signals: Insights, challenges, and a road map for neuroimaging research. Neurosci Biobehav Rev. 2021;131:387-99.
85. Silverwood VA, Bullock L, Turner K, Chew-Graham CA, Kingstone T. The approach to managing perinatal anxiety: a mini-review. Front Psychiatry. 2022;13.

REFERÊNCIAS CONSULTADAS

Brucker MC, King TL. The 2015 US Food and Drug Administration Pregnancy and Lactation Labeling Rule. J Midwifery Womens Health. 2017;62(3): 308-16.

Kaplan Y, Erol-Coskun H. Safety parameters and risk categories used for psychotropic drugs in pregnancy and lactation. In: Uguz F, Orsolini L. Perinatal Psychopharmacology. New York: Springer; 2019.

Petrozzi A, Gagliardi L. Anxious and depressive components of Edinburgh Postnatal Depression Scale in maternal postpartum psychological problems. J Perinat Med. 2013;41(4):343-8.

Uguz F. A new safety scoring system for the use of psychotropic drugs during lactation. Am J Ther. 2019.

Verstegen R, Anderson P, Ito S. Infant drug exposure via breast milk. Br J Clin Pharmacol. 2020.

Zambaldi CF, Cantilino A. Psicofármacos na gestação. In: Cantilino A, Neves MCL, Rennó Júnior J. Transtornos psiquiátricos na mulher: diagnóstico e manejo. Porto Alegre: Artmed; 2022.

CAPÍTULO 22

Esquizofrenia na mulher

Gabriel Henrique Beraldi
Helio Elkis
Mario R. Louzã

PONTOS-CHAVE

- Epidemiologia: a esquizofrenia nas mulheres tem início até 4 anos mais tarde que nos homens. Até os 40 anos, a prevalência é maior nos homens (pico entre 20 e 29 anos); depois dos 40 anos, a prevalência é maior em mulheres, que têm dois picos de incidência: o primeiro ocorre entre 20 e 39 anos e outro no período perimenopausal.
- Fisiopatologia: a queda dos níveis de estrogênio parece contribuir para o desenvolvimento da esquizofrenia em mulheres, que estão em maior vulnerabilidade no período perimenopausal.
- Quadro clínico: mulheres com esquizofrenia apresentam mais sintomas afetivos e menos sintomas positivos em relação aos homens. Também apresentam menor taxa de recaída e hospitalização. A gravidade dos sintomas aumenta e a resposta ao tratamento diminui após a menopausa.
- Tratamento farmacológico: mulheres com esquizofrenia respondem melhor ao tratamento do que os homens. Devem-se priorizar antipsicóticos que não elevem os níveis de prolactina. Terapias específicas à base de estrógenos e moduladores do receptor de estrogênio devem estar disponíveis em breve para potencialização do tratamento antipsicótico em mulheres com esquizofrenia. Recomendações específicas devem ser levadas em consideração na gestação e na amamentação.
- Tratamentos psicossociais: terapia cognitivo-comportamental, reabilitação cognitiva e treinamento de habilidades sociais são recomendadas para mulheres com esquizofrenia.

INTRODUÇÃO

Desde a descrição moderna da esquizofrenia, no final do século XIX, as diferenças entre os gêneros masculino e feminino em relação a aspectos desse transtorno são conhecidas. Especial foco era dado a aspectos epidemiológicos, principalmente idade de início e sintomatologia. Hoje, contudo, inúmeras diferenças são apontadas entre homens e mulheres. Neste capítulo, abordaremos as particularidades epidemiológicas, fisiopatológicas e clínicas da esquizofrenia na mulher, além de aspectos relevantes no tratamento farmacológico e não farmacológico, incluindo também a saúde reprodutiva.

EPIDEMIOLOGIA

Prevalência

A esquizofrenia é um dos transtornos mentais graves mais prevalentes, com incidência de 0,7 a 1% entre a população total. Dados anteriores a 1980 sugerem que a prevalência de esquizofrenia ao longo da vida é similar entre homens e mulheres. Contudo, os estudos mais recentes mostram um número menor de acometimento das mulheres, sendo de 1,4:1 a proporção de homens e mulheres acometidos pela doença.[1,2]

IDADE DE INÍCIO

Os homens manifestam a doença aproximadamente quatro anos mais cedo do que as mulheres.[3] Eranti et al., em metanálise que examinou a relação entre sexo e idade de início da esquizofrenia, concluíram que os homens tiveram a primeira admissão 1,1 ano mais cedo que as mulheres. Participantes do sexo masculino também apresentaram idade mais precoce do aparecimento do primeiro sintoma (1,6 ano) e da primeira consulta (1,2 ano). Não foram encontradas diferenças de gênero quando compararam países desenvolvidos com aqueles em desenvolvimento.[4]

O início da esquizofrenia nos homens ocorre entre 3,2 e 4,1 anos mais cedo do que nas mulheres. Homens e mulheres têm mostrado diferentes suscetibilidades à esquizofrenia em diferentes fases da vida. A prevalência de esquizofrenia foi maior entre homens até os 40 anos, com pico de incidência entre 20 e 29 anos. Nas mulheres, encontrou-se maior prevalência após os 40 anos, com dois picos de incidência, o primeiro na faixa etária de 20 a 39 anos e o segundo no período perimenopausal, o que pode estar relacionado à diminuição dos níveis de estrogênio.[1,5]

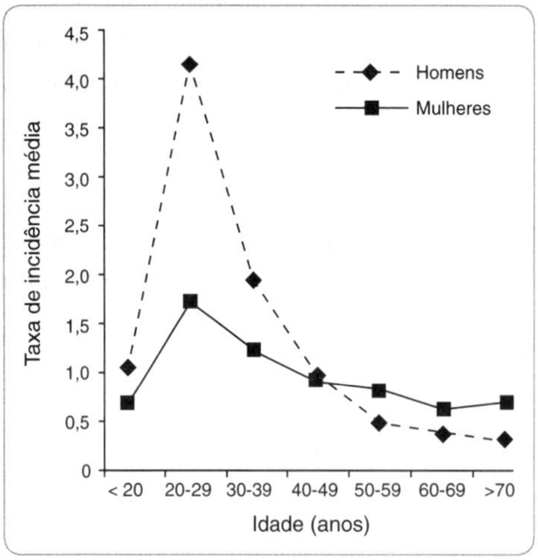

FIGURA 1 Taxa de incidência média de esquizofrenia, por idade e sexo (por 10 mil pessoas/ano).

Fonte: adaptada de Werf et al.[6]

Fatores de risco

Diferenças de gênero no risco genético de esquizofrenia mostram resultados inconclusivos. Estudos genéticos moleculares relataram genes candidatos masculino-específicos, mas, por outro lado, estudos de associação genômica ampla (GWAS) relataram genes feminino-específicos.[7] A exposição pré-natal à influenza, no segundo trimestre da gestação, foi relacionada ao desenvolvimento de esquizofrenia no sexo feminino. Uma metanálise recente dos volumes cerebrais na esquizofrenia mostrou apenas uma redução significativa do volume intracraniano, mais pronunciada em pacientes do sexo masculino. Essas observações apontam para uma origem da esquizofrenia relacionada a alterações do neurodesenvolvimento, que pode ter um impacto diferente em cérebros masculinos e femininos de futuros pacientes com esquizofrenia.[8,9]

OS HORMÔNIOS SEXUAIS FEMININOS NA FISIOPATOLOGIA DA ESQUIZOFRENIA

Várias características da esquizofrenia em mulheres são explicadas pela influência dos estrogênios. Especula-se que esses hormônios desempenhem papel protetor, provavelmente por seu efeito antidopaminérgico, ainda que esse efeito seja fraco. A psicose pode ocorrer quando, por qualquer motivo, os níveis de estrogênio estão diminuídos, por exemplo, no período pré-menstrual, no pós-parto, na interrupção de contraceptivos, na menopausa e na administração de tamoxifeno e outros antagonistas do receptor de estrogênio.[10] Contudo, o gênero parece exercer menor influência como fator de risco quanto maior a carga genética relacionada à esquizofrenia. Nesses casos, a presença de estrógenos é menos relevante para o desenvolvimento da esquizofrenia.

Embora menos estudada, a progesterona também pode modular sistemas de neurotransmissores e exercer um papel na gênese da esquizofrenia em mulheres. Contudo, mais pesquisas são necessárias para entender a importância que os hormônios sexuais representam na etiologia da esquizofrenia.[11] Há também uma importante interação entre estrogênios e prolactina, pois a hiperprolactinemia (seja primária ou induzida por antipsicóticos) reduz os níveis de estrogênios, contribuindo ainda mais para o surgimento de psicose.[10,12]

O sistema endógeno de ocitocina parece estar desregulado no curso clínico da esquizofrenia, enquanto a ocitocina exógena tem sido proposta como um agente antipsicótico e pró-social. Além disso, o tratamento exógeno com ocitocina pode ter efeitos específicos por sexo em certos desfechos comportamentais. Assim, as flutuações hormonais sexuais durante o ciclo menstrual feminino são uma consideração essencial na psicopatologia da esquizofrenia.[13]

QUADRO CLÍNICO

Mulheres em alto risco para desenvolver psicose

A ausência de sintomas pré-mórbidos está associada a um melhor prognóstico em pacientes com esquizofrenia. Enquanto as mulheres com a doença apresentam pouco ou nenhum comprometimento pré-mórbido, os homens manifestam alterações já desde a infância, como atraso no desenvolvimento neuropsicomotor, atraso no desenvolvimento da linguagem e baixo desempenho escolar. Na adolescência, os homens continuam a manifestar maiores acometimentos no funcionamento social e na interação com pares do sexo feminino.[14]

A sintomatologia também parece diferir entre homens e mulheres em alto risco para desenvolver psicose. Enquanto os homens apresentam mais sintomas negativos antes do primeiro episódio psicótico, as mulheres manifestam predomínio de sintomas afetivos.[15] Alguns estudos também apontam que elas chegam mais rápido aos serviços de saúde após o surgimento dos primários sintomas psicóticos, apesar de uma metanálise de todos os estudos sobre o tema não ter encontrado diferenças entre homens e mulheres quanto à duração da psicose não tratada. Nessa mesma metanálise, a duração média da psicose não tratada foi de 64 semanas.[16]

Apesar disso, ainda não está claro se homens e mulheres com esquizofrenia diferem quanto à funcionalidade pré-mórbida. Uma revisão sistemática recente encontrou apenas um estudo no qual os homens tinham pior funcionamento social, mas em todos os outros itens não foi encontrada uma relação entre gênero e funcionalidade nos indivíduos com alto risco para desenvolver psicose.[17]

Apresentação

A expressão dos sintomas pode ser diferente em homens e mulheres com esquizofrenia. Em parte, isso se deve ao início mais tardio do transtorno em mulheres, que também apresentam mais sintomas afetivos e de ansiedade, enquanto os homens manifestam predominantemente sintomas negativos.[3,18] A Figura 2 mostra de forma didática os resultados de um estudo australiano sobre a prevalência de diferentes sintomas psicóticos ao longo da vida. Nele é possível visualizar que as mulheres apresentam mais sintomas afetivos ao longo da vida (p. ex., disforia, hipotimia, anedonia e ideação suicida), enquanto os homens têm predominância ligeira dos sintomas positivos (p. ex., alucinações e alterações formais do pensamento).[19]

Ser do sexo masculino é também um fator de risco para o suicídio em pacientes com esquizofrenia, mas a diferença entre o risco de homens e mulheres com a doença não é tão grande quanto na população geral. Inclusive, alguns estudos não mostraram diferença entre os sexos, por exemplo, nas taxas de suicídio em pacientes hospitalizados.[20]

Evolução

O desfecho a longo prazo da esquizofrenia é heterogêneo, variando amplamente desde remissão completa até estados crônicos graves. Lang et al. revisaram estudos de longo prazo (mais de 5 anos) e concluíram que os homens apresentaram desfechos piores do que as mulheres. Outros preditores de baixo desempenho (independentemente do sexo) foram os sintomas negativos, o comprometimento cognitivo, o isolamento social, maior número de hospitalizações repetidas e maior duração da psicose não tratada. As taxas de remissão (definições variadas) nos estudos variaram de 7 a 52%.[21]

Entre 11 e 18% dos pacientes têm seu primeiro episódio de psicose antes dos 18 anos (a chamada psicose de início precoce), sendo esse subgrupo considerado de mau prognóstico. Uma revisão sistemática de psicose de início precoce (incluindo esquizofrenia, transtornos relacionados à psicose, além de transtorno bipolar com sintomas psicóticos) não encontrou uma relação consistente entre gênero e prognóstico. Em alguns estudos, as mulheres apresentaram maior percepção e maior

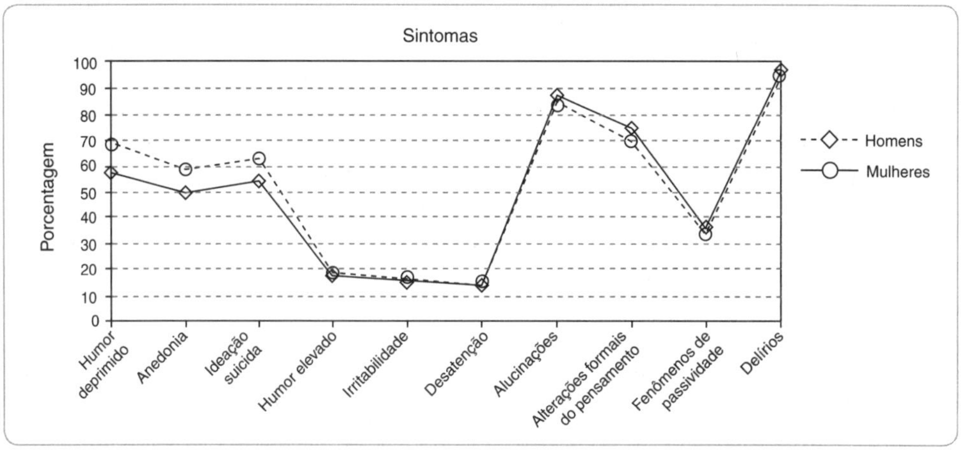

FIGURA 2 Porcentagem de homens e mulheres com esquizofrenia acometidos pelos diversos sintomas psicóticos ao longo da vida.

Fonte: adaptada de Morgan et al., 2008.[19]

taxa de remissão dos sintomas, melhor funcionamento global, menor probabilidade de uso de clozapina e menor perda de substância cinzenta cerebral. A presença de comprometimentos pré-mórbidos, início insidioso, longa duração da psicose não tratada e sintomas negativos (independentemente do diagnóstico) foram fortes preditores de má evolução.[22]

Ordóñez et al. estudaram uma amostra de 133 pacientes com esquizofrenia de início na infância (iniciada antes dos 13 anos) e não encontraram diferenças entre pacientes do sexo masculino e feminino em relação a características demográficas (exceto uma idade de início um pouco mais jovem em homens), coeficiente intelectual, aspectos clínicos, funcionamento pré-mórbido e medidas cerebrais por ressonância magnética.[23]

As taxas de recuperação (definidas como ao menos dois anos de remissão clínica e bom funcionamento social) foram semelhantes para mulheres e homens (média de 12,9 e 12,1%, respectivamente).[24]

Mulheres mais jovens com esquizofrenia têm um risco menor de recaída e, geralmente, precisam de doses antipsicóticas menores para evitar hospitalizações. No entanto, a eficácia dos antipsicóticos diminui nas mulheres após os 45 anos, quando elas passam a ser consideradas como um grupo vulnerável e requerem atenção especial.[25]

PRINCÍPIOS DO TRATAMENTO FARMACOLÓGICO

Diretrizes de tratamento

Os antipsicóticos representam a base do tratamento da esquizofrenia, independentemente das diferenças de gênero. Esses agentes são geralmente subdivididos nos chamados antipsicóticos de primeira geração (APG) e de segunda geração (ASG). Os pacientes são considerados responsivos quando atingem uma redução substancial dos sintomas psicóticos;[26] e remitidos quando os sintomas alcançam uma intensidade leve e sem impacto no comportamento do paciente por, pelo menos, seis meses.[27]

Várias diretrizes recomendam que os pacientes devem ser tratados em monoterapia e devem começar a usar um ASG por 4 a 6 semanas, uma vez que esses antipsicóticos têm uma melhor tolerabilidade em comparação com os APG.[28] Na ausência de resposta, deve-se trocar o antipsicótico, administrá-lo em monoterapia, com doses adequadas, devendo ser o paciente reavaliado também após 4 a 6 semanas deste segundo tratamento. Os pacientes que não respondem a dois antipsicóticos em monoterapia, por tempo e dose adequados, são definidos como portadores de esquizofrenia resistente ao tratamento (ERT).[26] Nesses casos, deve-se introduzir a clozapina, uma medicação que reúne ampla evidência de eficácia na literatura científica.[29] Os pacientes devem ser tratados com monoterapia, ou seja, usando apenas um antipsicótico. Quando há pouca ou nenhuma resposta, é comum a adição de outro antipsicótico ao atualmente utilizado. Contudo, esse procedimento não é recomendado devido à ausência de evidências de eficácia, bem como ao aumento do risco de mortalidade.[30]

No caso de pacientes que não aderem ao tratamento medicamentoso via oral ou se há dúvidas se o paciente realmente tem ERT, recomenda-se a introdução de antipsicóticos injetáveis de longa duração.[26,31] A Tabela 1 descreve os antipsicóticos mais comumente utilizados para o tratamento da esquizofrenia, bem como seus principais efeitos colaterais.

Tempo de tratamento

No caso de um primeiro episódio (PEP), alguns estudos têm demonstrado que determinados pacientes que alcançaram recuperação (remissão dos sintomas e recuperação

TABELA 1 Antipsicóticos comumente utilizados para o tratamento da esquizofrenia

Antipsicótico	Dose recomendada	Principais efeitos colaterais
Primeira geração		
Clorpromazina (oral)	100-1.000 mg/dia	Sedação, hipotensão, efeitos anticolinérgicos
Haloperidol (oral)	5-20 mg/dia	Sintomas extrapiramidais, hiperprolactinemia
Haloperidol decanoato (injetável de longa duração)	50-150 mg, a cada 2-4 semanas	Sintomas extrapiramidais, hiperprolactinemia
Zuclopentixol (oral)	20-60 mg/dia	Sintomas extrapiramidais
Zuclopentixol (injetável de longa duração)	150-300 mg, a cada 2-4 semanas	Sintomas extrapiramidais
Segunda geração		
Amisulprida	200-600 mg/dia	Hiperprolactinemia
Clozapina	100-800 mg/dia	Síndrome metabólica, sedação, hipotensão, efeitos anticolinérgicos, hipersalivação, agranulocitose, miocardite, cardiomiopatia, taquicardia, convulsão
Risperidona (oral)	2-8 mg/dia	Sintomas extrapiramidais, síndrome metabólica, hiperprolactinemia
Risperidona (injetável de longa duração)	25-50 mg, a cada 2 semanas	Sintomas extrapiramidais, síndrome metabólica, hiperprolactinemia
Olanzapina (oral)	10-30 mg/dia	Sedação, síndrome metabólica
Quetiapina (oral)	300-800 mg/dia	Sedação, síndrome metabólica
Ziprasidona (oral)	120-160 mg/dia	Sedação, aumento do intervalo QTc
Aripiprazol (oral)	10-30 mg/dia	Sintomas extrapiramidais (acatisia)
Lurasidona (oral)	40-80 mg/dia	Sintomas extrapiramidais
Paliperidona (oral)	6-12 mg/dia	Sedação, taquicardia, hipotensão, hiperprolactinemia
Paliperidona (injetável de longa duração)	Dia 1: 150 mg; dia 9: 100 mg; a cada 4 semanas: 50, 75, 100 ou 150 mg	Sedação, taquicardia, hipotensão, hiperprolactinemia

funcional), podem se beneficiar da interrupção supervisionada do antipsicótico[32,33] Contudo, quando esses estudos são reunidos em revisões sistemáticas, a suspensão da medicação no PEP aumenta significativamente o risco de recaída, recomendando-se uma abordagem mais conservadora, isto é, manutenção do antipsicótico[34]

Para pacientes com diagnóstico estabelecido de esquizofrenia, sabe-se que o risco de recaída após a interrupção do tratamento antipsicótico é muito elevado nos três anos seguintes. Dessa forma, sugere-se que a medicação seja mantida indefinidamente.[35]

Efeitos colaterais dos antipsicóticos

Os APG bloqueiam os receptores dopaminérgicos, particularmente os receptores D2 e D3, enquanto a maioria dos ASG bloqueia tanto receptores D2 como receptores de serotonina, particularmente 5HT1 e 5HT2, bem como os receptores muscarínicos e histaminérgicos.[36] O bloqueio dopaminérgico está relacionado à sua eficácia, particularmente em termos de redução dos sintomas psicóticos. Entretanto, o bloqueio D2 está relacionado ao aparecimento de sintomas extrapiramidais (SEP) e hiperprolactinemia. O bloqueio dos receptores 5HT está relacionado à eficácia, bem como à redução da intensidade dos SEP. O ganho de peso está, entre outros mecanismos, relacionado ao bloqueio de receptores histaminérgicos H1.[37]

Outros efeitos colaterais importantes relacionados ao uso de antipsicóticos, especialmente os ASG, são o desenvolvimento de síndrome metabólica, caracterizada principalmente por ganho de peso, dislipidemia, hiperglicemia, além de arritmias, prolongamento do intervalo QTc, morte cardiovascular e, no caso da clozapina, convulsões, discrasias sanguíneas e cardiomiopatia.[38] Seeman revisou extensivamente os riscos de efeitos secundários dos antipsicóticos em mulheres e observou que elas são muito mais suscetíveis a desenvolver ganho de peso e discinesia tardia, bem como arritmias cardiovasculares, ou mesmo morte, quando comparadas aos homens.[39]

Devido ao risco de 1,3% de agranulocitose, a clozapina deve ser administrada sob vigilância hematológica, ou seja, hemogramas semanais durante as primeiras 18 semanas e mensalmente por tempo indeterminado. Outros riscos graves do uso de clozapina são miocardite ou cardiomiopatia (0,02-1%), hipotensão ortostática (9%) e convulsões (1,3-1,8%).[38] Apesar desses riscos, estudos epidemiológicos têm demonstrado que a clozapina é mais segura do que outros antipsicóticos em relação à mortalidade e redução do risco de suicídio.[40,41]

PARTICULARIDADES DO TRATAMENTO FARMACOLÓGICO EM MULHERES COM ESQUIZOFRENIA

Resposta ao tratamento

Mulheres com esquizofrenia respondem melhor ao tratamento antipsicótico do que os homens. Uma metanálise encontrou que o número necessário para tratar (NNT) é de 6,9 em mulheres e de 9,4 em homens. As mulheres continuaram a ter melhor resposta independentemente da gravidade dos sintomas e de estarem ou não na menopausa.[42]

Contudo, outras metanálises sobre a eficácia de medicamentos antipsicóticos muitas vezes não levam em conta o gênero. No entanto, com base em um número limitado de estudos, Brand et al. encontraram que uma melhor resposta foi relatada em mulheres para a maioria dos medicamentos antipsicóticos, exceto para amissulprida, risperidona e, talvez, clozapina.[43]

Impacto da menopausa na resposta ao tratamento

A gravidade dos sintomas em mulheres com esquizofrenia aumenta após a menopausa. Pacientes na pré-menopausa mostram melhor resposta ao tratamento e menos hospitalizações em comparação com aquelas na pós-menopausa.[25] De fato, parece haver uma perda de eficácia dos antipsicóticos em decorrência direta da redução dos níveis de estrogênios.[44]

Não somente a resposta ao tratamento deve ser reavaliada após a menopausa, mas também condições gerais de saúde, como ganho de peso, dislipidemias, osteoporose e neoplasias, assim como acontece com mulheres sem esquizofrenia. É preciso ainda ter em mente que o uso crônico de antipsicóticos pode exacerbar tais condições e essas mulheres necessitam de um acompanhamento ainda mais próximo durante essa fase da vida.[45]

Galactorreia

Devido ao risco de galactorreia, recomenda-se que as mulheres sejam tratadas preferencialmente com antipsicóticos que não aumentem os níveis de prolactina, como aripiprazol, lurasidona, olanzapina, quetiapina, ziprasidona ou clozapina (em casos resistentes ao tratamento), em detrimento daqueles que causam hiperprolactinemia, como amissulprida, risperidona ou paliperidona.[43]

Terapias específicas à base de estrógenos e moduladores do receptor de estrogênio

A hipótese de proteção estrogênica levou a tentativas bem-sucedidas de associar hormônios sexuais para potencializar o tratamento antipsicótico em mulheres com esquizofrenia.[46] Os estrogênios, bem como outros hormônios sexuais e os moduladores seletivos do receptor de estrogênio (como raloxifeno, testosterona, de-hidroepiandrosterona [DHEA] e pregnenolona), vêm se mostrando promissores na redução da gravidade dos sintomas da esquizofrenia. Dentre essas novas terapêuticas, o raloxifeno e o estradiol, por exemplo, foram eficazes tanto na redução de sintomas positivos quanto negativos de mulheres com esquizofrenia.[47]

Uso de antipsicóticos na gestação e na amamentação

Mulheres com esquizofrenia também querem engravidar e ter filhos. Sabe-se que, durante o período gestacional, as mulheres com esquizofrenia experimentam redução da gravidade de seus sintomas psiquiátricos, desde que não suspendam o tratamento antipsicótico. Se interrompida a medicação, elas estarão propensas a recair, assim como acontece com pacientes não gestantes.[45,48,49]

A decisão de manter ou trocar de antipsicótico durante o período gestacional é sempre desafiadora. As diretrizes atuais para o uso dessa classe de medicação na gestação e na amamentação não são robustas, e seu uso pode elevar o risco de malformações fetais, intercorrências no parto e complicações neonatais, especialmente se usadas em politerapia.[45,50]

A risperidona tem sido associada a um maior risco de malformações congênitas (1,26 vez). Quetiapina, haloperidol e olanzapina são os antipsicóticos mais investigados na gravidez, o que pode ser a razão pela qual são mais comumente prescritos nessa condição. No entanto, o conhecimento atual sobre os riscos fetais dos antipsicóticos individuais é limitado e baseado em estudos não randomizados ou relatos e séries de casos. Em geral, os benefícios dos antipsicóticos podem superar seus riscos potenciais de descontinuação.[43]

A segurança dos antipsicóticos durante a amamentação também é pouco conhecida, e os clínicos devem discutir e orientar suas pacientes, uma vez que as mulheres com esquizofrenia também desejam amamentar seus bebês.[45] Algumas diretrizes recomendam o uso da olanzapina, uma vez que esses antipsicóticos têm baixo grau de excreção no leite materno,[50] e uma recente revisão sistemática de 21 diferentes antipsicóticos[51] propôs as seguintes recomendações:

- Uso aceitável: olanzapina e quetiapina.
- Possível uso sob supervisão médica: clorpromazina, haloperidol, risperidona e zuclopentixol.
- Não recomendado: aripiprazol, asenapina, clozapina, lurasidona, paliperidona e ziprasidona.

É importante também ter em mente a saúde reprodutiva da mulher com esquizofrenia, uma vez que ela está mais propensa a apresentar complicações relacionadas à gestação. Uma grande metanálise, que incluiu mais de 43 mil mulheres com esquizofrenia, mostrou que elas apresentaram maiores chances de ter diabetes gestacional, hipertensão gestacional, pré-eclâmpsia,

eclâmpsia, hemorragia pré e pós-parto, descolamento prematuro de placenta, trabalho de parto prematuro, ruptura prematura de membrana, sofrimento fetal, recém-nascido (RN) pequeno para a idade gestacional e baixo peso ao nascer, malformações congênitas e natimortos. Além disso, seus RN apresentaram maiores chances de óbito neonatal, óbito pós-neonatal e mortalidade infantil.[52]

A Tabela 2 sumariza algumas das recomendações para o tratamento antipsicótico nas diferentes fases da mulher com esquizofrenia, incluindo gestação e amamentação.

TRATAMENTOS PSICOSSOCIAIS

Os tratamentos psicossociais parecem ser igualmente eficazes em mulheres e homens, e as melhores evidências mostraram que o uso de terapia cognitivo-comportamental, reabilitação cognitiva e treinamento de habilidades sociais é muito importante para a recuperação, seja para mulheres com ou sem esquizofrenia. Programas específicos de treinamento de habilidades parentais são usados para as mães que perderam a guarda de seus filhos.[45]

TABELA 2 Recomendações para o uso de antipsicóticos em mulheres com esquizofrenia

	Primeira escolha	Segunda escolha	Não recomendado	Outras considerações
Pré-menopausa	Aripiprazol Lurasidona	Olanzapina Quetiapina Clozapina	Antipsicóticos que provoquem galactorreia	▪ Contraceptivos à base de estrógenos aumentam os níveis séricos de clozapina ▪ Considerar um aumento de 10% da dose antes do início da menstruação ▪ Monitorar principalmente síndrome metabólica e hiperprolactinemia
Pós-menopausa	Aripiprazol Lurasidona	Olanzapina Quetiapina Clozapina	Antipsicóticos que provoquem galactorreia	▪ Resposta diminuída em relação à pré-menopausa. Aumentos de dose podem ser necessários ▪ Monitorar principalmente síndrome metabólica, aumento do intervalo QTc, sintomas extrapiramidais, aumento do risco cardiovascular e osteoporose ▪ Considerar potencializar o tratamento com raloxifeno
Gestação	Olanzapina Quetiapina Haloperidol	Aripiprazol Lurasidona	Polifarmácia Risperidona (apesar de uma troca não ser recomendada)	▪ Usar a mínima dose efetiva ▪ O risco de trocar ou descontinuar a medicação é potencialmente maior que o risco de mantê-la ▪ Os níveis séricos podem variar significativamente no terceiro semestre de gestação ▪ Monitorar principalmente diabetes gestacional
Amamentação	Olanzapina	Amissulprida Haloperidol	Clozapina	▪ Aumentos da dose podem ser necessários para evitar exacerbações pós-parto ▪ Há pouca evidência sobre os efeitos dos antipsicóticos na amamentação

Fonte: adaptada de Brand et al.[43]

REFERÊNCIAS

1. Li X, Zhou W, Yi Z. A glimpse of gender differences in schizophrenia. Gen Psychiatr. 2022;35(4):e100823.
2. Aleman A, Kahn RS, Selten JP. Sex differences in the risk of schizophrenia: evidence from meta-analysis. Arch Gen Psychiatry. 2003;60(6):565-71.
3. Häfner H. Gender differences in schizophrenia. Psychoneuroendocrinology. 2003;28.
4. Eranti S V, MacCabe JH, Bundy H, Murray RM. Gender difference in age at onset of schizophrenia: a meta-analysis. Psychol Med. 2013;43.
5. McGrath J, Saha S, Welham J, El Saadi O, MacCauley C, Chant D. A systematic review of the incidence of schizophrenia: the distribution of rates and the influence of sex, urbanicity, migrant status and methodology. BMC Med. 2004;2(1):13.
6. Werf M, Hanssen M, Köhler S, Verkaaik M, Verhey FR, Winkel R, et al. Systematic review and collaborative recalculation of 133,693 incident cases of schizophrenia. Psychol Med. 2014;44.
7. Goldstein JM, Cherkerzian S, Tsuang MT, Petryshen TL. Sex differences in the genetic risk for schizophrenia: history of the evidence for sex-specific and sex-dependent effects. Am J Med Genet B Neuropsychiatr Genet. 2013;162B.
8. Mendrek A, Mancini-Marïe A. Sex/gender differences in the brain and cognition in schizophrenia. Neurosci Biobehav Rev. 2016;67.
9. Haijma SV, Haren N, Cahn W, Koolschijn PC, Hulshoff Pol HE, Kahn RS. Brain volumes in schizophrenia: a meta-analysis in over 18 000 subjects. Schizophr Bull. 2013;39.
10. Riecher-Rössler A. Oestrogens, prolactin, hypothalamic-pituitary-gonadal axis, and schizophrenic psychoses. Lancet Psychiatry. 2017;4.
11. Sun J, Walker AJ, Dean B, Buuse M, Gogos A. Progesterone: the neglected hormone in schizophrenia? A focus on progesterone-dopamine interactions. Psychoneuroendocrinology. 2016;74.
12. Gogos A, Sbisa AM, Sun J, Gibbons A, Udawela M, Dean B. A role for estrogen in schizophrenia: clinical and preclinical findings. Int J Endocrinol. 2015;2015.
13. Papadea D, Dalla C, Tata DA. Exploring a possible interplay between schizophrenia, oxytocin, and estrogens: a narrative review. Brain Sci. 2023;13(3):461.
14. Allen DN, Strauss GP, Barchard KA, Vertinski M, Carpenter WT, Buchanan RW. Differences in developmental changes in academic and social premorbid adjustment between males and females with schizophrenia. Schizophr Res. 2013;146.
15. Barajas A, Ochoa S, Obiols JE, Lalucat-Jo L. Gender differences in individuals at high-risk of psychosis: a comprehensive literature review. Sci World J. 2015;2015.
16. Cascio MT, Cella M, Preti A, Meneghelli A, Cocchi A. Gender and duration of untreated psychosis: a systematic review and meta-analysis. Early Interv Psychiatry. 2012;6.
17. Cotter J, Drake RJ, Bucci S, Firth J, Edge D, Yung AR. What drives poor functioning in the at-risk mental state? A systematic review. Schizophr Res. 2014;159.
18. Leung A, Chue P. Sex differences in schizophrenia, a review of the literature. Acta Psychiatr Scand Suppl. 2000;101.
19. Morgan VA, Castle DJ, Jablensky A V. Do women express and experience psychosis differently from men? Epidemiological evidence from the Australian National Study of Low Prevalence (Psychotic) Disorders. Aust N Z J Psychiatry. 2008;42.
20. Popovic D, Benabarre A, Crespo JM, Goikolea JM, González-Pinto A, Gutiérrez-Rojas L, et al. Risk factors for suicide in schizophrenia: systematic review and clinical recommendations. Acta Psychiatr Scand. 2014;130.
21. Lang FU, Kösters M, Lang S, Becker T, Jäger M. Psychopathological long-term outcome of schizophrenia: a review. Acta Psychiatr Scand. 2013;127.
22. Díaz-Caneja CM, Pina-Camacho L, Rodríguez-Quiroga A, Fraguas D, Parellada M, Arango C. Predictors of outcome in early-onset psychosis: a systematic review. NPJ Schizophr. 2015;1.
23. Ordóñez AE, Loeb FF, Zhou X, Shora L, Berman RA, Broadnax DD, et al. Lack of gender-related differences in childhood-onset schizophrenia. J Am Acad Child Adolesc Psychiatry. 2016;55.
24. Jääskeläinen E, Juola P, Hirvonen N, McGrath JJ, Saha S, Isohanni M, et al. A systematic review and meta-analysis of recovery in schizophrenia. Schizophr Bull. 2013;39.
25. Sommer IE, Brand BA, Gangadin S, Tanskanen A, Tiihonen J, Taipale H. Women with schizophrenia-spectrum disorders after menopause: a vulnerable group for relapse. Schizophr Bull. 2023;49(1):136-43.
26. Howes OD, McCutcheon R, Agid O, de Bartolomeis A, van Beveren NJM, Birnbaum ML, et al. Treatment-resistant schizophrenia: treatment response and resistance in psychosis (TRRIP) working group consensus guidelines on diagnosis and terminology. Am J Psychiatry. 2017;174(3):216-29.
27. Andreasen NC, Carpenter WT, Kane JM, Lasser RA, Marder SR, Weinberger DR. Remission in schizophrenia: proposed criteria and rationale for consensus. Am J Psychiatry. 2005;162.
28. IPAP TIPAP. The IPAP Schizophrenia Algorithm. 2006.

29. Elkis H, Buckley PF. Treatment-resistant schizophrenia. Psychiatr Clin North Am. 2016;39(2):239.
30. Thompson J V, Clark JM, Legge SE, Kadra G, Downs J, Walters JT, et al. Antipsychotic polypharmacy and augmentation strategies prior to clozapine initiation: a historical cohort study of 310 adults with treatment-resistant schizophrenic disorders. J Psychopharmacol. 2016;30.
31. Kishimoto T, Nitta M, Borenstein M, Kane JM, Correll CU. Long-acting injectable versus oral antipsychotics in schizophrenia: a systematic review and meta-analysis of mirror-image studies. J Clin Psychiatry. 2013;74.
32. Wunderink L, Nieboer RM, Wiersma D, Sytema S, Nienhuis FJ. Recovery in remitted first-episode psychosis at 7 years of follow-up of an early dose reduction/discontinuation or maintenance treatment strategy: long-term follow-up of a 2-year randomized clinical trial. JAMA Psychiat. 2013;70.
33. Gaebel W, Riesbeck M, Wölwer W, Klimke A, Eickhoff M, Wilmsdorff M, et al. Predictors for symptom re-exacerbation after targeted stepwise drug discontinuation in first-episode schizophrenia: results of the first-episode study within the German research network on schizophrenia. Schizophr Res. 2016;170.
34. Zipursky RB, Menezes NM, Streiner DL. Risk of symptom recurrence with medication discontinuation in first-episode psychosis: a systematic review. Schizophr Res. 2014;152.
35. Hasan A, Falkai P, Wobrock T, Lieberman J, Glenthoj B, Gattaz WF, et al. World Federation of Societies of Biological Psychiatry (WFSBP) guidelines for biological treatment of schizophrenia, part 2: update 2012 on the long-term treatment of schizophrenia and management of antipsychotic-induced side effects. World J Biol Psychiatry. 2013;14.
36. Mauri MC, Paletta S, Maffini M, Colasanti A, Dragogna F, Pace C, et al. Clinical pharmacology of atypical antipsychotics: an update. EXCLI J. 2014;13.
37. Kim SF, Huang AS, Snowman AM, Teuscher C, Snyder SH. From the cover: antipsychotic drug-induced weight gain mediated by histamine H1 receptor-linked activation of hypothalamic AMP-kinase. Proc Natl Acad Sci U S A. 2007;104.
38. Citrome L, McEvoy JP, Saklad SR. Guide to the management of clozapine-related tolerability and safety concerns. Clin Schizophr Relat Psychoses. 2016;10.
39. Seeman M V. Treating schizophrenia at the time of menopause. Maturitas. 2012;72.
40. Tiihonen J, Lönnqvist J, Wahlbeck K, Klaukka T, Niskanen L, Tanskanen A, et al. 11-year follow-up of mortality in patients with schizophrenia: a population-based cohort study (FIN11 study). Lancet. 2009;374.
41. Taipale H, Mittendorfer-Rutz E, Alexanderson K, Majak M, Mehtälä J, Hoti F, et al. Antipsychotics and mortality in a nationwide cohort of 29,823 patients with schizophrenia. Schizophr Res. 2018;197.
42. Storosum BWC, Mattila T, Wohlfarth TD, Gispen-de Wied CC, Roes KCB, den Brink W van, et al. Gender differences in the response to antipsychotic medication in patients with schizophrenia: an individual patient data meta-analysis of placebo-controlled studies. Psychiatry Res. 2023;320:114997.
43. Brand BA, Haveman YRA, de Beer F, de Boer JN, Dazzan P, Sommer IEC. Antipsychotic medication for women with schizophrenia spectrum disorders. Psychol Med. 2022;52(4):649-63.
44. González-Rodríguez A, Monreal JA, Seeman M V. The effect of menopause on antipsychotic response. Brain Sci. 2022;12(10):1342.
45. Galletly C, Castle D, Dark F, Humberstone V, Jablensky A, Killackey E, et al. Royal Australian and New Zealand College of Psychiatrists clinical practice guidelines for the management of schizophrenia and related disorders. Aust N Z J Psychiatry. 2016;50(5):410-72.
46. Louzã MR, Marques AP, Elkis H, Bassitt D, Diegoli M, Gattaz WF. Conjugated estrogens as adjuvant therapy in the treatment of acute schizophrenia: a double-blind study. Schizophr Res. 2004;66.
47. Li Z, Wang Y, Wang Z, Kong L, Liu L, Li L, et al. Estradiol and raloxifene as adjunctive treatment for women with schizophrenia: a meta-analysis of randomized, double-blind, placebo-controlled trials. Acta Psychiatr Scand. 2023;147(4):360-72.
48. Kulkarni J, Worsley R, Gilbert H, Gavrilidis E, Rheenen TE, Wang W, et al. A prospective cohort study of antipsychotic medications in pregnancy: the first 147 pregnancies and 100 one year old babies. PLoS One. 2014;9.
49. Whitworth AB. Psychopharmacological treatment of schizophrenia during pregnancy and lactation. Curr Opin Psychiatry. 2017;30.
50. Hasan A, Falkai P, Wobrock T, Lieberman J, Glenthøj B, Gattaz WF, et al. World Federation of Societies of Biological Psychiatry (WFSBP) guidelines for biological treatment of schizophrenia. Part 3: update 2015 management of special circumstances: depression, suicidality, substance use disorders and pregnancy and lactation. World J Biol Psychiatry. 2015;16.
51. Klinger G, Stahl B, Fusar-Poli P, Merlob P. Antipsychotic drugs and breastfeeding. Pediatr Endocrinol Rev. 2013;10.
52. Etchecopar-Etchart D, Mignon R, Boyer L, Fond G. Schizophrenia pregnancies should be given greater health priority in the global health agenda: results from a large-scale meta-analysis of 43,611 deliveries of women with schizophrenia and 40,948,272 controls. Mol Psychiatry. 2022;27(8):3294-305.

CAPÍTULO 23

Desregulação emocional e autolesão em mulheres

Caroline Louise Mesquita Uchôa
Aline Villalobo Correia
Marcelo José Abduch Adas Brañas
Marcos Signoretti Croci
Eduardo Martinho Jr.

PONTOS-CHAVE

- Desregulação emocional é um construto transdiagnóstico e presente em diversos transtornos mentais, como no transtorno de personalidade *borderline* (TPB), na depressão, no transtorno de estresse pós-traumático (TEPT) e no transtorno disfórico pré-menstrual (TDPM).
- A autolesão sem intenção suicida (ALNS) é um dos principais exemplos de estratégias desadaptativas de regulação emocional e está associada a um risco aumentado de suicídio.
- A ALNS é mais comum em adolescentes, adultos jovens e no gênero feminino. Seus fatores de risco incluem: padrões de apego inseguro durante o desenvolvimento, história de abuso e maus-tratos, ser de uma minoria de gênero, baixa autoestima, perfeccionismo, depressão, problemas de sono, entre outros.
- Características particulares da regulação emocional feminina estão associadas a aspectos multifatoriais, que incluem tanto fatores biológicos (p. ex., diferentes prevalências de transtornos mentais e particularidades hormonais) quanto socioculturais (p. ex., expectativas sociais distintas para os papéis de gênero feminino *vs.* masculino, exposição a diferentes estressores).
- O período perinatal confere à mulher maior vulnerabilidade psicopatológica, que pode culminar em desfechos negativos para a gestação, para interação mãe-bebê e para o desenvolvimento da prole. A presença prévia de desregulação emocional confere ainda maior risco durante essa fase.
- A primeira linha de tratamento para a desregulação emocional e para a ALNS são as psicoterapias baseadas em evidência. Exemplos incluem a terapia comportamental dialética (DBT) e o tratamento baseado na mentalização (MBT).

INTRODUÇÃO

"A razão é, e somente deve ser, escrava das paixões." A frase do filósofo escocês David Hume aponta para uma realidade do nosso funcionamento enquanto organismos. As emoções são reações subjetivas e fisiológicas poderosas, responsáveis por nos motivar em direção aos nossos sonhos, nos conectar às pessoas que amamos e nos dar o gosto e a alegria de viver. Apesar de não haver consenso sobre sua definição, a emoção é um tipo de resposta complexa do organismo, que envolve elementos subjetivos (p. ex., sensação de raiva), fisiológicos (p. ex., taquicardia) e comportamentais (p. ex., ataque). A emoção é tipicamente sincronizada com estímulos relevantes que podem ser internos (p. ex., pensamentos e memórias) ou externos (sons e comportamentos), e funcionam como uma espécie de gatilho, que, depois de ativado, rapidamente gera uma resposta, com qualidade, intensidade e duração. Por exemplo, medo, raiva, nojo, alegria, tristeza são exemplos dessas respostas emocionais padrões.[1,2]

O sistema emocional tem claras funções biológicas e sociais, como a reação rápida a um contexto (p. ex., fugir de uma ameaça), a comunicação com os pares (p. ex., culpa e arrependimento por um erro) e a comunicação consigo si mesmo (p. ex., preferências pessoais) e, portanto, apresenta uma regulação para seu funcionamento efetivo e adaptativo. Isso geralmente envolve a habilidade de diminuição, inibição, aumento ou manutenção da resposta emocional do indivíduo.[3]

Uma outra forma de compreender o processo de regulação emocional é defini-lo com a consciência, a compreensão e a modificação das respostas emocionais de forma coerente com os objetivos do indivíduo em um determinado contexto. Assim, a regulação emocional é produto da interação entre sistemas complexos e interdependentes (p. ex., emocional e cognitivo). É importante notar que essa interação ocorre de forma bidirecional. Por exemplo, sabemos que as emoções têm um poderoso efeito sobre a atenção, e que a presença de estímulos emocionais (em especial sinais de ameaça) captura e sustenta a atenção de forma notável. Outra influência notável da emoção sobre as funções cognitivas é que as memórias emocionais são privilegiadas quanto ao seu armazenamento e resposta comportamental (p. ex., condicionamento do medo), além do já estudado fenômeno das memórias congruentes com o humor. Estados emocionais negativos tendem a estreitar o foco atencional e eliciar memórias compatíveis com o referido estado emocional em detrimento de memórias relacionadas a estados emocionais positivos.[4]

Existem cinco estratégias centrais para a regulação emocional e que podem ser automáticas ou deliberadas:[4]

- Seleção da situação: decisão entre engajar-se ou evitar uma situação de forma coerente com os objetivos, independentemente da emoção vigente.
- Modificação da situação: utilização da agência do sujeito para mudar o estressor situacional.
- Atenção: direcionar ou divergir a atenção da situação.
- Mudança cognitiva (*cognitive reappraisal*): alterar os pensamentos, avaliações ou interpretações que levam à emoção.
- Supressão ativa: influenciar as respostas emocionais por meio de comportamentos que visam ativamente modificar respostas corporais e expressões da emoção.

A desregulação emocional (DE) pode ser definida como a incapacidade de alterar a resposta emocional e suas consequências (expressões emocionais e ações), acarretando um padrão de experiência e expressão emocional que interfere em comportamentos adaptativos e direcionados a objetivos. Observando essa definição, fica claro que a desregulação emocional é muito prevalente em boa parte dos transtornos mentais e ocorre em situações cotidianas com a maior parte das pessoas. Não há um indivíduo que não tenha passado por uma situação de desregulação emocional. Porém, a dificuldade crônica de autorregulação pode levar a várias consequências psicológicas, sociais e comportamentais, principalmente se envolver comportamentos perigosos e aversivos interpessoais. Uma característica comportamental frequente em contextos de desregulação crônica emocional é o desenvolvimento de estratégias de regulação emocional desadaptativas. Comportamentos autolesivos (com ou sem intenção suicida) são exemplos desse tipo de estratégia.[3] Compulsão alimentar e uso de substâncias são outros comportamentos que podem ter funções semelhantes.[5] Apesar de exercerem um breve efeito regulador sobre as emoções, há diversos prejuízos nos médio e longo prazos, como a deterioração do estado emocional e o prejuízo no desenvolvimento de recursos cognitivos e comportamentais para lidar com as emoções.[3]

Pensamentos e comportamentos autolesivos podem ser suicidas (com intenção de morrer) ou não suicidas (sem intenção de morrer); estes últimos, por sua vez, podem ser classificados como diretos ou indiretos. Comportamentos autolesivos diretos ou autolesão não suicida (ALNS) definem comportamentos voltados à destruição deliberada e autoinduzida de tecidos corporais com propósitos não sancionados culturalmente, como cortar-se, bater-se, queimar-se etc. Neste capítulo, o termo "autolesão" será usado como sinônimo de ALNS. Comportamentos autolesivos indiretos, que causam prejuízo físico secundário, como uso de substâncias ou comportamento alimentar impulsivo, não farão parte do escopo do capítulo.[6]

As autolesões podem ocorrer isoladamente, mas comumente são repetidas e se tornam mais graves com o tempo. A prática de ALNS está associada a um risco aumentado de suicídio,[6] e a desregulação emocional é vista como um fator etiológico central tanto para o início quanto para a manutenção desse tipo de comportamento. Além disso, estudos mostram que a melhora das habilidades de regulação emocional diminui a frequência de autolesões e outras psicopatologias associadas.[4]

Marsha Linehan[3] desenvolveu a teoria biossocial, que postula que indivíduos com desregulação emocional crônica apresentam uma história desenvolvimental que combina uma vulnerabilidade biológica/temperamental a um ambiente social invalidante, e considera a interação transacional entre ambos. Achados empíricos sugerem que a instabilidade afetiva e as deficiências na solução de problemas diante de estados emocionais aversivos surgem antes no desenvolvimento do indivíduo do que a automutilação. Ademais, adversidades ao longo do desenvolvimento, como história de violência, trauma, negligência, abusos físicos e sexuais, estão correlacionados com dificuldades de regulação emocional e psicopatologia ao longo da vida.[3]

ASPECTOS TRANSDIAGNÓSTICOS

Desregulação emocional e comportamentos autodestrutivos são observados como componentes do quadro clínico de diversos diagnósticos psiquiátricos, diferindo em fenomenologia, curso e riscos associados – sendo considerados, portanto, um construto transdiagnóstico (Tabela 1).[4,7] Eles podem fazer parte central do quadro clínico (como é no caso do transtorno de personalidade *borderline*, em que tais sintomas fazem parte dos critérios diagnósticos) ou podem ser secundários a outros aspectos da experiência subjetiva do transtorno do paciente (como em casos de depressão ou transtornos psicóticos).[4]

TABELA 1 Considerações transdiagnósticas dos sintomas de desregulação emocional e/ou de autolesão[7-11]

Transtornos	Características dos sintomas
Transtorno de personalidade *borderline* (TPB)	▪ Estado de emocionalidade negativa basal mais alto aumenta a chance de desregulação emocional ▪ Desregulações frequentemente acontecem diante de estressores interpessoais ou relacionados a abandono e trauma ▪ Pacientes com TPB usam menos aceitação emocional e recrutam menos controle cognitivo para regular suas emoções ▪ Desregulações emocionais têm consequências importantes, como comportamentos impulsivos, dificuldades de aprendizado e déficits de solução de problemas interpessoais
Transtorno afetivo bipolar (TAB)	▪ Diferenciar desregulação emocional de fases de humor pode ser um grande desafio diagnóstico ▪ Labilidade de humor e irritabilidade podem ser características de uma fase maniforme
Transtornos alimentares	▪ Compulsão alimentar pode ser uma estratégia desadaptativa de regulação emocional, comum a transtornos como bulimia nervosa (BN) e transtorno de compulsão alimentar (TCA) ▪ Dificuldades nas estratégias de regulação emocional, como dificuldade na identificação das emoções, ruminações e dificuldade de controle de impulsos, são frequentes em pacientes com compulsão alimentar
Transtorno por uso de substâncias (TUS)	▪ O uso de substâncias pode ser uma estratégia desadaptativa de regulação emocional ▪ No uso crônico de substâncias, as mudanças nos circuitos de recompensa aumentam a responsividade a afetos negativos e "achatam" a resposta afetiva a reforçadores naturais, resultando em um déficit de recompensa. A redução na capacidade de utilizar estratégias, tanto para regular para baixo a resposta emocional negativa quanto para regular para cima a resposta emocional positiva, pode ser um fator perpetuante ou agravante do uso de substâncias ▪ A cronificação dos déficits na regulação emocional observados no contexto do transtorno por uso de substâncias plenamente instalado pode ser distinta das formas de desregulação emocional transitória induzida por modulações farmacológicas dos circuitos corticais e subcorticais
Transtorno de estresse pós-traumático (TEPT) e TEPT complexo (TEPTc)	▪ A desregulação emocional nos pacientes com TEPT frequentemente alterna entre hiper e hiporregulação emocional, manifestando-se ora como distanciamento afetivo com baixa reatividade emocional, ora como grande reatividade emocional e experiências emocionais intensas, incluindo vergonha, raiva, terror e sentimentos autodepreciativos ▪ Com o intuito de lidar com as emoções, esses indivíduos com frequência recorrem ao uso de álcool, de drogas ilícitas, ao uso abusivo de drogas prescritas ou, ainda, a outros comportamentos, como autolesão, comer compulsivo e comportamentos suicidas
Transtorno de déficit de atenção e hiperatividade (TDAH)[8,9]	▪ Déficits de regulação emocional são uma dimensão importante do TDAH e estão presentes em grande parte dos indivíduos com esse transtorno, manifestando-se, por exemplo, como irritabilidade, hiper-reatividade emocional, agressividade, explosões de raiva e desregulação comportamental ▪ Déficits de função executiva (conjunto de processos cognitivos frequentemente prejudicado pelo TDAH) são frequentemente associados a dificuldades de regulação emocional e autolesão ▪ TDAH é associado a maior prevalência de ALNS e comportamento suicida, principalmente no sexo feminino, na adolescência e na idade adulta ▪ Comorbidades ou estressores relacionados ao TDAH, como história de maus-tratos/abuso físico, rejeição dos pares e depressão, também aumentam os riscos de comportamentos autolesivos

continua

TABELA 1 Considerações transdiagnósticas dos sintomas de desregulação emocional e/ou de autolesão (*continuação*)

Transtornos	Características dos sintomas
Transtorno do espectro autista (TEA)	▪ Características como dificuldades sociais, aversão sensorial e déficits de flexibilidade cognitiva e comportamental contribuem para uma configuração única de estímulos que atuam como gatilhos para a desregulação emocional (incluindo experiências sensoriais aversivas, desentendimentos e desconfortos sociais, transições abruptas ou mudanças na rotina) ▪ A experiência da desregulação emocional nesses indivíduos envolve ansiedade significativa, questões relacionadas ao humor e comportamentos repetitivos e disruptivos ▪ Limitações na consciência e compreensão emocional, estratégias verbais e não verbais de comunicação deficitárias e habilidades sociais pobres para acionar suporte de terceiros são fatores que dificultam o uso de habilidades de regulação emocional nesses indivíduos
Depressão	▪ O uso de ruminação (foco perseverativo nas emoções negativas, sem uso de solução de problemas) como estratégia desadaptativa de regulação emocional está estatisticamente associado ao diagnóstico de depressão
Síndrome pré-menstrual (SPM) e transtorno disfórico pré-menstrual (TDPM)[10,11]	▪ Irritabilidade, tristeza, choro fácil e ansiedade são sintomas comuns da síndrome pré-menstrual ▪ TDPM, variante grave da SPM, é caracterizada por sintomas emocionais que incluem labilidade afetiva, irritabilidade intensa e aumento de conflitos interpessoais no período pré-menstrual, que remitem com a menstruação ▪ Mulheres com TDPM podem vivenciar mais dificuldade de regulação emocional, maior afetividade negativa e menor afetividade positiva, bem como mais impulsividade no período pré-menstrual, com comprometimento importante de funcionalidade e qualidade de vida

Apesar do conjunto de manifestações da desregulação emocional em diversos transtornos psiquiátricos, este capítulo não trata de nenhum transtorno em específico, mas procura trazer o conhecimento existente sobre desregulação emocional e autolesão em especial no que diz respeito às diferenças entre gêneros.

EPIDEMIOLOGIA

A epidemiologia da ALNS é bastante conhecida na literatura, mas o mesmo não pode ser dito sobre desregulação emocional, que tem sido mais sistematicamente pesquisada nas últimas décadas e ainda tem dados de prevalência esparsos.

A autolesão com e sem intenção suicida é um problema significativo de saúde pública ao redor do mundo. De acordo com a Organização Mundial da Saúde (OMS), aproximadamente 804 mil pessoas morrem por suicídio a cada ano. Para cada suicídio, estima-se que existam mais de 20 tentativas não letais, o que significa que ocorrem aproximadamente 16 milhões de tentativas de suicídio anualmente no mundo. A ideação suicida é ainda mais comum; aproximadamente 2% das pessoas pensam em se matar a cada ano.[12]

Estima-se que, ao longo da vida, a prevalência de autolesão sem intenção suicida seja de 13 a 45% entre adolescentes e de 4 a 5,5% entre adultos – sendo mais prevalente na população geral do que muitos transtornos mentais. Entre amostras clínicas de pacientes psiquiátricos internados, até 30 a 40% dos adolescentes e 21% dos adultos se envolvem em ALNS, com as taxas desses comportamentos se mostrando em ascensão nas últimas décadas. Conforme mencionado anteriormente, há uma clara associação entre ALNS e comportamento suicida.[12]

A ALNS é mais comum entre adolescentes e adultos jovens, e o início do comportamento costuma ocorrer entre 12 e 14 anos.[12] Na população geral, a maioria das pessoas que se engaja em comportamentos autolesivos o faz poucas vezes (menos de 10 vezes ao longo da vida). No entanto, considerando a população psiquiátrica, a prevalência ao longo da vida é muito maior (mais de 50 vezes ao longo da vida em estudos de pacientes internados).[6]

FATORES DE RISCO

Há poucos dados na literatura sobre fatores de risco específicos para desregulação emocional. Os transtornos mencionados na Tabela 1 têm a desregulação emocional como manifestação clínica possível e têm com ela associação de prevalência.

Os fatores de risco para ALNS são mais bem estabelecidos na Tabela 2, e podem ser divididos em cinco categorias principais, relacionados a: identidade, fatores psicológicos/internos, psicopatologia, fatores comportamentais e fatores ambientais/sociais.[6,13]

ASPECTOS RELATIVOS AO GÊNERO E SITUAÇÕES CLÍNICAS PARTICULARES EM MULHERES

A maioria dos pesquisadores concorda que diferenças entre os gêneros na regulação emocional estão relacionadas ao processo de desenvolvimento do indivíduo

TABELA 2 Fatores de risco para autolesão sem intenção suicida (ALNS)[12-18]

Categoria	Fator de risco	Comentários
Identidade	Sexo feminino	Ideação suicida, planejamento suicida e tentativas de suicídio são mais comumente reportados entre as mulheres, enquanto o suicídio consumado é mais descrito entre os homens
	População LGBTQIAP+ (lésbicas, *gays*, bissexuais, transgêneros, *queer*, intersexuais, assexuais, pansexuais)	▪ Maior prevalência de ALNS e comportamento suicida – Ser bissexual está associado a piores desfechos em saúde mental e, em comparação com ser heterossexual, *gay* ou lésbica, está associado a maiores riscos de suicídio e ALNS. Podem enfrentar uma forma particular de estresse de minorias chamada de *dupla* estigmatização, caracterizada por falta de validação e suporte tanto pela comunidade de *gays*/lésbicas, quanto pela comunidade de heterossexuais e caracterizada também por experiências de estigmatização e discriminação, que podem ter um impacto na autoestima e na saúde mental
	Minorias de gênero[14] (quem se identifica com um gênero diferente daquele do sexo designado ao nascimento)	▪ Minorias de gênero são mais vulneráveis a adversidades ao redor do mundo (p. ex., maiores taxas de assassinato, abuso sexual e físico, desemprego ou subemprego) ▪ As minorias de gênero relatam maiores taxas de psicopatologia, incluindo ALNS, ideação e planejamento suicida e suicídio consumado
	Adolescentes[15]	Conforme mencionado, a ALNS é mais prevalente na adolescência do que na idade adulta

continua

TABELA 2 Fatores de risco para autolesão sem intenção suicida (ALNS) (*continuação*)

Categoria	Fator de risco	Comentários
Fatores psicológicos/ internos	Desregulação emocional	A desregulação emocional está associada ao maior risco de ALNS entre indivíduos em todos os cenários, independentemente de gênero ou idade
	Alexitimia[15]	Dificuldades em identificar e expressar a emoção de forma apropriada foram fatores mediadores da relação entre trauma na infância e ALNS
	Baixa autoestima	
	Perfeccionismo	
	Desesperança	
	Insatisfação com a imagem corporal[16]	A insatisfação com a imagem corporal é um construto multidimensional envolvendo percepções negativas, cognições, emoções e comportamentos relacionados ao corpo. A insatisfação com a imagem corporal é prevalente entre as mulheres, mesmo entre aquelas cujo peso está dentro dos parâmetros de normalidade, o que permanece relativamente estável durante a vida. A insatisfação com a imagem corporal foi um preditor significativo da presença de autolesão nas mulheres
	Ideação suicida	
Psicopatologia	Depressão[17]	
	Ansiedade	
	TPB ou transtornos de personalidade do *cluster* B	Transtornos que têm desregulação emocional como possível manifestação central
	TEPT	
	TDAH	
Fatores comportamentais	Uso de substâncias[18]	
	Delinquência	
	Impulsividade	
	Comportamento suicida	
	ALNS prévia	
	Dificuldades de sono	
Fatores socioambientais	Problemas familiares[15]	Foi observado que padrões de apego inseguro e negligência emocional dos cuidadores foram preditores significativos de autolesões entre mulheres, enquanto, entre os homens, a ALNS foi predita por separação parental (em especial do pai)
	Baixo suporte familiar	
	Baixa escolaridade	
	Dificuldade nas relações com os pares	
	Bullying	
	História de abuso físico ou sexual[15,17]	Maus-tratos na infância são preditores de ALNS na adolescência e em estudantes universitários
	Baixo *status* socioeconômico	

ALNS: autolesão sem intenção suicida; TDAH: transtorno de déficit de atenção e hiperatividade; TEPT: transtorno de estresse pós-traumático; TPB: transtorno de personalidade *borderline*.

tanto do ponto de vista biológico quanto do social. O aspecto biológico interage com práticas de socialização e com aquilo que é socialmente esperado de cada gênero para determinar padrões de regulação ou desregulação emocional do indivíduo. As crianças podem internalizar mensagens acerca do que se espera do seu comportamento e das expressões das emoções para cada gênero. Por exemplo, o menino pode internalizar a mensagem de que meninos são fortes e não podem chorar, enquanto uma menina será incentivada a utilizar maior gama de expressão emocional.[4]

Quando são avaliadas as diferenças de gênero relativas à regulação emocional, é comum que as mulheres sejam vistas como "mais emocionais" e que suas expressões emocionais sejam mais facilmente consideradas como parte de sua personalidade em relação aos homens, cujas emoções são mais atribuíveis a estressores situacionais. Ou seja, a expressividade emocional no caso do homem é mais frequentemente tida como reação pontual a uma situação, e não como traço estável da personalidade. Outro aspecto sociológico comum é que a expressão de raiva é muitas vezes interpretada como patológica nas mulheres e normalizada na população masculina. Essas diferenças podem ter implicações, inclusive, nas estratégias de regulação emocional desenvolvidas por cada gênero, com mulheres relatando usar mais frequentemente do que os homens praticamente todas as estratégias de regulação emocional (adaptativas ou desadaptativas), como ruminação, busca de suporte social, aceitação, reavaliação e solução de problemas.[5]

A etiologia implicada nas diferenças entre os gêneros quanto à regulação emocional é multifatorial. Não se sabe quanto da diferença de estratégias de regulação emocional se deve a diferenças de reatividade emocional, expectativas de papel de gênero, diferenças na autopercepção de emocionalidade, diferenças na percepção de estressores, exposição a diferentes estressores (como traumas), influências hormonais ou outros fatores. Há estudos que sugerem que as mulheres prestam mais atenção às emoções (próprias e de terceiros) do que os homens – apesar de não ser possível ter clareza sobre quanto dessa diferença se dá devido a aspectos biológicos ou sociológicos. De todo modo, essas diferenças de recrutamento de estratégias de regulação emocional (com as mulheres apresentando maior recrutamento) já é evidenciada desde a infância, em muitos trabalhos.[5] No que diz respeito à perspectiva desenvolvimental nas diferenças entre os gêneros, é observado que os pais com frequência reforçam estereótipos de expressão emocional baseados no gênero, ao usarem maior gama de palavras que expressam emoção com as meninas e mais expressões relacionadas à raiva com os meninos. Além disso, os pais costumam ser menos tolerantes com padrões de expressão emocional atípicos para o que supostamente se espera de cada gênero.[4] Por fim, o grupo dos pares pode ainda reforçar expressões emocionais específicas para cada gênero. Em resumo, o gênero é um importante componente na interação entre biologia e ambiente no que se refere à geração, à expressão e à regulação emocional.

Em relação à ALNS, esta foi historicamente considerada primariamente um fenômeno feminino. No entanto, pesquisas recentes questionam a natureza da diferença significativa na prevalência desse comportamento entre os gêneros. Em conjunto, as evidências apontam para a ocorrência da ALNS em ambos os gêneros, e as diferenças entre os dois são maiores em amostras clínicas e menores em amostras comunitárias.[19]

Quanto à característica psicopatológica da ALNS, há evidências em estudos de larga escala de que existam diferenças entre homens e mulheres nos comportamentos mais frequentemente apresentados. As mulheres tendem a apresentar mais comportamentos de cortar, morder, arranhar, puxar os cabelos, interferir em lesões preexistentes, enquanto os homens tendem a apresentar mais comportamentos de se queimar, se bater e bater a cabeça. Além disso, as mulheres tendem a lesionar mais pernas e braços, enquanto os homens tendem a lesionar a face, peito e órgãos genitais. Ambos relataram buscar alívio da tensão emocional. Além disso, os homens relataram se engajar mais nesses comportamentos na presença de terceiros e após o uso de álcool. Esses trabalhos sugerem que o entendimento do fenômeno da ALNS possa ser diferente entre os gêneros, o que abre portas para novos estudos nesse sentido.[19]

Há três situações clínicas particulares que merecem destaque no tocante à desregulação emocional e ao comportamento autolesivo em mulheres, que serão abordadas a seguir.

Transtorno disfórico pré-menstrual (TDPM)

O transtorno disfórico pré-menstrual (TDPM) é um subtipo grave de síndrome pré-menstrual. É considerado um transtorno depressivo pelo DSM-5, caracterizado, essencialmente, por sintomas emocionais, cognitivos e somáticos que ocorrem na fase lútea do ciclo menstrual e que remitem ao longo e após a menstruação. Os sintomas incluem labilidade afetiva, sensibilidade à rejeição, irritabilidade, humor deprimido e ansiedade, associados a prejuízos de concentração, funcionalidade e alterações de sono e apetite.[10]

A despeito da clara associação com as variações hormonais da menstruação, fatores psicossociais e eventos de vida adversos, como traumas de infância, também podem estar implicados no risco de desenvolver TDPM.

Há poucos estudos que avaliam especificamente variações nas estratégias de regulação emocional no TDPM, mas os dados consistentes evidenciados até agora apontam para algumas dificuldades específicas que acometem as pacientes que sofrem desse transtorno:

- Pacientes com TDPM têm mais dificuldades de regulação emocional medida pela escala DERS (*Difficulties in Emotion Regulation Scale*), que avalia as seguintes estratégias de regulação emocional: aceitação da emoção, seleção da situação, controle de impulsos, percepção da emoção, acesso a estratégias de regulação emocional e claridade emocional.[11]
- Mulheres que sofreram traumas na infância tendem a ter os sintomas de TDPM mediados por dificuldades de regulação emocional.[20]
- Existe uma potencial implicação dos prejuízos cognitivos (função executiva e atenção) do TDPM nos mecanismos relacionados às dificuldades de regulação emocional dessas pacientes.[21]

Além disso, o TDPM está associado a mais riscos de ideação e tentativas de suicídio,[22] mas não há dados consistentes sobre autolesão em mulheres com TDPM até o momento.

Trauma

É conhecimento estabelecido que ser vítima de violência e ter vivido experiências traumáticas está associado a diversos transtornos psiquiátricos. Apesar de os homens serem mais expostos a diversos tipos de trauma em geral, as mulheres são expostas ao trauma interpessoal de forma notável. A violência contra a mulher (VCM) ou violência de gênero é uma pandemia ao redor do mundo, tomando muitas formas e ocorrendo em locais públicos e privados, em contextos de guerra e de paz. A maioria dos profissionais de saúde ignora a prevalência da VCM e não investiga ativamente esse fenômeno nos atendimentos. Cerca de 1 em cada 3 mulheres nas Américas sofreu violência física e/ou sexual por parte do parceiro íntimo ou violência sexual por não parceiro em sua vida, segundo pesquisas da OMS. Uma análise com dados de 80 países conduzida pela London School of Hygiene and Tropical Medicine e o Medical Research Council, em conjunto com a OMS, concluiu que 30% das mulheres que estiveram em um relacionamento sofreram violência física e/ou sexual por parte de parceiro. Mundialmente, 38% de todos os assassinatos de mulheres são cometidos por parceiros, o que evidencia a magnitude da violência por parceiro íntimo. O trauma interpessoal, em geral, e a violência sexual, em específico, são fatores de risco importantes para o desenvolvimento do transtorno de estresse pós-traumático (TEPT) e determinam maior gravidade sintomatológica, além de pior evolução.[10]

O trauma também tem implicações importantes e pervasivas no que diz respeito à regulação emocional ao longo de todo o ciclo de vida. Durante a infância, o trauma pode comprometer o desenvolvimento das habilidades adaptativas de regulação emocional, mas o trauma tardio também pode ser responsável por um efeito disruptivo em tais habilidades, ainda que previamente estabelecidas.

Do ponto de vista nosológico, tanto a 5ª edição do *Manual Diagnóstico e Estatístico de Transtornos Mentais* (DSM-5) quanto a 11ª Classificação Internacional de Doenças (CID-11) contemplam de alguma forma a desregulação emocional como parte do diagnóstico de TEPT. Os critérios diagnósticos para TEPT descritos no DSM-5 referem-se à excitação e reatividade associadas ao evento traumático, exemplificadas por comportamento irritadiço e surtos de raiva, comportamentos imprudentes e autodestrutivos, hipervigilância e sobressalto. Por sua vez, a CID-11 faz menção direta à desregulação emocional como critério diagnóstico do transtorno de estresse pós-traumático complexo (TEPTc), que, além dos sintomas de TEPT, apresenta também como características a alteração da autoimagem e dificuldades interpessoais. Como é um diagnóstico relativamente novo, poucos estudos descrevem a diferenciação entre TEPT e TEPTc.[23]

Os modelos teóricos da desregulação emocional no estresse pós-traumático ressaltam essa manifestação como sintoma-chave do diagnóstico. Uma contradição aparente dos critérios diagnósticos do TEPT é que estes incluem sintomas aparentemente opostos, como distanciamento emocional de um lado, e sobressalto/reatividade emocional exacerbada de outro. Foi proposto que esses sintomas são mais bem compreendidos como fases distintas do ciclo de resposta ao trauma, detalhado no Quadro 1. No contexto da resposta ao trauma, haveria assim tentativas de supressão afetiva intercaladas por uma desregulação emocional fásica. Foi proposto ainda que existiriam dois subtipos de TEPT, um correspondente a um perfil

QUADRO 1 Ciclo de resposta ao trauma[4,24,25]

Curto prazo: esforços para regular as emoções relacionadas ao trauma → fracasso → tentativa de supressão do afeto por meio de evitação, distanciamento emocional e negação (efetivas)
Longo prazo: estratégias de supressão do afeto tornam-se difíceis de manter → sintomas intrusivos → sobressalto/reatividade emocional → novas tentativas de supressão emocional

com predominância de inibição afetiva, outro com predominância de reatividade afetiva aumentada.[4]

No que diz respeito à ALNS no contexto do trauma, o comportamento autolesivo estaria principalmente associado à fase de reatividade afetiva aumentada, podendo surgir como estratégia desadaptativa para regular emoções intensas, que tenham como gatilho rememorações do trauma, ou mesmo estressores não relacionados. É importante destacar que a ALNS também pode ocorrer em vigência de sintomas dissociativos, como uma tentativa de "sentir algo".[4]

Apesar dos achados de que existe uma robusta associação entre desregulação emocional e TEPT, poucos estudos avaliaram os fatores que podem mediar essa relação. Seria de interesse clínico determinar para quais indivíduos a relação entre TEPT e desregulação emocional é mais relevante. Um estudo sobre TEPT em uma amostra de afro-americanos apontou para relação significativamente maior entre provável TEPT e desregulação emocional entre mulheres quando comparadas aos homens. Adicionalmente, mulheres com provável TEPT parecem apresentar maiores dificuldades em controlar comportamentos impulsivos quando sob estresse em relação a homens com e sem TEPT.[24] Diferenças significativas também foram reportadas na prevalência de TEPT entre os gêneros, variando de 10,4% para mulheres a 5% para os homens nos Estados Unidos. Os tipos de trauma mais associados ao TEPT foram: ser exposto ou testemunhar combate de guerra, entre os homens; e ser vítima de violência sexual, entre as mulheres.[25]

Investigações sobre o papel dos níveis hormonais e do ciclo menstrual relacionados ao TEPT resultaram em dados interessantes. Em um estudo, mulheres que estavam na fase lútea no momento de uma experiência traumática pareceram apresentar *flashbacks* mais frequentes e severos em comparação com mulheres que estavam em outras fases do ciclo menstrual.[26] Foi também observada maior frequência de sintomas intrusivos em mulheres saudáveis após assistirem a um filme com conteúdo estressante durante a fase lútea precoce.[27] Na fase lútea, quando a razão estrógeno-progesterona é menor, as mulheres podem vivenciar mais memórias intrusivas e déficits na inibição da resposta de medo. Esses achados sugerem que os hormônios podem ter um papel no processamento de memórias traumáticas e na vivência do sentimento de medo. Assim, são necessárias investigações adicionais para lançar a luz sobre a relação entre desregulação emocional, TEPT e ser mulher.[26]

Período perinatal

O período perinatal refere-se à fase entre a gestação e o primeiro ano após o parto. Trata-se de um período de maior vulnerabilidade para psicopatologia, principalmente em mulheres com história de sintomas ou transtorno mental prévio. A psicopatologia nesse período está associada a desfechos negativos para a gestação (como prematuridade ou baixo peso ao nascer), para a interação mãe-bebê e, potencialmente, para o desfecho desenvolvimental da prole.[28]

Aspectos específicos sobre desregulação emocional no período perinatal, no entanto, ainda são esparsos na literatura, permitindo conclusões muito limitadas.[29] É sabida a importância da desregulação emocional para a psicopatologia materna nesse período, e ela é também considerada um fator potencialmente envolvido em aspectos transgeracionais da experiência emocional. Há limitações importantes para a pesquisa de tais sintomas na população perinatal, incluindo o estigma cultural, que dificulta que essas mulheres busquem ajuda médica para esse tipo de manifestação.

Em recente trabalho, um dos primeiros a estudar desregulação emocional no período perinatal, Lin et al.,[30] evidenciaram que desregulação emocional na gestação se associa a mais relatos de comportamentos autodestrutivos (ALNS ou comportamento suicida) antes da gestação e ao longo da vida, e também que a presença de desregulação emocional aumenta o risco de psicopatologia na gestação (sintomas de TPB, depressivos e ansiosos). Evidências apontam que a autolesão é rara na população perinatal geral, mas é prevalente na população de mulheres com transtornos mentais graves.

Outro estudo[31] evidencia que a ALNS frequentemente está associada a sintomas depressivos na gestação e no puerpério. Comportamentos autodestrutivos diretos são menos prevalentes no período gestacional para todas as mulheres, em comparação aos outros períodos da vida, e essa redução é ainda maior para mulheres com história prévia de comportamentos autodestrutivos ou transtornos mentais (para quem a prevalência basal desses comportamentos é mais alta). No entanto, ainda são sintomas preocupantes, que aumentam o risco de suicídio – que, por sua vez, é uma das principais causas de mortalidade durante o período perinatal em países de alta renda.

CONSIDERAÇÕES TERAPÊUTICAS

A partir do conceito de desregulação emocional como construto transdiagnóstico, abre-se um vasto campo de estudo no que diz respeito a abordagens que tenham como ponto de intervenção a regulação emocional. No entanto, é necessário, antes de tudo, frisar a importância de cuidar para que não haja estigmatização de mulheres quando se desregulam emocionalmente ou se autolesionam. As mulheres devem acreditar que o profissional de saúde que vai atendê-las é apto a fazê-lo de uma forma empática, técnica e sem julgamentos.

Terapias baseadas em evidência

Existem diversas intervenções psicoterápicas para o tratamento da desregulação emocional e da autolesão no âmbito das terapias baseadas em evidências.

A terapia comportamental dialética (*dialectical behaviour therapy* – DBT) foi desenvolvida para pacientes com desregulação emocional e comportamento suicida, e tem sido utilizada desde então para o tratamento de diversos transtornos, em especial o TPB. A DBT aborda a desregulação emocional por meio do ensino de habilidades de tolerância ao mal-estar, regulação emocional, *mindfulness* e efetividade interpessoal. Trata-se de um tratamento de orientação cognitivo-comportamental focado nas emoções e integrado à prática de *mindfulness* e a princípios do zen-budismo. A terapia comportamental dialética promove regulação emocional, visando melhorar a compreensão, a percepção e a aceitação das emoções, além de fornecer instrumentos para diminuir a intensidade das emoções durante crises emocionais, contrabalanceando impulsos para comportamentos disfuncionais na vigência da emoção intensa.[3]

O tratamento baseado na mentalização (MBT, do inglês *mentalization-based treatment*) faz a proposição de que a desregulação emocional é causa e consequência do desbalanceamento nos processos de mentalização e instabilidade do sistema de apego. O MBT entende que, mediante estados emocionais intensos, o indivíduo deixa de ter uma postura reflexiva e passa a agir de maneira automática, conforme o impulso da emoção, deixando de acessar a representação dos estados mentais do outro (o que funcionaria como um controle do comportamento impulsivo). Por exemplo, antes de agirmos a partir do desejo de gritar em vigência de raiva, nós pensamos em como isso poderia amedrontar uma criança que estivesse presente. Considerar o estado mental da criança nos fará pensar, acalmar e regular emocionalmente. O MBT procura trabalhar com essa habilidade de acessar a perspectiva interna do outro e de enxergar-se a partir da perspectiva de um terceiro, o que em situações de conflitos interpessoais pode ser essencial para regular as emoções.[32]

Apesar de existirem muitos métodos especializados para o tratamento de desregulação emocional (em particular para o tratamento de TPB), alguns procedimentos generalistas surgiram e se provaram tão eficazes quanto o tratamento especializado. Um exemplo disso é o Bom Manejo Clínico para o tratamento do TPB (GPM, do inglês *good psychiatric management*). O GPM ensina os princípios básicos para lidar com pacientes com desregulação emocional grave, orientando o clínico a realizar uma psicoeducação sistemática sobre o problema, oferecendo suporte e validação, integrando tratamentos multidisciplinares de forma organizada (p. ex., orientação familiar, psicoterapia, terapia de grupo e psicofármacos) e ajudando o paciente na vida fora do tratamento, ou seja, focando primariamente em funcionalidade. O GPM é um bom ponto de partida para estudantes, residentes e clínicos generalistas das diversas áreas de saúde mental.[33]

Ademais, praticamente a totalidade de terapias baseadas em evidência para o TEPT apresenta intervenções direcionadas à regulação emocional. As terapias cognitivas focadas no trauma com frequência inserem treino de exercícios de respiração como forma de estratégia de regulação emocional, tendo em vista que a exposição é potencialmente um fator de estresse emocional para o paciente. No protocolo da exposição prolongada, o paciente é orientado a praticar a técnica de respiração (inspiração pelo nariz em quatro tempos e expiração pela boca em seis tempos, com pausa de quatro tempos) em casa, 2×/dia, fazendo 10 a 15 repetições.[34]

Outra terapia direcionada ao TEPT é a terapia de dessensibilização e reprocessamento por meio do movimento dos olhos (*eye movement desensitization and reprocessing* [EMDR]), que apresenta um conjunto de técnicas de regulação emocional, ensinadas ao paciente com o intuito de atingir estabilidade emocional que permita o reprocessamento de memórias traumáticas durante as sessões e oferecer recursos para regulação emocional entre os atendimentos.[35]

Tratamento medicamentoso

O tratamento medicamentoso deve ser direcionado ao transtorno de base, caso este tenha a farmacoterapia como intervenção possível, tendo em vista que há poucos estudos específicos sobre desregulação emocional e uso de medicação. Em situações de crise, é possível utilizar medicações voltadas à contenção de impulsos por um curto período, em especial os antipsicóticos. O uso de benzodiazepínicos deve ser evitado, uma vez que podem causar desinibição do comportamento e aumentar a impulsividade.

Intervenções familiares

Considerando que a autolesão e a desregulação emocional desenvolvem-se a partir de uma interação bidirecional entre indivíduo e ambiente, intervenções familiares precoces podem ser necessárias para prevenção e tratamento. Pode ser de suma importância fornecer suporte aos familiares, começando na infância, quando a vulnerabilidade e/ou sintomas de desregulação emocional frequentemente surgem.

Como já demonstrado, ajudar os pais a aprender a ter flexibilidade ao responder aos seus filhos, a diferenciar e comunicar suas emoções e a servir de modelo de habilidades adaptativas de regulação emocional pode transformar as dinâmicas familiares e encorajar o desenvolvimento de estratégias de regulação emocional entre as crianças.[4]

Educar uma criança vulnerável à desregulação é desafiador. Afetos negativos e reatividade exacerbada podem gerar nos pais estresse, sentimentos de ambivalência, agressividade, distanciamento parental e percepção de incompetência como pais, o que por sua vez pode gerar um ciclo de escalada da desregulação. Pensando no custo do tratamento para pacientes adultos com desregulação e automutilação estabelecidas, a intervenção familiar parece custo-efetiva.[4]

Princípios básicos para a abordagem da mulher vítima de violência

É imprescindível que os cuidados à mulher vítima de violência sejam organizados ao redor das necessidades da mulher, evitando revitimização. No cenário agudo é importante promover escuta ativa, evitar *debriefing* psicológico (que pode suscitar revivência traumática) e aliviar os sentimentos de culpa e vergonha frequentemente presentes. Ainda no cenário do trauma agudo, o uso de benzodiazepínicos deve ser evitado. É necessário que o profissional esteja disponível independentemente de suas crenças e valores para realizar um atendimento livre de julgamentos. É muito importante respeitar a autodeterminação da mulher e sua liberdade de decisão quanto aos procedimentos a serem realizados, visto que a violência vivida a colocou em um lugar de ausência de agência diante do mundo.[10]

No caso de vítimas de violência sexual, é primordial cuidar para que a mulher tenha acesso a contracepção de emergência e profilaxias para infecções sexualmente transmissíveis (IST), e para que a coleta do material biológico seja realizada, caso a mulher deseje. Outra questão relevante é promover cuidado integral não apenas em saúde mental, mas também suporte social e legal. Por fim, o olhar para as famílias é essencial, visto que elas podem estar desorganizadas e com sentimentos de raiva, medo e culpa, em especial se a agressão foi perpetrada por membro do núcleo familiar.[10]

CONSIDERAÇÕES SOCIOLÓGICAS

Abordar as questões complexas e multifatoriais desse tema apenas pelo viés clínico traz uma perspectiva limitada. Mulheres são cronicamente expostas a vulnerabilidades estruturais e socialmente sistêmicas, como a violência de gênero. Essas vulnerabilidades tornam desafiador diferenciar aspectos primariamente biológicos de disparidades socioculturais profundamente arraigadas em quase todas as populações mundiais. Não se deve perder de vista, portanto, que o cuidado das mulheres deve também envolver políticas públicas voltadas à equidade de gêneros, bem como à proteção da mulher e de minorias de gênero.

CONCLUSÃO

A desregulação emocional, como vimos, é um construto psicopatológico transdiagnóstico, presente, portanto, em diversos transtornos mentais. Em vigência de desregulação emocional grave, estratégias desadaptativas são empregadas com frequência, sendo a autolesão sem intenção suicida (ALNS) um dos principais exemplos. O gênero feminino é mais acometido por esses problemas, e entender as razões multifatoriais (biológicas, psicológicas e socioculturais) correlacionadas a essa maior prevalência propicia um olhar clínico mais abrangente e auxilia em delinear estratégias mais específicas para essa população. O período perinatal e o ciclo menstrual são dois dos principais exemplos de especificidades do gênero feminino e conferem maior vulnerabilidade emocional, que é ainda maior nas portadoras de desregulação emocional. As psicoterapias baseadas em evidência são a primeira linha terapêutica tanto para desregulação emocional quanto para a ALNS, sendo as medicações secundárias e direcionadas principalmente às comorbidades.

REFERÊNCIAS

1. Thompson RA. Emotion dysregulation: a theme in search of definition. Dev Psychopathol. 2019; 31(3):805-15.
2. Koole SL. The psychology of emotion regulation: an integrative review. Cogn Emot. 2009;23(1):4-41.
3. Linehan M. DBT skills training manual. 2.ed. New York: Guilford Publications; 2014.
4. Beauchaine TP, Crowell SE, Crowell SE. The Oxford handbook of emotion dysregulation. Psychology Series. Oxford: Oxford University Press; 2020.
5. Nolen-Hoeksema S. Emotion regulation and psychopathology: the role of gender. Annu Rev Clin Psychol. 2012;8(1):161-87.
6. Nock MK. Self-injury. Annu Rev Clin Psychol. 2010; 6(1):339-63.
7. Sharma A, McClellan J. Emotional and behavioral dysregulation in severe mental illness. Child Adolesc Psychiatr Clin N Am. 2021;30(2):415-29.
8. Hirsch O, Chavanon ML, Christiansen H. Emotional dysregulation subgroups in patients with adult attention-deficit/hyperactivity disorder (ADHD): a cluster analytic approach. Sci Rep. 2019;9(1):5639.
9. Meza JI, Owens EB, Hinshaw SP. Childhood predictors and moderators of lifetime risk of self-harm in girls with and without attention-deficit/hyperactivity disorder. Dev Psychopathol. 2021;33(4):1351-67.
10. Valadares G, de Oliveira Neves E, Moreira C, de Almeida Costa P, Mendes S. Violence and women's mental health. In: Women's Mental Health. Cham: Springer International Publishing; 2020. p. 291-322.
11. Petersen N, London ED, Liang L, Ghahremani DG, Gerards R, Goldman L. Emotion regulation in women with premenstrual dysphoric disorder. Arch Womens Ment Health. 2016;19:891-8.
12. Wolff JC, Thompson E, Thomas SA, Nesi J, Bettis AH, Ransford B, et al. Emotion dysregulation and non-suicidal self-injury: a systematic review and meta-analysis. Eur Psychiatry. 2019;59:25-36.
13. Brañas MJAA, Croci MS, Murray GE, Choi-Kain LW. The relationship between self-harm and suicide in adolescents and young adults. Psychiatric Annals. 2022;52(8):311-7.
14. Marshall E, Claes L, Bouman WP, Witcomb GL, Arcelus J. Non-suicidal self-injury and suicidality in trans people: a systematic review of the literature. Int Rev Psychiatry. 2016;28(1):58-69.
15. Cipriano A, Cella S, Cotrufo P. Nonsuicidal self-injury: a systematic review. Front Psychol. 2017;8.
16. Black EB, Garratt M, Beccaria G, Mildred H, Kwan M. Body image as a predictor of nonsuicidal self-injury in women: a longitudinal study. Compr Psychiatry. 2019;88:83-9.
17. Stanford S, Jones MP, Loxton DJ. Understanding women who self-harm: predictors and long-term outcomes in a longitudinal community sample. Aust N Z J Psychiatry. 2017;51(2):151-60.
18. Garke MÅ, Isacsson NH, Sörman K, Bjureberg J, Hellner C, Gratz KL, et al. Emotion dysregulation across levels of substance use. Psychiatry Res. 2021;296(113662):113662.
19. Fox KR, Millner AJ, Mukerji CE, Nock MK. Examining the role of sex in self-injurious thoughts and behaviors. Clin Psychol Rev. 2018;66:3-11.
20. Azoulay M, Reuveni I, Dan R, Goelman G, Segman R, Kalla C, et al. Childhood trauma and premenstrual symptoms: the role of emotion regulation. Child Abuse Negl. 2020;108(104637):104637.
21. Lin P-C, Ko C-H, Yen J-Y. Early and late luteal executive function, cognitive and somatic symptoms, and emotional regulation of women with premenstrual dysphoric disorder. J Pers Med. 2022;12(5):819.
22. Prasad D, Wollenhaupt-Aguiar B, Kidd KN, de Azevedo Cardoso T, Frey BN. Suicidal risk in women with premenstrual syndrome and premenstrual dysphoric disorder: A systematic review and meta-analysis. J Womens Health (Larchmt). 2021;30(12): 1693-707.
23. American Psychiatric Association. Manual diagnóstico e estatístico de transtornos mentais: DSM-5. Porto Alegre: Artmed; 2015.
24. Weiss NH, Tull MT, Dixon-Gordon KL, Gratz KL. Extending findings of a relation between posttraumatic stress disorder and emotion dysregulation

among African American individuals: a preliminary examination of the moderating role of gender. J Trauma Stress Disord Treat. 2013;3(1):1686.

25. Kessler RC. Posttraumatic stress disorder in the national comorbidity survey. Arch Gen Psychiatry. 1995;52(12):1048.
26. Handy AB, Greenfield SF, Yonkers KA, Payne LA. Psychiatric symptoms across the menstrual cycle in adult women: a comprehensive review. Harv Rev Psychiatry. 2022;30(2):100-17.
27. Ferree NK, Kamat R, Cahill L. Influences of menstrual cycle position and sex hormone levels on spontaneous intrusive recollections following emotional stimuli. Conscious Cogn. 2011;20(4):1154-62.
28. Howard LM, Khalifeh H. Perinatal mental health: a review of progress and challenges. World Psychiatry. 2020;19(3):313-27.
29. Li H, Bowen A, Bowen R, Balbuena L, Feng C, Bally J, et al. Mood instability during pregnancy and postpartum: a systematic review. Arch Womens Ment Health. 2020;23(1):29-41.
30. Lin B, Kaliush PR, Conradt E, Terrell S, Neff D, Allen AK, et al. Intergenerational transmission of emotion dysregulation: Part I. Psychopathology, self-injury, and parasympathetic responsivity among pregnant women. Dev Psychopathol. 2019;31(3): 817-31.
31. Hope H, Pierce M, Osam CS, Morgan C, John A, Abel KM. Self-harm risk in pregnancy: recurrent-event survival analysis using UK primary care data. Br J Psychiatry. 2022;221(4):621-7.
32. Bateman A, Fonagy P. Mentalization based treatment for personality disorders: a practical guide. Oxford: Oxford University Press; 2016.
33. Gunderson JG. Handbook of good psychiatric management for borderline personality disorder. Arlington: American Psychiatric Association Publishing; 2014.
34. Foa E, Hembree E, Rothbaum B. Prolonged exposure therapy for PTSD: emotional processing of traumatic experiences: therapist guide. New York: Oxford University Press; 2007.
35. Shapiro F. Eye movement desensitization and reprocessing (EMDR) therapy: basic principles, protocols and procedures. 3 ed. New York: Guilford Press; 2017.

CAPÍTULO 24

Particularidades da saúde mental da mulher na terceira idade

Aline Siqueira de Souza
Silvia Stahl Merlin
Tania Correa de Toledo Ferraz Alves

PONTOS-CHAVE

- Prevalência: as mulheres idosas têm maior probabilidade de desenvolver transtornos mentais do que os homens da mesma idade.
- Comorbidades: mulheres idosas com transtornos mentais também podem ter outras condições médicas, como doenças crônicas que podem piorar a saúde mental.
- Sintomas: os sintomas dos transtornos mentais em mulheres idosas apresentam-se mais como aspectos somáticos. Aspectos cognitivos devem sempre ser considerados.
- Tratamento: o tratamento para transtornos mentais em mulheres idosas pode incluir medicação, terapia, mudanças no estilo de vida e suporte social. O tratamento será mais eficaz se for adaptado às necessidades individuais da paciente, considerando fatores como saúde geral, comorbidades, custos e preferências pessoais.
- Prevenção: a prevenção de transtornos mentais em mulheres idosas inclui cuidados com a saúde mental e física ao longo da vida, conexões sociais, suporte emocional e reserva cognitiva.

INTRODUÇÃO

De acordo com dados do Instituto Brasileiro de Geografia e Estatística (IBGE) de 2022, a população brasileira está envelhecendo. Na década de 1940, uma pessoa ao completar 50 anos tinha uma expectativa de viver mais 19,1 anos; em 2021, a expectativa de vida do brasileiro foi de 77 anos. Entretanto, quando se diferencia entre homens e mulheres, estas são mais longevas. Se apenas a população feminina for considerada, a esperança de vida ao nascer é de 80,5 anos. Já a expectativa dos homens é de 73,6 anos.[1]

Conforme a população envelhece, a preocupação com transtornos mentais, incluindo transtornos neurocognitivos, tem aumentado. A proporção de gênero projetada para idades de 75 a 84 anos é de 60 homens/100 mulheres; e, para mais de 85 anos, 45 homens/100 mulheres.[2] Tendo em vista que as mulheres correspondem à maior parte da população idosa, entender como as doenças psiquiátricas afetam esse gênero é crucial, pois, na prática clínica, frequentemente os transtornos mentais nas mulheres idosas são subdiagnosticados e, consequentemente, subtratados.

São vários os motivos para o subdiagnóstico: sintomas que frequentemente se apresentam de forma mais sutil, levando à menor identificação de problemas por parte dos profissionais de saúde e da família; crenças e conceitos que dificultam a detecção de doenças psiquiátricas, principalmente o declínio da memória e atenção, que pode ser considerado como "esperado para a idade"; e, por fim, alterações da farmacocinética e farmacodinâmica das drogas, bem como a coexistência de doenças clínicas comórbidas.

Segundo o *Epidemiologic Catchment Area Study*, a prevalência de transtornos mentais, excluindo demência, é menor em pessoas com mais de 65 anos quando comparada aos mais jovens. Porém, especificamente em idosos, a frequência de qualquer transtorno mental em mulheres (13,6%) é maior do que em homens (10,6%).[3] Particularmente, as mulheres idosas são mais vulneráveis à depressão e ansiedade e aos quadros de demências da doença de Alzheimer, quando comparadas a homens idosos.[4]

Então, considerando que as mulheres constituem a maioria da população idosa, um maior conhecimento das particularidades dos transtornos mentais nessa população é de grande relevância para a prática clínica de diversas especialidades.

QUADRO 1 Precauções no manejo de fármacos em pacientes idosas*

- Defina as metas com base na saúde atual e no estado cognitivo da paciente e não na data de nascimento
- Prefira monoterapia
- Cheque interações medicamentosas (inclusive do que a paciente não considera medicamento – p. ex., ginkgo biloba)
- Modifique um medicamento por vez (se possível)
- Titule a dose lentamente (*start low, go slow*)
- Atenção aos efeitos colaterais
- Atenção com *delirium*
- Avalie a adesão: quanto menos tomadas, melhor

* Edgar NM. A arte da (des) prescrição no idoso: a dualidade terapêutica. Belo Horizonte: Folium; 2018.

O Quadro 1 apresenta os cuidados que devem ser levados em conta na definição de tratamento de uma paciente idosa.

Neste capítulo abordaremos a depressão e a ansiedade em mulheres idosas, assim como algumas síndromes psicóticas mais frequentes e quadros cognitivos nessa faixa etária. Esse conhecimento permitirá ao profissional reconhecer e fornecer o apoio adequado às mulheres idosas para que elas possam desfrutar de uma boa saúde mental e qualidade de vida.

ANSIEDADE E DEPRESSÃO

A depressão e a ansiedade podem acometer mulheres na terceira idade, sendo importante ressaltar que essas condições não são sinais de envelhecimento saudável. O estigma e, por vezes, as expectativas sobre como uma idosa deve se comportar podem levar ao não reconhecimento dos sinais e sintomas, pois há particularidades que diferenciam sua apresentação das outras faixas etárias.

Depressão e ansiedade frequentemente são condições comórbidas, com prevalência de 11,9% para depressão maior e 10,2% para ansiedade na população de mulheres idosas de 55 a 85.[2,5] Devemos diferenciar um quadro de início tardio (após os 60 anos) de uma idosa que envelheceu tendo um primeiro episódio na vida adulta. A maioria dos transtornos de ansiedade na idade avançada é recorrência/agravamento de condições pregressas ou uma reação a doença física e experiências traumáticas (incontinência, quedas, assaltos). A ansiedade também pode ser associada às perdas funcionais e ao receio do comprometimento da memória inerente à idade.

As mulheres na terceira idade podem apresentar sintomas depressivos e ansiosos como queixas somáticas (dores, cefaleia, fadiga, insônia, incômodo abdominal, falta de ar etc.) associadas e redução do interesse por atividades que antes eram prazerosas.[2] Fatores de risco hormonais (menopausa, por exemplo), doenças crônicas, comorbidades e fatores psicossociais (aposentadoria, isolamento e luto) se associam a maior risco de um quadro na terceira idade. Vale ressaltar que parte das atuais mulheres idosas envelheceu em uma época em que os elementos biopsicossociais, como abusos e violências, luto mal elaborado, baixos níveis educacionais e *status* socioeconômico inferior das mulheres, eram normalizados.

Depressão na terceira idade

Pessoas idosas com depressão de início tardio são menos propensas a ter uma história familiar positiva, e a causa está associada a alterações cerebrais mais estruturais. Ao mesmo tempo, doenças médicas coexistentes muitas vezes complicam e dificultam o diagnóstico de depressão em idosos. Alguns dos sintomas cardinais da depressão, como anorexia, insônia, falta de energia e diminuição da atividade social, podem ser facilmente confundidos com parte de uma condição médica geral. Além disso, muitos pacientes idosos com depressão apresentam principalmente queixas somáticas inespecíficas e não relacionadas ao humor.[4] A presença de sintomas psicóticos pode ocorrer nos quadros depressivos e de forma geral os conteúdos deliroides tendem a ser congruentes ao humor, niilistas, centrados na deterioração física e a presença de doenças, podendo caracterizar a síndrome de Cotard (delírio niilista).

Finalmente, alguns idosos podem apresentar prejuízos cognitivos associados à depressão. Essa associação foi descrita inicialmente com o termo "pseudodemência depressiva", indicando uma perda cognitiva associada ao estado depressivo, intuitivamente considerada como passível de ser revertida com o tratamento adequado do quadro de humor.[5] O Quadro 2 ressalta as principais características da depressão na mulher idosa.

A melhor opção para o tratamento da depressão é o uso de antidepressivos, em especial os inibidores seletivos da recaptação de serotonina (ISRS), pois eles têm poucos efeitos sedativos, cardiotóxicos, anticolinérgicos e anti-histamínicos. Nessa classe farmacológica não temos nenhum subtipo com maior superioridade que os demais. A resposta ao tratamento da depressão na terceira idade pode ser variável, principalmente pela frequente existência de comorbidades e fatores causais associados. Alterações vasculares cerebrais podem levar o indivíduo a apresentar pior prognóstico ou simplesmente exigir maior tempo de espera e persistência para que a resposta clínica desejada seja obtida.[7]

A abordagem inicial deve incluir necessariamente avaliações para risco de suicídio e existência de sintomas psicóticos, inventário completo de doenças associadas, uso de medicações que podem levar a sintomas depressivos, álcool e drogas. Dados relacionados a quadros depressivos prévios (idade de início, tratamentos, duração, tempo de remissão),

QUADRO 2 Características da depressão nas mulheres idosas

- Sintomas atípicos (reatividade do humor, hipersonia, hiperfagia, paralisia de chumbo, sensibilidade à rejeição)
- Sintomas somáticos prevalentes e persistentes
- Podem apresentar padrão sazonal
- Frequente comorbidade com ansiedade
- Maior número de tentativas de suicídio quando comparadas aos homens
- Menor taxa de suicídio nessa faixa etária quando comparadas aos homens
- Fatores psicossociais relevantes no aparecimento da depressão (em especial um primeiro episódio da terceira idade)
- Aumento do risco de depressão na menopausa (alterações hormonais)

Fonte: adaptado de Burt e Stein, 2002.[6]

história pessoal e familiar de resposta a medicações e condições sociais associadas também podem ser úteis. A psicoterapia deve ser sempre considerada como opção de tratamento concomitante às medidas farmacológicas, bem como a adoção da prática regular de exercícios físicos, especialmente para quadros subsindrômicos.[8]

É aconselhável a adoção de cuidados mais rigorosos durante o uso de antidepressivos nessas pacientes: aguardar tempo adequado para resposta, que pode estender-se até 12 semanas; monitorar sistematicamente efeitos colaterais; iniciar o tratamento com dosagens mais baixas e elevá-las paulatinamente até níveis terapêuticos (*start low, go slow, but go*).

Em linhas gerais, a recomendação padrão para o tratamento inicial do quadro depressivo no idoso é a opção por monoterapia, sendo os ISRS usualmente a primeira escolha devido às razoáveis taxas de resposta associadas a maior tolerabilidade quando comparadas aos antidepressivos tricíclicos. Os critérios de escolha para a decisão de qual droga será utilizada passam pela magnitude de interações medicamentosas, tempo de meia-vida, perfil de efeitos colaterais e facilidade de posologia, dentre outros.[9]

A princípio, sertralina, citalopram e escitalopram são os ISRS mais utilizados como tratamento de primeira linha. Alguns dos potenciais efeitos colaterais dos ISRS são acatisia, alterações gastrointestinais, bradicardia sinusal, mudanças de apetite (especialmente anorexia), alterações de sono e hiponatremia.[10] O tratamento de segunda linha pode ser feito por meio da troca do antidepressivo ou pela associação de agentes potencializadores. Existem diversos estudos que têm por objetivo tentar sistematizar o manejo da depressão em idosos, e entre eles podemos destacar o *The Sequenced Treatment Alternatives to Relieve Depression Study* (STAR*D) e o *The Duke Somatic Treatment Algorithm for Geriatric Depression* (STAGED), este último modificado e validado para a população brasileira em 2013.[11]

Ansiedade na terceira idade

Os transtornos de ansiedade também são bastante prevalentes nas mulheres idosas e se associam a maior incapacitação, isolamento social pelos mecanismos de esquiva, maior busca por serviços médicos, piora da qualidade de vida e potencial declínio cognitivo. Assim como nos quadros depressivos, a presença de comorbidades dificulta o diagnóstico, e as queixas das pacientes também são focadas nos aspectos físicos e não emocionais. Crises de pânico se confundem com quadros clínicos, como taquiarritmias e hipertireoidismo, ansiedade generalizada com "preocupações da idade", fobia social com "falta de vontade de sair".

O tratamento da ansiedade na terceira idade pode envolver uma abordagem multimodal, que inclui terapia não farmacológica e farmacológica, a fim de atender às necessidades individuais de cada pessoa. Sintomas de ansiedade podem ser resolvidos com psicoterapia, e os pacientes idosos preferem fazer psicoterapia com o mesmo profissional que realiza seu tratamento clínico. A seguir estão apresentadas algumas opções que podem ser consideradas no tratamento da paciente idosa com transtorno de ansiedade:

- Terapia cognitivo-comportamental (TCC): a TCC é uma forma de terapia que pode ser eficaz no tratamento da ansiedade em pessoas idosas. Ela envolve a identificação e a modificação de padrões de pensamentos e comportamentos negativos e disfuncionais que contribuem para a ansiedade. A TCC pode ajudar a desenvolver estratégias de enfrentamento saudáveis e a promover uma mudança positiva na maneira como a pessoa idosa percebe e lida com a ansiedade. Pode ser associada a psicoeducação, *mindfulness* e intervenções de relaxamento para auxiliar no manejo das crises de ansiedade. Essas técnicas são fundamentais na abordagem dos quadros fóbicos e ansiedade antecipatória que são pouco responsivos a tratamento regular.

- Atividade física: a atividade física regular, adequada à capacidade física de cada pessoa idosa, pode ser benéfica no tratamento da ansiedade. O exercício físico pode liberar endorfinas, que são substâncias químicas do cérebro e têm efeito positivo sobre o humor e o bem-estar mental. Além disso, a atividade física pode melhorar a qualidade do sono, reduzir o estresse e promover um estilo de vida saudável. Associada a alimentação saudável, proporciona uma melhor qualidade de vida. Além disso, a atividade física pode auxiliar na formação de uma rede de suporte social, importante para o bem-estar mental dos idosos.
- Medicamentos: em alguns casos, o uso de medicamentos pode ser considerado no tratamento da ansiedade em mulheres idosas. Os medicamentos ansiolíticos ou antidepressivos podem ser prescritos por um médico, levando em consideração a condição de saúde geral, a presença de outras condições médicas e a possibilidade de interações medicamentosas. É importante que a medicação seja prescrita e monitorada, levando em conta os princípios da prescrição em idosos. Embora os benzodiazepínicos ainda sejam prescritos para alívio dos sintomas, deve-se ter atenção aos riscos nocivos sobre a cognição, quedas e suas características de adição.[3]
  - Para os transtornos ansiosos, os antidepressivos continuam sendo considerados medicações de primeira classe para o tratamento, tendo preferência pelos ISRS ou a venlafaxina, mesmo quando não há presença de sintomas depressivos comórbidos.[12]
  - Os benzodiazepínicos são a classe medicamentosa mais prescrita para pacientes com transtorno de ansiedade generalizada (TAG), porém não devem ser considerados como primeira escolha devido ao potencial de dependência, risco de prejuízo cognitivo, sedação excessiva, alterações de marcha e quedas. Podem ser benéficos por curtos períodos no primeiro estágio de tratamento, e, quando usados, deve-se administrar os com menor meia-vida e sem metabólitos ativos, como o lorazepam.
  - A buspirona também pode ser utilizada, com objetivo de causar menos sedação e prejuízo cognitivo quando comparada aos benzodiazepínicos.[12] Ao prescrever buspirona para idosos, é importante considerar algumas questões específicas relacionadas à idade avançada, como possíveis interações medicamentosas, bem como as condições de saúde gerais do paciente, e ajuste da dose com base na idade, função hepática e renal, e outras condições médicas subjacentes.
- Avaliação e manejo de condições médicas comórbidas: é importante avaliar e tratar quaisquer condições médicas subjacentes, como doenças crônicas, dor crônica, distúrbios do sono, problemas hormonais ou outras condições de saúde que possam contribuir para a ansiedade em mulheres idosas. Comorbidades e sintomas físicos que podem ser confundidos com crise de ansiedade podem estar presentes em quadros como hipertireoidismo, insuficiência coronariana, doenças reumatológicas, entre outros.

PSICOSES

Sintomas psicóticos em idosos são frequentes e representam um grande desafio diagnóstico e terapêutico por estarem associados a uma enorme gama de fatores etiológicos. Algumas das principais causas incluem *delirium*, demência, esquizofrenia, transtorno delirante crônico, transtornos do humor, outras doenças do sistema nervoso central (SNC) e efeitos colaterais de medicações, entre outras. Na esquizofrenia de início tardio o quadro clínico tende a ser menos exuberante, com sintomas positivos menos intensos e menor comprometimento da função executiva. Nas psicoses de início na terceira idade, a presença de conteúdo persecutório, paranoide e autorreferente é mais frequente do que sintomas alucinatórios propriamente ditos.

A mulher idosa com transtorno psicótico pode ter tal transtorno de início tardio ou tê-lo apresentado ao longo da vida e ter envelhecido. Sabe-se que 15% dos casos de esquizofrenia se iniciam entre 40 e 60 anos de idade (início tardio), mas o primeiro episódio é raro após os 60 anos (início muito tardio). Nos casos de início muito tardio, os diagnósticos diferenciais são demência com sintomas neuropsiquiátricos, transtornos de humor com sintomas psicóticos e psicose decorrente de condição médica ou medicamentos.[13]

Um achado consistente entre vários autores é a preponderância de mulheres entre os pacientes com esquizofrenia de início tardio. A maioria dos estudos relata uma proporção de mulheres para homens de 2:1 e 4:1 com esse diagnóstico. Uma teoria, que tem sido referida como "a hipótese do estrogênio", postula que o estradiol tem propriedades antidopaminérgicas, que de alguma forma protege as mulheres até certo ponto, desde a puberdade até a menopausa. À medida que os níveis de estradiol diminuem na meia-idade, esse fator protetor é perdido, predispondo assim as mulheres vulneráveis a um segundo pico de início da doença após os 45 anos de idade.[3]

As pacientes com esquizofrenia geralmente experimentam agravamento dos sintomas com a menopausa, bem como uma deterioração da sua condição física, como ganho de peso, dislipidemias, osteoporose e risco aumentado de câncer de mama, como acontece com mulheres sem esquizofrenia. Entretanto, é necessário ter em mente que o uso crônico de antipsicóticos pode exacerbar tais condições que essas mulheres precisam de um acompanhamento ainda mais próximo durante essa fase da vida.[13]

Outra situação relevante em mulheres idosas é a paranoia tardia. Nesse contexto há ausência de comportamentos, pensamentos e afetos desorganizados que caracterizam a esquizofrenia. Existe um delírio não bizarro, isto é, envolvendo situações que podem ocorrer na vida real, como ser seguido, envenenado, infectado, amado a distância, ter uma doença, ser enganado pelo cônjuge ou amante. Os pacientes têm bom funcionamento pré-mórbido e ausência de sintomas negativos. A síndrome de Clérambault é um exemplo clássico de paranoia tardia que acomete mulheres. A paranoia tardia é uma condição crônica que requer tratamento a longo prazo com antipsicóticos. No entanto, na maioria dos casos, a medicação apenas reduz as crenças delirantes.[15]

Existem vários algoritmos e diretrizes de tratamento para os quadros psicóticos, e a recomendação de todos é a monoterapia com antipsicóticos. Atualmente vemos uma crescente preferência pelos atípicos nos idosos devido à menor incidência de efeitos colaterais extrapiramidais e, consequentemente, à menor necessidade de introdução de biperideno, que pode levar a dificuldades cognitivas nessa população. Em contrapartida, os antipsicóticos de segunda geração têm sido associados a distúrbios de metabolismo bastante relevantes, principalmente ganho de peso, dislipidemia e hiperglicemia, estando associados, inclusive, a aumento da mortalidade de pacientes que utilizam essas medicações regularmente. Finalmente, o tempo de resposta em idosos costuma ser mais demorado; dessa forma, antes de se concluir que um paciente não respondeu ao tratamento, é necessário que o medicamento tenha sido utilizado em doses terapêuticas por pelo menos 4 a 6 semanas. Antipsicóticos representam o pilar do tratamento na esquizofrenia, independentemente do gênero/sexo e faixa etária, embora em idosos, sobretudo na psicose de início muito tardio, a dose geralmente utilizada seja menor. Recomenda-se iniciar o tratamento com doses menores e aumentar a dose conforme a necessidade. Quanto à geração dos antipsicóticos, recomendam-se os atípicos em vista de sua melhor tolerabilidade.[12]

É interessante notar que dois estudos americanos compararam o risco de mortalidade em pacientes que iniciaram o uso de haloperidol, olanzapina, aripiprazol, quetiapina ou ziprasidona em comparação com risperidona em idosos. Ambos demonstraram maior risco de mortalidade com haloperidol e menor com quetiapina.[16,17] Dessa forma, para a população idosa, a quetiapina tem se mostrado um antipsicótico eficaz e seguro. Nos idosos, diferentemente dos jovens, doses em torno de 200 mg podem já ser terapêuticas para os quadros delirantes e alterações comportamentais.

COMPROMETIMENTO COGNITIVO NA MULHER IDOSA

A verificação das funções cognitivas deve integrar rotineiramente o exame clínico do idoso. A reserva cognitiva é caracterizada pela capacidade de cada indivíduo tolerar os efeitos da patologia cerebral. Existem vários fatores relacionados à constituição de uma maior reserva cognitiva, sendo o principal deles a escolaridade. A avaliação cognitiva de uma idosa é fundamental para identificar possíveis alterações na função cognitiva e diagnosticar transtornos neurocognitivos precocemente. A seguir, apresentam-se alguns aspectos essenciais a serem considerados na avaliação cognitiva de uma idosa:

- Anamnese clínica: uma história clínica detalhada é fundamental na avaliação cognitiva de uma idosa, incluindo condições médicas crônicas, uso de medicamentos, história de doenças neurológicas, antecedentes familiares de demência, entre outros fatores relevantes. Uma entrevista clínica detalhada com a idosa e seus familiares pode fornecer informações importantes sobre o funcionamento cognitivo atual e a presença de sintomas como perda de memória, confusão, dificuldades na comunicação, entre outros. Exames físico e neurológico também devem ser realizados.
- Rastreios cognitivos: testes cognitivos padronizados podem ser usados para avaliar diferentes domínios cognitivos, como memória, atenção, linguagem, função executiva, entre outros. Alguns exemplos de testes cognitivos amplamente utilizados são o Miniexame do Estado Mental, o Montreal Cognitive Assessment (MoCA), o Teste do Relógio, o Teste de Fluência Verbal, entre outros.
- Avaliação da funcionalidade: é importante para investigar as atividades de vida diária instrumentais e básicas, como cuidados pessoais, gerenciamento de medicamentos, habilidades financeiras, entre outros. A avaliação funcional pode ajudar a identificar possíveis dificuldades funcionais relacionadas a alterações cognitivas.

- Avaliação do humor e comportamento: fundamental na avaliação cognitiva, pois alterações de humor e comportamentais podem estar associadas a transtornos neurocognitivos. É importante avaliar a presença de sintomas depressivos, ansiedade, agitação, apatia, entre outros.
- Exames complementares: exames laboratoriais (hemograma, função renal e hepática, função tireoidiana, dosagem de vitaminas B12, ácido fólico, sorologias), ressonância magnética cerebral ou tomografia computadorizada podem ser indicados para ajudar a descartar outras causas de alterações cognitivas e confirmar um diagnóstico de transtorno neurocognitivo.
- Avaliação do contexto social e familiar: é importante na avaliação cognitiva, uma vez que o suporte social e familiar pode influenciar na função cognitiva. É importante avaliar o ambiente de vida, o suporte social disponível, a presença de cuidadores, entre outros fatores relevantes. A rede de suporte é importante para o planejamento do cuidado e das necessidades da paciente.

O declínio cognitivo pode ser classificado em: declínio cognitivo subjetivo (DCS), transtorno neurocognitivo leve (TNL) e transtorno neurocognitivo maior (TNM). No DCS o declínio é subjetivo e não há comprometimento objetivo da cognição pela avaliação neuropsicológica. No TNL há comprometimento subjetivo ou observado por informante confiável, corroborado por testagens cognitivas, porém a funcionalidade de modo geral está preservada.

O TNM ou demência se caracteriza por um declínio cognitivo múltiplo progressivo em relação ao basal da paciente, com impacto nas atividades de vida diária e funcionalidade.[18] No tratamento das demências, realizam-se abordagens comportamentais e farmacológicas. A comportamental visa à orientação da realidade, por meio de calendários, relógios, correções de possíveis erros e integração com o meio. A farmacológica objetiva o retardo do declínio cognitivo por meio de inibidores da acetilcolinesterase e memantina.[19]

Os critérios diagnósticos do transtorno neurocognitivo maior encontram-se no Quadro 3. Em virtude da proposta deste capítulo, será abordada apenas a demência na doença de Alzheimer (DA), que é o tipo de demência mais comum nas mulheres nas idades senil (a partir de 65 anos) e pré-senil (menos de 65 anos). As demais demências, como o comprometimento cognitivo vascular, as alfa-sinucleopatias e a demência frontotemporal (DFT), não têm prevalência no sexo feminino.[20,21]

Doença de Alzheimer

Além de idade avançada e da presença do alelo APOE-E4, ser do sexo feminino constitui risco aumentado para demência na doença de Alzheimer (DA). De fato, dois terços dos indivíduos com tal tipo de demência são mulheres. As mulheres terem maior risco para desenvolver a DA do que homens não pode ser explicado apenas por sua maior expectativa de vida, uma vez que a fisiopatologia da DA começa de anos a décadas antes dos primeiros sinais e sintomas clínicos. A principal justificativa, portanto, para pessoas do sexo feminino terem maior risco do que as do sexo masculino são as mudanças biológicas ocorridas decorrentes da transição menopausal.[4]

Um dos principais sistemas regulatórios cerebrais é a rede de receptores de estrogênio, que atua indiretamente, influenciando a taxa de metabolismo glicolítico cerebral. Mudanças na biodisponibilidade

QUADRO 3 Transtorno neurocognitivo maior – critérios diagnósticos

- Evidências de declínio cognitivo importante a partir de nível anterior de desempenho em um ou mais domínios cognitivos (atenção complexa, função executiva, aprendizagem e memória, linguagem, perceptomotor ou cognição social), com base em:
  - Preocupação do indivíduo, de um informante com conhecimento ou do clínico de que há declínio significativo na função cognitiva; e
  - Prejuízo substancial no desempenho cognitivo, de preferência documentado por teste neuropsicológico padronizado ou, em sua falta, por outra investigação clínica quantificada.
- Os déficits cognitivos interferem na independência em atividades da vida diária (i. e., no mínimo necessita de assistência em atividades instrumentais complexas da vida diária, como pagamento de contas ou manejo das medicações).
- Os déficits cognitivos não ocorrem exclusivamente no contexto de *delirium*.
- Os déficits cognitivos não são mais bem explicados por outro transtorno mental (p. ex., transtorno depressivo maior, esquizofrenia).
- Determinar o subtipo devido a:
  - Doença de Alzheimer
  - Degeneração lobar frontotemporal
  - Doença com corpos de Lewy
  - Doença vascular
  - Lesão cerebral traumática
  - Uso de substância/medicamento
  - Infecção por HIV
  - Doença do príon
  - Doença de Parkinson
  - Doença de Huntington
  - Outra condição médica
  - Múltiplas etiologias
  - Não especificado

Especificar:

Sem perturbação comportamental: se a perturbação cognitiva não está acompanhada por qualquer perturbação comportamental clinicamente significativa.

Com perturbação comportamental (especificar a perturbação): se a perturbação cognitiva está acompanhada por uma perturbação comportamental clinicamente significativa (p. ex., sintomas psicóticos, alteração do humor, agitação, apatia ou outros sintomas comportamentais).

Especificar a gravidade atual:

Leve: dificuldades com as atividades instrumentais da vida diária (p. ex., trabalho doméstico, controle do dinheiro).

Moderada: dificuldades com as atividades básicas da vida diária (p. ex., alimentar-se, vestir-se).

Grave: totalmente dependente.

Fonte: APA, 2022.[20]

de estrógeno ou alteração na rede de receptores podem afetar a sinalização intracelular, circuitaria neural e disponibilidade energética.[23] Na transição menopausal, a regulação estrogênica do cérebro diminui, produzindo um estado hipometabólico, função mitocondrial reduzida e estresse oxidativo, que são contribuintes para a deposição da proteína beta-amiloide e, portanto, constituem risco aumentado para o surgimento da DA.[23-25]

Os tratamentos disponíveis para a DA no Brasil atualmente são os anticolinesterásicos e o agente antiglutamatérgico. Tais fármacos não modificam o curso da DA, e são aprovados apenas a partir da fase de demência, porém podem reduzir a velocidade de progressão da doença, trazendo benefícios discretos para cognição, funcionalidade e comportamento.[21]

Os inibidores da acetilcolinesterase, também conhecidos como anticolinesterásicos, são medicamentos usados no tratamento da DA. A seguir estão listadas algumas considerações importantes sobre o uso desses medicamentos em idosos e os cuidados necessários:

1. Dosagem adequada: a dosagem dos anticolinesterásicos em idosos deve ser cuidadosamente ajustada pelo médico, levando em consideração a idade, a função hepática e renal e outras condições de saúde do paciente.
2. Monitoramento regular: idosos em tratamento com anticolinesterásicos devem ser monitorados regularmente pelo médico para avaliar a eficácia do medicamento e detectar eventuais efeitos colaterais. Hipotensão e bradicardia são efeitos colaterais importantes que devem ser avaliados com critério em idosos. Alguns pacientes apresentam náusea no início do caso, podendo ser manejados inicialmente com doses menores; os ajustes devem ser progressivos de acordo com a tolerabilidade.
3. Acompanhamento cognitivo e funcional: além do uso de medicamentos, os idosos com DA devem receber um acompanhamento cognitivo e funcional adequado, incluindo atividades de estimulação cognitiva, atividade física regular, alimentação balanceada e cuidados com a saúde geral. A aplicação do Miniexame do Estado Mental periodicamente permite acompanhar a resposta ao tratamento, ressaltando que a medicação não é curativa, mas desacelera perda cognitiva.
4. Medicações disponíveis: donepezila oral, rivastigmina oral e transdérmica e galantamina oral. Aumentam a disponibilidade de acetilcolina na fenda sináptica. Os anticolinesterásicos são aprovados para todas as fases da DA, e seus efeitos colaterais mais comuns são gastrointestinais, isto é, podem causar náusea, alteração do hábito intestinal, redução de apetite e perda de peso. Em menor escala, tais drogas podem causar bradicardia, síncope e aumentar a secreção brônquica. Diante disso, é importante um exame físico adequado antes e durante o curso de tratamento, principalmente com monitorização do peso e da frequência cardíaca. Recomenda-se tomás-la pela manhã, para reduzir o risco de pesadelos, outro efeito adverso possível dessa classe medicamentosa.[21]

A memantina é um agente antiglutamatérgico, aprovado para as fases moderada e grave da DA, a qual reduz o influxo de cálcio errático no neurônio. Efeitos adversos possíveis da memantina são cefaleia, insônia, incontinência urinária e alucinações.

Recentemente, foram apresentadas na literatura terapias antiamiloides, com o aducanumab e o lecanemab; tais medicações foram aprovadas em junho de 2021 e em janeiro de 2023, respectivamente, pelo Food and Drug Administration (FDA), para a DA em fases de comprometimento cognitivo leve e demência leve. Tais terapias têm a proposta de modificar o curso da doença, ao contrário de medicações atualmente aprovadas para controle sintomático da DA.[26]

Estudos demonstram que as mulheres têm maior risco do que os homens de envelhecimento cognitivo desfavorável; no entanto, ao tratar a pessoa como um todo, incluindo estilo de vida e ambiente social, os médicos têm a oportunidade de dar suporte no envelhecimento cognitivo em mulheres e reduzir o fardo futuro da demência.[27]

CONCLUSÃO

Tivemos como objetivo revisar os principais quadros e opções terapêuticas para tratamento dos transtornos mentais da população idosa feminina, ressaltando as particularidades dessa população. Os transtornos do humor e ansiosos são prevalentes nesse grupo de pacientes, sendo muitas vezes pouco diagnosticados pela associação com outras comorbidades físicas. Já o transtorno psicótico pode ter apresentações diferentes das do adulto, como nos casos de transtorno delirante persistente com preservação de aspectos de personalidade. Finalmente, os quadros cognitivos, particularmente os quadros demenciais, são específicos dessa faixa etária. O diagnóstico preciso permite a indicação terapêutica adequada e um desfecho mais favorável para a paciente idosa.

Assim, a abordagem de uma paciente idosa deve ser cuidadosa e centrada em suas necessidades específicas. A avaliação diagnóstica deve ser abrangente e verificar a participação de doenças clínicas, bem como potenciais interações medicamentosas. A abordagem preferencialmente deve ser multidisciplinar, de forma a integrar o tratamento à rotina da paciente. Fatores individuais devem ser considerados para elaboração de um planejamento adequado. A abordagem deve ser tanto farmacológica como não farmacológica, e procurar estimular promoção de saúde e suporte social/familiar para melhor desfecho de saúde geral.

REFERÊNCIAS

1. Instituto Brasileiro de Geografia e Estatística. Nota metodológica n. 01/2022. Nota técnica n. 01/2022. Tábuas completas de mortalidade para o Brasil: 2021. Tábuas completas de mortalidade em ano de pandemia de COVID-19. Rio de Janeiro: IBGE; 2022.
2. Goldstein MZ. Depression and anxiety in older women. Prim Care. 2002;29(1):69-80.
3. Lehmann SW. Psychiatric disorders in older women. Int Rev Psychiatry. 2003;15(3):269-79.
4. Scheyer O, Rahman A, Hristov H, Berkowitz C, Isaacson RS, Diaz Brinton R, Mosconi L. Female sex and Alzheimer's risk: the menopause connection. J Prev Alzheimers Dis. 2018;5(4):225-30.
5. Steffens DC, Pieper CF, Bosworth HB, MacFall JR, Provenzale JM, Payne ME, et al. Biological and social predictors of long-term geriatric depression outcome. Int Psychogeriatr. 2005;17(1):41-56.
6. Burt VK, Stein K. Epidemiology of depression through the female life cycle. J Clin Psychiatry. 2002;63 (Suppl 7):9-14.
7. Abdoli N, Salari N, Darvishi N, Jafarpour S, Solaymani M, Mohammadi M, et al. The global prevalence of major depressive disorder (MDD) among the elderly: a systematic review and meta-analysis. Neurosci Biobehav Rev. 2022;132:1067-73.
8. Sjösten N, Kivelä SL. The effects of physical exercise on depressive symptoms among the aged: a systematic review. Int J Geriatr Psychiatry. 2006;21(5): 410-8.
9. Mark TL, Joish VN, Hay JW, Sheehan DV, Johnston SS, Cao Z. Antidepressant use in geriatric populations: the burden of side effects and interactions and their impact on adherence and costs. Am J Geriatr Psychiatry. 2011;19(3):211-21.
10. Roose SP, Schatzberg AF. The efficacy of antidepressants in the treatment of late-life depression. J Clin Psychopharmacol. 2005;25(4 Suppl 1):S1-7.
11. Ribeiz SR, Ávila R, Martins CB, Moscoso MA, Steffens DC, Bottino CM. Validation of a treatment algorithm for major depression in an older Brazilian sample. Int J Geriatr Psychiatry. 2013;28(6):647-53.
12. Reinhold JA, Rickels K. Pharmacological treatment for generalized anxiety disorder in adults: an update. Expert Opin Pharmacother. 2015;16(11):1669-81.
13. Tampi RR, Young J, Hoq R, Resnick K, Tampi DJ. Psychotic disorders in late life: a narrative review. Ther Adv Psychopharmacol. 2019;9:2045125319882798.
14. Scott J, Greenwald BS, Kramer E, Shuwall M. Atypical (second generation) antipsychotic treatment response in very late-onset schizophrenia-like psychosis. Int Psychogeriatr. 2011;23(5):742-8.
15. Marinho M, Marques J, Bragança M. Late paraphrenia, a revisited diagnosis: case report and literature review. Actas Esp Psiquiatr. 2017;45(5):248-55.
16. Huybrechts KF, Gerhard T, Crystal S, Olfson M, Avorn J, Levin R, Lucas JA, Schneeweiss S. Differential risk of death in older residents in nursing homes prescribed specific antipsychotic drugs: population based cohort study. BMJ. 2012;344:e977.
17. Gerhard T, Huybrechts K, Olfson M, Schneeweiss S, Bobo WV, Doraiswamy PM, et al. Comparative mortality risks of antipsychotic medications in community-dwelling older adults. Br J Psychiatry. 2014;205(1):44-51.
18. Jessen F, Amariglio RE, Buckley RF, van der Flier WM, Han Y, Molinuevo JL, et al. The characterisation of subjective cognitive decline. Lancet Neurol 2020;19:271e278.
19. Hongisto K, Hallikainen I, Selander T, Törmälehto S, Väätäinen S, Martikainen J, et al. Quality of Life in relation to neuropsychiatric symptoms in

Alzheimer's disease: 5-year prospective ALSOVA cohort study. Int J Geriatr Psychiatry. 2018; 33(1):47-57.

20. American Psychiatric Association. Diagnostic and statistical manual of mental disorders. 5ed. Washington: APA; 2022.
21. McDade EM. Alzheimer disease. Continuum (Minneap Minn). 2022;28(3):648-75.
22. Brinton RD, Yao J, Yin F, Mack WJ, Cadenas E. Perimenopause as a neurological transition state. Nat Rev Endocrinol. 2015;11(7): 393-405.
23. Yao J and Brinton RD, Estrogen regulation of mitochondrial bioenergetics: implications for prevention of Alzheimer's disease. Adv Pharmacol. 2012; 64:327-71.
24. Liu F, Day M, Muñiz LC, Bitran D, Arias R, Revilla-Sanchez R, et al. Activation of estrogen receptor-beta regulates hippocampal synaptic plasticity and improves memory. Nat Neurosci. 2008;11(3): 334-43.
25. Buckley RF, O'Donnell A, McGrath ER, Jacobs HIL, Lois C, Satizabal CL, et al. Menopause status moderates sex differences in Tau Burden: a framingham PET study. Ann Neurol. 2022;92(1):11-22.
26. U.S. Food and Drug Administration. FDA grants accelerated approval for alzheimer's drug. Maryland: FDA; 2021. Available on: https://www.fda.gov/news-events/press-announcements/fda-grants-accelerated-approval-alzheimers-drug
27. Caldwell JZK, Isenberg N. The aging brain: risk factors and interventions for long term brain health in women. Curr Opin Obstet Gynecol. 2023;35(2): 169-75.

SEÇÃO 5

INTERCONSULTA

CAPÍTULO 25

Câncer ginecológico e suas implicações na saúde mental da mulher

Camila Martins de Carvalho
Rachel Santos Nery
Ritele Hernandez da Silva
Sarah de Morais Bispo Fidelis

PONTOS-CHAVE

- O sistema reprodutor e a mama são as principais localizações primárias de neoplasias no sexo feminino.
- Cânceres ginecológicos foram relacionados a cerca de 30 mil mortes de mulheres no Brasil, em 2020.
- Estima-se mais de 100 mil novos casos de cânceres ginecológicos no Brasil para o ano de 2023.
- Transtornos mentais podem prejudicar a prevenção e o tratamento de neoplasias; e estas também podem estar relacionadas ao surgimento ou agudização daqueles, com destaque para depressão, ansiedade e transtorno de adaptação.
- O tratamento adequado de transtornos mentais pode estar associado a uma sobrevida mais longa nos diagnósticos de câncer ginecológico.

INTRODUÇÃO

O câncer é uma das maiores causas de morte no mundo, originando-se de lesões nos genes de sistemas regulatórios dos oncogenes e genes supressores de tumor. A doença se caracteriza por proliferação anormal das células e pode começar em qualquer órgão ou tecido, com invasão de tecidos adjacentes ou a distância.[1]

Pacientes com câncer têm maior taxa de depressão e ansiedade do que a população em geral, e aqueles diagnosticados com depressão têm maior morbidade e piores resultados relacionados ao câncer. Além da depressão e da ansiedade, outros transtornos mentais têm sido relacionados ao diagnóstico de neoplasia, como transtorno de ajustamento, transtorno de estresse pós-traumático e abuso de substâncias.[2,3]

A depressão está relacionada com o aumento da mortalidade, possivelmente pela via neuroendócrina e imunológica, com desregulação do eixo hipotálamo-hipófise-adrenal. Além disso, os pacientes deprimidos podem ser menos propensos a adotar mudanças no estilo de vida que impactam no tratamento e na prevenção da doença, como prática de atividades físicas, cessação de tabagismo e diminuição do consumo de álcool, assim como apresentam uma pior adesão ao tratamento medicamentoso e menor frequência às consultas terapêuticas.[3]

As neoplasias ginecológicas mais comuns são o câncer de mama (CM), o câncer do colo do útero (CCU), o câncer de endométrio (CE) e o câncer de ovário (CO). O câncer de vulva e o de vagina correspondem a menos de 5% do total de neoplasias ginecológicas.

EPIDEMIOLOGIA

Entre os cânceres ginecológicos, o CM é a neoplasia com maior incidência, excluindo-se os casos de pele não melanoma, e é a principal causa de morte por câncer em mulheres. Em 2020, foram estimados 2,2 milhões de novos casos no mundo, o que representava 24,5% de todos os casos de cânceres diagnosticados em mulheres, além de 685 mil mortes pela doença. No Brasil, são esperados 704 mil novos no biênio 2023-2025.[4] O CCU é a terceira neoplasia mais diagnosticada em mulheres no Brasil, excluindo-se os casos de pele não melanoma.[5] Em 2020, o CCU foi responsável por cerca de 604 mil novos casos de câncer e 342 mil mortes em todo o mundo,[4] sendo 85% dos casos em regiões com recursos limitados. O CCU é um câncer prevenível por vacinação e técnicas de rastreamento, como o exame papanicolau, e está associado a infecção persistente do papilomavírus humano (HPV), principalmente os de alto risco, como os HPV 16, 18, 45, 31 e 33.

O CE é o sexto câncer mais comum em mulheres, com uma estimativa mundial de 417 mil novos casos e 97 mil óbitos, em 2020.[4] O CE é a malignidade dos órgãos reprodutores mais comum nos Estados Unidos, e o seu pico de incidência ocorre na sexta década de vida.[6] A maioria das pacientes é diagnosticada com a doença confinada ao útero e tem mais de 90% de sobrevida em 5 anos.[7] O CO, apesar de pouco prevalente, é a neoplasia maligna ginecológica mais difícil de ser diagnosticada e com menor chance de cura. Detecção em fase tardia, falta de técnicas de rastreio eficaz e resistência à quimioterapia contribuem para as altas taxas de mortalidade da doença.[8] Em 2020 foram estimados 315 mil casos e 207 mil mortes no mundo, sendo o oitavo tipo de câncer mais comum e a oitava causa de morte por câncer em mulheres.[4]

No Brasil, a estimativa de novos casos para 2023 e a mortalidade em 2020 estão resumidas na Tabela 1.[9]

ASSOCIAÇÃO DO ESTRESSE CRÔNICO, CÂNCER E TRANSTORNOS PSIQUIÁTRICOS

A experiência do diagnóstico e evolução do câncer pode impactar de forma negativa na saúde mental dos acometidos, por meio de condições adversas associadas tanto com a patologia em si quanto com o tratamento necessário. As limitações

TABELA 1 Estatística dos cânceres ginecológicos

Localização primária da neoplasia maligna	Estimativa de novos casos para 2023, no Brasil	Mortalidade no Brasil em 2020
Mama	73.610	18.032*
Colo do útero	17.010	6.627
Endométrio	7.840	1.944
Ovário	7.310	3.921

* Nesta tabela temos a mortalidade em 2020 decorrente de neoplasias de mama, colo de útero, endométrio e ovário; e a estimativa de novos casos em 2023. Nos dados sobre câncer de mama, em 2020, foram incluídos 207 indivíduos masculinos, além das 17.825 mulheres.
Fonte: INCA, 2022.[5]

físicas, condições clínicas e cuidados necessários podem contribuir para o processo de vulnerabilidade aos transtornos psiquiátricos.[10]

O estresse crônico parece ter um papel importante na modulação de alguns processos inflamatórios. A literatura científica evidencia que a ativação imune sistêmica, com alterações na resposta e em marcadores inflamatórios, pode ter relação, por exemplo, com a fisiopatologia do transtorno depressivo maior (TDM), porém sem responder por sua totalidade.[11]

A relação entre o estresse crônico e a progressão do câncer vem sendo analisada ao longo do tempo, e o estresse crônico pode atuar sobre o eixo hipotálamo-hipófise-adrenal (HPA) e o sistema nervoso simpático (SNS). Essa atuação resulta na liberação de glicocorticoides e catecolaminas (norepinefrina [NE] e dopamina [DA]), que podem interagir com diversos receptores (beta-adrenérgicos, receptores de dopamina [RD]) e receptores de glicocorticoides [RG]). Tais interações são responsáveis por produzir uma série de efeitos fisiológicos nas células tumorais e nas células do estroma, e impactam na evolução da patologia.[12]

Alguns estudos científicos têm evidenciado que a depressão, o isolamento social e o transtorno de estresse pós-traumático (TEPT), que causariam uma ativação de longo prazo do SNS, podem estar associados a maior incidência de câncer de ovário. É necessário que haja, entretanto, estudos mais específicos para confirmar seus resultados.[13]

Sintomas depressivos e câncer comumente ocorrem simultaneamente. A literatura científica tem se aprofundado em evidências entre a associação entre o TDM e o aparecimento de sintomas depressivos como uma possível consequência das diversas vulnerabilidades ocasionadas pela neoplasia e os tratamentos, como os impactos psicológicos, dor e fadiga ou se existiria alguma relação causal contrária a essa hipótese. Uma revisão publicada em 2017, com um total de 1.469.179 participantes e 89.716 casos incidentes de câncer (25 estudos, com diversos tipos de cânceres e ambos os sexos), evidenciou que a depressão foi significativamente associada ao aumento do risco geral de câncer (RR: 1,15; 95% CI: 1,09-1,22) e ao câncer hepático (RR: 1,20; 95% CI: 1,01-1,43) e câncer de pulmão (RR: 1,33; 95% CI: 1,04-1,72). Nenhuma associação significativa foi encontrada para os cânceres de mama, próstata ou colo retal. Em conclusão, os achados mostraram que existiria uma pequena associação positiva entre a depressão e o risco geral de câncer e os riscos de desenvolver câncer hepático e pulmonar subsequentes, na população estudada. Os autores concluíram que outros estudos multicêntricos são necessários para aprofundar a pesquisa e apoiar essas associações. Os fatores de confusão, como tabagismo e uso/abuso de álcool, devem ser considerados em estudos futuros.[14]

Pacientes com esquizofrenia do sexo feminino têm maiores chances de ter câncer de mama do que a população geral, o que pode estar relacionado com a dificuldade preventiva e diagnóstica de condições clínicas em pacientes com esquizofrenia, e também tem sido aventado o papel do uso crônico de algumas medicações sem a supervisão adequada. Um estudo finlandês mostrou que a utilização de antipsicóticos que causam hiperprolactinemia por mais de cinco anos foi associada a um maior risco de câncer de mama, sendo o adenocarcinoma lobular mais frequente do que o adenocarcinoma, nesse cenário.[15] O uso dessas medicações por 1 a 4 anos não foi associado a um risco aumentado de câncer de mama. Além disso, o uso de antipsicóticos poupadores de prolactina por mais de cinco anos também não esteve relacionado a aumento do risco de câncer de mama nessas pacientes.

Outros psicofármacos também podem aumentar os valores de prolactina, como os antidepressivos tricíclicos e inibidores de monoaminoxidase, mas não foram encontrados estudos que associam essas medicações a uma maior incidência de cânceres ginecológicos.

Para os pacientes com hiperprolactinemia induzida por medicamentos, deve-se avaliar o nível da elevação e ponderar se a medicação pode ser ajustada em sua posologia, associada aos medicamentos agonistas dopaminérgicos (como o agonista parcial aripiprazol) ou mesmo substituída. Portanto, é fundamental que haja regularidade no monitoramento de pacientes que fazem uso de medicações que elevem a prolactina por tempo prolongado.[15]

É frequente que pacientes com neoplasias ginecológicas apresentem sintomas de sofrimento psíquico durante a quimioterapia. Dessa forma, um estudo procurou avaliar se os sintomas que se acumularam ao longo de vários ciclos de quimioterapia poderiam causar impactos negativos na saúde mental e física de pacientes com câncer ginecológico. Foram avaliados sintomas depressivos, fadiga, sono e atividade física da população estudada, uma semana antes e depois dos ciclos de quimioterapia. A maioria dos participantes (N: 140; M_{idade}: 60,8 anos) tinha câncer de ovário (49%) e doença em estágio III (55%). Os participantes relataram piora da fadiga, sintomas depressivos, distúrbios do sono e eficiência do sono do pré ao pós-tratamento em cada ciclo ($p < 0,001$).

Não houve mudanças na atividade física. Pacientes com neoplasias ginecológicas apresentaram altas taxas de sintomatologia clinicamente significativa durante a quimioterapia. Os autores concluíram que as pacientes podem experimentar uma carga cumulativa de sintomatologia à medida que o tratamento progride, o que pode gerar implicações terapêuticas. É de suma importância a implementação precoce de intervenções de suporte para prevenir ou mitigar possíveis complicações na saúde mental e física ao longo do tratamento.[10]

Assim, é possível concluir que considerar o impacto negativo do estresse crônico, dos sintomas e transtornos psiquiátricos no momento do diagnóstico e ao longo do tratamento é essencial para auxiliar na condução adequada das intercorrências e possíveis complicações que possam ocorrer com as pacientes com neoplasias ginecológicas.

CÂNCER GINECOLÓGICO E SAÚDE MENTAL DA MULHER

Principais transtornos

Particularidades

Os transtornos mentais são frequentemente diagnosticados em pacientes com câncer, levando a uma baixa qualidade de vida. O bem-estar psicológico é cada vez mais considerado parte importante do tratamento do câncer, uma vez que a comorbidade com algum transtorno psiquiátrico é muito frequentemente relacionada a uma pior evolução clínica.

A quimioterapia é um tratamento intenso e cíclico e, ao contrário da cirurgia, tem muitos efeitos colaterais, como perda de cabelo, náuseas, vômitos e diarreia. Longos períodos de tratamento, internações repetidas, incapacidade de reajuste à vida social e profissional podem afetar o estado psicológico dessas pacientes e aumentar a vulnerabilidade ao aparecimento de transtornos mentais.[16]

Os principais transtornos descritos na literatura são os depressivos, de ansiedade e de adaptação ou ajustamento. Metanálises recentes mostraram que um terço dos pacientes com câncer é afetado por transtornos mentais comuns, dos quais a depressão é o mais prevalente.[16]

A imprecisão em detectar se os sintomas são causados pela própria doença, pelo tratamento ou pela reação psicossocial torna sua pesquisa um desafio. O diagnóstico da depressão é ainda mais delicado em pacientes com alterações de humor que vivenciam situações de ameaça à vida, dor, fadiga intensa e tratamentos oncológicos.

Vários medicamentos utilizados em oncologia causam transtornos psiquiátricos, em especial *delirium*, devido à toxicidade no sistema nervoso central (SNC): 5-fluorouracil, ifosfamida, asparaginase, clorambucila, citarabina, metotrexato, bortezomibe, interferon, interleucina, tretinoína, vincristina, vimblastina, corticosteroides, anti-histamínicos e opioides. Interferon e interleucina são conhecidos por causarem depressão.[17]

Transtorno depressivo

A prevalência da depressão em pacientes com câncer comumente é subestimada, devido a variáveis inerentes, como tipo de neoplasia, estágio, tempo de diagnóstico, idade da paciente e tratamento. Um fator agravante é a sobreposição de sintomas do câncer e da depressão, dificultando o diagnóstico.[18] Depressão e fadiga encontram-se frequentemente associadas com a quimioterapia e a radioterapia.[17]

Em uma amostra de 83 mulheres com câncer ginecológico, detectou-se que 23% apresentavam depressão e 24%, transtornos de ajustamento com humor deprimido. Outros pesquisadores encontraram maior ocorrência da depressão grave, em que as pacientes relataram uma autoimagem negativa relacionada à mastectomia. Também foram detectados índices de 23% de depressão maior nas 83 mulheres hospitalizadas com câncer cervical, endometrial e vaginal. Há maior possibilidade de desenvolvimento da depressão em pacientes que passaram por procedimentos invasivos, como a mastectomia, comparando-se com pacientes que receberam apenas a notícia do diagnóstico.[18]

Transtornos de ansiedade

A ansiedade é uma reação esperada quando se trata do diagnóstico de câncer, uma doença comumente associada à morte, sentimentos de medo e angústia. Os sintomas ansiosos podem ser de causa funcional ou associados ao efeito da rádio ou quimioterapia.

Podem estar relacionados a uma inversão de papeis, com mudanças na imagem que a paciente tinha de si mesma, ou mesmo alteração nos relacionamentos com os cuidadores, com comprometimento da eficácia no cuidado das pacientes. Mudanças na rotina também podem estar associadas ao surgimento de sintomas ansiosos, assim como estilos de enfrentamento passivo e dificuldades na expressão das emoções.[18]

A ansiedade pode estar presente em todas as etapas da evolução da doença (prevenção, diagnóstico, tratamentos, exames de controle, recidiva, espera de tratamentos novos e terminalidade), diferentemente do *delirium* ou depressão, mais comumente encontrados no tratamento, progressão e pós-tratamento.[18]

Um estudo marroquino com 100 mulheres com câncer ginecológico tratadas por cirurgia radical revelou prevalência de sintomas de ansiedade em 66% e de depressão em 59%. Associações mostraram que idade, ter filhos, sistema de cobertura médica, área de residência, condição de trabalho e nível socioeconômico foram significativamente relacionados à prevalência de sintomas de ansiedade e depressão.[19] O suporte social geral, o apoio familiar e outros apoios significativos, além de boa autoestima, reduzem significativamente o risco de desenvolver sintomas de ansiedade e depressão.[19]

Os sintomas ansiosos podem ser de causa reativa, precipitados por um transtorno preexistente ou por uma condição orgânica. No Quadro 1 estão listados os transtornos ansiosos mais comuns em pacientes oncológicos.

Transtorno de adaptação

A reação de ajustamento é classificada como estado de angústia subjetiva e perturbação emocional, usualmente presente no funcionamento e desempenho sociais, e surge em um período de adaptação a uma mudança negativa de vida ou em consequência de um evento estressor (incluindo a presença ou possibilidade de doença física grave). O agente estressor pode afetar a integridade das relações sociais de um indivíduo (por perdas ou experiências de separação) ou o sistema mais amplo de suporte e valores sociais.

As manifestações psíquicas variam de humor deprimido, ansiedade, preocupação, sentimento de incapacidade de adaptação, incapacidade no planejamento do futuro e algum grau de incompetência no planejamento da rotina diária. O indivíduo pode se sentir propenso a comportamento dramático ou explosões de violência. O início do quadro se dá, usualmente, após um mês da ocorrência do evento estressor, e a duração dos sintomas em geral não excede seis meses.

O transtorno de adaptação considera o surgimento dos sintomas emocionais ou comportamentais no prazo de três meses após a exposição ao fator estressante, sem atender a critérios para um transtorno de estresse pós-traumático. A percepção e a interpretação de uma mulher sobre experiências difíceis e o significado que ela atribui a essas experiências diferem dependendo de fatores culturais, étnicos e socioeconômicos.[20]

Respostas ao câncer foram classificadas em cinco estilos: espírito de luta, desamparo/desesperança, preocupação ansiosa, fatalismo e negação.[20] A prevalência dos transtornos de adaptação em pacientes oncológicos apresenta uma grande variação de acordo com o tipo de paciente (ambulatorial, pré ou pós-cirúrgico), o tipo do câncer e seu estadiamento. A maioria das pesquisas reporta que 25 a 30% dos pacientes ambulatoriais com câncer apresentam transtorno de ajustamento.[18]

QUADRO 1 Modalidades de ansiedade em pacientes com câncer

Ansiedade reativa
Transtorno de ajustamento com humor ansioso
Transtorno de ajustamento com características emocionais mistas
Transtornos de ansiedade preexistentes
Transtorno do pânico
Fobias
Transtorno de ansiedade generalizada
Transtorno do estresse pós-traumático
Ansiedade relacionada a causas médicas
Transtorno do pânico
Fobias
Transtorno de ansiedade generalizada
Transtorno do estresse pós-traumático

Fonte: Breitbart e Holland (1993).[28] Adaptado de Carvalho et al., 2008.[18]

DIAGNÓSTICO

O diagnóstico dos principais transtornos mentais associados ao câncer ginecológico é feito com base nos critérios diagnósticos do *Manual Diagnóstico e Estatístico de Transtornos Mentais*, atualmente em sua quinta edição (DSM-5); e pela Classificação Internacional de Doenças, atualmente em sua décima primeira edição (CID-11).[27] Alguns autores optam pela abordagem clínica, em vez da psicométrica, com a justificativa de, na prática, os psiquiatras poderem medir fatores como progresso do transtorno, gravidade, suporte social, adaptação dos pacientes, adesão e reação diante dos fatores estressantes dessa circunstância da vida.[21,22]

A administração de escalas no consultório, na sala de espera ou por telefone oferece vantagens pelo baixo custo e praticidade. O médico pode observar expressões de angústia e sofrimento nas pacientes, com importante papel da relação médico-paciente na coleta de informações.

Ainda como fator de maior dificuldade diagnóstica, muitos dos sintomas físicos apresentados por pacientes oncológicos são sobrepostos aos sintomas da síndrome depressiva, como fadiga, perda de peso e anedonia. Portanto, as escalas diagnósticas apresentam falhas na distinção entre a reação de ajustamento e o transtorno depressivo, o que exige do profissional envolvido muita sensibilidade e conhecimento na determinação do diagnóstico e no estabelecimento de estratégias de tratamento.

Na maioria dos casos, há falta de realização de uma avaliação global da qualidade de vida das mulheres acometidas, que inclui a avaliação dos impactos do tratamento. As pacientes normalmente referem fadiga, diminuição da função cognitiva, mudanças na pele e nos cabelos, disfunção sexual e problemas psicossociais pré-tratamento. A avaliação comparativa após o tratamento primário torna-se difícil em muitos casos. Assim, é fundamental traçar estratégias de acompanhamento ao longo do processo.[23]

A qualidade de vida da mulher com câncer ginecológico é pouco estudada, por exemplo, pesquisas sobre os procedimentos necessários para oferecer uma vida digna às pacientes. Diferenças no tipo de atendimento são associadas a prognósticos diversos, não necessariamente relacionados com a gravidade do câncer.[23]

TRATAMENTO

A maioria dos diagnósticos de câncer ginecológico, exceto o câncer de ovário, está associada a taxas de sobrevida relativamente altas e crescentes em 5 anos (75% cervical, 83% uterino e 55% câncer de ovário).[24] O sofrimento mental pode aumentar significativamente a não adesão ao tratamento, reduzir sua eficácia e provavelmente reduzir as taxas de sobrevivência. Por outro lado, o tratamento psicológico adequado tem sido associado a uma sobrevida subsequente mais longa.[19]

Com a evolução dos tratamentos e maiores índices de incidência dos cânceres ginecológicos, somados às altas taxas de sobrevivência, é necessário promover e apoiar em longo prazo a saúde das sobreviventes.[24] Atenção especial deve ser dada à melhora da qualidade de vida, com suportes específicos direcionados a questões como fertilidade prejudicada, menopausa relacionada ao tratamento, diminuição da resposta sexual e linfedema dos membros inferiores.

De acordo com o nível de apoio social percebido, as pacientes com câncer ginecológico apresentam diferentes estilos de resposta ao tratamento oncológico. A perda ou disfunção de partes do corpo relacionadas à identidade sexual aumenta a necessidade de apoio social de mulheres com câncer ginecológico em comparação a pacientes com outros tipos de câncer.[20] O apoio social é importante para acelerar o processo de recuperação das pacientes, aumentando sua adaptação ao tratamento médico e melhorando a qualidade de vida.

A literatura aponta que menos de um terço das pacientes recebe encaminhamentos para serviços de apoio comunitários durante ou após o tratamento.[20] Muitas vezes a equipe que atende inicialmente essas pacientes não realiza uma triagem formal do sofrimento psicossocial ou desconhece os recursos disponíveis para encaminhamentos pontuais.

Dados recentes mostraram que a má percepção do apoio social está entre os preditores de ansiedade e depressão em pacientes com câncer de mama.[19] A histerectomia/ooforectomia relacionada ao câncer tem sido associada aos efeitos negativos na imagem corporal e na autoestima da mulher.[19]

O tratamento da depressão e da ansiedade não requer apenas o uso de medicamentos apropriados, mas também a educação e o aconselhamento às pacientes. A maioria dos estudos em câncer ginecológico tem como alvo mulheres recém-diagnosticadas ou aquelas que estão acabando ou acabaram o tratamento ativo. Pouco se sabe sobre intervenções de autogestão no período de sobrevivência após o tratamento primário, abrangendo várias modalidades de tratamento, até a recidiva ou fim da vida.[25]

Níveis clinicamente significativos de medo da recorrência afetam até 49% dos sobreviventes de câncer e são mais prevalentes entre as mulheres.[26] Terapias em grupo, individual ou por telessaúde em estudos-piloto mostraram resultados clinicamente positivos na redução do medo de recorrência do câncer, com melhora do prognóstico psicossocial, em mulheres com câncer ginecológico e de mama.[26]

Em outro estudo, a terapia de aconselhamento por farmacêuticos teve efeito positivo na redução da ansiedade e depressão e melhora da autoestima em pacientes com câncer durante o tratamento quimioterápico.[16] Uma intervenção centrada na pessoa, conduzida por enfermeiras, usando o método de autodeterminação guiada adaptada ao câncer ginecológico, revelou melhora do bem-estar físico em sobreviventes em nove meses de intervenção.[25]

O tratamento farmacológico de comorbidades psiquiátricas pode propiciar melhora do quadro depressivo ou ansioso, com utilização de antidepressivos, estabilizadores de humor ou antipsicóticos. Cuidados especiais devem ser tomados devido a potenciais efeitos colaterais e interação medicamentosa.[16] Importante ressaltar que vários quimioterápicos aumentam o intervalo QTc, o que exige cautela quando do uso de psicotrópicos que também têm esse efeito.[17]

O Quadro 2 apresenta os principais psicofármacos utilizados em psico-oncologia. Pacientes em quimioterapia podem apresentar maior sensibilidade aos efeitos adversos dos antidepressivos, como náusea. Alguns quimioterápicos requerem metabolização pelo sistema de citocromo P450, afetado principalmente pelos inibidores seletivos de recaptação de serotonina (ISRSs) e por fármacos antiepilépticos usados como estabilizadores do humor, que devem ser evitados.[17]

Como exemplo, o tamoxifeno requer ação das enzimas 2D6 e 3A4 para a produção de seu metabólito ativo. Esse processo pode ser prejudicado pelo uso da paroxetina, fluoxetina, duloxetina, bupropiona e doses mais elevadas de sertralina (> 150 mg). Muitos quimioterápicos são metabolizados por 3A4. Por isso, os inibidores dessa enzima, como fluoxetina e fluvoxamina, devem ser evitados. Os antidepressivos tricíclicos (ADT) prolongam o intervalo QTc, o que pode ser potencializado por alguns quimioterápicos. Por induzir as enzimas 3A4 e 2B6 e diminuir o transporte de folato (necessário para a ação do tamoxifeno), a carbamazepina deve ser evitada.[17]

QUADRO 2 Psicofármacos e oncologia

Antidepressivos
Preferível: citalopram, escitalopram, venlafaxina, mirtazapina.
Evitar: todos os demais.
Ansiolíticos e hipnóticos
Preferível: lorazepam.
Evitar: *a priori* nenhum.
Estabilizadores do humor
Preferível: lítio, valproato.
Evitar: carbamazepina.

Psicofármacos que devem ser priorizados ou evitados em pacientes oncológicas, de acordo com a classe do medicamento.
Fonte: adaptado de Botega, 2012.[17]

CONCLUSÃO

- O sistema reprodutor e a mama perfazem 3 das 10 principais localizações primárias de neoplasias gerais, no sexo feminino.
- Pacientes oncológicos têm maiores taxas de transtornos mentais.
- Transtornos mentais não tratados podem estar relacionados a pior prognóstico no tratamento oncológico.
- A relação entre o estresse crônico e a progressão do câncer pode estar relacionada com alterações no eixo hipotálamo-hipófise-adrenal (HPA) e sistema nervoso simpático (SNS).
- Vários quimioterápicos estão relacionados com o surgimento de transtornos mentais.
- Pacientes em quimioterapia podem apresentar maior sensibilidade aos efeitos adversos dos antidepressivos.
- Conhecimentos sobre interações farmacológicas entre quimioterápicos e psicofármacos são fundamentais para escolha terapêutica mais segura e eficaz.
- Esquizofrenia está relacionada a um maior número de casos de câncer de mama em comparação com mulheres sem esse diagnóstico.
- Deve-se atentar ao monitoramento regular de prolactina em mulheres que realizem tratamento crônico com psicofármacos relacionados a hiperprolactinemia.
- O tratamento adequado de transtornos mentais pode estar associado a uma sobrevida mais longa nos diagnósticos de câncer ginecológico.
- O apoio social e a abordagem multidisciplinar têm sido associados a melhor qualidade de vida desses pacientes.

REFERÊNCIAS

1. World Health Organization. World mental health report: transforming mental health for all. Geneva: WHO; 2022.
2. Walker ZJ, Xue S, Jones MP, Ravindran AV. Depression, anxiety, and other mental disorders in patients with cancer in low-and lower-middle-income countries: a systematic review and meta-analysis. JCO Glob Oncol. 2021;7:1233-50.
3. Pinquart M, Duberstein PR. Depression and cancer mortality: a meta-analysis. Psychol Med. 2010;40(11): 1797-810.
4. Sung H, Ferlay J, Siegel RL, Laversanne M, Soerjomataram I, Jemal A, et al. Global cancer statistics 2020: GLOBOCAN estimates of incidence and mortality worldwide for 36 cancers in 185 countries. CA Cancer J Clin. 2021;71(3):209-49.
5. Instituto Nacional de Câncer. Dados e números sobre câncer do colo do útero. Relatório Anual 2022. Brasília: INCA; 2022.
6. Siegel RL, Miller KD, Fuchs HE, Jemal A. Cancer statistics, 2021. CA Cancer J Clin. 2021;71(1):7-33.
7. Kimura T, Kamiura S, Yamamoto T, Seino-Noda H, Ohira H, Saji F. Abnormal uterine bleeding and prognosis of endometrial cancer. Int J Gynaecol Obstet. 2004;85(2):145-50.
8. Ohman AW, Hasan N, Dinulescu DM. Advances in tumor screening, imaging, and avatar technologies for high-grade serous ovarian cancer. Front Oncol. 2014;4:322.
9. Instituto Nacional de Câncer. Incidência de câncer no Brasil. Brasília: INCA; 2023.
10. Oswald LB, Eisel SL, Tometich DB, Bryant C, Hoogland AI, Small BJ, et al. Cumulative burden of symptomatology in patients with gynecologic malignancies undergoing chemotherapy. Health Psychology. 2022;41(11):864-73.
11. Beurel E, Toups M, Nemeroff CB. The bidirectional relationship of depression and inflammation: double trouble. Neuron. 2020;107(2):234-56.
12. Chen G, Qiu L, Gao J, Wang J, Dang J, Li L, et al. Stress hormones: emerging targets in gynecological cancers. Front Cell Dev Biol. 2021;9.
13. Huang T, Poole EM, Okereke OI, Kubzansky LD, Eliassen AH, Sood AK, et al. Depression and risk of epithelial ovarian cancer: results from two large prospective cohort studies. Gynecol Oncol. 2015; 139(3):481-6.
14. Jia Y, Li F, Liu YF, Zhao JP, Leng MM, Chen L. Depression and cancer risk: a systematic review and meta-analysis. Public Health. 2017;149:138-48.
15. Taipale H, Solmi M, Lähteenvuo M, Tanskanen A, Correll CU, Tiihonen J. Antipsychotic use and risk of breast cancer in women with schizophrenia: a nationwide nested case-control study in Finland. Lancet Psychiatry. 2021;8(10):883-91.
16. Mohd-Sidik S, Akhtari-Zavare M, Periasamy U, Rampal L, Fadhilah SI, Mahmud R. Effectiveness of

chemotherapy counselling on self-esteem and psychological affects among cancer patients in Malaysia: randomized controlled trial. Patient Educ Couns. 2018;101(5):862-71.

17. Botega NJ. Psicofármacos: uso em situações clínicas especiais. In: Botega NJ. Prática psiquiátrica no hospital geral: interconsulta e emergência. Porto Alegre: Artmed; 2012. p. 585-612.
18. Carvalho VA, Franco MHP, Kovács MJ, Liberato RP, Macieira RC, Veit MT. Temas em psico-oncologia. São Paulo: Summus; 2008.
19. Aquil A, kherchi O El, Azmaoui NEL, Mouallif M, Guerroumi M, Zaeria H, et al. Anxio-depressive symptoms in Moroccan women with gynecological cancer: relief factors. Bull Cancer. 2021;108(5):472-80.
20. Yağmur Y, Duman M. The relationship between the social support level perceived by patients with gynecologic cancer and mental adjustment to cancer. Int J Gynaecol Obstet. 2016;134(2):208-11.
21. American Psychiatric Association. Manual diagnóstico e estatístico de transtornos mentais: DSM-5. 5 ed. Porto Alegre: Artmed; 2014.
22. Organização Mundial da Saúde. Classificação de transtornos mentais e de comportamento da CID-10: descrições clínicas e diretrizes diagnósticas. Porto Alegre: Artmed; 1993.
23. Mantese JC. Câncer ginecológico: ovário, útero e vagina. In: Temas em psico-oncologia. São Paulo: Summus; 2008. p. 59-66.
24. Beesley VL, Janda M, Eakin EG, Auster JF, Chambers SK, Aitken JF, et al. Gynecological cancer survivors and community support services: referral, awareness, utilization and satisfaction. Psychooncology. 2010;19(1):54-61.
25. Olesen ML, Duun-Henriksen AK, Hansson H, Ottesen B, Andersen KK, Zoffmann V. A person-centered intervention targeting the psychosocial needs of gynecological cancer survivors: a randomized clinical trial. J Cancer Surviv. 2016;10(5):832-41.
26. Maheu C, Lebel S, Courbasson C, Lefebvre M, Singh M, Bernstein LJ, et al. Protocol of a randomized controlled trial of the fear of recurrence therapy (FORT) intervention for women with breast or gynecological cancer. BMC Cancer. 2016;16(1).
27. Organização Mundial da Saúde. ICD-11: reference guide. Genebra: OMS, 2019b. Disponível em inglês em: https://icd.who.int/icd11refguide/en/index.html.
28. Breitbart W, Holland JC. Psychiatric aspects of symptom management in cancer patients. Washington (DC): American Psychiatric Press; 1993.

CAPÍTULO 26

Câncer de mama e suas particularidades do ponto de vista psiquiátrico

Christiane Carvalho Ribeiro
Mayra Yara Martins Brancaglion
Cibele Carina Souza Silva
Humberto Correa

PONTOS-CHAVE

- O câncer de mama é um tumor maligno de alta incidência no Brasil e no mundo.
- A neoplasia tem estreita relação com transtornos psiquiátricos.
- O tratamento multiprofissional consiste em um dos pilares da abordagem terapêutica.
- O tratamento oncológico e psiquiátrico requer atenção para as particularidades do ponto de vista biopsicossocial da mulher e também para as interações medicamentosas possíveis.

INTRODUÇÃO

O câncer de mama é uma das neoplasias mais comuns no sexo feminino, considerado o primeiro em incidência no Brasil e também mundialmente. Dedicar-se ao tratamento em saúde mental das mulheres vítimas de câncer implica lidar com questões que dizem respeito aos aspectos biológicos e psicossociais peculiares do sexo feminino. O sofrimento psíquico está presente não somente no câncer de mama, mas também em outras neoplasias. Porém, as particularidades da mama, o órgão afetado e sua simbologia em relação à feminilidade e à amamentação nas mulheres que desejam ser mães podem impactar profundamente a autoestima das pacientes.

Em relação à estética corporal, os seios são destaque e simbolizam o feminino, sendo elementos importantes para a beleza, autoestima e sensualidade da mulher. Muito além disso, podem representar também a sua identidade. Sintomas psíquicos desadaptativos, como a raiva, o isolamento social, a ansiedade e a tristeza, além das incertezas experienciadas, contribuem para o impacto na saúde mental. Dessa forma, grande parte das mulheres afetadas pela neoplasia de mama pode apresentar sintomas psiquiátricos.

O sofrimento em alguns casos pode vir até mesmo antes do diagnóstico, quando as mulheres têm familiares com câncer de mama, ou realizam teste genético para mutações em genes BRA1 e BRCA2, que indicam maior possibilidade de desenvolvimento da doença.[1]

Muitos são os fatores estressores associados ao câncer da mama, que vão além do diagnóstico em si, que predispõem as mulheres a apresentar transtornos depressivos e ansiosos. É importante acolher e identificar

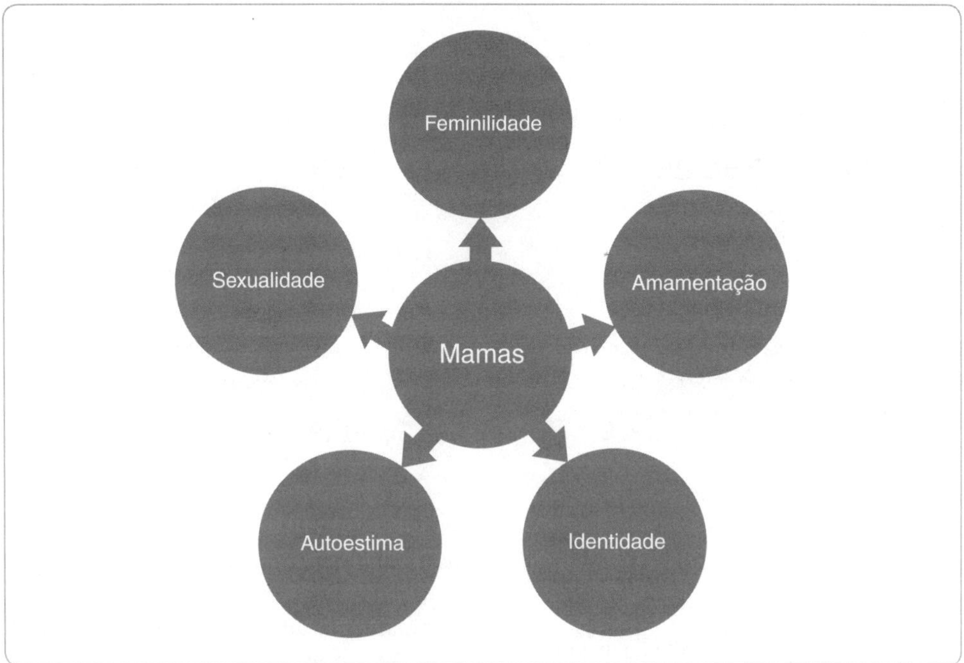

FIGURA 1 A importância das mamas e seu significado na vida da mulher. As mamas são destaque e simbolizam o feminino, sendo elementos importantes para a beleza, autoestima e sensualidade da mulher. Muito além disso, podem representar também a sua identidade.

tais sintomas, em uma perspectiva de cuidado que visa não apenas à saúde física, mas à qualidade de vida das pacientes, além da possibilidade do desenvolvimento de quadros psiquiátricos. Neste capítulo abordaremos as implicações do câncer de mama na saúde mental feminina, os quadros psiquiátricos mais comuns associados ao câncer de mama, as interações medicamentosas entre o tratamento psiquiátrico e o oncológico e o manejo e a estratégia do tratamento das pacientes oncológicas.

EPIDEMIOLOGIA

O câncer de mama é considerado um problema de saúde pública, uma vez que é a neoplasia maligna mais incidente em mulheres de todo o mundo. De acordo com as últimas estatísticas mundiais, foram estimados 2,2 milhões de casos novos de câncer e 684 mil óbitos pela doença em 2020.[2] No Brasil, segundo dados divulgados pelo Instituto Nacional de Câncer (INCA) em 2022, excluídos os tumores de pele não melanoma, o câncer de mama é o mais incidente em mulheres de todas as regiões, além de ser o que causa maior mortalidade. Além disso, são esperados 704 mil casos novos de câncer no Brasil para cada ano do triênio 2023-2025.[3]

A depressão é a complicação psiquiátrica mais comum em pacientes com câncer. Em mulheres com câncer de mama, a prevalência da depressão é duas vezes maior em comparação com a população geral no primeiro ano após o diagnóstico (incidência de 30 a 45%). Mesmo 10 anos após o diagnóstico, essas mulheres ainda têm maior risco de desenvolver depressão do que aquelas sem câncer de mama.[3] Esse transtorno psiquiátrico ainda é subdiagnosticado e subtratado, principalmente porque os sintomas depressivos se confundem com os sintomas atribuídos ao tratamento do câncer e às alterações fisiológicas comuns do humor.

Ademais, a depressão em mulheres com câncer de mama está associada ao aumento da morbidade e mortalidade. O tratamento da depressão deve ser considerado como parte da redução de risco em pacientes com câncer de mama.[4]

IMPLICAÇÕES DO CÂNCER DE MAMA NA SAÚDE MENTAL FEMININA

Os tratamentos de quimioterapia e radioterapia tendem a desencadear reações e sintomas físicos, associados a desconforto, enjoo, fadiga muscular e dor. A dor, especificamente, mantém correlação inversa com a qualidade de vida das pacientes.[5] Sintomas emocionais e alterações da autoestima também são descritos como efeitos colaterais desses tratamentos.[6]

Questões emocionais desencadeadas ao longo da doença, que vão desde o seu diagnóstico, tratamento e recidiva, podem afetar continuamente a saúde mental e física das mulheres e, quando não elaboradas e tratadas, podem determinar a recidiva da doença. Há evidências de que as mudanças no trabalho, lazer, relações familiares e sociais dessas mulheres são provocadas mais por problemas psicológicos do que físicos, evidenciando a necessidade de os clínicos compreenderem a relação emocional que as mulheres estabelecem com a doença e seu tratamento.[6]

QUADROS PSIQUIÁTRICOS MAIS COMUNS ASSOCIADOS AO CÂNCER DE MAMA

Grande parte dos pacientes acometidos por doenças oncológicas apresenta sintomas de sofrimento psíquico. A angústia em relação aos sintomas físicos, o impacto na funcionalidade que por vezes significa afastamento de suas atividades laborais, o medo e a tristeza contribuem para esse sofrimento. A chamada oncopsiquiatria vem ganhando espaço nos últimos anos, e é a área dentro da psiquiatria que tem como objetivo integrar as situações e demandas psíquicas do paciente oncológico dentro do contexto de mudanças que o diagnóstico e sintomas da doença acarretam.[7]

A fase do tratamento da paciente com câncer de mama também pode interferir na incidência de quadros psiquiátricos, que é aumentada no primeiro ano da doença – cerca de duas vezes a da população geral – e pode diminuir e se igualar à da população geral em casos de remissão. Na recorrência da doença oncológica os quadros psiquiátricos podem ser mais prevalentes.[7]

Muitas vezes a equipe que avalia as pacientes oncológicas pode ter dificuldades em realizar diagnósticos na área da psiquiatria, ou até mesmo os sintomas psíquicos podem ser considerados menos importantes ou associados aos sintomas físicos do câncer de mama. Raramente um diagnóstico psiquiátrico formal é realizado. Dessa forma, é muito importante que a mulher que apresenta sintomas de sofrimento emocional inicie o acompanhamento psicoterápico e eventualmente o psiquiátrico.

REAÇÕES DE AJUSTAMENTO E ADAPTAÇÃO

Os quadros de ajustamento e adaptação se caracterizam pela presença de sintomas emocionais ou comportamentais em resposta a um estressor identificável, em que esse estressor pode ser um único evento ou múltiplos associados, recorrentes ou contínuos (DSM). O câncer de mama é responsável por modificações no corpo, do ritmo e da rotina da mulher, até mesmo em momentos anteriores ao diagnóstico.

Por conseguinte, pode ser considerado um evento estressor contínuo, uma vez que se trata de uma doença dolorosa e que em parte dos quadros pode ser considerada incapacitante, causando sofrimento psíquico e mudanças comportamentais. Usualmente esses sintomas ocorrem dentro de três meses da ocorrência do evento estressor e não duram por mais de seis meses após a cessação desse estressor e de suas consequências. Porém, como o tratamento e o acompanhamento referente ao câncer de mama são extensos, e o estressor e suas consequências podem persistir por longos períodos, o transtorno de adaptação pode manter-se presente e evoluir para a forma persistente.

O transtorno de adaptação pode ser classificado em subtipos, que variam entre o com humor deprimido, com ansiedade, com sintomas mistos de ansiedade e depressão, com perturbação da conduta e com perturbação mista das emoções e da conduta. A capacidade de adaptação e ajustamento de uma paciente oncológica não depende somente do seu tipo de câncer, mas também de suas características psicológicas, culturais, sociais e de resiliência, bem como das características de seu meio social.

Assim, é de suma importância entender quais fatores psicológicos, sociais, contextuais e físicos podem afetar ou colaborar com a adaptação bem-sucedida ao câncer de mama e seu tratamento. A resiliência do paciente oncológico é uma construção complexa e multidimensional e se define como a capacidade de enfrentamento diante dos estressores contínuos que estão presentes durante o tratamento da doença oncológica. Estilo de vida, fatores nutricionais, fatores socioeconômicos e psicossociais influenciam essa capacidade de adaptação e resiliência.[8]

TRANSTORNO DEPRESSIVO MAIOR

A depressão, juntamente com a ansiedade, é um dos principais quadros psiquiátricos associados ao câncer de mama. As taxas de prevalência de depressão nas pacientes acometidas pelo câncer de mama são mais elevadas do que as da população geral. Os resultados de metanálises publicadas em 2020 indicam uma taxa de 32,2% de depressão nas pacientes oncológicas. A depressão pode afetar a fisiologia, os aspectos psicológicos, a adesão ao tratamento, a qualidade de vida e até mesmo o prognóstico e a mortalidade das mulheres com câncer de mama. Os estudos indicam que o quadro depressivo pode estar associado à recorrência do câncer, mortalidade por todas as causas e mortalidade específica por câncer,[9] o que reforça ainda mais a necessidade de que o profissional esteja habilitado a lidar com as particularidades dessa doença e saiba diagnosticar os transtornos mentais.

Uma metanálise que incluiu 31 estudos prospectivos apresentou resultados em que a taxa de mortalidade seria 25% maior em pacientes oncológicos com sintomas depressivos e 39% maior para aqueles com o diagnóstico de transtorno depressivo maior e câncer, e essa associação também foi observada especificamente para as pacientes com câncer de mama.[10]

O encaminhamento para o psicólogo e o psiquiatra é extremamente importante nesse processo, para que o tratamento específico seja iniciado o quanto antes, pois o humor deprimido, a anedonia e a falta de energia constantes presentes na depressão aumentam a sensação de fadiga e impactam negativamente no nível de atividade da mulher, comprometendo sua saúde física, mental e seu tratamento. Alguns fatores de risco para a predisposição de quadros depressivos incluem a falta de suporte familiar, a presença de dor associada ao quadro, câncer de mama metastático, baixo *status* socioeconômico.[11]

TRANSTORNOS ANSIOSOS

Os estudos demonstram alta prevalência de ansiedade em mulheres acometidas pelo câncer de mama, e a taxa de prevalência é de cerca de 41,9%.[9] Os transtornos de ansiedade estão entre os quadros psiquiátricos mais prevalentes em pacientes com qualquer tipo de câncer. Embora muito frequente, o transtorno de ansiedade e seu impacto na saúde mental e mortalidade das pacientes oncológicas têm recebido menos atenção em comparação com a depressão, o que é um equívoco, uma vez que o próprio transtorno de ansiedade é altamente comórbido com depressão, e tem grande impacto na vida da paciente oncológica.

Em um estudo com 8.265 pacientes com câncer, 18,3 e 24% apresentaram sintomas de depressão e ansiedade, respectivamente. No entanto, quando avaliamos cada transtorno de forma individual, apenas 11,7 e 6% apresentaram ansiedade e depressão isolados.[12]

O estresse prolongado, as preocupações constantes e o medo do futuro e dos impactos da doença podem se tornar fator de sofrimento. Estudos sugerem que as mulheres que têm que se submeter a tratamentos mais extensos teriam maior risco de desenvolver um quadro ansioso. O tratamento com a quimioterapia parece também ser um fator ansiogênico em mulheres com câncer de mama.

Ainda é controversa a associação entre o aumento da mortalidade da paciente com câncer de mama e a ansiedade, mas a associação desse aumento em quadros comórbidos entre a depressão e a ansiedade já está mais bem elucidada.[9]

INSÔNIA

Dificuldades com o sono são comuns nas pacientes acometidas pelo câncer de mama. Os estudos sugerem que pacientes com câncer de mama apresentam alterações do sono durante o tratamento inicial com quimioterapia e radioterapia e ao realizarem tratamento para doença metastática.[13] Essas alterações do sono podem incluir pior qualidade do sono noturno e sonolência diurna, sono não reparador, menor eficiência do sono e sintomas vasomotores como os fogachos, que pioram a qualidade do sono. A sonolência diurna e a falta de energia também podem estar associadas a maior fadiga durante o tratamento.[14]

TRANSTORNO DE ESTRESSE PÓS-TRAUMÁTICO

O diagnóstico do câncer de mama e suas consequências podem levar ao *distress*, termo que se caracteriza pela sensação de sofrimento do paciente oncológico e experiência emocional desagradável e multifatorial, de natureza psicológica. Até mesmo entre as mulheres que apresentaram a remissão dos sintomas após um tratamento oncológico de sucesso, a temática que envolve o câncer ainda pode ser fonte de sofrimento psíquico importante. Receber a notícia do câncer de mama pode ser considerado uma experiência traumática para algumas mulheres, que podem desenvolver sintomas de transtorno de estresse pós-traumático (TEPT). Os sintomas associados ao trauma podem durar até um ano após o tratamento cirúrgico, e os fatores de risco são pacientes jovens, menor escolaridade, doenças psiquiátricas prévias, *status* socioeconômico e baixo condicionamento físico. Os sintomas intrusivos associados à temática do câncer, angústia e medo, sintomas autonômicos, sonhos relacionados e reações dissociativas podem estar presentes.

INTERAÇÕES MEDICAMENTOSAS ENTRE O TRATAMENTO PSIQUIÁTRICO E O ONCOLÓGICO

O câncer de mama pode ser classificado de acordo com a grande diversidade de tipos histológicos e moleculares, sejam eles *in situ* ou invasor. Entre os invasores, o tipo histológico mais comum é o carcinoma ductal infiltrante não especificado, que representa de 70 a 80% de todos os tumores de mama, seguido pelo carcinoma lobular infiltrante, que corresponde a cerca de 5 a 15%, e posteriormente pelos outros tipos histológicos.[15]

O estadiamento clínico anatômico, conforme a sétima edição do TNM – *Classificação de Tumores Malignos*,[16] indica a amplitude da doença, considerando o tamanho do tumor, a presença ou não de linfonodos axilares homolaterais comprometidos e a presença de doença fora da mama.

Ademais, é de suma importância a avaliação do padrão molecular do tumor, pois isso prevê a resposta a terapias específicas e o prognóstico da doença. Essa análise pode ser realizada por imuno-histoquímica, que quantifica os receptores de estrogênio (RE) e de progesterona (RP) e o receptor tipo 2 do fator de crescimento epidérmico humano (HER2), ou por microarranjo, que classifica os tumores em subtipos moleculares, de acordo com sua expressão gênica, com consequências clínicas e prognósticas diferentes.

O tratamento adequado deve considerar o estadiamento clínico anatômico, o tipo histológico, a presença de receptores, a superexpressão do HER2 no tumor e o estado de saúde da paciente, sendo essas análises essenciais para avaliação prognóstica e definição terapêutica.[17] O tratamento do câncer de mama pode ser sistêmico, por meio de quimioterapia, hormonioterapia e/ou terapia-alvo molecular ou local; cirúrgico, sendo este radical ou conservador; e radioterápico. Há particularidades importantes que envolvem o tratamento psiquiátrico e sua interação medicamentosa com o tratamento oncológico para o câncer de mama, e alguns antidepressivos e medicamentos devem ser evitados, dependendo do tratamento oncológico utilizado.

Um dos medicamentos utilizados na hormonioterapia é o tamoxifeno. O tamoxifeno é um inibidor seletivo dos receptores de estrogênio que tem sido usado como droga-alvo em câncer de mama desde a década de 1970. Posteriormente, outras drogas foram desenvolvidas, com diversos mecanismos de ação, e atualmente são também usadas para o tratamento do câncer de mama. O tamoxifeno é utilizado exclusivamente para pacientes com carcinoma de mama RE e/ou RP positivos. Enquanto o tamoxifeno age como um antiestrogênio nas células da mama, ele age como estrogênio em outros órgãos, como útero e ossos. Dessa forma, esse fármaco é denominado modulador seletivo do receptor de estrogênio (SERM). O tamoxifeno, além de tratamento para o câncer de mama em variados estágios, também pode ser usado para reduzir o risco de desenvolvimento desse tipo de câncer em mulheres com alto risco.[18]

Assim, as pacientes podem receber indicação do uso do tamoxifeno para diversas apresentações do câncer de mama. Paralelamente, os antidepressivos também são medicamentos frequentemente usados nessas pacientes, principalmente para depressão, ansiedade e também para as ondas de calor associadas à menopausa química, um efeito colateral possível da hormonioterapia. Em pacientes com câncer de mama, é reportado que cerca de 20 a 30% das mulheres com a doença, tratadas com tamoxifeno, também usam antidepressivos para depressão ou mesmo para as ondas de calor.[19]

Os inibidores seletivos de recaptação de serotonina são os antidepressivos mais extensamente utilizados para o tratamento de quadros psiquiátricos relacionados ao humor, como ansiedade, transtorno depressivo, TEPT. A eficácia e o perfil de efeitos colaterais os tornam medicamentos atraentes para alguns pacientes com câncer. Estudos com mulheres com câncer avançado (câncer de mama, carcinoma colorretal e cânceres ginecológicos) apontam que a fluoxetina, por exemplo, proporcionou melhora de quadros depressivos, de ansiedade e da qualidade de vida no geral, sendo bem tolerada. A dose de 20 mg do medicamento mostrou-se superior a placebo na melhora dos transtornos depressivos na população citada.[19]

Devido à frequência em que esses medicamentos, psicotrópicos e hormonioterapia, podem ser utilizados por uma mesma paciente, é importante o conhecimento do profissional de saúde sobre as interações medicamentosas entre eles. É sabido que o tamoxifeno é metabolizado por enzimas do fígado a diversos metabólitos. Dois dos seus metabólitos ativos, endoxifeno e 4-hidroxitamoxifeno, são predominantemente catalisadas por duas enzimas, citocromo P450 2D6 (CYP2D6) e UDP-glucuronil-transferase-2B7 (UGT2B7).

Inibidores fortes da CYP2D6 podem diminuir as concentrações séricas dos metabólitos ativos do tamoxifeno. Estudos sugerem que a farmacocinética do tamoxifeno, quando administrado com inibidores fortes da CYP2D6, evoluiu com uma redução de 58 a 72% nas concentrações de endoxifeno.[18]

Vários estudos mostraram que uma redução da atividade da CYP2D6, seja por polimorfismos genéticos ou por coadministração com drogas inibidoras da enzima, em pacientes que recebem tamoxifeno, está associada à diminuição da sobrevida livre de doença e de progressão, maior risco de recorrências, má resposta terapêutica e menos ondas de calor. Alguns dos antidepressivos inibidores da recaptação de serotonina, particularmente paroxetina e fluoxetina, trabalham como inibidores da CYP2D6, podendo causar, portanto, redução da eficácia do tamoxifeno,[20] e dessa forma não devem ser utilizados nas mulheres que fazem esse tratamento.

Outro medicamento bastante comum entre os psicofármacos utilizados no tratamento psiquiátrico, a bupropiona também é considerada um inibidor forte da enzima, e deve ser evitada. A duloxetina, da classe dos inibidores da recaptação de serotonina e noradrenalina, é classificada como inibidor moderado.

Para as pacientes que têm indicação do uso de antidepressivos, enquanto em tratamento com tamoxifeno, são recomendados agentes que tenham menos efeitos sobre a CYP2D6, como venlafaxina, citalopram, escitalopram, mirtazapina.[20] O citalopram, por exemplo, é considerado um inibidor muito fraco da CYP2D6, o que poderia causar uma discreta redução da concentração do endoxifeno na circulação, o que provavelmente não traria repercussões clínicas.[19] A venlafaxina também é um inibidor fraco da enzima do fígado, não sendo, portanto, capaz de alterar de maneira significativa a farmacocinética do tamoxifeno, sendo um dos antidepressivos mais utilizados para o tratamento das ondas de calor induzidas pelo tamoxifeno.[19]

Por fim, outros parâmetros farmacológicos e clínicos também devem ser considerados para a escolha do antidepressivo, quando indicado, para mulheres em tratamento para câncer de mama. O tratamento não farmacológico, focado em intervenções psicossociais, também deve compor o tratamento para uma abordagem integral.

MANEJO E ESTRATÉGIA DO TRATAMENTO PSICOLÓGICO DAS PACIENTES ONCOLÓGICAS

Assim como a psiquiatria, a psicologia também desenvolveu uma área de atuação específica para pacientes oncológicos. A psicologia oncológica foi desenvolvida a partir da evolução sofrida pelo conceito de saúde que passou a ser compreendida como um fenômeno biopsicossocial, que levou à formação de equipes cada vez mais multidisciplinares, assimilando a relevância da saúde emocional para a saúde física.[21]

O psicólogo que atende pacientes nessa área tem como propósito a manutenção do bem-estar psicológico do paciente. Entre seus atributos está a identificação de fatores emocionais que possam intervir na sua saúde. Além disso, o tratamento psicológico pretende acolher as angústias, lidar com suas vulnerabilidades, prevenir e reduzir os sintomas emocionais causados pela doença e seus tratamentos, auxiliar o paciente a significar de forma saudável o processo que está vivendo, da experiência do adoecer.[22]

Entre as formas de atendimento indicadas para pacientes com câncer de mama encontra-se principalmente a psicoterapia individual, que pode ser realizada a partir de abordagem breve. A psicoterapia breve pode ser realizada como um processo completo em si, ou ter a finalidade de um processo terapêutico inicial, assim como funções preventivas de maiores danos futuros ao paciente. A psicoterapia breve realiza intervenções focais, e posteriormente o paciente pode ser encaminhado para uma psicoterapia de longa duração se necessário. A vantagem desse tipo de abordagem é a possibilidade de acolhimento da angústia atual da paciente, que muitas vezes estará vinculada ao câncer de mama.[23]

Além da abordagem da psicoterapia breve, todas as abordagens de psicoterapia são indicadas no contexto do adoecimento e tratamento do câncer de mama. Atenção especial deve ser dada às linhas teóricas mais existenciais, que visam significar as vivências emocionais da paciente. Linhas teóricas que trabalham o luto e a perda também são indicadas, especialmente em contextos de mudanças físicas e de função mais significativas. A psicoeducação também faz parte do trabalho do psicólogo nesse contexto. Evidências demonstram que, quanto mais bem informado está o paciente, melhores são suas reações ao tratamento.[21]

Uma outra forma de abordagem da psicologia oncológica é a realização de grupos terapêuticos. Entre as principais finalidades dos grupos estão o estabelecimento de uma identificação com mulheres em situação similar e a possibilidade de compartilhar informações, que geram uma percepção de universalidade de conflitos. A partir dos encontros em grupo, tende-se a desenvolver aprendizagem interpessoal, além de uma postura altruísta que reforça a coesão grupal e permite momentos de catarse e elaboração de questões emocionais.[21]

O psicólogo pode atender tanto as pacientes com câncer de mama quanto seus familiares, uma vez que o suporte familiar é extremamente importante para a adesão das pacientes ao tratamento, superação do processo de modo geral e prevenção de transtornos psiquiátricos. Atuando junto à família, o psicólogo possibilita que se reforcem os vínculos afetivos entre família e paciente, capacitando-os a compartilhar experiências e emoções e proporcionando um diálogo autêntico e verdadeiro.[21]

CONCLUSÃO

O câncer de mama é uma neoplasia maligna de alta incidência em mulheres de todo o mundo e está ligado ao desencadeamento de diversos transtornos psiquiátricos, principalmente aos relacionados ao humor. O tratamento de ambas as morbidades requer acompanhamento multiprofissional, além do conhecimento das particularidades quanto aos aspectos biológicos e psicossociais da mulher. Ademais, o tratamento medicamentoso, quando necessário, exige conhecimento técnico e manejo das possíveis interações farmacológicas entre os psicotrópicos e a terapia oncológica.

REFERÊNCIAS

1. Warner E. Intensive radiologic surveillance: a focus on the psychological issues. Ann Oncol 2004;15: i43-i47. Disponível em: https://doi.org/10.1093/annonc/mdh657 (acesso 31 mar 2023).
2. Sung H, Ferlay J, Siegel RL, Laversanne M, Soerjomataram I, Jemal A, et al. Global cancer statistics 2020: GLOBOCAN estimates of incidence and mortality worldwide for 36 cancers in 185 countries. CA Cancer J Clin. 2021;71(3):209-49. Disponível em: https://doi.org/10.3322/caac.21660 (acesso 31 mar 2023).
3. Santos MD, Lima FC, Martins LF, Oliveira JF, Almeida LM, Cancela MD. Estimativa de incidência de câncer no Brasil, 2023-2025. Rev Bras Cancerol. 2023;69(1). Disponível em: https://doi.org/10.32635/2176-9745.rbc.2023v69n1.3700 (acesso 31 mar 2023).
4. van der Merwe N, Bouwens CS, Pienaar R, van der Merwe L, Yako YY, Geiger DH, et al. CYP2D6 genotyping and use of antidepressants in breast cancer patients: test development for clinical application. Metab Brain Dis. 2012;27(3):319-26. Disponível em: https://doi.org/10.1007/s11011-012-9312-z (acesso 31 mar 2023).
5. Arab C, Demonico BB, Correia CK, Vilarino GT, Andrade A. Câncer de mama e reações emocionais: revisão sistemática. Rev Baiana Saude Publica. 2017; 40(4). Disponível em: https://doi.org/10.22278/2318-2660.2016.v40.n4.a1679 (acesso 31 mar 2023).
6. Ferreira RG, Franco LF. Efeitos colaterais decorrentes do tratamento quimioterápico no câncer de mama: revisão bibliográfica. Rev Univ Val Rio Verde. 2017;15(2):633-8. Disponível em: https://doi.org/10.5892/ruvrd.v15i2.3759 (acesso 31 mar 2023).
7. Cantinelli FS, Camacho RS, Smaletz O, Gonsales BK, Braguittoni É, Rennó Jr J. A oncopsiquiatria no câncer de mama: considerações a respeito de questões do feminino. Arch Clin Psychiatry. 2006; 33(3):124-33. Disponível em: https://doi.org/10.1590/s0101-60832006000300002 (acessado 31 mar 2023).
8. Pettini G, Sanchini V, Pat-Horenczyk R, Sousa B, Masiero M, Marzorati C, et al. Predicting effective adaptation to breast cancer to help women to BOUNCE back: study protocol for a multicenter clinical pilot. JMIR Res Protoc 2022;11(10). Disponível em: https://doi.org/10.2196/34564 (acesso 31 mar 2023).
9. Wang X, Wang N, Zhong L, Wang S, Zheng Y, Yang B, et al. Prognostic value of depression and anxiety on breast cancer recurrence and mortality: a systematic review and meta-analysis of 282,203 patients. Mol Psychiatry. 2020;25(12):3186-97. Disponível em: https://doi.org/10.1038/s41380-020-00865-6 (acesso 31 mar 2023).
10. Shim EJ, Lee JW, Cho J, Jung HK, Kim NH, Lee JE, et al. Association of depression and anxiety disorder with the risk of mortality in breast cancer: a National Health Insurance Service study in Korea. Breast Cancer Res Treat. 2019;179(2):491-8. Disponível em: https://doi.org/10.1007/s10549-019-05479-3 (acesso 31 mar 2023).
11. Renno JR, Ribeiro HL. Tratado de saúde mental da mulher. São Paulo: Atheneu, 2012.
12. Brintzenhofe-Szoc KM, Levin TT, Li Y, Kissane DW, Zabora JR. Mixed anxiety/depression symptoms in a large cancer cohort: prevalence by cancer type. Psychosomatics. 2009;50(4):383-91. Disponível em: https://doi.org/10.1176/appi.psy.50.4.383 (acesso 31 mar 2023).
13. Carpenter JS, Elam JL, Ridner SH, Carney PH, Cherry GJ, Cucullu HL. Sleep, fatigue, and depressive symptoms in breast cancer survivors and matched healthy women experiencing hot flashes. Oncol Nurs Forum. 2004;31(3):591-8. Disponível em: https://doi.org/10.1188/04.onf.591-598 (acesso 31 mar 2023).
14. Berger AM, Farr L. The influence of daytime inactivity and nighttime restlessness on cancer-related fatigue. Oncol Nurs Forum. 1999;26(10):1663-71.
15. Lakhani SR, Ellis IO, Schnitt SJ, Tan PH, van de Vijver MJ. WHO classification of tumours of the breast. 4 ed. Geneve: International Agency for Research on Cancer; 2012.
16. União Internacional Contra o Câncer. TNM: classificação de tumores malignos. 7 ed. Rio de Janeiro: INCA; 2012.
17. Coates AS, Winer EP, Goldhirsch A, Gelber RD, Gnant M, Piccart-Gebhart M, et al. Tailoring therapies – improving the management of early breast cancer: St Gallen International Expert Consensus on the primary therapy of early breast cancer 2015. Ann Oncol. 2015;26(8):1533-46.
18. Nazarali SA, Narod SA. Tamoxifen for women at high risk of breast cancer. Breast Cancer (Dove Med Press). 2014;6:29-36.
19. Holland JC, Romano SJ, Heiligenstein JH, Tepner RG, Wilson MG. A controlled trial of fluoxetine and

desipramine in depressed women with advanced cancer. Psychooncology 1998;7(4):291-300.
20. Irarrázaval O ME, Gaete G L. Elección del mejor antidepresivo en pacientes con cáncer de mama en tratamiento con tamoxifeno: revisión de la evidencia básica y clínica [Antidepressants agents in breast cancer patients using tamoxifen: review of basic and clinical evidence]. Rev Med Chil. 2016;144(10): 1326-35.
21. Venâncio JL, Leal VM. Importância da atuação do psicólogo no tratamento de mulheres com câncer de mama. Rev Bras Cancerol. 2004;50(1):55-63. Disponível em: https://doi.org/10.32635/2176-9745.rbc.2004v50n1.2059 (acesso 31 mar 2023).
22. Gimenez MG. A mulher e o câncer. São Paulo: Editorial Psy; 1997.
23. Neme CMB. Enfrentamento do câncer: ganhos terapêuticos com psicoterapia num serviço de psico-oncologia em hospital geral. Tese [Doutorado em Psicologia Clínica]. São Paulo: PUC; 1999.

CAPÍTULO 27

Reprodução assistida: conceitos gerais e aspectos psicológicos envolvidos

Artur Dzik
Alcina de Cássia Meirelles
Gilberto da Costa Freitas
Nilka Fernandes Donadio
Mario Cavagna (*in memoriam*)

> **PONTOS-CHAVE**
>
> - A infertilidade é uma doença definida como a falha em conseguir uma gravidez após 12 meses ou mais de relações sexuais completas, regulares e desprotegidas, sendo motivo de sofrimento psicológico em muitos pacientes.
> - A infertilidade causada por anovulação crônica está associada principalmente à síndrome dos ovários policísticos.
> - As técnicas de reprodução assistida representam grande avanço no tratamento da infertilidade.

CONCEITOS GERAIS

A infertilidade é uma doença definida como a falha em conseguir uma gravidez em 12 meses ou mais de relações sexuais completas, regulares e desprotegidas, ou pelo impedimento da capacidade reprodutiva individual de um dos membros do casal. Tem como principais causas femininas a falta de ovulações e fatores anatômicos que comprometam as tubas uterinas. Sua incidência é de 10 a 15% e afeta os casais do ponto de vista físico e psicológico.[1]

Não existe um consenso de que o declínio da saúde geral da população poderia, pelo menos em parte, ajudar a explicar o aumento da infertilidade. Algumas situações clínicas podem contribuir para esse declínio, como o aumento da prevalência da obesidade, associada à anovulação crônica e à síndrome dos ovários policísticos, dor pélvica crônica associada à endometriose e a crescente incidência de doenças sexualmente transmissíveis poderiam afetar os órgãos reprodutivos (p. ex., clamídia e gonococo); além de outro fato bastante atual, postergar a maternidade por motivos sociais, muito comum nas sociedades desenvolvidas, que poderia comprometer a reserva ovariana, com consequente queda no potencial reprodutivo.

Todos esses fatores indicam que o número de casos de infertilidade cresce, resultando em um aumento progressivo na necessidade do uso de tecnologias de reprodução assistida (TRA).

A infertilidade causada por anovulação crônica está associada principalmente à síndrome dos ovários policísticos. Essa síndrome é o distúrbio endócrino mais comum nas mulheres com infertilidade. Sua prevalência situa-se entre 6 e 10% segundo os critérios do

Instituto Nacional de Saúde dos Estados Unidos (NIH – National Institute of Health) e é maior que 15% quando usados os critérios de Roterdã. A expressão clínica dos ovários policísticos varia, mas comumente inclui oligo-ovulação ou anovulação, hiperandrogenismo e a presença de vários cistos menores que 10 mm na periferia dos ovários à ultrassonografia.

A endometriose é uma doença inflamatória crônica definida pela presença de tecido semelhante ao endométrio fora do útero. Sua prevalência exata é desconhecida, mas estima-se variar de 2 a 10% na população feminina geral, e ficar acima de 50% em mulheres inférteis.[2] A estimativa atual de mulheres adultas e adolescentes com a doença em fase reprodutiva no mundo é de pelo menos 190 milhões.[3,4] Nem todas as mulheres com endometriose são sintomáticas, mas os sintomas principais associados à doença são a dor e a infertilidade. Principalmente os sintomas de dor impactam a qualidade de vida em várias atividades físicas, vida social, educação, trabalho, atividade sexual, intimidade com o parceiro, saúde mental e bem-estar emocional.[5]

O comitê internacional de monitoramento das tecnologias de reprodução assistida define reprodução assistida (RA) como todo tratamento ou procedimento que inclua a manipulação dos gametas ou embrião humano *in vitro* com o propósito de estabelecer uma gravidez. Sob a perspectiva dos pacientes, fornece uma solução para seus problemas de dificuldades conceptivas. Embora essa modalidade de tratamento seja segura, pode ser demorada, cara e aumenta os riscos para gravidez múltipla.

Entre as técnicas de baixa complexidade destacamos a inseminação intrauterina e o coito programado, que podem ser realizados em ciclos ovulatórios espontâneos ou associados à estimulação ovariana. Entre as de alta complexidade, destacamos a fertilização *in vitro* clássica, quando os espermatozoides fertilizam espontaneamente os óvulos (FIV), ou por meio de injeção intracitoplasmática dos espermatozoides (ICSI), em que um espermatozoide é colocado mecanicamente pelo micromanipulador dentro de cada óvulo.

A INSEMINAÇÃO INTRAUTERINA/COITO PROGRAMADO

A inseminação intrauterina (IIU) é definida como a deposição intrauterina de espermatozoides (preparados em laboratório) no momento de uma ovulação, espontânea ou estimulada. As taxas de sucesso são melhores quando associamos a estimulação ovariana com medicamentos. Suas etapas compreendem a estimulação hormonal do desenvolvimento folicular, visando à obtenção de 2 a 3 folículos. Após monitorização ultrassonográfica, quando os folículos atingem diâmetro máximo de 18 a 20 mm, induzimos a ovulação com HCG e agendamos a IIU para 24 a 36 horas. O preparo seminal é realizado no dia da inseminação, e há a imediata introdução desses espermatozoides diretamente na cavidade uterina por meio de um cateter apropriado. Em relação ao coito programado, as etapas são semelhantes, e a inserção dos espermatozoides é feita por meio da sincronização de uma ou mais relações sexuais.

Indicações da IIU

A IIU é indicada para fator cervical, infertilidade de causa inexplicada, endometriose mínima e leve e o fator masculino leve. Outras indicações são incapacidade de manter relações sexuais e utilização de sêmen de doador (inclusive em mulheres homossexuais). A condição essencial para que a IIU seja indicada é que haja pelo menos uma tuba pérvia e funcionante e um número de espermatozoides viáveis acima de cinco milhões pós-capacitação seminal. As indicações para o coito programado são praticamente as mesmas da IIU, mas sem fator masculino associado.

Técnicas e resultados

Embora a IIU possa ser realizada em ciclo natural, a estimulação ovariana aumenta a eficácia do método. Os esquemas de estimulação ovariana são muito variáveis. As principais drogas indutoras da ovulação são os indutores orais, como o citrato de clomifeno, o letrozol, os indutores injetáveis e as gonadotrofinas (FSH, LH, hMG), que podem ser de origem biológica ou recombinante. Na IIU a estimulação ovariana é feita de modo suave, para que se evite o desenvolvimento de um número excessivo de folículos, o que contraindicaria o procedimento, com o cancelamento imediato e orientações contraceptivas. A estimulação é sempre monitorizada por ultrassonografia, que permite acompanhar o desenvolvimento folicular e a determinação do número de folículos em desenvolvimento. Quando se detecta um número de folículos superior a quatro, o ciclo deve ser cancelado, ou a paciente deve ser encaminhada a uma técnica de alta complexidade, pois os riscos para gravidez múltipla estarão aumentados. Na presença de folículos pré-ovulatórios (18 a 20 mm de diâmetro médio), a rotura folicular é desencadeada pela administração da gonadotrofina coriônica humana (hCG), e a inseminação é realizada 24 a 36 horas depois. A inseminação propriamente dita é um procedimento simples, realizado com a paciente em posição ginecológica. Após a inserção do espéculo, limpeza vaginal e colo uterino com soro fisiológico, introduz-se o cateter de inseminação através do canal cervical e injeta-se 0,5 mL de meio de cultura com os espermatozoides depois de seu processamento no laboratório. As taxas de gravidez obtidas com a IIU são muito variáveis e dependem de inúmeros fatores. Na literatura encontram-se referências que variam de 8 a 35%. Normalmente as taxas de sucesso situam-se em torno de 12 a 15% por tentativa. Em mulheres jovens, abaixo de 35 anos, as taxas podem atingir 20%. Recomendamos que o número de tentativas de IIU seja de no máximo três; não ocorrendo a gravidez, técnicas mais complexas devem ser consideradas.

FERTILIZAÇÃO *IN VITRO* E TRANSFERÊNCIA DE EMBRIÕES (FIV)

A grande revolução no tratamento da infertilidade conjugal, sem sombra de dúvida, ocorreu com a publicação em 1978 do primeiro nascimento obtido após a fecundação de um oócito no laboratório e a transferência do embrião resultante para a cavidade uterina de uma paciente com salpingectomia bilateral. Por isso, a indicação clássica de fertilização *in vitro* (FIV) é o fator tubário. Entretanto, atualmente as indicações de FIV são bem mais amplas, não estando limitadas ao tratamento dos casais inférteis. As indicações podem variar desde preservação social ou por motivos oncológicos da fertilidade feminina até a realização de ciclo de tratamento para estudo de embriões livres de alguma doença monogênica (PGT-M). Entretanto, as indicações mais comuns são endometriose nos seus vários estágios, infertilidade de causa inexplicada, fator masculino, anovulatórias crônicas, fator imunológico e falhas nos tratamentos de baixa complexidade. Nos casos de falência ovariana, os programas de doação de oócitos/embriões, cessão temporária de útero, utilização de oócitos ou embriões congelados para futuras transferências e congelamento de oócitos ou embriões antes de terapia oncológica também são técnicas associadas à FIV. As principais etapas envolvidas no ciclo de FIV são estimulação ovariana, aspiração folicular para coleta de oócitos, fertilização dos oócitos em laboratório e transferência dos embriões resultantes.

Estimulação ovariana

É o estímulo farmacológico dos ovários e desempenha papel de fundamental importância na multifoliculogênese para os procedimentos de reprodução assistida. As gonadotrofinas representam a principal modalidade terapêutica na estimulação ovariana para reprodução assistida. Existem preparados de origem biológica (urinários) como o hMG (gonadotrofina coriônica humana), com proporções iguais de hormônio folículo estimulante (FSH) e hormônio luteinizante (LH) (p. ex., Menopur® e Merional®), preparados recombinantes de FSH isolado (Gonal®, Rekovelle®, Elonva®) e FSH com adição de LH (Pergoveris®). Quando os folículos atingem a maturidade (folículos entre 17 e 18 mm de diâmetro médio), administramos o hCG ou agonista do GnRH (hormônio liberador de gonadotrofinas) para maturação final dos oócitos. Se a programação do ciclo for para transferência embrionária no mesmo ciclo de tratamento, então a suplementação da fase lútea será etapa obrigatória, e com isso a administração de progesterona é fundamental e deve iniciar no dia da coleta dos oócitos. Atualmente, prefere-se o emprego da progesterona natural micronizada, em cápsulas de 200 mg, ou do gel de progesterona a 8%, ambos administrados por via intravaginal, ou administrar didrogesterona 10 mg, 3×/dia.

Aspiração folicular

A aspiração folicular é o procedimento que visa à coleta de oócitos para a fertilização *in vitro*. Realizada de 24 a 36 horas após a administração do hCG/GnRH-ag para maturação final, a aspiração folicular é feita em regime de hospital dia, em sala cirúrgica, na maioria dos serviços contígua ao laboratório de manipulação de gametas. O procedimento é feito com a paciente sedada e uso da ultrassonografia transvaginal. Acopla-se um guia ao transdutor, por onde se insere a agulha de punção. São puncionados todos os folículos com diâmetro maior que 10 mm, e o líquido folicular obtido é levado para o laboratório, para identificação e classificação dos oócitos.

Fertilização *in vitro* clássica

A FIV clássica, como dito anteriormente, consiste no manuseio dos gametas femininos e masculinos em laboratório, ocorrendo, durante o procedimento, a fertilização espontânea dos oócitos pelos espermatozoides, com posterior formação de pré-embriões (PE) que são devolvidos para o trato genital feminino, mais frequentemente para a cavidade uterina.

Após 18 a 20 horas, realiza-se a desnudação, que consiste na retirada das células da granulosa e dos espermatozoides aderidos à zona pelúcida dos oócitos, e observa-se em microscópio invertido (aumento de 400×) se ocorreu a fertilização, determinada pela presença de dois pró-núcleos (masculino e feminino). Os embriões fertilizados continuam seu desenvolvimento na incubadora, por 2 a 3 dias, sendo então transferidos para o útero. Pode-se, também, proceder à cultura prolongada, por meio da qual os embriões são transferidos no 5º ou 6º dia após a aspiração folicular, já na fase de blastocisto. Antes da transferência, os embriões são classificados quanto a sua qualidade, sendo os melhores selecionados para a transferência intrauterina. A classificação dos embriões se baseia no número de blastômeros, simetria entre eles, presença de multinucleação e fragmentação citoplasmática. Já a classificação dos blastocistos considera sua expansão, a quantidade de células do trofoectoderma, assim como a quantidade e coesão das células da massa celular interna.

O número de embriões a serem transferidos no Brasil depende da idade da mulher: até 37 anos, dois embriões; acima de 37 anos, no máximo três; salvo nos casos de embriões geneticamente euploides após teste genético: que independentemente da idade somente podem ser transferidos dois (Resolução CFM 2.320/2022).[6]

A transferência de embriões (TE) para o útero, realizada pela introdução de cateter apropriado pelo colo do útero, é a etapa final da fertilização *in vitro*. Realizada, normalmente, após seis dias da inseminação dos oócitos, com a paciente em posição ginecológica e visualização ultrassonográfica abdominal para acompanhar o trajeto do cateter e a deposição do embrião em região do útero apropriada. Em relação aos resultados, quantificando os vários fatores que interferem nas taxas de sucesso do tratamento, calcula-se que a idade da mulher e a qualidade oocitária participem em mais de 40%. A qualidade do laboratório, a experiência dos médicos, a escolha dos meios de cultura e o controle adequado das condições de toxicidade ambiental participam em outros 40%. Os 20% restantes são decididos no momento da TE.

No geral, as taxas de gravidez com nascimento das técnicas de fertilização *in vitro* atingem 30 a 45% nos casos de bom prognóstico, ou seja, em mulheres jovens, com boa reserva ovariana, na ausência de outros fatores uterinos ou outras comorbidades associadas.

A ICSI (injeção intracitoplasmática de espermatozoides) é a técnica de fertilização mais usada atualmente. Esse método consiste na injeção de um único espermatozoide diretamente no citoplasma do óvulo, utilizando-se um micromanipulador, equipamento que reduz a amplitude de nossos movimentos, permitindo assim que, por meio de microagulhas, possamos aspirar espermatozoides um a um e injetá-los diretamente no citoplasma de cada oócito previamente desnudado, ou seja, sem as células da granulosa. Indicada, a princípio, para os casos de fator masculino grave, pois é necessário um único espermatozoide para fecundar o óvulo. Com o advento da ICSI, as indicações de procedimentos com sêmen de doador tornaram-se bem mais raras, pois se consegue a fertilização mesmo na vigência de fator masculino grave. Uma das grandes vantagens da ICSI é que a técnica pode ser empregada nos casos de azoospermia obstrutiva, como na vasectomia. Além disso, a ICSI pode ser indicada nos casos de ausência congênita dos canais deferentes, e de azoospermia após correção de hérnia bilateral. Nesses casos, são empregadas técnicas que permitem a obtenção de espermatozoides por meio da aspiração do epidídimo ou do testículo.

Congelamento de embriões

Utilizamos o congelamento quando existem embriões excedentes nos ciclos de FIV, nos casos de cancelamento da transferência por risco da síndrome da hiperestimulação ovariana, antes de tratamento de quimioterapia, planejamento de congelamento para transferência em outro momento e tratamento radioterápico em pacientes jovens com desejo de preservação da fertilidade. É possível desde o estágio de zigoto (pró-núcleo) até o estágio de blastocisto.

PRESERVAÇÃO DA FERTILIDADE

A preservação da fertilidade cresceu enormemente nas últimas duas décadas, impulsionada pelo crescente reconhecimento da importância da perda potencial de fertilidade como um efeito muito importante do tratamento do câncer e outras doenças graves, e o desenvolvimento de tecnologias facilitadoras de vitrificação de oócitos e criopreservação de tecido ovariano para autoenxerto subsequente. Isso facilitou enormemente a preservação da fertilidade para muitas mulheres e, de fato, meninas jovens. Em relação às indicações para preservação da fertilidade, adicionalmente ao diagnóstico de câncer como a mais comum indicação, aplicamos nos casos de outras doenças graves em que o tratamento com agentes citotóxicos ou cirurgia comprometem a função reprodutiva. Estão surgindo indicações em outras condições metabólicas, genéticas e cromossômicas, como a síndrome de Turner. As mulheres têm optado cada vez mais por congelar seus oócitos para prevenir a perda da fertilidade relacionada à idade, o denominado "congelamento social de oócitos".

As informações necessárias que o médico deve fornecer para as mulheres em risco de infertilidade são:

- Impacto do câncer, outras doenças e seus tratamentos sobre a função reprodutiva.
- Impacto do câncer, outras doenças e seus tratamentos sobre a fertilidade.
- Opções de preservação da fertilidade.
- Questões relacionadas ao congelamento e armazenamento após a PF.
- Tratamentos de infertilidade e fertilidade.
- Gravidez após o tratamento gonadotóxico ou as condições subjacentes.
- Outras opções de gravidez e parentalidade.

As informações fornecidas devem preencher as necessidades da paciente. Nos casos de adolescentes e adultos jovens essas informações devem ser específicas à idade. Além disso, está recomendado fornecer ajuda para as decisões das pacientes que estão considerando a PF e oferecer suporte psicológico e aconselhamento quando a decisão for tomada. Principalmente, para aquelas pacientes que apresentam fatores de risco para distúrbios psicológicos. Essas pacientes necessitam de avaliação individual das indicações e riscos antes da intervenção para PF. Recomendamos equipe multidisciplinar para uma avaliação precisa de fatores de risco. Portanto, é fundamental que os aspectos relacionados à fertilidade sejam discutidos com todos os pacientes pré-púberes e em idade reprodutiva que serão submetidos a terapia oncológica. Quando se tratar de crianças, a discussão deverá ocorrer com os pais ou responsáveis. Além disso, é importante salientar que a preservação da fertilidade não está recomendada para mulheres com evidente falência ovariana prematura.

Técnicas de preservação da fertilidade

No caso masculino, o congelamento de espermatozoides é uma técnica há muito tempo bem estabelecida, e adolescentes de 12 anos já podem apresentar maturidade física e emocional para entender o problema e fornecer amostras de sêmen. Por outro lado, a criopreservação de tecido testicular e espermatogônias são técnicas ainda experimentais, e a supressão testicular com análogos do GnRH não se mostrou eficiente na proteção da função gonadal. Os aspectos éticos e emocionais que interferem na coleta de sêmen de adolescentes não devem ser negligenciados, e a participação dos pais é muito importante nas decisões a serem tomadas. Tratando-se de homens adultos, não há dúvidas de que a opção pela coleta e criopreservação de sêmen deve ser discutida e oferecida a todos os pacientes que serão submetidos a tratamento oncológico. No sexo feminino, as possibilidades são mais complexas. As principais alternativas consistem na criopreservação de embriões, oócitos e tecido ovariano e, em caso de radioterapia pélvica, a transposição cirúrgica ovariana. Devem ser considerados, ainda, a opção de supressão da função ovariana com análogos do GnRH, concomitantemente à quimioterapia, e o emprego de cirurgias conservadoras para certos tipos de cânceres que acometem o aparelho reprodutor feminino. O uso dos agonistas do GnRH durante a quimioterapia poderia ser oferecido como uma opção para proteção da função ovariana em pacientes na pré-menopausa com câncer de mama recebendo quimioterapia. Entretanto, não existem evidências suficientes do seu efeito protetivo sobre a reserva ovariana e o potencial para gravidezes futuras. Portanto, em mulheres com câncer de mama, os agonistas do GnRH durante a quimioterapia não deveriam ser considerados uma opção de PF no lugar das técnicas de congelamento.

Outra grande questão igualmente importante é quando a paciente busca a gravidez por meio da utilização do material armazenado. Antes do uso desse material, a aptidão para gravidez deve ser cuidadosamente avaliada, tendo em conta os efeitos tardios do tratamento, a idade da paciente e o intervalo desde o final do tratamento. A necessidade de aconselhamento psicológico, preconcepção e aconselhamento do tratamento de fertilidade deveria ser considerada para todas as pacientes. Apropriado aconselhamento e monitorização obstétrica estão recomendados para mulheres que desejam engravidar após tratamento gonadotóxico. Após a conclusão da quimioterapia é sugerido um intervalo de pelo menos um ano antes de tentar engravidar a fim de reduzir o risco de complicações na gravidez. Radioterapia em um local que inclua o útero aumenta os riscos para complicações na gravidez; esse risco é dependente da idade e da dose. Após a conclusão do tratamento recomendado, a gravidez é segura em mulheres que sobrevivem ao câncer de mama, independentemente do *status* do receptor de estrogênio do tumor. Finalmente, devemos entender que a gravidez após o tratamento de câncer deve ser acompanhada de perto, em virtude do aumento do risco de nascimento prematuro e baixo peso ao nascer. Portanto, é muito importante que as pacientes sejam devidamente informadas sobre esses riscos.

A Sociedade Europeia de Reprodução Humana e Embriologia (ESHRE), em 2020, recomendou fortemente o congelamento de oócito como uma opção bem estabelecida para PF. Para aquelas com parceiro, deveria ser oferecida a opção de congelar metade dos oócitos e a outra metade ser destinada a produzir embriões e armazená-los. O congelamento de embriões também é uma opção já muito bem estabelecida de PF.

Está recomendado oferecer o congelamento de tecido ovariano para mulheres com risco moderado/alto de tratamento gonadotóxico nos casos em que o congelamento de oócito/embrião não é viável, ou de acordo com a preferência da paciente. Não deve ser oferecida para pacientes com baixa reserve a ovariana (AMH < 0,5 ng/mL e CFA [contagem de folículos antrais] < 5) e idade avançada, considerando o risco/benefício desfavorável. As evidências atuais sugerem que a eficiência do procedimento de congelamento de tecido ovariano é questionável acima dos 36 anos. Recomenda-se a transposição ovariana no mesmo momento da coleta do tecido ovariano em pacientes que receberão irradiação pélvica.

DIAGNÓSTICO GENÉTICO PRÉ-IMPLANTACIONAL

Os termos anteriormente usados para o diagnóstico genético pré-implantacional (PGD) e *screening* genético pré-implantacional (PGS) foram substituídos pelo termo teste genético pré-implantacional (PGT), na sequência de uma revisão de terminologias usadas nos cuidados de infertilidade. O PGT é definido com um teste realizado para analisar o DNA do oócito (corpúsculo polar) ou embriões (em estágio de divisão celular ou blastocisto) para tipagem HLA ou para determinação de anormalidades genéticas. Isso inclui PGT para aneuploidia (PGT-A), PGT para defeitos monogênicos /únicos (PGT-M) e PGT para rearranjos estruturais cromossômicos (PGT-SR). O PGT para aberrações cromossômicas numéricas de alto risco genético está incluso dentro do PGT-SR na coleta de dados do consórcio ESHRE/PGT.

A técnica em si consiste na análise cromossômica de células embrionárias antes da transferência do embrião para o útero. A retirada de células por biópsia (retirada de blastômeros por orifício feito com *laser*) é realizada quando o embrião atinge o estágio de blastocisto entre o 5º e 6º dia do desenvolvimento *in vitro*. São retirados um ou mais blastômeros, o que não acarreta dano aparente ao embrião.

SITUAÇÕES ESPECIAIS EM REPRODUÇÃO ASSISTIDA

Doação de oócitos

A doação de oócitos é aplicada na falência ovariana precoce (natural/cirurgia/tratamento gonadotóxico) ou associada à idade materna avançada e nas pacientes com baixa resposta à estimulação ovariana (p. ex., FSH > 15 UI/mL e AMH < 1 ng/mL ou CFA < 5 folículos). Toda mulher com idade igual ou superior a 40 anos que necessite de TRA é uma potencial candidata a ser receptora de óvulos doados. Para ser doadora de óvulos, a mulher precisa preencher alguns requisitos básicos baseados na mais recente publicação da RDC/Anvisa nº 771/2023, que entrou em vigor em 01/02/2023. A idade deverá estar compreendida entre 18 e 37 anos e a doadora deve te boa saúde física e psíquica.

No Brasil, o Conselho Federal de Medicina (CFM) (Resolução CFM n. 2.320/2022)[6] determina que a doação de gametas ou embriões não pode ter caráter lucrativo ou comercial; os doadores não devem conhecer a identidade dos receptores e vice-versa, exceto na doação de gametas ou embriões para parentesco de até quarto grau, de um dos receptores (primeiro grau: pais e filhos; segundo grau: avós e irmãos; terceiro grau: tios e sobrinhos; quarto grau: primos), desde que não incorra em consanguinidade; deve constar em prontuário o relatório médico atestando a adequação da saúde física e mental de todos os envolvidos; a doadora de óvulos ou embriões não pode ser a cedente temporária do útero; a doação de gametas pode ser realizada a partir da maioridade civil, sendo a idade-limite de 37 anos para a mulher e de 45 anos para o homem; exceções ao limite da idade feminina podem ser aceitas nos casos de doação de oócitos previamente congelados, embriões previamente congelados e doação familiar, desde que a receptora/receptores seja(m) devidamente esclarecida(os) sobre os riscos que envolvem a prole; deve ser mantido, obrigatoriamente, sigilo sobre a identidade dos doadores de gametas e embriões, bem como dos receptores, com a ressalva do item 2 do Capítulo IV da Resolução CFM n. 2.320/2022.[6] Em situações especiais, informações sobre os doadores, por motivação médica, podem ser fornecidas exclusivamente aos médicos, resguardando a identidade civil do(a) doador(a); as clínicas, centros ou serviços onde são feitas as doações devem manter, de forma permanente, um registro com dados clínicos de caráter geral, características fenotípicas, de acordo com a legislação vigente; na região de localização da unidade, o registro dos nascimentos evitará que um(a) doador(a) tenha produzido mais de dois nascimentos de crianças de sexos diferentes em uma área de 1 milhão de habitantes. Exceto quando uma mesma família receptora escolher um(a) mesmo(a) doador(a), que pode, então, contribuir com quantas gestações forem desejadas; não é permitido aos médicos, funcionários e demais integrantes da equipe multidisciplinar das clínicas, unidades ou serviços serem doadores nos programas de reprodução assistida; é permitida a doação voluntária de gametas, bem como a situação identificada como doação compartilhada de oócitos em reprodução assistida, em que doadora e receptora compartilham tanto do material biológico quanto dos custos financeiros que envolvem o procedimento; a escolha das doadoras de oócitos, nos casos de doação compartilhada, é de responsabilidade do médico assistente. Dentro do possível, o médico assistente deve selecionar a doadora que tenha a maior semelhança fenotípica com a receptora, que deve dar sua anuência à escolha; a responsabilidade pela seleção dos doadores é exclusiva dos usuários quando da utilização de banco de gametas ou embriões; na eventualidade de embriões formados por gametas de pacientes ou doadores distintos, a transferência embrionária deverá ser realizada com embriões de uma única origem para a segurança da prole e rastreabilidade.

Cessão temporária de útero

A cessão temporária do útero (barriga de aluguel), ou gestação de substituição, está indicada nos casos em que uma mulher jovem, com função ovariana normal, é histerectomizada ou não tem o útero em condições de promover o desenvolvimento fetal apropriado. Dentro da mesma resolução (Resolução CFM n. 2.320/2022)[6] que regulamenta a doação e a recepção de gametas e embriões, o CFM determina que a gestação de substituição (cessão temporária do útero) em clínicas, centros ou serviços de reprodução pode usar técnicas de reprodução assistida para criar a situação identificada como gestação de substituição, desde que exista uma condição que impeça ou contraindique a gestação.

A cedente temporária do útero deve:

- Ter ao menos um filho vivo.
- Pertencer à família de um dos parceiros em parentesco consanguíneo até o quarto grau (primeiro grau: pais e filhos; segundo grau: avós e irmãos; terceiro grau: tios e sobrinhos; quarto grau: primos).
- Na impossibilidade de atender o item anterior, deverá ser solicitada autorização do Conselho Regional de Medicina (CRM).[6]

A cessão temporária do útero não pode ter caráter lucrativo ou comercial, e a clínica de reprodução não pode intermediar a escolha da cedente.

Nas clínicas de reprodução assistida, os seguintes documentos e observações devem constar no prontuário da paciente:

- Termo de consentimento livre e esclarecido assinado pelos pacientes e pela cedente temporária do útero, contemplando aspectos biopsicossociais e riscos envolvidos no ciclo gravídico-puerperal, bem como aspectos legais da filiação.
- Relatório médico atestando a adequação da saúde física e mental de todos os envolvidos.

- Termo de compromisso entre o(s) paciente(s) e a cedente temporária do útero, que receberá o embrião em seu útero, estabelecendo claramente a questão da filiação da criança.
- Compromisso, por parte do(s) paciente(s) contratante(s), de serviços de reprodução assistida, públicos ou privados, com tratamento e acompanhamento médico, inclusive por equipes multidisciplinares, se necessário, à mulher que ceder temporariamente o útero, até o puerpério.
- Compromisso do registro civil da criança pelos pacientes, devendo essa documentação ser providenciada durante a gravidez.
- Aprovação do(a) cônjuge ou companheiro(a), apresentada por escrito, se a cedente temporária do útero for casada ou viver em união estável.

COMPLICAÇÕES DAS TRA

As complicações mais comuns relacionadas às TRA são representadas pela síndrome de hiperestimulação ovariana (SHO) e pela gravidez múltipla. A SHO é uma complicação pouco comum, mas grave, associada com a estimulação ovariana controlada durante os ciclos de Técnicas de Reprodução Assistida (TRA). O quadro é provocado pela estimulação farmacológica dos ovários, e os sintomas aparecem tipicamente alguns dias após a administração do hCG para a maturação folicular final dos oócitos. A forma moderado-severa da SHO ocorre em aproximadamente 1 a 5% dos ciclos de TRA. A descrição tradicional da síndrome geralmente inclui um espectro de achados, como aumento dos ovários, ascite, hemoconcentração, hipercoagulabilidade e desequilíbrio hidroeletrolítico. Os sintomas são muitas vezes qualificados pela severidade da síndrome (leve, moderada ou severa) e pelo momento do início (precoce ou tardia). Os principais fatores de risco para a SHO são:

- Mulheres jovens (< 35 anos).
- Valor alto para o AMH (hormônio antimülleriano) (> 3,5 ng/mL).
- Grande número de folículos antrais durante a estimulação ovariana (mais de 15 folículos em cada ovário).
- Síndrome dos ovários policísticos.

A prevenção da SHO, nos dias atuais, fundamenta-se principalmente em evitar a administração de hCG para maturação final oocitária. Administramos, portanto, os agonistas do GnRH, com o congelamento de todos os embriões para transferência em ciclo subsequente. O tratamento das formas leves e moderadas é ambulatorial e requer, basicamente, repouso e tratamento sintomático. Nas formas graves, a internação é impositiva, com a administração de albumina humana, heparina e o alívio da ascite por meio da punção transvaginal. Embora pouco frequentes, deve-se também considerar a possibilidade de complicações anestésicas, infecciosas e hemorrágicas, decorrentes da aspiração folicular.

Em relação à gravidez múltipla, pela sua incidência e potencial de morbiletalidade perinatal, deve ser considerada a principal complicação das TRA. Sua prevenção reside, basicamente, na redução do número de embriões transferidos, tornando tendência, já há algum tempo, a preferência por transferência de embrião único. No Brasil, a Resolução do CFM n. 2.320/2022,[6] nos seus princípios gerais, em relação ao número de embriões a serem transferidos, determina, de acordo com a idade:

- Mulheres com até 37 anos: até 2 embriões.
- Mulheres com mais de 37 anos: até 3 embriões.

- Em caso de embriões euploides ao diagnóstico genético: até 2 embriões, independentemente da idade.
- Nas situações de doação de oócitos, considera-se a idade da doadora no momento de sua coleta.

Além disso, que em caso de gravidez múltipla, decorrente do uso de TRA, é proibida a utilização de procedimentos que visem à redução embrionária.

Reprodução assistida: aspectos psicológicos envolvidos

A atuação integrada e interdisciplinar, durante muitos anos, em um centro de reprodução assistida de um hospital público, e não só a prática clínica, permite um delineamento mais profundo e conciso da participação da psicologia no tratamento de casais inférteis e dos aspectos psicológicos envolvidos. Praticamente toda literatura, nacional e internacional, pertinente ao tema infertilidade conjugal refere-se aos mesmos aspectos psicológicos envolvendo o casal infértil.[7-13]

Sentir-se incapaz, frustrada, inferior às outras mulheres e culpada por não engravidar são sentimentos comuns à maioria das mulheres diagnosticadas como inférteis, após alguns ou muitos anos de tentativas sem sucesso para engravidar. Durante a intervenção psicológica grupal ou individual com os casais, as mulheres demonstram seu ressentimento, perguntando aos médicos por que outras conseguem e elas não. Entre os roteiros de entrevistas dos hospitais que abordam mulheres com dificuldades em fertilidade, pode-se encontrar o questionamento sobre como a mulher se sente por não conseguir engravidar, e percebe-se uma emoção pertinente, um misto de tristeza e raiva, manifestado com lágrimas muitas vezes derramadas.

Esse quadro sintomático acentua o nível de ansiedade, que pode interferir no tratamento de fertilização assistida e levantar a hipótese de impedimento da ocorrência da gravidez. Esse ponto é controverso no material encontrado; alguns autores confirmam que a ansiedade interfere no sucesso da fertilização assistida, impedindo que o casal engravide,[14] e outros dizem ter resultados inconclusivos.[15]

Recentemente foi encontrado um artigo de revisão sistemática, com total de 106 artigos de 1955/2019, comprovando que "os transtornos mentais modificam o funcionamento das glândulas endócrinas e do sistema imunológico, tanto no nível tecidual quanto celular, e estão negativamente associados à fertilidade feminina e masculina". Diante disso, os autores concluíram que, é importante realizar mais estudos para evidenciar como os transtornos mentais podem interferir na fertilidade masculina e feminina.[16] Em outro estudo, de revisão sistemática e metanálise, "verificou-se que as intervenções psicológicas e de aconselhamento melhoram a satisfação conjugal e sexual de casais inférteis, concluindo-se que essas intervenções são altamente recomendados para o manejo psicológico de casais inférteis.[17]

Nossa prática clínica (pública e privada) e a observação acurada da história de vida das pessoas, além dos estudos e leituras sobre a temática infertilidade, têm-nos permitido concluir que a ansiedade parece interferir negativamente no tratamento de fertilização assistida, mas não como único fator.

No Setor de Reprodução Assistida do Hospital Pérola Byington (HPB), por determinado período, foi feito contato telefônico com 200 pacientes indicadas para FIV, que aguardavam para realizar os procedimentos. Entre as mulheres contatadas, 18% informaram que haviam engravidado naturalmente, e 14% delas haviam levado a gravidez a termo com bebê nascido vivo.

Outro fato que frequentemente ouvimos no convívio social refere-se aos casais que, após desistirem de tentar engravidar, resolvem adotar uma criança e logo em seguida à chegada desta engravidam naturalmente. O que podemos observar, tanto no caso das pacientes que aguardavam tratamento como no da adoção de crianças, é que provavelmente houve uma diminuição do nível de ansiedade do casal, e uma mudança de foco.

Um modelo de atuação psicológica em RA

O programa de Assistência Psicológica aos Casais Inférteis foi implantado no Centro de Referência da Saúde da Mulher do Hospital Pérola Byington (CRSM-HPB) em 1996, o que nos possibilitou acompanhar, em diferentes momentos do processo de RA, um universo estimado de 8 mil casais. Considerávamos de fundamental importância o contato com os casais, desde o primeiro momento em que compareciam ao hospital para a triagem médica e posterior investigação do diagnóstico da infertilidade. A equipe de psicologia participava das reuniões que informavam aos casais qual era o fluxo do Ambulatório de Reprodução Humana do HPB-CRSM, já nesse primeiro momento iniciavam-se as orientações sobre maior atenção aos aspectos psicológicos envolvidos no processo de RA e na direção que será exposta a seguir.

Grupo de triagem/avaliativa – 3 casais

Nesse grupo de triagem, realizado logo após os casais serem diagnosticados como inférteis e inseridos no serviço, retomávamos as orientações da primeira reunião, sobre projeto de vida, que deve incluir a realização pessoal e profissional da mulher independentemente da condição de vir a ser mãe e de ter ou não um filho. Falávamos em "tirar o foco do filho" com a intenção de ajudar o casal a entender que sua vida, independentemente do resultado da FIV, deve continuar com objetivos e ações em direção a outros projetos. O artigo de Verhaak et al.[18] corrobora a importância dessa orientação. Também nos chamava a atenção a reação menos sofrida ao receber um resultado negativo numa tentativa de FIV das mulheres que se realizam profissionalmente e consideram que sua vida tem significado pessoal, independentemente da possibilidade da maternidade e de ter ou não um filho biológico. Oferecíamos então, no próprio setor, a possibilidade de entrar num processo psicoterapêutico. Nesse processo com a mulher, o homem ou casal, iniciava-se uma transformação pessoal e um resgate da vida não vivida, por terem ficado muito tempo presos à necessidade de engravidar e ter um filho, imaginando que a felicidade pessoal está no filho desejado.

Grupo de pré-fertilização – 3 casais

Nessa fase, o casal era chamado para o *checklist* dos exames que foram solicitados na sua chegada ao serviço, antes de iniciar os procedimentos de RA, de acordo com sua indicação e em função do seu diagnóstico. Retomávamos nosso contato, com a mesma diretriz colocada no primeiro grupo e com o foco nos aspectos psicológicos, com especial atenção ao nível de ansiedade e expectativa em relação à tentativa de fertilização que iriam realizar, demonstrada na entrevista. Nosso roteiro de entrevista abordava uma questão fundamental: como se sentiam diante da tentativa de FIV que iriam realizar? Aprofundávamos nosso contato numa entrevista individual com o casal que percebíamos ter conflitos em alguma esfera da vida a dois ou mesmo de cada um deles. Nesses casos, indicávamos psicoterapia e sugeríamos ao serviço o adiamento do início dos procedimentos. Não tínhamos grandes dificuldades de aceitação desse adiamento pelos casais, pois para eles ficavam nítidas suas questões psicológicas e também porque deixávamos sempre muito claro que nossa única intenção era ajudá-los a ficar bem – com ou sem um filho nos braços.

Diretrizes psicológicas em destaque nos atendimentos prévios aos procedimentos de RA

Nos atendimentos psicológicos dos grupos citados, bem como nos individuais, mostrávamos aos casais seus conteúdos inconscientes ou desconhecidos e explicávamos que acreditávamos que essas questões do âmbito psicológico podiam estar impedindo o casal de engravidar. No entanto, dizíamos não poder afirmar que, ao se tratarem, iriam engravidar, mas sim que poderiam ter sua chance de sucesso aumentada. Em muitos casos, quando fazíamos um trabalho psicoterápico com o casal, ou com um deles, solucionando conflitos psíquicos pessoais e relacionais entre o casal, percebíamos mudanças significativas em suas vidas. Quando liberávamos os casais para os procedimentos, muitos alcançavam sucesso na própria FIV, e outros em algum momento da vida, naturalmente ou numa nova tentativa de FIV.[19]

Embora a chamada infertilidade psicogênica, inicialmente proposta pela psicanálise, venha sendo revista, e a literatura psicanalítica atual esteja buscando a compreensão do sentido da infertilidade e não sua causalidade,[8] em nosso serviço temos dados para acreditar que a gravidez ocorre primeiro no inconsciente, e encontramos estudos que corroboram essa premissa.[19] Nossa experiência permite-nos levantar a hipótese de que as mulheres que não engravidam devem ter um desejo inconsciente de não engravidar (por medo, por culpa, por sensação de não merecimento, entre outros motivos, relatados a nós em nossas entrevistas com os casais) que entra em conflito com o desejo consciente de ser mãe.

Ética profissional

Nossa postura interna, guiada pela ética de Aristóteles, que é definida como a expressão da medida e tem por objeto a relação da alma com o meio,[5,7] nos faz trilhar um novo caminho ao considerarmos os aspectos psicológicos envolvidos em reprodução assistida.

Nossa postura profissional nos distancia da manutenção do *status quo* do universo da RA, no qual os profissionais tendem a se sentir penalizados e empenhados em ajudar a mulher a engravidar, pois parecem acreditar que, se assim não for, ela não poderá se sentir completa e realizada como mulher. Optamos por incentivar a busca da saúde mental da mulher, estimulando-a a viver uma vida mais plena e mais feliz, ajudando-a a descobrir suas potencialidades para uma significativa atuação no mundo, independentemente do exercício da maternidade vinculado à procriação.

Queremos aqui levantar alguns pontos para a ampliação do escopo desse tema. Nossa convicção é que não se trata apenas de ajudar um casal a realizar seu desejo de ter um filho. Temos um papel maior do que esse, embora engravidar, em muitos casos, acabe acontecendo, como consequência do tratamento psíquico, naturalmente ou por meio de RA: o papel de questionar o desejo de ter filho, o papel de esclarecer o que captamos em suas mensagens subliminares (inconscientes) e que constitui a prática da psicoterapia e, principalmente, esclarecer o importante papel de serem pais. Filhos não devem ser concebidos porque "faz parte da vida ter filhos", "pela garantia da continuidade da família" ou "porque a sociedade ou a família de origem cobram", ou ainda "para provar a masculinidade ou a feminilidade". Nas avaliações psicológicas, tanto nas intervenções grupais de vários casais como nas individuais ou de apenas um casal, colocávamos em debate o desejo de serem pais; as questões que envolvem realisticamente o que é ser pai/mãe; o significado de uma criança na vida de uma pessoa; adoção; e como criar filhos saudáveis. Nossa intenção era investigar a legitimidade do desejo de procriação, pois, diante da pergunta "o que é ser mãe/pai?", assustavam-nos respostas como: "Ai! não sei... não tinha pensado nisto antes!"; "não sei... é tudo..." (*sic*). Estas, entre outras tantas respostas semelhantes, demonstravam que, durante o longo tempo de espera por engravidar, essas pessoas não consideravam o significado real da maternidade/paternidade. Ouvíamos de um número muito pequeno respostas como: "ser mãe é educar, dar amor; ser pai é orientar e ter responsabilidade".

Na busca da reflexão sobre filhos, parafraseamos Khalil Gibran:

> "... vossos filhos não são vossos... vêm através de vós, mas não de vós... não vos pertencem, são do mundo".

Assim, levantamos nos grupos importantes discussões sobre os reais desafios da paternidade e da maternidade, informando que amor e limite educam filhos, que o filho adotivo não apresenta problemas por ser adotivo, pois filhos biológicos também podem ser muito problemáticos se não forem criados corretamente. O que tem ficado claro no questionamento que temos feito ao casal é um total desconhecimento da importante missão de gerar e criar um ser humano para inseri-lo adequadamente no mundo. Nesse cenário, o tema adoção, também questionado por nós, nos faz perceber na grande maioria dos casos um filho adotivo ser visto como "um paliativo" para a impossibilidade de ter o filho biológico. Não é raro ouvirmos como resposta: "Ah! A gente já falou sobre adoção sim, mas só vamos pensar mesmo em adoção depois de tentarmos o nosso e não conseguirmos". Por isso não fica difícil entender as adoções equivocadas, que resultam em filhos problemáticos no futuro.

Nossa prática clínica, tanto pública como privada, que já nos colocou em contato com um significativo número de casais, em diferentes momentos do tratamento de RA, tem evidenciado a necessidade de desvelar a mulher para ela mesma, resgatando sua individualidade, sua autoestima, estimulando-a a buscar sua realização pessoal, independentemente do fato de ter ou não um filho. É importante acolhê-la em suas angústias, aliviando seu sofrimento com nossa compreensão, oferecendo uma escuta diferenciada que permitirá a elaboração de perdas e a realização de lutos. É fundamental conscientizá-la de que filhos não preenchem "vazio existencial", não salvam casamentos, não "prendem maridos mais jovens a mulheres mais velhas".

Ampliando um pouco mais esse debate, podemos refletir sobre o fato de que as tecnologias reprodutivas fazem parte da gama de tecnologias existentes em nossa sociedade atual, que oferecem diferentes tipos de produtos, que por sua vez são substituídos por outros mais sofisticados, numa velocidade que deixa longe a possibilidade de elaboração psicológica do que é oferecido e torna as pessoas cada vez mais consumistas e mais superficiais. O que se fará após obter o produto tão desejado não importa. Assim como não importa pensar no fato de esse produto ser um ser humano, que crescerá e terá vida própria, e uma individualidade que deverá ser respeitada desde muito cedo para poder assim desenvolver todo o seu potencial, seus talentos e ter uma vida saudável e feliz (criar filhos é uma arte!). Assim como não existe, em muitos casos, a consciência real do que é criar um filho, observa-se uma grande distância entre o desejo do filho e o filho concebido. Não é raro a mulher que tanto sonhou e buscou gravidez sentir-se "vazia" ou mesmo deprimida ao se perceber grávida. E a tão sonhada felicidade por ter conseguido engravidar transforma-se em tristeza, culpa e incompreensão. E isso é perfeitamente compreensível se pensarmos que o sonho ou fantasia de ter um filho é bem diferente de estar com esse filho no ventre ou fora dele, após o parto, o que só poderá ser evitado se esse casal for avaliado e acompanhado psicologicamente antes da realização do tratamento de RA.

PAPEL DO PSICÓLOGO

Mais do que acolher e dar suporte aos problemas gerados pela dificuldade de engravidar, o psicólogo tem o importante papel de orientar e esclarecer, partindo do diagnóstico feito pela perspectiva psicológica. O olhar mais acurado conquistado pela experiência com um grande número de casais atendidos, em diferentes momentos de um Programa de Reprodução Assistida, possibilita-nos detectar os aspectos subjacentes ao material revelado ou expresso pelo casal. As manifestações orgânicas diagnosticadas pela área médica são igualmente consideradas, pois a avaliação tem também como substrato a psicossomática. Aquilo que o casal não fala porque não compreende, não tem clareza, nos é sinalizado de muitas maneiras ao longo de uma entrevista.[19]

É importante, no primeiro contato, entrevistar os casais seguindo um roteiro de questões que os auxiliem a ir se desvelando gradativamente, não só a nós como a eles mesmos, expressando o que não haviam expressado ainda, entre eles ou para si mesmos.

Trabalhar com o casal a ressignificação do relacionamento, voltar a namorar, viver o aqui e agora com alegria, com ricas trocas afetivas, valorizando os momentos bons: só assim poderão resgatar Eros, como preconizam Rollo et al:[21]

> "Eros é o ímpeto, segundo os gregos, em direção a formas mais elevadas de ser e relacionar-se. Eros procura a união com o outro em alegria e paixão, e a procriação de novas dimensões de experiência, que ampliem e aprofundem o ser de ambos (...)".

ASPECTOS SOCIOCULTURAIS

Em geral, ter filhos tem sido considerado, ao longo da história e em praticamente todas as culturas, inerente ao papel de ser mulher.[7,22] Em virtude disso, o que ocorre com a mulher que deseja ter filhos para cumprir o que lhe é designado socioculturalmente desde que se descobre mulher, quando não consegue (e não necessariamente por impedimentos físicos comprovados), é o desencadear de sentimentos comuns à maioria das mulheres nessa situação, já citados neste texto. Esses sentimentos são encontrados na literatura pertinente ao tema, e confirmados na prática clínica.

Applegarth[7] assinala que, independentemente dos avanços no movimento feminista, fatores sociais e culturais ainda influenciam os pontos de vista dos homens e mulheres como pais e mães. E que a infertilidade é vivida com uma primeira crise de vida, pois abala fortemente as bases da construção inicial do relacionamento de muitos casais, que são a concepção de filhos e sua criação.

SOBRE AS QUESTÕES POLÊMICAS DE DOADORAS DE OÓCITOS

O Centro de Reprodução Humana do CRSM-HPB considera os aspectos psicológicos de fundamental importância, e nenhum casal pode submeter-se ao programa sem passar por uma avaliação psicológica. A avaliação é realizada em grupo de três casais, sendo chamado para o atendimento individual de casal aquele que evidenciar a necessidade de aprofundamento de algumas questões emocionais. O roteiro padrão de entrevista semiestruturada utilizado em todos os grupos e atendimentos individuais ganhou questões diferentes para essa avaliação.

Para doadoras, perguntamos sobre sua motivação para doar, e ouvimos da grande maioria a mesma justificativa: "penso que, se fosse eu que precisasse, gostaria de ter alguém que me doasse. E, se meus óvulos restantes serão desprezados, por que não ajudar uma mulher, que não terá outro meio de ter seu filho?"

É uma decisão solidária que demonstra compaixão pela outra mulher. E podemos perceber sinceridade de propósitos nessas palavras quando não escondem que é também porque vão antecipar sua própria FIV e ter uma chance a mais no serviço. Consideram uma troca válida. Contraindicamos àquelas que não conseguem deixar de pensar que poderão ter um filho seu por aí, pois essa questão, quando não surge espontaneamente no grupo, é colocada em debate pela psicóloga.

SOBRE AS QUESTÕES POLÊMICAS DE RECEPTORAS DE OÓCITOS

Um pouco mais complexas são as questões colocadas em debate para as receptoras.

Ao investigar como se sentem por receber óvulos de uma outra mulher, temos percebido com muita clareza que, aquelas que aceitam bem a adoção aceitam bem a recepção, pois ainda poderão realizar o sonho da vivência da gravidez, ver a barriga crescer, ter a possibilidade de gerar uma criança. Mas num significativo número de mulheres sentimos certo ressentimento por realmente precisarem de óvulos doados e não poderem ter sua genética transmitida, e algumas outras questões que necessitariam de maior aprofundamento nas discussões. Por um período, uma das psicólogas da equipe organizou grupos com receptoras para aprofundar essas questões.

Fundamentados na bioética, esclarecíamos que a criança terá duas mães biológicas, uma ovular e uma uterina; e receberá desta última, ao longo da gravidez, importantes informações hormonais, nervosas e humorais, e, da primeira, metade do patrimônio genético[23]

E ainda aprofundávamos o debate em torno de uma temática que tem gerado polêmica entre médicos e psicólogos[7] – no caso de gravidez, contar ou não contar ao filho como foi concebido? E em que momento fazê-lo? Colocávamos que a decisão é sempre do casal, mas refletíamos com ele o exposto por Applegarth,[6] pois ela expõe exatamente o que pensamos a respeito do assunto:

> "(...) manter segredos familiares tende a implicar que existe algo errado ou ruim com a família. É assim que o casal se sente sobre a concepção por doação? Com certeza, a decisão do sigilo coloca uma mentira bem no centro da mais básica relação: aquela entre pais e filhos. À medida que a criança se torna mais integrada na vida do casal, este segredo pode se tornar uma dificuldade cada vez maior para o casal.
>
> No caso de optarem por manter o sigilo, antecipamos as inúmeras questões que irão requerer a manutenção de mentiras e sobre a possibilidade de uma situação imprevista requerer a

quebra do sigilo. A mentira descoberta pode ser um potencial destruidor da autoestima da criança e dos relacionamentos familiares."

Probasco, citado por Applegarth, explica:

> "O partilhamento da informação pode ser um processo de construção por blocos que se estenderá por um certo número de etapas do desenvolvimento da infância. E acrescenta que, sublinhando a decisão de contar existe um amor incondicional e verdadeira aceitação da criança.
>
> Na verdade, tem sido uma grata surpresa ouvir, em palavras mais simples, mas muito sinceras, esta nossa exposição de motivos, por um significativo número de casais:
>
> 'Vamos contar porque não temos motivo para esconder e não achamos que seja correto esconder algo tão importante. E se de repente ele ficar sabendo de um outro modo?'"

CONCLUSÃO

Os aspectos psicológicos e toda a problemática do casal infértil, abordadas pelo profissional de saúde, devem ser vistos de um modo holístico, mais direto e mais amplo. A conduta do profissional de saúde, principalmente de saúde pública e saúde mental, necessariamente implica prevenção.

Iniciamos este trabalho há muitos anos, e, para atender uma grande demanda de casais, utilizávamos tanto a entrevista individual quanto em grupo, embasados nas premissas ditadas por Bleger,[24] em sua definição de entrevista:

> "A entrevista é um instrumento fundamental do método clínico, e **uma técnica de investigação científica em psicologia**. A entrevista alcança a aplicação de conhecimentos científicos e, ao mesmo tempo, obtém ou possibilita levar a vida diária do ser humano ao nível do conhecimento e da elaboração cientifica". (grifos dos autores)

Somos guiados por um modo peculiar de conduzir a entrevista e com um roteiro semiestruturado, que passo a passo levam o casal a se desvelar, sem constrangimentos e com muita sinceridade.

Nosso norte são os fundamentos teóricos psicanalíticos, a empatia e a intuição, e, principalmente, os princípios da bioética que devem ser observados por todos os psicólogos, especialmente os que atuam em RA: o respeito à autonomia e à justiça, e a real compreensão de que, **mais que fazer o bem** (princípio da beneficência), devemos **não fazer o mal** (princípio da não maleficência) (Costa et al., 1998). No entanto, a retidão de princípios, demonstrando real interesse em ajudar o casal, e não o preparar para o único objetivo de ter seu desejo atendido, de ter um filho biológico ou mesmo um adotivo, nos faz questionar o que se considera o desejo. E o fazemos com a intenção de tirá-lo do plano da obsessão[25] (do latim *obsessione*, que se define como a preocupação com determinada ideia que domina doentiamente o espírito).

Trabalha-se a obsessão com dados de realidade. Sabemos que o ser humano é o menos fértil de todos os seres do mundo e que somente 20% dos casais que tentam engravidar naturalmente obtêm sucesso.[26] Tal conhecimento nos dá a direção: nem todas as pessoas engravidam, nem todos poderão exercer a paternidade e a maternidade do modo convencional, ligadas à procriação e à criação de filhos. Mas poderão fazê-lo, exercitando a principal essência do "estado de ser genitor" (*parenthood*) que é o **desvelar**. Encontramos vários significados para velar e desvelar,[25] e os que nos interessam são: velar, do latim *vigilare*; estar alerta, vigiar. E desvelar (des + velar): encher-se de zelo, ter muito cuidado; tirar o véu, trazer à luz.

Em nossa profissão, também exercitamos o desvelar, nos dois sentidos: de zelar, cuidar; e de tirar o véu, trazer à luz, pois, no momento em que tiramos do casal a convicção de que só poderá se realizar com um filho nos braços, nosso compromisso nos mostra o caminho de desvelar cada um deles como um ser social, culturalmente inserido e que tem um potencial inerente (seus talentos) a ser exercido na vida, com dignidade e significado próprio.

Viver é conhecer cientificamente, é aprender empiricamente com a observação dos fatos, avaliando com princípios definidos tudo o que ocorre a nossa volta. E assim aprendemos que a ciência e a tecnologia são fundamentais para a vida em sociedade, não nos esquecendo de que, mediando os "conhecimentos e produtos" que elas nos propiciam, existe a atuação da alma no mundo, preconizada pela ética: existe o exercício do que somos em essência – seres humanos. A origem e definição da palavra humano[26] – vêm do latim – **pertencente ou relativo ao homem**: bondoso e humanitário – sendo esta, de origem francesa – ***humanitaire*** –, palavra que amplia o significado e atinge nosso escopo: **humanitário é aquele que visa ao bem-estar da humanidade, que ama os seus semelhantes.** E em muitos âmbitos da vida em sociedade, principalmente nesses nossos "Tempos Modernos", existe a carência de pessoas que exercitam sua essência de "ser humano" e contribuam para um mundo mais justo, mais digno e mais humano.

REFERÊNCIAS

1. Practice Committee of the American Society for Reproductive Medicine. Definitions of infertility and recurrent pregnancy loss: committee opinion. Fertil Steril. 2020;113:533-5.
2. Eskenazi B, Warner ML. Epidemiology of endometriosis. Obstet Gynecol Clin North Am. 1997;24: 235-58.
3. Gemmell LC, Webster KE, Kirtley S, Vincent K, Zondervan KT, Becker CM. The management of menopause in women with a history of endometriosis: a systematic review. Hum Reprod Update. 2017;23:481-500.
4. Zandervan KT, Becker CM, Missmer SA. Endometriosis. N Engl J Med. 2020;382:1244-56.
5. Culley L, Law C, Hudson N, Denny E, Mitchell H, Baumgarten M, Raine-Fenning N. The social and psychological impact of endometriosis on women's lives: a critical narrative review. Hum Reprod Update. 2013;19:625-39.
6. Brasil. Resolução RDC n. 771, de 26 de dezembro de 20222. Dispõe sobre as Boas Práticas em Células Germinativas, Tecidos Germinativos e Embriões Humanos, para uso terapêutico, e dá outras providências. Diário Oficial da União. Ministério da Saúde. Brasília, DF. [citado em 13 set. 2023]. Disponível em: https://www.in.gov.br/en/web/dou/-/resolucao-rdc-n-771-de-26-de-dezembro-de-2022-454141632
7. Applegarth L. The psychological aspects of infertility. In. Keve W, Chang R, Rebar R, Soules M. Infertility: evaluation and treatment. New York: Saunders; 1995.
8. Corrêa KRFC, Vizzotto MM, Cury AF. Avaliação da eficácia adaptativa de mulheres e homens inseridos num programa de fertilização in vitro. Psicologia em Estudo. 2007;12(2):363-70.
9. Farinati DM, Rigoni MS, Müller MC. Infertilidade: um novo campo da psicologia da saúde. Estudos de Psicologia. 2006;23(4):433-39.
10. Gorayeb R, Borsari ACT, Gomes ACR, Romão PMS, Shuhama R. Caracterização clínica e psicossocial da clientela de um ambulatório de esterilidade. Estudos de Psicologia. 2009;26(3):287-96.
11. Holter H, Anderheim L, Bergh C, Möller A. First IVF treatment – short-term impacto on psychological well-being and the marital relationship. Human Reproduction. 2006;21(12):3295-302.
12. Meigo YR. Los psicólogos y la infertilidad. Psicología y Salud. 2008;18(1):129-35.
13. Moreira SNT, Melo COM, Tomaz G, Azevedo GD. Estresse e ansiedade em mulheres inférteis. Rev Bras Ginecol Obstet. 2006;28(6):358-64.
14. Cunha MCV, Carvalho JA, Albuquerque RM, Ludermir AB, Novaes M. Infertilidade: associação com transtornos mentais comuns e a importância do apoio social. Revista de Psiquiatria do Rio Grande do Sul. 2008;30(3):201-10.
15. Montagnini HML, Blay SL, Novo NF, Freitas V, Cedenho AP. Estados emocionais de casais submetidos à fertilização in vitro. Estudos de Psicologia. 2009; 26(4):475-88.
16. Szkodziak F, Krzyzanowski J, Szkodziak P. Psychological aspects of infertility: a systematic review. J Inter. 2020;1-13.
17. Alirezael S, Taghipour A, Roudsari RL. The effect of infertility counseling interventations on marital and sexual satisfaction of infertile couples: a systematic review and meta-analysis. Int J Reprod Biomed. 2022;20:10.

18. Verhaak CM, Smeenk JMJ, Evers AWM, Kremer JAM, Kraaimaat FW, Braat DDM. Women´s emotional adjustment to IVF: a systematic review of 25 years of research. Hum Reprod Update. 2007;13(1): 27-36.
19. Meirelles AC. O impacto da emoção na infertilidade. Relato de experiência. Arquivos H. Ellis. 2010;6(2):3-7. Disponível em: www.arquivoshellis.com.br (acesso 10 jul 2010).
20. Tachibana M, Santos LP, Duarte CAM. O conflito entre o consciente e o inconsciente na gravidez não planejada. Psychê. 2006;10(19):149-67.
21. Rollo M. Eros e repressão. 2.ed. São Paulo: Vozes; 1978.
22. Ribeiro MFR. Infertilidade e reprodução assistida: desejando filhos na família contemporânea. São Paulo: Casa do Psicólogo; 2004
23. Bernard J. Da biologia à ética. 2.ed. Campinas: Editorial Psy; 1994.
24. Bleger J. Temas de psicologia: entrevistas. 3.ed. São Paulo: Martins Fontes; 1987.
25. Ferreira ABH. Novo dicionário da língua portuguesa. Rio de Janeiro: Nova Fronteira; 1975.
26. Anasti JN. Premature ovarian falure. Fertility and Sterility. 1998;70(1):1-15.

CAPÍTULO 28

Doenças clínicas e o impacto na saúde mental da mulher

Sarah Cristina Zanghellini Rückl
Christiane Carvalho Ribeiro
Alexandrina Maria Augusto da Silva Meleiro

PONTOS-CHAVE

- A relação entre as doenças clínicas e a maior incidência de transtornos mentais é bem elucidada na literatura científica. Já se conhece também o impacto do aumento de doenças físicas em pacientes psiquiátricos graves.
- A esclerose múltipla (EM) é a doença neurológica não traumática mais comum da população jovem, e na idade reprodutiva atinge três mulheres para cada homem. E a depressão acomete 1 em cada 2 pacientes diagnosticados com EM.
- A epilepsia apresenta algumas particularidades na população feminina, e nas fases do ciclo que têm diminuição da progesterona pode haver aumento das crises epilépticas. As mudanças hormonais do próprio ciclo menstrual podem afetar o metabolismo das drogas antiepiléticas, diminuindo sua eficácia
- A síndrome do ovário policístico (SOP) é um distúrbio hormonal comum entre as mulheres em idade reprodutiva. Os sintomas tendem a começar por volta da puberdade ou início da idade adulta. Os principais sintomas da SOP são períodos irregulares de menstruação, ganho de peso, hiperandrogenismo, infertilidade e cistos nos ovários. Muitas mulheres não recebem um diagnóstico até que tentem engravidar. Não há cura para a SOP, mas muitos dos sintomas são tratáveis.
- A disfunção tireoidiana é um dos distúrbios endócrinos mais comuns entre as que acometem mulheres em idade reprodutiva. O estado inflamatório crônico, que é associado com a depressão maior e outros transtornos psiquiátricos, poderia influenciar na disfunção tireoidiana, visto que se trata de quadros com etiologia autoimune. Além disso, também poderia levar ao maior risco do desenvolvimento de sintomas neuropsiquiátricos.

INTRODUÇÃO

A relação entre as doenças clínicas e a maior incidência de transtornos mentais é bem elucidada na literatura científica. Já se conhece também o impacto do aumento de doenças físicas em pacientes psiquiátricos graves. Estima-se que a expectativa de vida do paciente com transtorno mental grave é de 13 a 30 anos menor do que a população geral,[1] e as justificativas seriam relacionadas ao estilo de vida, disparidade do acesso ao tratamento e efeitos colaterais de medicações antipsicóticas.[2] As doenças clínicas também teriam influência no aparecimento de sintomas psiquiátricos, uma vez que um agravo de saúde muitas vezes implica menor qualidade de vida, impacta na vida profissional e social, quadros álgicos e maior fadiga. Além disso, atualmente estamos diante do crescimento mundial de ocorrências de doenças mentais, que impactam diretamente na saúde e bem-estar dos pacientes. Dessa forma, é importante entender e se aprofundar na temática que envolve o impacto das doenças clínicas na saúde mental e compreender as variáveis relacionadas ao sexo e gênero nessa relação. Neste capítulo será abordado o impacto das principais doenças endócrinas, neurológicas e infecciosas na saúde mental feminina, uma vez que há outros capítulos nesta obra que falam da relação entre os cânceres ginecológicos e de mama na saúde mental de forma específica.

DOENÇAS NEUROLÓGICAS

Esclerose múltipla

A esclerose múltipla (EM) é a doença neurológica não traumática mais comum da população jovem.[3] É caracterizada pelo caráter autoimune e inflamatório, que leva à desmielinização do sistema nervoso central (SNC).[4] A EM afeta três mulheres para cada homem quando se comparam os sexos na idade fértil.[5] Antes da puberdade ou após a menopausa, a razão é de 1:1, o que sugere um papel importante do sexo biológico e dos hormônios sexuais.[5]

Uma em cada 200 mulheres desenvolverão EM ao longo da vida,[5] e seu pico de incidência é entre 25 e 35 anos.[6]

Os fatores de risco podem ser divididos em:

- Não modificáveis: sexo biológico.
- Modificáveis:
  - Deficiência de vitamina D: confere um risco aumentado para o desenvolvimento de EM. Sua prevalência é maior em países de altas altitudes, que têm dias mais curtos no inverno, com menor exposição à luz solar, principal fonte de vitamina D.[7]
  - Obesidade precoce: está relacionada a baixos níveis de vitamina D.[8] Além disso, a obesidade até os 18 anos confere um risco bastante aumentado, principalmente em mulheres. Um estudo avaliou 774 casos de EM e investigou o IMC (índice de massa corporal) desses casos entre 7 e 13 anos de idade. Mulheres que entre 7 e 13 anos que tinham tido um IMC igual ou maior que o percentil 95 tiveram um risco aumentado, entre 65 e 95%, de desenvolver EM.[8]
  - Infecção pelo vírus Epstein-Barr: após a primeira infância, em idades mais tardias, confere risco aumentado para EM. Estudos epidemiológicos demonstraram que, em países em desenvolvimento, 90% das crianças de até quatro anos já apresentam soropositividade para o vírus, o que justificaria a menor prevalência de EM. Já em países desenvolvidos e de altas latitudes, que têm prevalências maiores da doença, a soroconversão se dá na adolescência ou em idade mais tardia.[7]
  - Tabagismo: aumenta o risco de desenvolvimento de EM em até 40%,

porém essa associação é mais intensa na população masculina, com riscos relativos de 1,6 e 2,8 para homens e de 1,0 a 1,4 para mulheres.[7] O tabagismo também está associado à piora dos sintomas da EM, bem como a sua progressão.[7]

O quadro clínico da EM é bastante variado e seu curso, imprevisível. De acordo com a National Multiple Sclerosis Society, existem quatro subtipos: (a) síndrome clínica isolada; (b) remitente-recorrente; (c) secundária progressiva; e (d) primária progressiva.

A síndrome clínica isolada é a primeira manifestação dos sintomas neurológicos secundários ao processo inflamatório e desmielinização do SNC. Oitenta e cinco por cento dos pacientes são diagnosticados nessa fase, que dura pelo menos 24 horas. Os principais sintomas são alterações visuais, como visão turva ou dupla, neurite ótica, dor ao movimentar os olhos, formigamento em face, braços ou pernas, tonturas ou desequilíbrio, espasticidade, fadiga, fraqueza, incontinência urinária e/ou fecal e alterações sexuais. Após o episódio pode haver recuperação total ou parcial.

A variante remitente-recorrente é a mais comum e se caracteriza por exacerbações de sintomas prévios ou surgimento de novos, com consequente remissão parcial ou completa.

A EM secundária progressiva é o curso natural da EM remitente-recorrente e tem um desenvolvimento deteriorante com prejuízos somados ao longo do tempo. Já na EM primária progressiva, a função neurológica piora juntamente com a funcionalidade do paciente assim que os sintomas se apresentam. Não há fases de exacerbações e remissões.

Síndromes neuropsiquiátricas

Sintomas neuropsiquiátricos são comuns no curso da doença. A principal síndrome clínica observada nesses pacientes é a depressão. Porém, transtornos ansiosos, transtorno de humor bipolar, transtornos psicóticos e transtornos relacionados ao uso de substâncias também podem estar presentes.[10]

A depressão acomete 1 em cada 2 pacientes diagnosticados com EM.[9] Seu curso é crônico e os principais sintomas são desânimo, cansaço, alterações de sono e apetite.[10] O tratamento deve ser individualizado e inclui o uso de antidepressivos, de estimulação magnética transcraniana e psicoterapia, que, apesar de ser eficaz, é pouco recomendada.[11] Em relação aos psicofármacos, a recomendação é iniciar o tratamento com inibidores seletivos da receptação de serotonina (ISRS). Os antidepressivos duais, como a venlafaxina e a duloxetina, os tricíclicos e a mirtazapina, são considerados de segunda linha.[12] Em casos muito graves, com ideação suicida ou sintomas psicóticos, a eletroconvulsoterapia está indicada.[10] A prevalência de ideação suicida, complicação do transtorno depressivo, é maior do que na população geral, e a taxa de suicídio está entre 1,8 e 15,1% de todos as mortes, sendo mais comum nos primeiros cinco anos após o diagnóstico.[12] Os principais preditores de ideação suicida em pacientes com EM são depressão, transtornos psiquiátricos comórbidos, uso de álcool, história familiar de transtorno psiquiátrico e morar sozinho.[13] Em pacientes deprimidos, no quais a fadiga não melhora com o tratamento usual, medicamentos como amantadina e modafinila estão indicados.[14]

Os transtornos ansiosos acometem 22% dos pacientes com EM.[15] O transtorno de ansiedade generalizada é o mais comum, acometendo 18,6% dos pacientes.[16] O transtorno de pânico e o transtorno obsessivo-compulsivo acometem 10 e 8,6% dos pacientes, respectivamente.[16] Os principais fatores de risco são sexo feminino, diagnóstico recente, alterações de sono, doença ativa, dor, fadiga, isolamento social, ideação suicida prévia, transtorno por uso de substâncias, depressão presente ou anterior.[17] Os ISRS são considerados tratamento de primeira linha nesses casos, porém outros medicamentos podem ser utilizados, como venlafaxina, buspirona, pregabalina, gabapentina e betabloqueadores.[14] Em relação ao uso de benzodiazepínicos, é importante ressaltar que os de meia-vida curta são preferíveis, pois os de meia-vida longa podem piorar disfunção cognitiva preexistente.[14]

O transtorno de humor bipolar é duas vezes mais frequente em pacientes com EM que na população geral, variando de 0,3 a 2,4%.[18] Isso pode ser explicado por episódios maníacos desencadeados pelo uso de antidepressivos, corticoides, baclofeno, dantrolene e tizanidina.[14] Os episódios não desencadeados por medicamentos, isto é, primários, podem anteceder a EM, mas usualmente ocorrem após um ano do diagnóstico.[14] O principal fator de risco é história familiar de transtorno de humor bipolar.[14] O tratamento é igual ao da população geral, contudo pacientes com EM são mais sensíveis aos efeitos colaterais de psicotrópicos. O carbonato de lítio tem vantagens em relação aos demais por apresentar efeitos neurotróficos e neuroprotetivos.[14] Entretanto, um dos principais efeitos colaterais do carbonato de lítio é a poliúria, que pode potencializar o desconforto de pacientes com EM que já apresentam disfunção vesical,[14] além de favorecer a intoxicação pelo carbonato de lítio. Já os episódios maníacos secundários ao uso de corticoides podem ser tratados com carbonato de lítio e olanzapina e não há necessidade de suspensão do corticoide.[14]

Os episódios psicóticos acometem 2 a 4% dos pacientes e, em sua maioria, após o diagnóstico de EM.[14] Eles podem ser considerados secundários às lesões provocadas pela própria doença. O tratamento não difere daquele da população geral, porém especial atenção deve ser dada aos efeitos colaterais dos antipsicóticos, principalmente os efeitos extrapiramidais, que podem piorar os sintomas da EM.[14] Dessa forma, o uso de antipsicóticos de segunda geração em dose baixa e titulação lenta está indicada. Os mais estudados são risperidona, ziprazidona, clozapina, aripiprazol, quetiapina e olanzapina.[14]

O transtorno por uso de substâncias, principalmente o álcool, é altamente prevalente na população com EM. Em um artigo de revisão sistemática, Marrie et al.[19] relataram que o abuso de drogas está presente em 2,5 a 7,4%, enquanto o uso problemático de álcool acomete de 3,96 a 18,2% dessa população. Já o uso de maconha é feito por até 33% dos pacientes, e parece aliviar sintomas como espasticidade, insônia, disfunção vesical, dor e tremor.[14] Entretanto, em uma revisão recente, Filippini et al.[20] concluíram que não há estudos suficientes para consolidar seu uso.

Além dos sintomas neuropsiquiátricos, déficits cognitivos podem se instalar desde o início da doença. Sua avaliação deve levar em consideração os próprios sintomas da EM, que podem afetar funções cognitivas; comorbidades psiquiátricas, como a depressão; e os efeitos colaterais de medicamentos utilizados.[21] Os domínios cognitivos mais afetados são a velocidade de processamento, aprendizado e memória, enquanto prejuízos na capacidade visuoespacial e função executiva são menos comuns.[21] O tratamento é feito por meio de reabilitação cognitiva.[21]

Ciclo gravídico-puerperal

Em relação ao período gravídico-puerperal, a EM parece não afetar a fertilidade e a gestação, bem como o feto.[22] O terceiro trimestre de gestação parece ter um efeito protetivo em relação às exacerbações da doença, enquanto os três primeiros meses do puerpério conferem um risco aumentado.[22] Em casos de reprodução assistida, o uso de agonistas do hormônio liberador de gonadotrofinas pode aumentar o risco de exacerbações.[22] A ressonância magnética (RM) para acompanhamento da evolução da doença não está contraindicada, entretanto o uso do contraste à base de gadolínio deve ser evitado.[22] Caso ocorram exacerbações durante a gestação e amamentação, metilprednisolona é a droga de escolha.[22] Outras drogas podem ser utilizadas, a depender da avaliação do risco-benefício individual.[22]

Planejamento familiar e contracepção

O planejamento familiar é importante em pacientes com o diagnóstico de EM, uma vez que essa doença é mais comum em mulheres em idade fértil. Medicamentos do tratamento da EM podem oferecer risco para o feto; assim, um período de *wash out* antes da gestação é recomendado.[23]

Mulheres com EM podem apresentar dificuldades para deglutir comprimidos ou usar métodos de barreira ou anel vaginal devido às alterações motoras.[23] Como a eficácia de um método contraceptivo está relacionada ao seu uso correto, os métodos mais efetivos são o dispositivo intrauterino (DIU) e os implantes hormonais. De um modo geral, não há restrições para o DIU (seja de cobre ou com levonogestrel), implantes de etonogestrel e pílulas de progestágeno.[23]

O uso de injeção de depósito de medroxiprogesterona pode ser feito, mas com acompanhamento, devido à sua relação com a perda da densidade óssea, uma vez que mulheres com EM fazem uso frequente de corticoides, que também levam à perda da densidade óssea.[23] Além disso, essas pacientes já possuem algum grau de alteração de mobilidade.

Os métodos contraceptivos combinados, como contraceptivo oral combinado, adesivo e anel vaginal, podem ser utilizados sem restrição em mulheres que mantêm a mobilidade. Para pacientes com restrições importantes de mobilidade, seu uso está contraindicado devido ao risco de trombose venosa profunda.[23]

Não há restrições para os métodos de barreira, como preservativos (masculino e feminino), espermicidas, diafragma e anel cervical.[23]

Diagnóstico

O diagnóstico de EM é clínico. Pacientes que tiveram a síndrome clínica isolada podem progredir para EM a depender da avaliação. Pacientes que apresentam lesões na RM similares às lesões de EM podem progredir para EM em 60 a 80% dos casos. Em contrapartida, pacientes que não apresentam lesões detectáveis apresentam 20% de chance de desenvolver a doença. O tratamento pode ser acessado na página da National Multiple Sclerosis Society, http://www.nationalmsociety.org.

Epilepsia

Introdução

A epilepsia é a patologia neurológica mais comum de todas as idades e afeta 6,85 mulheres em cada mil.[24] Pode ser definida como:

1. Pelo menos duas crises epiléticas não provocadas ocorridas em um intervalo maior que 24 horas.
2. Uma crise epilética não provocada e uma probabilidade de recorrência depois de duas crises não provocadas nos 10 anos seguintes.
3. Ou o diagnóstico de síndrome epilética.[24]

A epilepsia apresenta algumas particularidades na população feminina. Nas fases do ciclo que têm diminuição da progesterona, como na fase menstrual, perto da ovulação ou durante ciclos anovulatórios, pode haver aumento das crises. Além disso, as mudanças hormonais do próprio ciclo menstrual podem afetar o metabolismo das drogas antiepiléticas, diminuindo sua eficácia.[25] Finalmente, mulheres com epilepsia apresentam mais frequentemente menopausa precoce, e as causas são desconhecidas.[24]

Síndromes neuropsiquiátricas

Os transtornos psiquiátricos são mais comuns em indivíduos com epilepsia. Os fatores de risco podem ser psicossociais, como estigma e limitações, que podem levar a marginalização, baixa autoestima, isolamento social e sofrimento; e biológicos, que são relacionados a anormalidades de estruturas límbicas.[26]

Indivíduos com epilepsia e transtorno psiquiátrico comórbido atingem menor índice de remissão e têm um risco maior de terem efeitos colaterais com medicações antiepiléticas, principalmente cognitivos e psiquiátricos, além de apresentarem maior resistência ao tratamento nas epilepsias focal e generalizada.[26] Mulheres com epilepsia e comorbidades psiquiátricas apresentam um risco cinco vezes maior de terem morte súbita durante ou após uma crise epilética.[27]

A prevalência de depressão é de 23,1% em indivíduos com epilepsia,[28] enquanto os transtornos ansiosos acometem 20,2% dessa população.[29] Já a prevalência de psicose atinge 5,6 a 7% dos indivíduos, sendo maior nos que apresentam epilepsia de lobo temporal.[30]

Algumas particularidades relacionadas ao tratamento dos transtornos psiquiátricos devem ser levadas em consideração. É importante atentar para o uso concomitante de drogas antiepiléticas indutoras de enzimas hepáticas e psicotrópicos, pois as primeiras podem diminuir a concentração plasmática dos segundos. Além disso, medicamentos como bupropiona, carbonato de lítio, clozapina, medicações com efeito anticolinérgico de um modo geral, podem diminuir o limiar convulsivo, gerando novas crises. Desse modo, é importante começar com doses baixas, usar a mínima dose terapêutica e evitar polifarmácia.[31] As interações farmacológicas podem ser checadas no *site* www.drugs.com, uma sugestão para os profissionais de saúde que tratam esses transtornos.

De um modo geral, o tratamento para depressão maior e transtornos ansiosos deve ser iniciado com ISRS e psicoterapia associada.[26] Nos casos de psicose, a risperidona é a primeira escolha, seguida de olanzapina e quetiapina.[26] Em casos de transtorno de déficit de atenção, o uso de metilfenidato está indicado.[26]

A deficiência intelectual (DI) é comorbidade comum em pacientes com epilepsia. Quanto mais grave a DI, maior a chance de ter epilepsia. Pacientes com DI moderada apresentam prevalência de 16,7%, enquanto aqueles com DI grave têm 27%. Já 50,9% dos pacientes com DI profunda apresentam epilepsia.[32]

A concomitância de crises psicogênicas não epiléticas é bastante comum e pode afetar até 20% dos pacientes.[33] O diagnóstico diferencial é feito a partir de videoeletroencefalografia.[33] O tratamento inclui psicoeducação, psicoterapia e tratamento de comorbidades psiquiátricas.[26]

Drogas antiepiléticas podem causar sintomas neuropsiquiátricos, que devem ser levados em consideração para o diagnóstico diferencial. Na Tabela 1 estão os principais efeitos psiquiátricos das drogas antiepiléticas.

Ciclo gravídico-puerperal

A gravidez é um momento delicado para mulheres com epilepsia, uma vez que

TABELA 1 Efeitos colaterais neuropsiquiátricos de drogas antiepiléticas

Medicamento	Efeitos colaterais psiquiátricos
Ácido valproico/valproato	Sedação
Barbitúricos – fenobarbital, primidona	Agressividade, depressão, hiperatividade, irritabilidade
Benzodiazepínicos	Agressividade, desatenção, desrealização, esquecimento, fadiga, irritabilidade, sedação, sonolência
Carbamazepina	Sonolência, tonturas
Estiripentol	Agressividade, hiperatividade, irritabilidade
Etossuximida	Psicose
Felbamato	Ansiedade, psicose
Fenitoína	Psicose
Gabapentina	Agressividade, alucinações, esquecimento, fadiga, hiperatividade, insônia, irritabilidade
Lacosamida	Depressão, insônia
Lamotrigina	Agressividade, hiperatividade, irritabilidade
Oxcarbazepina	Fadiga, sonolência, tonturas
Pregabalina	Alucinações, ansiedade, confusão, depressão, desatenção, euforia, sonolência, tontura
Rufinamida	Ansiedade, insônia, sonolência, tontura
Tiagabina	Agitação, agressividade, depressão, desatenção, euforia, esquecimento, sintomas paranoides, sonolência
Topiramato	Anorexia, déficit cognitivo, depressão, desatenção, irritabilidade, esquecimento, psicose
Vigabatrina	Agitação, agressividade, depressão, hiperatividade, psicose
Zonisamida	Depressão, irritabilidade, psicose

Adaptado de Mula et al., 2022.[26]

muitas drogas antiepiléticas exercem efeito teratogênico, por exemplo, efeitos negativos no crescimento fetal e malformações congênitas. Além disso, esses medicamentos podem impactar no neurodesenvolvimento da criança, levando a prejuízos cognitivos e comportamentais. Adicionalmente, a desestabilização da epilepsia pode conferir riscos ao feto, como baixo peso ao nascer e parto prematuro. Desse modo, mulheres com epilepsia necessitam de tratamento seguro e eficaz nesse momento da vida.[34]

Crises epiléticas focais parecem não ter impacto importante no feto, porém crises tônico-clônicas generalizadas levam à hipóxia e acidose lática materna, que, devido à pouca transferência placentária do oxigênio, podem levar à asfixia fetal.[34,35] Os principais preditores de crises epiléticas durante a gestação são crises focais, tratamento com múltiplos fármacos, epilepsia não controlada antes da gestação e epilepsia catamenial.[36] Nos três primeiros dias do puerpério imediato há um risco maior da ocorrência de crises.[36]

Em relação ao tratamento durante esse período, a Tabela 2 especifica a prevalência de malformações congênitas com o uso de drogas antiepiléticas específicas. É importante ressaltar que o uso de monoterapia do ácido valproico/valproato é o que apresenta maior risco de teratogenia, enquanto o uso em monoterapia de levetiracetam ou lamotrigina confere o menor risco.[37] O potencial

TABELA 2 Prevalência de malformações congênitas com o uso de drogas antiepiléticas específicas

Droga	Prevalência
Carbamazepina	3,0[1]-5,0[2]%
Lamotrigina	1,9[1]-2,9[2]%
Levetiracetam	2,4[1]-2,8[2]%
Oxcarbazepina	2,2[2]-3,0[1]%
Fenobarbital	5,5[2]-6,5[1]%
Fenitoína	2,9[2]-6,4[1]%
Topiramato	3,9[1]-4,2[2]%
Ácido valproico/Valproato	9,3[2]-10,3[1]%

[1]North American Antiepileptic Drugs Pregnancy Registry; [2]International Registry of Antiepileptic Drugs and Pregnancy (EURAP); QI: quociente de inteligência.

para teratogenia parece estar relacionado à dose – quanto maior a dose, maior o risco; politerapia e história de malformação congênita parental.[34]

A amamentação está sempre indicada apesar do uso de drogas antiepilépticas.[34] A concentração desses medicamentos está relacionada às suas propriedades químicas, capacidade metabólica e concentração plasmática materna. Pode-se calcular a quantidade de medicamento que será excretado no leite a partir da relação de concentração no leite/concentração no plasma materno ou a dose relativa infantil.[38] Valores da relação concentração no leite/concentração no plasma materno > 1 denotam alta concentração do fármaco no leite materno.[38] A dose relativa infantil se dá por meio da comparação da dose à qual a criança é exposta ao leite materno com a dose materna, em mg/kg/dia.[38] Resumindo, a dose relativa infantil é a função da relação concentração no leite/concentração no plasma materno e o *clearance* materno. Valores até 10% são seguros, porém valores > 10% não são contraindicação para amamentação.[38] Informações sobre segurança de drogas antiepiléticas e seus principais efeitos colaterais em lactentes podem ser acessadas na página www.e-lactancia.org/.

Planejamento familiar e contracepção

O planejamento familiar é muito importante, pois drogas antiepiléticas exercem potencial efeito teratogênico, por exemplo, o ácido valproico. O uso de ácido fólico é altamente recomendado antes da gestação para evitar malformações congênitas associadas ao uso de drogas antiepiléticas. Em relação à contracepção, o uso do dispositivo intrauterino com ou sem levonorgestrel é o mais indicado.[39] A injeção de depósito de acetato de medroxiprogesterona também é efetiva, porém pode estar associada a diminuição da densidade óssea.[39]

Em relação à contracepção, drogas antiepiléticas podem alterar o metabolismo de alguns contraceptivos, os quais podem alterar a concentração de drogas antiepiléticas. O uso de anticoncepcionais orais (ACO) diminui a concentração da lamotrigina em 32,6% e do ácido valproico em 23,4%.[40] Desse modo, é importante dosar os antiepiléticos sete dias após o início do uso de ACO. O uso isolado de etinilestradiol aumenta o *clearanca* do ácido valproico.[40] A carbamazepina e a oxcarbazepina são indutoras do citocromo CYP3A4 e diminuem a concentração dos ACO em 50%.[40]

Diagnóstico

Uma crise epilética é definida como uma atividade neuronal anormal excessiva ou síncrona que leva à ocorrência de sinais e sintomas a depender das regiões corticais cerebrais envolvidas.[41] Suas principais características são início abrupto, com duração máxima de três minutos (com exceção para o estado de mal epilético) e pós-ictal prolongado.[42] Os principais fatores precipitantes são interrupção das drogas antiepiléticas, cansaço, uso de álcool, febre e estresse emocional.[42] Fatores causadores incluem distúrbios metabólicos e hidroeletrolíticos, intoxicação ou abstinência de substâncias psicoativas, efeitos colaterais de medicamentos, acidente vascular cerebral, infecção ou traumatismo cranioencefálico.[42]

Nas crises epiléticas, o indivíduo usualmente fica de olhos abertos no início, durante e no pós-ictal, e esse é um fator importante para distinguir de crises não epiléticas psicogênicas. Além disso, o pós-ictal dura em média 45 minutos, mas pode durar dias e até meses. Nesse período, é comum a ocorrência de sintomas físicos e psíquicos, como dores de cabeça, tosse, afasia, paralisia de Todd, sintomas psicóticos e alterações afetivas.[42] A respiração é usualmente profunda, regular e lenta.[42] Já a incontinência urinária e/ou fecal, morder a língua e estereotipias podem estar presentes tanto nas crises convulsivas como nas crises não epiléticas convulsivas psicogênicas.[42]

As crises não epiléticas psicogênicas são desencadeadas por estressores emocionais e caracterizadas por movimentos motores irregulares, assíncronos, assim como movimentação da cabeça de um lado para o outro, postura em opistótono, impulsos pélvicos, engasgamento e choro.[43] Os olhos estão geralmente fechados, a recuperação do pós-ictal é rápida e o paciente apresenta respiração superficial, rápida e irregular. A duração de uma crise maior do que cinco minutos aumenta a chance em 24 vezes de ser uma crise não epilética psicogênica.[43]

Inúmeras condições médicas podem ter apresentação clínica parecida, e, portanto, alguns diagnósticos diferenciais precisam ser pesquisados, uma vez que até 30% dos adultos receberão o diagnóstico incorreto de epilepsia.[42] Em adultos, os mais comuns são síncope, crises não epiléticas psicogênicas, enxaqueca, parassonias, ataque isquêmico transitório e transtornos do movimento, por exemplo, distonia paroxística noturna e mioclonia não epilética.[42]

DOENÇAS INFECCIOSAS

HIV

Introdução

De acordo com a Organização Mundial da Saúde, existem 38,4 milhões de indivíduos infectados pelo vírus da imunodeficiência humana (HIV), dos quais 50% são mulheres.[44] No Brasil, 841 mil pessoas foram diagnosticadas e vivem com HIV, das quais se estima que 330 mil sejam mulheres maiores de 15 anos.[44]

Os principais fatores de risco para infecção pelo HIV estão relacionados a comportamentos de risco, como relações anais ou vaginais sem o uso de preservativos; ter outras infecções sexualmente transmissíveis como a sífilis, herpes, clamídia; uso de álcool e drogas; compartilhamento de seringas para uso de drogas injetáveis; uso de materiais para procedimentos que não foram devidamente esterilizados; acidentes de trabalho, no caso de profissionais da saúde.[44]

Síndromes neuropsiquiátricas

Pacientes com HIV podem desenvolver síndromes psiquiátricas que estão relacionadas à baixa aderência ao tratamento antirretroviral, piora imunológica, maior progressão da doença, falha à resposta antirretroviral e maior mortalidade.[45] Os principais mecanismos envolvidos são a neurotropia do vírus pelo SNC, que leva à ação direta do vírus; as consequências de infecções secundárias ou tumores do SNC; o estigma de viver com o HIV e os efeitos neuropsiquiátricos dos medicamentos para o tratamento do HIV.

A presença de sintomas depressivos é bastante comum, relatada por 82% das mulheres vivendo com HIV, e está relacionada à progressão da doença, sintomas mais severos e aumento da mortalidade pelo HIV.[45] Os principais sintomas são alterações cognitivas – memória e atenção, alterações vegetativas –, do apetite e do sono, desesperança, fadiga e autonegligência.[45] Além disso, os transtornos depressivos impactam no sistema imunológico, aumentam a depleção de triptofano, diminuindo a produção serotoninérgica, e levam a comportamentos como baixa aderência ao tratamento antirretroviral e aumento dos comportamentos de risco.[45]

Os transtornos ansiosos são comuns. Eles tendem a ser mais severos que na população geral e estão relacionados ao estigma, medo de transmissão perinatal do HIV, progressão da doença e piora da qualidade de vida.[45]

Cerca de 23% das mulheres infectadas pelo HIV apresentam transtorno de estresse pós-traumático.[45] Setenta por cento das mulheres dessa população relataram terem sido expostas a algum tipo de abuso durante a vida, principalmente violência doméstica.[45] Um estudo realizado por Ceccon e Meneghel[46] com uma população de 117 mulheres infectadas pelo HIV no Sul do Brasil demonstrou que 72,7% sofriam violência psicológica, 54,6% confirmaram violência física e 25,4%, violência sexual. A violência foi maior naquelas mulheres que tinham mais de cinco anos de HIV, mais de três filhos e que tinham iniciado sua vida sexual antes dos 15 anos de idade.

O transtorno por uso de substâncias afeta de 7 a 58,3% dos pacientes infectados pelo HIV e está relacionado à baixa aderência ao tratamento antirretroviral e pouco suporte social.[47]

Cinquenta por cento dos pacientes com HIV têm prejuízo cognitivo. As mulheres são mais afetadas não só por questões biológicas, como hormônios e farmacocinética dos medicamentos, mas também por fatores psicossociais, como pobreza, baixo nível sociocultural, transtornos psiquiátricos associados, por exemplo, depressão e transtorno de estresse pós-traumático, história de trauma, abuso de substâncias e dificuldade de acesso ao sistema de saúde.[48] As áreas mais afetadas são atenção, velocidade de processamento e psicomotora e habilidades motoras.[48] É importante ressaltar que a infecção pelo vírus da hepatite C pode ser concomitante e também leva a prejuízos cognitivos.

O transtorno neurocognitivo associado ao HIV é uma complicação comum e atinge 42,3% dos indivíduos afetados.[49] É caracterizado pelo comprometimento de pelo menos duas funções cognitivas e prejuízo funcional nos casos mais graves.[50] Pode ser classificado em assintomático, leve e demência associada ao HIV.[49] Seu curso é progressivo e se manifesta pela piora contínua da atenção e concentração, lentificação psicomotora e alterações comportamentais como a apatia, que é descrita como uma redução da atividade cognitiva, emocional e comportamental.[51] Trata-se de uma patologia subcortical, reconhecida pela sua atrofia cortical generalizada, leucoencefalopatia, nódulos microgliais e células gigantes multinucleadas.[51]

Os medicamentos utilizados no tratamento da infecção pelo HIV podem ter efeitos colaterais neuropsiquiátricos. Usualmente esses efeitos são dose-dependentes e reversíveis com a suspensão. Os inibidores nucleosídeos da transcriptase reversa, como a didanosina e a estavudina, podem levar à neuropatia periférica, enquanto a zidovudina desencadeia miopatia, neuropatia e mielotoxicidade.[52] O tenofovir está associado à neuropatia periférica, e sua associação com o efavirenz aumenta o risco de manifestações neuropsiquiátricas.[52]

Os inibidores não nucleosídeos da transcriptase reversa, como o efavirenz, podem desencadear alterações de sono, como insônia e pesadelos; sintomas psicóticos, como alucinações visuais, desrealização e despersonalização; e alterações de humor, como mania ou depressão.[52] Esses efeitos colaterais ocorrem devido à sua afinidade pelos receptores gabaérgicos do tipo A, receptores serotoninérgicos do tipo 5-HT2A e 5-HT2C, e pela sua função como inibidor da monoaminoxidase e das bombas de receptação de serotonina e dopamina.[52] A nevirapina pode desencadear sintomas psicóticos e mania.[52]

O saquinavir, um inibidor de protease, pode levar, em casos de uso prolongado, a doença dos pequenos vasos cerebrais, com consequente quadro demencial.[52]

Inibidores da integrase como elvitegravir, dolutegravir e raltegravir podem levar às seguintes manifestações neuropsiquiátricas: alucinações, alterações de humor (depressão), confusão, fadiga e insônia e sonhos anormais.[52]

Finalmente, os inibidores de fusão, como maraviroc e enfuvirtida, são mais bem tolerados do que os outros medicamentos antirretrovirais, além de apresentarem poucos efeitos neuropsiquiátricos.[52]

O tratamento das síndromes neuropsiquiátricas relacionadas ao HIV passa pela aderência ao tratamento antirretroviral, com a finalidade de diminuir a chance de complicações neuropsiquiátricas.[47] De um modo geral, manifestações neuropsiquiátricas devem ser tratadas, porém é importante lembrar que esses indivíduos fazem uso de outros medicamentos e as interações farmacológicas podem ser checadas em *sites* como www.drugs.com.

Em relação ao uso de antidepressivos, os ISRS, os inibidores seletivos da recaptação da serotonina e da noradrenalina (ISRSN), a mirtazapina e a bupropiona são considerados os de primeira escolha, entretanto a bupropiona pode aumentar a concentração plasmática de medicamentos como efavirenz e alguns inibidores de protease como ritonavir e nelfinavir e diminuir a associação de lopinaivr com ritonavir.[47]

Antipsicóticos podem ser utilizados, porém é importante ressaltar que indivíduos infectados pelo HIV são mais suscetíveis aos efeitos extrapiramidais e à discinesia tardia. Desse modo, os antipsicóticos de segunda geração são os mais indicados.

No que concerne aos estabilizadores de humor, o valproato de sódio é o mais indicado, mas enzimas hepáticas devem ser monitoradas.[47] O lítio deve ser evitado, pois não é bem tolerado e pode levar à intoxicação e piora da função renal.[47] Já a carbamazepina aumenta o risco de pancitopenia e a indução enzimática de drogas antirretrovirais.[47]

Tratamentos não farmacológicos como psicoterapia, exercício físico e intervenções psicossociais têm efeitos importantes na saúde mental desse grupo de pacientes, bem como na qualidade de vida.

Ciclo gravídico-puerperal

Todos as mulheres grávidas devem ser testadas para HIV, sífilis e hepatite B, e a testagem deve ser oferecida à sua parceira também.[44]

O ciclo gravídico-puerperal confere um risco aumentado para o surgimento de transtornos psiquiátricos, devido às alterações hormonais e psicossociais, que irão modificar de forma definitiva não só a vida da mulher, mas também a vida familiar. Em mulheres infectadas com HIV, existem fatores estressores adicionais como o estigma e o medo de transmissão perinatal.[45] A prevalência de depressão perinatal em mulheres infectadas pelo HIV é maior que na população geral. Nessa população, 36% das mulheres têm depressão antenatal, enquanto a puerperal atinge 21%.[45] Sabe-se que a depressão perinatal pode impactar não só a saúde materna, mas também a saúde da criança, pois as consequências são baixa aderência ao pré-natal e ao tratamento, abuso de substâncias psicoativas, autonegligência e negligência nos cuidados do bebê.[45]

Planejamento familiar e contracepção

O planejamento familiar considera o uso de profilaxia pré-exposição para a pessoa não infectada, no caso de casais sorodiscordantes; o tratamento de mulheres infectadas pelo HIV com o uso de terapia antirretroviral para diminuição da carga viral; a pesquisa de infecções sexualmente transmissíveis em ambos os parceiros; circuncisão voluntária em homens; e inseminação manual. Ao tentar engravidar, é importante fazer uso de preservativo fora do período fértil.[53]

Em relação à contracepção, o uso de preservativos e lubrificantes compatíveis é extremamente recomendado. Mulheres infectadas com HIV assintomático ou leve podem fazer uso de contraceptivos orais combinados, adesivos e anéis vaginais, pílulas contendo apenas progesterona, acetato de medroxiprogesterona injetável, implantes de levonogestrel e etonogestrel e DIU de levonogestrel.[53]

Em casos de HIV severo e avançado, são recomendados contraceptivos orais combinados, adesivos e anéis vaginais, pílulas contendo apenas progesterona, acetato de medroxiprogesterona injetável, implantes de levonogestrel e etonogestrel. Se a paciente já está em uso de um DIU de levonogestrel, este não precisa ser retirado, mas deve-se monitorar a possibilidade de infecção pélvica.[53]

Mulheres em uso de inibidores nucleosídeos da transcriptase podem usar todos os métodos contraceptivos, sem restrição. Mulheres em uso de antirretrovirais contendo efavirenz ou nevirapina podem, em sua maioria, utilizar contraceptivos orais combinados, adesivos e anéis vaginais, pílulas contendo apenas progesterona, acetato de medroxiprogesterona injetável, implantes de levonogestrel e etonogestrel.[53]

Mulheres que usam os novos inibidores de transcriptase reversa não nucleosídeos, como etravirina e rilpivirina, podem usar todos os métodos contraceptivos, sem exceção.[53]

Quando em uso de inibidores de protease, como o ritonavir, contraceptivos orais combinados, adesivos e anéis vaginais, pílulas contendo apenas progesterona, acetato de medroxiprogesterona injetável, implantes de levonogestrel e etonogestrel são indicados.[53]

Diagnóstico e tratamento

Em 2021, a OMS[44] passou a recomendar que o primeiro teste diagnóstico tenha alta sensibilidade, seguido de um segundo e terceiro testes com elevada especificidade.

No Brasil, os testes rápidos e de imunoensaio são primeira opção. Porém, como podem ocorrer falso-positivos, os testes complementares são indicados, como *Western Blot* e *Imuno Blot*.

O protocolo clínico e as diretrizes terapêuticas para o manejo da infecção pelo HIV podem ser encontrados na página www.gov.br/aids/pt-br/centrais-de-conteudo/pcdts/2013/hiv-aids

Prevenção

A prevenção do HIV requer o uso de preservativos masculinos e femininos. Além disso, melhorar o acesso a equipamento estéril para populações que fazem o uso de drogas injetáveis, incentivar terapia de substituição de opioides e o tratamento de transtornos por uso de substâncias são recomendáveis.[44]

Durante o ciclo gravídico-puerperal, deve-se incentivar o uso de medicamentos antirretrovirais para prevenir a transmissão da mãe para o filho. De acordo com a OMS, quando não há tratamento durante gestação, parto e amamentação, a taxa de transmissão para a criança atinge de 15 a 45%.[44]

A profilaxia pré-exposição, por meio do uso diário de tenofovir e entricitabina, está indicada para populações em risco de infecção, como trabalhadoras do sexo e pessoas que fazem sexo com pessoas infectadas pelo HIV.[44] Seu efeito começa após sete dias para relação anal e 20 dias para relação vaginal.[44]

A profilaxia pós-exposição é uma medida de prevenção de urgência, para reduzir o risco de infecção pelo HIV, como nos casos de violência sexual, relação sexual desprotegida e acidente ocupacional[44] Os medicamentos tenofovir, lamivudina e dolutegravir devem ser iniciados dentro das primeiras 72 horas do incidente e mantidos por 28 dias.[44] A testagem deve se repetir na sequência e após 30 dias do uso dos medicamentos.

DOENÇAS ENDÓCRINAS

Síndrome dos ovários policísticos

A síndrome dos ovários policísticos (SOP) é um distúrbio metabólico e endócrino amplamente prevalente, diagnosticado em adolescentes e mulheres em idade reprodutiva. O desequilíbrio hormonal mais comum atinge quase 1 em cada 10 mulheres com SOP.[54] É a endocrinopatia mais comum entre as mulheres em idade reprodutiva, afetando 5 a 10% das mulheres americanas no pré-menopausa.[55] A SOP afeta aproximadamente 5 milhões de mulheres nos Estados Unidos[55]. Dependendo das várias definições usadas, a prevalência pode ser de cerca de 5 a 20%.[56,57]

Mais da metade das mulheres não sabe que a têm; e uma certa porcentagem ainda está sendo mal diagnosticada ou deixada sem diagnóstico por desconhecimento e incompreensão.[54] É possível que a história familiar e a genética desempenhem papéis no desenvolvimento da SOP, com 50% mais chances de desenvolver a doença.[56]

A doença se distingue pela presença e grau de três características principais: menstruação irregular, hiperandrogenismo e morfologia ovariana policística (MOPC).[56]

Mulheres com SOP podem ter ovários aumentados contendo muitos cistos pequenos, que interferem na menstruação regular e na fertilidade. A SOP causa altos níveis de andrógenos (hormônios masculinos), que pode levar ao crescimento do cabelo, ganho de peso e acne. Como outros distúrbios endócrinos, o tratamento envolve o equilíbrio dos hormônios. Segundo Azziz et al.,[56] a disfunção metabólica caracterizada por resistência à insulina e hiperinsulinemia compensatória é evidente na grande maioria das mulheres afetadas. A SOP aumenta o risco de diabetes melito tipo 2, diabetes gestacional e outras complicações relacionadas à gravidez, tromboembolismo venoso, eventos cerebrovasculares e cardiovasculares e câncer de endométrio.[56]

Síndrome neuropsiquiátrica

A SOP pode estar associada a transtornos de humor e psiquiátricos.[58] Numa metanálise foram incluídos 57 estudos relatando 172.040 pacientes. A maioria dos estudos abordou a depressão e a ansiedade. As mulheres com SOP eram mais propensas a ter um diagnóstico clínico de depressão (*odds ratio* [OR]: 2,79), ansiedade (OR: 2,75), transtorno bipolar (OR: 1,78) e transtorno obsessivo-compulsivo (TOC) (OR: 1,37), mas não fobia social ou transtorno do pânico. Usando várias escalas, a gravidade dos sintomas de depressão, ansiedade, TOC e transtornos de somatização foi maior em comparação com mulheres sem SOP.[58]

A maior prevalência de transtornos psiquiátricos em pacientes com SOP, principalmente depressão e transtornos de ansiedade, pode ser decorrente tanto do hiperandrogenismo quanto dos sintomas somáticos decorrentes. Esses sintomas podem, sem dúvida, ser estigmatizantes para as mulheres e diminuir sua qualidade de vida.[59]

A depressão pode produzir sentimentos de tristeza, desesperança, fadiga e irritabilidade. Outros sintomas incluem dor física, sono irregular, dificuldade de concentração e problemas digestivos. A ansiedade pode fazer a mulher se sentir constantemente preocupada, bem como irritada, cansada e inquieta.[58] É importante o tratamento, independentemente da causa. Obesidade, hiperandrogenismo e fertilidade têm uma associação fraca com esses sintomas de depressão e ansiedade.[60] Os escores de qualidade de vida (HRQoL) são consistentemente reduzidos na SOP, com infertilidade e preocupações com o peso tendo o impacto mais significativo.[59] Transtorno afetivo bipolar, esquizofrenia e outros transtornos psicóticos também foram relatados em mulheres com SOP com mais frequência do que na população em geral.

Em comparação com as mulheres que não relataram SOP,[61] as que relataram apresentaram maior prevalência de distúrbios alimentares (11 *vs.* 7,6%), baixa autoestima (31,7 *vs.* 24,2%) e sofrimento psicológico grave (21 *vs.* 13,5%). Após o ajuste para fatores de confusão, as mulheres que relataram SOP eram mais propensas a relatar distúrbios alimentares (OR: 1,6). Baixa autoestima e sofrimento psicológico foram altamente correlacionados e aumentaram ainda mais as chances de transtornos alimentares. A SOP foi significativamente associada a baixa autoestima e sofrimento psicológico, mas não após o ajuste para fatores de confusão. A obesidade foi associada com baixa autoestima (OR: ajustado 1,5) e sofrimento psicológico (OR: ajustado 1,2), mas não transtornos alimentares. As mulheres com baixo peso tiveram chances aumentadas de distúrbios alimentares (OR: ajustado 2,5).[61]

As mulheres com SOP têm prevalência elevada de uma variedade de distúrbios psiquiátricos em comparação com mulheres sem SOP, incluindo transtorno do espectro autista (TEA) e transtorno do déficit de atenção com hiperatividade (TDAH).[62] Como esses distúrbios são moderados a altamente hereditários, é possível que a associação entre SOP materna e distúrbios neuropsiquiátricos da prole seja confundida por influências genéticas compartilhadas. Além disso, alguns fatores ambientais familiares associados ao diagnóstico de SOP materna (p. ex., acesso a cuidados de saúde, comportamento de busca de cuidados de saúde) também podem influenciar se a criança recebe um diagnóstico neuropsiquiátrico e, portanto, podem confundir a associação. Dessa forma, mais investigações são necessárias para desagregar a influência da exposição pré-natal aos andrógenos da confusão familiar (isto é, fatores genéticos e/ou ambientais).[62] Os estudos utilizaram a SOP materna como um modelo de exposição da prole a níveis elevados de andrógenos pré-natais, relatando que os filhos de mulheres com SOP têm maior risco de TEA e TDAH.[63-65]

Ciclo gravídico-puerperal

Durante os anos reprodutivos, as mulheres com SOP procuram atendimento médico relacionado à infertilidade, hirsutismo e acne.[66] Cerca de 60% são obesas e resistentes à insulina; e até 40% desenvolvem diabetes até os 50 anos de idade e muitas são dislipidêmicas.[67] Além de tratar os problemas estéticos e de fertilidade associados à SOP, os profissionais de saúde devem educar as pacientes sobre as consequências cardiovasculares a longo prazo associadas a esses distúrbios.

No climatério, é provável que uma mulher com SOP tenha vários fatores de risco cardíacos por várias décadas.[67] Mulheres na pós-menopausa com história de SOP, especialmente aquelas com diabetes e/ou dislipidemia estabelecidas, devem ser consideradas de alto risco para o desenvolvimento de doença cardíaca clínica.

A SOP é um distúrbio reprodutivo, endócrino e metabólico que afeta milhões de mulheres em todo o mundo.[68] As mulheres com SOP são frequentemente identificadas na adolescência ou início da idade adulta com sintomas de oligomenorreia ou hirsutismo ou quando se apresentam para tratamento de infertilidade. Os riscos à saúde associados, no entanto, vão muito além do gerenciamento desses sintomas comuns ou do tratamento de fertilidade e provavelmente se estendem além dos anos reprodutivos e além da menopausa. Pesquisas internacionais sugerem que a maioria das pacientes está insatisfeita com o aconselhamento de longo prazo relacionado a questões médicas e psicológicas.[54] Foi realizada uma revisão de comorbidades, incluindo diabetes melito, dislipidemia, obesidade, hipertensão, síndrome metabólica, depressão, ansiedade, apneia obstrutiva do sono, doença hepática gordurosa não alcoólica, câncer de endométrio e doença cardiovascular, tanto em mulheres em idade reprodutiva quanto em mulheres mais velhas com SOP.[55] A maioria das metanálises em mulheres em idade reprodutiva demonstra riscos aumentados independentemente da obesidade. Estudos longitudinais e transversais incluindo mulheres com SOP > 40 anos de idade são limitados em número e *design*, mas muitos demonstram que algumas dessas comorbidades persistem.[69] Todos os provedores envolvidos no cuidado multidimensional de mulheres com SOP devem estar cientes desses riscos de saúde a longo prazo para fornecer opções de aconselhamento, triagem e gerenciamento apropriados. Identificamos limitações que devem ser o foco de estudos futuros destinados a estudar os resultados de saúde em mulheres na pós-menopausa com SOP.

Os níveis aumentados de hormônios andrógenos e a resistência à insulina também podem ter alguma participação no desenvolvimento da SOP. A resistência à insulina pode aumentar o risco de desenvolver diabetes tipo 2. Quanto mais precoce for realizado o tratamento para SOP, melhores índíces de bem estar na mulher acometida.[55]

Planejamento familiar e contracepção

Para mulheres com SOP que não desejam engravidar, o médico pode recomendar controle de natalidade hormonal. As opções de controle de natalidade incluem: pílula, adesivo hormonal, injeções, implante, anel, DIU. O controle de natalidade hormonal pode ajudá-la a gerenciar os sintomas de SOP: regulando seu ciclo menstrual, reduzindo o risco de câncer de endométrio, ajudando a melhorar a acne e a reduzir o crescimento excessivo de pelos no rosto e no corpo.[68,70]

As mulheres que têm SOP correm maior risco de certas complicações durante a gravidez. Perder o excesso de peso pode ajudar a reduzir o risco de algumas dessas complicações.[71] Algumas complicações da gravidez associadas à SOP incluem: aborto espontâneo, diabetes gestacional, pré-eclâmpsia, nascimento prematuro, necessidade de cesariana. Além disso, estudos anteriores relataram níveis significativamente mais altos de andrógenos durante a gravidez de mulheres com SOP, em comparação com gestações de mulheres sem SOP.[72]

Diagnóstico

A SOP é um diagnóstico de exclusão, baseado principalmente na presença de hiperandrogenismo, disfunção ovulatória e MOPC.[54,73,74] Apesar de sua frequência, a orientação quanto à execução dos procedimentos diagnósticos para detecção da SOP é relativamente obscura e inconsistente entre os profissionais de saúde.[54] Como resultado, sabe-se que até 70% dessas mulheres permanecem sem diagnóstico. Isso aumenta ainda mais o problema da etiologia ou origem não estabelecida.[57]

Os sintomas mais frequentes na SOP são:[54,73-75]

1. Menstruação irregular: um dos sintomas característicos da SOP. Isso pode significar nunca ou raramente menstruar, pode ter um período em intervalos variados, como após 20 dias, depois de 35 dias e depois de 16 dias. Também pode ter sangramento especialmente intenso ou leve ou manchas entre os períodos.
2. Infertilidade: 1 em cada 5 mulheres que têm dificuldade para engravidar tem SOP, sendo essa a causa mais comum de infertilidade. A SOP tende a causar altos níveis de hormônios andrógenos, como a testosterona.
3. Ganho de peso: outro sintoma comum é o peso extra. As mulheres com SOP podem experimentar ganho de peso, mesmo que não comam em excesso ou pratiquem atividades físicas. Elas podem tentar perder peso, mas têm grande dificuldade, e tendem a ter peso extra no abdome, semelhante aos homens.
4. Hirsutismo: crescimento extra de pelos escuros e/ou grossos no corpo ou rosto. Os hormônios andrógenos são responsáveis pelas características sexuais masculinas. As mulheres produzem uma pequena quantidade de andrógenos, entretanto as mulheres com SOP geralmente apresentam níveis mais elevados. O hirsutismo devido à SOP pode aparecer no lábio superior, bochechas, queixo, parte superior dos braços, parte interna das coxas, parte inferior da barriga, seios e parte inferior das costas. Com menos frequência, pode aparecer no peito, na parte superior das costas e na parte superior do abdome.
5. Afinamento do couro cabeludo: um efeito menos comum, mas ainda notável e perturbador da SOP é a alopecia, isto é, a queda de cabelo do couro cabeludo. Pode parecer que a mulher está perdendo cabelo no mesmo padrão que alguns homens, isto é, na parte superior do couro cabeludo, em direção à testa ou nas têmporas. Ou o cabelo pode parecer mais fino em toda a cabeça. Existem várias outras causas possíveis de queda de cabelo em mulheres, como dieta, outros distúrbios endócrinos como hipotireoidismo, estresse e infecção, que devem ser descartados.
6. Acne persistente: mulheres de todas as idades, a partir da adolescência, apresentam espinhas, poros entupidos e pele oleosa. Mas a SOP pode fazer com que tenham esses sintomas o tempo todo, independentemente dos tratamentos aplicados.
7. Acantose *nigricans*: manchas ou pele mais escura e aveludada em certas áreas do corpo. Acantose *nigricans* é inofensiva, mas pode ser cosmeticamente desagradável. Ocorre com mais frequência na virilha, sob os seios, nas axilas e na nuca. A resistência à insulina da SOP é a causa usual.

8. Marcas de pele: são saliências ou abas de pele pequenas e flexíveis, menos comuns na SOP, mas podem ocorrer. Geralmente aparecem nas mesmas áreas que manchas de pele escura (acantose *nigricans*): na parte de trás do pescoço ou próximo a ela, sob os seios, nas axilas e na virilha.
9. Dor pélvica: é um sintoma menos comum. Mas a SOP pode produzir cistos ovarianos capazes de causar dor na região pélvica. Quando esses cistos causam dor pélvica, pode parecer uma dor incômoda ou uma forte sacudida na parte inferior da barriga. Existem muitas outras causas de dor pélvica, incluindo ovulação, endometriose e miomas uterinos. Uma avaliação adequada de qualquer tipo de dor pélvica deve ser descartada.
10. Transtornos psiquiátricos, já mencionados neste texto.

Tratamentos

O tratamento deve ser adaptado às queixas e necessidades da paciente e envolve direcionar as anormalidades metabólicas por meio de mudanças no estilo de vida, medicação e potencialmente cirurgia para prevenção e controle do excesso de peso, supressão androgênica e/ou bloqueio, proteção endometrial, terapia reprodutiva e detecção e tratamento de características psicológicas.

O tratamento das irregularidades menstruais pode ser feito com controle da natalidade hormonal, como a pílula ou o anel vaginal, e pode melhorar os períodos irregulares.[75] Quantidades excessivas de andrógênio podem impedir que seus ovários liberem um óvulo (ovulação). Se a mulher não concebeu depois de tentar engravidar por 12 meses, ou por seis meses, se tiver mais de 35 anos, a causa pode ser a SOP, e deve ser tratada adequadamente para poder engravidar.[75]

Na acne, os cremes, tônicos e pílulas antibióticas geralmente colaboram pouco quando se há SOP. O uso de pílulas anticoncepcionais pode ajudar no tratamento da acne, equilibrando os hormônios.[75] Para a acantose *nigricans*, o tratamento da resistência à insulina e o equilíbrio dos hormônios podem ajudar a eliminar essa condição da pele.[75] Para as marcas de pele salientes, se forem incômodas, o tratamento pode ser feito por meio da remoção pelo dermatologista.

Outros medicamentos recomendados para tratar os sintomas da SOP incluem:

- Metformina: frequentemente prescrita para pessoas com SOP para ajudar a controlar sua resistência à insulina. No entanto, a metformina não é aprovada pelo Food and Drug Administration (FDA) como tratamento para SOP e não é mais recomendada como tratamento de primeira linha.
- Clomifeno (clomid) e letrozol (femara): medicamentos comumente usados para induzir a ovulação.[71]
- Espironolactona: medicamento que ajuda a reduzir os níveis de andrógenos. Embora não seja aprovado pelo FDA para o tratamento da SOP, os médicos ainda costumam prescrevê-lo.
- Cremes: podem ajudar a controlar sintomas como excesso de pelos e acne.

O exercício e uma dieta prudente com restrição de calorias, visando à perda de peso, devem ser enfatizados desde o início. A terapia farmacológica para diabetes e hiperlipidemia deve ser usada quando apropriado. A cirurgia bariátrica, conhecida por impactar positivamente todos os fatores de risco cardíaco mencionados, também pode ser benéfica.

Certas mudanças no estilo de vida podem ajudar a gerenciar a SOP e os sintomas que apresenta. A redução de peso, por exemplo: para algumas mulheres com SOP, muitas vezes é mais desafiador perder e manter o peso adequado do que para aquelas sem SOP.[67] No entanto, é importante informá-las de que mesmo uma pequena perda de 5% em seu peso, especialmente se estiver com sobrepeso ou obesidade, pode ajudar a melhorar muitos dos sintomas da SOP, como restaurar a produção de hormônios, por exemplo, melhorando as mudanças de humor, reduzindo o crescimento do cabelo no rosto e no corpo, reduzindo a queda de cabelo, melhorando a acne. A perda de peso também pode ajudar a reduzir o risco de diabetes tipo 2 e doenças cardiovasculares. Outro benefício é regular o ciclo menstrual e restaurar a ovulação.

Ser mais ativo fisicamente e adotar uma rotina regular de exercícios pode ajudar a perder peso, e também reduzir a depressão associada à SOP. Seguir uma dieta saudável é fundamental tanto para reduzir o peso quanto para controlar os sintomas da SOP.

Prevenção

Mais da metade das mulheres com SOP não sabe que a têm. Uma certa porcentagem ainda está sendo mal diagnosticada ou deixada sem diagnóstico por desconhecimento e incompreensão.[54] Algumas possíveis complicações de saúde relacionadas à SOP incluem:[67,71]

- Diabetes: mais de 50% das mulheres com SOP desenvolvem diabetes tipo 2 antes dos 40 anos.
- Doença cardíaca: pessoas com SOP têm maior risco de desenvolver doenças cardíacas, e esse risco aumenta com a idade.
- Pressão alta: pode causar danos ao coração, rins e cérebro.
- Colesterol alto: pode aumentar ainda mais o risco de desenvolver doenças cardíacas.
- Apneia do sono: é uma condição que faz com que a pessoa pare de respirar enquanto dorme. Também aumenta o risco de desenvolver doenças cardíacas e diabetes tipo 2.
- Acidente vascular cerebral (AVC): a placa que obstrui os vasos sanguíneos pode levar a coágulos sanguíneos, que podem causar um derrame.
- Transtornos de depressão, de ansiedade e compulsões alimentares, entre outros, conforme visto anteriormente.

DOENÇAS DA TIREOIDE

Introdução

A disfunção tireoidiana é um dos distúrbios endócrinos mais comuns que acometem mulheres em idade reprodutiva. O hipotireoidismo tem como característica a elevação de TSH e a diminuição dos hormônios tireoidianos, em que há quantidade insuficiente de T3, T3 (tri-iodotironina) e o T4 (tiroxina) para suprir a função normal. O hipertireoidismo é uma condição causada pela produção excessiva desses hormônios. Os hormônios tireoidianos são de suma importância em nosso organismo, e regulam o gasto energético, a temperatura corporal, a produção de energia e ainda, quando a mulher é gestante, o desenvolvimento fetal. As doenças autoimunes da tireoide são consideradas órgão-específicas, sendo representadas pela doença de Graves e pela tireoidite de Hashimoto ou tireoidite autoimune crônica, que são as principais disfunções tireoidianas apresentadas pelas mulheres no período reprodutivo.

Síndromes neuropsiquiátricas

A ocorrência de disfunção tireoidiana, distúrbios metabólicos e piora dos sintomas clínicos em pacientes com transtorno depressivo maior (TDM) com ideação suicida é comum.[76] Estudos têm sugerido que a disfunção dos hormônios tireoidianos e alterações de parâmetros metabólicos poderiam ser considerados potenciais biomarcadores para ideação suicida.[76,77]

Os pacientes com sintomas depressivos tendem a apresentar um estilo de vida pouco saudável, com sono e dieta irregulares, o que os torna mais suscetíveis a apresentar distúrbios metabólicos e disfunção da tireoide. Além disso, o estado inflamatório crônico que é associado com a depressão maior e outros transtornos psiquiátricos pode influenciar na disfunção tireoidiana, visto que se trata de quadros com etiologia autoimune. A disfunção da tireoide também foi fortemente associada com alterações em neurotransmissores como a serotonina e a norepinefrina, que desempenham papel importante na manutenção do humor e no controle da ansiedade.[78] Estudos sugerem que a disfunção da tireoide poderia estar associada a vários desfechos negativos em pacientes com depressão maior, incluindo recaídas a longo prazo, virada maníaca e maior prevalência de sintomas ansiosos comórbidos. No entanto, a maioria das associações foi observada no contexto de hipotireoidismo evidente.[76]

Planejamento familiar e contracepção

A função tireoidiana modifica-se na gravidez, como uma alteração fisiológica desse período. Contudo, a sua disfunção pode evoluir com complicações na gravidez e até mesmo para a prole, e é importante a identificação de riscos e a adoção das possíveis medidas de intervenção.

A disfunção tireoidiana pode estar relacionada com a infertilidade. O hipotireoidismo (9,6%) e o hipotireoidismo subclínico (4,0%) foram as disfunções mais associadas a infertilidade secundária (21,8%).[79] O hipotireoidismo na gestação está associado a desfechos negativos durante a gravidez, como baixo peso ao nascer, parto prematuro, autismo, paralisia cerebral, espástica unilateral, cesárea, hipotireoidismo congênito e quociente de inteligência (QI) diminuído.[80]

QUADRO 1 Alterações fisiológicas da tireoide durante a gravidez

- Concentrações aumentadas de globulina de ligação à tireoide, hormônios tireoidianos (T3 e T4) e tireoglobulina
- Melhor depuração renal de iodo
- Aumento do tamanho da glândula tireoide na gestação, por influência das altas taxas de estrogênio, pelos estimuladores tireoidianos produzidos pela placenta e diminuição do iodo pela tireoide materna
- Aumento da gonadotrofina coriônica humana (hCG) na secreção de TSH

Fonte: Pinheiro et al., 2019.[80]

A doença de Graves (DG) é a principal causa de hipertireoidismo em mulheres em idade fértil. Em mulheres grávidas, a doença deve ser cuidadosamente manejada e controlada para prevenir complicações maternas e fetais.[81]

É comprovada a alteração fisiológica da função tireoidiana na gravidez; contudo, quando ela não é regulada pelo organismo, pode evoluir com complicações na gestação. Assim, torna-se necessário identificar os riscos e as possíveis medidas de intervenção.

Outros distúrbios endócrinos e a associação com os transtornos mentais

Inúmeros são os distúrbios endócrinos que se associam a quadros psiquiátricos. A Tabela 3 apresenta um resumo de algumas das principais manifestações e sintomatologia dos distúrbios endócrinos em relação a saúde mental.

TABELA 3 Sintomas psicológicos clinicamente significativos em distúrbios endócrinos

Doença endócrina	Sintomas comumente presentes
Hipertireoidismo	Maior associação com a depressão maior, frequentemente associada a ansiedade e irritabilidade. Pode estar presente na fase prodrômica. Geralmente responde ao tratamento endócrino adequado. Às vezes medicamentos antidepressivos são necessários
Hiperprolactinemia	Hostilidade e irritabilidade estão frequentemente presentes juntamente com somatização. Depressão, hostilidade e ansiedade são comuns. A bromocriptina foi superior ao placebo, enquanto os antidepressivos foram ineficazes no manejo dos sintomas
Aldosteronismo primário	Maior associação com quadros ansiosos
Síndrome de Cushing	A depressão maior pode afetar cerca de 50% dos pacientes. Os antidepressivos são frequentemente ineficazes, enquanto os inibidores da produção de esteroides são geralmente eficazes. A ansiedade está frequentemente presente. Oscilações de humor como mania e depressão podem estar presentes

Fonte: Sonino e Fava, 1998.[82]

CONCLUSÃO

Os sintomas neuropsiquiátricos são frequentemente observados durante o curso de distúrbios endócrinos. O diagnóstico diferencial pode ser complexo, pois os efeitos comportamentais das endocrinopatias podem se confundir com transtornos psiquiátricos, o que torna de suma importância o conhecimento dessas associações para o profissional de saúde.

REFERÊNCIAS

1. Hert M, Correll CU, Bobes J, Cetkovich-Bakmas M, Cohen D, Asai I, et al. Physical illness in patients with severe mental disorders. I. Prevalence, impact of medications and disparities in health care. World Psychiatry. 2011;10(1):52-77.
2. Laursen TM, Nordentoft M, Mortensen PB. Excess early mortality in schizophrenia. Annu Rev Clin Psychol. 2014;10:425-48.
3. Kobelt G. Thompson A, Berg J, Gannedahl M, Eriksson J, MSCOI Study Group & European Multiple Sclerosis Platform. New insights into the burden and costs of multiple sclerosis in Europe. Mult Scler. 2017;23(8):1123-36.
4. Krysko KM, Graves JS, Dobson R, Altintas A, Amato MP, Bernard J, et al. Sex effects across the lifespan in women with multiple sclerosis. Ther Adv Neurol Disord. 2020;13:1756286420936166.
5. Orton SM, Herrera BM, Yee IM, Valdar W, Ramagopalan SV, Sadovnick AD, et al. Sex ratio of multiple sclerosis in Canada: a longitudinal study. Lancet Neurol. 2006;5(11), 932-936.
6. Koch-Henriksen N. The Danish multiple sclerosis registry: a 50-year follow-up. Mult Scler J. 1999;5(4): 293-6.
7. Ascherio A, Munger KL. Epidemiology of multiple sclerosis: from risk factors to prevention: an update. In: Seminars in neurology. Thieme Medical Publishers. 2016;36(2):103-14.
8. Munger KL, Bentzen J, Laursen B, Stenager E, Koch-Henriksen N, Sørensen TI, et al. Childhood body mass index and multiple sclerosis risk: a long-term cohort study. Mult Scler J. 2013;19(10):1323-9.
9. Minden SL, Schiffer RB. Affective disorders in multiple sclerosis review and recommendations for clinical research. Arch Neurol. 1990;47(1):98-104.
10. Silveira C, Guedes R, Maia D, Curral R, Coelho R. Neuropsychiatric symptoms of multiple sclerosis: state of the art. Psychiatry Investigation. 2019; 16(12), 877.
11. Solaro C, Gamberini G, Masuccio FG. Depression in multiple sclerosis: epidemiology, aetiology, diagnosis and treatment. CNS Drugs. 2018;32(2):117-33.
12. Brenner P, Piehl F. (2016). Fatigue and depression in multiple sclerosis: pharmacological and non-pharmacological interventions. Acta Neurologica Scandinavica. 2016;134:47-54.
13. Kalb R, Feinstein A, Rohrig A, Sankary L, Willis A. Depression and suicidality in multiple sclerosis: red flags, management strategies, and ethical considerations. Curr Neurol Neurosci Rep. 2019;19:1-8.
14. Murphy R, O'Donoghue S, Counihan T, McDonald C, Calabresi PA, Ahmed MA.et al. (2017). Neuro-

psychiatric syndromes of multiple sclerosis. J Neurol Neurosurg Psychiatry. 2017;88(8):697-708.
15. Boeschoten RE, Braamse AM, Beekman AT, Cuijpers P, van Oppen P, Dekker J, et al. (2017). Prevalence of depression and anxiety in multiple sclerosis: a systematic review and meta-analysis. J Neurol Sci. 2017;372:331-41.
16. Korostil M, Feinstein A. Anxiety disorders and their clinical correlates in multiple sclerosis patients. Mult Scler J. 2007;13(1):67-72.
17. Chwastiak LA, Ehde DM. (2007). Psychiatric issues in multiple sclerosis. Psychiatr Clin North Am. 2007;30(4):803-17.
18. Marrie RA, Horwitz R, Cutter G, Tyry T, Campagnolo D, Vollmer T. The burden of mental comorbidity in multiple sclerosis: frequent, underdiagnosed, and undertreated. Mult Scler J. 2009;15(3):385-92.
19. Marrie RA, Reingold S, Cohen J, Stuve O, Trojano M, Sorensen PS, et al. The incidence and prevalence of psychiatric disorders in multiple sclerosis: a systematic review. Mult Scler J. 2015;21(3):305-17.
20. Filippini G, Minozzi S, Borrelli F, Cinquini M, Dwan K. Cannabis and cannabinoids for symptomatic treatment for people with multiple sclerosis. Cochrane Database of Syst Rev. 2002;5.
21. Benedict RH, Amato MP, DeLuca J, Geurts JJ. (2020). Cognitive impairment in multiple sclerosis: clinical management, MRI, and therapeutic avenues. Lancet Neurol. 2020;19(10):860-71.
22. Canibaño B, Deleu D, Mesraoua B, Melikyan G, Ibrahim F, Hanssens Y. Pregnancy-related issues in women with multiple sclerosis: an evidence-based review with practical recommendations. J Drug Assess. 2020;9(1):20-36.
23. Houtchens MK, Zapata LB, Curtis KM, Whiteman MK. Contraception for women with multiple sclerosis: guidance for healthcare providers. Mult Scler J. 2017;23(6):757-64.
24. Stephen LJ, Brodie MJ. Selection of antiepileptic drugs in adults. Neurol Clin. 2009;27(4):967-92.
25. Sveberg L, Svalheim S, Taubøll E. The impact of seizures on pregnancy and delivery. Seizure, 2015;28:35-8.
26. Mula M, Coleman H, Wilson SJ. Neuropsychiatric and cognitive comorbidities in epilepsy. CONTIN Lifelong Learn Neurol. 2022;28(2):457-82.
27. Sveinsson O, Andersson T, Carlsson S, Tomson T. The incidence of SUDEP: a nationwide population-based cohort study. Neurology. 2017;89(2):170-7.
28. Fiest KM, Dykeman J, Patten SB, Wiebe S, Kaplan GG, Maxwell CJ, et al. Depression in epilepsy: a systematic review and meta-analysis. Neurology. 2013;80(6):590-9.
29. Scott AJ, Sharpe L, Hunt C, Gandy M. Anxiety and depressive disorders in people with epilepsy: a meta-analysis. Epilepsia. 2017;58(6):973-82.
30. Clancy MJ, Clarke MC, Connor DJ, Cannon M, Cotter DR. The prevalence of psychosis in epilepsy; a systematic review and meta-analysis. BMC Psychiatry. 2014;14(1):1-9.
31. Pisani F, Oteri G, Costa C, Di Raimondo G, Di Perri R. Effects of psychotropic drugs on seizure threshold. Drug Safety. 2002;25:91-110.
32. Robertson J, Hatton C, Emerson E, Baines S. Prevalence of epilepsy among people with intellectual disabilities: a systematic review. Seizure. 2015; 29:46-62.
33. LaFrance Jr WC, Reuber M, Goldstein LH. Management of psychogenic nonepileptic seizures. Epilepsia. 2013;54:53-67.
34. Tomson T, Battino D, Bromley R, Kochen S, Meador KJ, Pennell PB, et al. Global survey of guidelines for the management of epilepsy in pregnancy: a report from the International League Against Epilepsy Task Force on Women and Pregnancy. Epilepsia 2020; 5(3):366-70.
35. Hiilesmaa VK, Teramo KA. Fetal and maternal risks with seizures. Epilepsy. 2013;115-27.
36. Thomas SV, Syam U, Devi JS. Predictors of seizures during pregnancy in women with epilepsy. Epilepsia. 2012;53(5):e85-e88.
37. Veroniki AA, Cogo E, Rios P, Straus SE, Finkelstein Y, Kealey R, et al. Comparative safety of anti-epileptic drugs during pregnancy: a systematic review and network meta-analysis of congenital malformations and prenatal outcomes. BMC. 2017;15(1):1-20.
38. Verstegen RH, Anderson PO, Ito S. Infant drug exposure via breast milk. Br J Clin Pharmacol. 2022; 88(10):4311-27.
39. Schwenkhagen AM, Stodieck SR. Which contraception for women with epilepsy? Seizure. 2008;17(2): 145-50.
40. McCloskey LR, Wisner KL, Cattan MK, Betcher HK, Stika CS, Kiley JW. Contraception for women with psychiatric disorders. Am J Psychiatry. 2021; 178(3): 247-55.
41. Fisher RS, Boas WVE, Blume W, Elger C, Genton P, Lee P, et al. Epileptic seizures and epilepsy: definitions proposed by the International League Against Epilepsy (ILAE) and the International Bureau for Epilepsy (IBE). Epilepsia. 2005;46(4):470-2.
42. Leibetseder A, Eisermann M, LaFrance Jr WC, Nobili L, von Oertzen TJ. How to distinguish seizures from non-epileptic manifestations. Epileptic Disorders. 2020;22(6):716-38.
43. Seneviratne U, Minato E, Paul E. How reliable is ictal duration to differentiate psychogenic nonepi-

leptic seizures from epileptic seizures? Epilepsy & Behavior. 2017;66:127-31.

44. World Health Organization.Consolidated guidelines on HIV prevention, testing, treatment, service delivery and monitoring: recommendations for a public health approach. Genebra: WHO; 2021.
45. Waldron EM, Burnett-Zeigler I, Wee V, Ng YW, Koenig LJ, Pederson AB, et al. Mental health in women living with HIV: the unique and unmet needs. Journal of the International Association of Providers of AIDS Care (JIAPAC). 2021;20:2325958220985665.
46. Ceccon RF, Meneghel SN. HIV e violência contra mulheres: estudo em município com alta prevalência de Aids no Sul do Brasil. Revista Panamericana de Salud Pública. 2015;37:287-92.
47. Knights MJ, Chatziagorakis A, Buggineni SK. HIV infection and its psychiatric manifestations: a clinical overview. BJPsych Advances. 2017;23(4):265-77.
48. Maki PM, Rubin LH, Springer G, Seaberg EC, Sacktor N, Miller EN, et al. (2018). Differences in cognitive function between women and men with HIV. J Acquir Immune Defic Syndr. 2018;79(1):101-7.
49. Wang Y, Liu M, Lu Q, Farrell M, Lappin JM, Shi J, et al. Global prevalence and burden of HIV-associated neurocognitive disorder: a meta-analysis. Neurology. 2020;95(19):e2610-e2621.
50. Antinori A, Arendt G, Becker JT, Brew BJ, Byrd DA, Cherner M, Wojna VE. Updated research nosology for HIV-associated neurocognitive disorders. Neurology. 2007;69(18):1789-99.
51. Clifford DB, Ances BM. HIV-associated neurocognitive disorder. Lancet Infect Dis. 2013;13(11): 976-86.
52. Zareifopoulos N, Lagadinou M, Karela A, Kyriakopoulou O, Velissaris D. Neuropsychiatric effects of antiviral drugs. Cureus. 2020;12(8).
53. World Health Organization. Consolidated guideline on sexual and reproductive health and rights of women living with HIV. Genebra: WHO; 2017.
54. Islam H, Masud J, Islam YN, Haque FKM. An update on polycystic ovary syndrome: a review of the current state of knowledge in diagnosis, genetic etiology, and emerging treatment options. Womens Health (Lond). 2022;18:17455057221117966.
55. McGowan MP. Polycystic ovary syndrome: a common endocrine disorder and risk factor for vascular disease. Curr Treat Options Cardiovasc Med. 2011; 13(4):289-301.
56. Azziz R, Carmina E, Chen Z, Dunaif A, Laven JSE, Legro RS, et al. Síndrome dos ovários policísticos. Nat Rev Dis Primers. 2016;2:16057.
57. Bozdag G, Mumusoglu S, Zengin D, Karabulut E, Yildiz BO, et al. The prevalence and phenotypic features of polycystic ovary syndrome: a systematic review and meta-analysis. Hum Reprod. 2016;31(12): 2841-55.
58. Brutocao C, Zaiem F, Alsawas M, Morrow AS, Murad MH, Javed A. Psychiatric disorders in women with polycystic ovary syndrome: a systematic review and meta-analysis. Endocrine. 2018;62(2):318-25.
59. Rodriguez-Paris D, Remlinger-Molenda A, Kurzawa R, Głowińska A, Spaczyński R, Rybakowski F, Pawełczyk L, Banaszewska B. Psychiatric disorders in women with polycystic ovary syndrome. Psychiatr Pol. 2019;53(4):955-66.
60. Dokras A, Stener-Victorin E, Yildiz BO, Li R, Ottey S, Shah D, et al. Androgen excess- polycystic ovary syndrome society: position statement on depression, anxiety, quality of life, and eating disorders in polycystic ovary syndrome. Fertil Steril. 2018;109(5): 888-99.
61. Tay CT, Teede HJ, Hill B, Loxton D, Joham AE. Increased prevalence of eating disorders, low self-esteem, and psychological distress in women with polycystic ovary syndrome: a community-based cohort study. Fertil Steril. 2019;112(2):353-61.
62. Cesta CE, Öberg AS, Ibrahimson A, Yusuf I, Larsson H, Almqvist C, et al. Maternal polycystic ovary syndrome and risk of neuropsychiatric disorders in offspring: prenatal androgen exposure or genetic confounding? Psychol Med. 2020;50(4):616-24.
63. Kosidou K, Dalman C, Widman L, Arver S, Lee BK, Magnusson C, et al. Maternal polycystic ovary syndrome and risk for attention-deficit/hyperactivity disorder in the offspring. Biol Psychiatry. 2017;82:651-9.
64. Cherskov A, Pohl A, Allison C, Zhang H, Payne RA. Baron-Cohen S. Polycystic ovary syndrome and autism: a test of the prenatal sex steroid theory. Transl Psychiatry. 2018;8:136.
65. Wang LJ, Chou MC, Chou WJ, Lee MJ, Lee SY, Lin PY, et al. Potential role of pre- and postnatal testosterone levels in attention-deficit/hyperactivity disorder: is there a sex difference? Neuropsychiatr Dis Treat. 2017;13:1331-9.
66. Senapati S. Infertility: a marker of future health risk in women? Fertil Steril. 2018;110(5):783-9.
67. Orio F, Vuolo L, Palomba S, Lombardi G, Colao A. Metabolic and cardiovascular consequences of polycystic ovary syndrome. Minerva Ginecol. 2008;60(1):39-51.
68. Cooney LG, Dokras A. Beyond fertility: polycystic ovary syndrome and long-term health. Fertil Steril. 2018;110(5):794-809.
69. Sirmans SM, Parish RC, Blake S, Wang X. Epidemiology and comorbidities of polycystic ovary syndrome in an indigent population. J Investig Med. 2014;62(6):868-74.
70. Lepine S, Jo J, Metwally M, Cheong YC. Ovarian surgery for symptom relief in women with polycys-

tic ovary syndrome. Cochrane Database Syst Rev. 2017;11(11):CD009526.

71. Elkind-Hirsch KE. Thiazolidinediones for the therapeutic management of polycystic ovary syndrome: impact on metabolic and reproductive abnormalities. Treat Endocrinol. 2006;5(3):171-87.
72. Maliqueo M, Lara HE, Sanchez F, Echiburu B, Crisosto N, Sir-Petermann T. Placental steroidogenesis in pregnant women with polycystic ovary syndrome. European Journal of Obstetrics, Gynecology, and Reproductive Biology. 2013;166:151-5.
73. Zawadski J, Dunaif A. Diagnostic criteria for polycystic ovary syndrome (PCOS): towards a rational approach. In: Dunaif A, Givens JR, Haseltine F. Current issues in endocrinology and metabolism: polycystic ovary syndrome. Boston: Blackwell; 1992. p. 377-84.
74. Teede HJ, Misso ML, Costello MF, Costello MF, Dokras A, Laven J, Moran L, et al. Recommendations from the international evidence-based guideline for the assessment and management of polycystic ovary syndrome. Hum Reprod. 2018;33(9):1602-18.
75. Freedman M. 10 Signs you may have polycystic ovary syndrome. Health Grades. October 5, 2021. Disponível em: https://www.healthgrades.com/right-care/endocrinology-and-metabolism/10-signs-you-may-have-polycystic-ovary-syndrome?hid=nxtup (acesso 20 mar 2023).
76. Peng P, Wang Q, Lang X, Liu T, Zhang X-Y. Clinical symptoms,thyroid dysfunction, and metabolic disturbances in first-episode drug-naïve major depressive disorder patients with suicide attempts: a network perspective. Front Endocrinol. 2023;14:1136806.
77. Zhang Q, Zhao S, Liu Z, Luo B, Yang Y, Shi Y, et al. Association of thyroidstimulating hormone and lipid levels with suicide attempts among adolescents with major depressive disorder in China. Front Psychiatry. 2022;13:1031945.
78. Toloza FJK, Mao Y, Menon L, George G, Borikar M, Thumma S, et al. Association of thyroid function with suicidal behavior: a systematic review and meta-analysis. Medicina (Kaunas). 2021;57:714.
79. Akande AA, Isah IA, Aliyu IS, Adesiyun AG. Thyroid dysfunction in women of reproductive age: laboratory protocol for infertility evaluation. Annals of Ibadan Postgraduate Medicine. 2022;20(1):53-7.
80. Pinheiro VP, Nunes CP. Manejo terapêutico no hipotireoidismo e gestação. Revista de Medicina de Família e Saúde Mental. 2019;1(1).
81. Torp NMU, Pedersen IB, Carlé A, Karmisholt JS, Ebbehøj E, Grove-Laugesen D, et al. Hyperthyroidism in pregnancy: design and methodology of a Danish multicenter study. Thyroid research. 2023;16(1):11.
82. Sonino N, Fava GA. Psychological aspects of endocrine disease. Clin Endocrinol. 1998;49(1):1-7.

CAPÍTULO 29

Anticoncepção em mulheres com transtornos psiquiátricos

Lívia Maria Horta Rodrigues
Sarah Cristina Zanghellini Rückl
Thais Carreiro de Morais
Caroline Oliveira Romão

PONTOS-CHAVE

- As mulheres que apresentam maior sensibilidade às flutuações hormonais apresentam um risco maior de desenvolver transtornos psiquiátricos em fases em que há oscilações de hormônios femininos.
- A anticoncepção é um elemento de extrema importância para a prevenção em saúde da mulher, e até 55% das mulheres no Brasil tiveram uma gestação não planejada.
- Existem interações farmacológicas entre contraceptivos e drogas psicotrópicas e os médicos devem estar cientes das prováveis interações, visto que podem reduzir os efeitos contraceptivos, deixando as mulheres vulneráveis à gestação não planejada.

INTRODUÇÃO

A prevalência de transtornos psiquiátricos é mais elevada em mulheres do que em homens, 22,3 *versus* 15,1%.[1] Os anos de maior vulnerabilidade para o aparecimento de transtornos psiquiátricos na mulher coincidem com os anos reprodutivos, o que pode aumentar o risco de gravidez não planejada. Além disso, o ciclo gravídico-puerperal pode aumentar o risco de surgimento ou recorrência de transtorno psiquiátrico preexistente. Dessa forma, o psiquiatra desempenha um papel importante em estimular a contracepção até o desejo de gestação, informar sobre os efeitos dos medicamentos psiquiátricos na vida reprodutiva feminina e esclarecer dúvidas em relação à sexualidade e reprodução.[2]

Aspectos biológicos, sociais e culturais podem explicar a vulnerabilidade das mulheres aos transtornos psiquiátricos. Os fatores biológicos envolvem o ciclo hormonal feminino. As mulheres que apresentam maior sensibilidade às flutuações hormonais apresentam um risco aumentado de desenvolver transtornos psiquiátricos no período pré-menstrual, gravidez, puerpério e climatério.[3,4]

Os fatores socioculturais estão relacionados à cultura patriarcal. Nessa cultura, as mulheres são educadas para serem subordinadas ao homem por meio da apropriação da procriação como um valor e terem a sua sexualidade associada à reprodução, além de ter que aceitar relações interpessoais que são baseadas em autoridade, obediência e controle.[5] As consequências disso incluem: gestações indesejadas, transtornos psiquiátricos, menores salários em relação ao homem, menor participação política e até o feminicídio. No Brasil, no primeiro semestre de 2022, 699 mulheres foram mortas dessa forma, com uma média de quatro casos por dia.[6-8]

Diante do exposto, deve-se ressaltar que a anticoncepção é um elemento de extrema importância para a prevenção em saúde da mulher. Até 55% das mulheres no Brasil tiveram uma gestação não planejada.[9] A gravidez não planejada é um fator de risco para transtornos psiquiátricos, como a depressão perinatal. A prevalência de depressão perinatal é duas vezes maior em mulheres que tiveram uma gestação não planejada.[10]

PARTICULARIDADES DOS TRANSTORNOS PSIQUIÁTRICOS NA MULHER

As mulheres apresentam flutuações hormonais, que se somam às questões do ponto de vista psicossocial e exigem muitas adaptações em relação à própria identidade e corpo, relações interpessoais, vida profissional e vida financeira, especialmente em momentos de transição biológica – adolescência, gestação, puerpério e climatério.[2]

Além disso, biologicamente, as mulheres são mais suscetíveis a estressores, uma vez que apresentam uma resposta mais rápida e intensa do eixo hipotálamo-hipófise-adrenal, maior número de receptores de cortisol no hipotálamo e uma resposta de *feedback* negativo mais lenta.[11,12]

PLANEJAMENTO FAMILIAR

Dados do Instituto Brasileiro de Geografia e Estatística (IBGE)[13] evidenciam que a taxa de fecundidade brasileira vem caindo ao longo das últimas décadas. Em 1960, a taxa era de 6,3 filhos por mulher, com queda para 1,7 filho por mulher em 2015.

Diversas questões estão envolvidas na queda das taxas de fecundidade em todo o mundo e incluem maior expectativa de vida, menor taxa de mortalidade, maior acesso aos meios contraceptivos e ao mercado de trabalho, migração para os centros urbanos, aumento do custo de vida, maior acesso à educação e às políticas públicas de vigilância em saúde. Atualmente no Brasil, a Estratégia de Saúde da Família (ESF), do Governo Federal, é responsável por garantir ao usuário o acesso ao planejamento familiar, regulamentado pela Lei n. 9.263, de 1996, "caracterizando-se como direito de todo o cidadão, com um conjunto de ações de regulação da fecundidade que garanta direitos iguais de constituição, limitação ou aumento da prole pela mulher, pelo homem ou pelo casal".[13,14]

As ações de planejamento familiar englobam ações educativas e preventivas, com garantia de acesso às informações, métodos e técnicas disponíveis para contracepção e concepção, assistência ao pré-natal, parto, puerpério e neonato, além da prevenção do câncer de colo do útero, mama e pênis e controle e diagnóstico das doenças sexualmente transmissíveis. Atualmente a esterilização cirúrgica por meio da laqueadura tubária e vasectomia contempla "mulheres e homens com capacidade civil plena, maiores de 21 anos ou, pelo menos, com dois filhos vivos, desde que observado o prazo mínimo de 60 dias entre a manifestação da vontade e o ato cirúrgico, período no qual o indivíduo terá aconselhamento por equipe multidisciplinar". Também houve uma mudança em relação a acabar com a exigência do consentimento do cônjuge para realização da laqueadura, que até 2022 era vigente. A esterilização também pode ser realizada quando uma nova gravidez trouxer risco à saúde ou a vida materna e do concepto. Após alteração na lei, a esterilização está permitida no período do parto, desde que respeitado o prazo mínimo de 60 dias ou se comprovada a necessidade, por exemplo, por sucessivas cesarianas anteriores.[13,14]

Sabe-se que mulheres em maior vulnerabilidade econômica e social, com baixa escolaridade e de minorias étnicas são mais suscetíveis a apresentar gestações não planejadas. O crescimento exponencial da população e a superlotação dos serviços e, em contrapartida, equipes de ESF com recursos humanos e materiais de trabalho escassos, espaços físicos reduzidos, treinamento insuficiente e com menor abrangência em áreas de difícil acesso resultam em baixa qualidade de atendimento e pior acesso às políticas públicas de planejamento familiar.[2,10]

As mulheres portadoras de transtornos mentais também são mais vulneráveis à gravidez não planejada, e a sua maior ocorrência associa-se à frequente falta de autonomia e controle do próprio comportamento, impulsividade, além da possível interação medicamentosa entre os psicotrópicos e os anticoncepcionais hormonais. A contracepção para essa população deve levar em consideração um método no qual o seu uso independa do controle pessoal, como nos casos do anticoncepcional hormonal injetável e do dispositivo intrauterino (DIU), porém, a conduta ética apropriada a essas mulheres pressupõe o respeito aos seus direitos sexuais e reprodutivos. É importante um atendimento em planejamento familiar específico e integral a essa população, a fim de promover um atendimento adequado e efetivo.[15]

As contracepções reversíveis de longa duração (LARC) como o DIU e o contraceptivo subdérmico de etonogestrel são consideradas métodos seguros, têm um bom custo-benefício, poucas contraindicações e rápido retorno à fertilidade após a retirada, podendo ser usadas inclusive em nulíparas ou adolescentes, diminuindo os riscos de gravidez não planejada por uso irregular do contraceptivo oral.[16]

INTERAÇÕES FARMACOLÓGICAS ENTRE CONTRACEPTIVOS E PSICOFÁRMACOS

As interações farmacológicas entre contraceptivos e drogas psicotrópicas são menos comuns, mas os médicos devem estar cientes das prováveis interações, visto que podem reduzir os efeitos contraceptivos, deixando as mulheres vulneráveis à gestação.[17]

Os contraceptivos hormonais combinados aumentam concentrações plasmáticas de clozapina, devido à redução nas atividades hepáticas enzimáticas do citocromo P450 (CYP 1A2, 2C19, 3A4). Quando prescritos concomitantemente, deve-se monitorar os níveis plasmáticos de clozapina e possíveis efeitos colaterais. Nessas pacientes os métodos preferíveis são os que não sofrem o metabolismo hepático de primeira passagem, como medroxiprogesterona, DIU ou implante. Se a paciente optar por fazer uso de contracepção oral concomitante com a clozapina, esta última medicação deve ser iniciada gradualmente, com os níveis monitorados, a fim de evitar aumento rápido dos níveis plasmáticos.[18]

O uso de contraceptivos orais combinados diminui as concentrações séricas de lamotrigina e ácido valproico, porque o etinilestradiol é um indutor potente da uridina 5'-difosfo-glucuronosiltransferase (UGT) 1A4. Esse fato pode ser evitado com o tratamento de contraceptivo oral combinado monofásico contínuo sem período de medicação inativa. Em um estudo foi avaliado que a concentração plasmática da lamotrigina e ácido valproico reduzem 32,6 e 23,4%, respectivamente (Herzog et al., 2009).[31] Deve-se realizar a medida da concentração da lamotrigina após 7 dias do uso do anticoncepcional.[19]

As drogas antiepilépticas e estabilizadoras de humor, oxcarbazepina e carbamazepina, induzem o CYP3A4 (enzima do citocromo P450) e aumentam o *clearance* dos contraceptivos, diminuindo sua concentração em 50% e aumentando o risco de gestação indesejada (Davis et al., 2011).[32] A anticoncepção com etinilestradiol aumenta a eliminação do ácido valproico, especialmente devido à enzima UGT; assim, quando esse psicofármaco for prescrito para mulheres, deve-se atentar para métodos contraceptivos extremamente eficazes, como DIU e implantes.[2]

Não foram encontrados nos artigos dados sobre a interação entre os inibidores seletivos da recaptação de serotonina (ISRS) ou os inibidores da recaptação de serotonina e noradrenalina (ISRN) com os anticoncepcionais.

Sempre que houver preocupações sobre interações medicamentosas e os medicamentos prescritos, sugere-se a discussão com colegas da farmácia e demais prescritores. E as pacientes em uso de indutores enzimáticos, como citados no texto, devem ser aconselhadas a usar como método contraceptivo o DIU ou injetáveis.[2]

IMPACTO DA GRAVIDEZ NÃO PLANEJADA

Gestações não planejadas são um problema de saúde pública. Entende-se como gestação não planejada aquela que ocorreu em momento específico (inoportuna) ou não desejada (indesejada). Estima-se que 120 milhões de mulheres tenham filhos de gestações não planejadas, que diferem em percentual de acordo com as regiões geográficas.[20] Entre os principais fatores estão baixa condição socioeconômica e educacional dos genitores, idade materna jovem (menos de 20 anos), casamentos na adolescência, ser solteira, ser parda ou amarela, desempregada, abuso de álcool e outras drogas, ausência de suporte social, grupos minoritários, doença psiquiátrica ativa (depressão, psicose e distúrbios de personalidade), não uso de contracepção, falta de conhecimento, uso incorreto de métodos contraceptivos, descontinuação do anticoncepcional, não disponibilidade em rede pública e falha do método de escolha.[20-22]

As gestações não intencionais trazem sérias consequências e se associam a maior chance de desfechos maternos e neonatais desfavoráveis, com início tardio do pré-natal, parto prematuro, depressão materna crônica, menor índice de amamentação, baixa qualidade de interação entre mãe-filho, maior risco de abandono paternal e filhos com maior chance de externalização de problemas na puberdade.[20] Há também maior chance de interrupção da gestação por abortos induzidos.[21]

No Brasil, o aborto é uma prática legal somente em algumas situações: feto com anencefalia ou outra anomalia congênita incompatível com a vida extrauterina; risco de vida para a mãe e gestação decorrente de estupro. Sabe-se ainda que as taxas brasileiras de gestação não planejadas permanecem elevadas mesmo após a disseminação de métodos contraceptivos e redução drástica na taxa de fecundidade.[13]

Em 2006 foi realizada a Pesquisa Nacional de Demografia e Saúde (PNDS),[23] com o objetivo de traçar o perfil da população feminina em idade fértil e com filhos menores de cinco anos. Identificou-se que mais da metade dos nascimentos ocorridos nos últimos cinco anos não havia sido planejada. As mulheres não casadas ou não unidas, negras, mais pobres, com parturições elevadas, menos escolarizadas e mais velhas apresentaram maior prevalência de nascimentos indesejados. Em relação às gestantes, a indesejabilidade gestacional aumenta com o número de parturição, idade materna e aumento da disparidade entre o número de filhos tidos e o idealizado. Constatou-se ainda que a mulher que vivencia uma gestação não planejada tem menor chance de adotar comportamentos saudáveis, como a interrupção do tabagismo e o uso de álcool, quando comparadas àquelas com gravidez planejada.[10,23]

A relação entre a vulnerabilidade psiquiátrica e a gravidez não planejada vem sendo estudada, e impacta na capacidade de planejamento, percepção do risco de relações sexuais desprotegidas, uso correto e regular dos meios contraceptivos e se associa menor adesão aos métodos contraceptivos devido à capacidade cognitiva comprometida ou doença mental ativa. Pacientes com sintomas maniformes e psicóticos, como no transtorno afetivo bipolar, têm maiores chances de comportamento impulsivo e hipersexualizado, resultando em comportamento sexual de risco.[20]

A gestação não planejada que ocorre na faixa etária da adolescência, dos 10 aos 19 anos, resulta em diversos riscos, como maior mortalidade materna (entre as menores de 15 anos); maior risco de rejeição sofrida pela gestante; maior estigma; maior incidência de violência psicológica e física por pais, colegas e parceiros; maior evasão escolar e abandono dos estudos a longo prazo; maior chance de desenvolvimento de doenças crônicas e psíquicas; menor oportunidade de empregos formais; maior estabelecimento de moradias em regiões suburbanas; insegurança alimentar e aumento de casamentos forçados, principalmente quando a gestação ocorre em menores de 18 anos.[21,23,24]

A vulnerabilidade das mulheres após uma gestação não planejada desencadeia maior risco do desenvolvimento de sintomas de ansiedade, depressão e comportamentos de risco. Destacam-se como principais fatores para a ideação suicida em gestantes: idade mais jovem, gestação fora de relação matrimonial, rejeição dos pais, isolamento afetivo, infecção por doenças crônicas sexualmente transmissíveis e insegurança econômica.[25,26] A longo prazo, crianças e adolescentes filhos de mães adolescentes são mais suscetíveis à desnutrição, ao desenvolvimento de transtornos psiquiátricos e maior risco de autoextermínio e suicídio. As filhas de mães adolescentes têm maior propensão a se tornarem também mães adolescentes.[26,27]

É complexo e evidente o impacto negativo de uma gestação não desejada na vida da mulher, sendo de fundamental importância o fortalecimento de políticas públicas com foco em acesso à educação sexual, aconselhamento e planejamento familiar.

O PAPEL DO MÉDICO ASSISTENTE EM PACIENTES COM TRANSTORNOS PSIQUIÁTRICOS

O planejamento familiar é um direito das mulheres, e permite o conhecimento de informações necessárias sobre os métodos contraceptivos disponíveis e os mais indicados para cada usuária. A doença mental é relacionada a maior risco de gravidez indesejada, assim o planejamento e as orientações sobre os métodos contraceptivos devem se constituir como uma parte fundamental dos atendimentos dessas pacientes.[17]

A incidência de gravidez indesejada nas pacientes com transtorno psiquiátrico é elevada, principalmente devido à falta de crítica com relação ao adoecimento mental, interações medicamentosas e falta de planejamento familiar. Além disso, a relação maternal dessas pacientes pode ser prejudicada em virtude de internações psiquiátricas recorrentes, quando se trata de casos mais graves, além de dificuldade com autonomia e no autocuidado. Assim, é importante saber sobre o planejamento familiar dessa população, para um atendimento humanizado e integral.[28]

Entre as pacientes com diagnóstico de esquizofrenia há maior tendência à existência de múltiplos companheiros sexuais no decorrer da vida, maior incidência de gravidez não programada e violação sexual e maior número de abortos, em comparação às mulheres da população em geral que não têm o transtorno.[29] Os sintomas comórbidos do adoecimento mental, a precária informação sobre educação sexual, o uso de substâncias e a cognição prejudicada podem comprometer o uso contínuo e correto da contracepção.[2]

Durante a avaliação realizada pelo profissional de saúde é importante investigar comorbidades clínicas, uma vez que alguns psicotrópicos têm efeitos colaterais cardiovasculares. As mulheres hipertensas e tabagistas que estão em uso de contraceptivos com estrogênio em sua constituição têm maior risco de apresentar eventos cardiovasculares. As pacientes com adoecimento mental têm risco aumentado de tabagismo, e dessa forma o uso de contracepção com progestágeno ou contraceptivos de longa ação, como DIU e implante subdérmico, seria aconselhado.[2] Métodos de comunicação simples e claros são imprescindíveis na abordagem sobre o aconselhamento familiar, a saúde sexual e as necessidades contraceptivas de mulheres com doenças mentais.[30]

CONCLUSÃO

A prevalência de transtornos psiquiátricos é mais elevada em mulheres do que em homens, 22,3% *versus* 15,1%.

Aspectos biológicos, sociais e culturais podem explicar a vulnerabilidade das mulheres aos transtornos psiquiátricos

A gravidez não planejada é fator de risco para transtornos psiquiátricos, como a depressão perinatal.

No Brasil, a Estratégia de Saúde da Família (ESF) é responsável por garantir ao usuário o acesso ao planejamento familiar.

O planejamento familiar engloba ações educativas e preventivas.

Mulheres com comprometimento psíquico têm cinco vezes mais chances de utilizarem métodos contraceptivos de baixa eficácia e, consequentemente, maior risco de gestações não planejadas, aumentando o risco materno-fetal.

O psiquiatra ocupa um papel importante em estimular a contracepção até o desejo de gestação, informar sobre os efeitos dos medicamentos psiquiátricos na vida reprodutiva feminina e esclarecer dúvidas em relação à sexualidade e reprodução.

As interações farmacológicas entre contraceptivos e drogas psicotrópicas são menos comuns, mas os médicos devem estar cientes das prováveis interações, visto que podem reduzir os efeitos contraceptivos e aumentar o número de gestações não planejadas.

REFERÊNCIAS

1. Substance Abuse and Mental Health Services Administration. Center for Behavioral Health Statistics and Quality. Results from the 2017 national survey on drug use and health: detailed tables. Disponível em: https://www.samhsa.gov/data/sites/default/files/cbhsq-reports/ NSDUHDetailedTabs2017/NSDUH-DetailedTabs2017.htm#tab8-33ª
2. McCloskey LR, Wisner KL, Cattan MK, Betcher HK, Stika CS, Kiley, JW. Contraception for women with psychiatric disorders. Am J Psychiatry. 2021;178(3):247-55. Disponível em: https://doi.org/10.1176/appi.ajp.2020.20020154 (acesso 23 fev 2023).
3. Bloch M, Rubinow DR, Schmidt PJ, Lotsikas A, Chrousos, GP, Cizza G. Cortisol response to ovine corticotropin-releasing hormone in a model of pregnancy and parturition in euthymic women with and without a history of postpartum depression. J Clin Endocrinol Metab. 2005;90(2):695-9. Disponível em: https://pubmed.ncbi.nlm.nih.gov/15546899/ (acesso 3 mar 2023).
4. Gordon JL, Girdler SS, Meltzer-Brody SE, Stika CS, Thurston RC, Clark CT, et al. Ovarian hormone fluctuation, neurosteroids, and HPA axis dysregu-

lation in perimenopausal depression: a novel heuristic model. Am J Psychiatry. 2015;172(3):227-36.
5. Maturana HR, Verden-Zöller G. Amar e brincar: fundamentos esquecidos do humano – Do patriarcado à democracia. 5.ed. São Paulo: Palas Athena; 2019.
6. Fórum Brasileiro de Segurança Pública. Violência contra meninas e mulheres no 1º semestre de 2022, 2022. Disponível em: https://forumseguranca.org.br/wp-content/uploads/2022/12/violencia-contra-meninas-mulheres-2022-1sem.pdf (acesso 28 mar 2023).
7. Instituto Brasileiro de Geografia e Estatística. Mulheres ganham menos que homens mesmo sendo maioria com ensino. 2018. Rio de Janeiro: IBGE; 2018. Disponível em: superiorhttps://agenciabrasil.ebc.com.br/geral/noticia/2018-03/ibge-mulheres-ganham-menos-que-homens-mesmo-sendo-maioria-com-ensino-superior (acesso 28 março 2023).
8. Instituto Justiça de Saia. Políticas de saia: mais da metade das mulheres já sofreu violência política, revela pesquisa. 2021. Disponível em: https://www.justicadesaia.com.br/politicas-de-saia-mais-da-metade-das-mulheres-ja-sofreu-violencia-politica-revela-pesquisa/ (acesso 28 mar 2023).
9. Fórum Brasileiro de Segurança Pública. Violência contra meninas e mulheres no 1º semestre de 2022. 2022. Disponível em: https://forumseguranca.org.br/wp-content/uploads/2022/12/violencia-contra-meninas-mulheres-2022-1sem.pdf (acesso 28 mar 2023).
10. Theme-Filha M, Baldisserotto ML, Fraga ACSA, Ayres S, Gama SGNG, Leal MC. Fatores associados à gravidez indesejada no Brasil: resultados transversais da Pesquisa Nacional Nascer no Brasil, 2011/2012. Reprod Health. 2016;13(Supl 3):118. Disponível em: https://doi.org/10.1186/s12978-016-0227-8 (acesso 13 mar 2023).
11. Abajobir AA, Maravilla JC, Alati R, Najman JM. A systematic review and meta-analysis of the association between unintended pregnancy and perinatal depression. J Affect Disord. 2016;192:56-63.
12. Heck AL, Handa, RJ. Sex differences in the hypothalamic–pituitary–adrenal axis' response to stress: an important role for gonadal hormones. Neuropsychopharmacol. 2019;44(1):45-58.
13. Instituto Brasileiro de Geografia e Estatística. Brasil em síntese. Rio de Janeiro: IBGE; 2013. Disponível em: https://brasilemsintese.ibge.gov.br/populacao/taxas-de-fecundidade-total.html (acesso 23 fev 2023).
14. Brasil. Diário Oficial da República Federal do Brasil. Lei 9.263, de 12 de janeiro de 1996. Regula o § 7º do art. 226 da Constituição Federal, que trata do planejamento familiar, estabelece penalidades e dá outras providências. Brasília: Ministério da Saúde; 1996.
15. Brasil. Diário Oficial da República Federal do Brasil. Lei n. 14.443/2022, de 2 de setembro de 2022. Altera a Lei n. 9.263, de 12 de janeiro de 1996, para determinar prazo para oferecimento de métodos e técnicas contraceptivas e disciplinar condições para esterilização no âmbito do planejamento familiar. Brasília: Ministério da Saúde; 2022.
16. Sorpreso IC, Soares-Júnior JM, Baracat EC. Mulheres com vulnerabilidade sexual: anticoncepção reversível de longa duração pode ser a solução? Revista Brasileira Ginecologia Obstetrícia. 2015;37(9):395-6.
17. Committee on Gynecologic Practice Long-Acting Reversible Contraception Working Group: Committee Opinion No 642: Increasing access to contraceptive implants and intrauterine devices to reduce unintended pregnancy. Obstet Gynecol. 2015;126:e44-e48.
18. Taylor DM, Gaughran F, Pillinger T. The Maudsley Practice Guidelines for Physical Health Conditions in Psychiatry. New York: John Wiley & Sons; 2020.
19. Bookholt DE, Bogers JPA. Oral Contraceptives Raise Plasma Clozapine Concentrations. J Clin Psychopharmacol. 2014;34(3):389-90.
20. Berry-Bibee EN, Kim MJ, Tepper NK, Riley HEM, Curtis KM. Co-administration of St. John's wort and hormonal contraceptives: a systematic review. Contraception. 2016;94(6):668-77. Disponível em: https://doi.org/10.1016/j.contraception.2016.07.010 (acesso 20 jan 2023).
21. Schonewille NN, Rijkers N, Berenschot A, Lijmer JG, van den Heuvel OA, Broekman BFP. Psychiatric vulnerability and the risk for unintended pregnancies, a systematic review and meta-analysis. BMC Pregnancy Childbirth. 2022;22(1):153.
22. Bearak J, Popinchalk A, Ganatra B, Moller A-B, Tunçalp Ö, Beavin C, et al. Unintended pregnancy and abortion by income, region, and the legal status of abortion: estimates from a comprehensive model for 1990-2019. Lancet Glob Health. 2020;8(9):e1152-e1161.
23. Brasil. Pesquisa Nacional de Demografia e Saúde da Criança e da Mulher – PNDS 2006: dimensões do processo reprodutivo e da saúde da criança. Brasília: Ministério da Saúde; 2009. Disponível em: https://bvsms.saude.gov.br/bvs/publicacoes/pnds_crianca_mulher.pdf (acesso 21 fev 2023).
24. Berg V, Rotkirch A, Väisänen H, Jokela M. A personalidade está diferentemente associada a gravidezes planejadas e não planejadas. Jornal de Pesquisa em Personalidade. 2013;47(4):296-305. Disponível em https://www.sciencedirect.com/science/article/abs/pii/S0092656613000184 (acesso 21 fev 2023).
25. Tull, K. Consequences for adolescents when they become pregnant, and become mothers. K4D Helpdesk Report 882. Brighton: Institute of Development Studies; 2020. Disponível em: https://resourcecentre.savethechildren.net/pdf/882_consequences_for_adolescents_when_they_become_pregnant_and_become_mothers.pdf/ (acesso 12 mar 2023).

26. Bellizzi S, Mannava P, Nagai M, Sobel HL. Reasons for discontinuation of contraception among women with a current unintended pregnancy in 36 low and middle-income countries. Contraception. 2020;101(1):26-33.
27. Mittendorfer-Rutz E, Rasmussen F, Lange T. A life-course study on effects of parental markers of morbidity and mortality on offspring's suicide attempt. PLoS One. 2012;7(12):e51585. Disponível em: https://www.ncbi.nlm.nih.gov/pmc/articles/PMC3520946 (acesso 12 mar 2023).
28. Brandão ER, Cabral CDS. From unplanned pregnancy to contraception: contributions to the debate. Cad Saúde Pública. 2017;33(2):e00211216.
29. Seeman MV, Ross R. Prescribing contraceptives for women with schizophrenia. J Psychiatr Pract. 2011; 17(4):258-69. Disponível em: https://doi.org/10.1097/01.pra.0000400263.52913.dc (acesso 3 fev 2023).
30. MacAfee LK, Harfmann RF, Cannon LM, Kolenic G, Kusunoki Y, Terplan M, et al. Sexual and reproductive health characteristics of women in substance use treatment in Michigan. Obstet Gynecol. 2020;135(2):361-9. Disponível em: https://doi.org/10.1097/aog.0000000000003666 (acesso 3 fev 2023).
31. Herzog AG, Blum AS, Farina EL, Maestri XE, Newman J, Garcia E, Krishnamurthy KB, Hoch DB, Replansky S, Fowler KM, Smithson SD, Dworetzky BA, Bromfield EB. Valproate and lamotrigine level variation with menstrual cycle phase and oral contraceptive use. Neurology. 2009;72(10):911-4.
32. Davis AR, Westhoff CL, Stanczyk FZ. Carbamazepine coadministration with an oral contraceptive: effects on steroid pharmacokinetics, ovulation, and bleeding. Epilepsia. 2011;52(2):243-7.

CAPÍTULO 30

Disfunção sexual feminina: como diagnosticar e tratar e a relação com a saúde mental

Carmita H. N. Abdo
Catarina de Moraes Braga
Christiane Carvalho Ribeiro

PONTOS-CHAVE

- Desejo sexual hipoativo é uma das queixas mais comuns em mulheres.
- A resposta sexual é influenciada por fatores físicos, psíquicos e interpessoais.
- Antes de associar uma queixa sexual ao antidepressivo, reavaliar sintomas residuais de depressão e/ou ansiedade ou dificuldade sexual prévia.

INTRODUÇÃO

A função sexual feminina é complexa e multifatorial. A etiologia da disfunção sexual em mulheres inclui aspectos psíquicos, fisiológicos, relacionais, culturais e iatrogênicos. Na população brasileira, cerca de 49% das mulheres podem relatar algum tipo de queixa sexual, número significativamente maior do que o de homens (cerca de 33%).[1] Esses números podem variar amplamente, considerando sexo, faixa etária e tipo de queixa sexual.[1] Disfunções sexuais que envolvem diminuição da libido, anorgasmia e dor no momento do ato sexual são frequentes na população feminina e podem estar associadas a sofrimento psíquico significativo. Embora muitas pacientes associem tais queixas às condições hormonais é sabido que em grande parte dos casos, a disfunção sexual nada tem a ver com o nível alterado de hormônios.[1-3] Identificar e manejar os sintomas de disfunção sexual feminina e sua interface com a saúde mental e o tratamento psiquiátrico é de suma importância para o profissional que acompanha mulheres em sua prática clínica.

FISIOLOGIA DA RESPOSTA SEXUAL

Estímulos provenientes dos órgãos dos sentidos (visuais, olfativos, táteis, auditivos e gustativos) e do cérebro (fantasias e emoções) desencadeiam a resposta sexual. Ao alcançar o córtex frontal, por meio do sistema límbico e do tronco cerebral, condicionam a excitação sexual.[2] Dessa forma, os influxos eferentes resultam da estimulação das zonas erógenas (por meio das carícias), as quais sensibilizam os receptores somestésicos. Esses, por sua vez, alcançam o centro reflexo espinal e, pelos tratos ascendentes e descendentes da medula, desencadeiam efeitos facilitadores ou inibidores da excitação sexual. Essa estimulação gera uma resposta mediada pelo córtex motor voluntário, que aciona a musculatura via sistema piramidal.[2]

Reações físicas (além das emocionais) preparam os genitais para o intercurso sexual: vagina, útero, anexos e musculatura do assoalho pélvico respondem aos estímulos simpáticos e parassimpáticos, definindo a resposta sexual feminina (vasocongestão, seguida de miotonia com tumescência e lubrificação vaginal, aumento e elevação do útero, expansão da porção posterior da vagina e aumento do clitóris).[2,3]

O impulso sexual feminino é regulado por neurotransmissores e hormônios, além de fatores psicossociais (atração, envolvimento, disponibilidade). Neurotransmissores (dopamina, serotonina e noradrenalina), ao serem liberados, determinam a ereção e a turgidez dos mamilos e o aumento das aréolas mamárias, o enrubescimento facial, a aceleração das frequências cardíaca e respiratória, o aumento da pressão arterial e da temperatura, a piloereção, a miotonia generalizada, a sudorese e a dilatação das pupilas. Essas mudanças físicas têm a função de expressão sexual e de recepção/condução do sêmen pelo canal vaginal. A testosterona, por sua vez, produzida na mulher pelos ovários e pelas adrenais, motiva para a atividade sexual feminina.[4-7]

Os músculos da vagina, do períneo e o útero sofrem contrações clônicas reflexas durante a fase orgástica. Ocorrem expansão máxima do canal vaginal posterior e contração do terço anterior da vagina e do esfíncter anal externo.[4]

À excitação segue-se o orgasmo e, depois, a fase de resolução, cujo mecanismo é predominantemente neuroquímico, acompanhado da liberação de endorfinas que respondem por sensação de relaxamento e bem-estar. O organismo retorna às condições de repouso, pela desaceleração da frequência cardíaca e respiratória e pela normalização da pressão arterial e da temperatura.[2,4]

Os sistemas opioide, endocanabinoide e a serotonina interrompem a ação excitatória, ao final da resposta sexual, durante a "saciedade sexual" ou refratariedade (após um ou vários orgasmos) (Figura 1). Mecanismos inibitórios endógenos também podem ser ativados por variáveis situacionais, como estresse ou drogas que aumentam sua ação (inibidores seletivos da recaptação da serotonina, por exemplo). Essa ativação pode ocorrer quando mecanismos excitatórios sexuais são endogenamente interrompidos (como no hipogonadismo) ou pelo uso de drogas que diminuam as influências excitatórias (tranquilizantes, por exemplo).[6]

A resposta sexual feminina pode ser inibida, de forma crônica, por diversos fatores, resultando em disfunção sexual. Entre eles, citam-se: educação rígida ou história de trauma (abuso sexual na infância/adolescência), conflitos conjugais, ansiedade, depressão, fadiga, falta de atração pelo(a) parceiro(a), estimulação inadequada das zonas erógenas, doenças físicas e uso de medicamentos.[7,8]

ASPECTOS FÍSICOS E PSICOLÓGICOS DA RESPOSTA SEXUAL FEMININA

Nas mulheres, há menor grau de correspondência dos aspectos fisiológicos e psíquicos da resposta sexual, comparado à observada nos homens. De forma semelhante, nota-se a não especificidade (a este ou aquele estímulo sexual). Os potenciais para baixa concordância e não especificidade da resposta sexual são exemplos da relativa independência entre os aspectos fisiológicos, psíquicos e comportamentais da atividade sexual feminina. Isso significa que a experiência subjetiva (ou autorreferida) e medidas genitais de excitação sexual nem sempre são coincidentes.[8,9]

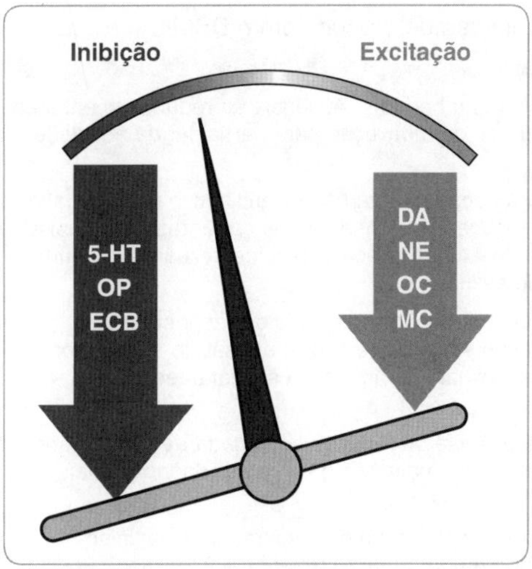

FIGURA 1 Mecanismos de inibição e excitação sexual.

DA: dopamina; ECB: endocanabinoides; ISRS: inibidores seletivos da recaptação da serotonina; MC: melanocortinas; NE: noradrenalina; OC: ocitocina; OP: opioides.

Fonte: adaptada de Pfaus, 2009.[6]

Desse modo, na mulher, há diferença entre sentir excitação sexual e perceber mudanças físicas. A tendência feminina à baixa consciência interoceptiva sexual pode resultar do fato de que as mulheres normalmente respondem mais às pistas externas (situacionais), ao avaliar seu estado emocional.[8-10] A maior interferência de informação externa sugere que a experiência feminina de excitação é influenciada especialmente por atitudes, crenças e valores acerca da sexualidade, bem como por fatores contextuais imediatos (como características do estímulo) e sua interpretação dessas características.[3,10,11]

DISFUNÇÃO SEXUAL: DEFINIÇÃO E CLASSIFICAÇÃO

No *Manual Diagnóstico e Estatístico de Transtornos Mentais – Texto Revisado* (DSM-5-TR),[12] a classificação diagnóstica das disfunções sexuais femininas foi influenciada pela nova proposta de Basson[13] para o ciclo de resposta sexual. Parte dos quadros que vinham sendo considerados como falta de desejo foi reconsiderada e constitui, no entendimento atual, uma variedade funcional e específica de resposta sexual da mulher (desde que o desejo responsivo esteja presente).[14]

Segundo o DSM-5-TR, disfunção sexual é a incapacidade do indivíduo de participar do ato sexual com satisfação, sendo essa dificuldade persistente ou recorrente, além de vivenciada como algo indesejável, desconfortável e incontrolável, levando a sofrimento significativo.[12]

De acordo com a *Classificação Internacional de Doenças* (CID-11), as disfunções sexuais compreendem as diversas formas pelas quais adultos podem ter dificuldade em experimentar atividade sexual satisfatória e não coercitiva.[15]

Uma breve descrição das disfunções sexuais femininas, segundo o DSM-5-TR e a CID-11, é apresentada na Tabela 1.

Disfunções sexuais essencialmente orgânicas (por doenças sistêmicas, como diabetes, hipertensão ou por alterações hormonais, por exemplo), iniciam-se mais frequentemente na fase adulta tardia.[15] Por outro lado, as disfunções de base psíquica/emocional podem ocorrer desde o início da vida sexual e se manter até a maturidade. Apesar da maior prevalência de dificuldades sexuais no envelhecimento, o sofrimento em decorrência de problemas de desejo e excitação em mulheres diminui com a idade: elas se importam mais com suas dificuldades sexuais quando mais jovens.[15,16]

As disfunções sexuais femininas resultam de base física, psíquica, emocional e/ou relacional, além de condições socioculturais e econômicas, que atuam de forma isolada ou conjunta.[17-22] Os principais fatores de risco para essas disfunções são: condições

TABELA 1 Descrição das disfunções sexuais femininas de acordo com o DSM-5 e a CID-11

DSM-5-TR	CID-11	Descrição
	HA00 Transtorno do desejo sexual hipoativo	Em mulheres e homens. Ausência ou redução acentuada de desejo ou de motivação para participar de atividade sexual
302.72 Transtorno do interesse/excitação sexual feminino		Falta ou redução de interesse significativo por atividade sexual; redução de pensamentos ou fantasias sexuais; redução da excitação aos estímulos sexuais e durante a atividade sexual
	HA01.0 Transtorno da excitação sexual feminina	Ausência ou redução acentuada de resposta à estimulação sexual, que ocorre apesar do desejo por atividade sexual e estimulação sexual adequada
302.73 Transtorno do orgasmo feminino	HA02 Transtornos do orgasmo	Atraso, ausência ou redução acentuada da intensidade do orgasmo em mais de 75% das atividades sexuais
302.76 Transtorno de dor genitopélvica/ penetração	HA20 Transtorno da dor sexual à penetração	Anteriormente chamado de dispareunia e vaginismo. Dificuldade ou dor durante a penetração vaginal. Pode incluir medo ou ansiedade em relação à penetração ou tensionamento e contração dos músculos do assoalho pélvico durante a relação sexual
302.70 Disfunção sexual induzida por substância/ medicamento	HA40.2 Disfunção sexual associada com uso de substâncias psicoativas ou medicamentos	Algum transtorno na função sexual causado pelo início do uso de alguma substância/medicamento, aumento de dose ou descontinuação de alguma substância/ medicamento
302.70 Disfunção sexual não especificada	Outra disfunção sexual não especificada	Quando há sintomas característicos e predominantes de disfunção sexual que causam sofrimento clinicamente significativo, mas não satisfazem os critérios diagnósticos para outras disfunções sexuais
302.79 Outra disfunção sexual especificada	Outra disfunção sexual especificada	Os critérios para uma disfunção sexual específica não são satisfeitos e não há informações suficientes para que seja feito um diagnóstico mais específico

CID-11: *Classificação Internacional de Doenças*; DSM-5-TR: *Manual Diagnóstico e Estatístico de Transtorno Mentais – Texto Revisado*.
Fonte: adaptado de APA, 2023;[12] e WHO, 2022.[15]

sociodemográficas e hábitos de vida (idade avançada, baixa escolaridade, baixa renda, tabagismo, obesidade, sedentarismo, abuso de álcool, uso de drogas ilícitas e dificuldade de acesso aos serviços de saúde); doenças de base física e psiquiátrica (hipertensão, dislipidemias, diabetes melito, doenças cardiovasculares, depressão e transtornos da ansiedade); distúrbios hormonais (deficiência de androgênios e estrogênios, hiperprolactinemia e hiper/hipotireoidismo); efeitos adversos de medicamentos (antidepressivos, anticonvulsivantes, ansiolíticos, diuréticos, anti-hipertensivos, antimicóticos, antiulcerosos, drogas quimioterápicas, drogas antiandrogênicas); aspectos culturais (tabus, mitos, preconceitos e expectativas errôneas); conflitos relacionais; agentes estressores (desemprego, privações, perdas emocionais, por exemplo); preocupação, cansaço, violência física/sexual, abuso emocional, distorções cognitivas, autocontrole excessivo e rigidez de costumes.[39-44]

É essencialmente clínico o diagnóstico das disfunções sexuais, considerando a queixa da paciente e/ou do(a) parceiro(a), associada aos elementos de anamnese. Um mínimo de seis meses de sintomatologia é critério essencial para a caracterização do quadro, segundo o DSM-5-TR.[12] Diante disso, é imprescindível que seja feita uma investigação da saúde sexual do(a) parceiro(a), para afastar possíveis erros de avaliação em face do quadro referido pela paciente.

Para diagnóstico adequado, elaboração de planejamento terapêutico e prognóstico, deve-se fazer a distinção entre disfunção sexual ao longo da vida e adquirida, bem como entre disfunção generalizada (presente em qualquer circunstância) e situacional (manifestada somente em determinadas circunstâncias e/ou parcerias). O grau de sofrimento (leve, moderado ou grave) também tipifica as disfunções sexuais e auxilia o diagnóstico.[12]

No DSM-5-TR, foram estabelecidos critérios para cada disfunção sexual, sendo quatro deles comuns a todas elas para confirmar o diagnóstico, conforme demonstrado na Tabela 2.

Também devem ser consideradas a idade e a experiência sexual da paciente. Mulheres jovens ou iniciantes na vida sexual podem apresentar, de forma temporária e/ou esporádica, dificuldades de lubrificação/relaxamento, o que é compreensível e não significa disfunção, mas sim inexperiência.[12,17]

DIAGNÓSTICO DIFERENCIAL

Não é raro que os diagnósticos diferenciais incluam uma disfunção sexual do casal.[12] Um exemplo disso é uma situação em que há ejaculação precoce do parceiro, que pode fazer a mulher referir-se à relação sexual como pouco prazerosa para ela. O diagnóstico correto é aquele que considera

TABELA 2 Critérios diagnósticos comuns às disfunções sexuais, de acordo com o DSM-5-TR

Critérios principais
A. Dificuldade sexual persistente ou recorrente (estão incluídos descritores específicos dos sintomas de cada disfunção)
B. Duração mínima de 6 meses dos sintomas do critério A
C. Presença de sofrimento pessoal clinicamente significativo
D. Não é mais bem explicado por outro transtorno mental não sexual, não está relacionado a grave conflito no relacionamento ou a outros estressores, nem é atribuído a efeitos de substância/medicação ou a condição médica geral
Especificadores
Quanto ao início da disfunção sexual ▪ Ao longo da vida ▪ Adquirida Quanto à ocorrência da disfunção sexual ▪ Generalizada ▪ Situacional Quanto à intensidade (sofrimento) ▪ Mínima ▪ Moderada ▪ Grave
Investigação de fatores associados que desencadeiam ou agravam as disfunções sexuais
▪ Parceria (disfunção sexual da parceria, condição de saúde da parceria, por exemplo) ▪ Relacionamento (comunicação precária, divergência quanto ao desejo por atividade sexual) ▪ Vulnerabilidade individual (autoimagem corporal insatisfatória, história de abuso sexual ou emocional), comorbidades psiquiátricas (depressão ou ansiedade) ou estressores (desemprego, privações, por exemplo) ▪ Cultura/religião (proibições/inibições quanto à atividade sexual, atitudes a respeito da sexualidade) ▪ Presença de condições médicas relevantes para prognóstico, curso e tratamento

Fonte: adaptada de APA.[12]

o ponto de partida dessa série de comportamentos sexuais disfuncionais.[18]

Quando disfunções sexuais são causadas por doenças de base física e/ou psiquiátrica, é necessário que seja feito o diagnóstico da patologia que originou a disfunção sexual.[19] Por exemplo, disfunção hormonal pode ser a causa da falta de excitação e lubrificação; já a depressão pode levar à falta de desejo sexual.[20]

Os diagnósticos diferenciais descritos no DSM-5-TR são apresentados na Tabela 3.

IMPACTO DOS TRANSTORNOS PSIQUIÁTRICOS SOBRE A FUNÇÃO SEXUAL

Transtornos psiquiátricos podem impactar a vida sexual da mulher de diversas formas, podendo-se afirmar que todos os transtornos psiquiátricos, em alguma medida, influenciam a vida sexual da mulher. Isso porque "vida sexual" é um conceito amplo, que engloba diversos contextos e experiências, influenciados não apenas diretamente pelos transtornos, mas também pelos efeitos adversos de medicações e pelo impacto que o adoecimento pode ter nas relações interpessoais, condições socioeconômicas e autonomia da pessoa adoecida. Desse modo, o impacto da saúde mental na vida sexual deve ser avaliado de forma individualizada. Por exemplo, a mulher com anorexia nervosa pode ter prejuízo sexual secundário por problemas na autoimagem ou efeitos adversos de medicações, bem como pelo impacto que o transtorno traz à dinâmica do relacionamento. Algumas doenças psiquiátricas que exercem prejuízo à função sexual são encontradas com maior frequência, merecendo

TABELA 3 Diagnóstico diferencial de acordo com o DSM-5-TR

Diferenciar disfunção sexual de	Justificativa
Condição médica responsável pela disfunção sexual	Se a disfunção for inteiramente atribuível aos efeitos fisiológicos diretos de uma condição médica geral (p. ex., neuropatia autonômica), o diagnóstico de disfunção sexual não deve ser feito
Disfunção sexual induzida por substância/medicamento	Quando a disfunção sexual é mais bem explicada pelo uso, mau uso, interrupção ou aos efeitos fisiológicos diretos de substância ou medicamento
Dificuldades sexuais associadas a transtorno mental não sexual (p. ex., transtorno depressivo ou bipolar, transtorno de estresse pós-traumático, transtorno psicótico)	Caracteriza-se por disfunção sexual que ocorre apenas no contexto de sintomas de outro transtorno mental (p. ex., baixo desejo sexual no contexto de um episódio depressivo). Se a disfunção sexual estava presente antes do início do transtorno mental não sexual ou persiste depois que o transtorno mental não sexual foi resolvido, um diagnóstico de disfunção sexual pode ser justificado
Problemas sexuais associados a graves conflitos de relacionamento ou violência do(a) parceiro(a)	Se a angústia severa, decorrente de prejuízo no relacionamento ou violência da parceria, explica melhor as dificuldades sexuais, então um diagnóstico de disfunção sexual não é feito
Dificuldades sexuais associadas a problemas no relacionamento	Frequentemente, limitam-se a parceria específica (situacional) e se caracterizam por exacerbação quando o problema relacional se agrava. Em algumas situações, disfunção sexual e problema relacional podem ser diagnosticados em conjunto
Dificuldades sexuais não decorrentes de disfunção sexual	Podem resultar de estimulação sexual inadequada, que impede a experiência de excitação ou orgasmo. Embora ainda possa haver necessidade de cuidados, não é feito diagnóstico de disfunção sexual

Fonte: adaptada de First, 2014.[18]

mais atenção dos profissionais que trabalham com saúde mental.[21]

O transtorno depressivo (TD) tem alta prevalência, sendo caracterizado não apenas por tristeza, mas também por redução de interesse em atividades e na capacidade de tomar a iniciativa em diversos contextos. Diante disso, a mulher com TD ou outros transtornos do humor pode apresentar redução do interesse e da motivação para o ato sexual. O quadro depressivo também pode afetar o sono e o apetite, o que pode influenciar a disposição e a percepção do próprio corpo. Sentimentos de menos valia e culpa podem trazer prejuízos que repercutem na função sexual.[22]

Em relação aos transtornos de ansiedade e à diversidade de contextos ansiogênicos, que podem ou não ser comórbidos aos quadros depressivos, há múltiplas possibilidades de influência na função sexual. Em geral, mulheres com transtorno de ansiedade generalizada podem se perceber menos interessadas em atividade sexual e até com dificuldade em se concentrar nas atividades eróticas, uma vez que estão apresentando preocupações recorrentes ou sensações físicas desagradáveis, como taquicardia e tensão muscular sexual.[22]

A violência sexual é uma das situações traumáticas mais associadas com o risco do desenvolvimento de transtorno de estresse pós-traumático (TEPT), um quadro com sintomas cognitivos, de revivescência, de reação exacerbada a gatilhos e comportamento evitativo de situações que lembram o trauma. Esses sintomas se prolongam para além de 30 dias do evento traumático desencadeador. Nesses casos, é possível que a mulher associe situações sexuais com o evento traumático e esse contexto desencadeie intenso sofrimento e sintomatologia ansiosa. Não é incomum que mulheres com diagnóstico de TEPT, devido à violência sexual, evitem ativamente a atividade sexual. Há uma reconhecida associação de trauma sexual com transtorno da dor genitopélvica, o que leva à evitação da prática sexual para, assim, evitar a dor.[23,24]

Alguns transtornos psiquiátricos, por outro lado, podem levar à exacerbação do comportamento sexual, com situações de maior risco para a gestação não planejada. Em alguns casos, pode ocorrer comportamento sexual inadequado, fora do padrão prévio daquela mulher. Desinibição sexual e comportamento sexual extremo, por exemplo, podem ser os primeiros sintomas de quadros demenciais, como a demência frontotemporal. Outro quadro que pode levar a alterações do comportamento sexual é o transtorno bipolar, caracterizado por fases depressivas que se alternam com fases de euforia (mania/hipomania), períodos depressivos e estabilidade. Na vigência de episódios depressivos, a mulher pode manifestar redução do interesse sexual, enquanto nos períodos de mania e hipomania pode apresentar atitude desinibida, exacerbação do desejo e da frequência de atividade sexual. Tal sintomatologia, associada a uma menor capacidade de avaliar o risco e à possibilidade de uso de substâncias, expõe a mulher com transtorno bipolar a maior risco de violência sexual, gestação não planejada e infecções sexualmente transmissíveis (IST).[25] O transtorno por uso de substâncias[22] também se associa a risco aumentado de violência sexual, IST e gestação não planejada. Portanto, é importante que o psiquiatra leve em conta a maior vulnerabilidade e o grande impacto dos quadros psiquiátricos graves sobre a vida sexual dessas pacientes e recomende a utilização de métodos contraceptivos eficazes. Também é recomendado que se atente para o estado vacinal da paciente (em especial hepatite B e HPV) e se informe a respeito de profilaxias pré e pós-exposição ao HIV.[26]

A vida sexual e reprodutiva de mulheres com esquizofrenia e outros transtornos psicóticos pode ser negligenciada pelos profissionais de saúde.[26] A presença de sintomas positivos da esquizofrenia também está associada à incidência de disfunções sexuais, como redução da libido e anorgasmia. Recente pesquisa realizada na França mostra que a principal queixa sexual de mulheres com esquizofrenia é o desejo sexual hipoativo, cuja incidência está associada a fatores como gravidade da doença, sintomas depressivos e uso de antipsicóticos que aumentam os níveis de prolactina. Uma alternativa é o uso de antipsicóticos como o aripiprazol, com menor potencial de levar à hiperprolactinemia, constituindo uma possibilidade terapêutica com menor risco de efeitos adversos sexuais.[27,28]

Outro transtorno que pode influenciar diversos aspectos da vida da mulher, entre os quais o sexual, é o transtorno do déficit de atenção e hiperatividade (TDAH). Além do seu impacto negativo em relacionamentos afetivos, mulheres com TDAH têm mais chance de sofrer violência sexual. Há associação do TDAH com maior impulsividade, comportamento de risco e transtornos parafílicos, mais comuns em homens do que em mulheres. O TDAH também pode estar associado a aversão ao sexo, menor excitação sexual e dificuldade orgástica, sintomas secundários à dificuldade em manter a atenção. Em pacientes adultas, o TDAH pode estar associado a outros transtornos psiquiátricos, que também podem influenciar negativamente a função sexual.[29]

Entre os transtornos do neurodesenvolvimento, aqueles do espectro autista podem prejudicar a função sexual, com queixas associadas à dificuldade em cognição social.[30]

A Tabela 4 traz uma compilação dos aspectos mais relevantes dos transtornos psiquiátricos prevalentes, as medicações utilizadas no tratamento e os efeitos sobre a saúde sexual.

DISFUNÇÃO SEXUAL INDUZIDA PELO TRATAMENTO PSIQUIÁTRICO

Disfunção sexual induzida por medicamentos, cuja denominação na língua inglesa é *treatment emergent sexual dysfunction* (TESD), é uma queixa importante, apesar de ter reduzida taxa de relatos espontâneos entre as mulheres e de ser pouco avaliada por profissionais de saúde.[31] Disfunção sexual induzida por antidepressivos, por exemplo, é espontaneamente referida por apenas 14,2% dos pacientes acometidos, enquanto 58,1% deles, se interrogados a esse respeito, confirmariam a presença da disfunção.[32]

Sintomas de disfunção sexual induzida por medicamentos influenciam diretamente na tolerabilidade do tratamento psiquiátrico, sendo um fator para não adesão, além de provocarem angústia significativa. A farmacoterapia pode aliviar a disfunção sexual, ao estabilizar os sintomas ansiosos e depressivos que prejudicam a função sexual, mas o tratamento com antidepressivos também está associado à disfunção sexual. Diante da suspeita de TESD, é importante avaliar se a paciente ainda apresenta sintomas residuais de depressão, ansiedade ou outro quadro psiquiátrico, uma vez que esses transtornos também podem levar à disfunção sexual. A prevalência de TESD pode ser duas vezes mais comum em deprimidos do que em controles.[33]

Inibidores seletivos de recaptação de serotonina (ISRS) estão entre os principais antidepressivos que podem interferir negativamente na função sexual. De 30 a 80% dos pacientes tratados com ISRS podem apresentar sintomas de TESD.[34] Não é objetivo primário deste capítulo o aprofundamento em mecanismos farmacológicos, mas é conhecido que a inibição do transportador de serotonina (SERT) por um ISRS no neurônio pré-sináptico tende a

TABELA 4 Impacto de transtornos psiquiátricos e suas principais medicações sobre a saúde sexual

Transtorno	Medicações utilizadas	Repercussões sobre a saúde sexual
Transtorno depressivo	ISRS e ISRN podem levar a redução de desejo sexual e das sensações genitais, bem como dificuldade para atingir o orgasmo. Por outro lado, mirtazapina, trazodona, vortioxetina, bupropiona e agomelatina têm menor efeito adverso sexual	Redução de interesse e iniciativa na atividade sexual. Dificuldade em perceber excitação sexual e orgasmo
Transtorno bipolar	Estabilizadores do humor: lítio pode levar a alteração do hormônio tireoideano, prejudicando a resposta sexual	Na fase de mania/hipomania: desinibição sexual, aumento de parcerias e de frequência sexual. Risco aumentado de comportamento sexual desprotegido e violência sexual
Esquizofrenia	Bloqueio D2 em via mesolímbica pode levar a menor iniciativa e interesse sexual. Aumento de prolactina pode levar a queixas sexuais diversas, além de influenciar o ciclo menstrual	Hipobulia, apatia e presença de sintomas positivos reduzem o interesse sexual. Profissionais de saúde podem não investigar a vida/função sexual dessas pacientes. Risco de comportamento sexual desprotegido e violência sexual
Transtorno por uso de substância (TUS)	Naltrexona pode reduzir o interesse sexual	Maior probabilidade de comportamento sexual de risco e vulnerabilidade ao abuso sexual. Algumas substâncias (como o álcool) podem reduzir a sensibilidade genital e dificultar o orgasmo
Transtorno de déficit de atenção e hiperatividade (TDAH)	Geralmente, psicoestimulantes não prejudicam a função sexual	Desatenção pode dificultar a percepção de estímulos sexuais e, consequentemente, a excitação
Transtorno de estresse pós-traumático (TEPT)	Principalmente os ISRS	Evitação de contextos sexuais (quando o trauma foi de natureza sexual). Pode ocorrer redução na lubrificação, dor à penetração e diminuição do desejo, independentemente de o evento traumático inicial ser violência sexual
Transtornos de ansiedade	Buspirona pode ser utilizada como adjuvante em transtornos ansiosos. Tem ação de "antídoto" à diminuição do desejo e anorgasmia induzida por antidepressivos. Pregabalina pode ser utilizada em quadros ansiosos. Geralmente pouco afeta a função sexual	Importante avaliar cada caso, pois os diferentes transtornos ansiosos podem impactar a vida/função sexual em aspectos específicos

ISRN: Inibidores seletivos de recaptação de noradrenalina; ISRS: inibidores seletivos da recaptação da serotonina.
Fonte: de Hert e Detraux, 2018.[28]

aumentar a serotonina em todos os receptores, com ações antidepressivas mediadas pelo subtipo de receptor serotoninérgico 5HT1A, bem como disfunção sexual, insônia e ansiedade mediadas por outros subtipos, como 5HT2A e 5HT2C.[35]

Além dos ISRS, venlafaxina e clomipramina são os antidepressivos mais associados com TESD, enquanto outros antidepressivos (mirtazapina, bupropiona, agomelatina e vortioxetina), com diferentes mecanismos de ação, parecem causar menor prevalência desses efeitos.[31] A Tabela 5 ilustra resultados de metanálise sobre efeitos sexuais adversos causados por vários antidepressivos.

Disfunção sexual induzida por antipsicóticos é frequente e impacta significativamente a qualidade de vida das mulheres. Pode afetar de 38 a 86% dos pacientes, dependendo das variáveis analisadas. Os antipsicóticos mais comumente associados à disfunção sexual são olanzapina, risperidona, haloperidol, clozapina e tioridazina. Em contrapartida, ziprasidona, quetiapina e aripiprazol estão associados a taxas relativamente baixas de TESD. A incidência de disfunção sexual pode estar diretamente relacionada à capacidade do antipsicótico de aumentar os níveis de prolactina e se ligar a receptores colinérgicos, alfa-adrenérgicos, histaminérgicos e dopaminérgicos. As principais estratégias para manejo da disfunção sexual induzida por antipsicóticos incluem redução da dose do antipsicótico atual, substituição por antipsicóticos que impliquem menor aumento dos níveis de prolactina (como a quetiapina), ou uso de agonistas parciais da dopamina (como o aripiprazol).[37]

Estabilizadores de humor também podem exercer impacto sobre a função sexual. Lítio em monoterapia ou em combinação com benzodiazepínicos está associado a pior sintomatologia de TESD e piora do desejo sexual do que outros anticonvulsivantes em monoterapia.[38] Anticonvulsivantes utilizados no tratamento do transtorno afetivo bipolar também parecem interferir na função sexual. Há relatos de efeitos negativos mais significativos no uso de valproato por mulheres, que envolvem diminuição da libido e anorgasmia, enquanto lamotrigina parece ter menor interferência na função sexual, podendo até melhorá-la.[39] Em caso de uso de valproato em mulheres em idade fértil, deve-se investigar de forma ativa o uso de métodos anticoncepcionais eficazes, uma vez que essa medicação está associada a malformações congênitas se utilizada durante o período gestacional.[39]

A escolha do tratamento, a investigação ativa dos sintomas de disfunção sexual e a disposição do profissional para abordar essa temática de forma acolhedora e valorizando a queixa da paciente são essenciais para a boa adesão ao tratamento. A disfunção sexual é um dos efeitos adversos que muitas vezes levam as mulheres a abandonar o tratamento. Portanto, decisões compartilhadas e medidas comportamentais, além da escolha de medicamentos com menor interferência negativa na vida e função sexual, são alternativas importantes.

TABELA 5 Metanálise de prevalência de disfunção sexual causada por antidepressivos

Antidepressivo	Prevalência de TESD (%)	Tipo de disfunção sexual (%)
Agomelatina	0,25	Desejo (1,52), orgasmo (1,31)
Bupropiona	0,75	Desejo (1,29), orgasmo (1,26), excitação (1,83)
Mirtazapina	2,32	Desejo (6,03), orgasmo (4,4), excitação (3,92)
Fluvoxamina	3,27	Desejo (6,31), orgasmo (11,91), excitação (31,42)
Escitalopram	3,44	Desejo (1,10), orgasmo (4,23), excitação (0,68)
Duloxetina	4,36	Desejo (5,25), excitação (10,95)
Imipramina	7,24	Desejo (6,33), orgasmo (5,25), excitação (6,07)
Paroxetina	16,68	Desejo (46,99), orgasmo (18,45), excitação (44,44)
Venlafaxina	24,82	Desejo (23), orgasmo (15,94), excitação (54,04)
Sertralina	27,43	Desejo (42,95), orgasmo (15,03), excitação (38,58)

TESD: *treatment emergent sexual dysfunction.*
Fonte: Montejo, 2019;[31] Serretti, 2009.[36]

MANEJO DAS DISFUNÇÕES SEXUAIS

É fundamental que, antes de propor qualquer intervenção terapêutica na disfunção sexual, o diagnóstico esteja bem estabelecido. Isso porque, frequentemente, doenças físicas e psiquiátricas, disfunções metabólicas, aspectos relacionais e efeitos adversos de medicamentos e substâncias podem ser a causa real da queixa, ou até um fator de exacerbação. Outro ponto relevante é que alguns contextos de vida podem levar a queixas sexuais sem que exista uma condição patológica subjacente. Um exemplo é o caso de mulheres assexuais, que relatam ausência de desejo sexual, mas que não sofrem com essa situação. Há ainda a possibilidade de que a queixa seja fruto de discrepância de desejo sexual no casal, sem que haja, de fato, disfunção sexual. Portanto, sem a adequada delimitação do problema, é provável que as intervenções sejam infrutíferas e potencialmente iatrogênicas.[40]

Diante da complexidade do que seja satisfação sexual, que é influenciada por fatores psicológicos, interpessoais e fisiológicos,[17] várias intervenções podem ser benéficas no sentido de melhorar o prazer, reduzir o desconforto e o sentimento de inadequação. A seguir são descritas algumas modalidades de intervenções para queixas sexuais.

Educação sexual e psicoeducação

A falta de conhecimento a respeito da fisiologia da resposta sexual saudável e dos diversos comportamentos sexuais é uma possível fonte de desconforto e de disfunção sexual. A expectativa inadequada quanto à atividade sexual pode ser fruto de sofrimento e motivar a busca por atendimento médico. Nesse sentido, orientação a respeito das fases do ciclo de resposta sexual e informação sobre desejo sexual responsivo e sobre a influência de fatores interpessoais podem ser suficientes para sanar o sentimento de inadequação.[41]

Terapias não medicamentosas

A fisioterapia pélvica pode ser recomendada para o manejo de condições de dor à penetração (dispareunia) ou impossibilidade de penetração (anteriormente denominada vaginismo).[40]

A terapia sexual consiste em um conjunto de intervenções a serem praticadas pelo casal ou individualmente, como exercícios de educação sexual, adequação de expectativas e abordagem de crenças disfuncionais a respeito da fisiologia sexual. Além disso, há intervenções específicas para quadros de dor à penetração, desejo sexual hipoativo, dificuldade de excitação e outros quadros disfuncionais. Difere da psicoterapia por ter foco e objetivos preestabelecidos.[43]

Intervenções medicamentosas

Antes de introduzir tratamento medicamentoso para disfunção sexual, é importante conhecer quais fármacos estão em uso pela paciente, para identificar se há medicações induzindo a dificuldade sexual. Diversas medicações, além dos psicofármacos, podem afetar negativamente a resposta sexual. Por exemplo, contraceptivos orais combinados podem afetar o desejo sexual e dificultar o orgasmo. Se a paciente estiver utilizando simultaneamente um antidepressivo, que não pode ser trocado, a intervenção pode consistir em substituir o método contraceptivo. No caso de dificuldade de lubrificação, pode-se recomendar o uso de soluções lubrificantes à base de água, para reduzir o desconforto e aumentar a satisfação sexual.[44]

O diagnóstico adequado de transtorno da excitação e desejo sexual hipoativo feminino é o primeiro passo para seu tratamento.

Frequentemente essas queixas são mais bem explicadas por outros fatores, como estímulo inadequado, cansaço ou dificuldade no relacionamento. Em relação às medicações, estudos sugerem o uso da bupropiona, que não exerce efeito negativo sobre a função sexual. Quando a queixa estiver associada ao uso de antidepressivo, cada caso deve ser avaliado para se considerar associação com bupropiona (150 a 450 mg/dia), buspirona (30 a 60 mg/dia), trazodona ou troca do antidepressivo. Vortioxetina, mirtazapina e agomelatina têm menor risco de induzir tais sintomas. Em relação à redução da sensibilidade genital primária ou secundária ao uso de medicações, estudos sugerem que o uso de inibidores da PDE5 em mulheres pode ser útil.[40] A flibanserina pode trazer efeitos positivos ao desejo sexual, porém sua utilização é limitada, devido à interação com álcool e algumas medicações. O bremelanotide também está indicado para desejo sexual hipoativo, embora ainda não seja utilizado de forma disseminada, pois a via de aplicação é injetável.[42]

Em mulheres pós-menopausadas, a terapia de reposição hormonal (TRH) com estrógeno ou estrógeno e progesterona pode ter impacto positivo sobre a atividade sexual. No caso de desejo sexual hipoativo em mulheres nessa fase da vida, pode-se indicar terapia androgênica, desde que já estejam sob terapia com estrógenos, ooforectomizadas bilateralmente ou sob radio/quimioterapia, e que não haja contraindicações (câncer de mama ou de útero, síndrome do ovário policístico, níveis baixos de estrógeno, dislipidemia, insuficiência hepática, acne ou hirsutismo grave).[45]

Atenção: a única indicação que existe para o uso de testosterona exógena em mulheres cis é o transtorno do desejo sexual hipoativo em mulheres pós-menopausa já em uso de TRH.

CONCLUSÃO

As disfunções sexuais femininas são condições prevalentes, com estreita relação com transtornos psiquiátricos e podem ter impacto negativo na qualidade de vida da mulher. Diversos fatores devem ser levados em consideração antes de fechar o diagnóstico de disfunção sexual e propor o tratamento adequado. O uso de psicofármacos pode afetar negativamente a função sexual, levando à baixa adesão ao tratamento psiquiátrico. Por outro lado, transtorno psiquiátrico não tratado também pode trazer prejuízos significativos à vida e à função sexual. Diante disso, o psiquiatra e o profissional de saúde precisam estar preparados para identificar situações que envolvam essas dificuldades e adotar as condutas adequadas.

REFERÊNCIAS

1. Abdo CH, Oliveira WM Jr, Moreira ED Jr, Fittipaldi JA. Prevalence of sexual dysfunctions and correlated conditions in a sample of Brazilian women – results of the Brazilian study on sexual behavior (BSSB). Int J Impot Res. 2004;16(2):160-6.
2. Salonia A, Giraldi A, Chivers ML, Georgiadis JR, Levin R, Maravilla KR, et al. Physiology of women's sexual function: basic knowledge and new findings. J Sex Med. 2010;7(8):2637-60.
3. Masters WH, Johnson VE. A resposta sexual humana. São Paulo: Roca; 1984.
4. Levin RJ. The physiology and pathophysiology of the female orgasm. In: Goldstein I, Meston C, Davis S, Traish A. Women's sexual function and dysfunction: study diagnosis treatment. London: Francis & Taylor; 2006. p. 228-35.
5. Chedid S. Etiologia orgânica e mista dos transtornos sexuais femininos e tratamento. In: Abdo CHN. Sexualidade humana e seus transtornos. 2.ed. São Paulo: Lemos; 2000. p. 69-78.
6. Pfaus JG. Pathways of sexual desire. J Sex Med. 2009;6:1506-33.
7. Abdo CHN, Fleury HJ. Aspectos diagnósticos e terapêuticos das disfunções sexuais femininas. Rev Psiq Clin. 2006;33:162-7.
8. Graham CA, Sanders SA, Milhausen RR, McBride KR. Turning on and turning off: a focus group study of the factors that affect women's sexual arousal. Arch Sex Behav. 2004;33:527-38.

9. Janssen E, Everaerd W, Spiering M, Janssen J. Automatic processes and the appraisal of sexual stimuli: toward an information processing model of sexual arousal. J Sex Res. 2000;37(1):8-23.
10. Kaplan H. Disorders of sexual desire. New York: Brunner Mazel; 1979.
11. Basson R. Women's sexual desire: disordered or misunderstood? J Sex Marital Ther. 2002;28:17-28.
12. Associação Psiquiátrica Americana. Manual diagnóstico e estatístico de transtornos mentais. 5.ed. – Texto revisado (DSM-5-TR). Porto Alegre: Artmed; 2023.
13. Basson R. Human sex-response cycles. J Sex Marital Ther. 2001;27(1):33-43.
14. Basson R. The female sexual response: a different model. J Sex Marital Ther. 2000;26(1):51-65.
15. World Health Organization. International classification of diseases. 11th ed. (ICD-11). Genebra: WHO; 2022. Disponível em: https://icd.who.int/ (acesso 27 jan 2022).
16. Stephenson KR, Meston CM. The young and the restless? Age as a moderator of the association between sexual desire and sexual distress in women. J Sex Marital Ther. 2012;38(5):445-57.
17. Brotto L, Atallah S, Johnson-Agbakwu C, Rosenbaum T, Abdo C, Byers ES, et al. Psychological and interpersonal dimensions of sexual function and dysfunction. J Sex Med. 2016;13(4):538-71.
18. First MB. DSM-5 Handbook of differential diagnosis. Arlington: American Psychiatric Publishing; 2014. p. 288-9.
19. Hatzichristou D, Kirana PS, Banner L, Althof SE, Lonnee-Hoffmann RA, Dennerstein L, et al. Diagnosing sexual dysfunction in men and women: sexual history taking and the role of symptom scales and questionnaires. J Sex Med. 2016;13(8):1166-82.
20. Graziottin A, Leiblum S. Biological and psychosocial pathophysiology of female sexual dysfunction during the menopause transition. J Sex Med. 2005;2(3 suppl):S133-45.
21. Jannini EA, Siracusano A. Sexual dysfunctions in mentaly ill patients. Springer Nature. 2018;2367-0088.
22. Niolu C, Lisi G, Siracusano A. Sexual dysfuntion and mood and anxiety disorders. In: Jannini EA, Siracusano A. Sexual dysfunctions in mentaly ill patients. Springer Nature. 2018;2367-0088; 2018. p. 99-108.
23. Tetik S, Alkar ÖY. Vaginismus, dyspareunia and abuse history: a systematic review and meta-analysis. J Sex Med. 2021;18(9):1555-70.
24. Blais RK, Bird E, Sartin-Tarm A, Campbell SB, Lorenz T. Mechanisms of the association between PTSD and sexual arousal and lubrication functioning among trauma-exposed female service members/veterans. J Affect Disord. 2022;301:352-9.
25. Eroglu MZ, Lus MG. Impulsivity, unplanned pregnancies, and contraception among women with bipolar disorder. Neuropsychiatr Dis Treat. 2020;16:407-14.
26. Correa AMP, Carrillo RAA, Vega DCS, Cano SG, Arango LGA, Builes LFT, et al. Sexual and reproductive health in patients with schizophrenia and bipolar disorder. Rev Colomb Psiquiatr. 2020;49(1): 15-22.
27. Dumontaud M, Korchia T, Khouani J, Lancon C, Auquier P, Boyer L, et al. Sexual dysfunctions in schizophrenia: beyond antipsychotics. a systematic review. Prog Neuropsychopharmacol Biol Psychiatry. 2020;98:109804.
28. de Hert M, Detraux J, Psychosis, antipsychotic medication, and sexual dysfunction. In: Jannini EA, Siracusano A. Sexual dysfunctions in mentaly ill patients. Springer Nature. 2018;2367-0088. p. 83-98.
29. Kooij JJ. Attention-deficit hyperactivity disorder (ADHD), intimate relationships and sexuality. In: Jannini EA, Siracusano A. Sexual dysfunctions in mentaly ill patients. Springer Nature. 2018;2367-0088. p. 75-82.
30. Postorino V, Siracusano M, Giovanagnoli G, Mazzone L. Aspects of sexuality during development in autism spectrum disorder. In: Jannini EA, Siracusano A. Sexual dysfunctions in mentaly ill patients. Springer Nature. 2018;2367-0088. p. 63-73.
31. Montejo AL, Prieto N, de Alarcón R, Casado-Espada N, de la Iglesia J, Montejo L. Management strategies for antidepressant-relate sexual dysfunction: a clinical approach. J Clin Med. 2019;8(10):1640.
32. Montejo-Gonzalez AL, Llorca G, Ledesma A, Bousoño M, Calcedo A, Carrasco JL, et al. SSRI-induced sexual dysfunction: fluoxetine, paroxetine, sertraline, and fluvoxamine in a prospective, multicenter, and descriptive clinical study of 344 patients. J Sex Marital Ther. 1997;23(3):176-94.
33. Angst J. Sexual problems in healthy and depressed persons. Int Clin Psychopharmacol. 1998;13(Suppl.6): S1-S4.
34. Jacobsen PL, Mahableshwarkar AR, Palo WA, Chen Y, Dragheim M, Clayton AH. Treatment-emergent sexual dysfunction in randomized trials of vortioxetine for major depressive disorder or generalized anxiety disorder: a pooled analysis. CNS Spectr. 2016;21(5):367-78.
35. Stahl SM. Stahl's essential psychopharmacology: neuroscientific basis and practical applications. Cambridge: Cambridge University Press; 2022.
36. Serretti A, Chiesa A. Treatment-emergent sexual dysfunction related to antidepressants: a meta-analysis. J Clin Psychopharmacol. 2009;29(3):259-66.
37. Chiesa A, Leucci V, Serretti A. Antipsychotics and sexual dysfunction: epidemiology, mechanisms and management. Clin Neuropsychiatry. 2013;10(1):31-6.

38. Weber S, Frokjaer VG, Armand S, Nielsen JH, Knudsen GM, Joergensen MB, et al. Sexual function improves as depressive symptoms decrease during treatment with escitalopram: results of a naturalistic study of patients with major depressive disorder. J Sex Med. 2023;20(2):161-9.
39. Schneck CD, Thomas MR, Gundersen D. Sexual side effects associated with valproate. J Clin Psychopharmacol. 2002;22(5):532-4.
40. Wheeler LJ, Guntupalli SR. Female sexual dysfunction: pharmacologic and therapeutic interventions. Obstet Gynecol. 2020;136(1):174-86.
41. McCool-Myers M, Theurich M, Zuelke A, Knuettel H, Apfelbacher C. Predictors of female sexual dysfunction: a systematic review and qualitative analysis through gender inequality paradigms. BMC Women's Health. 2018;18(1):108.
42. Nappi RE, Tiranini L, Martini E, Bosoni D, Righi A, Cucinella L. Medical treatment of female sexual dysfunction. Urol Clin North Am. 2022;49(2): 299-307.
43. Kaplan HS. The new sex therapy. New York: Brunner-Mazel; 1974.
44. Palacios S, Hood S, Abakah-Phillips T, Savania N, Krychman M. A randomized trial on the effectiveness and safety of 5 water-based personal lubricants. J Sex Med. 2023;20(4):498-506.
45. Davis SR, Baber R, Panay N, Bitzer J, Perez SC, Islam RM, et al. Global consensus position statement on the use of testosterone therapy for women. J Clin Endocrinol Metab. 2019;104(10):4660-6.

SEÇÃO 6

PSIQUIATRIA FORENSE E PSICOLOGIA JURÍDICA

CAPÍTULO 31

Especificidades das perícias em saúde mental da mulher: aspectos técnicos e éticos

Alcina Juliana Soares Barros
Elise Karam Trindade
Hewdy Lobo Ribeiro
Ana Carolina Schmidt de Oliveira

PONTOS-CHAVE

- O contributo das ciências psiquiátrica e psicológica se faz necessário no contexto da justiça, sendo complementares um ao outro, quando fatores biológicos, comportamentais, sociais, individuais e suas manifestações psíquicas no panorama legal perpassam por temas de saúde mental.
- A relação da mulher com a justiça pode ser influenciada por questões relacionadas ao sexo, fatores de risco associados ao gênero e aspectos culturais.
- Mulheres, durante toda a vida, são mais suscetíveis a experimentar eventos violentos do que os homens, sendo a violência doméstica e a sexual as formas mais comuns.
- Ao mesmo tempo em que são vítimas, as mulheres também podem ser perpetradoras da violência. O papel do perito é fundamental para auxiliar a identificar os indícios do fenômeno da violência, assim como nos casos em que há autoprodução de relatos de violência com o intuito de benefício próprio.
- Em perícias com mulheres, o perito pode enfrentar dificuldades específicas, como ter sua objetividade afetada por estereótipos de gênero; dificuldade de a mulher comunicar completa ou claramente o que ocorreu na situação traumática; compreender como estigma, discriminação e sobrecarga dos papéis de cuidados influem no quadro de saúde mental avaliado.

INTRODUÇÃO

Para o início do estudo sobre o tema deste capítulo, é importante compreender as definições de psiquiatria forense e psicologia jurídica e seus principais objetivos. Esses dois campos do conhecimento contribuem com a justiça no sentido de esclarecer aos operadores do direito determinadas características psíquicas do sujeito, que não estão postas objetivamente, mas que são de fundamental relevância para a compreensão de fenômenos e processos psíquicos no contexto da justiça, realizando a interface entre o Direito e a saúde mental.

A psiquiatria forense é área de atuação do médico psiquiatra, exigindo formação e prática especializadas, e tem como finalidade prestar esclarecimentos para a justiça acerca das questões comportamentais, cognitivas e afetivas do(a) periciado(a).[1] Ela envolve a análise médica de cada caso, na medida em que pesquisa nos indivíduos periciados a ocorrência de causas orgânicas e/ou transtornos mentais codificados nos principais manuais diagnósticos (*Manual Diagnóstico e Estatístico de Transtornos Mentais*, 5ª edição, Texto revisado [DSM-5-TR])[2] e a ainda vigente *Classificação Internacional de Doenças e Problemas Relacionados à Saúde*, 11ª edição (CID-11),[3] e se existe relação com a situação descrita no processo.

A psicologia jurídica estuda o psiquismo em sua integralidade, não se limitando ao patológico, mas operando também na compreensão do funcionamento psicológico, neuropsicológico, psicopatológico e nos aspectos de personalidade do(a) periciado(a).

As perícias judiciais em psiquiatria e psicologia são solicitadas com diversos objetivos, dentre eles: verificar a existência de transtornos mentais, que possam prejudicar total ou parcialmente a capacidade de entendimento (intelectual, racional ou cognitiva) e determinação (volitiva, controle da vontade) do indivíduo acerca do ato infracional/crime cometido ou acusado, avaliar a capacidade de discernimento para exercer atividades da vida civil, capacidade laboral, condições de exercer a parentalidade, entre outros.

O contributo das ciências psiquiátrica e psicológica é imprescindível no contexto da justiça, sendo complementares um ao outro, quando fatores biológicos, comportamentais, sociais, individuais e suas manifestações psíquicas no contexto legal perpassam por temas de saúde e doença mental.

Os profissionais de psiquiatria ou psicologia, no papel de peritos nomeados pela autoridade do juiz, auxiliam a justiça, a partir dos seus conhecimentos técnicos e científicos em suas áreas de especialidade. O perito, como um profissional *expert* em determinada área de conhecimento, fornece elucidação técnica, com o objetivo de esclarecer questão duvidosa.[4]

As informações coletadas por esses profissionais, documentadas em laudos, servem como sustentação para a decisão judicial. Por esse motivo, é importante que, além dos conhecimentos técnicos sobre a matéria periciada, os profissionais detenham familiaridade com o vocabulário jurídico e as legislações vigentes, referentes ao tema de saúde e doença mental, sobre o que se discute no processo.

A avaliação do perito, contudo, não é irrefutável, e contestações técnicas podem ser feitas pelos profissionais que atuam como assistentes técnicos das partes. Esses, assim como os peritos, são *experts* em determinada matéria, no entanto são contratados diretamente pela parte interessada, representando figura de confiança. O assistente técnico atua no acompanhamento da prova pericial por meio da avaliação de diversos aspectos do laudo produzido pelo perito, por exemplo, os procedimentos realizados. Essas considerações são registradas em documento denominado parecer.

A partir das manifestações técnicas fundamentadas apresentadas tanto pelo profissional perito quanto pelo assistente técnico, o julgador tem elementos especializados, que propiciam a tomada de decisão mais bem fundamentada e, muito esperadamente, mais justa.

De modo geral, os transtornos mentais que acometem tanto homens quanto mulheres recebem o mesmo enquadramento nas leis brasileiras, no entanto existem especificidades legais quando se trata do sexo ou gênero feminino.

Uma definição técnica de sexo é o conjunto de características físicas, biológicas, anatômicas e fisiológicas, que caracterizam os seres humanos como homem ou mulher

– apesar de intersexualidade permitir questionamento a essa definição, ela permanece útil nesse contexto. Nesse sentido, o sexo é determinado pela natureza. O gênero, por sua vez, é o conjunto de características sociais, culturais, políticas, psicológicas, legais e econômicas que a sociedade atribui de maneira diferenciada como específica para homens ou mulheres; em síntese, é a construção sociocultural atribuída ao feminino ou masculino.

A relação da mulher com a justiça pode ser influenciada por questões relacionadas ao sexo, fatores de risco associados ao gênero e aspectos culturais.

Desse modo, essas questões fazem com que a mulher, além de estar vulnerável ao envolvimento com a justiça, seja como ré ou vítima, requerente ou requerida, ou qualquer condição de estar sendo submetida à perícia psíquica, apresente particularidades que precisam ser avaliadas pelos profissionais de psiquiatria e psicologia.

O presente capítulo abordará as especificidades das perícias em saúde mental da mulher, englobando os aspectos técnicos e éticos que devem ser considerados no contexto forense para essa população.

A MULHER E A VIOLÊNCIA AO LONGO DO CICLO VITAL

A violência contra as mulheres é reconhecida internacionalmente como uma violação dos direitos humanos e um problema de saúde pública. Mulheres, durante toda a vida, são mais suscetíveis a experimentar eventos violentos do que os homens, sendo a violência doméstica e a sexual as formas mais comuns: na infância, as filhas podem ser violentadas pelos pais, enquanto na velhice as mães são vulneráveis a serem maltratadas/exploradas financeiramente pelos filhos adultos. Trinta e cinco por cento das mulheres ao redor do mundo sofreram violência por parceiro íntimo ou violência sexual cometida por estranho. Embora os homens também possam sofrer violência doméstica, as mulheres têm maior probabilidade de serem violentadas de forma grave e repetida.

Existem variações nas formas de violência contra a mulher, de acordo com o seu ciclo vital, isto é, as mulheres estão expostas a diferentes formas de violência (física, emocional/psicológica, sexual, financeira), a depender da fase de vida em que se encontram (infância, adolescência, vida adulta ou velhice) e do contexto (social, familiar, acadêmico, laboral, de moradia, entre outros).

Pesquisas evidenciam que a exposição à violência acarreta efeitos adversos para a saúde, com implicações, além de orgânicas e funcionais (nos casos de violência física), no campo da saúde mental e funcionamento cognitivo, que podem causar maior vulnerabilidade para o desenvolvimento de transtornos mentais.[1]

No entanto, é importante ressaltar que, ao mesmo tempo em que são vítimas, as mulheres também podem ser perpetradoras da violência. Essa temática recebe pouca atenção, porque a maior parte da literatura se centra nas mulheres vítimas e nos homens agressores, reforçando os estereótipos culturais de que as mulheres não desempenham o papel de ofensoras.

Quando comparadas aos homens, as mulheres são um grupo mais vulnerável em muitos aspectos e menos representadas na literatura especializada, especialmente no âmbito forense. O papel dos psiquiatras e psicólogos forenses é, portanto, fundamental para auxiliar a identificar os indícios do fenômeno da violência nas perícias, assim como nos casos em que há autoprodução de relatos de violência física, psicológica e sexual, lesões ou ferimentos com o intuito de benefício próprio.

VIOLÊNCIA SEXUAL VITIMIZANDO CRIANÇAS E ADOLESCENTES FEMININAS

A violência sexual infantil é definida como qualquer conduta sexual contra uma criança ou um adolescente, variando entre atos que envolvam ou não o contato físico. Esse tipo de violência abarca uma gama de atos abusivos, como estupro, beijos, toques, ato sexual com ou sem penetração, exploração sexual, exposição à pornografia, manipulação de genitália e partes íntimas, exibicionismo, *voyeurismo*, entre outras práticas sexuais. Nesse cenário geralmente há uma desigualdade de poder entre a vítima e o perpetrador, que utiliza de ameaça, força física e até mesmo da sedução para sua satisfação sexual.

De acordo com o Anuário Brasileiro de Segurança Pública (2022),[5] o número de registros de estupro contra crianças e adolescentes em 2021 foi de 45.994 casos, sendo que, destes, 85,5% foram cometidos contra meninas. Quanto às características do perpetrador, geralmente são homens (95,4%) conhecidos da vítima (82,5%). A violência acontece na maior parte dos casos em ambiente residencial (76,5%).

Impende destacar que existe uma grande subnotificação desses incidentes, assim como nem todos os casos denunciados correspondem a abusos que realmente aconteceram. Esses fatores trazem à tona uma cifra obscura sobre o tema, que dificulta a distinção entre os dados registrados e a criminalidade real.

O Estatuto da Criança e do Adolescente (ECA)[6] sinaliza para a obrigatoriedade de comunicação à autoridade competente sobre os casos nos quais profissionais de saúde tenham conhecimento, sejam eles casos suspeitos ou confirmados, de maus-tratos contra criança ou adolescente. Durante a adolescência, casos de violência sexual são comuns e podem vitimizar, particularmente, adolescentes com problemas desenvolvimentais, como jovens com deficiências intelectuais ou transtornos globais do desenvolvimento. Em determinados casos, o médico pediatra pode ser o primeiro profissional que identifica essa possibilidade, podendo ser solicitada a sua escuta, durante uma avaliação pericial psiquiátrica ou psicológica do caso.

Apesar de ser considerado pela Organização Mundial da Saúde (OMS) um dos maiores problemas de saúde pública, não raro os refletores podem ser apontados para situações fictícias de abuso sexual. Por essa razão é importante que as perícias psiquiátricas e psicológicas avaliem imparcial e minuciosamente caso a caso, dentre alternativas, a possibilidade da existência de falsas memórias e de sugestionabilidade do relato considerando o contexto e as características pessoais da vítima.

A falsa acusação de abuso sexual no contexto jurídico não raro acontece em situações conflituosas de litígio ou vingança pessoal. Nesse sentido, a mulher pode ser considerada tanto vítima da violência, seja por vitimização direta ou indireta, quanto perpetradora da situação caluniosa.

O abuso sexual pode acarretar uma série de danos físicos e psíquicos às vítimas. Entretanto, essas consequências podem se apresentar de maneiras distintas a depender de uma gama de fatores de risco e proteção intrínsecos (resiliência, recursos emocionais, vulnerabilidade, entre outros) e extrínsecos à vítima (rede de apoio, recursos sociais e familiares, entre outros).[1,4]

Além dos indicadores físicos como vermelhidão, lesão ou hematomas nas partes genitais, infecções sexualmente transmissíveis e gestação na infância/adolescência, as vítimas também podem apresentar sinais de desajustes psicossomáticos, como ansiedade, pesadelos, isolamento, insônia, dificuldade de concentração, tristeza, sentimentos de vergonha, dentre outros.

Quando um profissional recebe o primeiro relato de criança com essa temática, deve considerar o conteúdo da Lei 13.431, de 04/04/2017,[7] que estabelece o sistema de garantias de direitos da criança e do adolescente vítima ou testemunha de violência. Em seu artigo 7º, essa lei traz a escuta especializada, que é definida como o procedimento de entrevista sobre situação de violência com criança ou adolescente, perante órgão da rede de proteção, limitando o relato estritamente ao necessário para o cumprimento de sua finalidade. A referida lei, em seu artigo 8º, descreve o Depoimento Especial (DE) como o procedimento da oitiva de criança ou adolescente vítima ou testemunha de violência perante autoridade policial ou judiciária. A aludida lei estabelece ainda que os procedimentos necessitam seguir protocolos e devem ser realizados em local apropriado e acolhedor, com infraestrutura e espaço físico que garantam a privacidade da vítima ou testemunha de violência. Os profissionais que realizam o DE recebem treinamento especializado, dentro dos Tribunais de Justiça, e são certificados para essa atividade.

VIOLÊNCIA SEXUAL VITIMIZANDO MULHERES ADULTAS E IDOSAS

De acordo com a OMS, a violência sexual é qualquer ato sexual ou tentativa de ato sexual, seja por meio de contato, comentário ou qualquer tipo de interação indesejada entre uma ou mais pessoas contra a vítima. Esse tipo de violência afeta principalmente as mulheres no Brasil, de acordo com o Instituto de Pesquisa Econômica Aplicada (IPEA).[8] O número estimado de crimes de estupro no Brasil é de 822 mil por ano, e as vítimas são majoritariamente jovens com idade média de 13 anos. O IPEA calcula que apenas 8,5% dos crimes de estupro são registrados em sede policial.

Embora ainda exista o estereótipo de que as mulheres são apenas vítimas nesse tipo de crime, essa é uma transgressão transversal, que pode ser cometida contra e por qualquer indivíduo. Essa visão se dá devido ao fato de que os crimes sexuais são tipicamente cometidos por homens, que de fato são a maior parte dos agressores sexuais, mas não os únicos.

Mulheres idosas, nas residências ou institucionalizadas, são mais frequentemente vítimas de abuso sexual do que os homens idosos. Essa forma de violência, de maneira comum, é acompanhada por violência física e roubos, mas geralmente não chega ao conhecimento das autoridades. As consequências dessa situação são muito sérias, especialmente quando existe um declínio cognitivo nas vítimas.

As vítimas adultas e idosas de violência sexual podem sofrer variados prejuízos na saúde mental, como depressão, transtornos de ansiedade, abuso de substâncias, risco de suicídio, transtorno de estresse pós-traumático, entre outros. Além do impacto no bem-estar emocional, há repercussões negativas na saúde global feminina (podendo gerar dor pélvica crônica ou outras patologias físicas crônicas), na sexualidade e na qualidade de vida.

TRANSTORNOS MENTAIS NA GESTAÇÃO E NO PUERPÉRIO

As mulheres podem apresentar uma série de problemas de saúde mental durante a gestação e no puerpério, como transtornos psicóticos, ansiosos, de humor, depressivos, dissociativos e transtornos por uso de substâncias, entre outros. Essas condições podem colocar em risco desde a saúde do feto até a do recém-nascido/bebê, visto que afetam o ambiente intrauterino, a amamentação, a capacidade da mulher de exercer a maternidade e a guarda, além de aumentar o risco de neonaticídio (homicídio do filho por um dos pais nas primeiras 24 horas de vida) e infanticídio.

A psicose puerperal é o extremo mais grave entre as alterações de humor do puerpério: *blues* puerperal, depressão e psicose. Consiste em transtorno mental caracterizado por sintomas depressivos graves e delírios, ou pensamentos de causar danos a si mesma ou ao bebê, os quais podem se concretizar. Desse modo, a psicose puerperal é de especial interesse para a psiquiatria forense e a psicologia jurídica, pelo risco de suicídio (5%) e infanticídio (4%), a depender do conteúdo da psicopatologia delirante, do grau de agitação e da falta de tratamento.[9] A psicose puerperal é codificada no DSM-5[2] como um subtipo do transtorno bipolar, pois representa essencialmente um episódio de um transtorno do humor. O início dos sintomas se dá durante a gravidez ou nas quatro semanas seguintes ao parto. Até dois terços das mulheres com psicose puerperal apresentam um segundo episódio de transtorno afetivo durante o ano após o nascimento do bebê.[9] Na CID-10,[3] a psicose puerperal é classificada na seção F53 – Transtornos mentais e de comportamento associados ao puerpério, não classificados em outros locais, tendo o início dentro de seis semanas após o parto.

A psicose puerperal não tem uma apresentação típica, podendo causar sintomas de fadiga, insônia, perda de memória, labilidade emocional, prejuízos sensoriais, perda de memória, confusão mental, incoerência, firmações irracionais, ideias delirantes, delírios persecutórios, alucinações auditivas, agitação psicomotora, desorganização do comportamento, ideação e comportamento suicida ou homicida, entre outros.[10,12]

Em casos de psicose puerperal, provavelmente a mulher chegará à perícia por infanticídio. A lei brasileira reconhece o pós-parto como uma circunstância em que acontecem alterações psíquicas que podem prejudicar a capacidade da mulher de avaliar seus próprios comportamentos. O infanticídio é descrito no Código Penal como o ato de matar sob a influência do estado puerperal o próprio filho durante o parto ou logo após.

Assim, a mulher com psicose puerperal que comete infanticídio em decorrência de seu transtorno é em alguns casos eximida de pena, visto que as alterações psíquicas impossibilitam o entendimento do caráter ilícito do fato. Importa ressaltar que, nos casos em que a perícia não reconhece o estado puerperal em razão de doença mental, não se caracteriza o infanticídio, mas sim o filicídio, compreendido pelo Código Penal como homicídio.

O perito indicará o melhor tratamento para a mulher que cometeu infanticídio sob grave patologia mental do estado puerperal. O tratamento terá início em regime de internação, em unidade psiquiátrica. Pesquisas demonstram índices elevados de recuperação da doença em sua manifestação aguda, em especial quando há rede de apoio.[9]

Casos de neonaticídio (realizado ou tentado), infanticídio e filicídio podem ocorrer no puerpério e durante a infância dos filhos. A tentativa de matar recém-nascidos (RN) sadios também pode ser realizada por mulheres não gestantes e profissionais da saúde que trabalhem com essa população vulnerável. Existem casos em que há doença mental na perpetradora, com nexo causal para esses crimes, porém em outros não são fatores psicopatológicos os verdadeiros responsáveis por esses trágicos desfechos.

Outra situação extremamente intrigante que pode ser objeto de perícia psiquiátrica e psicológica é a "negação da gestação", também denominada *pregnancy denial*. Trata-se de uma rara anormalidade da vida reprodutiva feminina, que compromete a saúde materno-infantil e em casos extremos pode resultar na morte do RN nas mãos da genitora, com repercussões criminais. Mesmo nos casos em que o bebê sobrevive, após a negação da gestação pela mãe, persistem potenciais consequências para a mãe e a criança.

A negação da gestação ocorre quando a mulher não se reconhece grávida, resultando em falta de acompanhamento pré-natal, gerando maior vulnerabilidade para o bebê, que pode nascer prematuro, pequeno para a idade gestacional, com baixo peso, necessitando de tratamento em unidade de terapia intensiva neonatal. O fenômeno da negação pervasiva da gestação ocorre em 1:475 mulheres até as 20 semanas de gestação e em 1:2.455 mulheres cuja ausência de consciência sobre o estado gestacional continua até o nascimento da criança.

RAPTO FETAL

O rapto fetal ou sequestro cesariano é um tipo de crime que é majoritariamente perpetrado por mulheres. O fenômeno ocorre quando uma mulher deseja tanto um filho que se sente preparada para atacar uma futura mãe e arrancar o feto do seu útero na intenção de fazê-lo passar por seu.

Esse tipo de transgressão tem detalhes únicos em cada caso, contudo apresenta padrões nítidos. Nesses casos, é comum que uma mulher com gravidez simulada interaja com uma gestante com o intuito de aproximação para retirar o feto para si, por meio de uma "cesariana" planejada com antecedência. De maneira geral, essas mulheres geralmente sofreram um aborto espontâneo em algum momento, ou podem ser incapazes de engravidar, apesar disso querem o bebê, seja para manter o relacionamento conjugal ou por outro motivo pessoal.

O planejamento do crime é realizado de modo a parecer que a perpetradora de fato teve o parto da criança, portanto se dá em momento próximo da data prevista para o parto. O aumento de peso, a falsificação de exames, a compra do enxoval e a divulgação da gravidez são maneiras de viver a experiência gestacional ilusória. O alvo da transgressora é sempre uma mulher grávida que esteja na fase gestacional de seu interesse, seja amiga, colega de trabalho, vizinha ou alguém que conheceu *on-line*. As vítimas gestantes geralmente são assassinadas ou falecem durante e até mesmo depois do processo de retirada do feto, pelas condições em que são deixadas.

Apesar da determinação, não está claro que o principal motivo do crime seja o desejo obsessivo pela maternidade, visto que não existem evidências de que essas mulheres se vinculam afetivamente com os bebês que sequestram.

No que diz respeito à personalidade dessas mulheres, tendem a ser obsessivas, compulsivas e manipuladoras, buscando poder, controle e atenção das pessoas ao seu redor.

Estudiosos da área entendem que o ato seja guiado por narcisismo e delírios grandiosos. Porter,[10] após estudar casos de sequestro cesariano desde 1987, verificou que essas mulheres, em sua maioria, apresentavam transtorno de Münchausen ou transtorno factício, e que não queriam simplesmente um bebê, mas precisavam deles para garantir todas as recompensas e privilégios da maternidade.

O objetivo para essas mulheres é conquistar o *status* de ter um bebê, visto que entendem que esse posto lhes dará o direito à atenção, aos cuidados e ao apoio designados às mães. Desse modo, o bebê constitui apenas um meio para o fim desejado, um objeto a ser usado.

VIOLÊNCIA DOMÉSTICA

A violência doméstica é caracterizada como um tipo de violência que ocorre no ambiente doméstico ou em relações de familiaridade, afetividade ou coabitação. Segundo o Anuário Brasileiro de Segurança Pública,[5] no ano de 2021, ao menos uma pessoa por minuto ligou para o 190 denunciando agressões decorrentes da violência doméstica. De acordo com a Lei Maria da Penha, a violência pode ser física, psicológica, moral, patrimonial ou sexual.

No mundo, 39% dos homicídios femininos são cometidos por parceiros íntimos ou ex-parceiros (comparado com 6% dos homicídios masculinos). As evidências demonstram existir uma associação causal bidirecional entre transtornos mentais e violência doméstica. Estudos longitudinais indicaram associação entre depressão e subsequente violência doméstica, assim como o aumento de chances de depressão, em mulheres sem antecedentes de sintomas depressivos.

Mais de 10% dos casos de depressão pós-natal podem ser potencialmente atribuídos à violência doméstica. Estudo de revisão sistemática e metanálise relatou um aumento de três vezes na possibilidade de transtornos depressivos, quatro vezes para transtornos ansiosos e sete vezes para transtorno de estresse pós-traumático (TEPT) em mulheres que sofreram violência doméstica.

Desse modo, a violência doméstica causa sérios impactos à saúde mental da mulher, que devem ser considerados na perícia, como tristeza, baixa autoestima, estresse, comportamentos agressivos, sentimentos de medo e insegurança, dificuldades em se relacionar, depressão, síndrome do pânico, TEPT, comportamento e ideação suicida, entre outros.[12]

Para as áreas da psiquiatria forense e da psicologia jurídica, o principal contributo está na avaliação da violência psicológica, posto que em diversos casos não há evidência física, e os prejuízos estão presentes no âmbito psíquico. Nesses casos, avalia-se o impacto da situação e sua duração, se já foi instalado um dano psíquico, que é compreendido como um prejuízo emocional que compromete gravemente o indivíduo, após uma situação traumática. A perícia deverá verificar se há relação entre dano psíquico e violência psicológica.

Durante a perícia, a escuta atenta pelos profissionais do livre relato da mulher sobre sua vida, rotinas, divisão de tarefas e responsabilidades em casa, qualidade das relações interpessoais íntimas sinalizará se a violência psicológica está presente nas relações domésticas. Frequentemente, é necessário utilizar outras formas de coleta de dados que não apenas o relato, nomeadamente provas por escrito, entrevista com fontes colaterais, avaliação do impacto na vida social e laboral, dentre outras.

Outrossim, é preciso considerar, entretanto, a possibilidade de falsa denúncia de situação de violência doméstica, seja por vingança, por interesse patrimonial, familiar ou pessoal. Os casos em que existem crianças na relação, dado que a imputação da denúncia inevitavelmente provoca o afastamento do suposto agressor, exigem especial cuidado na avaliação pericial.

TRANSTORNO FACTÍCIO POR PROCURAÇÃO (SÍNDROME DE MÜNCHAUSEN POR PROCURAÇÃO)

A síndrome de Münchausen por procuração é caracterizada pela produção intencional de sinais ou sintomas de doenças, bem como alterações de exames, em que um dos pais – geralmente a mãe – inflige sintomas ao filho. Por esse motivo a nomenclatura "por procuração", porque o indivíduo simula condição médica em outra pessoa que não ele mesmo.

Como consequência desses atos, a vítima é submetida a uma série de procedimentos médicos desnecessários e potencialmente perigosos à saúde, causando sequelas físicas e psíquicas. Esse é um fenômeno complexo para controlar, e que, se não identificado e tratado a tempo, pode causar o óbito da vítima, geralmente uma criança.[13]

Com relação ao perfil dos perpetradores, são majoritariamente mulheres, socialmente hábeis, emocionalmente distantes, com história de isolamento e solidão, e comumente depressivas.[14]

O diagnóstico é complexo e exige atenção a detalhes que ultrapassam os sintomas, como história médica da criança envolvendo diversas internações, em serviços variados, investigações diagnósticas sem resultados conclusivos, múltiplas intervenções terapêuticas, ruptura brusca do tratamento, quando o responsável é confrontado pela equipe de saúde sobre determinadas informações do caso, ausência de confirmação de um diagnóstico médico que justifique os atendimentos realizados.

ALIENAÇÃO PARENTAL

A alienação parental é caracterizada por uma campanha promovida por um dos genitores, avós ou outro cuidador para afastar a criança de seu outro guardião ou familiares. Frequentemente, com o rompimento da vida conjugal, um dos cônjuges tem dificuldade em elaborar acertadamente o luto da separação, culminando em sentimentos de desejo de vingança, que promovem um processo de desmoralização do outro genitor. Segundo o Conselho Nacional de Justiça,[15] no ano de 2020, a alienação parental foi mencionada em 10.950 processos no Brasil.

A falsa denúncia de alienação parental pode acontecer por diversos motivos, como utilizar a criança como moeda de troca, para ter influência sobre a vida do outro genitor; como ferramenta de coação, para alterar o regime de convívio entre a criança e o genitor, prestação alimentar, guarda, dentre outros; assim como perpetuar os abusos e a violência.[16]

Importa refletir que a mulher vítima de falsa denúncia e alienação parental pode apresentar forte sofrimento psíquico, trauma ou mesmo transtorno mental, que pode impactar sua capacidade emocional, para lidar com os desafios do processo judicial, da mesma forma que pode ser quem realiza a falsa denúncia de alienação parental. Dentre os comportamentos do alienador, são comuns os sentimentos de ódio, ciúme, superproteção em relação aos filhos, inadequação com os cuidados dos filhos, medo, incapacidade, além de mudanças súbitas.

Alguns dos critérios para identificação da alienação parental são:

1. Impedimento de contato.
2. Falsas denúncias de abuso (físico, sexual, emocional).
3. Desgastes na relação entre o genitor alienado e o filho.
4. Sentimento de medo por parte da criança.

Desse modo, resta essencial o trabalho dos profissionais de psiquiatria e psicologia na identificação dos sinais da alienação parental no processo da perícia.

ASSÉDIO MORAL E SEXUAL NO TRABALHO

O ambiente laboral pode ser visto como um espelho da sociedade em geral: altas prevalências de transtornos mentais comuns e dos relacionados ao ciclo reprodutivo da mulher, como o transtorno disfórico pré-menstrual, a depressão na gestação, no puerpério e no climatério.

Nesse âmbito do trabalho também se manifestam as consequências das relações desiguais entre gêneros, como é o caso do assédio moral e/ou sexual. O assédio moral no trabalho é considerado legalmente como o ato de desqualificar reiteradamente, seja por meio de palavras, gestos ou atitudes, a autoestima, a segurança ou a imagem do funcionário em razão de vínculo laboral. O assédio sexual, por sua vez, é definido como o ato de constranger alguém com o intuito de obter vantagem ou favorecimento sexual, prevalecendo o perpetrador de sua condição, cargo ou função. Em 2021, a Justiça do Trabalho registrou mais de 52 mil casos de assédio moral e mais de 3 mil casos de assédio sexual no Brasil.

A síndrome de *burnout* (Quadro 1) também é um quadro frequente na interface do trabalho e gênero. De acordo com a pesquisa Women @ Work 2022: A Global Outlook,[17] 53% das mulheres relataram níveis de estresse mais altos do que no ano anterior, enquanto 46% das mulheres disseram se sentir esgotadas.

Esse cenário de estresse e *burnout* em mulheres trabalhadoras parece estar associado a diversos motivos, como a maior vulnerabilidade de sofrer assédio moral e sexual; continuarem a arcar com a maioria das responsabilidades do trabalho doméstico e de cuidados; pelo tipo de trabalho que tipicamente exercem, com altos níveis de demandas e baixos níveis de recursos, como docência e enfermagem; pelas oportunidades desiguais em termos de salários, promoção e progressão no trabalho.

QUADRO 1 Critérios diagnósticos de síndrome de *burnout*

Síndrome de *burnout*
Burnout é uma síndrome conceituada como resultante do estresse crônico no local de trabalho que não foi gerenciado com sucesso. É caracterizada por três dimensões: 1. Sentimentos de exaustão ou esgotamento de energia 2. Aumento do distanciamento mental do próprio trabalho, ou sentimentos de negativismo ou cinismo relacionados ao próprio trabalho 3. Redução da eficácia profissional

Fonte: OMS, 2019.[18]

Apesar de não ser papel do perito investigar a ocorrência ou não de assédio ou de condições inadequadas ou desiguais de trabalho, é seu dever verificar se o relato da pericianda indica prejuízos típicos dessas situações de acordo com a literatura técnica e científica, como alterações cognitivas, físicas, sociais e transtornos mentais. Essa análise permitirá diferenciar casos em que a pericianda pode estar tentando induzir o profissional, para beneficiar-se dos resultados da perícia, assim como possibilitará reconhecer, se houver, o dano psíquico e estabelecer o eventual nexo entre a situação sofrida e o sofrimento mental apresentado.

VIOLÊNCIA NA VELHICE

Para a OMS, a violência contra o idoso é definida como qualquer ato ou omissão que cause dano, angústia ou sofrimento a uma pessoa idosa.[19] A prevalência de incapacidade física ou doenças que afetam negativamente o funcionamento global do indivíduo é alta entre os idosos, e por esse motivo essa população geralmente precisa de maiores cuidados, inclusive de terceiros, o que aumenta a vulnerabilidade. Nessa situação, é comum observar cuidadores e familiares estressados pela sobrecarga de trabalho.

Dessa forma, os tipos de violência que podem afetar essa população são os seguintes: abuso físico, abuso sexual, negligência física, negligência psicológica, abuso psicológico, exploração financeira, negligência material e até mesmo a autonegligência.

Dados disponibilizados pelo Ministério da Mulher referem que foram realizadas mais de 35 mil denúncias sobre violações de direitos humanos contra pessoas idosas no ano de 2022, sendo que em 87% dos casos as violações ocorreram na residência da vítima. A capacidade do idoso de denunciar a violência é frequentemente diminuída, o que ajuda a perpetuar os maus-tratos.

Essas vítimas tendem a tolerar a violência, por temerem que a única alternativa para isso seja a institucionalização em casas de acolhimento para idosos. Em muitas vezes as denúncias não são realizadas, porque as vítimas querem proteger o abusador por ser familiar, ou eventualmente não conseguem realizar a denúncia por déficit cognitivo.

Não obstante, um fenômeno denominado abuso recíproco vem sendo relatado nesses casos, situação na qual o cuidador é vítima e agressor, maltratando e sendo maltratado pela pessoa idosa.[1]

TRANSTORNO DA PERSONALIDADE ANTISSOCIAL E PSICOPATIA FEMININA

O transtorno da personalidade antissocial (TPAS) e a psicopatia não são exatamente sinônimos, porém podem partilhar características. O primeiro está descrito nos principais manuais diagnósticos da psiquiatria e psicologia (p. ex., CID-10 e DSM-5-TR), enquanto o segundo pode ser identificado utilizando a escala de psicopatia de Hare (PCL-R),[20] a qual exige treinamento específico e, idealmente, certificação para sua correta aplicação.

O TPAS e a psicopatia são as condições mais comumente associadas ao comportamento criminoso, sendo menos prevalentes nas mulheres do que nos homens. A distribuição por gênero indica que os homens têm entre 3 e 5 vezes mais chances de serem diagnosticados com TPAS do que as mulheres, sendo identificado em 6% dos homens e 2% das mulheres na população geral.

Sabe-se que criminosos psicopatas cometem mais crimes violentos e graves do que criminosos sem psicopatia, assim como apresentam probabilidade cinco vezes maior de recidivarem. A psicopatia tem sido um preditor robusto de comportamento violento em homens, tendo emergido evidências de que essa previsão também é verdadeira nas mulheres. As pesquisas, no entanto, sugerem que os traços psicopáticos podem se manifestar de modo diferente nas mulheres do que aqueles usualmente encontrados em homens.

Nas criminosas, insensibilidade e traços psicopáticos antissociais (impulsividade, pobre controle inibitório, raiva e comportamento externalizante) foram identificados como preditores de violência no ambiente prisional. Além disso, traços egocêntricos e de indiferença/insensibilidade demonstraram aumentar a possibilidade de uma criminosa deliberadamente instigar desavenças com outra prisioneira e são os mais fortes preditores de violência premeditada.

Mulheres com traços ou com o TPAS e/ou psicopatia podem trazer complexidade para as mais variadas perícias, desde aquelas para fins de guarda e convivência, trabalhistas, até os casos de homicídios, anjos da morte (profissionais da saúde que matam pacientes), crimes de colarinho-branco ou tráfico de drogas, pois podem mentir, intimidar, manipular, realizar falsas denúncias repetidamente, criar dissociação nos profissionais que as avaliam, tentar seduzi-los e difamá-los, se vitimizar ou tumultuar o processo, sempre que se sentirem prejudicadas ou desmascaradas. São mulheres que não respeitam limites ou hierarquias, podendo inclusive cometer perseguição (*stalking*) aos peritos, tanto por meio da internet quanto em ambientes públicos.

A AVALIAÇÃO DA MULHER NO ÂMBITO FORENSE

A psicologia jurídica e a psiquiatria forense enfrentam desafios em suas avaliações periciais. O contexto de compromisso com a justiça, a ausência da obrigatoriedade do sigilo, o *setting* das entrevistas (como Instituto Médico Legal ou hospitais de custódia) e o medo das consequências daquilo que diga dificultam a livre expressão da pericianda, influenciando a percepção do especialista sobre sua saúde ou doença mental.

Em perícias com mulheres, o psiquiatra e/ou o psicólogo podem enfrentar dificuldades específicas, como:

- Estereótipos de gênero: mulheres são frequentemente estereotipadas como emocionais, sensíveis e instáveis, o que pode afetar a maneira como os especialistas avaliam e interpretam os comportamentos e sintomas de periciandas. Além disso, alguns profissionais podem ter preconceitos inconscientes em relação às mulheres, o que pode afetar sua objetividade e compreensão dos casos.
- Trauma e violência de gênero: como abordado anteriormente, mulheres têm uma probabilidade maior de terem sofrido trauma e violência de gênero em comparação aos homens, o que pode afetar sua saúde mental e bem-estar geral. Os peritos em casos de violência doméstica, estupro ou outras formas de abuso podem enfrentar desafios inerentes ao trauma e a situação de vulnerabilidade da mulher, como dificuldade de comunicar completamente ou claramente o que ocorreu.
- Preocupações relacionadas ao trabalho e família: mulheres geralmente têm papéis adicionais, como cuidar de filhos ou idosos, que podem influir em saúde mental e bem-estar global. Os peritos podem sentir dificuldade ao avaliar como essas questões afetam a saúde mental das periciandas, dentro do contexto que as levou à perícia.
- Discriminação e estigma: mulheres que sofrem de transtornos psicológicos ou psiquiátricos podem enfrentar estigma e discriminação adicionais. Peritos podem precisar avaliar como esses fatores impactam a saúde mental de periciandas considerando o foco da perícia.

Como não existem exames que ratifiquem transtornos mentais, o perito deve manter-se em seu papel neutro e estar atento a possíveis relatos tendenciosos, ou mesmo simulação por parte da mulher, em especial no contexto atual de maior sensibilização e conscientização em relação às vítimas de violência – não deve presumir que a mulher é vítima apenas pelos altos números de casos de violência contra elas.

Nos casos em que são vítimas, o perito deve ser capaz de identificar se o transtorno mental que a acomete é decorrente da situação em pauta no processo judicial, de forma total ou parcial. Quando são agressoras, devem diferenciar se a violência que cometeu se deveu ou não ao transtorno mental do qual padece.

Na perícia, a anamnese (Quadro 2) deve ser aplicada tendo em consideração aspectos específicos que podem influenciar a saúde mental da mulher.

Destacam-se questões da anamnese que são particulares ou de extrema relevância em perícias com mulheres:

- Nos dados de identificação, a idade da avaliada é relevante para questões relacionadas à menarca ou ao climatério – brasileiras atingem a menopausa em média aos 51,2 anos.
- Na história de saúde, aspectos relacionados ao sexo, como sintomas pré-menstruais e câncer ginecológico.

QUADRO 2 Informações gerais coletadas na avaliação no âmbito forense

- Dados da paciente e acompanhante (pode ser imprescindível para coleta da história objetiva)
- História de saúde clínica
- História de saúde mental
- História de transtornos relacionados ao ciclo reprodutivo
- História do uso de substâncias psicoativas
- História pessoal
- História familiar
- História afetiva sexual
- História de gestações e puerpérios
- História de relacionamentos com filhos
- História social
- História ocupacional
- História forense
- Fatores predisponentes, de risco e de proteção
- Instrumentos aplicados (testagem neuropsicológica)
- Exame físico completo
- Exame psíquico
- Exames de imagem, patológicos, clínicos e laboratoriais
- Observações
- Hipóteses diagnósticas
- Prognóstico
- Avaliação das necessidades terapêuticas

Fonte: elaborado pelos autores.

- Em história de saúde mental, os transtornos mentais mais prevalentes no sexo feminino e transtornos graves da personalidade, como histriônico, narcisista, *borderline* ou antissocial.
- História de transtornos relacionados ao ciclo reprodutivo, como transtorno disfórico pré-menstrual, transtorno bipolar na gestação, psicose puerperal e depressão no climatério.
- Na história do uso de substâncias, o padrão do consumo desses produtos lícitos e/ou ilícitos na gestação, puerpério e lactância, uso de drogas e maus-tratos infantis, e o uso por parceria íntima e prostituição relacionada.
- Na história afetiva sexual, abuso sexual na infância, prostituição, violência sexual, relações abusivas, comportamentos sexuais de risco, violência doméstica, separações ou divórcios traumáticos.
- Na história de gestações e puerpérios, expectativas e tentativas de engravidar, imaginário sobre a gestação e maternidade, tratamentos para infertilidade, quadros de saúde associados e complicações obstétricas.
- História de relacionamentos com filhos, maus-tratos de ambas as partes, alienação parental e guarda.
- História ocupacional, assédio moral, assédio sexual, *burnout*, relação família e trabalho.

Ao ser convocado como perito, o profissional tipicamente recebe perguntas (quesitos) elaboradas pelo juiz, defesa e acusação, sobre a saúde e doença mental da mulher a ser periciada. O assistente técnico pode ser contratado como consultor para a elaboração desses quesitos de forma técnica, e poderá responder a eles em seu parecer.

O Quadro 3 apresenta alguns quesitos pertinentes na avaliação de mulheres.

Ao final do processo de avaliação, o perito elaborará o laudo pericial, e o assistente técnico o parecer técnico. Esses documentos podem ter a estrutura proposta no Quadro 4, com adaptações dependendo das exigências atualizadas dos conselhos de classe ou outras necessidades – como pareceres indiretos, de contestação, entre outros.

No **preâmbulo** deve ser feita a apresentação dos peritos/assistentes técnicos que realizaram a avaliação, com respectiva formação e experiência profissional. No contexto da perícia de mulheres, é um diferencial a capacitação do profissional para avaliar esse público em suas particularidades.

Nos **dados de identificação**, adicionar o número e natureza do processo, autor(a)/

QUADRO 3 Quesitos específicos sobre a saúde mental da mulher

Abuso sexual infantil

1. Quais foram as consequências físicas, mentais, cognitivas, escolares, sociais do abuso sexual infantil?
2. Há indícios de que a criança apresenta falsas memórias em relação ao suposto abuso sexual?

Rapto fetal

3. Os comportamentos da periciandá correspondem aos padrões dos casos de rapto fetal?
4. A pericianda apresenta transtorno factício?

Transtorno mental na gestação/puerpério

5. A pericianda apresenta(ou) transtorno mental na gestação e/ou no puerpério?
   5.1. O referido transtorno mental pode colocar em risco saúde do feto/recém-nascido?
   5.2. O referido transtorno mental impacta a capacidade da pericianda para cuidar/manter a guarda de seu filho(a)?
   5.3. Há risco de infanticídio/filicídio?
   5.4. Há critérios para tratamento involuntário ou compulsório?
6. A pericianda faz/fez uso de substâncias psicoativas de forma potencialmente danosa ao feto/bebê durante a gestação/puerpério?
   6.1. O referido uso de substâncias psicoativas impacta a capacidade da pericianda para cuidar/manter a guarda de seu filho(a)?
   6.2. Há critérios para tratamento involuntário ou compulsório?

Violências

7. Quais as consequências físicas, mentais, cognitivas, laborais, sociais da violência doméstica/sexual/assédio moral/assédio sexual sofrida(o) pela pericianda?
8. O referido transtorno mental foi causado totalmente ou em parte pela situação de violência sofrida?
9. A pericianda tinha condições psíquicas, físicas e sensoriais de fazer escolha de relacionamento sexual?
   9.1. A gravidade dos sintomas da pericianda a impede(ia) de consentir para relações sexuais?

Mulher agressora

10. Há indícios de que a violência doméstica é perpetrada pela pericianda?
    10.1. Quais?
11. A pericianda apresenta algum transtorno de personalidade, como histriônico, narcisista, antissocial ou outro?
12. Quais os impactos desse referido transtorno mental no comportamento violento da pericianda?
13. O transtorno mental apresentado pela pericianda pode ter causado a violência perpetrada por ela?
14. Há indícios de falsa denúncia de alienação parental/violência sexual/violência doméstica?
15. Quais as consequências da síndrome de Münchausen por procuração/alienação parental/falsa denúncia/violência doméstica para a saúde mental da criança?
16. O referido transtorno mental impacta a capacidade da mãe manter a guarda da criança?

Vulnerabilidade na velhice

17. Há indícios de que essa senhora esteja sofrendo violência doméstica por parte de seus filhos?
    17.1. Quais?
18. Há indícios de que essa senhora esteja sofrendo violência sexual por parte de seus cuidadores?
    18.1. Quais?
19. Há indícios de que essa senhora tenha doado/feito testamento contra sua vontade?
    19.1. Quais?
20. Há indícios de que essa senhora tenha doado/feito testamento sendo incapaz de discernir esses atos da vida civil?
    20.1. Quais?

Fonte: elaborado pelos autores.

reclamante, ré(u)/reclamado(a), advogados(as) das partes, entre outras informações pertinentes dependendo do caso.

Em **descrição da demanda**, devem estar explicitados os objetivos da avaliação da mulher, de acordo com o que foi solicitado pelo juiz ou contratante.

Em **procedimentos**, o perito/assistente técnico explicita como foi feita sua avaliação: local, dia e hora da entrevista; análise de documentos de profissionais da saúde que prestaram atendimentos clínicos à mulher e informações do processo; entrevista objetiva com fonte colateral; entre outras metodologias de coleta e análise de informações pertinentes ao caso.

Em **história da doença com fins para psiquiatria forense e psicologia jurídica** são descritos os pontos relevantes ao processo jurídico da anamnese da periciada, exame do estado mental, resultados de instrumentos aplicados, exames realizados, informações obtidas de fontes colaterais, conteúdos considerados de outros documentos de saúde anexados aos autos, entre outros dados coletados para a elaboração da hipótese diagnóstica, resposta aos quesitos e conclusão técnica.

Em **considerações sobre o transtorno mental em pauta**, esta é a seção em que o especialista poderá fundamentar teoricamente, a partir de conhecimento científico, sobre sua hipótese diagnóstica. Por exemplo, caso a periciada apresente psicose puerperal, abordar os critérios diagnósticos do transtorno, como se estabelece a gravidade, consequências comuns à puérpera e ao bebê, tratamento padrão ouro, ambiente de tratamento sugerido, entre outros aspectos do quadro que facilitem ao operador do direito a compreensão do raciocínio do perito/assistente técnico.

Os **quesitos técnicos** devem ser respondidos com objetividade, baseados no conhecimento técnico do profissional e jamais em suas opiniões pessoais, devendo prevalecer a neutralidade e o cuidado com qualquer viés relacionado ao sexo ou gênero feminino.

QUADRO 4 A estrutura do parecer ou laudo multidisciplinar

1. Preâmbulo
2. Identificação
3. Descrição da demanda
4. Procedimentos
5. História da doença com fins para psiquiatria forense e psicologia jurídica
6. Considerações sobre o transtorno mental em pauta (comentários técnicos)
7. Quesitos técnicos
8. Conclusões psiquiátricas forenses e psicológicas jurídicas
9. Considerações finais
10. Referências bibliográficas

Fonte: elaborado pelos autores.

Nas **conclusões psiquiátricas** forenses e psicológicas jurídicas devem estar claras as conclusões desses profissionais, dando resposta objetiva ao que foi questionado pelo juiz ou contratante e, se adequado, com o indicativo do melhor tipo de tratamento, para o quadro identificado na periciada.

Em **considerações finais** pode ser do interesse do profissional declarar sua disponibilidade para revisões e esclarecimentos, e que o documento não poderá ser utilizado para fins diferentes do apontado no item de identificação, que ele não se responsabiliza pelo uso dado ao parecer, após a sua entrega ao solicitante do serviço prestado.

Nas **referências bibliográficas** é importante que se contemplem as fontes de estudos e dos outros materiais específicos sobre a saúde ou doença mental da mulher, demonstrando que houve cuidado em consultar, basear e fundamentar em literatura especializada.

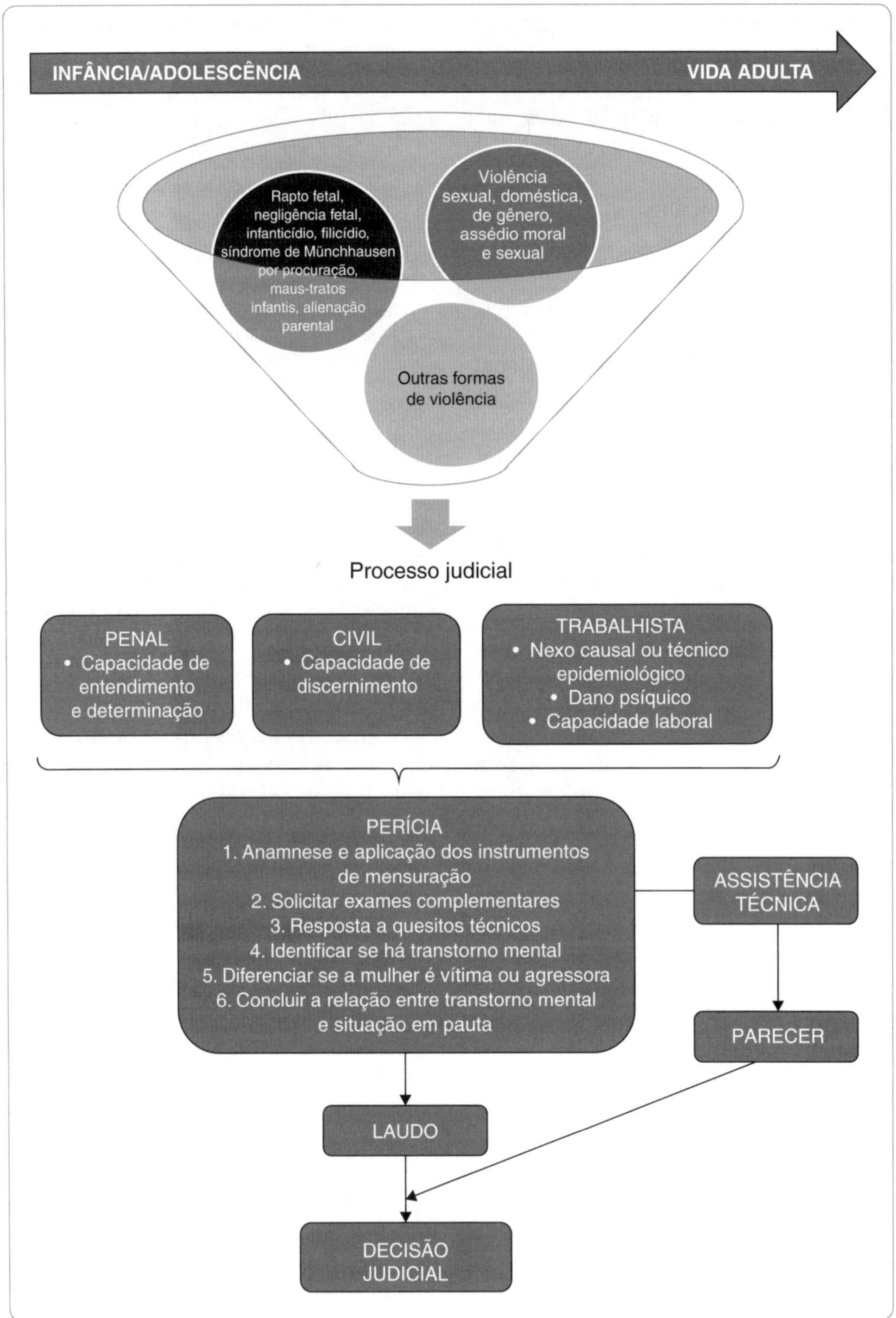

FIGURA 1 Especificidades das perícias em saúde mental da mulher.
Fonte: elaborado pelos autores.

REFERÊNCIAS

1. Abdala-filho E, Chalub M, Telles LEB. Psiquiatria forense de Taborda. 3.ed. Porto Alegre: Artmed; 2016.
2. American Psychiatric Association. Manual Diagnóstico e Estatístico de Transtornos Mentais: DSM-5. 5.ed. Porto Alegre: Artmed; 2014.
3. Organização Mundial da Saúde. CID-10: Classificação Estatística Internacional de Doenças. São Paulo: Edusp; 1994.
4. Trindade J. Manual de psicologia jurídica para operadores do Direito. 9.ed. Porto Alegre: Livraria do Advogado; 2022.
5. Brasil. Anuário Brasileiro de Segurança Pública. Fórum Brasileiro de Segurança Pública; 2022.
6. Brasil. Lei n. 8.069, de 13 de julho de 1990. Dispõe sobre o Estatuto da Criança e do Adolescente e dá outras providências. Brasília: Casa Civil; 1990, Disponível em: http://www.planalto.gov.br/ccivil_03/leis/l8069.htm (acesso 5 abr 2023).
7. Brasil. Lei n. 13.431, de 4 de abril de 2017. Estabelece o sistema de garantia de direitos da criança e do adolescente vítima ou testemunha de violência e altera a Lei nº 8.069, de 13 de julho de 1990 (Estatuto da Criança e do Adolescente). Brasília: Casa Civil; 2017.
8. Instituto de Pesquisa Econômica Aplicada (IPEA). Elucidando a prevalência de estupro no Brasil a partir de diferentes bases de dados. Brasília: IPEA; 2023.
9. Sadock BJ, Sadock VA, Ruiz P. Compêndio de psiquiatria: ciência do comportamento e psiquiatria clínica. In: Sadock BJ. 11.ed. Porto Alegre: Artmed; 2017.
10. Noto M, Noto C, Bressan R. Psicoses na gestação e pós-parto. In: Rennó JJ, Ribeiro H. Tratado de saúde mental da mulher. São Paulo: Atheneu; 2012.
11. Porter T. Caesarean kidnapping: maternal instinct, malingering and murder. In: Illuminating the dark side: evil, women and the feminine. Leiden: Brill; 2010. p. 1-17.
12. Lourenco LM, Costa DP. Violência entre parceiros íntimos e as implicações para a saúde da mulher. Rev Interinst Psicol. 2020;13(1):1-18.
13. Ferrão ACF, Neves MGC. Síndrome de Münchausen por procuração: quando a mãe adoece o filho. Com Ciências Saúde. 2013;24(2):179-86.
14. Rosenberg DA. Web of deceit: a literature review of Münchausen syndrome by proxy. Child Abuse & Neglect. 1987;11(4):547-63.
15. Conselho Nacional de Justiça. Proteção da criança na dissolução da sociedade conjugal. Brasília: Ministério da Justiça; 2022.
16. Sasso. Lei da alienação parental como instrumento de violência contra a mulher. Disponível em: https://www.sassoadvocacia.com.br/blog2.php?item=210 (acesso 28 mar 2023).
17. Deloitte. Women @ Work 2022: a Global Outlook. 2022. Disponível em: https://www.deloitte.com/global/en/issues/work/women-at-work-global-outlook.html
18. Organização Mundial da Saúde. CID-11: burnout é um fenômeno ocupacional. Genebra: OMS; 2019. Disponível em: https://www.paho.org/bra/index.php?option=com_content&view=article&id=5949:cid-burnout-e-um-fenomeno-ocupacional& Itemid=875
19. World Health Organization. Global status report on violence prevention. Geneva: WHO; 2014.
20. Hare RD. Manual for the Hare psychopathy checklist revised. Toronto: MultiHealth System; 1991.

CAPÍTULO 32

Direito penal: psicose puerperal e infanticídio

Henrique Soares Paiva
Antonio de Pádua Serafim
Ana Carolina Schmidt de Oliveira
Hewdy Lobo Ribeiro

PONTOS-CHAVE

- As altas taxas de transtornos mentais perinatais sinalizam que as avaliações psiquiátricas e psicológicas são imprescindíveis para melhor elucidação de crimes ocorridos durante o puerpério.
- Depressão e psicose puerperal estão associadas a riscos aumentados de infanticídio, sobretudo quando não tratadas oportuna e adequadamente.
- O entendimento do infanticídio pela lei brasileira é o de um "homicídio atenuado" e de um crime somente aplicável à mãe em estado puerperal.
- Os diagnósticos mais frequentemente verificados no *setting* pericial dessas situações são: transtornos de humor, psicose puerperal, transtornos dissociativos e transtornos de personalidade.

INTRODUÇÃO

O período perinatal, que engloba desde a gestação até o primeiro ano após o parto, é uma fase de importantes mudanças fisiológicas. Tais mudanças, embora normais, trazem riscos para algumas alterações de comportamento da mulher, que podem se tornar temas de extrema relevância para os contextos médico e legal. Por muito tempo pensou-se que o sexo feminino teria menor risco de desenvolver transtornos mentais nesse período específico de vida; contudo, diversos estudos da literatura médica apontam clara associação com o aumento de transtornos afetivos e ansiosos, principalmente para aquelas com antecedentes pessoais ou familiares desses quadros clínicos.

Dentre os diversos fatores que englobam a gênese multifatorial dos transtornos mentais, dois deles merecem destaque para o período em questão. O primeiro deles – biológico – envolve as oscilações expressivas dos hormônios no período gestacional, sobretudo a rápida queda dos níveis dessas substâncias no pós-parto, o que se associa diretamente ao aumento da prevalência de transtornos de humor. O segundo destaque é para as características ambientais desse período: as demandas emocionais e sociais do período da maternagem trazem sobrecargas emocionais intensas, eventualmente de difícil manejo no período perinatal.

Apesar de pacientes e familiares relevarem muitas oscilações de humor como se fossem normais, alguns quadros podem ter repercussões graves e trazer riscos importantes à gestante, para a criança e para seu desenvolvimento, podendo cursar com consequências familiares, sociais e até mesmo envolver processos judiciais.

Neste capítulo serão abordados aspectos clínicos, éticos e eventuais desdobramentos legais que podem estar presentes em transtornos mentais do período perinatal.

TRANSTORNOS MENTAIS NA GESTAÇÃO

Estudos contemporâneos indicam que o período perinatal é a fase de maior prevalência de transtornos mentais na vida das mulheres. Os critérios diagnósticos desses adoecimentos do período perinatal não diferem dos utilizados para a população geral, de acordo com a quinta edição do *Manual Diagnóstico e Estatístico de Transtornos Mentais* (DSM-5) e a 11ª revisão da Classificação Internacional de Doenças e Problemas Relacionados à Saúde (CID-11).

A entidade clínica mais frequente desse período é o transtorno depressivo: entre 10 e 25% das gestantes apresentam esse diagnóstico, sendo as maiores incidências no primeiro e no terceiro trimestres. Além da alta prevalência, o estigma existente sobre a depressão é potencializado quando a mulher deprimida está no período perinatal, dificultando ainda mais o acesso da gestante ao tratamento especializado, o que é corroborado por estudos apontando que apenas uma em cada cinco gestantes deprimidas busca tratamento adequado.

Embora pensamentos ansiosos façam parte do espectro de sintomas esperados para o período gestacional, sobretudo preocupações relacionadas à gestação/parto/maternagem, esse sentimento também pode se tornar patológico, configurando um transtorno de ansiedade. Esses diagnósticos são prevalentes no período, com evidências acenando para uma em cinco gestantes preenchendo critérios diagnósticos em pelo menos um transtorno com características ansiosas, sendo os mais comuns o transtorno de ansiedade generalizada, o transtorno de pânico e o transtorno obsessivo-compulsivo.

Um fator relevante que se relaciona ao aumento da prevalência de transtornos mentais na gestação é o fato de a maioria das mulheres em tratamento para transtornos afetivos e ansiosos interromper a medicação quando descobre a sua condição de gestante, sobretudo na gravidez não planejada. Diversos estudos de coorte indicam que as recaídas dos transtornos mentais atingem marcas de 68% em gestantes que descontinuam os psicofármacos, sendo a maior parte delas nos dois primeiros trimestres da gestação. Quando o diagnóstico prévio é de transtorno afetivo bipolar, a taxa de recaída pode ser ainda maior e ultrapassar os 80%.

As decisões sobre o projeto terapêutico podem ser desafiadoras, mas devem sempre ser individualizadas e discutidas com a paciente. Diversos riscos precisam ser avaliados, pois a farmacoterapia tem nuances relevantes em diversos momentos do período perinatal: o risco de teratogênese associada ao psicofármaco, as repercussões da sintomatologia de uma doença não tratada para a mãe/feto/bebê e o risco de recaída subsequente à retirada de um tratamento de manutenção que vinha sendo instituído antes da concepção.

Os tratamentos não farmacológicos, como a psicoterapia e as mudanças do estilo de vida, devem sempre ser recursos incentivados pela equipe assistencial.

TRANSTORNOS MENTAIS NO PUERPÉRIO

O período denominado puerpério se inicia após o parto e não tem data exata para o término, até que as modificações anatômicas e fisiológicas sejam finalizadas. Esse é um período de risco para o surgimento ou a exacerbação de transtornos mentais, com autores indicando que até 85% das mulheres apresentam alguma alteração de humor nessa fase.

Os fatores ambientais específicos e que podem funcionar como estressores são vários: restabelecer-se do parto, criar uma rotina de cuidados, afetos e responsabilidades para com o bebê e lidar com a privação de sono são aspectos importantes, que interferem diretamente na saúde mental da mulher.

Entre 10 e 15% das puérperas vão apresentar sintomas clinicamente significativos, variando entre os seguintes espectros clínicos de apresentações: disforia puerperal (*blues*), depressão puerperal e psicose puerperal. O risco de desenvolvimento desses quadros é maior se a paciente possuir histórico pregresso de transtornos do humor.

A disforia puerperal, ou *blues* puerperal, é a apresentação mais leve e mais frequente dos quadros depressivos puerperais. Irritabilidade, labilidade emocional, choro fácil e insônia são alguns dos sintomas frequentemente encontrados, com início geralmente nos primeiros dias após o parto e remissão espontânea em até duas semanas. Não há recomendação formal de tratamento, tendo em vista a transitoriedade e o baixo grau de impacto na funcionalidade da puérpera. Entretanto, o acompanhamento da paciente se faz relevante, pois parte dos casos pode evoluir para quadros depressivos maiores, principalmente quando a temporalidade exceder as duas semanas e os sintomas se mostrarem cada vez mais impactantes para a rotina da puérpera.

A depressão pós-parto está presente em 10 a 15% das puérperas, com sintomatologia e critérios diagnósticos idênticos aos do transtorno depressivo maior. No entanto, existem particularidades sintomatológicas para o quadro depressivo desse período, com maior frequência de sintomas ansiosos, obsessivos, labilidade de humor e pensamentos com conteúdo de agressão ao recém-nascido. O início do quadro ocorre normalmente nas seis primeiras semanas após o parto, mas há diversos relatos de início mais tardio, com expressão clínica ocorrendo meses após o nascimento. É importante instituir um tratamento adequado, para reduzir o risco de suicídio materno e evitar qualquer prejuízo nos cuidados e vínculos fundamentais ao binômio mãe-bebê.

PSICOSE PUERPERAL: CARACTERÍSTICAS EPIDEMIOLÓGICAS, NOSOLÓGICAS E CLÍNICAS

Apesar da baixa prevalência – entre 1 e 2 casos por mil nascimentos – a psicose puerperal é um transtorno mental grave, que configura uma emergência psiquiátrica. Antecedentes familiares ou histórico prévio de transtorno bipolar são fatores de risco importantes para o desenvolvimento e a recorrência do quadro em gestações posteriores. O início é habitualmente precoce – de 48 a 72 horas após o parto –, mas os sintomas podem surgir nas primeiras três semanas após o nascimento do filho.

As manifestações clínicas podem ter sintomas prodrômicos, como irritabilidade e perturbações do sono. Essas queixas costumam evoluir rápido para os sintomas classicamente associados aos quadros psicóticos, como delírios, alucinações e desorganização do comportamento. Alterações de humor, como sintomas depressivos/disfóricos e apresentações clínicas com quadro confusional (*delirium-like*), também são frequentes. Vale relembrar que a exclusão de causas orgânicas é uma premissa imprescindível para qualquer diagnóstico em psiquiatria: quadros vasculares, endocrinológicos e neurológicos, como infecções no sistema nervoso central e encefalites, devem ser investigados imediatamente para serem confirmados ou descartados.

Em razão da gravidade dos sintomas e do potencial de risco para a mãe e o bebê, o tratamento deve ser iniciado com agilidade e quase sempre envolve internação hospitalar da paciente. A taxa de infanticídio em quadros de psicose puerperal não tratada é estimada em 4% dos casos, ressaltando a frequente necessidade clínica de afastar temporariamente a mãe do bebê. O tratamento farmacológico consiste na prescrição de antipsicóticos e, eventualmente, estabilizadores de humor, benzodiazepínicos e anticonvulsivantes. Vale ressaltar que a psicose puerperal é uma das poucas contraindicações absolutas à amamentação.

Após a remissão do quadro, um acompanhamento multiprofissional deve ser próximo e cauteloso, com retirada gradual das medicações, apenas após remissão completa dos sintomas e acompanhamento psiquiátrico durante futuras gestações. A evolução do quadro pode cursar com outros diagnósticos: 50% das pacientes que apresentam quadro psicótico com características maniformes evoluem para transtorno afetivo bipolar.

ASPECTOS ÉTICOS CLÍNICOS E FORENSES

Alterações no planejamento reprodutivo e decisões próprias do tratamento de transtornos mentais durante a gestação e puerpério podem gerar dilemas éticos envolvendo familiares, pacientes e equipe assistencial. Idealmente, a escolha do tratamento deve levar em consideração os interesses da paciente, do feto/lactente, da parceria, de membros familiares importantes e do médico.

Contudo, na prática clínica, muitas vezes o desejo da paciente nem sempre coincide com a opinião dos familiares e da equipe médica. O recomendado é prezar pelo bom vínculo, levando em conta os seus valores e a sua capacidade de consentir com o tratamento, para direcionar a conduta mais responsável dessa paciente.

O uso de psicofármacos com potencial teratogenicidade pode ser o primeiro desafio para instituir a terapêutica. A discussão detalhada dos riscos e benefícios do emprego da medicação é necessária, sendo adequado o acompanhamento conjunto em psicoterapia, como recurso agregador e importante para processos psicoeducativos contínuos com pacientes e familiares. A manutenção do tratamento medicamentoso após a descoberta da gestação também é um aspecto de atenção que pode gerar conflitos entre a gestante, seu(sua) companheiro(a) e o médico assistente. O receio da não aceitação por parte do par pode fazer com que a gestante omita o uso da medicação, fator que propicia um risco maior de má adesão ao tratamento.

É importante monitorar se os sintomas psiquiátricos estão prejudicando a crítica ou o autocuidado e se existem situações de risco em relação à criança, como abuso ou negligência. A atuação interdisciplinar, em conjunto com a assistência social, pode ajudar a assegurar o bem-estar da criança. Em alguns casos o sigilo médico vai precisar ser quebrado por "justa causa", conforme dispõe o Código de Ética Médica. Contudo, cabe à avaliação do profissional definir se o motivo é justo caso a caso, pois, ao não explicitar o que é justa causa, o código confere propositadamente ao médico a possibilidade de julgamento do caso, e em alguns momentos é justificável sacrificar valores do paciente, como o sigilo ou a autonomia, em favor da preservação da vida de outros.

Os dilemas éticos que surgem devem ser motivos de reflexão para encontrar os melhores caminhos terapêuticos; nesses casos, é necessário relembrar os pilares fundamentais da ética principialista, propostos por Tom Beauchamp e James Childress:

1. Beneficência: promoção da saúde e da vida por meio de execução das boas práticas e cuidados.
2. Não maleficência: não agir de modo prejudicial a quem lhe procura por assistência de saúde.
3. Autonomia: respeito aos desejos e valores do paciente, bem como a sua capacidade de consentir com o tratamento.
4. Justiça: organizar atenções e recursos de modo equânime, de acordo com as necessidades e particularidades de cada indivíduo.

É frequente que um dilema ético coloque em oposição dois ou mais pilares propostos pela ética principialista. Partindo do pressuposto de que não existe superioridade ou qualquer tipo de hierarquia entre os pilares, o papel do médico é o de refletir e avaliar como as suas ações se apoiam nesses pilares e qual deles é o mais importante para o momento em questão. A decisão deve envolver a boa técnica, e, em alguns momentos, o julgamento clínico e humano vai precisar ser direcionado ao caminho de menor prejuízo.

Portanto, no âmbito jurídico, o psiquiatra forense e/ou psicólogo jurídico pode se deparar com a necessidade de avaliar a necessidade de analisar as seguintes situações desafiadoras:

- **A gestante psicótica ou com outro transtorno mental grave, que apresenta comportamentos de risco ao feto, poderá escolher seu tratamento?** Quando a mulher psicótica ou com outro transtorno mental grave está grávida e colocando em risco sua saúde e a gestação, pode ser indicado o tratamento involuntário ou compulsório, para manejo dos sintomas psicóticos e preparo para a fase do pós-parto.
- **A mulher com psicose poderá manter a guarda da criança?** Quanto a esse aspecto, é necessário compreender que a psicose prejudica de forma significativa a capacidade da mãe de cuidar de uma criança, pois os delírios ou interpretações delirantes podem afetar a interpretação da intenção e o significado dos comportamentos do filho e dificultar a capacidade de responder de forma eficaz. Além disso, a capacidade de aprender informações corretas de maneira geral pode ser gravemente prejudicada.[16]

O Quadro 1 mostra os critérios de avaliação da capacidade de cuidados maternos.

QUADRO 1 Avaliação dos cuidados maternos

Natureza e gravidade dos sintomas
Prognóstico e crítica sobre a doença
Disponibilidade para manter o tratamento
Presença de pensamentos suicidas e homicidas
Uso de drogas
História pregressa de violência
Resposta ao tratamento
Estrutura financeira e habitacional
Extensão e disponibilidade de uma rede de apoio

Fonte: Noto et al., 2012.[16]

INFANTICÍDIO

Uma das situações que mais causam indignação por parte da sociedade é o assassinato de uma criança, sobretudo quando o autor do crime é um dos pais – crime intitulado filicídio. Dentro da categoria filicídio, um evento que gera ainda mais espanto por parte da sociedade é o caso do infanticídio de um recém-nascido por sua mãe, por ser uma situação que subverte a expectativa natural de cuidado da genitora para com o seu filho.

Historicamente, o infanticídio sempre foi um evento presente nas mais diversas sociedades. Na Roma e na Grécia antigas, o pai detinha o pátrio poder absoluto, decidindo pelo direito à vida ou à morte dos filhos. No entanto, com o advento do Cristianismo e do Islamismo, as práticas filicidas passaram a ser censuradas pelas civilizações romana e árabe, respectivamente. Nesse contexto, surgem as primeiras leis condenando o filicídio como prática criminosa e, no século XIX, o crime passa a ser considerado uma questão de saúde pública.

Quando um crime de filicídio é praticado pela mãe logo após o parto, é inevitável o questionamento sobre a sanidade mental da autora. Apesar de os transtornos mentais terem sua prevalência aumentada durante o período perinatal, quadros mais graves como depressão e psicose puerperal ocorrem em aproximadamente 15 e 0,2% das mães, respectivamente. Nesses quadros e nos outros confirmados, é necessário avaliar a possibilidade de infanticídio.

Os dados permitem afirmar que os casos de filicídio não são todos devidos a transtornos mentais, que isentam a autora da responsabilidade por eles. O que as altas taxas de transtornos mentais perinatais sinalizam é que a avaliação psiquiátrica tem papel fundamental, para melhor elucidação dos crimes ocorridos durante o puerpério e especialmente para a indicação imediata do melhor tratamento.

Na epidemiologia, a incidência de infanticídio em menores de 1 ano é estimada em 8 a cada 100 mil nascidos vivos; no Canadá, as estimativas estão em 3 a cada 100 mil nascidos e no Reino Unido, entre 4 e 6 a cada 100 mil nascidos vivos, sendo a mãe biológica a autora mais comum dos crimes.

Uma revisão sistemática contemporânea indicou que a incidência de neonaticídios – morte nas primeiras 24 horas de vida – varia entre 0,07 e 8,5 para cada 100 mil nascidos vivos, sem relação inequívoca com a presença de transtornos mentais. Apesar de os índices serem aparentemente baixos, um estudo do País de Gales indicou que a chance de uma criança menor de um ano ser assassinada é quatro vezes maior do que em qualquer outra idade. Gravidez precoce, estado civil solteiro, menor escolaridade, ausência de pré-natal e baixo nível socioeconômico são características frequentemente mencionadas como fatores de risco com maior robustez na literatura científica. Destaca-se que a gravidez indesejada tem sido considerada o principal motivo para a prática do infanticídio, provavelmente pela sua associação a quadros depressivos ainda durante a gestação.

A correlação entre infanticídio e transtornos mentais ainda não é consensual na literatura médica: diversos estudos, a maior parte deles com pequena casuística, colocam porcentagem diferentes em relação à presença de transtornos mentais nos autores dos crimes: 26 e 52% foram as incidências de transtornos mentais graves – sobretudo psicoses – em estudos que envolviam 89 e 55 casos, respectivamente. É consenso na literatura que depressão e psicose puerperal estão associadas a riscos aumentados de infanticídio, sobretudo quando não tratadas precoce, oportuna e adequadamente.

ASPECTOS FORENSES

A conotação do infanticídio foi sendo gradativamente equiparada a um tipo de homicídio ao longo da história. No decorrer do século XIX, no entanto, a maioria dos países europeus passou a distinguir homicídio de infanticídio, abrandando penas para este último, ao entender que o "estado puerperal" deveria ser entendido como atenuante.

No Código Penal Brasileiro, datado de 1940, não há menção ao termo filicídio, compreendido pelo artigo 121 como homicídio; nele consta o termo "infanticídio", com o seguinte texto no corpo da lei, em seu artigo 123: "Matar, sob influência do estado puerperal, o próprio filho, durante parto ou logo após. Pena: detenção, de dois a seis anos". Vale destacar que o legislador utiliza o termo amplo "estado puerperal" e deixa em aberto a temporalidade dos fatos "durante [o parto] ou logo após". Convém destacar que o estado puerperal é diferente do puerpério. Enquanto o estado puerperal não possui um limite de duração definido, o puerpério – que é o espaço de tempo entre a expulsão da placenta e a involução total das alterações da gravidez, com a volta do organismo materno às condições pré-gestacionais – dura de oito dias a oito semanas.

Partindo dessas premissas, tem-se a caracterização e o enquadramento técnico como aspectos importantes para o exame médico pericial da autora do crime. É fundamental ressaltar também que o entendimento do infanticídio pela lei brasileira é o de um "homicídio atenuado", tanto que a pena foi reduzida em relação ao homicídio (pena: reclusão de 6 a 20 anos) e como um crime somente aplicável à mãe em estado puerperal. Outras situações que envolvam assassinato de filhos, seja perpetrado pelo pai, seja fora do estado puerperal, será enquadrado como homicídio denominado filicídio e não como infanticídio.

Na epidemiologia, é consensual que as estatísticas oficiais dos casos de homicídio infantil são subestimadas em todos os países. Nos casos de neonaticídio, é frequente que os partos ocorram em ambiente extra-hospitalar, possivelmente como tentativa de esconder a gravidez. O método mais frequente costuma ser a asfixia da criança com afogamento, sufocamento e estrangulamento, quase sempre no local de residência, sobretudo no banheiro.

A prática psiquiátrica é de extrema importância para a Justiça, sobretudo nos casos em que situações-crime questionam a sanidade mental da autora do ato. Avaliar a capacidade de entender a ilicitude (Quadro 2), bem como a capacidade de se comportar volitivamente em relação a esse ato, são características primordiais nas avaliações periciais criminais.

A avaliação pericial costumeiramente é solicitada quando a sanidade mental do autor do crime está sendo questionada, de acordo com a redação do artigo 149 do Código de Processo Penal: "Art. 149. Quando houver dúvida sobre a integridade mental do acusado, o juiz ordenará, de ofício ou a requerimento do Ministério Público, do defensor, do curador, do ascendente, descendente, irmão ou cônjuge do acusado, seja este submetido a exame médico-legal".

Na literatura médica, o termo "estado puerperal" não é descrito, devendo-se avaliar as possibilidades entre os transtornos mentais no período perinatal. Os diagnósticos mais frequentemente observados no *setting* pericial dessas situações são transtornos de humor, psicose puerperal, transtornos dissociativos e transtornos de personalidade. O desafio da perícia nesses casos é que ocorrerá de forma retrospectiva, após algum tempo do ato praticado,

QUADRO 2 Definições relevantes para perícias criminais

Capacidade de entendimento: condição de compreender globalmente uma situação ou um comportamento.
Capacidade de autodeterminação: habilidade de se colocar ou de escolher como agir diante de uma situação.
Nexo causal: relação estabelecida entre o transtorno mental e o crime praticado.
Inimputabilidade: não passível de pena pela incapacidade de entendimento e/ou autodeterminação do autor, decorrente de transtorno mental, ao tempo do fato antijurídico.
Medida de segurança: meio de tratamento imposto pelo juiz aos inimputáveis.

Fonte: elaborado pelos autores.

podendo a autora ser avaliada em remissão dos sintomas, por ter recebido os tratamentos adequados.

Caso seja constatado algum transtorno mental que tenha impedido a mulher de entender o caráter ilícito ou que tenha lhe privado o autocontrole, independentemente de se encontrar em estado puerperal ou não, ela poderá ser considerada inimputável pelo juiz. Segundo o artigo 26 do Código Penal: "É isento de pena o agente que, por doença mental ou desenvolvimento mental incompleto ou retardado era, ao tempo da ação ou da omissão, inteiramente incapaz de entender o caráter ilícito do fato ou de determinar-se de acordo com esse entendimento".

Caso a influência de um transtorno mental não tenha sido suficiente para que fossem abolidas ao menos uma das capacidades descritas, mas as tenha prejudicado de forma significativa, o juiz pode entender que há condição de semi-imputabilidade e converter a pena em medida de segurança com tratamento ou reduzir a pena.

Segundo o Código Penal, ainda do artigo 26: "Parágrafo único. A pena pode ser reduzida de um a dois terços, se o agente, em virtude de perturbação de saúde mental ou por desenvolvimento mental incompleto ou retardado não era inteiramente capaz de entender o caráter ilícito do fato ou de determinar-se de acordo com esse entendimento". Um texto importante segue no artigo 98: "Na hipótese do parágrafo único do art. 26 deste Código e necessitando o condenado de especial tratamento curativo, a pena privativa de liberdade pode ser substituída pela internação, ou tratamento ambulatorial, pelo prazo mínimo de 1 (um) a 3 (três) anos, nos termos do artigo anterior e respectivos §§ 1º a 4º".

Existem casos em que pode não ser possível identificar um diagnóstico psiquiátrico formal, mas, ainda assim, o psiquiatra pode estar convencido de que a gestante, pela descrição do histórico, por seu comportamento e quadro clínico à época dos fatos, apresentava alterações qualitativas da consciência, em um estado análogo à dissociação. Essa condição é prevista em lei, sendo um "homicídio privilegiado", conforme o artigo 123 do Código Penal: "Matar, sob a influência do estado puerperal, o próprio filho, durante o parto ou logo após. Pena – detenção, de dois a seis anos". A exposição de motivos do Código Penal deixa claro que a determinação desse estado puerperal não é meramente cronológica: não basta a paciente estar no momento do parto ou nesse impreciso "logo após". É necessário verificar, no ato pericial, que seu estado mental se encontrava alterado em relação às capacidades de entendimento e/ou autodeterminação.

O estado puerperal pode ser mais bem compreendido por uma perspectiva biopsicossocial, levando em consideração o trauma psicológico, a pressão social e as condições do processo fisiológico de um parto desassistido – angústia, dores, sangramento e extenuação, resultado de um estado confusional na mulher, capaz de desencadear a ação criminosa.

O estado puerperal é uma forma fugaz e transitória de alienação mental, sendo um estado psíquico patológico que, durante o parto, leva a gestante à prática de condutas furiosas e incontroláveis. No entanto, após o puerpério, com tratamento multiprofissional, a saúde mental reaparece com muito melhor e mais rápido resultado.

Em geral, são acometidas por esse efeito psicofisiológico mulheres que engravidaram inconscientemente, ou contra a sua vontade consciente, e que, não tendo por qualquer motivo provocado o aborto, ocultam por disfarces a prenhez até o termo, quando, então, são obrigadas a parir o filho, o qual ocultam, durante o parto ou logo após, como castigo para si mesmas e uma vingança para o seu meio ambiente. Não é, portanto, o parto que as leva a cometer o ato, mas sim o conflito social grave em que se encontram ao dar à luz. A simples consulta aos repertórios da jurisprudência demonstra que o infanticídio é, inegavelmente e antes de tudo, um delito social praticado, na quase totalidade dos casos, por mães solteiras, o mais das vezes de baixos níveis socioeconômicos, ou mulheres abandonadas pelos maridos e pelos amásios.

Portanto, em eventual perícia, o psiquiatra deve munir-se de todos os documentos disponíveis, entrevistar a periciada e eventualmente a equipe que lhe assistiu, buscando determinar se havia, ao tempo da ação, algum transtorno mental; além disso, avaliar se o transtorno mental interferiu em suas ações e se havia nexo causal entre o diagnóstico e o delito em questão (Figura 1). Mesmo na ausência de doença, deve-se verificar se há elementos que indiquem alterações da consciência no momento do crime ou não.

Nesse contexto, os psiquiatras podem solicitar a avaliação neuropsicológica forense, visto que essa modalidade de análise verifica de forma qualitativa e quantitativa funções psicológicas como atenção, memória, linguagem, raciocínio, habilidades visuais, julgamento, regulação emocional e tomada de decisão, que podem estar alteradas em diversos transtornos mentais.

A psicose puerperal também é grave pelo risco de suicídio. Em casos da tentativa de infanticídio ou do infanticídio, o psiquiatra forense ou psicólogo jurídico deverá investigar a ideação suicida, assim como o acesso a formas de cometê-lo e tentativas pregressas.

No caso de rastreio positivo do risco de suicídio, o perito deverá acionar serviço de emergência e o monitoramento da mulher de forma preventiva. Pode ser necessária a transferência da ré para internação em Hospital Geral ou outro equipamento de saúde referenciado pela Rede de Atenção Psicossocial para sua proteção.

O perito deverá indicar qual é o melhor tratamento para a mulher que cometeu infanticídio sob estado puerperal, de acordo com Lei n. 10.2016, que dispõe sobre a proteção e os direitos das pessoas com transtornos mentais e com a Resolução n. 487 de 15 de fevereiro de 2023, que institui a política antimanicomial do poder judiciário. Após tratamento do episódio agudo, que provavelmente se dará na modalidade de

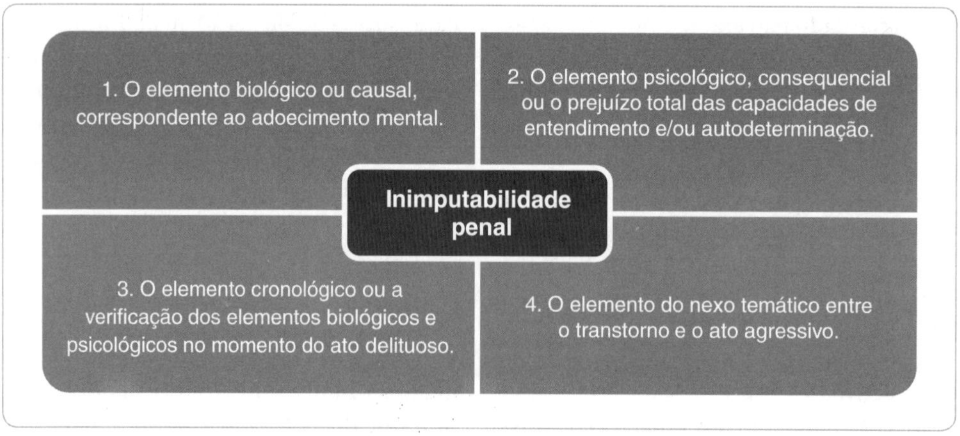

FIGURA 1 Avaliação da inimputabilidade penal.
Fonte: elaborada pelos autores.

internação, com tratamento psiquiátrico, tratamento medicamentoso e terapia de apoio, a terapêutica deverá seguir ambulatorialmente com equipe multidisciplinar. Pesquisas demonstram índices elevados de recuperação da doença em sua forma aguda, em especial quando há rede de apoio, porém a mulher deverá lidar com as consequências emocionais do ato cometido.

O Quadro 3 apresenta exemplos de quesitos técnicos específicos relacionados ao infanticídio/estado puerperal, que podem ser solicitados ao perito pelo juiz, acusação ou defesa.

Além da atuação pericial, o psiquiatra e o psicólogo podem ser chamados para depor como testemunhas em casos em que tenham avaliado a ré ainda no hospital/consultório, para esclarecer às autoridades como ela se encontrava. Liberados do sigilo pela interessada, os profissionais podem prestar informações pertinentes e que ajudem a Justiça a esclarecer o caso.

CONCLUSÃO

A Figura 2 apresenta o resumo prático do que foi elaborado neste capítulo, demonstrando o fluxo central de questionamentos a serem respondidos pelo perito ou assistente técnico psiquiatra forense e/ou psicólogo jurídico:

QUADRO 3 Exemplos de quesitos técnicos relacionados ao infanticídio que podem ser solicitados pelo juiz, acusação ou defesa

Características do transtorno mental
1. A periciande pode ter seu exame psíquico/de estado mental inferido para a data do relatado fato antijurídico? 1.1. Se sim, estava em estado puerperal? 1.1.1. A periciande pode ter sofrido de dissociação?
2. Se sim, para o quesito 1, ela apresentava transtornos mentais agudos ou crônicos? 2.1. A periciande apresentava transtornos de humor/psicose puerperal/transtornos dissociativos/transtornos de personalidade? 2.1.1. Se sim, como era na data a apresentação dos critérios diagnósticos pela periciande e qual a gravidade de cada um dos sintomas?
3. O que afirmam pessoas próximas, como familiares e amigos da periciande, sobre sua saúde mental na data do evento?
4. Quando foi o início do(os) referido(s) transtorno(s) psíquico(s)?
5. A periciande apresenta histórico de adoecimentos mentais antes da última gestação? 5.1. Se sim, qual(is) transtorno(s), como é(era) a apresentação dos critérios diagnósticos pela periciande e qual a gravidade de cada um dos sintomas?
6. A periciande apresenta(ou) transtorno mental na gestação e/ou no puerpério? 6.1. Se sim, qual(is) transtorno(s), como é(era) a apresentação dos critérios diagnósticos pela periciande e qual a gravidade de cada um dos sintomas?
7. No momento da perícia, a periciande apresenta diagnóstico de transtorno mental? 7.1. Se sim, qual(is) transtorno(s), como é a apresentação dos critérios diagnósticos pela periciande e qual a gravidade de cada um dos sintomas?
8. Há ideação suicida? 8.1 Há risco de suicídio?

continua

QUADRO 3 Exemplos de quesitos técnicos relacionados ao infanticídio que podem ser solicitados pelo juiz, acusação ou defesa (*continuação*)

Prejuízos cognitivos
9. As seguintes funções cognitivas estavam preservadas na época do ato antijurídico: atenção, memória, linguagem, raciocínio, habilidades visuais, julgamento, regulação emocional e tomada de decisão? 9.1. Em caso negativo, por favor, esclarecer quais eram os prejuízos e suas gravidades. 9.2. Esclarecer se havia outros prejuízos cognitivos apresentados pela pericianda na época dos fatos em pauta. Qual era a gravidade de cada um deles?
Capacidade de entendimento e autodeterminação
10. A pericianda sabe quais fatos lhe são imputados? 11. A pericianda estava, ao tempo da ação, com sua capacidade de entendimento preservada/ parcialmente prejudicada/absolutamente prejudicada? 12. A pericianda estava, ao tempo da ação, com sua capacidade de autodeterminação preservada/ parcialmente prejudicada/absolutamente prejudicada? 13. Os fatos em pauta têm nexo causal com o transtorno mental ou estado puerperal da pericianda?
Simulação
14. Quais são os exames da época do ato infracional e atuais que descartam possível simulação? 15. É possível que a pericianda estivesse ou esteja simulando os sintomas para se beneficiar?
Filicídio e guarda
16. O(s) referido(s) transtorno(s) mental(is) pode(m) colocar em risco a saúde dos demais filhos da pericianda? 17. O referido transtorno mental afeta a capacidade da pericianda para cuidar/manter a guarda de seus demais filhos? 18. Há risco de filicídio?
Tratamento
19. Ao tempo do relatado fato antijurídico, a pericianda estava em tratamento para o(s) referido(s) adoecimento(s) psíquico(s)? 19.1. Se sim, quais eram os tratamentos recebidos? 19.2. Se sim, os tratamentos eram adequados? 19.3. Se sim, quais foram os resultados dos tratamentos até a data do relatado fato antijurídico? 19.4. Caso não estivesse em tratamento, explicar as repercussões ao tempo do relatado fato antijurídico. 20. Havia critérios para tratamento em qual modalidade de internação? 21. Havia critérios para tratamento involuntário ou compulsório? 22. Ao tempo da perícia, a pericianda necessita de tratamento? 22.1 Se sim, qual o melhor tratamento, em que tipo de estabelecimento deve ser tratada e por qual período?

Fonte: elaborado pelos autores.

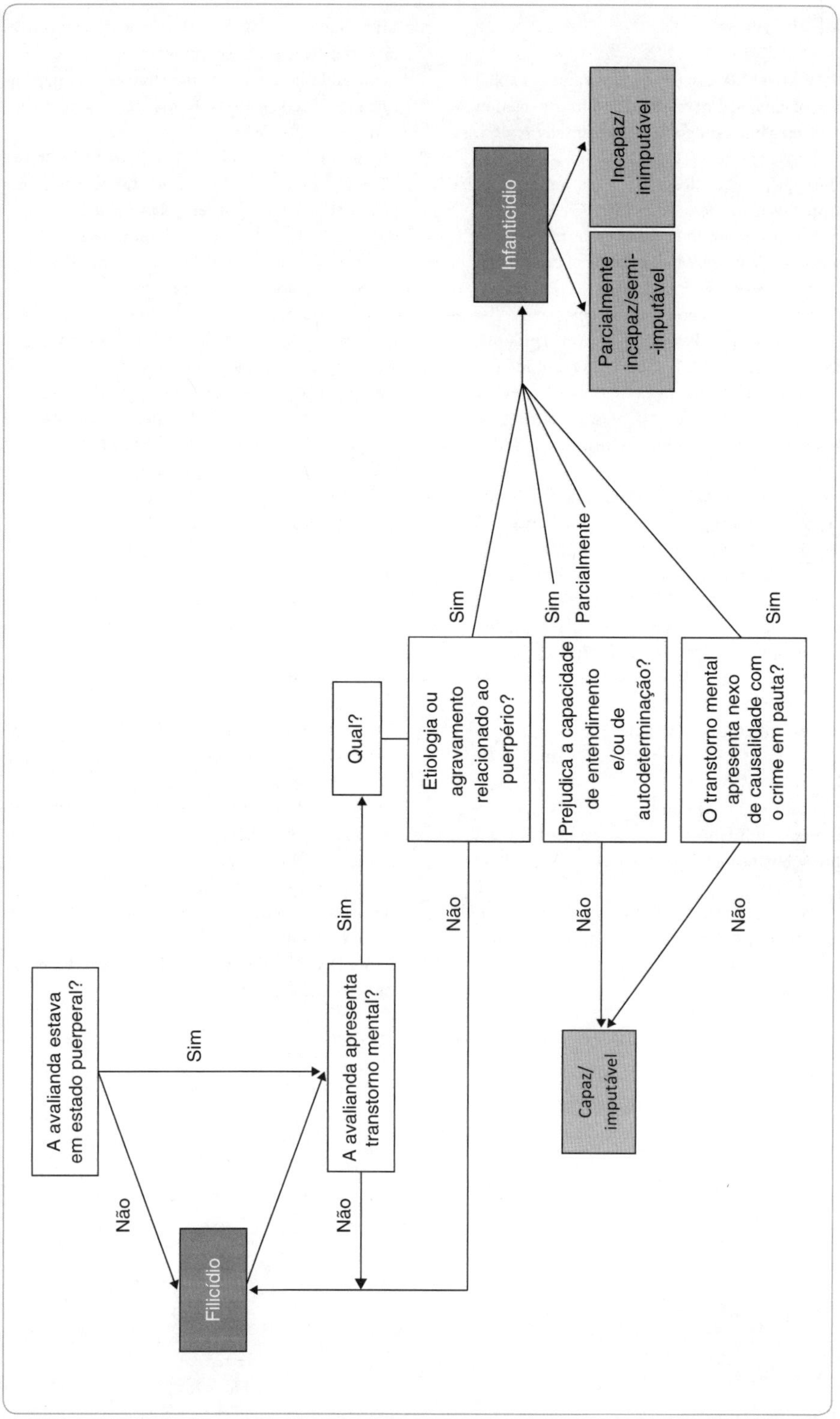

FIGURA 2 Fluxo de questionamentos da avaliação pericial em casos de suspeita de infanticídio.

Fonte: elaborada pelos autores.

REFERÊNCIAS

1. Dadi AF, Miller ER, Bisetegn TA, Mwanri L. Global burden of antenatal depression and its association with adverse birth outcomes: an umbrella review. BMW Public Health. 2020;20:173.
2. Friedman SH, Reed E, Ross NE. Postpartum psychosis. Curr Psychiatry Rep. 2023;25(2):65-72.
3. Perry A, Gordon-Smith K, Jones L, Jones I. Phenomenology, epidemiology and aetiology of postpartum psychosis: a review. Brain Sci. 2021;11(1):47.
4. Wells T. Postpartum depression: screening and collaborative management. Prim Care. 2023;50(1):127-42.
5. Okabue HI, Adamu PI, Bishop SA, Oguntude PE, Opanuga AA, Akhmetshin EM. Systematic review of prevalence of antepartum depression during the trimesters of pregnancy. Open Access Maced J Med Sci. 2019;7(9):1555-60.
6. Porter T, Gavin H. Infanticide and neonaticide: a review of 40 years of research literature on incidence and causes. Trauma Violence Abuse. 2010;11(3):99-112.
7. Tanaka CT, Berger W, Valença AM, Coutinho ES, Jean-Louis G, Fontenelle LF, Mendlowicz MV. The worldwide incidence of neonaticide: a systematic review. Arch Womens Ment Health. 2017;20(2): 249-56.
8. Spinelli MG. Infanticide: contrasting views. Arch Womens Ment Health. 2005;8(1):15-24.
9. Spinelli M. Infanticide and American criminal justice (1980-2018). Arch Womens Ment Health. 2019; 22(1):173-7.
10. Naviaux AF, Janne P, Gourdin M. Psychiatric considerations on infanticide: throwing the baby out with the bathwater. Psychiatr Danub. 2020;32 (Suppl 1):24-8.
11. Salihu HM, Gonzales DN, Dongarwar D. Infanticide, neonaticide, and post-neonaticide: racial/ethnic disparities in the United States. Eur J Pediatr. 2021; 180(8):2591-8.
12. Milia G, Noonan M. Experiences and perspectives of women who have committed neonaticide, infanticide and filicide: a systematic review and qualitative evidence synthesis. J Psychiatr Ment Health Nurs. 2022;29(6):813-28.
13. Miguel, EC, Lafer, B, Elkis H, Forlenza OV, editores. Clínica psiquiátrica volume 2: as grandes síndromes psiquiátricas. 2. ed. Barueri: Manole; 2021.
14. Barros DM, Castellana GB, organizadores. Psiquiatria forense: interfaces jurídicas, éticas e clínicas. 2. ed. Porto Alegre: Artmed; 2020.
15. Serafim ADP, Saffi F, Silva TGBD, Almeida CVD, Hokama E, Barros DMD, et al. Forensic neuropsychological assessment: a review of its scope. Arch Clin Psychiatry. 2015;42(2):63-7.
16. Noto M, Noto C, Bressan R. Psicoses na gestação e pós-parto. In: Rennó Junior J, Ribeiro H. Tratado de saúde mental da mulher. São Paulo: Atheneu; 2012.
17. Sadock BJ. Compêndio de psiquiatria: ciência do comportamento e psiquiatria clínica [recurso eletrônico]. Sadock BJ, Sadock VA, Ruiz P. Trad. Marcelo de Abreu Almeida et al. Revisão técnica Gustavo Schestatsky et al. 11. ed. Porto Alegre: Artmed; 2017.
18. Trindade J. Manual de psicologia jurídica para operadores do direito. 9. ed. Porto Alegre: Livraria do Advogado; 2021.
19. Hatters Friedman S, Resnick PJ. Child murder by mothers: patterns and prevention. World Psychiatry. 2007;6(3):137-41.
20. Pereira PK, Lovisi GM. Prevalência da depressão gestacional e fatores associados. Arch Clin Psychiatry. 2008;35(4):144-53.
21. Marcé. Traité de la folie des femmes enceintes apud Fernandes PS. Aborto e infanticídio. São Paulo: Sugestões Literárias; 1972.
22. Croce D, Croce Jr. D. Manual de medicina legal. São Paulo: Saraiva; 2012.

CAPÍTULO 33

A perícia e a avaliação psiquiátrica e psicológica nos crimes sexuais contra mulheres

Jorge Trindade
Sami Abder Rahim Jbara El Jundi
Elise Karam Trindade
Desirée Bragon

PONTOS-CHAVE

- Violência sexual é qualquer contato sexual não consentido, tentado ou consumado, ou qualquer ato contra a sexualidade de uma pessoa com o uso de coerção, perpetrado por qualquer pessoa, em qualquer ambiente.
- Profissionais que atuam no âmbito investigativo policial e forense não podem agir de acordo com a tendência, nem recorrer a seus valores pessoais e preconceitos ao determinar uma opinião que deve ser baseada em critérios científicos e eminentemente técnicos.
- Mulheres que sofrem violência sexual podem apresentar – além dos impactos físicos – problemas psicossociais associados a essa dinâmica, como maior propensão a desenvolver depressão, ansiedade, transtorno de estresse pós-traumático, dentre outros.
- As perícias psiquiátricas e psicológicas, consideradas meio de prova, constituem modalidade de avaliação técnica especializada nos casos de crimes sexuais contra mulheres.

INTRODUÇÃO

A violência sexual contra as mulheres é fenômeno histórico e social preocupante. A vitimização por violência sexual contra as mulheres parece esconder cifras importantes, assim como também pode estar mascarando as consequências de natureza física e, mais ainda, as psicológicas.

De acordo com a Organização Mundial da Saúde[1] (OMS), é considerado violência sexual qualquer contato sexual não consentido, tentado ou consumado, ou qualquer ato contra a sexualidade de uma pessoa com o uso de coerção, perpetrado por qualquer pessoa, em qualquer ambiente. Destarte, inclusive os comportamentos de cunho sexual sem contato (p. ex., comentários de conteúdo sexual, envio de imagens e/ou vídeos com conteúdo sexual) não consentidos constituem violência sexual. Os atos que constituem a violência sexual compreendem comportamentos de caráter sexual que não estão de acordo com as normas legais e sociais estabelecidas.

Psicólogos, psiquiatras e assistentes sociais, como auxiliares da justiça, desempenham papel importante nos processos criminais, contribuindo com os conhecimentos técnicos de suas respectivas especialidades para permitir aos operadores do direito esclarecer em linha de profundidade os casos em que são necessárias essas perícias, nomeadamente quanto às possíveis sequelas no campo psíquico.

O presente capítulo procura apresentar uma breve visão sobre a perícia e a avaliação psiquiátrica e psicológica nos crimes sexuais contra mulheres, tendo como foco a maneira como os profissionais de saúde mental podem auxiliar a área judicial a partir de uma perspectiva centrada em critérios científicos, por meio de uma metodologia sustentada.

AS CIFRAS E SUAS VARIAÇÕES

Segundo o Anuário Brasileiro de Segurança Pública,[2] de 2022, os registros policiais demonstraram que 583.156 pessoas foram vítimas de estupro (e estupro de vulnerável) na última década no Brasil. Monitoramento realizado pelo Fórum Brasileiro de Segurança Pública indica que a maior parte das vítimas são menores de 14 anos de idade e pessoas incapazes de consentir com o ato sexual. Além disso, os dados demonstram que as mulheres representam a maioria das vítimas, correspondendo ao percentual de 88,2% dos registros.

É evidente, portanto, que as mulheres são as maiores vítimas desse tipo de violência. Não obstante, a caracterização de homens enquanto vítimas de violência sexual é recente, com pesquisas que demonstram que esse grupo também é alvo do contato sexual não consentido, não perpetrado unicamente por homens.

Embora esses números mereçam confiabilidade, existe uma cifra obscura relevante no que diz respeito à violência sexual, que pode variar em virtude de dificuldades próprias do entorno da vitimização por crime de abuso sexual:[3,4]

- Sentimento de vergonha para a revelação.
- Receio do exame pericial.
- Medo da crítica social.
- Medo de ser desacreditada.
- Descrença nas instituições.
- Dificuldade em reconhecer a experiência como violência.
- Sentimentos de desamparo e falta de apoio e assistência.

Ademais, as cifras criminais relativas ao abuso sexual ainda podem variar basicamente em razão de três fatores:[4]

- Conceito de abuso sexual.
- Técnicas de investigação e instrumentos utilizados.
- Presença de um vício ideológico na interpretação dos dados.

Com efeito, mesmo considerando a tipificação legal existente atualmente e o recente aperfeiçoamento legislativo, os estudos sobre o tema variam. Em parte devido aos limites pouco precisos acerca das percepções individuais indissociadas de certo grau de subjetivismo, para além da noção teorética dos termos que definem a prática dos comportamentos de abuso sexual e consequentemente de vitimização, alguns deles dependentes da variável da recordação do fato, às vezes deslocado do tempo por muitos anos.

Do ponto de vista legal, conforme prescreve o art. 7º, inciso III, da Lei n. 11.340/2006,[5] que cria mecanismos para coibir a violência doméstica contra a mulher, a violência sexual é assim definida:

> III – (...) qualquer conduta que a constranja a presenciar, a manter ou a participar de relação sexual não desejada, mediante intimidação, ameaça, coação ou uso da força; que a induza a comercializar ou a utilizar, de qualquer modo, a sua sexualidade, que a impeça de usar qualquer

> método contraceptivo ou que a force ao matrimônio, à gravidez, ao aborto ou à prostituição, mediante coação, chantagem, suborno ou manipulação; ou que limite ou anule o exercício de seus direitos sexuais e reprodutivos.

Outrossim, a Lei n. 12.845/2013,[6] em seu artigo 2º, descreve a violência sexual como qualquer forma de atividade sexual não consentida, assegurando à vítima o atendimento emergencial, integral e multidisciplinar, visando ao controle e ao tratamento dos agravos físicos e psíquicos decorrentes da violência sexual.

De considerar que as técnicas de investigação, tanto na esfera policial quanto na seara psicológica, são muito diferentes, especialmente na etapa da coleta do material e na recepção da informação inicial. Assim como são diversas as maneiras de chegar à informação, do mesmo modo são diferentes os recursos utilizados e os instrumentos técnicos empregados, como o registro de boletins, a entrevista com os envolvidos, a escuta ou depoimento da vítima, às vezes durante o inquérito, às vezes como medida judicial de produção antecipada da prova, outras vezes ainda no decurso da instrução processual, havendo perícia psicológica ou avaliação psíquica, quando então as metodologias variam de acordo com os profissionais em ação.

Assim, apenas para observar os fatores antes enumerados, não existe um padrão único para a análise dos dados coletados. Há diferentes procedimentos e diferentes metodologias, ainda que se enquadrem todas elas na pretensão de cientificidade. Contudo, mesmo dentro do denominado espaço científico existem correntes que apropriam o tema de maneira diferente, e isso se reflete no resultado da perícia.

Por todas essas razões, um dos fatores que têm suscitado acirrado debate se relaciona com o denominado viés ideológico.

CRITÉRIOS IDEOLÓGICOS E CRITÉRIOS CIENTÍFICOS NA PERÍCIA E AVALIAÇÃO PSICOLÓGICA E PSIQUIÁTRICA DE CASOS

A interação entre direito e ciência é cada vez mais estreita, especialmente nos processos de alta complexidade,[7,8] como é o abuso sexual. A psiquiatria e a psicologia se enquadram no patamar das ciências mesmo que se destinem mais a compreender do que a mensurar. Ademais, o direito moderno não pode ficar refém de incertezas porque, sobretudo nos casos de crimes de abuso sexual, de um lado as incertezas geram impunidade, de outro condenações injustas.

O problema da compatibilidade entre as perspectivas ideológica e científica não é novo, mas tem assumido contornos dramáticos em períodos recentes, em decorrência do crescimento de diferentes formas de ativismo político-ideológico, cada vez mais evidentes em instituições e atividades que demandam objetividade e autonomia, como é o caso da investigação, da perícia e da judicatura. A questão da "neutralidade científica" já foi objeto de diversas análises e críticas, que não cabe aqui repisar, ainda que isso não seja incompatível com uma concepção de ciência autônoma. De acordo com Oliveira:[9]

> Aplicada à ciência, o que significa essa concepção? Significa uma ciência que se coloca não acima, mas ao lado de outras instituições e outras formas de conhecimento incluindo as tradicionais. Uma ciência senhora de seu destino, mas que toma suas decisões a partir de um diálogo com outros setores da sociedade, com outras visões de mundo.

De acordo com Assis,[10] o único autor a propor uma conceituação de ativismo político seria Tim Jordan,[11] que o aborda como "ações coletivas que produzem transgressão e solidariedade":

> A transgressão é essencial ao ativismo porque toda ação coletiva não tem um aspecto político se não houver alguma transformação entre as demandas. Seja esta transformação o fim do capitalismo global ou a abolição da parada da Páscoa, o fato é que a transgressão de um determinado estado das coisas é essencial para que a ação coletiva seja considerada política (...) Ativismo é essencialmente algo feito em conjunto por muitas pessoas, mas devemos ser cuidadosos com o sentido de grupo ou coletividade empregado aqui. O que é essencial ao ativismo não é simplesmente haver mais do que uma pessoa, como em um cinema, mas um sentido de solidariedade em busca da transgressão. Deve haver um sentido de identidade compartilhada, que pode ser entendido nesta etapa como pessoas reconhecendo, umas nas outras, a raiva, o medo, a esperança ou outras emoções que sintam quanto a uma transgressão.

Ainda em sua dissertação, Assis[10] nos informa que "o ativista político, na concepção que será utilizada neste trabalho, respeitando o esforço europeu e norte-americano de criar um sentido específico para o termo, é um 'radical' envolvido em ações políticas diretas e indiretas sempre fora do âmbito institucional. É 'mais' que um militante – participa de um grupo, segue seus ideais, mas também vai às ruas e cria situações de confronto com seus alvos – e 'menos' que um revolucionário – suas ações não buscam remodelar o sistema de poder vigente de forma impositiva. O ativista é um agente engajado, movido por sua ideologia a práticas concretas – de força física ou criativa – que visam desafiar mentalidades e práticas do sistema sociopolítico-econômico, construindo uma revolução a passos pequenos".

Em um artigo intitulado *Give up Activism*, o autor (autoria anônima)[12] define a forma generosa como os ativistas veem a si mesmos e seu papel histórico, social e político (tradução livre):

> O ativista é um especialista ou perito em mudança social. Pensar em si mesmo como um ativista significa pensar em si mesmo como sendo de alguma forma privilegiado ou mais avançado do que os outros na sua apreciação da necessidade de mudança social, no conhecimento de como alcançá-la e como líder ou estando na vanguarda da luta prática para criar essa mudança.

Dessa forma, as perícias e avaliações psiquiátricas e psicológicas não devem ficar à mercê de ativismos ou ideologias, sejam elas dominantes ou minoritárias, uma vez que os profissionais que atuam no âmbito investigativo policial e forense não podem agir de acordo com a tendência nem recorrer a seus valores pessoais e preconceitos ao determinar uma opinião que deve ser baseada em critérios científicos e eminentemente técnicos.[4]

> As pessoas que estudam a questão do abuso sexual podem ser classificadas em grupos que, devido à sua natureza talvez mais rígida ou sectária, seriam melhor chamadas de "facções".

Essas "facções" (ou "seitas"), como refere Mazzoni,[4] podem ser organizadas sumariamente em quatro grupos:[4]

1. Aqueles que pensam que as mulheres sempre foram vítimas impotentes de uma sociedade machista e, consequentemente, a denúncia de abuso por parte de uma mulher é sempre verdadeira.
2. Aqueles que consideram as mulheres indivíduos cujos direitos devem ser ativamente protegidos.

3. Aqueles que consideram a mulher um elemento natural da sociedade que, como tal, não tem necessidade especial de proteção.
4. Aqueles que acreditam que as mulheres são uma fonte permanente de sedução e que, consequentemente, devem ser consideradas as principais culpadas pelos abusos sofridos.

A maneira como *a priori* qualquer desses modelos político-ideológicos se apropria das situações de fato pode levar a interpretações muito diferentes e, até mesmo, diametralmente opostas às mesmas evidências colocadas à sua frente. A "ideologização" da prova pericial pode se manifestar na forma de direcionamento dos questionamentos, julgamento e descrição seletivos, conversão de fatores de risco em critérios diagnósticos e até mesmo obtenção da prova por meios ilícitos e/ou ilegítimos.[13,14]

A IMPORTÂNCIA DAS PERÍCIAS E AVALIAÇÕES ESPECÍFICAS

Mulheres que sofrem violência sexual podem apresentar – além dos impactos físicos – problemas psicossociais associados a essa dinâmica, assim como maior propensão a desenvolver depressão, ansiedade, transtorno de estresse pós-traumático, transtornos sexuais, abuso de substâncias, comportamento suicida, dentre outros.[15]

Não obstante, a avaliação das consequências geradas a partir de uma situação de violência sexual apresenta limitações metodológicas, uma vez que as alterações no plano psicológico podem decorrer de outros fatores psicossociais. Por esse motivo, é importante que, nas perícias psicológicas em matéria de abuso sexual, o profissional selecione cuidadosamente o(s) instrumento(s) de avaliação. Os peritos não devem utilizar testes projetivos da esfera clínica, pois esses recursos dão margem a interpretações muito subjetivas.

> (...) mesmo que esses instrumentos possam ser úteis no campo clínico, na seara forense podem ensejar grande margem de subjetividade e se mostram muito ambíguos.[16]

Para realizar a perícia de uma vítima de violência sexual, devem-se considerar indicadores de veracidade do relato, com enfoque nas características fisiológicas, comportamentais e afetivas da avaliada, assim como no conteúdo da narrativa. Fatores como coerência, consistência, verossimilhança e quantidade de detalhes são aspectos relevantes nesse tipo de avaliação.

A avaliação pericial não deve ter seu foco apenas na confirmação da violência, mas também na exploração do contexto e das circunstâncias do evento. Com efeito, a perícia demanda avaliação multimétodo, coleta de dados com fontes secundárias de informação, seleção cuidadosa do(s) instrumento(s) de avaliação e triangulação das informações com fundamentação técnica.

Além disso, cabe ao perito estabelecer uma relação de neutralidade e de postura empática com a avaliada. Durante o acolhimento e a coleta das informações, é importante considerar as características psicológicas, o contexto pessoal e social da periciada, assim como sua motivação para relatar o incidente.

É importante ressaltar que é imprescindível que as perícias psicológicas em casos de abuso sexual se baseiem em critérios científicos. Nesse aspecto, cabe referir que, em 1993, ao analisar o caso Daubert *versus* Merrell Dow Pharmaceuticals Inc.,[17] a Corte de Apelações do 9º Circuito estabeleceu critérios mínimos para a apresentação da prova científica nos tribunais distritais norte-americanos, posteriormente absorvidos pelas Regras Federais de Evidência (FRE),[18] com ressalvas quanto à autonomia do julgador.

Destarte, os critérios de uma prova científica, incluindo questões de natureza psicológica, ficaram pautados pelos seguintes critérios:[19]

1. A teoria ou técnica tem de ser testável (verificável e falseável).
2. Ter sido sujeita à revisão pelos pares ou, pelos menos, já ter sido publicada em uma revista científica reconhecida.
3. Existirem padrões sustentáveis de controle do uso dessa técnica.
4. Aceitação geral pelos cientistas da área como sendo uma técnica eficaz.
5. Conhecimento claro da margem de erro.

Com isso, estabeleceram-se padrões mínimos (*standards*) que possibilitam colocar uma espécie de filtro em questões periciais para evitar a supremacia de interpretações subjetivas.

Outras recomendações mais recentes, resultantes de amplo debate com a comunidade científica, decorrem do relatório denominado *Ciência forense nas cortes penais: garantindo a validade científica de métodos de comparação de características,*[20] elaborado pelo Conselho de Consultores em Ciência e Tecnologia da Presidência dos EUA (PCAST) em 2016, no qual se afirma:

> A validade científica e a confiabilidade exigem que um método tenha sido submetido a testes empíricos, sob condições apropriadas para o uso pretendido e que forneçam estimativas válidas de quantas vezes o método chega a uma conclusão incorreta. Para métodos subjetivos de comparação de características são necessários estudos de "caixa-preta" adequadamente projetados, nos quais muitos examinadores tomem decisões sobre muitos testes independentes (normalmente envolvendo amostras "questionadas" e uma ou mais amostras "conhecidas") e as taxas de erro sejam determinadas. Sem estimativas apropriadas de precisão, a declaração de um examinador de que duas amostras são similares – ou mesmo indistinguíveis – não tem significado científico: não tem valor probatório e tem um potencial considerável para impacto prejudicial. Nada – nem treinamento, nem experiência pessoal, nem práticas profissionais – pode substituir uma adequada demonstração empírica de precisão.

Não é demais recordar que as perícias psiquiátricas e psicológicas têm como base empírica um método de comparação de características no qual o *visum et repertum* clínico e pericial não é um fim em si, mas um meio para que o achado possa ser comparado a padrões fisiológicos e patológicos, permitindo inferências sobre sua maior ou menor adequação a determinadas circunstâncias ou eventos. Portanto, da qualidade e exatidão do que é descrito – demonstração empírica de precisão –, bem como do adequado conhecimento científico sobre suas taxas de erro e vieses, depende a qualidade e exatidão das interpretações e conclusões obtidas por dedução.

Com efeito, o surgimento de instrumentos padronizados como o Protocolo de Entrevista Forense do NICHD[21] criou a expectativa de que o uso de uma guia padronizada seria capaz de produzir resultados mais ou menos comparáveis entre si, assim permitindo que se dessem a conhecer taxas de erros intra e interoperador, aumentando a acurácia na coleta de dados e levando a uma adequada demonstração empírica de precisão.

Ocorre que, se por um lado o treinamento dos profissionais demonstrou que a precisão da coleta pode melhorar ao longo do tempo,[22] por outro isso deixou claro o quanto os dados coletados são determinados mais pela forma como a entrevista é conduzida do que pelo uso do protocolo em si, criando uma falsa impressão de "precisão científica" onde ela inexiste.

A situação avança no Brasil quando se verifica o ocorrido com a Lei n. 13.431/2017,[23] que estabelece o sistema de garantia de direitos da criança e do adolescente vítima ou testemunha de violência. Ao tratar da escuta especializada e do depoimento especial, o texto legal previu expressamente que este será regido por protocolos (art. 11), será realizado por profissionais especializados (art. 12, I), e será gravado em áudio e vídeo (art. 12, VI), de forma a garantir sua não repetição (art. 11, § 2º) e a ampla defesa do investigado (art. 11, *caput*).

Com o advento de sua regulamentação, por meio do Decreto n. 9.603/2018,[24] distinguiu-se com mais clareza a finalidade de cada um desses procedimentos, asseverando que a escuta especializada se limita "ao estritamente necessário para o cumprimento da finalidade de proteção social e de provimento de cuidados" (art. 19, *caput*) e "não tem o escopo de produzir prova para o processo de investigação e de responsabilização" (art. 19, § 4º), sendo realizada por "profissional capacitado conforme o disposto no art. 27" (art. 20). Nos termos do referido artigo 27, tais profissionais "participarão de cursos de capacitação para o desempenho adequado das funções previstas neste Decreto".

A toda prova, o decreto regulamentador deturpou a previsão legal convertendo "profissional especializado" – o que implica portador de diploma de nível superior em área afim (psicologia, medicina, psicopedagogia, serviço social), com demonstrada especialização em entrevistas de crianças, *vis-à-vis* as previsões do art. 159 do Código de Processo Penal (CPP)[25] e do art. 465 do Código de Processo Civil (CPC)[26] – em mera "autoridade capacitada" – qualquer servidor investido, com treinamento básico – conceitos de estatura diferente e claramente não intercambiáveis.

As consequências desse tipo de "rebaixamento" dos requisitos de produção de uma prova com tal volatilidade e gravidade foram e continuam sendo desastrosas. Em qualquer caso, nem esses requisitos mitigados costumam ser devidamente preenchidos, o mais das vezes com a cumplicidade do próprio fiscal da lei, o que não escapou ao Ministro Rogério Schietti Cruz em recente decisão do Supremo Tribunal de Justiça (STJ)[27] ao tratar, ainda que em matéria criminal diferente, de situações em desacordo com as previsões legais e com os estândares científicos reconhecidos internacionalmente:

> *Habeas corpus*. Roubo majorado. Reconhecimento fotográfico de pessoa realizado na fase do inquérito policial. Inobservância do procedimento previsto no art. 226 do CPP. Prova inválida como fundamento para a condenação. Rigor probatório. Necessidade para evitar erros judiciários. Participação de menor importância. Não ocorrência. Ordem parcialmente concedida.
>
> 1. O reconhecimento de pessoa, presencialmente ou por fotografia, realizado na fase do inquérito policial, apenas é apto, para identificar o réu e fixar a autoria delitiva, quando observadas as formalidades previstas no art. 226 do Código de Processo Penal e quando corroborado por outras provas colhidas na fase judicial, sob o crivo do contraditório e da ampla defesa.
>
> 2. Segundo estudos da Psicologia moderna, são comuns as falhas e os equívocos que podem advir da memória humana e da capacidade de armazenamento de informações. Isso porque a memória pode, ao longo do tempo, se fragmentar e, por fim, se tornar inacessível para a reconstrução do fato. O valor probatório do reconhecimento, portanto, possui considerável grau de subjetivismo, a potencializar falhas e distorções do ato e, consequentemente, causar erros judiciários de efeitos deletérios e muitas vezes irreversíveis.

(...)
6. É de se exigir que as polícias judiciárias (civis e federal) realizem sua função investigativa comprometidas com o absoluto respeito às formalidades desse meio de prova. E ao Ministério Público cumpre o papel de fiscalizar a correta aplicação da lei penal, por ser órgão de controle externo da atividade policial e por sua ínsita função de custos legis, que deflui do desenho constitucional de suas missões, com destaque para a "defesa da ordem jurídica, do regime democrático e dos interesses sociais e individuais indisponíveis" (art. 127, *caput*, da Constituição da República), bem assim da sua específica função de "zelar pelo efetivo respeito dos Poderes Públicos [inclusive, é claro, dos que ele próprio exerce] [...] promovendo as medidas necessárias a sua garantia" (art. 129, II).
7. Na espécie, o reconhecimento do primeiro paciente se deu por meio fotográfico e não seguiu minimamente o roteiro normativo previsto no Código de Processo Penal. Não houve prévia descrição da pessoa a ser reconhecida e não se exibiram outras fotografias de possíveis suspeitos; ao contrário, escolheu a autoridade policial fotos de um suspeito que já cometera outros crimes, mas que absolutamente nada indicava, até então, ter qualquer ligação com o roubo investigado.
8. Sob a égide de um processo penal comprometido com os direitos e os valores positivados na Constituição da República, busca-se uma verdade processual em que a reconstrução histórica dos fatos objeto do juízo se vincula a regras precisas, que assegurem às partes um maior controle sobre a atividade jurisdicional; uma verdade, portanto, obtida de modo "processualmente admissível e válido" (Figueiredo Dias).
(...)

O fato é que, superada a questão da precisão dos instrumentos, é necessário um padrão mínimo de qualidade em sua aplicação, permitindo a produção de dados comparáveis e, mais importante, criticáveis. Isto é, os dados coletados precisam poder ser analisados de forma independente e em momentos diferentes, por especialistas capacitados, para verificar se deles se podem extrair as mesmas inferências do examinador inicial ou se suas conclusões estão contaminadas de subjetivismos decorrentes de, entre outros fatores, seu ativismo político-ideológico. No dizer de Rosa:[28]

> Então, para que possamos afirmar algo sobre o mundo/realidade a nossa hipótese deve: a) ser falsificável: verdade ou não; e b) ter evidências probatórias de realidade (não basta a mera opinião/crença). Para condenarmos alguém, também: por isso estabelecemos regras para obtenção e valoração das provas.

Esse é o ponto de partida para que se possa, então, compreender exatamente o que se passou e verificar da veracidade do relato da vítima, condições *sine qua non* para a própria tipificação – se for o caso – da conduta, bem como o exercício do contraditório e da ampla defesa, evitando que decisões judiciais sejam lastreadas em peças periciais cujo único fundamento é o argumento de autoridade ou a pseudofé pública do subscritor.

A propósito, nos laudos emitidos pela administração pública alguns aspectos merecem ser ponderados:

1. Os laudos emitidos pela administração pública somente serão considerados provas periciais se puderem ser submetidos ao contraditório. Caso contrário, serão considerados meras provas documentais.
2. A administração pública não goza de maior credibilidade que o particular simplesmente por ser pública. Os laudos oficiais devem ser analisados e considerados em relação ao seu valor probatório intrínseco, sendo sopesados à luz das demais provas dos autos.

3. Além disso, dar aos laudos oficiais maior credibilidade que aos demais entra em contradição com a tábula rasa que se faz "das demais provas dos autos", cuja análise e valoração também devem ser feitasde forma individualizada.
4. Quando se considera a credibilidade de um laudo oficial, como em qualquer outro caso, deve-se verificar se a administração pública é parte na ação e se o perito é servidor público ou terceiro autônomo, por analogia com as causas de impedimento e suspeição.

A JURISPRUDÊNCIA, A CRÍTICA À JURISPRUDÊNCIA E A QUESTÃO DO *STANDARD* PROBATÓRIO

Outra questão relevante é a importância das declarações da vítima em matéria probatória. Esse tópico já está assentado na jurisprudência nacional, inclusive pelo STJ, ao entender que, nos crimes de estupro e atentado violento ao pudor, a palavra da vítima tem grande validade como prova, especialmente porque, na maior parte dos casos, esses delitos, por sua própria natureza, não contam com testemunhas e sequer deixam vestígios. Nessa linha de entendimento, a jurisprudência dos tribunais tem sido uníssona ao reconhecer que, nos crimes sexuais, a palavra da vítima assume relevante valor, particularmente quando ela é coerente e consentânea com os demais elementos de prova, dentre os quais cumpre destacar a prova pericial psicológica, produzida, preferencialmente, à luz do contraditório e ampla defesa.

Com efeito, nos crimes contra a dignidade sexual, a palavra da vítima tem valor probante especial, uma vez que crimes dessa natureza normalmente são cometidos de modo que não sejam presenciados. A título de exemplo, julgado do Tribunal de Justiça do Estado do Rio Grande do Sul (TJRS):

> Apelações delito contra a dignidade sexual. Estupro de vulnerável na modalidade de conjunção carnal e atos libidinosos diversos. Preliminar. Incompetência em razão do lugar. Fato-crime.
>
> Acusado que manteve relações sexuais com a vítima, menina de 11 anos de idade, sendo ambos induzidos e instigados pela mãe da ofendida, que não podia engravidar. Conjunto probatório que autoriza a manutenção da condenação. PALAVRA DA VÍTIMA. Nos crimes contra a dignidade sexual, em especial, no estupro de vulnerável, o depoimento da vítima assume especial relevo, pois geralmente é a única prova do acontecimento do delito. Os relatos das vítimas infantojuvenis, quando precisos, coerentes e subsidiados de outras provas, podem apresentar ainda maior valor probatório, seja porque os menores – geralmente – são desprovidos de prévias experiências ou informações a possibilitar a fantasia, seja porque, pela suas tenras idades, não possuem – em geral – manifestações hormonais ligadas à libido, não tendo, portanto, razão para inventar fatos relacionados à sexualidade, passando a tratar de tais assuntos quando realmente são vítimas de abuso sexual. CONJUNÇÃO CARNAL. CONSUMAÇÃO. O fato de o auto de exame de corpo de delito ter atestado que a vítima era virgem quando da perícia não tem o condão de enfraquecer o conjunto probatório no que tange à materialidade do crime, tampouco descredibilizar o relato da ofendida, que sempre se mostrou seguro quanto aos abusos sexuais praticados. A uma, porque é possível se ter conjunção carnal sem ocorrer o rompimento do hímen (himens complacentes, presença de muitos entalhes que aumentam o orifício, grande lubrificação gerada pela excitação, pênis muito pequeno etc.). A duas, porque não se pode esperar que a vítima, menina então com 11 anos de idade, sem qualquer experiên-

> cia sexual, pudesse relatar, com precisão e segurança, o que de fato aconteceu por ocasião do abuso sexual, isto é, se o acusado apenas esfregou/encostou, introduziu pouco/parcialmente ou se efetivamente logrou penetrar o pênis, por completo, na sua vagina. A três, porque, mesmo que se excluindo a conjunção carnal, a condenação pelo crime de estupro de vulnerável remanesceria no fato de o acusado ter cometido contra a vítima atos libidinosos diversos da conjunção carnal, seja pelos toques no corpo da menina, seja – aqui desconsiderada a introdução do membro viril – pelo toque/contato pênis-vagina (...) (Apelação Crime n. 70073407330, Sexta Câmara Criminal, Tribunal de Justiça do Rio Grande do Sul, Relator: Vanderlei Teresinha Tremeia Kubiak, julgado em: 29-06-2017).

Esse entendimento, entretanto, não ocorre sem críticas. Como aponta Ramos:[29]

> (...) a prova ser fácil ou difícil não tem qualquer relação com a existência ou não do próprio fato, de modo que, na prática, a diminuição da exigência probatória para que determinados fatos possam ser considerados provados faz, necessariamente, com que se aumente, na mesma proporção, o potencial de erro da busca epistêmica procedida.

Ademais, os juristas que se ocupam dos estudos de neurociência aplicada[30] mostram com a evidência científica a assimetria dessa assertiva e ressaltam que uma prova para condenar deve ser muito mais precisa, rigorosa e convincente do que uma prova para instilar uma dúvida razoável.

AS PERÍCIAS COMO MEIO DE PROVA

As perícias psiquiátricas e psicológicas, consideradas como meio de prova, constituem modalidade de avaliação técnica especializada nos casos de crimes sexuais contra mulheres.[31] Esse tipo de avaliação é importante, sobretudo quando não há materialidade suficiente para constatação por meio de exame médico-legal ou quando este pode ser complementado por aspectos de natureza psicológica.

Ademais, importante frisar que eventual materialidade fornecida por exame médico-legal não tem valor probatório *per se*, salvo se se tratar de pessoa menor de 14 anos ou vulnerável (conforme definição do § 1º, art. 217-A do Código Penal). Isso se deve ao fato de, não raro, ser impossível ao médico diferenciar achados de um ato consentido daquele não consentido, mesmo quando presentes sinais de violência.

Embora não exista hierarquia de provas, em casos de violência sexual, as perícias psíquicas destacam-se no sentido de avaliar de maneira técnica e científica evidências psicológicas que podem contribuir para a investigação da suspeita, inclusive para atribuir adequada interpretação aos achados do exame médico-legal.

Nesse sentido, a avaliação especializada da vítima é essencial por fazer parte da prova, principalmente se acontecer dentro dos parâmetros da ampla defesa e do contraditório, condições judiciais que garantem a legitimidade probatória. De fato, pois, se esse tipo de prova se produz exclusivamente na esfera administrativo policial, ela permanecerá sujeita a críticas, como a unilateralidade, a impossibilidade de ser acompanhada por assistentes técnicos, o desconhecimento acerca de como foi realizada a coleta do material, dentre outras. Essas fragilidades podem ser superadas quando da observância dos princípios constitucionais da ampla defesa e do contraditório.

Por todos os lados pelos quais se examine a questão, esse tipo de perícia, dada a natureza da matéria, é uma tarefa complexa, que precisa ser realizada por profissional qualificado, tecnicamente preparado e ideologicamente equidistante (ou cientificamente autônomo), assim como devidamente amparado nos requisitos formais e materiais de juridicidade.

IMPACTO SOBRE AS VÍTIMAS E INTERVENÇÕES NECESSÁRIAS

Em primeiro lugar, quanto ao impacto sobre as vítimas e as intervenções necessárias, é fundamental apontar que é preciso que ainda se operem mudanças culturais significativas no seio da sociedade. Também é mister estar atento para a violência institucional, que pode significar um segundo abuso para as mulheres vítimas de violência sexual. Com razão, pois na maior parte das vezes esse tipo de violência, ainda incrustado em um paradigma de inferioridade-prepotência, é muito sutil e pode ser até mesmo invisível e passar completamente despercebido, tanto nos casos de um primeiro contato quanto em situações de recorrência, seja perante as instituições de polícia, seja no que diz respeito ao sistema de justiça. Esses problemas têm levado a uma percepção e a um sentimento negativo, principalmente associado à ideia de que, apesar dos avanços das leis, nada mudou nem irá mudar.

O impacto da violência sexual pode gerar nas vítimas uma ampla gama de sintomas físicos e psicológicos a curto e longo prazos, que podem variar de acordo com seus repertórios psíquicos pessoais. Manifestações psíquicas, como transtorno de ansiedade, depressão, transtorno de estresse pós-traumático (TEPT), comportamento suicida, isolamento, distúrbios do sono, baixa autoestima, alcoolismo, dentre outros, podem ser consequências decorrentes da violência sexual.[32] Nesse sentido, torna-se relevante realizar a avaliação do dano psíquico e sua evolução para compreender o impacto psicológico que o crime teve sobre a vítima.

Destarte, é fundamental estabelecer o nexo causal entre os sintomas clínicos apresentados e a violência experienciada, de modo a excluir outros acontecimentos que possam ser motivadores do quadro clínico apresentado. É importante que o profissional circunscreva se os sintomas apresentados são resultado da experiência de vitimização ou se podem ser atribuídos a situação anterior.

Ademais, não apenas as vítimas diretas são afetadas, mas também as vítimas indiretas, nomeadamente familiares, amigos e outras pessoas próximas à vítima. Sentimentos como culpa e raiva são comumente experienciados na vitimização indireta, fator que pode interferir no suporte às vítimas diretas.

A intervenção com vítimas de violência sexual deve ser estruturada considerando o impacto da experiência de vitimização tanto para as vítimas diretas quanto para as indiretas, identificando aspectos como: contexto da violência, sintomas, fatores de risco e de proteção associados, recursos psíquicos, redes de apoio, suporte familiar e social, dentre outros. Outrossim, além dos aspectos supracitados, é imperioso avaliar ainda os aspectos relacionais, cognitivos, comportamentais e pessoais, visto que cada intervenção deve ser projetada para atender às necessidades específicas da vítima.

A partir do levantamento de informações realizado por meio de avaliação, é possível definir as necessidades e objetivos específicos da proposta terapêutica, focando principalmente nas questões mais urgentes em um primeiro momento.

São objetivos da intervenção, entre outros:

A. Romper com a ideia de caso único.
B. Restabelecer o funcionamento do bem-estar psicológico e emocional.

C. Reduzir a sintomatologia.
D. Trabalhar a tomada de consciência.
E. Promover a segurança.
F. Prevenir a revitimização.
G. Desconstruir mitos relacionados à violência sexual.
H. Auxiliar com estratégias de *coping*.
I. Reestruturar os pensamentos, os comportamentos e as emoções disfuncionais.

A avaliação inicial auxilia ainda na análise da evolução da intervenção, que tem o objetivo de guiar as próximas etapas do processo.

ABUSO E VITIMIZAÇÃO PERICIAL

Uma espécie denominada "vitimização iatrogênica" foi concebida como parte do gênero "abuso pericial", dentro do contexto médico-legal da avaliação de casos de abusos ou violência contra menores.[33,34] O aludido autor define abuso pericial como:

> (...) forma de má prática pericial, frequentemente, mas não exclusivamente culposa, que consiste no diagnóstico equivocado de maus-tratos físicos e/ou psicológicos e/ou abuso sexual, em crianças ou adultos, produzindo um dano para o(a) periciado(a), sua família ou o sistema de justiça.

O autor afirma ainda que "o grosso da imperícia nos laudos periciais e dos diagnósticos dos médicos assistentes surge de erros metodológicos, tanto médicos como médico-legais, que geralmente não levam em consideração as limitações das técnicas (ou de seu operador), sua sensibilidade e especificidade, ou as aplicam inadequadamente". Tais conceitos podem ser facilmente estendidos para alcançar as perícias em geral e as psiquiátricas e psicológicas em particular.

A vitimização pode ser geradora de grande sofrimento a quem, até então, não era vítima, por vezes construindo adaptações, elaborações e comportamentos voltados para um problema inexistente, fazendo-a carregar o fardo de uma condição insolúvel, direcionando erroneamente os esforços terapêuticos (com tudo o que isso implica em termos de custo financeiro e afetivo) e, finalmente, determinando a forma de viver de um indivíduo, sua família, amigos, enfim, todo o seu entorno.

Contudo, a vitimização também pode ser iniciada ou mantida por mecanismos alheios à atuação assistencial ou pericial, sendo importante considerar fatores de influência como os oriundos de grupos de interesse, grupos de ajuda mútua, ganhos secundários ou primários; para isso, basta que se faça uma retroalimentação positiva das queixas, sustentando uma firme crença ou convicção na existência do abuso e suas consequências.

No contexto da investigação pericial sobre acusações de abuso sexual em crianças, um fator de vitimização relativamente comum é o uso da criança como instrumento de agressão mútua entre adultos. Não é raro que, por trás da acusação, exista um litígio de ordem afetiva ou econômica entre um (ex) casal. Nesse contexto, os peritos e demais envolvidos na produção de prova (mormente investigadores de polícia e conselheiros tutelares) devem ser extremamente cuidadosos, para não se inserirem no processo como vitimizadores, tornando-se parte do problema, e não da solução.

CONCLUSÃO

Com caráter transversal e alta prevalência, a violência sexual é um problema de saúde pública que afeta a sociedade em geral, mas principalmente as mulheres. Os modernos meios de comunicação (Facebook, Instagram, WhatsApp etc.) favorecem o conhecimento acerca das práticas abusivas, bem como auxiliam na identificação dos procedimentos a serem adotados para a proteção dos direitos da mulher. Dessa forma, é de extrema relevância a disseminação da caracterização da violência sexual e dos meios de denúncia existentes para esse tipo de agressão, uma vez que, ao tornar público o tema, o trabalho de prevenção torna-se possível.

A proteção, nesses casos, deve ser considerada em seu aspecto amplo como adoção de mecanismos para evitar o evento violento (prevenção primária), bem como, uma vez realizado o acontecimento, a diminuição de seu impacto sobre a vítima (proteção secundária), o apoio e a assistência integral e continuada de forma a reduzir os danos na maior extensão possível (proteção terciária).

A devida caracterização da condição de vítima, a determinação adequada e exaustiva dos eventos e a indicação de culpados podem e devem ser feitos dentro dos limites constitucionais do direito à ampla defesa e ao contraditório, o que requer a adequada aplicação dos instrumentos periciais disponíveis, que, por sua vez, depende de profissionais especializados na matéria e ciosos de seu papel de neutralidade na busca de evidências cientificamente válidas, de acordo com estândares probatórios internacionalmente aceitos. A palavra da vítima tem e deve continuar tendo papel relevante na elucidação e julgamento desses casos, mas a dificuldade probatória não é escusa para que se deixe de buscar sua adequada corroboração, menos ainda para sua instrumentalização ideológica.

REFERÊNCIAS

1. Organização Mundial da Saúde. Violência contra a mulher. Genebra: OMS; 2021.
2. Brasil. Anuário Brasileiro de Segurança Pública. Fórum Brasileiro de Segurança Pública; 2022.
3. Fávero M, Abreu V, Moreira D. Intervenção psicológica com vítimas de violência sexual (e sobreviventes) na vida adulta. In: Anciães A, Agulhas R. Grande livro sobre a violência sexual. Lisboa: Edições Sílabo; 2022. p. 115-30.
4. Mazzoni G. ¿Se puede creer a un testigo? El testimonio y las trampas de la memoria. Madrid: Editorial Trotta; 2021.
5. Brasil. Lei n. 11.340, de 7 de agosto de 2006. Cria mecanismos para coibir a violência doméstica e familiar contra a mulher. Brasília; 2006.
6. Brasil. Lei n. 12.845, de 1 de agosto de 2013. Dispõe sobre o atendimento obrigatório e integral de pessoas em situação de violência sexual. Brasília; 2013.
7. Fiandaca G. Il giudice di fronte alle controversie tecnico-scientifiche. Il diritto e il processo penale. S. Bertea: Diritto & Questioni Pubbliche; 2005.
8. Tuzet G. Filosofia della prova giuridica. Torino: G. Giappichelli Editore; 2016.
9. Oliveira M. Neutralidade da ciência, desencantamento do mundo e controle da natureza. Scientiae Studia. 2008;6(1):97-116. Disponível em: https://doi.org/10.1590/S1678-31662008000100005 (acesso 28 abr 2023).
10. Assis EG. Táticas lúdico-midiáticas no ativismo político contemporâneo. In: Programa de Pós-graduação em Ciências da Comunicação. São Leopoldo: UNISINOS; 2006.
11. Jordan T. Activism!. London: Reaktion Books; 2002.
12. Autoria anônima. Give up Activism. Do or Die. 9: 2000. Disponível em: http://www.eco-action.org/dod/no9/activism.htm
13. Freckelton I. Child sexual abuse accommodation evidence: the travails of counterintuitive evidence in Australia and New Zealand. Behav Sci Law. 1997;15(3):247-83.
14. Boakes J. False complaints of sexual assault: recovered memories of childhood sexual abuse. Med Sci Law. 1999;39(2):112-20.
15. Filho E, Chalub M, Telles L. Psiquiatria forense de Taborda. Porto Alegre: Artmed; 2016.
16. Stracciari A, Bianchi A, Sartori G. Neuropsicologia forense. Bologna: il Mulino; 2010.
17. USA. Daubert v. Merrell Dow Pharmaceuticals, Inc., 509 U.S. 579 (1993). Disponível em : https://supreme.justia.com/cases/federal/us/509/579/ (acesso 28 abr 2023).
18. USA. Federal rules of evidence. 2000 (rev.). Disponível em: https://www.law.cornell.edu/rules/fre
19. Court of Appeals of District of Columbia. Frye v. United States. November 7, 1923. https://nys-fjc.ca2.uscourts.gov/programs/10-4-18%20Frye%20v%20US.pdf
20. Report to the President. Forensic science in criminal courts: ensuring scientific validity of feature-com-

parison methods. 2016. Disponível em:https://obamawhitehouse.archives.gov/sites/default/files/microsites/ostp/PCAST/pcast_forensic_science_report_final.pdf

21. Williams LCA, Hackbarth C, Blefari CA, Padilha MGS. Guia de entrevista forense NICHD. 2012.Versão Português – Brasil. Recuperado de http://nichd-protocol.com/the-nichd-protocol/
22. Hackbarth C, Williams LCA, Lopes NRL. Avaliação de capacitação para utilização do protocolo NICHD em duas cidades brasileiras. Revista de Psicología (Universidad do Chile). 2015;24(1):1-18.
23. Brasil. Lei n. 13.431, de 4 de abril de 2017. Estabelece o sistema de garantia de direitos da criança e do adolescente vítima ou testemunha de violência. Brasília; 2017.
24. Brasil. Decreto n. 9.603, de 10 de dezembro de 2018. Regulamenta a Lei n. 13.431, de 4 de abril de 2017. Brasília; 2018.
25. Brasil. Decreto-lei n. 3.689, de 3 de outubro de 1941. Brasília: Código de Processo Penal; 1941.
26. Brasil. Lei n. 13.105, de 16 de março de 2015. Brasília: Código de Processo Civil; 2015.
27. Brasil. *Habeas corpus* n. 598.886 – SC (2020/0179682-3). Brasília: STJ; 2020.
28. Rosa A. Guia do processo penal estratégico: de acordo com a teoria dos jogos e MCDA-A. Florianópolis: Emais Editora; 2021.
29. Ramos V. Prova testemunhal: do subjetivismo ao objetivismo, do isolamento científico ao diálogo com a psicologia e a epistemologia. 2.ed. Salvador: Juspodivm; 2021.
30. Schauer F. Neuroscience, lie-detection and the law. Trends in Cognitive Science. 2010;14:101-3.
31. Magalhães T, Ribeiro C. A colheita de informações a vítimas de crimes sexuais. Acta Med Port. 2007;20:439-45.
32. Trindade J. Manual de psicologia jurídica para operadores do direito. 9.ed. Porto Alegre: Livraria do advogado; 2021.
33. Rodriguez A, Pais T. Diagnóstico erróneo de síndrome del niño maltratado. Rev Med Uruguay. 1996; 12(1):44-8.
34. Rodriguez AH. Abuso sexual en niños: enfoque médico-legal. La salud en la infancia y la adolescencia. R. Baráibar. Montevideo: Ed. Arena; 1999. p. 141-9.

CAPÍTULO 34

Direito penal: violência de gênero

Alessandra Diehl
Rogério Adriano Bosso

> **PONTOS-CHAVE**
>
> - A violência de gênero é amplamente reconhecida como uma violação dos direitos humanos e um grave problema de saúde pública.
> - A desigualdade de gênero é o principal motor da violência de gênero.
> - Os sistemas de saúde têm um papel crucial na resposta multissetorial à violência contra as mulheres.
> - Os serviços de saúde mental podem desempenhar um papel importante na prevenção primária e secundária da violência contra a mulher.
> - É fundamental a contribuição da avaliação psicológica jurídica e psiquiátrica forense para a ratificação da presença de violência psicológica nos casos de violência doméstica e de gênero.

A violência de gênero é amplamente reconhecida como uma violação dos direitos humanos e um grave problema de saúde pública.[1] Trata-se de uma questão que atinge proporções epidêmicas em todo o mundo, sendo definida como qualquer tipo de agressão física, psicológica, sexual ou simbólica contra alguém em situação de vulnerabilidade em virtude de sua identidade de gênero e/ou orientação sexual. Essa forma de violência inclui também a violência praticada pelo parceiro íntimo, a violência doméstica, a violência sexual, o estupro, o homicídio cometido pelo parceiro íntimo e outros atos nocivos dirigidos a pessoas com base em seu gênero.[2]

Essas violências estão refletidas dentro de uma dinâmica de poder desigual criada dentro do sistema binário de gênero e, muitas vezes, perpetrada por aqueles com mais poder físico, cultural ou social e infligida aos que não têm. A violência contra a mulher, potencializada por questões de raça/etnia, classe e geração, constitui um dos principais obstáculos para a superação das desigualdades de gênero em todas as esferas da vida, inclusive no âmbito privado.[3] A desigualdade de gênero é o principal motor da violência de gênero,[4] e a estreita associação da violência com a masculinidade criou uma dinâmica de poder perigosa e injusta que se manifesta em formas de agressão física, verbal ou psicológica violenta e afeta proporções alarmantes na população.[2]

Os objetivos deste capítulo são evidenciar a gravidade dos danos que a desigualdade de gênero pode causar nos aspectos físico, social e mental das mulheres; além de trazer dados que ilustram uma urgente necessidade de criação e/ou revisão das políticas públicas existentes no Brasil, para que se possa prevenir e diminuir as possibilidades de violências de gênero, utilizando como ferramenta, também, a sinalização para que profissionais da saúde possam colaborar exercendo seu papel preventivo, de promoção de saúde e de tratamento dos agravos gerados pela violência de gênero; assim como a interface de aspectos do direito penal, da psiquiatria forense e da perícia nesses casos.

PREVALÊNCIA DA VIOLÊNCIA DE GÊNERO NO BRASIL E NO MUNDO

Globalmente, quase 1 em cada 3 mulheres (30%) com 15 anos de idade ou mais já sofreu, pelo menos uma vez na vida, violência física e/ou sexual praticada por um parceiro íntimo do sexo masculino e/ou violência sexual de alguém que não seja um parceiro íntimo. Essa violência começa cedo na vida de mulheres e meninas, estimando-se que quase 1 em 4 quatro (24%) adolescentes com idade entre 15 e 19 anos já tenha sido vítima de violência física e/ou sexual de um parceiro íntimo do sexo masculino pelo menos uma vez na vida desde os 15 anos de idade. E cerca de 7% das mulheres sofrerão agressão sexual por um não parceiro em algum momento de suas vidas.[5]

As meninas adolescentes enfrentam riscos elevados de violência de gênero devido à interseccionalidade de idade e do gênero. Embora evidências destaquem intervenções promissoras para transformar as atitudes de violência dirigidas às meninas e à desigualdade de gênero, com o intuito de melhorar o bem-estar psicossocial e mental delas, poucas evidências apoiam a capacidade das abordagens existentes de reduzir a incidência de violência baseada em gênero nesse subgrupo de mulheres. É necessário um foco mais explícito em meninas adolescentes ao projetar e avaliar intervenções para garantir que os esforços globais para acabar com a violência de gênero incluam essa população.[6]

A prevalência de violência por parceiro íntimo é comparativamente menor para mulheres em faixas etárias mais avançadas, com violência por parceiro íntimo nos últimos 12 meses variando de 8% (45 aos 49 anos) a 4% (acima de 65 anos). No entanto, os dados sobre violência de parceiros íntimos contra mulheres com 50 anos ou mais são limitados, principalmente em países de renda alta, nos quais as taxas de prevalência geral também são comparativamente mais baixas.[5]

No Brasil, dados do Anuário de Segurança Pública de 2022 revelam que, entre 2016 e 2021, verificou-se um crescimento de quase 45% no número de casos novos de violência doméstica por 100 mil mulheres — saltando de 404, em 2016, para 587, em 2021, conforme ilustra a Figura 1.

Os números de feminicídios (assassinato de mulher ou jovem do sexo feminino motivado por violência doméstica, ou por menosprezo ou discriminação à condição de mulher) no Brasil também continuam em patamares elevados, conforme ilustra a Figura 2.

O feminicídio refere-se à forma extrema de violência contra alguém pertencente ao gênero feminino, ou seja, o assassinato de uma mulher. A Lei n. 13.104/2015 torna o feminicídio um homicídio qualificado e o coloca na lista de crimes hediondos. De acordo com o Código Penal:

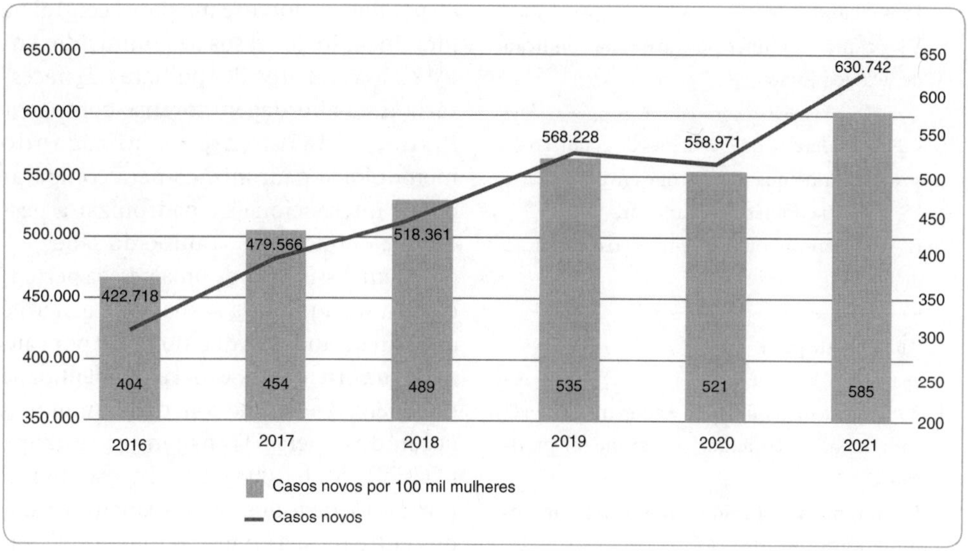

FIGURA 1 Número de casos novos de violência doméstica no Brasil entre 2016 e 2021.
Fonte: Anuário Brasileiro de Segurança Pública, 2022.[7]

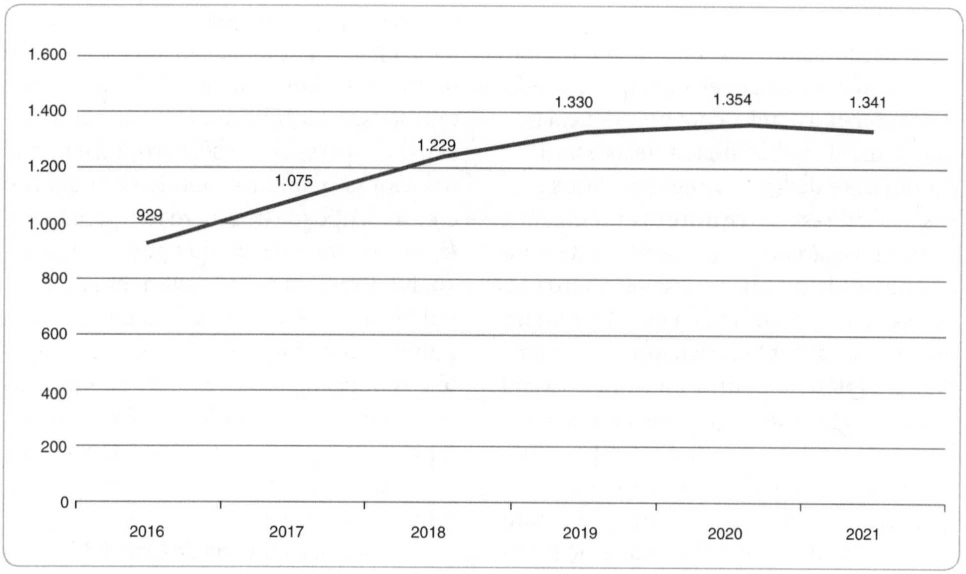

FIGURA 2 Número de feminicídios no Brasil entre 2016 e 2021.
Fonte: Anuário Brasileiro de Segurança Pública, 2022.[7]

> Feminicídio
> VI - contra a mulher por razões da condição de sexo feminino:
> ....
> § 2º Considera-se que há razões de condição de sexo feminino quando o crime envolve:
> I - violência doméstica e familiar;
> II - menosprezo ou discriminação à condição de mulher.
> ....
> Aumento de pena
> ....
> § 7º A pena do feminicídio é aumentada de 1/3 (um terço) até a metade se o crime for praticado:
> I - durante a gestação ou nos 3 (três) meses posteriores ao parto;
> II - contra pessoa menor de 14 (catorze) anos, maior de 60 (sessenta) anos ou com deficiência;
> III - na presença de descendente ou de ascendente da vítima. (NR)

A pesquisa mostra que, até o momento, a violência de gênero continua sendo um fenômeno oculto, com prevalência frequentemente subestimada pelas estatísticas oficiais e dados ausentes em vários países. Pode-se argumentar que a subnotificação pode ser sugestiva de uma lacuna legislativa que precisa ser abordada. Apesar da atenção dada a esse fenômeno por organizações internacionais de combate à violência contra a mulher, existe ainda escassez de legislações em alguns locais do mundo que tratem especificamente do feminicídio. Além disso, um enquadramento não homogêneo do termo feminicídio decorre da literatura de patologia forense e das leis nacionais distintas. Partindo de um dos princípios fundadores da ética médica - a autonomia -, Cechi et al.[8] propõem definir o feminicídio como um homicídio perpetrado em razão do não reconhecimento do direito à autodeterminação da vítima. Essa definição daria ao patologista forense um papel central na identificação dos casos de feminicídio entre os assassinatos de mulheres. É necessária uma abordagem forense compartilhada, idealmente empregando metodologia padronizada para comparar dados internacionais e padronizar a pesquisa científica nesse campo do saber.[8]

Além disso, mais de uma pessoa pertencente a uma minoria sexual e de gênero é assassinada todos os dias no Brasil por causa de sua orientação sexual e/ou identidade de gênero.[9] De acordo com dados mundiais coletados pela Transgender Europe (TGEU), desde 2008 o Brasil é responsável por 41,5% de todos os assassinatos relatados entre pessoas trans no mundo.[10] Essas formas de violência contra a população trans certamente vão muito além das discussões dos "projetos de lei sobre os banheiros". Sabemos que o acesso seguro a banheiros públicos é uma necessidade essencial para a participação na vida cívica, no local de trabalho, em ambientes educacionais e outros espaços públicos. Isso não é diferente para as pessoas transgênero. No entanto, o acesso a banheiros públicos de acordo com a identidade de gênero tem gerado polêmica na medida em que pessoas transexuais enfrentam constrangimento e até expulsão desses espaços. A falta de acesso da população transgênero aos banheiros públicos impacta negativamente na saúde física e mental dessa população. Dessa forma, a proibição de acesso ao banheiro pode configurar uma forma de violência e discriminação de gênero.[11]

Durante a pandemia de Covid-19, tanto mulheres cisgênero quanto pessoas de minorias sexuais sofreram aumento de casos de violência, uma vez que as quarentenas e os bloqueios de permanência em casa aumentaram o estresse econômico das famílias, sobrecarregaram as mulheres com os cuidados e aumentaram sua exposição à violência doméstica, ao mesmo tempo que diminuíram a disponibilidade de apoio social e o acesso aos serviços de proteção.[5] Tanto os estudos científicos quanto a mídia precocemente noticiaram que a violência doméstica seria um risco real no novo contexto pandêmico, especialmente para esposas, mães, filhos e idosos. Em março de 2020, por exemplo, um artigo no *The Guardian* afirmava que os casos de violência doméstica aumentaram de 40 a 50% no Brasil. Relatórios policiais e ligações para linhas de ajuda devido à violência doméstica aumentaram também na Argentina, Canadá, China, Chipre, França, Alemanha, Itália, Espanha, Reino Unido e Estados Unidos da América (EUA) no período de pandemia.[12,13]

Nas últimas décadas, as ações de enfrentamento do fenômeno da violência de gênero avançaram significativamente no Brasil, destacando-se a produção crescente e a sistematização de informações sobre o tema. Nesse sentido, os Sistemas de Informação são ferramentas importantes na coleta, processamento/organização e divulgação de estatísticas oficiais sobre esse tipo de violência, cujo objetivo é auxiliar no planejamento e implementação de políticas públicas intersetoriais. Assim, é necessária uma análise crítica dos sistemas de informação a respeito da violência contra a mulher, sobre como eles caracterizam o fenômeno, bem como alimentam decisões e planejam ações.[3]

MARCOS LEGAIS DE COMBATE À VIOLÊNCIA DE GÊNERO

A Figura 3 ilustra os principais marcos legais e acordos mundiais de combate à violência de gênero no mundo.

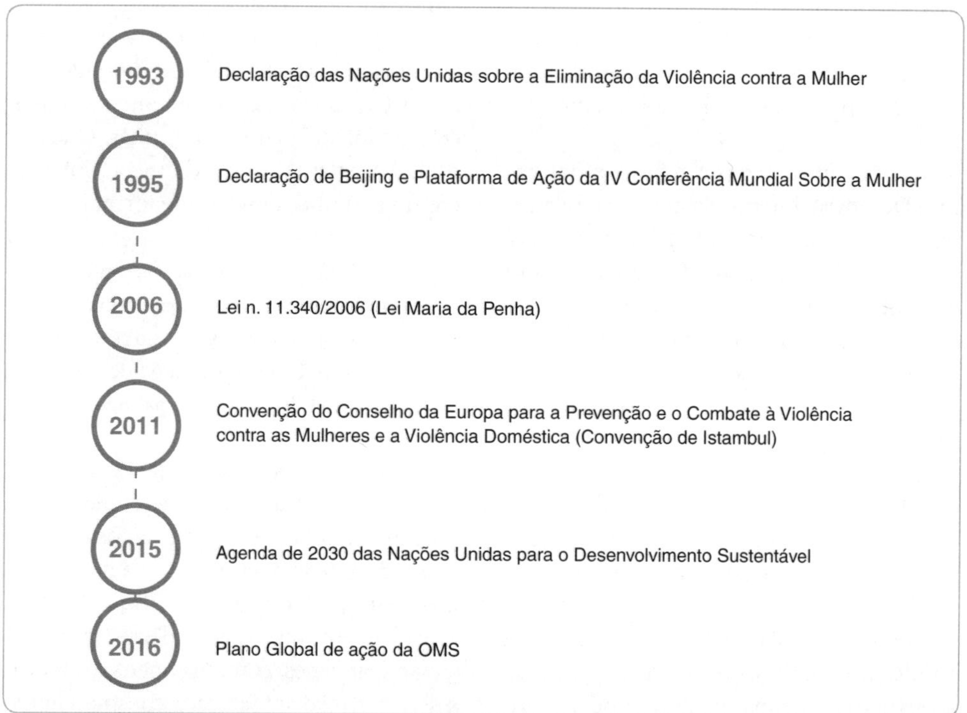

FIGURA 3 Marcos legais e acordos mundiais de combate à violência de gênero no mundo.
Fonte: elaborada pelos autores.

A Declaração sobre a Eliminação da Violência contra as Mulheres, adotada pelas Nações Unidas, preconiza o direito ao gozo e à proteção da mulher, em condições de igualdade, de todos os direitos humanos e liberdades fundamentais nos domínios político, econômico, social, cultural, civil ou em qualquer outro domínio. Também estabelece que os Estados-membros devem condenar e eliminar a violência contra as mulheres e não devem invocar quaisquer costumes, tradições ou considerações religiosas para se furtar às suas obrigações quanto à eliminação dessa violência.

A Declaração de Beijing e a Plataforma de Ação da IV Conferência Mundial sobre a Mulher, realizada em Pequim, são consensos assinados pelos Estados-membros das Nações Unidas, visando a garantir a igualdade de gênero em suas políticas e programas. A Plataforma de Ação recomenda medidas destinadas a eliminar os obstáculos à participação ativa das mulheres em todas as esferas e a todos os níveis da vida pública e privada, visando a seu empoderamento.

A Agenda 2030 das Nações Unidas para o Desenvolvimento Sustentável foi adotada pelos países que compuseram a Cúpula das Nações Unidas sobre o Desenvolvimento Sustentável em 2015, incluindo como alvo mundial eliminar todas as formas de violência contra a mulher e meninas nas esferas pública e privada, assim como adotar indicadores para medir o progresso em relação a esse alvo.

O plano global de ação para fortalecer o papel do sistema de saúde é um documento técnico baseado em evidências, nas melhores práticas e orientações técnicas existentes da Organização Mundial da Saúde (OMS). Ele oferece um conjunto de ações que os Estados-membros podem adotar para reforçar o sistema de saúde e as ações intersetoriais para prevenir e responder à violência interpessoal em geral, e em particular contra mulheres, meninas e crianças.

A Convenção do Conselho da Europa para a Prevenção e o Combate à Violência contra as Mulheres e a Violência Doméstica, conhecida como a Convenção de Istambul, que teve sua abertura para países signatários em 2011, é um tratado internacional de direitos humanos, em particular das mulheres e meninas, destinado a combater a violência contra mulheres e a violência doméstica por meio da prevenção da violência, da proteção das vítimas e da eliminação da impunidade dos agressores.[14]

No Brasil, a Lei Maria da Penha (Lei n. 11.340/2006)[35], é outro marco legal importante para o país, uma vez que impôs sanções criminais e promoveu programas de reabilitação aos autores de atos de violência doméstica exclusivamente contra mulheres, emitiu medidas cautelares contra os agressores, exigindo, por exemplo, a entrega de armas de fogo, e estabeleceu unidades policiais treinadas exclusivamente para lidar com a violência contra a mulher. O art. 5º da Lei Maria da Penha define a violência contra a mulher da seguinte forma:

> Art. 5º Para os efeitos desta Lei, configura violência doméstica e familiar contra a mulher qualquer ação ou omissão baseada no gênero que lhe cause morte, lesão, sofrimento físico, sexual ou psicológico e dano moral ou patrimonial.

Nos termos da Lei Maria da Penha, a violência psicológica deve ser entendida como qualquer conduta que cause danos emocionais e diminuição da autoestima da mulher, ou que lhe prejudique e perturbe o pleno desenvolvimento ou que vise a degradar ou controlar suas ações, comportamentos, crenças e decisões, mediante ameaça, constrangimento, humilhação, manipulação, isolamento, vigilância constante, perseguição contumaz, insulto, chantagem, violação de sua intimidade, ridicularização, exploração e limitação do direito de ir e vir, ou qualquer outro meio que lhe cause prejuízo à saúde psicológica e à autodeterminação (artigo 7º, II).

A Lei 14.188/2021 trouxe algumas inovações legislativas no combate à violência contra a mulher, entre elas a criação do Programa Sinal Vermelho; o aumento de pena no crime de lesão corporal contra a mulher, por razões da condição de sexo feminino e, enfim, a criação do tipo penal de violência psicológica contra a mulher. Na prática, o programa estabelece um "sinal em formato de 'X', preferencialmente feito na mão e na cor vermelha" (art. 2º, parágrafo único), como símbolo para identificação de uma pessoa em situação de violência doméstica ou familiar. A Lei ainda prevê que os órgãos públicos competentes capacitem servidores e funcionários de instituições públicas e privadas participantes do programa, para que estejam qualificados a reagir ao sinal, providenciando o devido "encaminhamento da vítima ao atendimento especializado na localidade" (art. 3º). A principal novidade na referida lei foi a inserção no Código Penal do crime de violência psicológica, conforme o artigo a seguir:

> Artigo 147-B – Causar dano emocional à mulher que a prejudique e perturbe seu pleno desenvolvimento ou que vise a degradar ou a controlar suas ações, comportamentos, crenças e decisões, mediante ameaça, constrangimento, humilhação, manipulação, isolamento, chantagem, ridicularização, limitação do direito de ir e vir ou qualquer outro meio que cause prejuízo à sua saúde psicológica e autodeterminação.

Estudo de Schneider e Piazza[15] avaliou que a Lei Maria da Penha contribuiu para uma redução de 22% nas hospitalizações relacionadas à agressão entre mulheres, especialmente nos municípios onde as mulheres são mais vulneráveis à violência doméstica. Os dados foram coletados do sistema público de saúde brasileiro, chamado Sistema Único de Saúde (SUS), que fornece informações públicas sobre registros detalhados de hospitalizações no Brasil.[15]

ESTEREÓTIPOS DE PAPEL DE GÊNERO: MASCULINIDADE E PATRIARCADO

Existem muitas diferenças entre homens e mulheres. Até certo ponto, elas são capturadas pelas imagens estereotipadas desses dois grupos. Os estereótipos sobre a maneira como homens e mulheres pensam e se comportam são amplamente compartilhados. No entanto, as expectativas estereotipadas não apenas refletem as diferenças existentes, mas também impactam a maneira como homens e mulheres se definem e são tratados pelos outros. Estudos empíricos mostram que os estereótipos de gênero afetam a maneira como as pessoas atendem, interpretam e lembram de informações sobre si mesmas e sobre os outros. Considerar as funções cognitivas e motivacionais dos estereótipos de gênero nos ajuda a entender seu impacto nas crenças e comunicações implícitas sobre homens e mulheres.[16]

Os estereótipos de papel de gênero são construções sociais que podem influenciar e regular poderosamente o comportamento humano, incluindo a violência; e, portanto, é provável que também influenciem o nexo de gestão da violência e saúde mental. Essa relação entre violência, gênero e saúde mental é complexa e ainda não totalmente compreendida.[17]

O controle, a agressão e os comportamentos sexuais de violação são práticas comuns entre os perpetradores do sexo masculino, e as noções de identidade masculina e supostos "direitos masculinos" estão entre os fatores relacionados a essas formas de violência, permitindo e normalizando o comportamento abusivo masculino. Muitas mulheres, ensinadas a serem submissas pela sociedade em que vivem, são incapazes de se defender. Na perspectiva dos perpetradores masculinos, raiva, ciúme, vingança, abandono, sentir-se traído pelas parceiras, ganhar dinheiro, exploração sexual e incitação por outra mulher estão entre os principais motivos que justificam as violências praticadas por eles. Esforços para reduzir a violência de gênero transitam entre abordar as pressões sociais e o contexto da violência, incluindo a masculinidade e a dominação patriarcal.[18]

As ciências sociais explicam que o patriarcado ("a regra do pai") é a expressão de um ordenamento social (não reduzível a relações interpessoais) que, sob a ótica de privilégios e das relações de poderes dentro de uma sociedade, (re)produz iniquidade de gênero. Já no âmbito da saúde, para compreendermos melhor as desvantagens sociais impostas às mulheres cisgênero e transexuais, vamos recorrer à metáfora apresentada por Saffioti,[19] que faz referência à dinâmica do patriarcado como um nó que, segundo a autora, é formado pelos três elementos (raça/etnia, gênero e classe social), cada um deles com suas especificidades e distinções, mas que se fundem e configuram uma unidade.[19] Não é a soma do racismo, da classe e do gênero, mas esse entrelaçamento, que faz nascer uma nova realidade social, cuja síntese se traduz em um sistema de dominação e exploração das mulheres como forma de opressão.[19]

VIOLÊNCIA OBSTÉTRICA

No ano de 2014, a Organização Mundial da Saúde (OMS) reconheceu como uma forma de abuso também a violência obstétrica, apesar de esta já ocorrer de longa data. Na década de 1950, nos EUA, pela primeira vez foi anunciado pela via midiática um caso de "crueldade nas maternidades", matéria escrita pela revista *Ladies' Home*. Tal publicação repercutiu entre as mulheres, que também começaram a expor suas histórias de abuso durante o parto.[20,21] Mesmo que nos EUA o tema já estivesse nas mídias desde a década de 1950, no Brasil, apenas na década de 1980 o tema ganhou força por meio dos primeiros movimentos sociais pela humanização do parto e do recém-nascido (RN).[20,21]

A violência obstétrica pode ocorrer de forma verbal, física ou sexual, além da adoção de intervenções e procedimentos sem embasamento científico e/ou desnecessários, em diferentes momentos, sendo eles realizados, ainda na gestação, durante o parto e até mesmo no pós-parto com desrespeito diretamente voltado ao gênero feminino, ao seu corpo e aos seus processos reprodutivos e/ou à sua autonomia. Esse tipo de violência acarreta prejuízos na vida das mulheres, afetando o emocional, podendo gerar transtornos psiquiátricos, traumas, dificuldades na vida sexual, entre outras complicações.[22]

A violência obstétrica geralmente é praticada por pessoas que realizam assistência obstétrica e pode se dar por meio de algumas das seguintes situações: comentários constrangedores em razão da raça/etnia, da orientação sexual, da idade, da classe social, da religião, do número de filhos, impedir a mulher de se movimentar durante o parto, humilhações e xingamentos, realizar tricotomia, episiotomia sem necessidade, sem anestesia ou sem informação prévia à mulher, manobra de Kristeller de forma desnecessária, negar anestesia, toques realizados por mais de uma pessoa, sem o esclarecimento e consentimento da mulher, dificultar o aleitamento materno, não permitir o contato imediato com o bebê, impedir

QUADRO 1 Normativas do Ministério da Saúde contra a violência obstétrica

Portaria 569/2000 – Institui o Programa de Humanização no Pré-Natal e Nascimento, no âmbito do Sistema Único de Saúde.

Portaria 1.067/2005 – Institui o dever dos serviços e profissionais de saúde acolher com dignidade a mulher e o recém-nascido.

Portaria 371/2014 – Assegura o contato pele a pele mãe e bebê logo após o parto, o aleitamento materno na primeira hora e o clampeamento do cordão umbilical (corte) após cessadas suas pulsações, quando as condições de saúde do bebê são adequadas.

A Organização Mundial da Saúde recomenda retardar o clampeamento, uma vez que essa intervenção permite a continuidade da passagem do sangue da placenta para o bebê durante mais 1 a 3 minutos após o nascimento, o que aumenta as reservas de ferro da criança, reduzindo as chances de anemia infantil.

Diretrizes Nacionais de Assistência ao Parto Normal, de 2017: com o intuito de oferecer subsídios e orientação para que se promova, proteja e incentive o parto normal, o documento do Ministério da Saúde sintetiza e avalia sistematicamente a informação científica disponível em relação às práticas mais comuns na assistência ao parto e ao nascimento do bebê.

1. Os Estados-partes adotarão as medidas necessárias e apropriadas para eliminar a discriminação contra a mulher na esfera dos cuidados médicos a fim de assegurar, em condições de igualdade entre homens e mulheres, o acesso a serviços médicos, inclusive os referentes ao planejamento familiar.
2. Em concordância com o disposto no parágrafo 1º, os Estados-parte deverão garantir à mulher assistência apropriada em relação à gravidez, ao parto e ao pós-parto, proporcionando assistência sem custo quando necessário, além de assegurar uma nutrição adequada durante a gravidez e a lactância.

Fonte: Brasil, 2021.[22]

acompanhante e realizar cirurgia cesariana de forma desnecessária.[21,22]

Para que se previnam situações de violência obstétrica, o Ministério da Saúde (MS), primeiramente, reconhece que um atendimento humanizado é um direito da mulher, desde a gestação até o parto. Assim, definiu protocolos e procedimentos que devem ser utilizados nos serviços de saúde, sejam eles públicos ou privados.[22] O Quadro 1 traz as normativas do MS contra a violência obstétrica.

Sempre que houver danos estéticos, materiais ou morais, a mulher poderá promover uma ação na justiça, solicitando reparação. Porém, para que se promova essa ação, a mulher que sofreu violência obstétrica tem o prazo de três anos contados a partir da data dos fatos para promover a ação judicial.[22]

VIOLÊNCIA SEXUAL

A violência sexual contra a mulher se caracteriza como uma agressão que, além de persistente, envolve crueldade, na qual fica evidente uma demonstração extrema de poder do homem sobre ela. Tal ação pode ser compreendida desde comentários indesejáveis ou investidas contra a sexualidade de uma pessoa usando a coerção, podendo chegar até mesmo ao próprio ato ou tentativa de obter um ato sexual sem o consentimento da mulher. A predominância desse ato é perpetrada por homens e afeta uma grande parcela de mulheres em todo o mundo. A violência sexual contra a mulher é considerada um ato grave e acarreta danos que podem perdurar por toda a vida e relacionar-se diretamente com o bem-estar físico, reprodutivo, emocional, social, mental e com questões sexuais. Encontram-se entre as consequências dessa agressão as infecções sexualmente transmissíveis (IST), incluindo HIV/Aids, e a gravidez não desejada. No caso de gravidez decorrente de violência sexual, as taxas podem variar entre 0,5 e 5%, e os riscos de contrair uma IST podem variar entre 16 e 58%. Intervenções possíveis:[23]

- Anticoncepção de emergência, que deve acontecer em até 72 horas pós-violência sexual; chega a impedir, em média, 3 a cada 4 gestações.
- Profilaxia das IST, em até 72 horas pós-violência sexual; pode reduzir a soro-conversão de HIV em até 81%.

Um estudo transversal dos autores Öberg et al.,[24] de base populacional, objetivou a investigação da prevalência de polivitimização da violência na infância, bem como a violência sexual na idade adulta entre o gênero feminino. O estudo buscou entender a relação entre exposição à violência na infância e os fatores sociodemográficos associados diretamente ao risco de mulheres que sofrerem violência sexual na vida adulta. As tentativas de estupro ou o estupro consumado após os 18 anos tiveram maior prevalência entre mulheres desempregadas ou usuárias da previdência social, solteiras e com ensino superior completo. Mesmo que vários fatores sociodemográficos estudados tenham apresentado associações significativas, as múltiplas exposições à violência na infância foram o fator de risco mais potente para que existisse a presença de violência sexual na vida adulta das mulheres.[24]

Já o estudo dos autores Viana et al.[25] buscou analisar, no Brasil, a tendência ao longo do tempo das notificações de violência sexual contra mulheres adolescentes no período de 2011 a 2018, com idades de 10 a 19 anos. Esses dados estão disponíveis no Sistema de Informação de Agravos de Notificação (Sinan), e foram acessados em 2020. Foi encontrada uma significativa tendência de aumento em todas as regiões brasileiras. No início e no final do período analisado, as taxas foram maiores na região Norte, porém, de forma geral, as taxas de notificação do Sul e do Sudeste apresentaram maior aumento. Esse estudo traz um grande alerta sobre o quanto as adolescentes estão vulneráveis à violência sexual e indica, ainda, maior aprimoramento dos sistemas de vigilância da violência.[25]

Outro dado alarmante e igualmente preocupante é o fato de pesquisas dos autores Ledingham et al.[26] apresentarem dados sobre um risco aumentado, em até duas vezes, de violência sexual em mulheres com deficiência. Os autores notaram também que há pouca produção científica que avalie a relação entre a violência sexual e os diferentes tipos de deficiência. Mulheres que apresentam múltiplas deficiências experimentam maior prevalência e risco (42,1%) do que mulheres sem deficiência. Mulheres com deficiências múltiplas ou deficiências cognitivas foram significativamente mais propensas a passar por violência sexual utilizando de força física ou não física durante a primeira relação sexual do que mulheres sem deficiência. Com base nesse estudo, entende-se que é de suma importância o desenvolvimento de programas inclusivos de prevenção e intervenção da violência baseados em evidências para mulheres com deficiência.[26]

SAÚDE MENTAL E VIOLÊNCIA DE GÊNERO

A violência de gênero caracteriza-se como um problema proeminente de saúde pública. Por isso, profissionais de saúde mental devem estar aptos para identificar, pensar em estratégias de prevenção e responder à violência de gênero de forma rápida e eficaz. As formas mais comuns de violência de gênero são a violência sexual e o abuso doméstico; e a vitimização mantém relação íntima com o risco aumentado de transtorno mental.[1]

Estudo de Satyanarayana et al.[27] que revisou, em várias situações, dados sobre as consequências negativas da violência de gênero para a saúde mental mostra que, além das associações entre abuso sexual infantil e resultados de saúde mental, alguns estudos prospectivos apresentaram robustas associações entre abuso sexual infantil e depressão, sendo as adolescentes, as sem-teto, as migrantes e as mulheres no período perinatal as que apresentavam maior risco. As mulheres que relataram violência bidirecional apresentaram taxas mais altas de depressão e transtorno de estresse pós-traumático. A gravidade da violência, a violência múltipla e a violência recente estão diretamente associadas a maior morbidade.[27] A violência sexual não é exclusividade de mulheres cisgênero: pessoas com diversidade de gênero e transgênero são desproporcionalmente afetadas por vários problemas de saúde e fatores de risco associados; porém, mesmo com dados robustos apresentando a desproporcionalidade, pouco se sabe sobre as diferenças nesses resultados entre identidades de gênero na população. Estudo de Newcomb et al.[28] examinou as diferenças entre identidades de gênero por meio da saúde autorrelatada e variáveis psicossociais relacionadas, e encontrou resultados que mostram taxas altas de depressão e suicídio, desde ideação, plano até a tentativa; violência como abuso sexual na infância; e uso de substâncias psicoativas como tabaco, álcool e drogas ilícitas. Os jovens transgênero geralmente relataram resultados piores do que os jovens cisgênero de minorias sexuais. Esse estudo explicita a necessidade de estabelecer abordagens de intervenção que possam mitigar as disparidades de saúde entre essa população.[28]

Durante a pandemia de Covid-19, as preocupações com a saúde mental ligadas ao confinamento sanitário aumentaram rapidamente entre as mulheres. Sediri et al.[29] fizeram fazer um levantamento do efeito desse bloqueio relacionado ao SARS-CoV-2 na violência de gênero e na saúde mental das mulheres tunisianas. Por meio de uma pesquisa *on-line* na qual utilizaram as Escalas de Ansiedade e Estresse de Depressão (DASS-21) e a Escala de Dependência de Bergen do Facebook (FBAS), fizeram um recorte de um grupo exclusivo de mulheres nessa rede social. Foram entrevistadas 751 mulheres de todas as regiões da Tunísia. O resultado mostrou que mais da metade delas (57,3%) relatou sintomas de angústia extremamente graves, de acordo com o DASS-21. Os sintomas mais graves de ansiedade, estresse e depressão foram mais elevados entre as mulheres que tinham histórico de doença mental e que foram supostamente abusadas durante o confinamento. O uso problemático de mídias sociais foi relatado em aproximadamente 40% das mulheres. Houve um aumento de 4,4 para 14,8% da violência contra as mulheres durante as restrições da Covid-19. O abuso psicológico foi o tipo de violência mais evidente, em 96% dos casos. Deve-se pensar, com base nesse estudo, que é necessário o desenvolvimento de uma intervenção psicológica eficaz que se destine às mulheres que sofrem violência sexual.[29]

ELEMENTOS PROBATÓRIOS DA VIOLÊNCIA PSICOLÓGICA

A violência psicológica não deixa marcas físicas evidentes e, apesar de ser reconhecida como parte das diferentes formas de violência doméstica, ainda pode ter sua existência questionada e o praticante da violência querer demandar provas probatórias ou, em outras instâncias, desmerecer os limites probantes da palavra da vítima em casos de violência psicológica no contexto de violência doméstica. Sabemos que essa forma de violência pode ser provada a partir do depoimento da vítima, por depoimentos de testemunhas, relatórios de atendimento médico, relatórios psicológicos ou outros elementos que demonstrem o impacto do crime para o pleno desenvolvimento da mulher, o controle de suas ações, o abalo de sua saúde psicológica ou algum impedimento à sua autodeterminação.

Considerando que uma das principais consequências do crime é a lesão da saúde psíquica da mulher, o dano emocional (dor, sofrimento ou angústia significativos), laudos técnicos podem ser necessários. Ao profissional da área da psiquiatria forense e/ou da psicologia jurídica podem ser solicitadas contribuições por meio de avaliação pericial e/ou de assistência técnica. Entrevista estruturada e testes psicométricos podem esclarecer se a sintomatologia relatada e observada corresponde a dano psíquico e se tem relação com a violência psicológica alegada.[30]

OS SISTEMAS DE SAÚDE E JUDICIÁRIO E A VIOLÊNCIA DE GÊNERO

Os sistemas de saúde têm um papel crucial na resposta multissetorial à violência contra as mulheres. Especialmente os serviços de saúde mental podem ser importantes na prevenção primária e secundária da violência contra a mulher. Apesar da orientação clínica sobre o papel dos profissionais de saúde mental na identificação da violência contra a mulher e na resposta adequada em muitos lugares do mundo, a pouca identificação persiste e pode levar ao não envolvimento com os serviços e à baixa resposta ao tratamento. Há ainda poucas pesquisas sobre como melhorar a identificação e o tratamento de vítimas de violência de gênero e seus agressores nos serviços de saúde mental.[1]

Alguns países têm diretrizes ou protocolos que articulam esse papel, e os profissionais de saúde recebem treinamento, mas geralmente o desenvolvimento e a implementação do sistema têm progredido lentamente. Existem substanciais barreiras sistêmicas e comportamentais, especialmente em países de baixa e média renda, para que essas diretrizes sejam de fato implementadas. A violência contra a mulher foi identificada como uma prioridade de saúde nas diretrizes publicadas pela OMS em 2013 e na resolução da 67ª Assembleia Mundial da Saúde sobre o fortalecimento do papel do sistema de saúde no enfrentamento da violência, principalmente contra mulheres e meninas.[31]

Os serviços de saúde são uma instância oportuna para a intervenção precoce junto às vítimas/sobreviventes de violência de gênero, visto que as mulheres visitam com muita frequência esses locais. As intervenções, que são baseadas em evidências e respondem ao consenso das vozes das vítimas/sobreviventes, incluem educação universal, triagem no atendimento pré-natal, cuidados de apoio de primeira linha e encaminhamento para intervenções psicológicas e promotoras de direitos. A equipe de saúde requer treinamento, protocolos, roteiros, caminhos de encaminhamento, compreensão da segurança cultural e prática antirracista na prestação de serviços e no apoio de liderança para realizar esse trabalho delicado, incluindo suporte, se necessário, para suas próprias experiências de violência de gênero. Uma abordagem competente sobre trauma e violência de gênero nos sistemas de saúde, levando em consideração as desigualdades estruturais, é essencial para sustentar o trabalho de violência baseada em gênero nos serviços de saúde.[32]

Diferentes países mostram a diversidade de contextos e caminhos para o desenvolvimento de uma resposta do sistema de saúde à violência contra as mulheres. Embora sejam necessárias pesquisas adicionais, sabe-se que o fortalecimento dos sistemas de saúde pode permitir que os profissionais da saúde, serviço social, da segurança e da justiça enfrentem a violência contra a mulher por meio de protocolos, capacitação, coordenação eficaz entre agências e redes de proteção de referência.[31]

Entre os possíveis caminhos, em São Paulo, para fazer a denúncia de violência de gênero/doméstica estão:

- Delegacias: uma das principais portas de entrada das denúncias de violência doméstica são as Delegacias de Defesa da Mulher. Mas a ocorrência de agressão pode ser registrada em qualquer delegacia comum, e, nesse caso, a vítima deverá ter prioridade no atendimento.
- Telefone: a denúncia pode ser registrada pelo Ligue 180, central exclusiva para atendimento à mulher. O serviço está disponível 24 horas por dia, todos os dias, em todo o país. A vítima também pode solicitar ajuda pelo Disque 190, da Polícia Militar (PM). Nesse caso, uma viatura da PM será enviada até o local.
- Boletim de ocorrência (BO) eletrônico: mulheres vítimas de violência doméstica podem registrar ocorrências *on-line*, por meio da Delegacia Virtual. Nesse caso, por via eletrônica, apenas a própria vítima pode registrar a denúncia.
- Casa da Mulher Brasileira: oferece diversos serviços para mulheres vítimas de violência, como delegacia, juizado, Ministério Público e Defensoria Pública em um mesmo lugar, para facilitar e garantir o acolhimento e as denúncias.

A Lei Maria da Penha estabelece que, após o boletim de violência doméstica, o caso deve ser remetido ao juiz em, no máximo, 48 horas. A Justiça terá outras 48 horas para analisar e julgar a concessão das medidas protetivas de urgência, se for o caso. O prazo de 48 horas iniciais é necessário para que delegados ou delegadas possam realizar diligências e perícias, entrar em contato com a vítima (nos casos registrados pela internet), realizar exames periciais, reunir provas materiais – por isso é importante que as vítimas guardem provas físicas, se as tiverem – e garantir o deferimento de um possível pedido de medida protetiva pela Justiça. A Lei Maria da Penha determina que as vítimas de violência doméstica tenham acesso a orientação jurídica; dessa forma, Ministério Público e Defensoria Pública trabalham lado a lado para oferecer atendimento a essas mulheres e prestar esclarecimentos quanto aos pedidos de medida protetiva, divórcio, entre outros. Há dois tipos de medidas protetivas de urgência:

- Vítima: a Justiça pode encaminhar a mulher e seus dependentes a um programa de proteção ou de atendimento; determinar a recondução da vítima e de seus dependentes ao respectivo domicílio, após o afastamento do agressor; determinar a separação de corpos, entre outras ações.
- Agressor: as medidas podem determinar o afastamento imediato do lar; proibir que o agressor se aproxime da vítima, de seus familiares e das testemunhas, fixando um limite mínimo de distância; proibir contato com a vítima por qualquer meio de comunicação, inclusive por redes sociais, entre outras proibições e obrigações.

Entre os dispositivos de proteção e acolhimento no Brasil podemos citar:

- Casa Abrigo: se a mulher precisar de abrigo, ela deve solicitar o pedido no BO para que seja analisado pelo juiz, ou pode procurar ajuda nas Defensorias ou no Ministério Público, que podem encaminhá-la para os abrigos sigilosos. Também é possível procurar esse serviço nos Centros de Referência Especializados de Assistência Social (CREAS) ou Centros de Referência de Assistência em Saúde (CRAS). A análise é feita por assistentes sociais ou psicólogos. As Casas Abrigo oferecem moradia protegida e atendimento integral a mulheres em risco de morte iminente em razão da violência doméstica. Oferecem atendimento psicológico, social, jurídico, encaminhamento para atividades profissionalizantes, programas de geração de renda, além de acompanhamento pedagógico para crianças, que podem acompanhar suas mães mediante autorização da Justiça. É um serviço de caráter sigiloso e temporário. Em geral, o tempo de acolhimento nesses espaços é de até 90 dias, mas o prazo pode ser ampliado.

- **Casa da Mulher Brasileira:** em alguns estados do Brasil existe esse dispositivo, que funciona 24 horas por dia e presta serviços integrais e humanizados para mulheres em situação de violência. Oferece apoio psicológico, assistencial e jurídico em um ambiente confortável, acolhedor e seguro.
- **Centros de Atendimento à Mulher:** são centros de defesa e convivência da mulher, especializados no atendimento de mulheres em situação de violência doméstica e de vulnerabilidade social, oferecendo serviços de atendimento social, psicológico e encaminhamento jurídico.

SOLO SÍ ES SÍ

Na Espanha a lei popularmente conhecida como *Solo sí es sí* ou *Ley de Garantía Integral de la Libertad Sexual* define que sexo sem consentimento é estupro e garante a proteção integral do direito à liberdade sexual e à erradicação de todo tipo de violência sexual. A nova legislação busca esclarecer que o silêncio ou a passividade não significam, necessariamente, consentimento da mulher. "Sole un sí significa un sí" mostra que não há brechas para interpretações. Esse lema, nascido na Espanha há alguns anos após um estupro coletivo que ficou conhecido por "La Manada", tem sido repetido desde então em placas, cartazes, nas paredes, nas ruas e nas redes sociais por milhares de mulheres. O propósito é deixar claro que a vítima está protegida legalmente quando não consente com o ato sexual e não apenas quando mostra claramente sua oposição. Para o governo espanhol, a nova legislação opta por um sistema penal progressivo, proporcional à gravidade, para dar uma resposta penal adequada à multiplicidade de circunstâncias que possam ocorrer. A lei espanhola é uma das mais vanguardistas da Europa, sendo entendida com um passo importante para mudar a cultura sexual do país, afastar a culpa e o medo de muitas mulheres, a fim de deixar para trás a cultura do estupro e de criar uma cultura do sexo apenas com consentimento.[33]

Embora as condutas sexuais classificadas antes da mudança, como abusos e agressões sexuais, estejam agrupadas no mesmo crime, a nova configuração não implica redução ou aumento da pena atualmente prevista para esses crimes. A aplicação das penas vai desde multa até 12 anos de prisão. A penalidade máxima pode ser de 15 anos, caso o crime tenha qualificadoras. A lei ainda determina direito a assistência integral especializada (psicológica, social, legal e trabalhista) a todas as vítimas de violência sexual, independentemente de sua orientação sexual, idade, raça ou origem étnica, bem como de sua situação administrativa no país, no caso de imigrantes.[33]

CONCLUSÃO

A violência de gênero é uma triste realidade que ocorre ao redor do mundo, continuada de forma generalizada, apesar de existirem muitas ações que buscam reconhecê-la, preveni-la e eliminá-la. Mitigar ou até mesmo tentar eliminar a violência de gênero seria fundamental para o alcance da igualdade de gênero e, consequentemente, o empoderamento pleno das mulheres. Para que seja possível alcançarmos, minimamente, o objetivo de eliminar a violência de gênero, é preciso que seja estabelecido um compromisso político com as lideranças para que leis sejam implementadas e para que as políticas possam promover a igualdade de gênero, investindo em serviços específicos para mulheres, alocando recursos para a prevenção e abordando as múltiplas formas de discriminação que as mulheres enfrentam diariamente.[34]

AS 7 ESTRATÉGIAS DA OMS

Sete estratégias para prevenir a violência de gênero e empoderar as mulheres foram estabelecidas pela OMS em 2019:[34]

1. **Habilidades de relacionamento fortalecidas**: diz respeito às estratégias destinadas a mulheres ou grupos de mulheres, homens ou casais com o intuito de melhorar as habilidades de gestão de conflitos, comunicação interpessoal e tomada de decisão compartilhada.
2. **Ambientes seguros**: dizem respeito aos esforços para criar espaços seguros para a mulher, como escolas, ambientes de trabalho, espaços públicos, entre outros.
3. **Empoderamento das mulheres**: diz respeito ao empoderamento social e econômico, incluindo propriedade de ativos e herança, microfinanças além de intervenções de treinamento em gênero e empoderamento, ação e orientação para desenvolver habilidades de negociação, autoeficácia, assertividade e autoconfiança.
4. **Serviços garantidos**: diz respeito a uma série de serviços, incluindo jurídicos, de saúde, sociais e policiais.
5. **Pobreza reduzida**: diz respeito a estratégias cujo objetivo principal é aliviar a pobreza, voltadas para mulheres ou famílias, como microempréstimos, transferências monetárias, poupanças e intervenções na força de trabalho.
6. **Prevenção do abuso de crianças e adolescentes**: diz respeito à proibição de castigo corporal, fortalecendo os relacionamentos familiares saudáveis.
7. **Atitudes, crenças e normas transformadas**: diz respeito a estratégias que desafiam normas e estereótipos prejudiciais de gênero, atitudes e crenças que defendem a masculinidade.

A eliminação da violência contra as mulheres só poderá ser realizada por meio da prevenção. Vale saber que a prevenção bem-sucedida requer algumas ações específicas, conforme estabelecido pela OMS:[34]

- **Construir um compromisso político** entre as lideranças do país para que criem espaços para falar sobre o assunto e que condenem a violência contra as mulheres.
- **Investir, gerar trabalho e renda** e garantir recursos que apoiem serviços exclusivos para as mulheres.
- **Facilitar meios para que a denúncia seja realizada** e para que seja feito o cumprimento das leis e políticas que abordem a violência contra a mulher, além de promover a igualdade de gênero, incluindo o acesso ao ensino médio.
- **Disponibilizar recursos para programas e pesquisas** que tenham como objetivo o fortalecimento de instituições serviços de saúde, educação, aplicação da lei e setores de serviços sociais que trabalhem para enfrentar a violência contra mulheres.

REFERÊNCIAS

1. Oram S, Khalifeh H, Howard LM. Violence against women and mental health. Lancet Psychiatry. 2017; 4(2):159-70.
2. Tsapalas D, Parker M, Ferrer L, Bernales M. Gender-based violence, perspectives in Latin America and the Caribbean. Hisp Health Care Int. 2021;19(1):23-37.
3. Carvalho EFM, Laguardia J, Deslandes SF. Information systems on violence against women: an integrative review. Cien Saude Colet. 2022;27(4):1273-87.
4. Alderton A, Henry N, Foster S, Badland H. Examining the relationship between urban liveability and gender-based violence: a systematic review. Health Place. 2020;64:102365.
5. World Health Organization. Addressing violence against women in health and multisectoral policies: a global status report. Genebra: WHO; 2021.
6. Stark L, Seff I, Reis C. Gender-based violence against adolescent girls in humanitarian settings: a review of the evidence. Lancet Child Adolesc Health. 2021; 5(3):210-22.
7. Anuário Brasileiro de Segurança Pública 2022. Fórum Brasileiro de Segurança Pública. Disponível em URL: https://forumseguranca.org.br/wp-content/uploads/2022/06/anuario-2022.pdf?v=5
8. Cecchi R, Sassani M, Agugiaro G, Caroppo E, De Lellis P, Sannella A, et al. A medico-legal definition of femicide. Leg Med (Tokyo). 2022;59:102101.
9. Pinto IV, Andrade SSA, Rodrigues LL, Santos MAS, Marinho MMA, Benício LA, et al. Profile of notification of violence against lesbian, gay, bisexual, transvestite and transsexual people recorded in the National Information System on Notifiable Diseases, Brazil, 2015-2017. Rev Bras Epidemiol. 2020;23: e200006.SUPL.1.
10. Transgender Europe (TGEU). Transrespect versus transphobia worldwide. Disponível em: https://transrespect.org/en/tmmupdate-tdor-2021/ (acesso 12 dez 2022)
11. Bagagli BP, Chaves TV, Fontana MGZ. Trans women and public restrooms: the legal discourse and its violence. Front Sociol. 2021;6:652777.
12. Bradbury-Jones C, Isham L. The pandemic paradox: the consequences of COVID-19 on domestic violence. J Clin Nurs. 2020;12.
13. Telles LEB, Valença AM, Barros AJS, Silva AG. Domestic violence in the COVID-19 pandemic: a forensic psychiatric perspective. Braz J Psychiatry. 2021;43(3):233-4.
14. Convenção do Conselho da Europa para a prevenção e o combate à violência contra as mulheres e a violência doméstica. Convenção de Istambul. Disponível em: https://rm.coe.int/1680685fcb (acesso 3 abr 2023).
15. Schneider R, Piazza KS. Does legal change induce behavioral change in domestic violence against women? J Interpers Violence. 2022;8862605221140046.
16. Ellemers N. Gender stereotypes. Annu Rev Psychol. 2018; 69:275-98.
17. Ali S, Adshead G. Just like a woman: gender role stereotypes in forensic psychiatry. Front Psychiatry. 2022;13:840837.
18. Alsawalqa RO, Alrawashdeh MN. The role of patriarchal structure and gender stereotypes in cyber dating abuse: a qualitative examination of male perpetrators experiences. Br J Sociol. 2022;73(3): 587-606.
19. Saffioti H. Gênero, patriarcado, violência. 2.ed. São Paulo: Expressão Popular: Fundação Perseu Abramo; 2015.
20. Zanardo GLP, Uribe MC, Nadal AHR, Habigzang LF. Violência obstétrica no Brasil: uma revisão narrativa. Psicologia & Sociedade. 2017;29(1):1-11.
21. Paz A, Martins C, Simplini CM, Plum JDG, Nascimento MCC, Oliveira OS, Manso MEG. Violência obstétrica no Brasil: uma revisão bibliográfica. São Paulo: Blucher; 2018. p. 257-70.
22. Brasil. Governo do Estado do Mato Grosso do Sul. Violência Obstétrica. Mato Grosso do Sul: Secretaria de Estado de Saúde; 2021.
23. Delziovo CR, Coelho EBS, d'Orsi E, Lindner SR. Violência sexual contra a mulher e o atendimento no setor saúde em Santa Catarina – Brasil. Ciência & Saúde Coletiva. 2018;23(5):1687-96.
24. Öberg M, Skalkidou A, Heimer G, Lucas S. Sexual violence against women in Sweden: associations with combined childhood violence and sociodemographic factors. Scandinavian Journal of Public Health. 2021;49(3):292-300.
25. Viana VAO, Madeiro AP, Mascarenhas MDM, Rodrigues MTP. Tendência temporal da violência sexual contra mulheres adolescentes no Brasil, 2011-2018. Ciência & Saúde Coletiva. 2022;27(6):2363-71.
26. Ledingham E, Wright GW, Mitra M. Sexual violence against women with disabilities: experiences with force and lifetime risk. Am J Prev Med. 2022;62(6), 895-902.
27. Satyanarayana VA, Chandra PS, Vaddiparti K. Mental health consequences of violence against women and girls. Curr Opin Psychiatry. 2015;28(5):350-6.
28. Newcomb ME, Hill R, Buehler K, Ryan DT, Whitton SW, Mustanski B. High burden of mental health problems, substance use, violence, and related psychosocial factors in transgender, non-binary, and gender diverse youth and young adults. Arch Sex Behav. 2020;49(2):645-59.
29. Sediri S, Zgueb Y, Ouanes S, Ouali U, Bourgou S, Jomli R. Women's mental health: acute impact of

COVID-19 pandemic on domestic violence. Archives of Women's Mental Health. 2020;23(6):749-56.
30. Fernandes VDS, Ávila TP, Cunha RS. Violência psicológica contra a mulher: comentários à Lei n. 14.188/2021. Meu Site Jurídico, 29 de julho de 2021. Disponível em: https://meusitejuridico.editorajuspodivm.com.br/2021/07/29/comentários-lei-n-14-1882021/ (acesso 28 ago 2023).
31. García-Moreno C, Hegarty K, d'Oliveira AFL, Koziol-McLain J, Colombini M, Feder G. The health-systems response to violence against women. Lancet. 2015;385(9977):1567-79.
32. Hegarty KL, Andrews S, Tarzia L. Transforming health settings to address gender-based violence in Australia. Med J Aust. 2022;217(3):159-66.
33. El País. El Congreso aprueba la 'ley del solo sí es sí', que consagra el consentimiento como clave de la libertad sexual. 2022. Disponível em: http://elpais.com
34. World Health Organization. Respect women: preventing violence against women. 2019. Disponível em: https://www.unwomen.org/en/digital-library/publications/2019/05/respect-women-preventing-violence-against-women
35. Brasil. Lei n. 11.340, de 7 de agosto de 2006. Cria mecanismos para coibir a violência doméstica e familiar contra a mulher, nos termos do § 8º do art. 226 da Constituição Federal, da Convenção sobre a Eliminação de Todas as Formas de Discriminação contra as Mulheres e da Convenção Interamericana para Prevenir, Punir e Erradicar a Violência contra a Mulher; dispõe sobre a criação dos Juizados de Violência Doméstica e Familiar contra a Mulher; altera o Código de Processo Penal, o Código Penal e a Lei de Execução Penal; e dá outras providências. Brasília, DF; 185º da Independência e 118º da República.

CAPÍTULO 35

Alienação parental: a influência do perfil de personalidade em alienadoras

Ana Paula Rechden
Elise Karam Trindade
Patrícia Cantisani Schaffer Pires

PONTOS-CHAVE

- A alienação parental configura-se como uma forma de abuso emocional impressa nos filhos, podendo ocasionar prejuízos incalculáveis, entre eles a destruição das ligações emocionais básicas com os pais ou com um dos genitores.
- Na síndrome de alienação parental a criança ou adolescente desqualifica sistematicamente o alienado, recusando sua presença, sem saber explicar bem o porquê, comumente reproduzindo falas do alienador.
- O funcionamento psíquico e a dinâmica estabelecida em alguns padrões femininos favorecem condutas alienadoras.
- No Brasil, o direito à convivência familiar está expressamente previsto no art. 227 da Constituição Federal e encerra verdadeiro instrumento de concretização do princípio da dignidade da pessoa humana e da proteção integral.
- Os laudos periciais judiciais devem contemplar o perfil parental e o contexto histórico-familiar dos envolvidos, elementos de extrema importância para a identificação da conduta alienadora em discussão e para uma melhor compreensão do funcionamento dos indivíduos periciados.

INTRODUÇÃO

A alienação parental é um fenômeno com significativa prevalência nas varas de família, especificamente nos casos envolvendo divórcios conflituosos e disputa da guarda de filhos. O divórcio consiste em uma crise do ciclo de vida. Quando litigioso, em muitos casos, verifica-se que pelo menos um de seus membros não consegue seguir em frente, e procura manter uma conexão com o outro, mesmo que pouco saudável, por meio do conflito. Não são raras as famílias em que filhos são envolvidos e tornam-se alvo da perversidade de algum ou ambos os genitores, mesmo apresentando significativo sofrimento, especialmente quando menores.

Por conta da importância e gravidade desse quadro, em 2010 foi promulgada a Lei n. 12.318,[1] a Lei da Alienação Parental (LAP) que estabelece o conceito de alienação parental para fins jurídicos, como a interferência na formação psicológica da criança ou adolescente promovida por um dos genitores ou por quem mantenha sua guarda ou autoridade, para que repudie o outro genitor ou cause prejuízo à manutenção de vínculos com ele. O termo alienação parental foi proposto pelo psicanalista Richard Gardner, que formulou essa designação a partir de sua experiência em tribunais americanos.[2] Em 2002, Gardner[3] observou que um número expressivo de crianças passava a rejeitar um dos pais, após o processo de separação ou divórcio, mesmo mantendo de forma controversa, uma relação afetiva positiva com esse genitor.

A alienação parental configura-se como uma forma de abuso emocional impressa nos filhos, podendo ocasionar prejuízos incalculáveis, entre eles a destruição das ligações emocionais básicas com os pais ou com um dos genitores. Importa frisar que os comportamentos alienantes geralmente se iniciam de maneira sutil e branda, podendo apresentar difícil detecção. São diversas as manifestações no sentido de desacreditar, desconstituir e invalidar a figura parental alienada. Ao longo do tempo, os atos podem assumir proporções mais graves e, em casos mais extremos, comprometer fortemente a integridade dos filhos, acarretando danos psicológicos imponderáveis e irreversíveis.

Viver em um ambiente permeado por conflitos interparentais é uma das experiências mais marcantes para os filhos, independentemente da idade, com implicações sérias no seu ajustamento global. Esses conflitos impactam diretamente a saúde emocional dos membros do núcleo familiar e podem ser absorvidos de forma tão intensa que os filhos chegam a desenvolver comportamentos desadaptativos no curto, médio e longo prazo. As sequelas nas crianças e adolescentes que sofrem alienação parental podem perdurar para o resto da vida. A partir dos comportamentos disfuncionais dos genitores poderão se instaurar vínculos patológicos nos filhos, além da percepção de vivências contraditórias nas relações entre pai e mãe e, até mesmo, nas relações amorosas em geral.[4]

Valendo-se do fato de que, quanto mais nova é a criança, mais sugestionável ela se apresenta em uma relação, o genitor alienador pode até mesmo implantar falsas memórias de situações que jamais ocorreram, mediante infundadas acusações de agressões físicas, psicológicas ou até mesmo de abusos sexuais. A partir do surgimento de alianças entre progenitores e filhos, a criança/jovem é submetida a uma série de provas de lealdade, por meio das quais, para não desiludir o genitor alienador, é quase obrigada a confirmar sua pretensão.[3]

Cabe destacar que, em meio ao litígio, as escolhas ou decisões dos filhos podem espelhar um sintoma do relacionamento disfuncional. No caso de fortes alianças estabelecidas, os filhos podem sentir-se aprisionados, geralmente pelo genitor guardião, e suas escolhas ou opiniões podem ser o reflexo desse tipo de vinculação.[5] A teoria sistêmica já retratava que em um sistema familiar disfuncional poderiam ocorrer padrões relacionais cristalizados entre seus membros, como alinhamento e aliança com o guardião, coalizões, triangulações e lealdades invisíveis, os quais são bastante relevantes para compreender o fenômeno da alienação parental.[6]

Deve-se admitir que as características individuais de personalidade dos genitores, a satisfação ou insatisfação com a relação conjugal estabelecida anteriormente e as práticas parentais exercem um importante papel na dinâmica relacional. Outrossim, percebe-se que a angústia e o descontentamento, geralmente decorrentes do término da relação previamente estabelecida, interferem nas discussões sobre guarda e convivência paterno-filial. Em muitas situações há controvérsias acerca da divisão de patrimônio, pensão alimentícia e dificuldades de aceitação quanto ao início de relações com novos parceiros e, consequentemente, novos arranjos familiares.

Entre as diversas atitudes que surgem, várias estratégias reforçam a mensagem negativa para o filho em relação ao genitor, que não mantém a guarda ou não reside com a criança, como fazê-lo pensar que o progenitor responsável pela guarda é a única pessoa que o ama, ou que foi rejeitado pelo outro progenitor e a relação terminou, de modo a induzir um distanciamento entre eles. Essa situação exige da criança uma fidelidade de apoio, que contribui para o desenvolvimento de uma dependência da criança em relação ao alienador.[7]

Judicialmente, o fenômeno é caracterizado a partir da avaliação da presença dos seguintes indicadores.[1]

> **Lei n. 12.318/2010**
>
> Art. 2º:
>
> I – realizar campanha de desqualificação da conduta do genitor no exercício da paternidade ou maternidade;
>
> II – dificultar o exercício da autoridade parental;
>
> III – dificultar contato de criança ou adolescente com genitor;
>
> IV – dificultar o exercício do direito regulamentado de convivência familiar;
>
> V – omitir deliberadamente a genitor informações pessoais relevantes sobre a criança ou adolescente, inclusive escolares, médicas e alterações de endereço;
>
> VI – apresentar falsa denúncia contra genitor, contra familiares deste ou contra avós, para obstar ou dificultar a convivência deles com a criança ou adolescente;
>
> VII – mudar o domicílio para local distante, sem justificativa, visando a dificultar a convivência da criança ou adolescente com o outro genitor, com familiares deste ou com avós.

Apesar de estudos encontrarem consequências à saúde mental da criança ou adolescente vítimas de alienação parental, não é um consenso na ciência que exista uma síndrome da alienação parental (SAP), quadro descrito e aceito por muitos autores especialistas. Na SAP, os próprios filhos introjetam a alienação, passando a odiar ou a repudiar o genitor alienado.[8] De acordo com Gardner,[9,10] a SAP inclui fatores conscientes e inconscientes.

É uma condição complexa que abrange um conjunto de pensamentos, sentimentos e comportamentos. A criança ou adolescente desqualifica sistematicamente o alienado, recusando sua presença, sem saber explicar bem o porquê, comumente reproduzindo falas do alienador.[11] Werner et al.[4] acrescentam que, na SAP, a própria criança pode demonstrar esquecimento das experiências positivas vividas com o genitor alvo dos ataques.

Trindade[8] refere que nos casos de grau leve o genitor alienador desenvolve nos filhos uma programação por meio de vários tipos de comparação com o outro genitor, o que resulta em desequilíbrio prejudicial ao desenvolvimento psicológico saudável da criança ou adolescente. Eles, então, tendem a reproduzir alguns comportamentos do genitor alienador, sendo receptivos com o genitor alienado quando não estão na presença do alienador, demonstrando certa ambivalência e ainda poucos impedimentos no exercício do direito de convivência.

No estágio médio dessa síndrome, surgem problemas com as visitas e a convivência. O comportamento dos filhos passa a ser inadequado ou hostil. Aparecem situações fingidas e motivações fúteis, que se fundem no vínculo com o alienador, emergindo características com sinais patológicos, ensejando dificuldades de manejo da relação.

Finalmente, em um estágio avançado, evidenciam-se as fortes campanhas de desmoralização do alienado. O vínculo fica seriamente prejudicado e sentimentos francamente odiosos se estabelecem contra o genitor alienado, os quais podem ser estendidos aos demais membros da família. Criam-se rupturas nas relações sociais entre os diversos profissionais envolvidos no caso, uma vez que as pessoas passam a ser consideradas a favor ou contra um dos lados do conflito. As visitas ou a convivência, nesse estágio, tornam-se praticamente impossíveis e, quando realizadas, são motivo para novas provocações ou alegações, incluindo abuso físico, psicológico ou sexual.

Por todas essas razões, é de fundamental importância determinar a incidência do fenômeno, assim como seus prejuízos junto ao núcleo familiar. Uma intervenção inadequada pode aumentar ainda mais as dificuldades psicológicas, principalmente em relação aos filhos, e mais ainda se forem de tenra idade, pois os estágios da síndrome não dependem somente das artimanhas feitas pelo genitor alienador, mas do tempo de convívio e grau de êxito que ele obtém com os filhos.

É fundamental ressaltar que, sem um tratamento adequado, a instauração dessa síndrome pode produzir sequelas capazes de perdurar por toda a vida adulta, gerando um ciclo de repetição transgeracional. No caso de a situação se manter por longo período, levará a um processo de cronificação tão intenso a ponto de anular a figura parental alienada, podendo não haver mais a reversão dessa situação.

Assim, não restam dúvidas quanto aos efeitos nocivos que podem ser gerados pelos atos de alienação parental. Torna-se fundamental que, ao serem detectadas práticas alienadoras e sintomas nos filhos, os profissionais realizem os devidos encaminhamentos para intervenção, evitando que se estabeleça a SAP e, por consequência, que sejam eliminados os vínculos paterno/materno-filiais de forma irreversível e permanente.

QUESTÕES RELATIVAS AO GÊNERO: PERFIL CARACTERÍSTICO DE ALIENADORES

Na tentativa de obter maior compreensão do fenômeno, é importante observar e compreender as características individuais dos indivíduos alienadores. O comportamento alienador pode estar associado a características perversas dos pais, com a presença de uma forma de agir premeditada, com o intuito de prejudicar seu ex-cônjuge. Anteriormente a alienação parental não era um problema tão significativo, em virtude da naturalização da figura materna como cuidadora exclusiva. No entanto, a literatura tem apontado que as mães costumam exercer o papel de alienadoras com maior prevalência, e suas características individuais contribuem para a ocorrência desse fenômeno.[8,12,13] Essa realidade, por sua vez, certamente se justifica pelo fato de que, por muito tempo, a guarda era preferencialmente dada às mulheres, consideradas mais preparadas para cuidar dos filhos.

Entretanto, com a maior aproximação da figura paterna nos cuidados e interação com os filhos, houve o surgimento abrupto de casos de alienação parental. Existe o argumento de que seria o sentimento de abandono, rejeição e traição gerado pelo rompimento do relacionamento do casal que motivaria a tendência vingativa da mulher, agindo como força propulsora para a cura de sua ferida narcísica. A falta de um processo adequado de luto pelo fim do relacionamento explica a tendência de muitas mães colocarem os filhos contra o pai, no ímpeto de castigá-lo, vingando seu sentimento de rejeição.[14] Além disso, há os sentimentos ambivalentes permeados por rivalidade e disputa de interesses, que também são comuns nesses casos.

No estudo realizado por Damiani e Ramires,[15] com ex-casais em disputas de guarda de filhos envolvendo a discussão de alienação parental, foram identificadas nos participantes narrativas de relacionamentos frágeis e conturbados. Os vínculos constituídos mostraram-se instáveis e sujeitos a rupturas. O histórico anterior individual com frequência era permeado por perdas precoces, conflitos e inconstâncias afetivas. Foram observadas condutas maternas alienadoras prevalentes caracterizadas por um discurso unilateral e posicionamentos rígidos, demonstrando clara inabilidade para os aspectos relacionais. As mães alienadoras denotaram uma concepção de maternidade com noção de propriedade, utilizando os filhos na tentativa de exercer um controle sobre o relacionamento paterno-filial.

A teoria sistêmica considera que nos sistemas familiares, quando as fronteiras são difusas ou permeáveis, os limites são praticamente inexistentes e o padrão de funcionamento familiar passa a ser emaranhado, o que pode comprometer a diferenciação entre as partes. A estrutura de personalidade, na concepção psicanalítica, leva em conta os aspectos constitucionais, as experiências emocionais na infância e as vivências traumáticas da vida adulta.[16]

Ressalta-se que a maioria dos participantes desse estudo narrou histórias de intensa ligação com suas figuras de apego durante a infância, a maior parte delas representada pela mãe. Além disso, foram observadas, nas mães descritas como alienadoras, relações regidas por um padrão simbiótico, intensa ansiedade de separação, bem como um padrão regressivo no estabelecimento das relações. Os vínculos iniciais foram permeados por dependência e indiscriminação.

Em consequência desse funcionamento, os filhos não desenvolveram as condições necessárias para a manutenção saudável e madura dos vínculos afetivos na vida adulta. Os resultados desse estudo[15] apontaram para a presença de características compatíveis com as patologias ou organizações limítrofes de personalidade. Essas organizações caracterizam-se por apresentar angústia de separação ou perda do objeto, difusão de identidade, impulsividade, narcisismo e agressividade. Os mecanismos de defesa observados nas genitoras alienadoras foram de natureza primitiva, como a clivagem, identificação projetiva e formação reativa.[15]

Para um melhor entendimento sobre esse tipo de funcionamento, verifica-se que a passagem pelas diversas etapas do ciclo de vida familiar e a forma de lidar com as crises dependerão, além dos recursos próprios mantidos pela família nuclear, os legados de gerações anteriores e as soluções utilizadas para resolver as mesmas crises, podendo haver uma repetição de padrões. No caso da alienação parental, pode ocorrer que um dos membros do sistema já tenha experenciado essa problemática. Assim, a vivência dessa situação pode vir a se repetir nas gerações subsequentes, incluindo-se numa dinâmica transgeracional.

Na transmissão psíquica transgeracional,[17] observa-se que os conteúdos psíquicos de ascendentes marcam os conteúdos psíquicos de outros descendentes. Os filhos recebem a herança de forma inconsciente de tudo aquilo que não está inscrito, visto ou falado, mas que foi vivido por um dos membros do sistema familiar, e esse conteúdo tende a se repetir em gerações subsequentes. Pode ocorrer de um genitor que induz o filho a odiar o outro, e a se afastar dele e de sua família extensa, ter vivenciado, quando criança, um processo de alienação parental em que foi obrigado a preterir a vinculação com o pai ou mãe e a família de um deles, após o divórcio de seus genitores, e conviver com a falta ou anulação dessa figura, como acontece com frequência.

Um estudo de Baker e Darnall[18] relata a importância dessa análise, principalmente se considerarmos que a alienação parental pode ser encarada como uma transmissão intergeracional de trauma. Esse membro da dupla parental provavelmente conviveu a vida inteira com a privação de uma figura importante no seu desenvolvimento e não encontrou forma de elaborar e de expressar a dor intensa de ter que escolher entre um dos pais e se colocar contra o outro, e se utiliza de mecanismos maléficos para essa compensação psíquica inconsciente.

Por outro lado, a repetição meramente cíclica de um caso passado não necessariamente justifica ou explica qualquer ato que possa ser desencadeado futuramente. Não é porque o indivíduo sofreu com alienação parental na infância que esse processo será repetido na vida adulta, e o contrário também se mostra verdadeiro. Nem todo mundo que comete alienação parental necessariamente tem seu comportamento ancorado em um caso semelhante no passado. Acontece que, se considerarmos os padrões já analisados de comportamento narcísico observados nas mães alienadoras, como os citados no trabalho de Bernet e Stabler,[19] podemos considerar em uma análise mais ampla os efeitos negativos da convivência de crianças com os padrões de comportamento tipicamente narcísicos, como a megalomania, a manipulação e a dissonância cognitiva causada em prol da manutenção do ego do genitor alienador.

As consequências nos filhos de mães narcísicas tendem a seguir um padrão: baixa autoestima, autoimagem prejudicada, baixa condição de independência psíquica, limites egoicos mal estabelecidos, entre outros, de semelhante tipologia. Assim, a alienação parental pode também ser interpretada como consequência de um fenômeno conhecido como padrão aprendido,[20] em que forma de ver e interagir com o mundo é aprendida por meio do simples conviver com os genitores.

Quando o laboratório da vida é feito no mesmo ambiente de um narcísico, a probabilidade de que as noções de eu e de mundo sejam distorcidas é bastante alta. De qualquer maneira que se escolha observar, na alienação parental é possível constatar um conteúdo não expresso, encontrando então na transgeracionalidade uma forma de manifestação, seja por meio da repetição, submetendo os filhos à mesma vivência de dor que outrora experimentou, seja pelo padrão aprendido, influenciado pelos sintomas comuns de transtornos de personalidade, que muitas vezes não são nem mesmo tratados ou diagnosticados.

DIREITOS VIOLADOS

A parentalidade deve ser exercida com amor, dedicação e responsabilidade, proporcionando-se aos filhos condições satisfatórias para um salutar desenvolvimento físico, mental, emocional, espiritual e social, em atendimento ao princípio do melhor interesse. Em um contexto de divórcio litigioso, conforme dito anteriormente, é bastante comum que os pais confundam conjugalidade e parentalidade,[21] criando um contexto para a instauração da alienação parental. Imbuídos de sentimentos de raiva, fracasso e vindita, os pais não conseguem transcender os interesses da prole aos seus interesses pessoais. Descortina-se, assim, o cenário fatídico ideal, emergindo as situações de alienação parental e suas repercussões jurídicas.

Nesses casos, os filhos, em vez de serem preservados, passam a ser envolvidos nesse processo destrutivo à custa da sua integridade emocional. O alienante cria uma série de situações visando dificultar ou impedir ao máximo a convivência familiar. O filho é reduzido a objeto e passa a ser programado para rejeitar um de seus pais sem justificativa, até que ele próprio ingresse em uma trajetória de desmoralização desse mesmo genitor.[22] Paralelamente, cria-se uma relação de lealdade e de identificação com o genitor alienador, passando a vítima a aceitar como verdadeiro tudo que é por ele afirmado. Trava-se uma verdadeira guerra emocional e, na maioria das vezes, busca-se intervenção judicial.

Na perspectiva psicojurídica, a convivência familiar é a relação afetiva diuturna e duradoura estabelecida pelas pessoas que compõem o grupo familiar, em virtude de laços de parentesco ou não no ambiente comum. É o ninho no qual as pessoas deveriam se sentir recíproca e solidariamente acolhidas e protegidas, especialmente as crianças.[23]

A convivência familiar constitui um dos principais direitos norteadores das relações paterno e materno-filiais, embora sua abrangência alcance outros sujeitos de direitos, como o jovem, o idoso, o Estado e a sociedade como um todo.* Trata-se de um direito de mão dupla, que assegura tanto a crianças e adolescentes quanto a seus pais e a família extensa a manutenção dos vínculos de afeto.

No Brasil, o direito à convivência familiar está expressamente previsto no art. 227 da Constituição Federal e encerra verdadeiro instrumento de concretização do princípio da dignidade da pessoa humana e da proteção integral.

> Constituição Federal. Art. 227. É dever da família, da sociedade e do Estado assegurar à criança, ao adolescente e ao jovem, com absoluta prioridade, o direito à vida, à saúde, à alimentação, à educação, ao lazer, à profissionalização, à cultura, à dignidade, ao respeito, à liberdade e à convivência familiar e comunitária, além de colocá-los a salvo de toda forma de negligência, discriminação, exploração, violência, crueldade e opressão.

Em sede infraconstitucional, está tutelado nos arts. 4º e 19º do Estatuto da Criança e do Adolescente – ECA.

> Estatuto da Criança e do Adolescente. Art. 4º É dever da família, da comunidade, da sociedade em geral e do poder público assegurar, com absoluta prioridade, a efetivação dos direitos referentes à vida, à saúde, à alimentação, à educação, ao esporte, ao lazer, à profissionalização, à cultura, à dignidade, ao respeito, à liberdade e à convivência familiar e comunitária.

> Estatuto da Criança e do Adolescente. Art. 19. É direito da criança e do adolescente ser criado e educado no seio de sua família e, excepcionalmente, em família substituta, assegurada a convivência familiar e comunitária, em ambiente que garanta seu desenvolvimento integral.

Da convivência familiar exsurgem os poderes-deveres inerentes às responsabilidades parentais, sendo manifesta a indissociabilidade de sua relação, uma vez que o exercício da parentalidade se realiza na união e convívio entre os membros de uma mesma família. Ainda que os pais decidam pela separação, os vínculos estabelecidos com os filhos devem ser mantidos.

A guarda, em situações de disputa, deve ser conferida àquele que propiciar a higidez da relação parental, ou seja, que viabilizar a convivência da criança ou do adolescente com o outro genitor.

> LAP. Art. 7º. A atribuição ou alteração da guarda dar-se-á por preferência ao genitor que viabiliza a efetiva convivência da criança ou adolescente com o outro genitor nas hipóteses em que seja inviável a guarda compartilhada.

Nesse sentido, a Convenção sobre os Direitos da Criança, da qual o Brasil é signatário, estabelece que, estando os pais separados, a criança tem direito de "manter

---

* Art. 3º do Estatuto do Idoso (Lei 10.741/2003) e Estatuto da Juventude (Lei 12.852/2013).

regularmente relações pessoais e contato direto com ambos, a menos que isso seja contrário ao interesse maior da criança" (CDC, art. 9º, n. 1 e 3).

> CDC. Artigo 9º.
> 1. Os Estados Partes deverão zelar para que a criança não seja separada dos pais contra a vontade dos mesmos, exceto quando, sujeita à revisão judicial, as autoridades competentes determinarem, em conformidade com a lei e os procedimentos legais cabíveis, que tal separação é necessária ao interesse maior da criança. Tal determinação pode ser necessária em casos específicos, por exemplo, nos casos em que a criança sofre maus-tratos ou descuido por parte de seus pais ou quando estes vivem separados e uma decisão deve ser tomada a respeito do local da residência da criança. (...)
> 3. Os Estados Partes respeitarão o direito da criança que esteja separada de um ou de ambos os pais de manter regularmente relações pessoais e contato direto com ambos, a menos que isso seja contrário ao interesse maior da criança.

Dessa forma, a alienação parental fere o direito de natureza fundamental de crianças e adolescentes – e do genitor alienado –, e violenta os deveres inerentes ao exercício de uma parentalidade responsável, com sequelas gravíssimas na integridade psicológica dos envolvidos.

No Brasil, dada a relevância da temática, a alienação parental é regulada por lei específica:

A. abuso moral contra a criança ou adolescente;
B. descumprimento dos deveres inerentes à autoridade parental ou decorrentes de tutela ou guarda.

> LAP. Art. 3º. A prática de ato de alienação parental fere direito fundamental da criança ou do adolescente de convivência familiar saudável, prejudica a realização de afeto nas relações com genitor e com o grupo familiar, constitui abuso moral contra a criança ou o adolescente e descumprimento dos deveres inerentes à autoridade parental ou decorrentes de tutela ou guarda.

Em reforço aos direitos tutelados pela Lei de Alienação Parental, em 2017 foi promulgada legislação com o objetivo de complementar o sistema de garantia de direitos da criança e do adolescente vítima ou testemunha de violência,* segundo a qual a alienação parental é prevista expressamente como violência psicológica;† a oitiva da criança ou do adolescente se dará mediante escuta especializada e depoimento especial,‡ podendo ocorrer em sede de produção antecipada de prova se a criança tiver menos de 7 anos ou em caso de violência sexual;§ é assegurado o direito de pleitear as medidas de proteção contra o autor da violência.¶

Feitas essas observações, é possível concluir que o ordenamento civil aborda o tema de forma precisa e específica, além de dispor dos mecanismos jurídicos adequados para salvaguardar o interesse dos alienados. Contudo, a realidade jurídica dos processos envolvendo alienação parental, infelizmente, não é das mais promissoras. O êxito de um processo de alienação parental depende da robustez da prova coligida. Nem sempre os sintomas são facilmente observáveis, e pode levar um tempo até que se manifestem.

Contudo, não é necessário que o judiciário aguarde a ocorrência de prejuízos psicológicos para a criança ou que seja caracterizada a SAP para a tomada das medidas cabíveis. Muito pelo contrário, bastam indícios das condutas alienadoras exemplificadas no art. 2º da Lei de Alienação

---

*BRASIL, Lei 13.431, de 4 de abril de 2017.
†*Ibid*, art. 4º, II, "b".
‡*Ibid*, art. 4º, §1º.
§*Ibid*, art. 11, §1º, I e II.
¶*Ibid*, art. 6º.

Parental para o juiz determinar as medidas provisórias necessárias para a preservação da integridade psicológica da criança ou do adolescente, inclusive para assegurar sua convivência com genitor ou viabilizar a efetiva reaproximação entre ambos.

Da mesma forma, está disposto que qualquer conduta dificultadora da convivência de criança ou adolescente com genitor enseja a aplicação das penalidades previstas nessa mesma lei, sem prejuízo da decorrente responsabilidade civil ou criminal e da ampla utilização de instrumentos processuais aptos a inibir ou atenuar seus efeitos.

> LAP. Art. 6º. Caracterizados atos típicos de alienação parental ou qualquer conduta que dificulte a convivência de criança ou adolescente com genitor, em ação autônoma ou incidental, o juiz poderá, cumulativamente ou não, sem prejuízo da decorrente responsabilidade civil ou criminal e da ampla utilização de instrumentos processuais aptos a inibir ou atenuar seus efeitos, segundo a gravidade do caso:
> I – declarar a ocorrência de alienação parental e advertir o alienador;
> II – ampliar o regime de convivência familiar em favor do genitor alienado;
> III – estipular multa ao alienador;
> IV – determinar acompanhamento psicológico e/ou biopsicossocial;
> V – determinar a alteração da guarda para guarda compartilhada ou sua inversão;
> VI – determinar a fixação cautelar do domicílio da criança ou adolescente;
> VII – declarar a suspensão da autoridade parental.

CASOS PRÁTICOS E CASUÍSTICA

Na prática, essas condutas indiciárias ou meramente obstaculizadoras da convivência não apenas são facilmente observáveis como podem sofrer um escalonamento no decorrer do processo.

Exemplo disso é um caso concreto em que uma genitora tinha o hábito de recorrentemente alterar o regime de convivência de forma tendenciosa. A situação aparentava ser caracterizada apenas como pequenos contratempos do dia a dia, justificando uma razoabilidade diante de situações pontuais, mas com o passar do tempo assumiu contornos progressivamente maiores. Ela passou a criar obstáculos para a convivência em momentos emblemáticos, como Dia dos Pais, aniversário da criança, Natal ou Ano-Novo. Nesse momento, o judiciário já havia sido alertado, mas nenhuma providência fora determinada. Posteriormente, ela postulou a suspensão dos pernoites com o pai, trazendo o argumento de que a criança estaria com transtorno de ansiedade de separação e juntando ao processo laudo psiquiátrico (de um profissional eleito unilateral e arbitrariamente pela genitora), além de áudios da criança chorando.

Não obstante todo o contexto a denotar a prática de alienação parental, os pernoites foram suspensos temporariamente sob a justificativa de salvaguardar a integridade psicológica da criança. Infelizmente o choro, em realidade, retratava a alienação que vinha sofrendo. A situação assumiu contornos patológicos, e a integridade emocional da criança, que era para ter sido preservada desde os primeiros sinais de alienação, restou ainda mais violentada. Por mais que posteriormente tenham sido retomados os pernoites, pai e filha perderam um tempo de convívio, o qual jamais será restituído.

Outro caso bastante peculiar, mas típico do contexto de alienação, envolve a falsa alegação de abuso sexual e a implantação de falsas memórias. Inconformada com a separação, uma genitora noticia o ex-cônjuge de que irá afastá-lo dos dois filhos comuns, privando-o de qualquer contato. E eis que ela cumpre a sua nefasta promessa. Registra

Boletim de Ocorrência, feito uma semana após o suposto fato criminoso, no qual descreve ter presenciado o pai abusando sexualmente do filho menor de idade. Postula, na esfera cível, a guarda unilateral e a vedação do direito de convivência, bem como, na esfera criminal, medida protetiva de afastamento paterno-filial. Pleiteia igualmente medida protetiva para si, pois também teria sido vítima de agressão por parte do ex-marido à época do casamento. É marcada audiência com urgência na esfera cível.

Nessa solenidade, traz outro fato criminoso: o pai não apenas abusava do filho, mas também da filha mais velha, já adolescente. Ou seja, ele foi posto como um tipo de pedófilo, que gostava tanto de meninas como de meninos. Com o deferimento das medidas protetivas na esfera criminal, o direito de convivência ficou impossibilitado. Passaram-se alguns anos até o julgamento do processo criminal por estupro de vulnerável, sem que esse pai pudesse ter qualquer contato com os filhos.

A absolvição desse genitor, tanto em primeiro como em segundo graus de jurisdição, ensejou a retomada da convivência. A genitora, por sua vez, criou toda sorte de embaraços para os encontros não acontecerem, além do que, a essa altura, os filhos rejeitavam não apenas o pai, mas também os avós paternos e a irmã mais velha, nascida do casamento anterior do genitor. O filho chegava a ponto de narrar por claras falsas memórias que os avós o deixavam sozinho em casa, passando fome e sede, situações essas imaginárias e sem qualquer factibilidade.

A genitora, por sua vez, queixava-se de ter que submeter os filhos a tratamento psicológico e, embora instada diversas vezes a comprová-lo, juntava atestados vagos informando a realização de encontros esporádicos, não dando qualquer importância à integridade psicológica dos filhos supostamente abusados pelo pai. Durante todo o tramitar da ação, não informou nada sobre a saúde e a educação dos filhos, e sequer indicou a nova escola deles, quando o genitor solicitou.

Os detalhes desse caso concreto são muito mais sórdidos, tanto que a perícia apontou para a prática de alienação parental. Ainda assim, o pai não consegue exercer seu direito constitucional de convivência, nem mesmo nas dependências do Poder Judiciário, por conta das arbitrariedades da genitora, que manipulou os filhos para rejeitarem o genitor. Os peritos do Judiciário, embora tenham presenciado as cenas criadas pela família materna, para coibir a convivência paterno-filial culminaram por sugerir a suspensão da reaproximação, tamanha a gravidade da SAP instaurada.

Fato é que, em nome da integridade psicológica que se busca preservar, deixam-se as crianças sob a tutela da alienadora e totalmente órfãs do alienado, em manifesta violação ao princípio do melhor interesse, que as leis e a Constituição tanto buscam salvaguardar.

Por fim, é oportuno ressaltar que, segundo estatística do CNJ – Conselho Nacional de Justiça, no ano de 2020 foram ajuizados 3.659 novos processos de alienação parental. Em 2021, esse número saltou para 4.570 – provavelmente como um reflexo da pandemia da Covid-19. Em 2022, o número caiu para 2.749. Estima-se, no entanto, que esses dados não refletem a realidade. Isso porque as ações de alienação parental podem ser instauradas pelo julgador no decorrer do processo, além de poderem tramitar de forma incidental ou conjuntamente às ações de divórcio e de dissolução de união estável, de maneira que acabam não sendo contabilizadas.

POR QUE MUITAS VEZES O PAPEL DE ALIENADOR É IMPUTADO ÀS MULHERES?

Diante de toda a compreensão psicológica e jurídica sobre a alienação parental, suas causas, desenvolvimento e consequências, não se pode deixar de registrar a associação do gênero feminino ao papel do alienador.

Considerando os aspectos socialmente intrínsecos ao feminino e principalmente à maternidade, essa relação tem algumas explicações, visto que:

A. Ainda que haja uma luta na equidade de gênero se estendendo a questões parentais, inegavelmente o papel da mãe, principalmente na primeira infância, sobressai ao do genitor, cabendo lembrar que, quanto menor a criança, mais vulnerável e mais facilmente alienada ela poderá ser.
B. As mulheres, historicamente, são as detentoras da guarda dos filhos, e, mesmo com o advento da guarda compartilhada, na maioria dos casos os filhos seguem mantendo a residência fixada no lar materno, permanecendo a maior parte do tempo sob os cuidados da genitora.
C. Um dos desfechos da alienação parental é a falsa denúncia de violência/abuso, principalmente sexual, sendo esses comportamentos prevalentemente imputados aos homens e, portanto, denunciados pelas genitoras.

Observa-se, entretanto, que não se trata de dizer que não há pais alienadores, tampouco que não existam casos reais de violência e abuso sexual perpetrado por genitores contra filhos. Por outro lado, não se pode negar que, considerando os aspectos do funcionamento psíquico, das características e prevalências psicopatológicas, é possível compreender as razões, para além das socioculturais e históricas, que justificam a associação do papel de alienador predominantemente ao gênero feminino.

Conforme demonstrado anteriormente, o perfil dos genitores alienadores está relacionado muitas vezes às relações simbióticas,[24] nas quais há um prejuízo na individuação do filho em relação à genitora, mantendo-se uma fusão emocional, sintoma muito comum também nas relações em que os genitores apresentam sintomas de transtornos de personalidade como dependente, narcisista ou *borderline*. Essa dinâmica, evidentemente presente na relação materno-filial, inegavelmente favorece a indiferenciação dos sentimentos e emoções.

As relações simbióticas, na perspectiva psicopatológica, implicam dificuldades relacionais, mantendo-se uma dependência excessiva e dificuldade de relacionamento com um terceiro, interferindo nos processos de triangulação. De acordo com a teoria freudiana,[25] a relação simbiótica materno-filial é percebida dentro da fase do desenvolvimento psicossexual, na qual a criança experimenta um vínculo intenso com a figura materna. Nesse período, a criança deseja ficar exclusivamente com a mãe e pode desenvolver sentimentos de ciúme e rivalidade com o pai ou outros membros da família, processo comumente conhecido como complexo de Édipo.

No entanto, o estabelecimento de uma relação simbiótica não se dá unilateralmente da criança para com a mãe, tendo esta grande responsabilidade na manutenção dessa relação desadaptativa. Mães simbióticas são aquelas que, mesmo após o período normal de desenvolvimento do filho, em benefício próprio, não favorecem a independência. Essas mães passam a manter um apego excessivo, denotando características de superproteção e dificuldades em permitir que a criança desenvolva independência e autonomia, o que faz com que permaneça em uma relação fusionada.[26]

Dito isso, é perceptível a associação estabelecida entre as características simbióticas maternas e a alienação parental. Em casos concretos, não raros em crianças alienadas, é possível constatar a relação simbiótica materna, por meio de um discurso totalmente parentalizado. Como exemplo, caso em que a criança, na perícia, ao se referir à traição conjugal, declarou: "quando o meu pai nos traiu". Vale observar que esse perfil de prevalência entre mães alienadoras não se aplica da mesma maneira ao gênero masculino.

Outro funcionamento psíquico estabelecido diretamente na relação com a maternagem e, portanto, comumente atribuído ao papel das mulheres com seus filhos é a ansiedade de separação.

A ansiedade de separação é uma resposta emocional saudável e comum nas crianças entre os 8 meses e 1 ano de idade. No entanto, quando não superada, após essa etapa desenvolvimental, passa a assumir características psicopatológicas que comprometem o pleno desenvolvimento da criança. Clinicamente, entende-se que a ansiedade de separação é atribuída a uma limitação própria da criança. Por outro lado, não se pode negar que os cuidadores, em grande parte tratando-se das genitoras, desempenham um papel importante, que muitas vezes contribui para a manutenção dessa dinâmica, principalmente quando ela se estabelece de maneira psicopatológica.

Quando os pais de uma criança se divorciam, é bastante comum que surjam impactos emocionais nos filhos. Uma das reações possíveis é a regressão a uma fase anterior do desenvolvimento. Não raro, diante da separação dos pais, a criança, principalmente em idade escolar, depara-se com a perda daquilo que ela percebia como um afeto seguro, o que pode implicar sintomas de ansiedade de separação. A ansiedade de separação é expressa, por exemplo, pela dificuldade de se distanciar da genitora, por medo de perdê-la. A nova organização familiar pós-divórcio requer readaptações de todos os membros, principalmente dos filhos.

No entanto, pode ocorrer de as crianças passarem a se sentir mais ansiosas com a separação e, muitas vezes, manifestarem sofrimento, negando-se a ir ou permanecer com o outro genitor, não pela dificuldade em manter-se com ele, mas pela limitação de afastar-se do outro, pela ausência de autorização, mesmo que simbólica. Em algumas situações o filho pode ser colocado no lugar que era ocupado pelo genitor; em outras, há relutância em permitir ou cooperar para que a convivência ocorra. Existem ainda contextos em que a responsabilização pela decisão sobre a convivência é delegada ao filho, mesmo que ele ainda não tenha capacidade desenvolvida para o envolvimento nesse tipo de escolha.

Veja-se, a título de exemplo, um caso no qual a ansiedade de separação do filho em relação à mãe foi interpretada por ela como um temor dele em conviver com o pai. Essa distorção fez com que a genitora, com traços alienadores, gravasse o filho chorando e declarando que não gostaria de ir com o pai, pois se sentia mal. Isso foi usado processualmente e as visitas foram suspensas. Nesse caso, os sintomas de ansiedade de separação apresentados pela criança foram de forma consciente ou inconsciente interpretados erroneamente pela genitora alienadora, que se aproveitou do sofrimento do filho para imputar uma falsa denúncia ao pai, alegando que, se o filho chorava e resistia em ir com ele, certamente deveria ter feito algo ruim.

Para além das correlações anteriormente estabelecidas, entende-se que alguns transtornos de personalidade com maior prevalência feminina,[27] como o transtorno de personalidade com instabilidade emocional (*borderline*) e o transtorno de personalidade dependente, também apresentam características de funcionamento específicas que, muitas vezes, favorecem o surgimento de práticas alienadoras.

Assim, é perfeitamente compreensível que o funcionamento psíquico e a dinâmica estabelecida em alguns padrões femininos favoreçam condutas alienadoras. Não se trata de afirmar que todas as pessoas com essas psicopatologias são alienadoras, mas sim, de constatar que indivíduos com esse tipo de funcionamento têm maiores chances de manter condutas alienadoras.

DIFERENÇAS ENTRE COMPORTAMENTOS PERPETRADOS POR ATITUDES PROTETIVAS *VERSUS* ALIENADORAS

Os profissionais da saúde e os operadores do direito que trabalham diretamente com a alienação parental enfrentam desafios diários ao buscar diferenciar as condutas protetivas das alienantes. Isso porque o perfil alienador tende a apresentar práticas astuciosas, realizando interpretações de forma maligna, justificando sua conduta pelo viés do cuidado e proteção e, ainda, julgando ser o único detentor do poder parental.

Novamente aqui não se busca agir de forma determinista, negando a existência de violência e abusos, mas sim alertar para a necessidade de que haja um entendimento aprofundado sobre o perfil parental e o contexto, considerando hipóteses diante de uma avaliação ampla e específica.

A Tabela 1 visa contribuir para a análise, estabelecendo relações baseadas nas práticas profissionais docentes, científicas e de labor de cada uma. É importante entender a diferenciação entre atitudes protetivas e alienadoras e, com isso, contribuir com os profissionais da área da saúde mental, para que conduzam intervenções de forma a auxiliar os pais a adotarem práticas mais saudáveis e não violentas no desempenho de suas funções parentais.

CONCLUSÃO

A investigação dos fatores que podem tornar a alienação parental uma resposta às más elaborações conscientes ou inconscientes dos indivíduos é de suma importância para os agentes promotores de saúde psicológica e direito, haja vista o fato de que, todos os anos, milhares de pessoas sofrem pelas consequências terríveis que seguem após a instauração desse tipo de prática. Nos casais, a saturação da relação e a exaustão física e mental causada pelas batalhas judiciais. Nas crianças, a potencial perda da figura de um genitor, e a consequente desestabilização do processo de desenvolvimento saudável.

O processo judicial tem se revelado de pouca utilidade e eficácia para salvaguardar a integridade psicológica das crianças e os direitos parentais do genitor alienado. Os graves atos praticados – e muitas vezes comprovados – são minimizados, e as medidas previstas em lei não são aplicadas com o devido rigor. O alienador, por sua vez, sente-se empoderado quando seus atos não são repreendidos e, por conseguinte, havendo reforço dos funcionamentos psicopatológicos, que contribuem nesse tipo de mecanismo. O longo tempo de duração dos processos, a depender do caso, igualmente dificulta o restabelecimento dos vínculos rompidos como consequência da alienação parental.

Os laudos periciais judiciais fazem, geralmente, uma análise perfunctória dos casos, dissociada do perfil parental e do contexto histórico-familiar dos envolvidos – o que, como visto, são elementos de extrema importância, para a identificação da conduta alienadora em discussão e para uma melhor compreensão do funcionamento dos indivíduos periciados.

Com efeito, entender as características dos indivíduos praticantes de alienação

TABELA 1 Atitudes alienantes versus atitudes protetivas

Atitudes alienantes	Atitudes protetivas
As preocupações são mantidas em sigilo, sendo totalmente negado ao outro genitor conhecer as informações sobre a vida do filho.	As preocupações são compartilhadas com o outro genitor, havendo troca de informações sobre questões médicas, escolares e desenvolvimentais.
Constantemente questiona o filho sobre acontecimentos e a relação com o outro genitor, buscando informações e construindo um repertório que possa utilizar contra ele.	Permite liberdade ao filho, deixando que ele traga espontaneamente situações do seu dia a dia e expresse inquietações e conflitos internos.
Denigre a figura do genitor não residente ou não portador da guarda, invalidando constantemente suas atitudes e tentativas de contato com os filhos.	Reconhece a importância do papel parental e a manutenção da relação com os filhos.
Diante da negativa dos filhos em irem com o outro genitor, simplesmente apoia e "respeita" a opinião do filho, ignorando conhecer as causas e não se importando com os impactos provocados pela ausência de contato com o outro genitor.	Diante da negativa do filho em ir com o outro genitor, busca compreender os reais motivos incentivando a relação, quando possível, e cooperando com pequenos ajustes de rotina.
As questões transgeracionais e familiares não são preservadas, evidenciando-se o emaranhamento. Não há diferenciação entre os conflitos conjugais e a relação parental.	As vivências pessoais não são repassadas aos filhos, evitando a contaminação. É estabelecida a diferenciação entre conjugalidade e parentalidade.
Resistência ao processo de individuação da criança, favorecendo a manutenção da simbiose e lealdade, evidenciando a ansiedade de separação e presença de um discurso repetitivo e parentalizado.	O genitor favorece e estimula a individuação dos filhos, permitindo que eles conquistem autonomia e tenham suas opiniões e discursos próprios.
As informações e detalhes processuais são repassados à criança. Esta demonstra familiaridade com o conflito, articulando falas e utilizando termos jurídicos, incompatíveis com o seu estágio de desenvolvimento.	A criança é poupada de aspectos inerentes ao conflito parental e, consequentemente, do conhecimento de questões processuais.
Há uma relação clara entre a perpetuação dos conflitos, início de relacionamentos afetivos com novos parceiros e denúncias.	Evita-se o conflito. Dentro das possibilidades existentes, busca-se compor alternativas viáveis para o relacionamento saudável entre genitores e filhos.
O maior investimento encontra força em buscar provas que contribuam para provar uma falsa acusação de agressão ou abuso sexual.	Esforça-se para entender o que está acontecendo e investe em suporte ou tratamentos psicológicos e/ou psiquiátricos tanto ao(s) filho(s) como a si próprio(a).
Diante de sofrimento do filho, investe sua energia em culpar o outro genitor, muitas vezes olvidando-se de proporcionar tratamento e bem-estar ao filho.	Diante do sofrimento do filho, preocupa-se em cuidar do seu bem-estar, auxiliando na superação dos conflitos.

Fonte: elaborada pelas autoras.

parental contribui para as análises feitas pelos agentes promotores de justiça e para a maior eficiência na tomada de decisão. Por se tratar de uma prática comportamental centrada na má elaboração psíquica do luto conjugal, no sentimento de vingança com foco na destruição de reputação e na perda de direitos paterno-filiais, e por ser basicamente caracterizada por fenômenos comportamentais e psíquicos comumente encontrados em amostras femininas, como no caso dos sintomas de transtornos de personalidade (manipulação e dissonância cognitiva), a alienação parental acaba por ser frequentemente associada ao gênero feminino.

No entanto, devido ao perigo de má interpretação dos fatos, é importante que existam ferramentas capazes de impulsionar o fazer jurídico, no caminho da maior Justiça, para que pessoas inocentes não sejam punidas pelo que não fizeram. Por isso, o conhecimento de características de personalidade e de diferenciação dos comportamentos em casos de mães protetivas e alienantes é necessário.

O objetivo deste capítulo foi demonstrar que a alienação parental, embora já esteja bastante difundida no meio jurídico, sendo inclusive subsidiada por lei própria, ainda não é tão facilmente detectável e comprovável, mesmo por profissionais que atuam nessa área. Isso porque muitos dos comportamentos alienadores são mascarados por condutas cuidadoras e protetivas ou mantêm relação com outro tipo de funcionamento psicopatológico.

Para além disso, o sistema judiciário ainda não é capaz de estipular medidas que de fato reprimam ou extingam a alienação parental, sendo penas como a aplicação de multa pouco eficazes e a reversão de guarda, de aplicabilidade absolutamente incompatível com a prática, evidenciando-se como verdadeira utopia.

Assim, cabe aos profissionais da saúde, principalmente àqueles que atuam com mulheres, pela prevalência delas no papel de alienadoras, ampliarem os conhecimentos e participarem ativamente de campanhas públicas ou privadas para que, juntamente com os operadores de direito, possam contribuir para dirimir o impacto e a crueldade desse fenômeno, que afeta a infância e a adolescência, destruindo vínculos e causando danos irreparáveis.

REFERÊNCIAS

1. Brasil. Lei n. 12.318, de 26 de agosto de 2010. Dispõe sobre a alienação parental e altera o art. 236 da Lei no 8.069, de 13 de julho de 1990.
2. Gardner RA. Recent trends in divorce and custody litigation. Academy Forum. 1985;29(2):3-7.
3. Gardner RA. Parental alienation syndrome vs parental alienation: which diagnosis should evaluators use in child-custody disputes? Am J Fam Ther. 2002;30(2):93-115.
4. Werner J. Perícias em direito de família. In: Abdalla-Filho E, Chalub M, Telles LEB. Psiquiatria forense de Taborda. 3.ed. Porto Alegre: Artmed; 2016.
5. Brito L, Ayres L, Amen MA. Escuta de crianças no sistema de justiça. Psicol Soc. 2006;18(3):68-73.
6. Minuchin S. Técnicas de terapia familiar. Porto Alegre: Artes Médicas; 1990.
7. Baker AJL. Adult recall of parental alienation in a community sample: Prevalence and associations with psychological maltreatment. J Divorce Remarriage. 2010:51(1):16-35.
8. Trindade J. Manual de psicologia jurídica para operadores do direito. 9.ed. Porto Alegre: Livraria do Advogado; 2021.
9. Gardner RA. Legal and psychotherapeutic approaches to the three types of parental alienation syndrome families: when psychiatry and the law join forces. Court Review. 1991;28(l):14-21.
10. Gardner RA. Recommendations for dealing with parents who induce a parental alienation syndrome in their Children. J Divorce Remarriage. 1998;28(3/4): 1-23.
11. Sarmet YA. Os filhos de Medeia e a síndrome da alienação parental. Psicologia USP. 2016;27(3):482-91.
12. Bala N, Hunt S, McCarney C. Parental alienation: Canadian court cases 1989-2008. Family Court Review. 2010;48(1):164-79.
13. Gomide PIC, Camargo EB, Fernandes MG. Analysis of the psychometric properties of a parental alienation scale. Paidéia (Ribeirão Preto) [Internet]. 2016;26(65):291-8.
14. Dias MB. Síndrome da alienação parental. O que é isso? In: Associação de Pais e Mais Separados (APASE). Síndrome da alienação parental e a tirania do guardião: aspectos psicológicos, sociais e jurídicos. Porto Alegre, Equilíbrio; 2007. p. 11-4.
15. Damiani F, Ramires VRR. Características de estrutura de personalidade de pais e mães envolvidos no fenômeno da alienação parental. Interação em Psicologia. 2016;20(2).
16. Freud S. Conferências de introducción al psicoanálisis. Obras completas. Argentina: Amorrortu editores; 1994.

17. Coelho MISM, Morais NA. Contribuições da teoria sistêmica acerca da alienação parental. Contextos Clínicos. 2014;7(2):168-81.
18. Baker AJL, Darnall DA. Construct study of the eight symptoms of severe parental alienation syndrome: a survey of parental experiences. J Divorce Remarriage. 2006;45(3-4):55-78.
19. Bernet W, Boch-Galhau WB, Amy JL, Morrison SL. Parental alienation, DSM-V, and ICD-11. Am J Fam Ther. 2010;38(2):76-87.
20. Bandura A. Social learning theory. New Jersey: Prentice-Hall; 1977.
21. Feitor SIF. A síndrome de alienação parental e o seu tratamento à luz do direito de menores. Coimbra: Coimbra Editora; 2012.
22. Trindade J. Síndrome de alienação parental. In: Dias MB. Incesto e alienação parental: realidades que a Justiça insiste em não ver. 2.ed. São Paulo: Revista dos Tribunais; 2010.
23. Lôbo P. Direito de família e os princípios constitucionais. In: Pereira RC. Tratado de direito das famílias. Belo Horizonte: IBDFAM; 2019.
24. Winnicott DW. The maturational processes and the facilitating environment: studies in the theory of emotional development. New York: International Universities Press; 1965.
25. Freud. Totem e tabu. Algumas concordâncias na vida psíquica dos selvagens e dos neuróticos. Standard Edition, 13, 1913.
26. Bowlby J. Attachment and loss: attachment. v.1. New York: Basic Books; 1969.
27. American Psychiatric Association. Manual Diagnóstico e Estatístico de Transtornos Mentais: DSM-5. 5.ed. Porto Alegre: Artmed; 2014.

CAPÍTULO 36

Direito do trabalho: assédio moral e sexual no trabalho

Ana Carolina Schmidt de Oliveira
Luiz Felipe Rigonatti
Hewdy Lobo Ribeiro

PONTOS-CHAVE

- No contexto do direito trabalhista, diferenças de sexo e gênero fazem com que as avaliações periciais com mulheres apresentem particularidades em relação aos homens.
- O assédio moral é o principal tipo de violência ocupacional que acomete as mulheres trabalhadoras brasileiras, discriminadas por questões relativas ao sexo e ao gênero.
- No âmbito do direito, entende-se que o assédio moral pode causar dano psicológico, o que se traduz em transtorno mental.
- A exposição de mulheres ao assédio sexual no local de trabalho tem sido associada ao comprometimento da saúde mental, principalmente a quadros depressivos.
- Em perícias trabalhistas, o perito deverá concluir se o trabalho influenciou o início ou o agravamento do transtorno mental, e se esse quadro prejudica a capacidade da mulher para o trabalho.

INTRODUÇÃO

A diferenciação entre o trabalho exercido pelo homem e pela mulher ocorre desde os primórdios, com elas sofrendo discriminação pelo gênero, períodos históricos de ausência de direitos cíveis e relatos de trabalhos precários e de pouca rentabilidade. Ao longo dos séculos, a mulher buscou exercer sua cidadania, por meio de maior participação social, com maior representatividade governamental, maior acesso à educação e ao mercado de trabalho e ao tratamento igualitário no ambiente laboral.[1]

A história do trabalho feminino no Brasil é marcada pelo cuidado do lar e da família, além do trabalho no campo. À medida que a indústria absorve diversas funções domésticas, como nas áreas têxtil e alimentícia, ocorre uma desvalorização dos trabalhos do lar e cresce o enfoque social da mulher destinada à vida privada, ao cuidado dos filhos e sua criação.[1]

Apesar disso, no fim do século XIX e início do século XX, grande parte dos trabalhadores das fábricas têxteis e de fiação era constituída de mulheres e crianças brancas, em sua maioria imigrantes, atraídos pelo governo brasileiro na substituição do trabalho escravo. As mulheres negras pouco modificaram as funções que exerciam antes da abolição, permanecendo como empregadas domésticas, lavadeiras, passadeiras, cozinheiras e vendedoras de rua, em geral com salários paupérrimos e estigmatizadas como incapazes de desenvolvimento intelectual, sendo-lhes imputada uma degradação moral.[1]

Nas indústrias, as mulheres recebiam salários baixos, com jornadas de trabalho extenuantes, exercendo funções consideradas menos especializadas e sendo submetidas a maus-tratos e assédio moral e sexual. Sem representatividade legal ou legislação que as protegesse, as denúncias ocorriam nos jornais, sem maiores impactos para o empregador ou funcionários assediadores, muitas vezes culminando na demissão da mulher como resolução do conflito.[1]

Com o crescimento da industrialização e, consequentemente, das cidades, as mulheres perdem espaço no mercado de trabalho e na vida pública, tidos naturalmente como masculinos. O trabalho feminino encontrava resistência no próprio ambiente familiar, que buscava assegurar às mulheres um matrimônio que lhes assegurasse o futuro. Independentemente da classe social, as barreiras enfrentadas pelas mulheres para a participação no mercado de trabalho eram inúmeras: desqualificação intelectual, diferença salarial, intimidação física e condutas violentas.[1]

A Constituição Federal de 1988 é um marco fundamental para o reconhecimento da cidadania feminina no Brasil, com o reconhecimento da igualdade entre os sexos e o livre acesso à educação, à vida política e ao emprego. Ainda assim, superexploração, discriminação, desrespeito e humilhação em relação ao trabalho feminino eram e continuam a ser reportados em pesquisas.[1]

No Brasil, estudos com servidores públicos e nas bases do Instituto Nacional do Seguro Social (INSS) encontraram maior vulnerabilidade para transtornos mentais comuns entre as mulheres trabalhadoras, quando comparadas com homens, em especial mulheres negras, com idade entre 31 e 40 anos, renda inferior ou igual a um ou dois salários mínimos, sendo os transtornos de humor a principal causa do primeiro e segundo afastamentos.[2,3]

É certo que alguns quadros de transtornos mentais são mais comuns no sexo feminino por diferenças biológicas, como as mudanças que ocorrem no sistema endócrino no ciclo reprodutivo e pequenas diferenças cerebrais. Porém, aspectos relacionados ao gênero também supõem importante fator predisponente, como as desigualdades de gênero e as altas taxas de assédio moral e sexual (Quadro 1) no ambiente laboral.[4]

Desse modo, no contexto forense, essas diferenças de sexo e gênero fazem com que as avaliações periciais trabalhistas com mulheres apresentem particularidades em relação aos homens. Nesse âmbito do direito do trabalho, as perícias de psiquiatria forense e de psicologia jurídica, de maneira geral, são aplicadas para concluir se: 1) a avalianda apresenta ou apresentou transtorno mental, como um episódio depressivo; 2) o trabalho influenciou o início ou o agravamento desse transtorno mental,

QUADRO 1 Definições de assédio moral e sexual no trabalho

Assédio moral: desqualificar de forma persistente, por meio de palavras, gestos ou ações, a autoestima, segurança ou a imagem do trabalhador em uma relação laboral.
Assédio sexual: constranger um indivíduo com o objetivo de conseguir benefícios sexuais no contexto laboral, utilizando de sua posição de poder em relação à vítima.

Fonte: elaborado pelos autores.

ou seja, se há nexo causal, concausal ou técnico epidemiológico previdenciário, por exemplo, pela situação de assédio moral e/ou sexual; e 3) se esse transtorno mental prejudica ou prejudicou total ou parcialmente, temporal ou indefinidamente, a capacidade dela para o trabalho, para funções específicas ou para qualquer atividade laboral, como no episódio depressivo grave (Figura 1).[5] Como o resultado de qualquer perícia, as conclusões do laudo/parecer poderão servir como base para a decisão judicial, nesse caso, por exemplo, para conceção de auxílio-doença, indenizações por danos morais, reabilitação profissional e aposentadorias por invalidez, entre outras.

Em perícias trabalhistas, apesar de não ser função do perito ou assistente técnico investigar se houve ou não assédio moral e/ou sexual, é fundamental verificar se o conteúdo trazido pela avaliada tem correspondentes às consequências psíquicas, emocionais, comportamentais e físicas desses tipos de violência.

Este capítulo traz esclarecimentos sobre os impactos do assédio moral e do assédio sexual na saúde mental da mulher, oferecendo ferramentas para avaliações realizadas no contexto da psicologia jurídica e psiquiatria forense.

GÊNERO E ASSÉDIO MORAL

O assédio moral, também conhecido internacionalmente pelo termo *mobbing*, pode ser compreendido como um fenômeno em que um indivíduo ou grupo exerce violência psicológica extrema e sistemática sobre outra pessoa no ambiente laboral, de forma intencional, premeditada e frequente, por um tempo prolongado (pelo menos seis meses). O objetivo do(s) agressor(es) é arrasar a vítima, minando seus contatos profissionais e sua reputação, dificultando

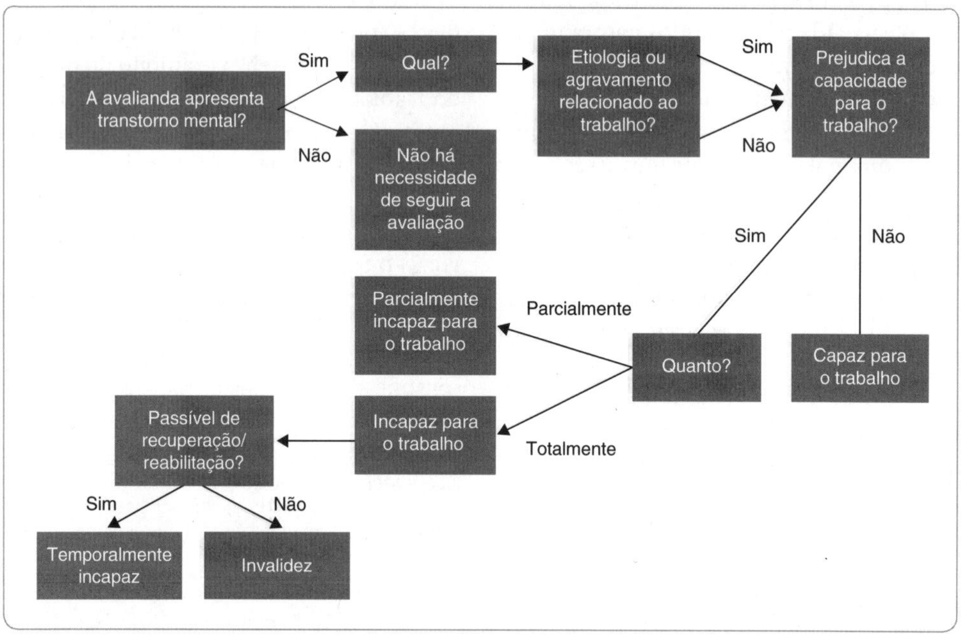

FIGURA 1 Fluxo de questionamentos da avaliação pericial na área trabalhista.
Fonte: elaborada pelos autores.

a prática de seu trabalho, até que a pessoa decida abandonar seu posto.[6]

Estresse, gestão conflituosa, más condições de trabalho, discussões pontuais, ausência de cortesia, críticas construtivas e decisões profissionais legítimas como transferência ou mudança de função contemplada no contrato de trabalho não caracterizam assédio moral, apesar de amplamente utilizadas como sinônimos em processos judiciais trabalhistas.[7]

O assédio moral, também denominado terror psicológico, é premeditado e constante. Sua forma mais comum é a perpetrada pelo superior hierárquico sobre seu subordinado, sendo denominado assédio moral vertical descendente. Há outras formas, como o assédio moral vertical ascendente realizado pelo subordinado ao superior, e o assédio moral horizontal entre indivíduos da mesma hierarquia.[7]

As definições de conduta assediosa ainda não são totalmente estabelecidas, variando de acordo com o progresso da civilização. Comportamentos antes tidos como habituais passam a ter conotação de assédio através do prisma da consciência social atual. Nesse diapasão, a autora Marie France-Hirigoyen considera assédio moral no trabalho "qualquer conduta abusiva que atente, por sua repetição ou sistematização, contra a dignidade ou integridade psíquica ou física de uma pessoa, ameaçando seu emprego ou degradando o clima de trabalho".[7]

Entre as condutas abusivas e intencionais, a autora considera qualquer palavra, gesto, comportamento ou atitude que atinjam diretamente a integridade do trabalhador. Não se faz necessária a presença de dano psíquico para a caracterização do assédio moral, sendo passível de punição o comportamento assedioso.[7]

Na Espanha, o professor Iñaki Piñuel desenvolveu a escala Cisneros® (Cuestionario Individual sobre Psicoterror, Negación, Estigmatización y Rechazo en Organizaciones Sociales), uma das mais utilizadas naquele país para a avaliação do assédio moral. Ele propõe 43 comportamentos que definem o *mobbing* no ambiente de trabalho, descritos no Quadro 2.[8]

QUADRO 2 Os 43 comportamentos de assédio moral no ambiente de trabalho

1. Restrição de comunicação	22. Distorção de comunicação
2. Ignorar	23. Desestabilização
3. Interrupções contínuas	24. Desprezo
4. Trabalhar contra os princípios	25. Provocações
5. Avaliação tendenciosa	26. Criticar a vida pessoal
6. Inatividade forçada	27. Ameaças feitas pessoalmente
7. Trabalhos "bobos"	28. Ameaças por escrito
8. Tarefas abaixo da competência	29. Gritos
9. Tarefas de rotina	30. Subjugação física
10. Sobrecarga	31. Ridicularização
11. Tarefas perigosas	32. Rumores e calúnias
12. Impedir a segurança	33. Privação de informações
13. Danos econômicos	34. Limitação da carreira profissional
14. Proibição de comunicação com colegas	35. Danos na imagem
	36. Pressão indevida
15. Subvalorização do desempenho	37. Redução de prazos
16. Acusações confusas	38. Modificação de responsabilidade
17. Acusação sistemática	39. Desvalorização de esforços
18. Erros de amplificação	40. Desmoralizar
19. Humilhação	41. Induzir a erros
20. Uso disciplinar ameaçador	42. Monitoramento perverso
21. Medidas de isolamento	43. Insinuações sexuais

Fonte: adaptado de Fidalgo e Piñuel, 2004.[8]

Pesquisadores já declararam que o assédio moral no local de trabalho será a ameaça mais grave à saúde dos trabalhadores neste século – em especial se considerado em conjunto com o assédio sexual, como será visto na próxima seção.[9]

Estudos apontam que ser mulher é um fator que determina maior vulnerabilidade para sofrer assédio moral, principalmente em contextos ocupacionais predominantemente masculinos e em setores específicos, como profissionais das áreas de negócios e *software*, além de policiais, bombeiros e professores.[10]

É relevante pontuar que mulheres se autopercebem como vítimas de assédio moral em maior grau do que os homens. A hipótese para esse fenômeno é que isso ocorre por terem menor poder social, ocupando posições mais baixas na hierarquia organizacional, podendo se sentir mais intimidadas, menos capazes de se defender contra atos negativos e, portanto, mais vitimizadas e estressadas por eles.[11]

É importante ter isso em consideração, pois a **autopercepção** de sofrer assédio moral é um importante preditor do aumento subsequente de problemas de saúde mental, em comparação com apenas ser exposto a comportamentos de assédio moral.[11]

Ainda assim, pesquisas identificaram que mulheres em posição gerencial mais alta são mais propensas a sofrer assédio moral, possivelmente por estarem em posição minoritária em seu cargo, destacando-se por romper estereótipos tradicionais de gênero – cargos de liderança seriam um trabalho masculino – e sendo, portanto, mais vulneráveis.[11]

Quanto às consequências do assédio moral para a saúde, as mulheres experimentam sintomas mais fortes, mais sintomas somáticos, cognitivos, depressivos e de estresse pós-traumático que os homens. Com isso, também necessitam de licenças de saúde mais longas e de forma mais frequente.[12] Mulheres têm maior tendência a buscar ajuda quando expostas ao assédio moral, a solicitar transferências ou relatar estar doentes, quando comparadas aos homens.[13]

De maneira geral, as vítimas de assédio moral no local de trabalho podem responder de diversas formas:[6]

- Baixa autoconfiança: a perda de autoconfiança e autoestima afeta o desempenho no trabalho e a vida pessoal.
- Ansiedade: a sensação de medo, insegurança e incerteza sobre o futuro aumenta os níveis de ansiedade.
- Depressão: a sensação de impotência, tristeza e desesperança aumenta os riscos de depressão.
- Estresse e esgotamento: a grande carga emocional leva ao estresse e ao esgotamento, afetando a saúde física e mental.
- Transtornos psicossomáticos: efeitos físicos, como dores de cabeça, enxaquecas e problemas digestivos, entre outros sintomas psicossomáticos.
- Fobia social: o retraimento e a evitação de situações de interação social podem levar ao desenvolvimento de fobia social.
- Síndrome de *burnout*: o assédio prolongado pode levar à síndrome de *burnout*, caracterizada por esgotamento emocional, diminuição da produtividade e despersonalização.
- Transtorno relacionado a substâncias psicoativas: pode ocorrer como maneira desadaptativa de lidar com o sofrimento psíquico causado pelo estresse do assédio.
- Transtorno de estresse pós-traumático: decorrente do estresse crônico e da exposição prolongada a comportamentos abusivos.
- Risco de suicídio: em decorrência do desamparo, desesperança, isolamento e falta de perspectiva.

Importante ressaltar que cada quadro de transtorno mental associado ao assédio moral traz prejuízos cognitivos, sociais, familiares e físicos, entre outros, que podem afetar significativamente a vida da mulher, tanto profissionalmente quanto pessoalmente.

De forma geral, a vítima de assédio moral tem a sensação de estar vivendo um "verdadeiro inferno", sofrendo terrorismo psicológico. Ela se sente em dúvida sobre si mesma, humilhada, envergonhada, abandonada, desejando ser invisível ou estar morta. Isso afeta sua autoestima, seu senso de identidade e de si mesma, seu bem-estar, sua satisfação e desempenho laboral. Comportamentos comuns são isolamento social e diminuição de desempenho em atividades diversas, com perdas econômicas, de emprego e empregabilidade.[6]

Apesar de neste capítulo o assédio sexual ser apresentado como um fenômeno separado do assédio moral, é relevante destacar que o assédio sexual e o assédio com base no sexo podem ocorrer concomitantemente e fazer parte da violência moral. O assédio com base no sexo é compreendido como comportamentos que não visam a benefícios sexuais, porém insultam e degradam as mulheres, como a exposição da mulher a piadas machistas, que desvalorizam sua competência por ser mulher ou pela maneira que se veste, ser chamada por termos inadequados para o ambiente, como "linda", ou ser insultada por termos como "vadia".[14]

CONTEXTO NACIONAL E LEGISLAÇÃO BRASILEIRA RELACIONADA AO ASSÉDIO MORAL

O assédio moral é o principal tipo de violência ocupacional que acomete as trabalhadoras brasileiras, que são discriminadas por questões relativas ao sexo e ao gênero. O período de gestação, o retorno da licença-maternidade ou situações em que precisa se ausentar do trabalho para cuidar da família são períodos de especial vulnerabilidade. Em cenários de assédio moral, é comum se estabelecer uma dinâmica de fazer a trabalhadora sentir-se culpada pelo momento familiar que está vivendo e isolá-la. Principalmente em ambientes predominantemente masculinos, a mulher se destaca e tende a ser mais julgada a partir de estereótipos machistas.[15]

Mesmo ao usufruir de seus direitos, a mulher pode ser discriminada e recriminada, como pela estabilidade temporária de gestantes, tempo livre para exames médicos, mudança de funções e licença-maternidade. Esses benefícios garantidos por lei à mulher contrastam com o que é esperado pelas empregadoras ou colegas de trabalho – que elas priorizem o trabalho, o produzir, em vez de suas necessidades de saúde e familiares.[16]

Infelizmente, o medo de sofrer ainda mais assédio moral, uma revitimização por parte dos gestores ou equipes de recursos humanos, e de ser finalmente demitida, diminui a probabilidade de que realizem uma denúncia e iniciem um processo judicial.

Nesse sentido, a Lei n. 14.457, de setembro de 2022, instituiu o Programa Emprega + Mulheres, que exige a implementação de medidas de prevenção e combate ao assédio sexual e a outras formas de violência no âmbito do trabalho. Essa lei alterou pontos da Consolidação das Leis do Trabalho (CLT), como a licença-maternidade, o trabalho a distância, a flexibilização da jornada, o banco de horas e a antecipação de férias, por exemplo, para garantir a inserção e a manutenção de mulheres no mercado de trabalho.[17]

É importante notar que essa lei dá o apoio à parentalidade, tanto para homens como para mulheres, de forma que expande a concepção de que os cuidados de crianças e adolescentes podem se dar independentemente do sexo/gênero e de forma compartilhada, o que poderia diluir o assédio moral direcionado às mulheres que mudam sua relação com o trabalho, uma vez que também contempla os homens.[17]

Quanto às medidas previstas nessa lei de combate às violências no âmbito do trabalho, a Comissão Interna de Prevenção de Acidentes e de Assédio (Cipa) tem papel crucial:[17]

> DAS MEDIDAS DE PREVENÇÃO E DE COMBATE AO ASSÉDIO SEXUAL E A OUTRAS FORMAS DE VIOLÊNCIA NO ÂMBITO DO TRABALHO
> Art. 23. Para a promoção de um ambiente laboral sadio, seguro e que favoreça a inserção e a manutenção de mulheres no mercado de trabalho, as empresas com Comissão Interna de Prevenção de Acidentes e de Assédio (Cipa) deverão adotar as seguintes medidas, além de outras que entenderem necessárias, com vistas à prevenção e ao combate ao assédio sexual e às demais formas de violência no âmbito do trabalho:
> I – inclusão de regras de conduta a respeito do assédio sexual e de outras formas de violência nas normas internas da empresa, com ampla divulgação do seu conteúdo aos empregados e às empregadas;
> II – fixação de procedimentos para recebimento e acompanhamento de denúncias, para apuração dos fatos e, quando for o caso, para aplicação de sanções administrativas aos responsáveis diretos e indiretos pelos atos de assédio sexual e de violência, garantido o anonimato da pessoa denunciante, sem prejuízo dos procedimentos jurídicos cabíveis;
> III – inclusão de temas referentes à prevenção e ao combate ao assédio sexual e a outras formas de violência nas atividades e nas práticas da Cipa; e
> IV – realização, no mínimo a cada 12 (doze) meses, de ações de capacitação, de orientação e de sensibilização dos empregados e das empregadas de todos os níveis hierárquicos da empresa sobre temas relacionados à violência, ao assédio, à igualdade e à diversidade no âmbito do trabalho, em formatos acessíveis, apropriados e que apresentem máxima efetividade de tais ações.
> § 1º O recebimento de denúncias a que se refere o inciso II do *caput* deste artigo não substitui o procedimento penal correspondente, caso a conduta denunciada pela vítima se encaixe na tipificação de assédio sexual contida no art. 216-A do Decreto-lei nº 2.848, de 7 de dezembro de 1940 (Código Penal), ou em outros crimes de violência tipificados na legislação brasileira.

Em março de 2019, a Câmara Federal aprovou o projeto de lei (PL) 4.742/2001, que define o assédio moral no trabalho como crime:[18]

> Art. 1º O Código Penal Brasileiro – Decreto-lei nº 2.848, de 7-12-1940 – passa a vigorar acrescido de um art. 146-A,, com a seguinte redação:
> Assédio moral no trabalho
> Art. 146-A. Desqualificar reiteradamente, por meio de palavras, gestos ou atitudes, a autoestima, a segurança ou a imagem do servidor público ou empregado em razão de vínculo hierárquico funcional ou laboral.
> Pena: detenção de 3 (três) meses a um ano e multa.

No âmbito do direito, entende-se que o assédio moral pode causar dano psicológico, o que se traduz em transtorno mental. O dano psicológico pode corresponder a dano existencial, moral ou à imagem, definidos no Quadro 3, que são passíveis de indenização.

De maneira mais ampla, o Código Civil coloca sobre dano: "Art. 186. Aquele que, por ação ou omissão voluntária, negligência ou imprudência, violar direito e causar dano a

QUADRO 3 Definições de dano existencial moral ou psíquico

Dano existencial: aquele que atinge a qualidade de vida da mulher, causando dificuldades ou até impossibilitando que ela desempenhe atividades cotidianas nos cenários pessoal, social e profissional.

Dano moral: pode ser compreendido como aquela lesão que provoca prejuízo ao estado anímico de outrem, podendo ser relacionado com os sentimentos (dor, vexame, menoscabo, humilhação etc.) da vítima. Esse tipo de dano altera o estado psíquico do ser humano, prejudicando seu comportamento e sua visão de mundo e de si mesmo.

Dano à imagem: ocorre quando há uma violação de quaisquer aspectos relacionados à reputação pessoal de uma pessoa, uma vez que a imagem se caracteriza por uma construção individual sendo o resultado cumulativo de interações formadas por comportamentos, hábitos, posturas, conhecimentos, habilidades e competências.

Fonte: Ribeiro, 2022.[16]

outrem, ainda que exclusivamente moral, comete ato ilícito". Importante ressaltar que o mesmo Código determina que todo dano deve ser reparado por quem o infligiu.[19]

As empresas sofrem com perda da produtividade, presenteísmo, absenteísmo e maior rotatividade de funcionários. O conhecimento dos funcionários de conduta assediosa e não punida pode gerar insegurança no clima organizacional, principalmente para funcionários com as mesmas condições laborais que a vítima. Reconhecer precocemente, assegurar proteção e tratamento à vítima e punir os agressores são papéis fundamentais da organização empresarial.[20]

GÊNERO E ASSÉDIO SEXUAL

Assédio sexual é um termo guarda-chuva que abarca comportamentos como atenção sexual indesejada e não correspondida, investidas sexuais, comentários sexualizados sobre a aparência e coerção sexual, como colocar favores sexuais como condição para a aprovação de uma aluna universitária, ou para a promoção no trabalho.[4]

Há duas possíveis formas de assédio sexual segundo a doutrina jurídica: a que implica chantagem e a que implica intimidação. No assédio sexual por chantagem, a vítima deve se submeter às exigências de cunho sexual a fim de evitar demissões, perda de cargo ou função ou mesmo para ascensão na carreira. No assédio sexual por intimidação, as condutas sexuais indesejadas e reiteradas tornam o ambiente de trabalho hostil e insalubre. Abrangem essa categoria as discriminações de gênero.[7]

Movimentos com grande repercussão em diversos tipos de mídias, como o #MeToo em 2017 e o #TimesUp em 2018, em que personalidades famosas da indústria do entretenimento, do esporte profissional e da política foram acusadas de assédio sexual, serviram como um estopim para um crescente compartilhar de experiências desse tipo de violência na internet, e um aumento de interesse nessa pauta de forma global. Consequentemente, gerou maior conscientização sobre a temática, diminuição das formas mais notórias de assédio sexual no trabalho, e diminuição da autopercepção negativa das mulheres em relação a si mesmas quanto a esse tema.[4]

Em contexto nacional, a quarta edição da pesquisa Visível e Invisível, sobre a vitimização de mulheres no Brasil, realizada em 2022 e encomendada pelo Fórum Brasileiro de Segurança Pública junto ao Instituto Datafolha e com apoio da empresa Uber, identificou que 18,6% das mulheres receberam cantadas ou comentários desrespeitosos no ambiente de trabalho nos últimos 12 meses. Essa foi uma das condutas de assédio mais frequentemente citadas por mulheres, como mostra a Figura 2.[21]

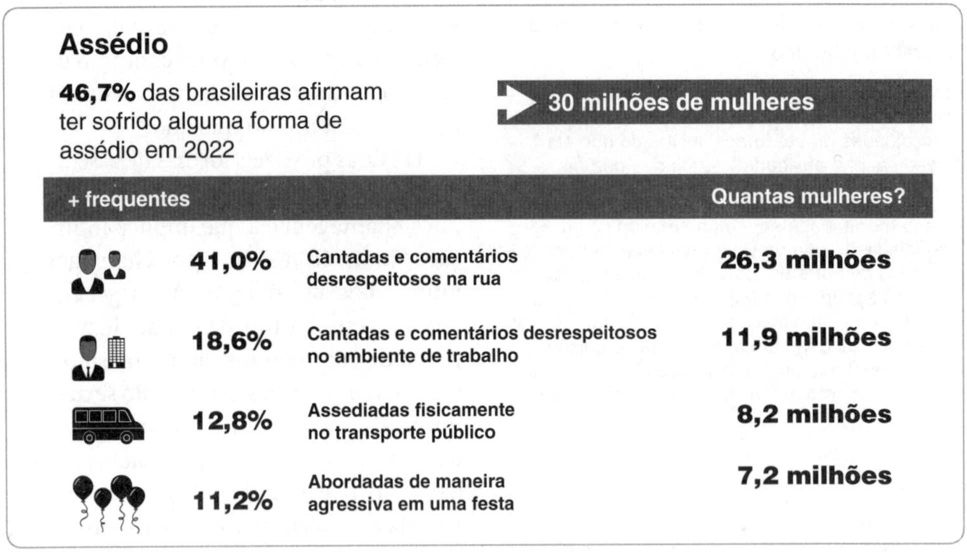

FIGURA 2 Condutas de assédio sexual mais frequentemente sofridas entre trabalhadoras brasileiras.

Fonte: Fórum Brasileiro de Segurança Pública, 2023.[21]

Em relação ao perfil das vítimas, o assédio sexual no trabalho tem maior prevalência entre mulheres jovens, na faixa etária de 16 a 24 anos (34,3%), com ensino superior (25,4%) e pretas (26,2%).[22]

É interessante notar que o local onde ocorreu a violência sexual mais grave para mulheres brasileiras é em primeiro lugar a casa (53,8%), em segundo, a rua (17,6%) e em terceiro o local de trabalho (4,7%), sendo mais frequente nesses ambientes que em bares ou baladas (3,7%), na faculdade (1,1%) ou na internet (0,7%). Quanto ao autor da violência mais grave sofrida, o patrão ou chefe representou 1,5%, e cliente ou colega de trabalho, 1,2%.[22]

Em pesquisa anterior realizada no Brasil em 2020, O Ciclo do Assédio Sexual nos Ambientes Profissionais, da parceria Think Eva e LinkedIn, 47,12% das participantes afirmam ter sido vítimas de assédio sexual no ambiente de trabalho. A maioria eram mulheres negras (52%) e que recebem entre 2 e 6 salários mínimos (49%), apesar de que, na amostra, mulheres em posições hierárquicas mais altas eram quantitativamente menores, e 60% das entrevistadas na função de gerente e 55% das diretoras também relataram ter sofrido assédio sexual. As ações mais associadas foram solicitação de favores sexuais (92%), contato físico não solicitado (91%) e abuso sexual (60%).[23]

A pesquisa identificou que os principais sentimentos que as vítimas relatam são raiva, nojo, medo, impotência, vergonha, humilhação, culpa e confusão. Outras consequências são cansaço, perda da autoconfiança, perda da confiança no outro, piora na *performance* profissional, sensação de que seriam culpabilizadas pelo que aconteceu ou de que provocaram o episódio, sintomas de ansiedade, sintomas de depressão, afastamento de colegas do trabalho, diminuição da autoestima, e 1 em cada 6 vítimas pediu demissão.[23]

O assédio sexual pode ter graves consequências para a saúde mental das mulheres. Pode afetar sua autoestima, autoconfiança e sua sensação de segurança no ambiente de trabalho ou em outros contextos sociais. Também pode levar a ansiedade, depressão, transtorno de estresse pós-traumático, distúrbios do sono e outras condições psicológicas.

As vítimas de assédio sexual também podem se sentir envergonhadas, culpadas ou enraivecidas em relação à situação, o que pode afetar suas relações interpessoais e sua capacidade de concentração e tomada de decisões.

Além disso, o assédio sexual pode levar ao afastamento da vítima do ambiente de trabalho, ou até mesmo à perda do emprego, o que pode afetar sua saúde financeira e sua estabilidade emocional.

A exposição de mulheres ao assédio sexual no local de trabalho tem sido associada ao comprometimento da saúde mental, como o estresse psicológico, e principalmente a quadros depressivos, mas também a problemas de saúde física, como dores e problemas gastrointestinais, entre outros.

Como no caso do assédio moral, a Lei n. 14.457, de setembro de 2022, coloca os holofotes sobre a prevenção e os procedimentos de denúncia contra o assédio sexual, ressaltando que esse é um tipo de violência tipificado no Código Penal.[17]

No Brasil, o Código Penal define o assédio sexual da seguinte forma:[24]

> Art. 216-A. Constranger alguém com o intuito de obter vantagem ou favorecimento sexual, prevalecendo-se o agente da sua condição de superior hierárquico ou ascendência inerentes ao exercício de emprego, cargo ou função.
> Pena – detenção, de 1 (um) a 2 (dois) anos.

Apesar do respaldo legal, muitas mulheres ainda temem fazer a denúncia de assédio sexual no trabalho. De acordo com a literatura científica, alguns dos motivos pelos quais as mulheres podem hesitar em denunciar casos de assédio sexual incluem:

- Medo de retaliação por parte do agressor ou da organização em que trabalham, incluindo demissão, rebaixamento, transferência forçada ou outras formas de represália.
- Estigma e vergonha associados à experiência.
- Ceticismo quanto às políticas da empresa de denúncia de assédio sexual, medo de que suas denúncias não sejam levadas a sério ou tratadas de maneira adequada.
- Falta de apoio social de colegas, amigos ou familiares.
- Autoculpabilização pelo comportamento do agressor.
- Desconhecimento das leis e políticas que protegem contra o assédio sexual.

Mesmo após o início do processo judicial, mulheres podem enfrentar dificuldades ao relatar seu caso sofrido durante a perícia, pelos prejuízos do trauma ou do estresse a sua saúde mental, como: dificuldade de falar sobre o ocorrido ou de recordar detalhes; medo de não ser acreditada; vergonha e autoculpabilização; desconfiança nas autoridades e no sistema legal, como a preocupação de que o processo de perícia possa ser humilhante, insensível ou ineficaz; e pelo próprio estresse e desgaste adicional do processo legal, que pode exacerbar o trauma. Desse modo, nesse contexto de difícil coleta de dados, o perito deve estar ao mesmo tempo preparado para evitar sofrimentos adicionais e coletar o máximo de informações pertinentes para sua conclusão diagnóstica.

A AVALIAÇÃO DA SAÚDE MENTAL DA MULHER EM PERÍCIA DE DIREITO DO TRABALHO

Para a avaliação da saúde mental da mulher em perícias trabalhistas, deve ser aplicada uma anamnese detalhada, com perguntas que esclareçam se o quadro de saúde mental está relacionado com o trabalho, assim como um correto diagnóstico diferencial, nas seguintes áreas:

- Avaliação global da paciente.
- Questões de gênero específicas, como maior prevalência de violência doméstica ou sobrecarga em papéis múltiplos, como mãe e trabalhadora, além de acúmulo de trabalhos domésticos.
- Presença de indicadores e experiências características dos transtornos relacionados ao ciclo reprodutivo da mulher (transtorno disfórico pré-menstrual, transtornos mentais na gestação, puerpério ou menopausa).
- Experiências de assédio sexual ou assédio moral no ambiente de trabalho.
- História forense, possíveis conflitos com a lei, processos judiciais, possíveis casos ou denúncias de violência doméstica, violência sexual, assédio sexual, assédio moral.

No histórico ocupacional, deve ser questionado sobre o bem-estar laboral de maneira geral – por exemplo, sobre como se sente com a carga ou condições de trabalho, com relacionamentos interpessoais dentro da empresa e satisfação laboral, entre outros aspectos que indiquem possíveis situações de assédio sexual ou assédio moral.

A análise do histórico de saúde, das mudanças de comportamento e de sua personalidade, assim como a presença de comorbidades, abuso de álcool e drogas e traumas anteriores, é fundamental para a caracterização do sofrimento e constatação do dano psíquico, assim como da relação causal/concausal.[25]

É fundamental a avaliação das queixas, descrevendo a conduta assediosa como sua frequência, duração e magnitude; se houve queixa da conduta para os empregadores e quais medidas foram tomadas pelos superiores; se houve suporte e apoio dentro e fora do ambiente laboral.[26]

A maioria das mulheres que sofreram assédio sexual não denuncia; a conduta mais comum consiste em ignorar e evitar contato. Tal fato pode refletir a própria autopercepção negativa, vergonha, medo de retaliações ou de serem consideradas culpadas pelo ocorrido, ou mesmo pela própria sensação de impunidade perante a lei, com revitimização frequente da mulher.

Internacionalmente, estão entre os instrumentos mais aplicados para a avaliação do assédio moral no trabalho: a escala LIPT (Leymann Inventory of Psychological Terror), uma escala Likert composta por 45 itens, os quais abordam cinco dimensões (limites à comunicação, limites ao contato social, desprestígio do profissional perante seus colegas, descrédito nas capacidades profissionais e organizacionais do profissional e comprometimento da saúde);[27] o Questionário NAQ-RE (Negative Acts Questionnaire-Revised), validado no Brasil, uma escala autoaplicável de 22 itens, tipo Likert, que avalia a frequência de exposição ao assédio moral no trabalho nos últimos seis meses;[28] e o Cisneros®, composto por uma série de escalas, cujo objetivo é identificar o estado e as consequências da violência no ambiente de trabalho das organizações.[8]

A Escala Laboral de Assédio Moral (ELAM), elaborada nacionalmente por Campos e Rueda,[29] possui evidências iniciais de validade. A ELAM mede a percepção do trabalhador sobre a existência de assédio moral em seu ambiente de trabalho. É uma escala tipo Likert (1 = nunca; 2 = poucas vezes; 3 = muitas vezes; e 4 = sempre), composta por 27 itens, distribuídos entre os fatores: 1) condições de trabalho, que corresponde a dificuldades enfrentadas no ambiente de trabalho, como tarefas fora do escopo da função, pressão e controle demasiado e indevido, desrespeito e exposição pública, entre outras; 2) humilhação, que aborda comportamentos de violência psicológica, como exclusão do grupo, constrangimento, aviltamento e humilhação por parte de colaboradores ou chefia; e 3) preconceito, que envolve comportamentos de intolerância e discriminação por características psicológicas e/ou físicas, como orientação sexual, sexo, cor e raça.[29]

No Quadro 4 encontram-se perguntas guias (ou quesitos técnicos) para o raciocínio do perito ou assistente técnico em avaliações trabalhistas com mulheres:

QUADRO 4 Perguntas específicas da avaliação pericial trabalhista

Características do transtorno mental

1. A avalianda pode ter seu exame psíquico/estado mental inferido para o período em que trabalhou na reclamada? Se sim, apresentava transtorno mental?
2. Como era no período em que trabalhava na reclamada – a apresentação dos critérios diagnósticos pela avalianda e qual a gravidade de cada um dos sintomas?
3. Qual a gravidade de cada um de seus diagnósticos?

Início dos sintomas

4. Quando teve (tiveram) início o(os) referido(s) transtorno(s) psíquico(s)?
5. A avalianda apresenta histórico de adoecimentos mentais antes do labor na empresa reclamada?
6. A avalianda apresentou adoecimento mental durante labor na reclamada?

Etiologia/fatores de risco/manutenção

7. Houve algum fator estressor predisponente ao(os) referido(s) transtorno(s) psíquico(s)?
8. O trabalho na reclamada pode ser visto como um fator de risco para o quadro de transtorno mental da avalianda?
9. Quais eram os fatores de risco do trabalho para a saúde mental da avalianda?
10. Os sintomas do transtorno mental identificados têm relação direta com situações de estresse/assédio que ocorriam no trabalho?
11. O estresse/assédio no trabalho foi determinante exclusivo ou parcial para o desenvolvimento do transtorno mental?
12. Quais outros fatores de risco para o referido transtorno mental estavam presentes em sua vida? Havia vulnerabilidade psicossocial não relacionada ao trabalho?
13. Quais foram os fatores mantenedores para o quadro de transtorno mental apresentado pela periciada relacionados ao trabalho?
14. O estresse/assédio no trabalho foi determinante total ou parcial para manutenção e agravamento do transtorno mental?
15. As dificuldades nas relações no trabalho foram fatores predisponentes, mantenedoras ou de risco para o referido transtorno mental?

Prognóstico

16. Quais as repercussões ou impactos do(s) referido(s) transtorno(s) para a vida da avalianda?
17. Qual a evolução sintomática no decorrer desse referido transtorno psíquico?
18. Qual o prognóstico desse adoecimento?

Simulação

19. Quais são os exames da época referida e atuais que descartam possível simulação?
20. É possível que a avalianda estivesse ou esteja simulando os sintomas para se beneficiar?

Prejuízos cognitivos

21. O referido transtorno mental causou prejuízos cognitivos?
22. Quais os prejuízos cognitivos apresentados pela avalianda na época em que trabalhava na reclamada? Qual era a gravidade de cada um deles?

continua

QUADRO 4 Perguntas específicas da avaliação pericial trabalhista (*continuação*)

Atividade laborativa

23. A avalianda realizava quais atividades laborativas na reclamada?
24. Todas as atividades realizadas na reclamada estavam de acordo com o contrato de trabalho?
25. Esse tipo de atuação profissional é fator de risco para adoecimento mental?
26. A avalianda está trabalhando atualmente? Se sim, qual a função exercida?

Assédio moral/assédio sexual

27. Como a vivência de assédio moral/assédio sexual repercutiu na saúde mental da avalianda?
28. Como a avalianda reage às memórias de seu trabalho na reclamada?
29. Como lembrar de seu antigo trabalho repercute na qualidade de vida da avalianda?
30. Observam-se sequelas ou danos psíquicos relacionados às experiências de assédio moral/sexual na empresa?

Capacidade para o trabalho/dano psíquico

31. A avalianda apresenta dano psíquico?
32. Os danos psíquicos são passíveis ou não de reabilitação?
33. Existe incapacidade total ou parcial, permanente ou temporária, que impossibilitem a reclamante do exercício de seu ofício, ou de qualquer outro?
34. No caso de a avalianda não estar incapacitada no momento da avaliação, mensurar por quanto tempo ela permaneceu incapacitada para o trabalho, em virtude das moléstias vivenciadas durante labor na reclamada.
35. Havendo incapacidade, mensurar:
    i. Extensão dos danos.
    ii. Capacidade residual de trabalho.
    iii. Possibilidade de readaptação ou reabilitação.
    iv. Percentual de invalidez (tabela da Susep).
    v. Funções atingidas.
36. A avalianda foi afastada de seu trabalho na reclamada por acidente de trabalho? Quais foram os acidentes?
    i. Esses acidentes eram relacionados à saúde mental da avalianda?
    ii. Quantas vezes, em que datas e por quanto tempo foi afastada?
    iii. No retorno ao trabalho após afastamentos, era necessária alguma readaptação no trabalho da periciada em favor de sua saúde física ou mental? Elas foram realizadas?
    iv. Caso tenha sido realizada readaptação, foi com qual duração e com qual pertinência?

Exames de admissão/periódico/demissional

37. No exame admissional, foi registrada alguma patologia da avalianda de natureza clínica ou psiquiátrica? Qual foi a patologia?
38. O que os exames periódicos relatam sobre a saúde mental da avalianda?
39. No exame demissional houve qual registro objetivo sobre a avaliação da saúde mental da avalianda? Aponta algum transtorno mental?
40. As condições de saúde mental da avalianda na data que encerrou as atividades na reclamada eram compatíveis com o desligamento do trabalho?

Nexo causal

41. Os adoecimentos mentais têm nexo causal com o labor?
42. Os adoecimentos mentais têm relação de concausa com o trabalho na reclamada?
43. A avalianda tem o adoecimento mental tendo nexo técnico epidemiológico entre o trabalho exercido e dados oficiais governamentais?
44. Há necessidade de fazer visita ao local de trabalho?

Fonte: elaborado pelos autores.

É fundamental que seja realizada uma avaliação de risco de suicídio; caso presente, devem-se seguir os protocolos locais de proteção.

O perito também deverá fazer uma leitura atenta dos autos e avaliar em profundidade todos os documentos de profissionais da saúde relativos ao caso, como prontuários, relatórios de avaliação psicológica ou neuropsicológica, relatórios e atestados médicos, exame admissional, exames periódicos no trabalho, exame demissional, entre outros.

É importante que o perito conte com exames complementares, como exames médicos laboratoriais e/ou de neuroimagem, avaliação neuropsicológica, ou mesmo entrevista com familiares ou outros informantes ou visita ao local de trabalho, com o objetivo de coletar informações que possam descrever suas condições de comportamento, cognição e humor.

Por fim, deve-se esclarecer que a maioria das denúncias de assédio sexual e moral é genuína e deve ser tratada com seriedade. No entanto, a literatura científica reconhece que, em casos raros, podem ocorrer falsas denúncias. A identificação de possíveis indícios de falsas denúncias é um desafio complexo e deve ser realizada com cautela e sensibilidade para não prejudicar vítimas genuínas.

Alguns indícios de falsas denúncias de assédio sexual e moral, conforme relatado na literatura, podem incluir relatos inconsistentes ou contraditórios – é crucial lembrar que as vítimas de assédio sexual e moral podem ter dificuldade em recordar detalhes precisos em razão do trauma e estresse associados à experiência; motivação clara para prejudicar o suposto agressor, como vingança, disputas pessoais ou profissionais, ou desejo de chamar a atenção, o que deve ser analisado em evidências, não em suposições ou preconceitos; e evidências concretas, como registros de câmeras de segurança, depoimentos de testemunhas ou registros de comunicação que contradizem a denúncia. É fundamental ressaltar que a presença de um ou mais indícios não é necessariamente prova de uma falsa denúncia, e é importante tratar cada caso com seriedade e atenção às necessidades das vítimas.

CASO FORENSE

Assédio moral e sexual contra funcionária pública da área jurídica (fevereiro de 2021).

Identificação

C. N, sexo feminino, 31 anos, solteira, sem filhos, natural e procedente de São Paulo, superior completo em direito, reside com os genitores.

Anamnese

Afirma que em 2018 foi nomeada para o cargo de assistente jurídico. Nega problemas em relação às atividades e demandas. Logo no primeiro mês de contrato, relata que um diretor começou a cortejá-la por meio de mensagens de texto, convidando-a para sair. Ela recusou o convite, sabia que ele era casado e não nutria qualquer atração física ou sentimental pelo superior. Apesar de ter afirmado ao diretor que não desejava nada, ele insistia.

Era o primeiro emprego dela e ficava muito insegura em relação a como agir. Ele a esperava na hora da saída e deixava presentes em sua mesa. Todos achavam que ela tinha um caso com ele, o que a deixava constrangida, inclusive com desconforto com sua chefia.

Relata que o banheiro ficava na frente da sala desse diretor. Toda vez que ela passava, ele a chamava. Na sala dele, a sós, dizia que estava bonita. De madrugada mandava mensagens dizendo que era bonita. Perguntava por que ela não o adicionava em suas redes sociais. Nega qualquer violência física.

Inicialmente se retraiu, sentia-se constrangida. Com o tempo contou para sua chefia, que comentou que tal situação já havia ocorrido com outras mulheres. Disponibilizou-se a tomar providências, mas ela não quis, pois temia as consequências e não queria que seus pais soubessem. A chefia então a afastou desse diretor, evitando o contato entre os dois e não deixando que ficassem mais sozinhos, conduta que persistiu até sua demissão, contudo evitava sair de sua sala para não ter contato com o diretor.

Quando ele percebeu que não iria acontecer nada de íntimo entre os dois, começou a diminuí-la na frente dos colegas e afirmava que todos os seus atos estavam errados. Abriu um processo administrativo para investigá-la, que culminou com sua inocência.

Posteriormente ameaçou retirar sua equipe, o que a deixaria sozinha no setor. Não suportando mais a situação, contou o que estava acontecendo aos pais. Buscou auxílio médico, foi afastada do trabalho e o denunciou. Pediu exoneração, que não foi aceita. O diretor foi demitido.

Permaneceu em auxílio previdenciário pelo INSS de 04/03/2021 a 20/11/2021. Evoluiu com melhora dos sintomas psíquicos, mantendo tratamento regular em uso de escitalopram 30 mg/dia e buspirona 5 mg/dia. Conseguiu emprego como professora de inglês e atua como consultora na área de direito. Relata insegurança e dificuldade de retornar a cargo semelhante ao desempenhado anteriormente.

Em relação aos sintomas, descreve inicialmente sintomas inespecíficos e somáticos, como dores generalizadas, medo, emagrecimento, problemas de pele que evoluíram com piora progressiva, culminando em isolamento social, tristeza, insegurança, medo, perda do prazer para as atividades habituais e falta de autocuidado. Tinha medo de sair de casa e ser perseguida pelo diretor, principalmente após sua demissão. Nega ideação ou tentativa de suicídio.

Nega histórico psiquiátrico prévio ou qualquer alteração do humor. Tinha bom relacionamento com familiares e colegas, com um namoro prévio de cinco anos, sem conflitos de maior intensidade que pudessem ter causado qualquer trauma. Nega problemas financeiros, escolares ou judiciais.

Nega comorbidades clínicas, cirurgias prévias, uso de álcool ou drogas. Sem histórico psiquiátrico familiar.

É a segunda de prole de dois, nascida de parto natural a termo, sem intercorrências. Desenvolvimento neuropsicomotor adequado, sem repetências na alfabetização e educação básica ou superior.

Em relação à documentação, apresenta Atestado de Saúde Ocupacional com aptidão, com admissão em fevereiro de 2018. Atestados médicos de fevereiro de 2021 com hipótese diagnóstica compatível com F43 (CID-10), afastando-a do trabalho por 8 dias e posteriormente por 90 dias. Atendimentos em pronto-socorro em maio e junho de 2021 com queixas somáticas e quadro ansioso. Perícias realizadas pelo INSS descrevem a queixa de assédio e mantêm hipótese diagnóstica de F43 (CID-10), sem maiores definições da CID.

Mudou de médico assistente. Não apresentou o primeiro prontuário; diz não ter mais acesso ao profissional. O prontuário assistencial do novo psiquiatra data de novembro de 2021, com o primeiro atendimento descrevendo as queixas anteriormente descritas e sintomas relatados em perícia, já com melhora dos sintomas de humor, com relato de manter algum isolamento social, mas com melhora do pragmatismo. Não há descrição de revivescência da violência sofrida.

Ao exame atual, não evidencia sintomas patológicos incapacitantes, com angústia e tristeza ao relatar os fatos ocorridos no passado.

Hipóteses diagnósticas segundo a Classificação Internacional de Doenças - CID-10

- Reação aguda ao estresse – F43.0 (CID-10).
- Episódio depressivo moderado – F32.1 (CID-10).

Ambos atualmente remitidos.

Discussão de nexo causal

Os sintomas se iniciam após o contrato de trabalho e longo período de exposição às condutas assediosas. Há relato de intimidação sistemática no intuito de obter benefícios de cunho sexual e, na negativa desses, intimidação sistemática no intuito de ferir sua moral, estima e dignidade no trabalho.

Não há prejuízos do desenvolvimento intelectual ou afetivo; não há descrição de prejuízos financeiros que pudessem gerar sintomas ansiosos e relativos ao estresse; não há conflitos familiares, adoecimento familiar ou outras situações possivelmente traumáticas vivenciadas fora do ambiente de trabalho; não passou por traumas na infância ou apresentou problemas de relacionamento prévio, com histórico de relacionamento afetivo sem complicações.

Não há histórico de adoecimento mental prévio ou de comorbidades que pudessem afetar o estado psíquico.

A intimidação sistemática é suficiente para gerar o dano psíquico e está intimamente relacionada ao trabalho. Os transtornos de humor apresentam causa multifatorial, e, em geral, as crises são desencadeadas por situações de estresse físico e/ou psíquico a que o indivíduo esteja exposto. A exposição ao estresse atua como fator desencadeante e/ou agravante da patologia em indivíduo com predisposição genética ou constitucional para tal (Grupo III da Classificação de Schilling – concausa).

Não há incapacidade laborativa atual.

CONCLUSÃO

O que o contexto atual demonstra é que, apesar de as mulheres serem mais vulneráveis ao assédio moral e sexual, elas se tornam cada vez mais conscientes de seus direitos, aumentando a visibilidade de situações de violência no âmbito do trabalho.

A legislação nacional as ampara com o disposto em lei sobre assédio moral e sexual, com dispositivos de prevenção dessas violências e punição dos danos correspondentes.

O perito ou assistente técnico psiquiatra ou psicólogo deverá estar atento aos aspectos relacionados ao sexo e ao gênero durante a entrevista com a mulher trabalhadora em sofrimento mental, esclarecendo ao juiz se há presença de transtorno mental, se ele foi causado ou agravado pelo assédio moral e/ou sexual no trabalho e o quanto esse quadro traz impactos para sua capacidade para trabalhar.

REFERÊNCIAS

1. Priore MD, Bassanezi C. História das mulheres no Brasil. São Paulo: Contexto; 1997.
2. Baasch D, Trevisan RLC, Moraes R. Perfil epidemiológico dos servidores públicos catarinenses afastados do trabalho por transtornos mentais de 2010 a 2013. Ciênc Saúde Coletiva. 2017;22(5):1641-50.
3. Fernandes MA, Santos JDM, Moraes LMV, Lima JSR, Feitosa CDA, Sousa LFC. Transtornos mentais e comportamentais em trabalhadores: estudo sobre os afastamentos laborais. Rev Esc Enferm USP. 2018;52:e03396.
4. Ribeiro H, Oliveira ACSO. Saúde mental da mulher no trabalho. Programa de Atualização em Medicina do Trabalho (PROMEDTRAB), Sistema de Educação Continuada a Distância (SECAD). Porto Alegre: Artmed (no prelo).
5. Barros DM, Teixeira EH. Manual de perícias psiquiátricas. Porto Alegre: Artmed; 2015.
6. Oliveira ACS. Las principales consecuencias psicosociales del acoso laboral – mobbing [dissertação]. Universidad Nacional de Educación a Distancia; 2021.
7. Oliveira SG. Proteção jurídica à saúde do trabalhador. 6.ed. São Paulo: LTR; 2011.
8. Fidalgo AM, Piñuel I. La escala Cisneros como herramienta de valoración del mobbing. Psicothema. 2004;16(4):615-24.
9. Guimarães LAM, Rimoli AO. "Assédio moral" (assédio psicológico) no trabalho: uma síndrome psicossocial multidimensional. Psic Teor Pesq. 2006;22(2):183-91.
10. Salin D, Hoel H. Workplace bullying as a gendered phenomenon. J Manag Psychol. 2013;28(3):235-51.
11. Rosander M, Salin D, Viita L, Blomberg E. Gênero importa: bullying no local de trabalho, gênero e saúde mental. Frente Psychol. 2020.
12. Salin D. Workplace bullying and gender: an overview of empirical findings. In: D'Cruz P, Noronha E, Caponecchia C, Escartín J, Salin D, Tuckey M, editors. Dignity and inclusion at work. handbooks of workplace bullying, emotional abuse and harassment. v. 3. Singapore: Springer; 2013. p.1-31.
13. Ólafsson RF, Jóhannsdóttir HL. Coping with bullying in the workplace: the effect of gender, age and type of bullying. Br J Guidan Counsel. 2013;32(3): 319-33.
14. Ribeiro H, Oliveira ACSO. Psiquiatria forense e psicologia jurídica e a mulher (no prelo).
15. Turatti BO, Moretti-Pires RO. Occupational violence in pregnant women in Brazil: a sample of cases in the Labor Court. J Occup Health. 2017;59(4):361-3.
16. Ribeiro H. Aspectos forenses relacionados aos transtornos psiquiátricos da mulher. In: Cantiliano A, Neves MC, Rennó J. Transtornos psiquiátricos na mulher: diagnóstico e manejo. Porto Alegre: Artmed; 2022.
17. Brasil. Presidência da República. Lei n. 14.457, de 21 de setembro de 2022. Institui o Programa Emprega + Mulheres; e altera a Consolidação das Leis do Trabalho, aprovada pelo Decreto-Lei nº 5.452, de 1º de maio de 1943, e as Leis nºs 11.770, de 9 de setembro de 2008, 13.999, de 18 de maio de 2020, e 12.513, de 26 de outubro de 2011. Disponível em: https://www.planalto.gov.br/ccivil_03/_Ato2019-2022/2022/Lei/L14457.htm (acesso 6 set 2023)
18. Brasil. Câmara dos Deputados. PL 4.742/2001. Introduz art. 146-A no Código Penal Brasileiro – Decreto-lei nº 2.848, de 7 de dezembro de 1940, dispondo sobre o crime de assédio moral no trabalho. 25 de maio de 2001. Disponível em: https://www.camara.leg.br/proposicoesWeb/fichadetramitacao?idProposicao=28692 (acesso 6 set 2023)
19. Brasil. Presidência da República. Lei n. 10.406, de 10 de janeiro de 2002. Institui o Código Civil. 11 de janeiro de 2002. Disponível em: https://www.planalto.gov.br/ccivil_03/leis/2002/l10406compilada.htm (acesso 6 set 2023)
20. Avila RP. As consequências do assédio moral no ambiente de trabalho. 2.ed. São Paulo: LTR; 2015.
21. Fórum Brasileiro de Segurança Pública [Internet]. Infográfico. 2023. Disponível em: https://forumseguranca.org.br/wp-content/uploads/2023/03/visiveleinvisivel-2023-infografico.pdf (acesso 6 set 2023)
22. Fórum Brasileiro de Segurança Pública [Internet]. Visível e invisível: a vitimização de mulheres no Brasil. 2023. 52 p. Disponível em: https://forumseguranca.org.br/wp-content/uploads/2023/03/visiveleinvisivel-2023-relatorio.pdf (acesso 6 set 2023)
23. Think Eva [Internet]. O ciclo do assédio sexual no ambiente de trabalho. 2020. 52 p. Disponível em: https://thinkeva.com.br/estudos/o-ciclo-do-assedio-sexual-no-ambiente-de-trabalho/ (acesso 6 set 2023)
24. Brasil. Câmara dos Deputados. Decreto-lei n. 2.848, de 7 de dezembro de 1940. Código Penal. Disponível em: https://www2.camara.leg.br/legin/fed/declei/1940-1949/decreto-lei-2848-7-dezembro-1940-412868-publicacaooriginal-1-pe.html (acesso 6 set 2023)
25. Glina DMR, Rocha LE. Saúde mental no trabalho: da teoria à prática. São Paulo: Roca; 2016.

26. Rosner R, Scott CL. Principles and practice of forensic psychiatry. 3.ed. Boca Raton: CRC Press; 2017.
27. Leymann H. The content and development of mobbing at work. Eur J Work Organ Psychol. 1996;5(2): 165-84.
28. Maciel RH, Gonçalves RC. Pesquisando o assédio moral: a questão do método do Negative Acts Questionnaire (NAQ) para o Brasil. In: Soboll LAP, organizadora. Violência psicológica e assédio moral no trabalho. São Paulo: Casa do Psicólogo; 2008. p.167-85.
29. Campos MI, Rueda FJM. Assédio moral: evidências de validade de escala e relações com qualidade de vida no trabalho. Aval Psicol. 2016;15(1):21-30.

CAPÍTULO 37

Direito previdenciário: transtornos mentais na mulher

Gabriel Sato Ikuhara Cavalcanti Picos
Michelle Medeiros Lima Salione
Igor Emanuel Vasconcelos e Martins Gomes

PONTOS-CHAVE

- Os transtornos mentais podem acometer mais de um quarto da população ao longo da vida, sendo responsáveis por cerca de 40% das principais doenças incapacitantes.
- Destaca-se a depressão grave como o principal transtorno mental gerador de incapacidade laborativa.
- De 2010 a 2020 houve mais benefícios por incapacidade concedidos às mulheres, com uma diferença maior que 150 mil benefícios a mais para o sexo feminino.
- Incapacidade laboral pode ser: 1) temporária/permanente; 2) parcial/total; 3) uniprofissional/multiprofissional/omniprofissional. Fala-se de invalidez quando há incapacidade permanente, total e omniprofissional.
- No tangente às particularidades das condições psicopatológicas femininas e interface com a perícia na mulher, ressalta-se que o prognóstico da esquizofrenia é mais brando, o que pode modificar a avaliação funcional e a concessão de benefícios na análise pericial.
- Pacientes com transtorno de personalidade *borderline* comumente têm comorbidade com transtorno factício, assim como outros transtornos somatoformes, que podem ser fatores de confusão na avaliação pericial e mimetizar simulação.
- O transtorno disfórico pré-menstrual, tendo em vista ser limitado à fase lútea tardia, dificilmente ocorrerá como o diagnóstico primário em perícia previdenciária, mas os impactos funcionais graves dessa condição feminina devem ser considerados na avaliação pericial.
- Os quadros iniciados após o parto, sobretudo a psicose pós-parto, geralmente evoluem para transtornos mentais crônicos e graves, que não raramente culminarão em sobrecarga previdenciária, com potenciais concessões de auxílio-doença e invalidez.
- O período do climatério/perimenopausa é de risco para a psicopatologia feminina, com vários sintomas de ansiedade e depressão que afetam a habilidade para o trabalho, de modo que o perito deve estar atento a essas questões hormonais sobrepostas.

INTRODUÇÃO AO DIREITO PREVIDENCIÁRIO

A previdência social é um dos três pilares integrantes da seguridade social, a qual foi instituída pela Constituição Federal de 1988, sendo composta pelo tripé saúde, assistência social e previdência social. A saúde é um direito constitucional de todos e dever do Estado, assim como a assistência social independe de contribuição e é de direito a quem necessitar. A previdência social é organizada sob a forma de regime geral, tendo caráter contributivo e filiação obrigatória.[1-4]

O direito previdenciário teve origem e essência na luta das pessoas seguradas por seus direitos, seja junto à autarquia, seja pleiteando judicialmente junto aos tribunais.[5-7] É evidente a discrepância da proteção previdenciária entre as regiões do Brasil, assim como a escancarada desigualdade de classes, razão pela qual o Estado busca a salvaguarda social e prevenção diante das intempéries da vida, por meio da proteção à trabalhadora, especialmente na maternidade, bem como contra doenças, acidentes, envelhecimento, reclusão e mesmo o óbito.[4-9]

Os filiados segurados junto à previdência social são o(a) empregado(a), o(a) trabalhador(a) avulsa(o), o(a) segurado(a) especial, o(a) empregado(a) doméstico(a), o(a) contribuinte individual e o(a) contribuinte facultativo(a), os quais, assim como seus dependentes, são beneficiários do Instituto Nacional do Seguro Social (INSS).[4,7-10]

O rol de benefícios da autarquia previdenciária contempla desde incapacidade temporária por um período superior a 15 dias até aposentadorias programadas e pensões, havendo uma amplitude de coberturas previdenciárias, sendo as principais descritas no Quadro 1.[5,8]

A perícia médica se faz necessária principalmente para análise e concessão de benefícios por incapacidade temporária de caráter acidentário (auxílio-acidente) ou previdenciário (auxílio-doença), aposentadoria por incapacidade permanente, aposentadoria especial, benefícios sociais ou indenizatórios e reabilitação profissional.[8]

QUADRO 1 Principais benefícios previdenciários

Benefícios programáveis:
I – Aposentadoria programada (idade × tempo de contribuição)
II – Aposentadoria especial
III – Aposentadoria da pessoa com deficiência
Benefícios não programáveis:
I – Aposentadoria por incapacidade permanente
II – Auxílio por incapacidade temporária
III – Auxílio-acidente
IV – Salário-maternidade
V – Salário-família
VI – Pensão por morte
VII – Auxílio-reclusão

Fonte: adaptado de Brasil.[8]

A reabilitação profissional ou habilitação tem como intuito principal reintegrar a beneficiária incapacitada ao mercado de trabalho e ao seu contexto de vida. São aspectos desfavoráveis à suscetibilidade de ser reabilitada a duração do afastamento prévio, baixa escolaridade, idade avançada, gravidade das comorbidades, profissionais rurais, braçais, autônomas ou desvinculadas.[2,3]

O Quadro 2 consigna os possíveis beneficiários da reabilitação profissional.

Os beneficiários listados de I a V têm direito ao atendimento obrigatório pela reabilitação profissional, enquanto os relacionados VI e VII ficam condicionados às especificidades locais, possibilidades técnicas, financeiras e administrativas. Já as pessoas com deficiência dependem de acordos celebrados previamente entre o INSS e associações assistenciais.[8]

Os transtornos mentais podem acometer mais de um quarto da população ao longo da vida, sendo responsáveis por cerca de 40% das principais doenças incapacitantes,

QUADRO 2 Possíveis beneficiários atendidos pelo serviço de reabilitação profissional

I – O(a) segurado(a) em gozo de auxílio por incapacidade temporária, acidentário ou previdenciário.

II – O(a) segurado(a) sem carência para benefício por incapacidade temporária, incapaz para as atividades laborais habituais.

III – O(a) segurado(a) em gozo de aposentadoria por incapacidade permanente.

IV – O(a) pensionista inválido(a).

V – O(a) segurado(a) em gozo de aposentadoria programada, especial ou por idade do(a) trabalhador(a) rural, que voltar a exercer atividade abrangida pelo Regime Geral de Previdência Social, que tenha reduzido a sua capacidade funcional em decorrência de doença ou acidente de qualquer natureza ou causa.

VI – O(a) segurado(a) em atividade laboral, mas que necessite da concessão, reparo ou substituição de órteses, próteses e meios auxiliares de locomoção (OPM).

VII – O(a) dependente do(a) segurado(a).

VIII – As pessoas com deficiência (PcD).

Fonte: adaptado de Brasil.[8]

com destaque para a depressão grave como o principal transtorno mental gerador de incapacidade laborativa.[11,12]

Apesar das discrepâncias entre os sexos masculino e feminino, havendo distinções culturais e tratamentos díspares, por vezes a legislação brasileira segue tratando igualmente os desiguais, contrastando com o princípio da equidade[10,12]. O universo feminino é repleto de especificidades, sobre as quais se discorrerá neste capítulo, com foco nos transtornos mentais na mulher e sua interface com o direito previdenciário e perícias médicas na área.

EPIDEMIOLOGIA PREVIDENCIÁRIA DOS TRANSTORNOS MENTAIS NA MULHER

No intervalo temporal de uma década, no período entre os anos de 2010 e 2020, foram concedidos 2.289.708 benefícios por incapacidade junto à Previdência Social, classificados, segundo a 10ª revisão da Classificação Internacional de Doenças (CID-10), como F00 a F99 (seção de transtornos mentais e comportamentais).[8]

Os principais diagnósticos de importância à perícia previdenciária são listados na Tabela 1.

Dentre os transtornos mentais e comportamentais mais prevalentes nos pedidos e concessões de auxílios por incapacidade estão: os transtornos mentais e comportamentais devidos ao uso de múltiplas drogas e ao uso de outras substâncias psicoativas (F19); o transtorno afetivo bipolar (F31); episódios depressivos (F32); o transtorno depressivo recorrente (F33); transtornos ansiosos (F41) e reações ao estresse grave e transtornos de adaptação (F43).[12]

Nas solicitações e concessões de aposentadoria por incapacidade permanente, os transtornos mentais e comportamentais mais frequentes são: transtornos mentais devidos a lesão e disfunção cerebral e a doenças físicas (F06); transtornos mentais e comportamentais devidos ao uso de álcool (F10); esquizofrenia (F20), transtornos esquizoafetivos (F25); psicose não orgânica não especificada (F29); episódios depressivos (F32) e transtorno depressivo recorrente (F33).[12]

No mesmo período, entre os anos de 2010 e 2020, houve uma incidência maior de benefícios por incapacidade concedidos às beneficiárias da Previdência Social do sexo feminino, em relação aos do sexo masculino. A diferença ultrapassou 150 mil benefícios por incapacidade em mulheres na década citada, considerados apenas os diagnósticos de transtornos mentais e comportamentais.[8]

Em relação à aposentadoria programada, contrastando com os homens aposentados, a maioria das mulheres aposentadas recebe aposentadoria por idade (52,1%), enquanto 42,9% dos aposentados do sexo masculino se aposentaram por tempo de contribuição.[5]

TABELA 1 Principais transtornos mentais e comportamentais relevantes no direito previdenciário e seus respectivos códigos classificatórios, segundo a CID-10 (F00-F99)

Demência na doença de Alzheimer	F00
Demência vascular não especificada	F01.9
Demência na doença de Parkinson	F02.3
Outros transtornos mentais devidos à lesão e disfunção cerebral e a doença física	F06
Alcoolismo	F10
Dependências químicas	F11 a F19
Esquizofrenia	F20
Episódio maníaco	F30
Transtorno afetivo bipolar	F31
Episódios depressivos	F32
Transtorno depressivo recorrente	F33
Transtornos de humor [afetivos] persistentes	F34
Outros transtornos do humor [afetivos]	F38
Transtorno do humor [afetivo] não especificado	F39
Transtornos fóbico-ansiosos	F40
Transtorno de pânico	F41.0
Transtorno de ansiedade generalizada	F41.1
Transtorno obsessivo compulsivo	F42
Reação aguda ao estresse	F43.0
Transtorno de estresse pós-traumático	F43.1
Transtornos de adaptação	F43.2
Transtornos dissociativos ou conversivos	F44
Transtornos somatoformes	F45
Transtornos não orgânicos do sono devidos a fatores emocionais	F51
Transtornos específicos da personalidade	F60
Transtornos mistos da personalidade e outros transtornos de personalidade	F61
Modificações duradouras da personalidade não atribuíveis a lesão ou doença cerebral	F62
Transtornos dos hábitos e dos impulsos	F63

Fonte: adaptada de Cantilino et al., 2022.[12]

Os aposentados com menor renda média antes da aposentadoria recebem, em sua maioria, aposentadoria programada por idade (56,5%), sendo compostos principalmente por beneficiárias do sexo feminino (72,1%).[5] Já a parcela de aposentados com maior renda média antes da aposentadoria corresponde em sua maior parte a beneficiários do sexo masculino (66%), recebendo aposentadoria programada por tempo de contribuição (66,3%).[5]

JUDICIALIZAÇÃO DA SAÚDE MENTAL

Não é infrequente que as solicitações de benefícios junto ao Regime Geral de Previdência Social (RGPS) sejam negadas pelas vias administrativas a segurados em condições de enfermidade psíquica, influenciando diretamente nos números crescentes de ações judiciais que, segundo o relatório Justiça em Números, do Conselho

Nacional de Justiça, explicita a desproteção à saúde do trabalhador e judicialização da saúde, ultrapassando a marca de 200 mil processos.[2]

Um exemplo prático do desamparo previdenciário para com os beneficiários com transtornos mentais seria, em um caso hipotético, uma beneficiária que, após evento traumático em local de trabalho, desenvolvesse transtorno de estresse pós-traumático crônico e posteriormente apresentasse evolução para alteração permanente de personalidade, conforme possibilidade em documento do próprio INSS, a seguir consignado: "Os portadores de estresse pós-traumático podem cursar com quadro cronificado e grave, evoluírem para a alteração permanente de personalidade (F62.0) e persistirem com incapacidade laborativa por períodos maiores com revisão".[4]

Assim, caso solicitasse o auxílio-acidente pela via administrativa, mesmo que teoricamente faça jus a esse benefício, não seria possível sua concessão, pela ausência desse transtorno mental (CID 10 F62.0) no anexo correspondente à concessão de benefícios em casos similares.

Portanto, diante do desamparo, da falta de suporte legal ou de negativas administrativas, na tentativa de assegurar os direitos dos beneficiários do RGPS, cotidianamente é notória a maior incidência de ingressos judiciais junto às varas previdenciárias ou trabalhistas, denotando a moderna judicialização da saúde mental.[9]

Nesse contexto, a Associação Brasileira de Medicina Legal e Perícia Médica (ABMLPM) e a Associação Brasileira de Psiquiatria (ABP), esta última regulando a subespecialidade da psiquiatria forense, atuam com o intuito de refinar as metodologias e os fundamentos técnico-científicos, elevando os níveis da prática pericial, visando apoiar a educação e atuação dos médicos peritos presentes nas diversas esferas, complementando e apoiando o direito e a justiça.

PERÍCIA MÉDICA PREVIDENCIÁRIA

Conforme leciona França, são direitos da pericianda o respeito, a privacidade, a liberdade, rejeitar a presença de peritos do sexo oposto, recusar parte ou todo o exame pericial[6]. No mesmo tocante, o INSS traz que a pericianda deve ser atendida conforme as diretrizes da autarquia, compreendendo: urbanidade, respeito, acessibilidade, cortesia, presunção da boa-fé, igualdade, eficiência, segurança e ética.[8]

A perícia médica pode ser classificada como extrajudicial, por exemplo, na esfera administrativa, ou judicial, quando é solicitada por órgãos da justiça. Na esfera judicial, quando necessário for, perante assunto especializado médico, o magistrado nomeará um profissional médico devidamente cadastrado no Conselho Regional de Medicina do estado em que atua, para – após entrevista pericial – trazer aos autos laudo médico-pericial objetivando auxiliar os profissionais de direito na elucidação da lide.[13]

A perícia médica pode ser realizada de forma direta, presencialmente, por meio da entrevista pericial, com a presença física em consultório do perito médico e da pericianda ou em vistoria no local de trabalho, para possível verificação de nexo causal entre incapacidade e atividade laborativa. Já a modalidade de perícia indireta pode ser realizada por meio da análise dos documentos médico-legais, após a morte da parte, ou com o auxílio de dispositivos tecnológicos, via telemedicina/teleperícia, desde que enquadrada nas possibilidades de uso dessas tecnologias já regulamentadas. Não custa frisar que o médico nomeado perito ou perito oficial tem, assim como na prática assistencial, o dever de atuar de acordo com os ditames ético-profissionais.[1,8,14-18]

O laudo pericial médico-legal deve ser estruturado de forma padronizada e conter preâmbulo, quesitos, histórico, descrição, discussão, conclusões e respostas aos quesitos.[6,13,14] Ressalta-se, ainda, a existência de Diretrizes de Apoio à Decisão Médico-Pericial em Psiquiatria, manual elaborado pelo INSS no intuito de auxiliar peritos a melhor reconhecerem os transtornos mentais, bem como os correspondentes impactos previdenciários. É de relevo apontar que, apesar da utilidade, essa referida diretriz data de 2010, portanto, sem uma atualização para amparar os peritos nas decisões médico-periciais, em consonância com as evoluções nosológico-classificatórias mais recentes da psiquiatria. Corroborando o exposto, consta inclusive o emprego de termos em desuso, como "impregnado por medicações" para referir-se a sintomas extrapiramidais.[4]

O objeto da perícia previdenciária pode variar desde a verificação da capacidade laborativa, suscetibilidade à reabilitação profissional, valoração do déficit funcional, sequela secundária ao trauma, verificação de invalidez ou deficiência e avaliação de nexo causal com o trabalho, em cuja análise o perito deve atentar-se, sobretudo quanto ao excerto a seguir: "(...) para o estabelecimento do nexo causal entre os transtornos de saúde e as atividades do trabalhador, além da anamnese, do exame clínico, de relatórios e dos exames complementares, é dever do médico considerar o estudo do local de trabalho".[16]

Para fins didáticos, pode-se resumir a análise da invalidez, baseada em aspectos de valoração social e biopsicossocial, como a impossibilidade de exercer as capacidades mentais e comportamentais, sendo essas funcionalidades perscrutadas pela avaliação de quatro esferas: 1) desempenho nas atividades de vida diária (p. ex.: autocuidado; comunicação; atividade física; função sensorial; atividade manual não especializada; deslocamentos/viagens; função sexual; sono; trabalho; atividades recreacionais); 2) funcionamento social; 3) concentração; e 4) adaptação.[4]

A valoração do déficit funcional de uma periciada pode ser realizada de acordo com normas internacionais, para avaliar a diminuição da funcionalidade física e mental em comparação a uma pessoa hígida.[6,7]

Já a incapacidade laborativa ou incapacidade para exercer atividade remunerada ocorre pela impossibilidade de exercer função ocupacional ou risco à saúde da pericianda caso exposta ao labor.

Pode ser classificada a partir dos seguintes parâmetros: 1) quanto à duração, podendo ser temporária, permanente ou por período indefinido; 2) quanto à intensidade, sendo qualificada como parcial (quando há alguma redução na capacidade laboral, porém exige um esforço acrescido ou adaptações para o exercício da atividade habitual) ou total (quando não resta possibilidade ou capacidade para exercer uma ou mais atividades); 3) quanto às atividades para as quais se encontra incapacitada, podemos classificar em uniprofissional (quando incapaz para uma determinada função); multiprofissional (quando impossibilitada a um determinado grupo de profissões com características em comum); ou omniprofissional (estando a pericianda sem condições de exercer qualquer atividade laborativa). Diante da verificação da incapacidade total, omniprofissional e permanente ou por período indefinido, a pericianda pode fazer jus à aposentadoria por invalidez.[4,6,7]

Outros tópicos de relevância previdenciária aos quais os peritos devem atentar-se são as datas de início da doença; quando a pericianda experimentou o despertar dos sinais e sintomas, segundo evidências documentais ou relatos da pericianda; data do início da incapacidade, caso verificada; quando se evidenciou ou foi comprovada a incapacidade laborativa, baseada em documentos médico-legais.[4,6,7]

Os conceitos médico-legais relacionados aos transtornos mentais, de capacidade, tolerância e risco são descritos pela Associação Médica Americana (AMA),[4,6,7] como:

- Capacidade interna ou limitações ao trabalho devem ser levadas em consideração, como dificuldades de atenção, concentração e julgamento secundárias à doença ou aos efeitos adversos de tratamento medicamentoso, principalmente em atividades mais complexas.
- Tolerância e motivação são os principais fatores que determinarão quem tolera (escolhe) o trabalho e quem não tolera (decide não) trabalhar.
- O risco de retorno ao trabalho depende das características de cada doença especificamente, porém, deve ser levado em consideração o retorno ao trabalho em doenças mentais estabilizadas e que não apresentem riscos à saúde do trabalhador ou de terceiros, diante dos benefícios e efeitos saudáveis que o trabalho traz aos pacientes com transtornos mentais.[19,20]

PARTICULARIDADES NAS PERÍCIAS PREVIDENCIÁRIAS DAS MULHERES

As especificidades do organismo da mulher, com suas mudanças e seus ciclos fisiológicos, foram descritas como fatores de risco para o desenvolvimento de doenças mentais:[12]

> A compreensão da diferença nas doenças mentais entre os gêneros, relativa à apresentação, à idade de início, à epidemiologia, à sintomatologia específica, à evolução e à resposta ao tratamento, assim como ao tipo de mecanismo envolvido (genético, neuroendócrino, psicossocial), evidencia que as mulheres têm necessidades diferentes e sofrem de maneira diferente, especialmente na idade reprodutiva e com problemas relacionados ao ciclo reprodutor – desde a menarca, o período pré-menstrual, a gravidez e o pós-parto até a perimenopausa e a menopausa. Por exemplo, existem fatores biológicos, hormonais e psicossociais que explicam a maior prevalência de depressão entre as mulheres.[12]

Além dos fatores intrínsecos característicos das mulheres, os quais impõem flutuações hormonais regulares e cíclicas ao longo da vida, podendo elevar a incidência e prevalência de transtornos mentais e comportamentais no sexo feminino, é de relevo destacar a evolução histórico-cultural do preconceito, discriminação, abuso, desprezo e violência, circunstâncias às quais as mulheres foram expostas e tiveram que suportar, enfrentar e superar ao longo do curso da humanidade.

Nesse diapasão, há ênfase no surgimento e evolução do direito previdenciário nacional, assim como a busca incessante contra a injustiça, para assegurar as premissas da judicialização da saúde, direitos fundamentais e constitucionais.[5,10]

Culturalmente, a sociedade brasileira, predominantemente obliteradora às mulheres, trouxe até a situação assimétrica cotidiana no mundo do trabalho, em que o labor feminino é frequentemente sub-remunerado em relação ao prestado pelo sexo masculino, além da alta prevalência de informalidade, assim como necessidade cultural e familiar do exercício de jornadas de trabalho duplas ou triplas.[5,10]

O perito deve atentar ao sofrimento, ansiedade, desespero, preconceito e estigma das doenças psiquiátricas que algumas periciandas muitas vezes carregam diante das inúmeras perícias e negativas administrativas, além de possíveis desassistências e repercussões biopsicossociais delas decorrentes. Por exemplo, uma trabalhadora efetivamente adoecida, sem estabilidade no emprego ou fundo de garantia, carecendo de condições para retornar ao trabalho, torna-se dependente de manter o afastamento por doença para subsistir.[11]

O médico responsável pela realização de uma perícia médica previdenciária em uma periciandа deve estar atento, assim como nas perícias em geral, a alguns aspectos relevantes da avaliação médico-pericial em psiquiatria, como considerar os eixos longitudinal (referente à linha de vida do periciando, desde o pré-natal até o período do transtorno mental avaliado) e transversal (um recorte atual do exame do estado mental). É importante a avaliação do exame mental referente às diversas instâncias psíquicas, a saber: aparência; postura/atitudes; nível de consciência; orientação; atenção; memória; inteligência; comportamento/conduta; sensopercepção; pensamento; linguagem; afetividade/humor e juízo crítico.[4]

Transtornos mentais em mulheres fora do período perinatal

Em que pese a menor prevalência, no sexo feminino, de transtornos mentais e comportamentais pelo uso de substâncias químicas (transtornos por uso de substâncias), ressalta-se que algumas mulheres fazem consumo de substâncias derivadas da anfetamina, principalmente integrando fórmulas ditas dietéticas, com o intuito de emagrecimento mais acelerado, à custa de hiperatividade, agressividade, confusão, insônia ou até mesmo repercussões mentais mais graves, como a incidência, diante de uma intoxicação aguda, de uma mimetização de estado psicótico semelhante à esquizofrenia paranoide.[4]

Em geral, as mulheres com esquizofrenia, transtornos mentais e comportamentais classificados como F20 pela CID-10 costumam apresentar, quando comparadas aos homens, uma psicopatologia mais branda, com melhor prognóstico e maior possibilidade de adaptação laboral. Além disso, a esquizofrenia no sexo feminino geralmente apresenta um início agudo, sendo esse um fator prognóstico atenuante diante dos homens, que têm curso de doença com início mais insidioso e que confere pior prognóstico. Desse modo, quadros mais leves de esquizofrenia, notadamente em mulheres, não devem ser confundidos com simulação, tendo em vista o prognóstico menos reservado na esquizofrenia feminina. Assim, é possível que mulheres com essa condição ainda tenham resguardada, em alguma medida, a capacidade laboral; portanto, a funcionalidade nesses casos deve ser observada de forma percuciente e de modo individualizado de acordo com a análise pericial.[4,12]

Os transtornos ansiosos, classificados como F41 pela CID-10, têm alta incidência e prevalência na população em geral, podendo alcançar mais de 31% de prevalência no sexo feminino, explicitando a maior carga dessa doença nas mulheres comparativamente à prevalência de 19% no sexo masculino. De modo geral, os transtornos ansiosos são cerca de duas vezes mais prevalentes nas mulheres e têm importante impacto funcional/laboral, o que pode culminar em afastamentos prolongados nos casos mais resistentes ao tratamento.[4,12,21,22]

Os transtornos somatoformes são transtornos mentais e comportamentais classificados como F45 pela CID-10, os quais costumam se iniciar por volta da segunda década de vida, sendo nas mulheres comum o início da apresentação ocorrer com problemas menstruais (p. ex., dismenorreia)[4]. Deve-se apontar, todavia, que queixas intensas e cíclicas de sintomas na semana pré-menstrual, do ponto de vista tanto emocional (p. ex., irritabilidade, humor deprimido, ansiedade) como físico (p. ex., dismenorreia, edema, mastalgia), podem ser sugestivos de transtorno disfórico pré-menstrual (TDPM), quadro classificado como um transtorno do humor e não como somatoforme, conforme a quinta edição do *Manual Diagnóstico e Estatístico de Transtornos Mentais* (DSM-5).[22]

Importante ainda salientar que o TDPM pode trazer importante impacto funcional, mas que tende a ser de breve duração, conforme trecho do DSM-5, a seguir consignado:

> Os sintomas devem estar associados a sofrimento clinicamente significativo e/ou prejuízo claro e acentuado na capacidade de funcionar social e profissionalmente na semana anterior à menstruação. O prejuízo no funcionamento social pode se manifestar como discórdia conjugal e problemas com os filhos, outros membros da família ou amigos. Problemas conjugais ou profissionais crônicos não devem ser confundidos com a disfunção, que ocorre apenas em associação como transtorno disfórico pré-menstrual.[22]

Assim, o TDPM raramente chegará em sede de avaliação pericial previdenciária enquanto diagnóstico isolado e primário, pois os sintomas não costumam ser prolongados, a despeito de impactantes e disfuncionais. Em perícias esse diagnóstico deverá, portanto, ser bastante valorado quando ocorrer em comorbidade com outras nosologias, o que acentuaria o impacto funcional do diagnóstico principal. Ademais, quando a psicopatologia piora no período pré-menstrual e ainda persiste ao longo do ciclo, portanto sem aliviar após a menstruação, alívio esse que seria o padrão cíclico típico de apresentação, deve-se pensar nos diagnósticos diferenciais com transtorno depressivo maior, transtorno bipolar ou transtorno depressivo persistente (distimia), os quais muitas vezes cursam com piora sintomática relevante na fase lútea tardia (semana pré-menstrual).[22]

Por sua vez, os transtornos mentais e comportamentais classificados pela CID-10 como F60 a F60.9, transtornos específicos de personalidade, apesar de pouco prevalentes nas concessões de benefícios por incapacidade em geral, representados por apenas 1,1% dos benefícios concedidos, têm predomínio de prevalência nas beneficiárias do sexo feminino (59,7% dos casos), com idade média de 39,4 anos.[4]

Ressalta-se o transtorno de personalidade *borderline* (TPB), no padrão disfuncional de personalidade que envolve instabilidade nas relações interpessoais, na autoimagem e nos afetos, sensação crônica de vazio, além de impulsividade, o que pode culminar em comportamento autodestrutivo (p. ex., tentativas de suicídio). Em mulheres, esse diagnóstico costuma cursar em comorbidade com transtornos alimentares, transtorno de estresse pós-traumático, transtornos do humor (p. ex., depressão maior) e de ansiedade.[12]

Os transtornos somatoformes também são comuns nas pacientes com TPB, o que pode gerar confusão na análise pericial, sobretudo diante da possibilidade de transtorno factício, diagnóstico esse que tem prevalência estimada em 28% nas pessoas com o TPB. Nesse diagnóstico, assim como na simulação, há a criação deliberada de sintomas falsos, mas no transtorno factício a intenção é o ganho emocional de manter-se no papel de doente. Assim, embora muitas vezes a intenção não seja alcançar um benefício previdenciário por meio da simulação, o perito deve estar atento à possibilidade de fabricação, exagero ou distorção de sintomas no *setting* pericial, em razão dessas características psicopatológicas. Ressalta-se, contudo, que não há evidência científica robusta que aponte maior prevalência de transtorno factício ou de simulação em mulheres de modo geral, tanto no *setting* clínico como no pericial. Destarte, não se deve partir do equivocado pressuposto de que haja mais sintomas falsos durante análise pericial de mulheres em geral.[4,12,22,23]

Transtornos mentais no período perinatal

Para além do escopo estritamente previdenciário, há de se colocar em relevo a ampla proteção do arcabouço jurídico-normativo às mulheres no período perinatal, salvaguardando-as, pela CLT (art. 391), quanto à demissão em vigência de gestação. Também há de se ressaltar a importância de licença-maternidade, conforme o art. 392-A, que contempla 120 dias de afastamento, sendo também extensiva às mulheres que têm filhos por adoção. Além disso, há proteção quanto às atividades insalubres, conforme consigna o dispositivo normativo do art. 394-A, a seguir disposto:[12]

> Sem prejuízo de sua remuneração, nesta incluído o valor do adicional de insalubridade, a empregada deverá ser afastada de:
> I – atividades consideradas insalubres em grau máximo, enquanto durar a gestação;
> II – atividades consideradas insalubres em grau médio ou mínimo, durante a gestação;
> III – atividades consideradas insalubres em qualquer grau, durante a lactação.

A importância dessa ampla proteção jurídica, notadamente do tempo mais prolongado de licença-maternidade, é que uma revisão da literatura sobre o tema[24] demonstrou que aumento na duração da licença, com pelo menos 2 a 3 meses de afastamento, promove melhora de alguns aspectos da saúde mental no pós-parto, a saber: sintomas depressivos; disfunção psicológica; *burnout* (síndrome de esgotamento profissional); e menor utilização de cuidados em saúde mental. A crítica a essa pesquisa[24] é que incluiu apenas países de alta renda, principalmente os Estados Unidos, mas também Alemanha, Austrália, Canadá, Chile, Dinamarca, Europa, França, Irlanda, Japão, Noruega e Suécia. Nesse sentido, não houve um estudo nacional brasileiro ou de outros países em desenvolvimento incluídos no escopo da revisão.

Desse modo, entende-se que a proteção à saúde mental materna, por meio de legislação atinente ao tema, potencialmente diminui sobrecarga futura ao sistema previdenciário, pois recolocar essas mulheres precocemente no ambiente laboral seria contraproducente, conforme antes já consignado, com o potencial de cronificação de transtornos mentais, sobretudo considerando-se mulheres já tão fragilizadas em um período com maior risco de incidência e prevalência de transtornos mentais, em consonância com o que será a seguir elucidado[24].

Além das doenças específicas e particularidades femininas descritas anteriormente, coloca-se em tela o importante aumento da prevalência/incidência de transtornos mentais durante o período perinatal, notadamente após o parto. É informativo apontar que a depressão periparto seria conceitualmente condição iniciada, segundo o DSM-5,[22] na gestação ou até quatro semanas do pós-parto, bem como a psicose pós-parto deve, por conceito, principiar nas quatro primeiras semanas após o parto. Desse modo, poder-se-ia equivocadamente considerar pouco relevante a prevalência dessas condições em contexto de perícias previdenciárias, pois se dariam em períodos em que a mulher estaria resguardada pelo benefício da licença-maternidade.

Ocorre que, apesar desses conceitos formais com temporalidade limitada, a evidência da literatura aponta que o primeiro ano após o parto é um período de vulnerabilidade continuada para, por exemplo, depressão, ansiedade e estresse,[25] de modo que os sintomas podem ter incidência mais tardia e até mesmo evoluir para sintomas mais cronificados, o que poderia culminar em prejuízos funcionais mais severos e de longa data, podendo dar ensejo a avaliações periciais com afastamentos por auxílio-doença ou mesmo aposentadoria por invalidez.

Por exemplo, 56,5% dos quadros de psicoses iniciadas até quatro semanas no pós-parto evoluirão para um diagnóstico grave, crônico e com recorrências fora do período perinatal, notadamente o transtorno afetivo bipolar.[25] Nesse contexto, é de bom-tom que o perito, em virtude de avaliação pericial feminina, indague ativamente sobre sintomas de psicose iniciados no pós-parto, pois pode estar defronte a um transtorno bipolar ou transtorno psicótico crônico (p. ex., esquizofrenia), condições essas que podem ensejar afastamentos laborais mais prolongados. Assim, nesses casos, em vez de um afastamento mais curto, o que seria esperado para um transtorno psicótico agudo e transitório (p. ex., com data de cessação do benefício de 30 a 60 dias), é importante ponderar sobre a possibilidade de haver diagnóstico de base mais grave, correspondendo a eventual tempo de afastamento mais prolongado.[4,25]

Transtornos mentais no climatério

Com o envelhecimento da população, especialmente com o aumento da expectativa de vida média feminina, estima-se que cada vez mais mulheres trabalharão durante o climatério e até mesmo vários anos após a menopausa. Nesse contexto, não se pode esquecer que a perimenopausa é um período de aumento da incidência/prevalência de transtornos mentais, como ansiedade, depressão e insônia, os quais podem ter impactos previdenciários relevantes. Apesar da carência de pesquisas nacionais nessa fase da vida da mulher, um grupo de pesquisadores na Holanda demonstrou que mais de três quartos das mulheres menopausadas sintomáticas relataram problemas graves para lidar com as demandas físicas e mentais do trabalho.[26]

A pesquisa demonstrou ainda que mulheres com sintomas altos na Escala Climatérica de Greene (Greene Climacteric Scale – GCS), instrumento dividido em cinco domínios (psicológico, subdividido em ansiedade e depressão; somático; vasomotor e sexual), tiveram escores médios menores de habilidade laboral e apresentaram 8,4 vezes mais chance de relatarem baixa habilidade laboral em relação a mulheres no grupo de comparação. Ressalta-se ainda que as mulheres com alto escore geral na GCS tiveram sintomas mais graves nos subdomínios de ansiedade e de depressão, evidenciando a contribuição dos sintomas psicopatológicos na disfunção laboral. Ressaltam-se a seguir alguns sintomas que foram considerados os mais impactantes na capacidade laboral: baixa concentração; fatigabilidade; memória prejudicada; sentir-se deprimida/com o humor entristecido e baixa confiança. Ademais, os sintomas vasomotores têm uma relação independente com a disfunção laboral.[26]

Por sua vez, pesquisa do mesmo grupo holandês[27] apontou que houve melhora na capacidade de trabalho após tratamento endereçado a aliviar os sintomas da menopausa, o que ocorreu entre 3 e 9 meses. Dentre as subescalas do domínio psicológico da GCS, a mudança na depressão estava significativamente relacionada à alteração no índice de habilidade laboral, embora essa associação tenha sido não significativa após correção para variáveis confundidoras[27]. Dado o exposto, é fundamental que os peritos em perícia previdenciária estejam vigilantes quanto aos sintomas climatéricos e seus tratamentos correspondentes, de modo a melhor perscrutarem a evolução funcional dessas mulheres e correlatos benefícios previdenciários pertinentes.

CONCLUSÃO

A Previdência Social e o direito previdenciário almejam justiça, segurança, proteção social e prevenção diante das intempéries da vida, por meio da proteção à maternidade, defesa das trabalhadoras, salvaguarda quanto a doenças, acidentes, envelhecimento, reclusão e falecimento.

A perícia médica torna-se imperativa principalmente na análise e concessão de benefícios por incapacidade temporária de caráter acidentário (auxílio-acidente) ou previdenciário (auxílio-doença); aposentadoria por incapacidade permanente; aposentadoria especial; benefícios sociais ou indenizatórios e reabilitação profissional.[8]

Os transtornos mentais podem acometer mais de um quarto da população ao longo da vida, sendo responsáveis por cerca de 40% das principais doenças incapacitantes, com destaque para a depressão grave como o principal transtorno mental gerador de incapacidade laborativa.

A perícia médica previdenciária pode ser extrajudicial/judicial e direta/indireta. O laudo pericial médico-legal deve conter uma estrutura padronizada, com preâmbulo, quesitos, histórico, descrição, discussão, conclusões e resposta aos quesitos. Ao longo do capítulo, discorreu-se sobre classificações de invalidez, incapacidade laboral, deficiência ou déficit funcional, explicitando a incapacidade total ou parcial, incapacidade temporária, permanente ou por período indefinido, e incapacidade uniprofissional, multiprofissional ou omniprofissional.

Discorreu-se também sobre os conceitos de capacidade, tolerância e risco de retorno ao trabalho, conforme as diretrizes da Associação Médica Americana. Ressalta-se também a existência de Diretrizes de Apoio à Decisão Médico-Pericial em Psiquiatria, manual elaborado pelo INSS no intuito de auxiliar peritos nas perícias psiquiátricas.

No que se refere às particularidades das condições psicopatológicas femininas, colocaram-se em evidência alguns aspectos relevantes na perícia da mulher, a seguir dispostos:

1. Prognóstico de esquizofrenia mais brando em mulheres, o que pode modificar a avaliação funcional e a concessão de benefícios na análise pericial.
2. Cuidado pericial quanto à possibilidade de transtornos somatoformes, mormente em pacientes com transtorno de personalidade *borderline* (atenção especial ao transtorno factício).
3. Transtorno disfórico pré-menstrual isoladamente seria de ocorrência incomum em perícia, mas deve ser valorado na perspectiva do impacto funcional, sobretudo quando em comorbidade.
4. Diagnósticos iniciados no pós-parto, especialmente psicose pós-parto, comumente vão evoluir para transtornos mentais crônicos e graves, com potencial de impacto previdenciário futuro.
5. A perimenopausa aumenta de modo significativo a incidência de transtornos mentais e afeta negativamente a habilidade laboral.

REFERÊNCIAS

1. Almeida VSF. Cases internacionais e o direito comparado da saúde. New York: Lawinter Editions; 2023.
2. Leme RS. Direito e saúde da mulher. Curitiba: Juruá; 2021.
3. Brasil. Constituição da República Federativa do Brasil. Brasília: Senado Federal; 1988.
4. Brasil. Ministério da Previdência Social, Instituto Nacional do Seguro Social. Manual de Procedimentos em Benefícios por Incapacidade (Volume II: Diretrizes de Apoio à Decisão Médico-Pericial em Psiquiatria) Diretrizes de Apoio à Decisão Médico-pericial em Transtornos Mentais. Brasília: INSS; 2010.
5. Brasil. Ministério do Trabalho e Previdência. Adequação e equidade na política previdenciária: indicadores para o Brasil. Brasília: MTP; SPREV; 2021.

6. França GV. Direito médico. 17.ed. Rio de Janeiro: Forense; 2021.
7. Soares PG. A prova pericial médica nas ações previdenciárias de benefícios por incapacidade [dissertação]. Santos: Universidade Santa Cecília; 2020.
8. Brasil. Instituto Nacional do Seguro Social [Internet]. Brasília. Disponível em: https://www.gov.br/inss (acesso 28 fev 2023)
9. Leme RS, Filho LPP. A desproteção à saúde do trabalhador e sua judicialização. Rev Bras Polít Públicas. 2018;8(3):289-306.
10. Serau MA Jr. Previdência complementar e igualdade de gênero – Tema 452/STF (RE 639.138/RS). Revista de Direito do Trabalho; 2021;217:65-75.
11. Renno J Jr, Ribeiro HL. Tratado de saúde mental da mulher. São Paulo: Atheneu; 2012.
12. Cantilino A, Neves MCL, Rennó J Jr. Transtornos psiquiátricos na mulher. Porto Alegre: Artmed; 2023.
13. Silva DS. Perícia médica previdenciária e responsabilidade civil do médico perito [dissertação]. Santos: Universidade Santa Cecília; 2021.
14. Miziara ID. Guia de medicina legal e perícia médica. Barueri: Manole; 2022.
15. Barros DM. Introdução à psiquiatria forense. Porto Alegre: Artmed; 2019.
16. Picos GSIC, Freire VS. Vistoria ao local de trabalho para avaliação de nexo causal entre doença e trabalho em perícias médicas judiciais. Anais do Encontro Nacional de Pós-graduação. 2022;6(1):323-7.
17. Picos GSIC, Moraes RL, Almeida VSF, Correia TB. Teleperícia em perícias médicas judiciais: situação atual, após a regulamentação da telemedicina no Brasil. Persp Med Legal Perícia Med. 2023; 8:e230203.
18. Barros DM, Teixeira EH. Manual de perícias psiquiátricas. Porto Alegre: Artmed; 2015.
19. American Medical Association. AMA Guides to the evaluation of permanent impairment. 6.ed. Chicago: American Medical Association; 2022.
20. American Medical Association. AMA guides to the evaluation of work ability and return to work. 2.ed. Chicago: American Medical Association; 2011.
21. Costa COD, Branco JC, Vieira IS, Souza LDDM, Silva RAD. Prevalência de ansiedade e fatores associados em adultos. J Bras Psiquiatria. 2019;68:92-100.
22. American Psychiatric Association (APA). Manual diagnóstico e estatístico de transtornos mentais: DSM-5. 5.ed. Porto Alegre: Artmed Editora; 2014.
23. Schmaling KB, Fales JL. The association between borderline personality disorder and somatoform disorders: a systematic review and meta-analysis. Clin Psychol Sci Pract. 2018;25(2):e12244.
24. Heshmati A, Honkaniemi H, Juárez SP. The effect of parental leave on parents' mental health: a systematic review. Lancet Public Health. 2023;8(1):e57-75.
25. Hannon S, Gartland D, Higgins A, Brown SJ, Carroll M, Begley C, et al. Maternal mental health in the first year postpartum in a large Irish population cohort: the MAMMI study. Arch Womens Ment Health. 2022;25(3):641-53.
26. Geukes M, van Aalst MP, Robroek SJW, Laven JSE, Oosterhof H. The impact of menopause on work ability in women with severe menopausal symptoms. Maturitas. 2016;90:3-8.
27. Geukes M, Anema JR, van Aalst MP, de Menezes RX, Oosterhof H. Improvement of menopausal symptoms and the impact on work ability: a retrospective cohort pilot study. Maturitas. 2019;120:23-8.

Índice remissivo

C

D

E

U

V